金匮要略临证挈要

乔 云 刘清明 彭 敏◎主 编

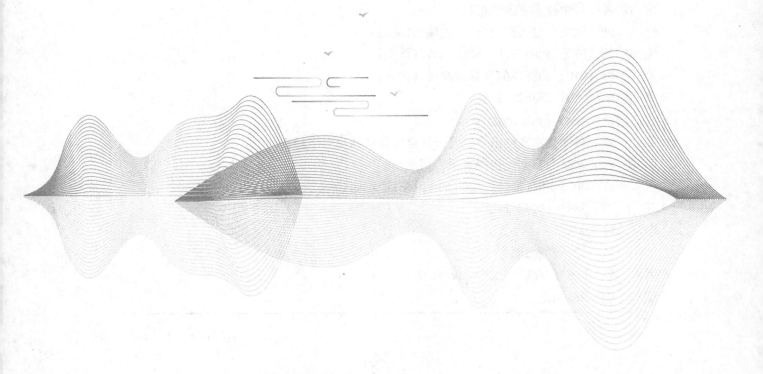

科学技术文献出版社
SCIENTIFIC AND TECHNICAL DOCUMENTATION PRESS
·北京·

图书在版编目（CIP）数据

金匮要略临证挈要 / 乔云，刘清明，彭敏主编.—北京：科学技术文献出版社，2023.8
ISBN 978-7-5235-0609-7

Ⅰ.①金…　Ⅱ.①乔…　②刘…　③彭…　Ⅲ.①《金匮要略方论》—研究　Ⅳ.① R222.3

中国国家版本馆 CIP 数据核字（2023）第 152121 号

金匮要略临证挈要

策划编辑：薛士滨	责任编辑：刘英杰　张雪峰	责任校对：王瑞瑞　责任出版：张志平

出 版 者　科学技术文献出版社
地　　址　北京市复兴路15号　邮编　100038
编 务 部　（010）58882938，58882087（传真）
发 行 部　（010）58882868，58882870（传真）
邮 购 部　（010）58882873
官方网址　www.stdp.com.cn
发 行 者　科学技术文献出版社发行　全国各地新华书店经销
印 刷 者　北京虎彩文化传播有限公司
版　　次　2023年8月第1版　2023年8月第1次印刷
开　　本　889×1194　1/16
字　　数　908千
印　　张　32　彩插2面
书　　号　ISBN 978-7-5235-0609-7
定　　价　98.00元

编委会

主编简介

　　乔云，女，山东大学中西医结合临床专业医学博士，副主任医师，硕士研究生导师。现任山东大学齐鲁医院中医科党支部书记、副主任，山东大学齐鲁医学院中医学系副主任，山东大学齐鲁医院中医教研室副主任。山东省抗击新冠病毒先进个人，山东省中医药高层次人才（中医药学科带头人）培养对象，山东省中医临床优秀人才培养对象，山东省五级中医药师承学术继承人，山东省名中医药专家传承工作室负责人。

　　兼任中华中医药学会亚健康专业委员会委员、世界中医药联合会老年医学专委会常务理事、糖尿病专委会理事、中国中医药研究会促进会糖尿病专委会常务委员、中国老年医学学会中西医结合分会常务委员兼总干事、中国老年医学学会慢病防治与管理分会常务委员、山东中医药学会理事、山东省医师协会中医医师分会、中西医结合医师分会常务委员、山东省老年医学学会常务理事兼副秘书长等。师从全国老中医药专家学术继承指导老师、山东省名老中医张继东教授和山东名中医药专家刘德山教授。

　　主要从事代谢疾病、肿瘤疾病等的中西医结合临床诊疗工作。主持及参与国家和省级课题多项，在国内外医学期刊发表学术论文 30 余篇，担任主编及副主编出版著作 3 部。

　　刘清明，男，山东中医药大学中医医史文献博士，主任医师。现任山东省第二人民医院（山东省耳鼻喉医院）党委副书记、院长，先后就职于山东省卫生厅、山东省卫生和计划生育委员会、山东省卫生健康委员会、山东省中医药研究院。

　　兼任山东中医药学会常务理事、血浊专业委员会副主任委员、山东省公共卫生学会副会长、山东省医师协会中医医师分会副会长等职务。师从国医大师王新陆教授，是国家中医药管理局全国中医学术流派传承工作室建设项目——齐鲁内科时病流派传承工作室主要成员。

　　长期从事深化医药卫生体制改革、基本药物制度、公立医院改革、中医药和卫生健康等领域政策研究工作。

　　彭敏，女，山东中医药大学中医内科学博士，硕士研究生导师。现为山东省立医院中医科副主任，主任医师。全国中医药创新骨干人才，国家首批流派研究"山东伤寒流派"的第四批传承人。

　　兼任中华中医药学会综合医院中医药工作委员会、亚健康专业委员会委员，山东中医药学会经方研究委员会、名医学术研究委员会副主任委员，山东省医师协会中医医师分会、骨质疏松和骨矿盐病医师分会副主委。师从全国名中医丁书文教授和山东名中医药专家司国民教授。

　　主要从事中西医结合心脑肾病的临床工作，发表 SCI 及国内核心期刊论文 20 余篇，主持省级课题 2 项，以主要参与人参加国家课题 3 项、省级课题 5 项，获山东省科技进步二等奖 1 项。

序一

自二〇一九年底新冠疫情发生至今三年有余，生全世界人民与新冠病毒斗争中中国战绩最佳，其中中医药起了巨大作用。回望二〇〇三年非典瘟疫流行，有中医院用中医药治疗做到了零死亡、零转院、零感染、零后遗症，可谓是医学之奇迹。两次疫情使当今世界加深了对中医药的了解和信任。中医药传承几千年之所以经久不衰在于其卓越的疗效和安全性，尤其汉代张仲景《伤寒杂病论》仍指导着现代中医临床，其记载的方剂疗效可靠而卓著。后世将"伤寒杂病论"分为"伤寒论"和"金匮要略方论"两书，前者以论外感

病为主，后者以论治内科妇科等杂病为主。古人常将一些

宝贵的文献书籍藏于石室储之金匮封之玉函，故将

仲景诊治杂病内容书名为"金匮要略方论"。

山东大学齐鲁医院乔云教授带领一队中医药青年才俊

将张仲景治疗杂病的方剂进行了系统整理。分别从仲景

方证注家方证经典配方经典方证推荐处方方机概述方证

提要适用人群适用病证合方与加减注意事项医案分析十

二个方面阐理释用。本书以方为纲论证立法理论通达阐释

方药合理精到做到古为今用其内容更加切合现代临床实

用，是广大中医学者和临床工作者学习和参考的一部具有

重要价值的书籍。

陶汉华 [印章] 二〇二三年一月十六日

　　医圣张仲景著《伤寒杂病论》，是一部熠熠生辉的传世经典，是我国第一部理论与实践结合的临床医学巨著，书中所创诸多剂型及方剂受到历代医学家的推崇，是后学者研习中医必备的经典著作，乃启万世之法门，诚医门之圣书。现代言"经方"者，主要指仲景之方，为中医临证处方之规范，辨证用药之楷模，其中《金匮要略》载方262首，首首堪称经典。

　　"不以规矩，不能成方圆。"为中医者，要给予处方充分的认知和尊重。经方为师，用药精简，法度严明。组方中皆必需之药，多一少一则方剂易名，性位势证处处讲究。用量精炼，量之多寡迥然有别，煎服给药将息调护，面面俱到。

　　读《伤寒杂病论》，《伤寒论》《金匮要略》和而不同，之于临床又异曲同工，条条原文皆是临床，用药变化皆来自临床，经方成长得益于临床，经方拓展服务于临床，经方的生命力亦在于临床疗效。

　　欲诣扶桑，无舟莫适。经方带给我们太多的惊喜，善习经方者，必灵活思辨随证治之，为悟得一处妙用而欣喜，为覆杯而愈、效如桴鼓而若狂。纵贯历代名家，无不善用经方。

　　乔云、刘清明、彭敏一众青年才俊，热爱中医，勤读经典，探求古训，传承名家，又继往开来，发扬创新，学以致用，勇于实践，多年来深耕临床，中西结合，注重特色，对经方的现代临床应用有独特的见解。他们带来这本《金匮要略临证挈要》，以经方为纲，学古论今，有古今医家对经方的领悟，有名家验案的点拨，有现代剂量的转化，有当今疾病的参照。既传承精华，又守正创新。

　　该书发皇古义，融会新知，用现代语言诠释了《金匮要略》一书中经方的理论与内涵，对于中医经方的精准应用和中医药临床疗效的提升大有裨益，可作为当今中医工作者的手边书，经方爱好者的案头卷，西医工作者学习中医的参考书。

　　本书即将付梓，弘扬经典，造福民众，愿为之作序。

　　《金匮要略》是我国现存最早的一部诊治杂病的中医学专著，由东汉著名医学家张仲景所著，被称为方书之祖、医方之经、治疗杂病的典范。该书主要以脏腑经络学说作为论述的基础，阐明各类症候发生、变化及其脏腑经络的关系；治疗则以脏腑病变之"见肝之病，知肝传脾，当先实脾"为例，强调"上工治未病"的治则，倡导预防疾病和早期治疗的理念。全书共25篇，列举内、外、妇等科杂病40多种，方剂205首，用药155味。既有汤、丸、散、酒等内服药剂，又有熏、洗、坐、敷等外治药剂。《金匮要略》所载方剂具有药味精炼、配伍严谨、主治明确等特点，被誉为"众方之祖"，或又称为"经方"。其选方实用性强、可复制性好，方证对者，施之于人，其效若神。例如：大柴胡汤、泻心汤、黄芪建中汤、半夏厚朴汤、酸枣仁汤、肾气丸、枳术汤、瓜蒌薤白白酒汤、桂枝茯苓丸、温经汤、苓桂术甘汤等，现在临床仍广泛应用。学好、弄懂、悟透该书方药，将对临证治病防病有莫大的帮助，而由乔云等青年才俊组织编纂的《金匮要略临证挈要》就成了广大中医药师们临证不可或缺的必备书籍。

　　该书紧扣中医药守正创新的主旨，明确源流、古今和理论应用的关系，以方剂为纲，深入诠释《金匮要略》的学术思想和临证要义。分别从仲景方论、注家方论、经典配方、经典方证、推荐处方、方机概述、方证提要、适用人群、适用病症、合方与加减、注意事项、医案分析12个方面编写，内容丰富，重点突出，文笔简洁流畅，真正体现了理论与临证的结合，亮点纷呈。相信该书的出版必将受到广大中医药师们的欢迎，该书必将成为一本值得中医教学和临床借鉴的好书。特此推荐并作序。

山东大学齐鲁医学院中医学系主任
山东大学齐鲁医院中医科主任
山东省中医药杰出贡献奖获得者
山东省名中医药专家

　　《伤寒论》《金匮要略》（简称《金匮》）悉出自张仲景所著《伤寒杂病论》，张仲景云："乃勤求古训，博采众方，撰用《素问》《九卷》《八十一难》《阴阳大论》《胎胪药录》，并平脉辨证，为《伤寒杂病论》合十六卷。"现多将伤寒与杂病分而论之，故而成《伤寒论》与《金匮》二书，其中《金匮》所述多出自《伤寒杂病论》杂病部分。自东汉至晋，书经散佚，及王叔和整理编辑成著，世人得窥《伤寒论》之全貌，而《金匮》则散见于《脉经》，为医家所忽略。后历数百载，其书流传至宋，由北宋校正医书局据其残篇编校刊行，始名为《金匮要略方论》，《金匮》方能重现世间。《金匮要略方论》云："张仲景为《伤寒杂病论》合十六卷，今世但传《伤寒论》十卷，杂病未见其书，或于诸家方中载其一二矣。翰林学士王洙在馆阁日，于蠹简中得仲景《金匮玉函要略方》三卷：上则辩伤寒，中则论杂病，下则载其方，并疗妇人。乃录而传之士流。"亦述《金匮要略》成书、散佚和重订之过程。《金匮要略》将中医理论、治法方药与疾病证型融为一体，是一部切合实用的临床经典医著，《金匮要略方论》言："它以对方证对者，施之于人，其效若神。"

　　《金匮要略》全书25篇，《金匮要略方论》云"凡二十五篇，除重复合二百六十二方"，除首篇和后3篇外，实际共载方205首（其中5首有名而无药）。方剂是《金匮要略》的核心，以方引证阐病，自方明理识法，方为载体，将数千年的哲思智慧传承于今。《景岳全书》有云："夫立方之义，各有所宜。"然医家或谓"古今异轨""古方今病不相能"，而竞相追捧时方秘法，将《金匮》置于"匮中"；或谓古文佶屈聱牙、晦涩艰深，而喜白话之简，将圣人之学束之高阁。而仲景之方，有开源之妙、大道之奥，其方蕴理、药有法，当知行相合以参悟其神机妙意。此笔者临证以来，必不敢释卷此书之因也，亦诸同人疗疾起疴之必有路径也。在本书的编写过程中有幸获批2023年山东省中医药高层次人才培育项目（鲁卫函〔2023〕4号），成为学科带头人培育对象，编纂过程中经典学习、学科建设和临床实践有了新的交汇点，"读经典，跟名师，做临床，强学科"，书中亦不乏在项目推进中的收获和心得。

　　党的十八大以来，党中央坚持中西医并重，把中医药摆在了国家发展战略层面的重要位置，做出了一系列重大决策部署，为中医药传承创新发展指明了方向。党的二十大报告中明确指出要"促进中医药传承创新发展"。乘政策之东风，紧抓中医药战略机遇期，传承精华，守正创新，挖掘中医药这一伟大宝库的时代价值，使藏匮之著焕发新的光辉，是诸位同人的责任。《金匮要略临证挈要》一书的编纂，遵循《金匮要略》成书特点，荟萃山东、北京、上海、辽宁、山西、河南等地专家学者之智慧，力求突出方剂原意、发挥临床应用、凸显学术特色，各家争鸣，互为补充，阐微发奥，传承创新。《金匮要略临证挈要》一书力争做到概念清晰，疑点明确，阐释直白，重点突出，说理明晰，切合临床，富有新意，内容广博，充分彰显《金匮要略》的理论价值和临床价值。

横渠先生有云："为天地立心，为生民立命，为往圣继绝学，为万世开太平。"中医药是中华民族的伟大创造，是中国古代科学的瑰宝，是中国给世界的礼物。传承创新发展中医药是新时代中国特色社会主义事业的重要内容，是实现中华民族伟大复兴的大事。本书编纂紧扣中医药传承创新发展的主旨，明确"源"和"流"、"古"和"今"、"理论"和"应用"等的关系，以方剂为切入点，深入研究《金匮要略》的学术内核和临床应用，希望能够丰富仲景学术研究体系，为经方的临床应用提供借鉴，为中医药传承创新发展增砖添瓦。

本书在编写过程中获得山东省中医药高层次人才培育项目 [鲁卫函（2023）143 号] 的支持。

癸卯年夏月　山东大学齐鲁医院　乔　云

编写说明

本书的编纂遵循《金匮要略》的临床特点和经典属性，内容力求突出方剂原意、发挥临床应用、凸显学术特色。本书采用宋代林亿校订、明代赵开美校刻的《金匮要略方论》为蓝本进行选编，尽量做到概念应清晰、疑点求明确、阐释要直白、重点需突出、说理当条理、应用切临床、变化有新意、内容可广博。

在内容上，明确"源"和"流"、"古"和"今"、"理"和"用"等关系，明确理论的深刻含义和历代医家特色阐释，探析方剂临床指导意义和名医大家应用经验，尽量体现其临床特点和经典属性。全书以方剂为切入点，分别从【仲景方论】【注家方论】【经典配方】【经典方证】【推荐处方】【方机概述】【方证提要】【适用人群】【适用病症】【合方与加减】【注意事项】【医案分析】12个方面阐理释用。本书特色有六个。

一、以方为纲，提纲挈领。融理论学习与临床实践为一体，切合临床所需，且便于读者查阅学习。

二、内容丰博。书中采集注家方论，汇聚前贤名家之言，【仲景方论】【注家方论】相互呼应，此论理之丰也；荟萃临证使用病症，提炼加减合方变化，【适用病症】【合方与加减】相互补充，此用方之博也。

三、方证与方机互融互鉴。书中每首方剂皆有【经典方证】【方机概述】【方证提要】3栏，原文方证与现代方证相结合，发挥而不失其宗，传承而不泥其制。既能把握方剂适用病症，又能认识方剂适用病机，二者并举，方剂之用可算无遗漏。

四、量效关系是本书思考的重点。既于【经典配方】引述原文药味、用量及用法，又在【推荐处方】中结合经验和文献补充当代用法、用量，相互参考，明确量效关系及方剂应用特点。

五、古为今用是本书编纂特色。书中【适用病症】等内容，皆以西医病名为主，融合中医论述，中西结合，将古典方剂更好地用于现代疾病诊疗。

六、医案启发性强。书中每方遴选医案3则，古今皆具，既可见古代医家言简意赅之论，又可参当代名家变化之用，能够较为细致地概括方剂的应用，而其中按语鞭辟入里、发微解奥，启发读者思维。

本书编写人员既有深耕经典的高校理论研究学者，又有善用经方的临床名家优才，真正实现了临床与理论的结合应用。各位编者分别来自山东、辽宁、北京、山西、河南、上海等地，在临床、科研、教学不同领域从医、执教，充分体现了不同地区流派的学术特色，也使本书异彩纷呈、诸家争鸣。

山东大学齐鲁医院　乔　云

目　录

瓜蒌桂枝汤

【仲景方论】《金匮要略·痉湿暍病脉证治第二》："太阳病，其证备，身体强，几几然，脉反沉迟，此为痉。瓜蒌桂枝汤主之。"

【注家方论】

（1）周扬俊《金匮玉函经二注·痉湿暍病脉证第二》：所以瓜蒌根味苦入阴，用以生荣血，益阴分津液，养其筋经者为君，桂枝之辛以散，芍药之酸以收，一阴一阳，在里在表者为臣，甘草、姜、枣合辛甘之味，行脾之津液而和荣卫者为使。

（2）王子接《绛雪园古方选注·内科》：即如太阳痉湿病，非但发热无汗恶寒，更加身体强几几，脉反沉迟，明是风湿混扰于太阳，阳气为湿邪所滞，不得宣通，非寒邪之沉迟脉也。治以瓜蒌根桂枝汤者，风则用桂枝汤成法，湿则君以瓜蒌根，酸苦入阴，内走经络，解天行时热以降湿，合之桂枝和营卫而治痉，是表法变为和法也。

（3）曹颖甫《金匮发微·痉湿暍病脉证治第二》：血不养筋，而见沉伏之痉脉，故以培养津液为主，而君瓜蒌根，仍从太阳中风之桂枝汤，以宣脾阳而达营分，使卫与营和，汗出热清，筋得所养，而柔痉可以不作矣。

（4）陶葆荪《金匮要略易解·痉湿暍病脉证》：此方用苦寒的瓜蒌根为领药，生津液，清燥热；还借芍药、甘草柔肝滋胃，共收润筋舒络、解抽定痛的效果；以生姜、大枣调和荣卫，以通畅正气；即桂枝一味，也不仅用来解肌祛风，更用来通络行滞。

（5）刘渡舟《金匮要略诠解·痉湿暍病脉证第二》：方中瓜蒌根清热生律，柔润筋脉，通行经气；桂枝利卫通阳，芍药和营敛阴；甘草、生姜、大枣则能健脾气，和营卫，使经气流畅，筋燥得润，而痉病自愈。

（6）陈纪藩《金匮要略·痉湿暍病脉证治》：本方由桂枝汤加瓜蒌根组成。瓜蒌根为主滋养津液，辅以桂枝汤调和营卫以解表邪。本条属于柔痉一类，纵使未出现痉病的全部症状，其实已是痉病初起，不过肌表兼有诱因风邪，须借用桂枝汤解表，而主要则在瓜蒌根，和缓经络强急，以防止痉病发展。

（7）张家礼《张家礼金匮要略讲稿·痉湿暍病脉证治第二》：综合上述分析，可以得知若风淫于外（经），而津伤于内（筋），即为风邪伤于太阳经筋之柔痉。治当以解肌和营、生津止痉为要。因此仲景创瓜蒌桂枝汤，用桂枝汤调和营卫取微汗以解腠理之风邪，再重用瓜蒌根（天花粉）之苦寒入阴，清热生津，濡润筋脉。使风邪解，津液充，筋得血养而自柔和，筋脉强急自解。方后云"取微汗，汗不出，食顷，啜热粥发之"，是以谷食微使汗而祛邪，不致伤正，则痉急可解。

【经典配方】瓜蒌根二两，桂枝三两，芍药三两，甘草二两，生姜三两，大枣十二枚。上六味，以水九升，煮取三升，分温三服，取微汗。汗不出，食顷，啜热粥发之。

【经典方证】太阳病，发热汗出，而不恶寒，身体强，几几然，脉反沉迟。

【推荐处方】桂枝 15 g，白芍 15 g，生姜 10 g，炙甘草 10 g，大枣 12 枚，瓜蒌根 30 g。

【方机概述】

素体津液不足，外感风寒湿邪，侵袭人体，壅滞于经脉，以致气血运行不利，筋脉失养，拘急而成痉。瓜蒌桂枝汤施用的核心病机为风淫于外，而津伤于内。

肺移热于肾，热盛津伤。肺主行水，为水之上源，肺气宣发肃降，布散津液；肾主水，调节并参与津液输布代谢。肺属金，肾属水，肾为肺之子，金水相生，母病及子，肺病常易累及于肾。若温热之邪较甚或邪热蕴肺日久，肺热阴伤，进一步可致肾阴亏损，则肺肾阴虚火炽，全身津液亏损。肝属木主筋，肝为肾之子，肾水大亏，水不涵木，故见筋脉失养而挛急。瓜蒌桂枝汤施用的核心病机为肺移热于肾，热盛伤津。

【方证提要】头痛、发热、汗出、恶风，身体强，几几然，脉反沉迟及小儿抽搐症等。

【适用人群】常用于肾气未充的婴幼儿人群，具备头痛、发热、汗出、恶风等太阳病的症状，又出现身体强直、颈项强痛、不能俯仰转侧自如、头摇口噤、手足抽搐，甚则角弓反张，脉不浮反见沉迟。

【适用病症】

以下病症符合上述人群特征者，可以考虑使用本方。

（1）以抽搐为表现的疾病，如小儿热性惊厥（急惊风）、热性病后遗症、不明原因引起的阵发性小儿抽搐症（慢惊风表现）、癫痫、脑卒中后下肢痉挛、痉挛性足下垂、面肌痉挛。

（2）以感觉障碍为表现的疾病，如脱髓鞘疾病、脊髓空洞症。

（3）以疼痛为表现的疾病，如头痛、卒心痛、胸痹兼有痰气郁结、胸阳不宣者。

（4）以关节疼痛为表现的疾病，如类风湿关节炎、肩周炎。

（5）以活动异常为表现的疾病，如斜颈、颈椎病。

（6）以倦怠、乏力为表现的疾病，如纤维肌痛、干燥综合征。

【合方与加减】

1. 合方

（1）眼肌阵挛者，合芍药甘草汤。

（2）婴幼儿阴气未充而感外寒转生内热口渴者，合四物汤加味。

（3）疲劳乏力、肢体痿软、行走无力、小便频多等肾精不足者，合六味地黄汤，选用分服法，两方交替服用。

2. 加减

（1）糖尿病并发神经炎，加黄芪 30 g，黄连 6 g，麦门冬 30 g，威灵仙 20 g。

（2）萎缩性胃炎，制丸剂为宜，桂枝减量，加核桃仁 20 g，沙参 30 g，莪术 15 g，丹参 20 g。

（3）产后血虚，风袭痉几，筋脉挛急，屈伸不利，加黄芪 30 g，当归 18 g，葛根 30 g，川芎 12 g，鸡血藤 30 g；若有血络瘀阻证，加地龙 20 g，威灵仙 30 g。

（4）缺铁性贫血，去瓜蒌根，加黄芪 30 g，当归 30 g，鸡血藤 20 g，仙鹤草 40 g，大枣 20 枚，阿胶 15 g（烊化），枸杞子 15 g。

（5）项背转侧不利，加葛根 15 g。

（6）形寒咳嗽，加杏仁 10 g。

（7）疼痛走窜，加钩藤 15 g，地龙 10 g，丝瓜络 10 g。

（8）汗出量大，加煅牡蛎 20 g。

（9）汗出日久，体质偏弱的患者，出现血虚征象，加当归 15 g，白芍 10 g。

（10）腰腿不利者，加桑寄生 15 g，川牛膝 15 g。

（11）胃部畏寒不适，加白术 15 g，干姜 10 g。

（12）伤风汗下不解，郁于经络，衄血，加川芎 10 g，白及 10 g。

（13）肝风重者，症见眩晕、昏蒙，加天麻、钩藤各 10 g。

（14）恶寒甚，加羌活 10 g，细辛 3 g。

（15）痞满，去甘草、大枣，加麸炒山药 10 g，麸炒白术 10 g，炒白扁豆 10 g，炒莲子肉 10 g，麸炒薏苡仁 10 g。

【注意事项】 服用本方治疗柔痉，只有使患者微微汗出，才能达到祛除风邪、调和营卫的作用，故服药要求"温服"。若服药后汗不出，可以"啜热粥"助其发汗，但以全身微汗为度，不能大汗淋漓。

【医案分析】

1. 叶天士用瓜蒌桂枝汤案

温邪怫郁。咳嗽形凛发热。

瓜蒌桂枝汤去芍加杏仁。（《未刻本叶氏医案》）

按语：《未刻本叶氏医案》是叶氏存世的经典医案著作，程门雪评价说："虽系寻常门诊之作，寥寥数语，而处方之妙，选药之精严，有非他人所能望其项背者。"此案仅数语，直抓主症，论述方药，皆为精炼。"温邪怫郁。咳嗽形凛发热"，温邪郁上，肺气不利，症见咳嗽、形寒、发热，立法宣肺解表，瓜蒌桂枝汤去芍加杏仁，而开瓜蒌桂枝汤痉病外之法门。

2. 名医赖良蒲用瓜蒌桂枝汤案

患者丁某，男，半岁，1931 年初夏。症状：身热、汗出、口渴、目斜、项强、角弓反张、手足搐搦、指尖发冷，指纹浮紫，舌苔薄黄。诊断：伤湿兼风，袭入太阳卫分，表虚液竭，筋脉失荣。疗法：拟用调和阴阳、滋养营液法，以瓜蒌桂枝汤主之。瓜蒌根二钱，桂枝一钱，白芍一钱，甘草八分，生姜二片，红枣二枚，水煎服。三剂各症减轻，改投：当归一钱，生地黄二钱，白芍二钱，瓜蒌根二钱，川贝一钱，秦艽一钱，忍冬藤二钱，水煎服，四剂而愈。（《蒲园医案》）

按语：赖良蒲先生为江西名医，著有《蒲园医案》一书。此案颇佳，《金匮要略讲义》等多部教材著作对此案予以收录。其述症精详，论理恰当，为经方活用之佳案。幼童痉病，症状见身热、汗出、口渴、目斜、项强、角弓反张、手足搐搦、指尖发冷，指纹浮紫，舌苔薄黄。审证求因、明晰证候，伤湿兼风，袭入太阳卫分，表虚液竭，筋脉失荣。立法调和阴阳、滋养营液，以瓜蒌桂枝汤主之。服药三剂各症减轻，仍遵养阴通络之旨，改投归、地、芍等药所配伍方剂，四剂尽愈。两方一为经方，一为自拟方，然治法相同，有异曲同工之妙。

3. 名医刘渡舟教授用瓜蒌桂枝汤案

陈某，男，56 岁。患病为肌肉萎缩，反映在后背与项下之肌肉，明显塌陷不充。尤为怪者，汗出口渴，肩背作痛，两臂与手只能紧贴两胁，不能张开，亦不能抬举，如果强行手臂内外活动，则筋骨疼痛难忍。切其脉弦细，视其舌质红、舌苔薄。刘老辨为脉细、舌红、口渴为阴伤津少之象；肩背作痛、肌肉萎缩、筋脉拘急不能伸开，则为太阳经脉感受风邪，日久不解，风阳化热，伤及阴血所致。《金匮要略》云："太阳病，其证备，身体强，几几然，脉反沉迟，此为痉，瓜蒌桂枝汤主之。"桂枝 15 g，白芍 15 g，生姜 10 g，炙甘草 10 g，大枣 12 枚，瓜蒌根 30 g。连服十余剂，诸症皆愈，肩背肌肉充盈，病家惊讶以为神。（《刘渡舟验案精选》）

按语：本方瓜蒌根剂量重用至 30 g，取其润燥解渴，大滋肺胃之阴，一制桂枝之温，一治津液之约。仲景治口渴，惯用瓜蒌根而不用他药，以瓜蒌根甘酸而润，化阴生津止渴，则为其所专也。

4. 名医席梁丞用瓜蒌桂枝汤案

秦某，女，二十余岁。于 1948 年秋季，因产后七八日，头晕眼花，不能起坐，邀予诊治。初诊：将诊时忽见其手指抽掣，相继呵欠，张大其口，越张越大，竟至口角裂破流血，急令人以手按合，亦竟不止，复现面色淡白，目瞪流涎，冷汗时出，神志昏迷，家人惊恐，以为将死。脉象弦缓无力。

辨证：新产亡血伤阴，汗多伤阳，复受外感，风入经俞而发痉，势有阴竭阳脱之象，宜急回阳固脱，祛风镇痉。余急嘱其夫煎丽参五钱与服，过半时稍有好转。续用瓜蒌桂枝汤加味。

处方：丽参三钱，炙黄芪一两，桂枝二钱，杭芍三钱，附片钱半，瓜蒌根四钱，炙草三钱，生姜三钱，大枣五个。二剂，水煎服。

二诊：服一剂后，汗出渐少，二剂服完，抽搐亦缓解，唯感眩晕疲乏，乃表固阳回，阴血仍亏。拟以养血镇痉，气血并补之剂。处方：瓜蒌桂枝汤合四物汤加减。炙黄芪一两，当归三钱，桂枝钱半，杭芍三钱，瓜蒌根三钱，生地黄五钱，川芎钱半，钩藤三钱，炙甘草二钱，丽参三钱。水煎服。连服两剂后，眩晕减轻，精神日趋恢复。（《席梁丞治验录》）

按语：席梁丞为甘肃名医，集萃一生经验而著《席梁丞治验录》。《金匮要略》云："新产血虚，多汗出，喜中风，故令病痉；亡血、复汗、寒多，故令郁冒；亡津液胃燥，故大便难。"本例患者，由于新产出血多而伤阴，汗多而亡阳，几至亡阳欲脱。此属阴阳两虚，偏于阳虚者，急煎丽参拯危，稍有好转后以瓜蒌桂枝汤加味。先给予参、附、桂、芪以回阳为主；继则增入养血镇痉之味，气血并补，故"阴平阳秘，精神乃治"。

5. 刘喜明教授用瓜蒌桂枝汤案

患者，女，39岁。2018年2月25日初诊。主诉：头向右上侧倾斜2～3年。患者2015年某日加班吹空调受凉后出现呕吐腹泻，伴汗出量多，次日无明显诱因出现颈项强硬，头向右上侧倾斜，无法自行矫正，转头不利。外院查CT未见异常，曾针灸治疗4次，治疗后自觉颈部肌肉较前轻松，头部倾斜未好转。刻下：头向右上侧倾斜，下颌向左上倾斜，颈项僵硬，头后部连及双肩筋紧，平素怕冷，汗出量少，时易皮肤过敏，左上肢外侧及腹部怕冷明显，眠纳可，小便可，大便2～3日一行，形体偏瘦。舌瘦红，苔薄黄；脉弦细。西医诊断：肌性斜颈；中医诊断：痉病，营血不足、筋脉失养证。治以养营生津、濡养筋脉；处以瓜蒌桂枝汤加减，方药组成：桂枝6 g，生白芍15 g，炙甘草6 g，天花粉10 g，大枣10 g。14剂，水煎，1剂／日，早晚餐后分服。

2018年3月9日二诊：颈强硬好转，倾斜角度较前减小。仍觉怕冷，双上肢外侧及腹部怕冷重，眼睑干，食少，大便1次／日，质干，下午自觉小腿微胀。舌瘦嫩，苔薄黄；脉弦细。守法守方，生白芍加至30 g，加当归10 g，继服14剂，煎服法同前。

2018年3月23日三诊：颈僵疼明显好转，汗出已正常，双上肢外侧及腹部怕凉已减，但仍怕凉，近2日大便溏。守二诊方，天花粉加至30 g，当归加至20 g，加桑寄生10 g，续予14剂，煎服法同前。

2018年4月13日四诊：患者颈部外观已如常人，轻微活动不利，全身较前有力，上肢怕凉已不显，仅腹部微怕凉。随访至2020年1月14日，颈部倾斜未再发作，头项活动自如，仅劳累时颈部肌肉轻微僵硬。

按语：瓜蒌桂枝汤方药味简单，用量轻巧，对于阴液不固、筋脉失濡所致的寻常筋脉疾病，收效甚捷。临床遇多发性硬化、脊髓空洞症、纤维肌痛等疑难杂病，辨证难度较大。对于这类病症的治疗，可从伏气学说论治，这与瓜蒌桂枝汤证邪气内伤津液的病因有契合之处，或与应用本方治疗此类疾病有所关联。

参考文献

［1］王程娜，朱晓云，焦烁颖，等．刘喜明运用瓜蒌桂枝汤治疗筋脉疾病临床经验［J］．北京中医药，2020，39（8）：837-839.

（乔云 撰）

葛根汤

【**仲景方论**】《金匮要略·痉湿暍病脉证治第二》："太阳病，无汗而小便反少，气上冲胸，口噤不得语，欲作刚痉，葛根汤主之。"

【**注家方论**】

（1）陶葆荪《金匮要略易解·痉湿暍病脉证》：此方治疗对象是欲作刚痉。刚痉的病因和病状，前文已经解释。此处虽然说欲作，实际上已有口噤不得语等痉症状态，显然有快要发刚痉的趋势，因此即利用既解表亦生津清热的葛根汤为主治方剂。此症体表虽然为寒湿所闭，但主要仍在经络的津血先亏，风热内郁，灼烁筋脉，故以葛根为君，以升泄伏里风热，麻、桂驱散体表寒湿，桂去皮更能起温通水液、畅行小溲作用，佐芍药、甘草以平肝、舒筋、定痛、制燥，生姜、大枣调和荣卫。运用巧妙，又与伤寒收效不同，非深明药理，哪有这样泛应曲当。

（2）刘献琳《金匮要略语释·痉湿暍病脉证第二》：本方是由桂枝汤加麻黄、葛根组成。取桂枝汤以解肌为主，加麻黄以开腠理，而重用葛根味甘气凉，既能解肌退热，又能起阴气而生津液，滋筋脉而缓其痉挛，这样表解热退，筋脉柔和，而痉病自止。

（3）刘渡舟《金匮要略诠解·痉湿暍病脉证第二》：治以葛根汤开泄腠理，发汗祛邪，滋养津液，舒缓筋脉。方中葛根能透达表邪，启胃气而生津液，滋润筋脉，舒缓强急；麻黄，配桂枝、生姜外散风寒，以开玄府之闭塞；芍药、甘草、大枣和营生津，以缓拘急。

（4）曹其旭、陶汉华《金匮要略选释·痉湿暍病脉证治第二》：本方以葛根为主药，故名葛根汤。葛根味甘气凉，既解肌退热，又鼓舞胃气上行，起阴气升津液而舒筋脉。配以麻黄发汗解表开腠理，桂枝汤调和营卫。全方共奏发汗解表，升津液，舒筋脉之效，对于欲作刚痉之证，乘其未盛而夺之，十分妥当。

（5）陈纪藩《金匮要略·痉湿暍病脉证治》：本方以葛根为主药，升布津液而润筋脉，以舒其牵引。麻黄、桂枝发散寒邪。芍药、甘草益营阴，并制麻、桂发汗之猛。生姜、大枣调和营卫以驱散表寒。诸药共成解表散邪、滋润筋脉的功效。

（6）吕志杰《张仲景方剂学·解表剂》：本方功能解表发汗，升津舒筋。方"以桂枝汤为主，而加麻黄、葛根以攻其表实也。葛根味甘气凉，能起阴气而生津液，滋筋脉而舒其牵引，故以为君；麻黄、生姜，能开玄府腠理之闭塞，祛风而出汗，故以为臣；寒热俱轻，故少佐桂、芍，同甘、枣以和里。此于麻桂二方之间，衡其轻重而为调和表里之剂也。"本方证是以风寒之邪外侵、太阳经俞不利为主要病机的病证。

（7）张家礼《张家礼金匮要略讲稿·痉湿暍病脉证治第二》：本方即桂枝汤加葛根麻黄开泄太阳、阳明之邪，重用味甘气凉的葛根为君，既能引导阳明经俞之邪外出肌表，又能解肌退热，起阴气而生津液，滋筋脉而缓痉挛；麻黄开泄太阳腠理，外可发汗祛邪，内可宣通里气，调畅三焦；再以桂枝汤调营卫，"养阴血，和筋脉"。这样，使营卫通调，气机畅通，津血得生，筋脉得舒，刚痉可解。

（8）何任《金匮要略通俗讲话·痉湿暍病的证治》：葛根汤即桂枝汤加麻黄葛根，刚痉是外面有风寒湿之邪闭塞营卫，内部则津液伤失，经脉得不到濡养，所以用麻桂开发太阳外在的邪气，用葛根疏通经隧并且生津液，对刚痉可以有一些作用的。

【经典配方】 葛根四两，麻黄三两（去节），桂枝三两（去皮），芍药二两，甘草二两（炙），生姜三两，大枣十二枚。上七味，咬咀，以水七升，先煮麻黄、葛根，减二升，去沫，内诸药，煮取三升，去滓，温服一升，覆取微似汗，不须啜粥，余如桂枝汤法将息及禁忌。

【经典方证】 太阳病，头项强痛、发热恶寒，无汗而小便反少，气上冲胸，口噤不得语，欲作刚痉。太阳表实兼经俞不利，项背强几几，无汗，恶风。太阳阳明合病，必自下利，恶寒发热，无汗，项背强，身体痛。

【推荐处方】 葛根12g，麻黄9g，桂枝6g，生姜9g，炙甘草6g，芍药6g，大枣6枚。水煎服。

【方机概述】 素体津液不足，风寒之邪束表，壅滞于经脉，以致气血运行不利、筋脉失养、拘急而欲作刚痉。风寒湿邪与卫气相持，既不能向外透达，又不能向下通行，人体气机逆而冲上。

【方证提要】 头项强痛、发热恶寒，无汗而小便反少，气上冲胸，口噤不得语，以及感冒、肩背痛、头痛、身痛、眩晕、腹泻等。

【适用人群】 常用于即将出现项背强急、四肢抽搐，甚至角弓反张的人群，具备头项强痛、发热恶寒、无汗等太阳病的症状，又出现小便减少、气上冲胸、口噤不得语。

【适用病症】

以下病症符合上述人群特征者，可以考虑使用本方。

（1）以鼻塞流涕为表现的疾病，如上呼吸道感染、风寒感冒、急慢性鼻炎、化脓性上颌窦炎、鼻窦炎。

（2）以咽痛为表现的疾病，如扁桃体炎、咽炎。

（3）以眩晕为表现的疾病，如梅尼埃病、颈源性眩晕、高血压、椎基底动脉供血不足。

（4）以眼部红肿痛为表现的疾病，如烂弦风、睑腺炎、急慢性泪囊炎、急慢性结膜炎、泡性结膜炎。

（5）以耳部病变为表现的疾病，如耳鸣、耳聋、中耳炎。

（6）以皮肤病变为表现的疾病，如荨麻疹、湿疹、痘（斑疹）、麻疹、痤疮、肌肤瘙痒、外阴瘙痒、单纯疱疹、局限性硬皮病、面疔。

（7）以泄泻为表现的疾病，如急性肠炎、腹泻、病毒性肠炎。

（8）以二便不利为表现的疾病，如老年尿失禁、小儿遗尿、便秘。

（9）以疼痛为表现的疾病，如头痛、身痛、腰痛、三叉神经痛、后头神经痛、肋间神经痛、腕神经痛、坐骨神经痛、枕神经痛、臀区痛（梨状肌综合征）、胃脘痛。

（10）以活动异常为表现的疾病，如颈型颈椎病、神经根型颈椎病、椎动脉型颈椎病、落枕、痉挛性斜颈、肩周炎、周围性面瘫、破伤风。

（11）以意识障碍为表现的疾病，如原发性蛛网膜下腔出血、急性脑梗死、缺血性中风。

（12）以倦怠、乏力为表现的疾病，如风湿性关节炎初期、不寐。

（13）妇科病症，如子晕（儿晕）、原发性痛经、闭经、乳汁缺乏、乳腺炎、更年期综合征、多囊卵巢综合征。

（14）儿科病症，如急惊风、猩红热、百日咳、流行性腮腺炎、痢疾、脑膜炎。

（15）老年病症，如老年认知功能障碍。

【合方与加减】

1. 合方

（1）严重感冒、流感者，合小柴胡汤。

（2）哮喘者，合大柴胡汤。

（3）健忘者，合孔圣枕中丹。

（4）颈源性失眠者，合酸枣仁汤加味。

（5）缺血性中风急性期，合小续命汤。

（6）神经根型颈椎病，合血府逐瘀汤加减。

（7）多囊卵巢综合征型痤疮者，合桂枝茯苓丸、四逆散。

（8）肺部感染所致高热者，合小柴胡汤。

（9）纤维肌痛综合征者，合养心汤。

2. 加减

（1）破伤风痉搐发作，加荆芥穗18g，防风15g，红花12g，白附子9g，全蝎15g。

（2）风湿性关节炎，配制草乌9g（先煎，调蜜服），细辛5g，羌独活各12g，川芎15g。

（3）颈椎增生引发的项背强急、头晕头痛者，减麻黄剂量，加天麻15g，川芎15g，地龙20g，威灵仙30g，水蛭10g。

（4）面神经麻痹，加白附子9g，全蝎12g，蜈蚣2条，僵蚕12g，川芎10g，威灵仙15g。

（5）麻疹毒闭肌表而不透，去麻黄易升麻10g，加蝉蜕20g，赤芍10g，薄荷6g。

（6）颈椎增生或椎底动脉栓塞引起的项背强痛、眩晕呕恶者，去麻黄，加川芎15g，水蛭20g，地龙20g，全蝎12g，天麻15g。

（7）风寒表邪乘虚内陷而致脾虚下利者，去麻黄，加白术15g，炒白扁豆30g，党参12g，升麻8g。

【注意事项】

（1）应用时应注意患者体质及已患疾病。体型瘦弱多病者、瘦弱面白多汗者、心功能不全及心律不齐者均应慎用；服用本方后如有心悸多汗者，需停服。

（2）高血压需用葛根汤治疗者，应去麻黄、生姜。若血压在160/90 mmHg以下，可用原方。

（3）由于葛根汤中的麻黄素有刺激交感神经、加快心率、使血压升高的可能性，所以有循环系统疾病的患者要慎用。对麻黄特别敏感的患者，即使少量服药也会出现心悸、不适等不良反应，所以首次要按照常用量服用，30分钟后无汗出可追加相同剂量。治疗慢性病时葛根汤很少单独应用，与其他方剂合用需长期服用时按照说明书的用量即可。

（4）方中的桂枝在葛根汤中发挥着重要作用，但其耐热性差、易挥发，长时间煎煮有效成分会显著减少，因此在应用提取制剂时，应加少量的桂枝末以补充其不足。对麻黄敏感的患者也可用桂枝加葛根汤代替，这种情况就必须加桂枝末以增强疗效。

【医案分析】

1. 名医曹颖甫用葛根汤案

封姓缝匠，病恶寒，遍身无汗，循背脊之筋骨疼痛、不能转侧，脉浮紧。余诊之曰：此外邪袭于皮毛，故恶寒无汗，况脉浮紧，证属麻黄，而项背强痛，因邪气已侵及背俞经络，比之麻黄证更进一层，宜治以葛根汤。葛根五钱，麻黄三钱，桂枝二钱，白芍三钱，甘草二钱，生姜四片，红枣四枚。方意系借葛根之升提，达水液至皮肤，更佐麻黄之力，推运至毛孔之外。两解肌表，虽与桂枝二麻黄一汤同意，而用却不同。服后顷刻，觉背内微热，再服，背汗遂出，次及周身，安睡一宵，病遂告差。（《经方实验录》）

按语：症见恶寒、无汗、循背脊之筋骨疼痛、不能转侧、脉浮紧，颖甫先生明辨病机"此外邪袭于皮毛"，文中"背脊之筋骨疼痛不能转侧"乃是"项背强几几"之意。然表证亦有轻重次第之分，皮毛者，宜治以麻黄汤；背俞经络者，宜治以葛根汤。葛根汤原方施用，两解肌表。服药后，顷刻间，背热，再服汗出，眠睡休养，一宿即愈，经方之效如桴鼓，每能于颖甫先生案中窥见。

2. 名医许恩普用葛根汤案

祁子和尚书之孙君司马段少沧军机之婿夫人产后伤寒，谵语病重，延余诊视。脉紧有力，拟以葛根汤生化汤合参和解，一服汗澈而愈。（《许氏医案》）

按语：《许氏医案》一书为清末许恩普撰，书载许氏医案30余则，以内科、妇科为主。许氏审证谨慎，尤重切脉，于此案可窥一斑。产后伤寒，谵语病重。产后本虚，稍有不慎，即易致病，此罹患伤寒，转见谵语，其病之重可知。许氏诊脉紧有力，邪气束缚，正邪交争，以葛根汤、生化汤合方，兼顾产后之体及所中之邪，调体疗疾，两相得宜。

3. 丁甘仁用葛根汤案

马左，形寒畏冷，遍身骨楚，头项强痛，泛泛作恶，小溲短少，脉紧急，苔薄腻。太阳阳明两经同病，急与葛根汤散其寒邪，不致缠绵是幸。

粉葛根一钱五分，云茯苓三钱，炒谷芽三钱，川桂枝五分，姜半夏三钱，陈佩兰一钱五分，净麻黄五分，陈广皮一钱五分，炒香豉三钱，煨姜两片。

二诊：昨进葛根汤，得汗甚多，头项痛、骨楚均舒，泛泛作恶已止。身热头眩，口干欲饮，脉象弦数，苔薄腻黄，舌质红。太阳之邪已解，阳明之热内炽，幸喜素体强盛，不致迁延。今与桂枝白虎，一以清阳明之热，一以肃太阳之邪。

川桂枝三分，赤苓三钱，炒谷芽三钱，生石膏三钱，江枳壳一钱五分，省头草一钱五分，天花粉三钱，苦桔梗八分，炒竹茹一钱五分，干芦根（去节）五钱。（《丁甘仁医案·卷一·痉症案》）

按语：先生为孟河医派代表，其用药深得"用药和缓、归醇纠偏"之道，又兼伤寒温病各法门，案云"形寒畏冷，遍身骨楚，头项强痛，泛泛作恶，小溲短少，脉紧急，苔薄腻"，述症甚详。辨为太阳阳明两经同病，急予葛根汤散其寒邪。立方用药轻灵平正，于葛根汤方中加云茯苓、炒谷芽、姜半夏、陈佩兰、陈广皮、炒香豉等健脾和胃、芳香化浊、利气机疏达、散表邪于外。二诊太阳之邪已解，阳明之热内炽，太阳阳明证已成阳明证，方随证转，又施桂枝白虎汤，一以清阳明之热，一以肃太阳之邪。先生之案，何堪按哉，其论之详备，言之精妙，后人但观其案，机括可明，巧思已识。

4. 国医大师薛伯寿教授用麻杏苡甘汤合葛根汤案

患者，女，48岁。2008年1月17日就诊。主诉：发热3天，无明显感冒症状，全身疼痛，头痛最重，颈僵背沉，轻微咳嗽，痰少。舌苔白，舌尖红，脉浮。证属外感风湿，经脉不利；治以祛风湿，舒经脉。方药组成：麻黄6g，杏仁9g，薏苡仁12g，炙甘草10g，葛根15g，桂枝10g，白芍10g，生姜4片，大枣30枚，连翘12g。5剂，水煎服，每日1剂。服药2剂后，热退，5剂后，诸症缓解。

按语：先生师承蒲辅周老先生，深谙伤寒法门，此案发热3天，症见身痛、头痛、颈僵背沉、微咳少痰。辨证属外感风湿、经脉不利，立法祛风除湿、疏通经脉。以麻杏苡甘汤合葛根汤。服药2剂后，热退症缓。

参考文献

［1］王文记，王燕丽，王新乐. 薛伯寿应用麻黄剂医案7则［J］. 北京中医药，2016，35（9）：885-886.

（乔云　撰）

大承气汤

【仲景方论】

《金匮要略·痉湿暍病脉证治第二》："痉为病,胸满口噤,卧不着席,脚挛急,必龂齿,可与大承气汤。"

《金匮要略·腹满寒疝宿食病脉证治第十》："腹满不减,减不足言,当须下之,宜大承气汤。"

《金匮要略·腹满寒疝宿食病脉证治第十》："问曰:人病有宿食,何以别之?师曰:寸口脉浮而大,按之反涩,尺中亦微而涩,故知有宿食,大承气汤主之。"

"脉数而滑者,实也,此有宿食,下之愈,宜大承气汤。"

"下利不饮食者,有宿食也,当下之,宜大承气汤。"

《金匮要略·呕吐哕下利病脉证治第十七》："下利,三部脉皆平,按之心下坚者,急下之,宜大承气汤。"

"下利,脉迟而滑者,实也,利未欲止,急下之,宜大承气汤。"

"下利,脉反滑者,当有所去,下乃愈,宜大承气汤。"

"下利已差,至其年月日时复发者,以病不尽故也,当下之,宜大承气汤。"

《金匮要略·妇人产后病脉证治第二十一》："产后七八日,无太阳证,少腹坚痛,此恶露不尽,不大便,烦躁发热,切脉微实,再倍发热,日晡时烦躁者,不食,食则谵语,至夜即愈,宜大承气汤主之。热在里,结在膀胱也。"

"病解能食。七八日更发热者,此为胃实,大承气汤主之。"

【注家方论】

(1)汪昂《医方集解·攻里之剂第四》:热淫于内,治以咸寒。气坚者以咸软之,热盛者以寒消之。故用芒硝之咸寒,以润燥软坚;大黄之苦寒,以泄热去瘀,下燥结,泄胃强;枳实、厚朴之苦降,泄痞满实满,经所谓土郁夺之也。(阳明属土,大黄治大实,芒硝治大燥大坚,二味治有形血药;厚朴治大满,枳实治痞,二味治无形气药。)然非大实大满,不可轻投,恐有寒中、结胸、痞气之变。

(2)王子接《绛雪园古方选注·下剂》:芒硝入肾,破泄阴气,用以承气者,何也?当知夺阴者芒硝,而通阴者亦芒硝。盖阳明燥结日久,至于潮热,其肾中真水,为阳明热邪吸引告竭,甚急矣。若徒用大黄、厚朴、枳实制胜之法以攻阳明,安能使下焦燥结急去,以存阴气?故用假途灭虢之策,借芒硝直入下焦,软坚润燥,而后大黄、朴、实得破阳明之实,破中焦竟犯下焦,故称之曰大。因《经》言,下不以偶,所以大黄、芒硝再分两次内煎,乃是偶方而用奇法,以杀其势,辗转回顾有如此。

(3)陶葆荪《金匮要略易解·痉湿暍病脉证》:此方用大黄苦寒泻火,厚朴辛温行气,枳实辛苦泄逆满,芒硝咸寒软坚急,即所谓急下存津法;借用此方剂在早期而兼见胃肠大热症状的痉病,真是速战速决的良好方法。盖外无牵制之表邪,内有可攻之实热,焉有不趁其热未布散,津未大耗,仍可用急下法的时候,投以此汤以清热存津,软坚救燥,这是急则治其标的方法。

(4)刘献琳《金匮要略语释·腹满寒疝宿食病脉证治第十》:大黄推陈致新,破除瘀滞;重用厚朴、枳实以行气，因气行则瘀滞乃行，芒硝软坚清热，佐大黄以荡除结滞。为泻下之峻剂。

（5）吕志杰《张仲景方剂学·泻下逐水剂》：本方功能通腑泄热，行气除满，急下存阴。方中大黄苦寒，荡涤肠胃，泄热通便；芒硝咸寒，软坚润燥；厚朴苦温泄满，枳实苦寒消痞，二药通利肠胃之气，以助硝黄泻下燥热积滞。四味合用，制大其服，有通顺腑气、推陈致新之功，为峻下之剂。因可迅速泻去邪热，故能保存津液。

（6）马有度《医方新解·泻下剂》：本方以大黄泄热通便为主药；芒硝软坚散结，协同大黄以增强泻下之力；厚朴、枳实行气消痞，既可协助泻下，又能消除腹部胀满。

【经典配方】

（1）《金匮要略·痉湿暍病脉证治第二》：大黄四两（酒洗），厚朴半斤（炙，去皮），枳实五枚（炙），芒硝三合。上四味，以水一斗，先煮二物，取五升；去滓，内大黄，煮取二升；去滓，内芒硝，更上火微一二沸，分温再服，得下止服。

（2）《金匮要略·腹满寒疝宿食病脉证治第十》：大黄四两（酒洗），厚朴半斤（去皮，炙），枳实五枚（炙），芒硝三合。上四味，以水一斗，先煮二物，取五升；去滓，内大黄，煮取二升；内芒硝，更上火微一二沸，分温再服，下，余勿服。

【经典方证】治大实大满，大满则胸腹胀满，状若合瓦；大实则不大便，痞满燥实，四证俱备，则用之。杂病则进退用之。治癫狂热壅，大便秘结；治积热心痛甚；治痢疾，大热腹满，痛如锥刺，口舌干燥或破裂，大便日数十百行或便脓血者。

【推荐处方】大黄 12 g，厚朴 12 g，枳实 15 g，芒硝 9 g。先煎厚朴、枳实，去滓，下大黄，后入芒硝，微煮沸即可。

【方机概述】素体内热壅盛，阳明实热，热邪耗伤津血，筋脉失养，拘急而成痉；燥屎内结胃肠，积胀俱重；宿食内结，胃肠气机壅滞不利；宿食积滞，内郁实邪，热结旁流。

【方证提要】面赤、唇红、大便秘结、脘腹痞满、潮热谵语、舌质红、苔黄燥，甚至高热、神志昏迷、谵语，脉多弦劲有力。

【适用人群】常用于里实热证的人群，具备高热烦躁、腹胀满而疼痛拒按、大便燥结或腹泻黄臭稀水、舌苔焦黄起刺、脉沉实有力的症状，甚至出现谵语、发狂。即所谓"痞、满、燥、实"四症俱全。

【适用病症】

以下病症符合上述人群特征者，可以考虑使用本方。

（1）以呼吸困难为表现的疾病，如急性期喘证、急性肺炎、上呼吸道感染、呼吸窘迫综合征、支气管哮喘、肺脓肿、慢性心力衰竭。

（2）以中毒为表现的疾病，如急性有机磷农药中毒、铅中毒致急性腹痛、食物中毒、糖尿病酮症酸中毒。

（3）以精神障碍为表现的疾病，如躁狂症、病毒性脑炎、肝性脑病、癫痫、失眠、脑梗死、肺性脑病。

（4）以疼痛为表现的疾病，如出血性中风头痛、泌尿系统结石、肾绞痛、胆囊炎、急性胰腺炎、食积腹痛、阑尾炎、蛔虫病、痛风。

（5）以腹胀、便秘为表现的疾病，如肠梗阻、腹部手术后诸症、胃肠功能衰竭等。

（6）以泄泻为表现的疾病，如痢疾、胃肠炎。

（7）以乏力为表现的疾病，如肾功能不全、破伤风。

（8）以发热为表现的疾病，如流行性出血热。

（9）以皮肤病变为表现的疾病，如湿疹、荨麻疹、烧伤后应激性溃疡。

（10）以恶心、呃逆为表现的疾病，如病毒性肝炎、顽固性呃逆。

（11）以肥胖为表现的疾病，如皮质醇增多症。

【合方与加减】

1. 合方

（1）脑出血，证属阳明腑实，出现神昏谵语、躁动不宁等症者，合安宫牛黄丸。

（2）急性弥漫性腹膜炎者，合小陷胸汤。

（3）阑尾周围脓肿者，合大黄牡丹汤加味红花。

（4）急性胆囊炎者，合大柴胡汤。

（5）阻塞性黄疸者，合茵陈蒿汤。

（6）胸腔镜术后肺部感染者，合千金苇茎汤。

（7）急性化脓性阑尾炎术后者，合八珍汤。

（8）慢性牙周炎者，合清胃散。

2. 加减

（1）肠梗阻屡攻而不下，形成硬结者，加苏叶 30 g。

（2）热结腑实之高热、神昏、谵语者，加石菖蒲 12 g，郁金 15 g，莲子心 12 g。

（3）肾结石者，去厚朴易鸡内金 30 g，配海金沙 30 g，瞿麦 18 g，滑石 20 g，琥珀 10 g，金钱草 40 g。

（4）急性胰腺炎者，加柴胡、白芍、黄芩各 10 g，联合应用丹参川芎嗪注射液。

（5）肝衰竭者，大黄重用 30～60 g，芒硝 30 g，厚朴 15 g，枳实 15 g，加黄芩，黄连，金银花，槐花，地榆各 15 g，乌梅 30 g，待温后保留灌肠。

【注意事项】

（1）大承气汤煎服的时候，要先煮厚朴、枳实，后下大黄，最后加入芒硝，芒硝溶服。临床上使用大承气汤，必须根据仲景的煎服法才有疗效，而不能四味药放在一起煎。要先煎两物——厚朴、枳实，后下大黄。大黄后下才能保留其较强的泻下作用，最后加入芒硝，将之溶化。

（2）大承气汤是峻下热结的名方，凡积痞结实即可用之，不过，结实甚者，不可单攻直下，以免实其实，可与方中佐配疏散之品，松缓肠管燥结之实，更利便下。

（3）《医宗金鉴·订正仲景全书伤寒论注》："诸积热结于里而成满痞燥实者，均以大承气汤下之也。满者，腹胁满急膹胀，故用厚朴以消气壅；痞者，心中痞塞硬坚，故用枳实以破气结；燥者，肠中燥屎干结，故用芒硝润燥软坚；实者，腹痛大便不通，故用大黄攻积泄热。然必审四证之轻重，四药之多少，适其宜，始可与之；若邪重剂轻，则邪气不服；邪轻剂重，则正气转伤，不可不慎也。"指出应根据满、痞、燥、实之症状表现，调整用药剂量，辨证施量。

【医案分析】

1. 名医曹颖甫用大承气汤案

若华，忽病头痛，干呕。服吴茱萸汤，痛益甚，眠则稍轻，坐则满头剧痛，咳嗽引腹中痛，按之，则益不可忍，身无热，脉微弱，但恶见火光，口中燥，不类阳明腑实证状。盖病不专系肠中，而所重在脑，此张隐庵所谓阳明悍热之气上循入脑之证也。按即西医所谓脑膜炎之类。及其身无热，脉微弱之时，而急下之，所谓釜底抽薪也。若身有大热，脉大而实，然后论治，晚矣。生大黄三钱，芒硝三钱，枳实四钱，厚朴一钱。（《经方实验录》）

按语：《经方实验录》中与大承气汤相关的医案达 21 则，其中包括：大承气汤证其一至五，太阳转阳明其一、三、四，暑天阳明病，阳明大实，阳明战汗、阳明津竭、产后阳明病、施君舍弟案及附案 7 则（阳明呕多附案 2 则）。这些医案丰富了大承气汤的脉症，其中所涉及的脉象有实、滑、大、浮大、急数、洪大而滑疾，其中脉滑多见，然亦有脉微弱者。症状上更是复杂繁多，少有"痞、满、燥、实"

俱全者。此案"夫满头剧痛，病所在脑也。一下而愈，病源在肠也"，实为现代医学"脑肠相通"之源也，又引张志聪"阳明悍热之气上循入脑之证"概括其意。中西合参，出西医脑膜炎，立中医釜底抽薪之治法。曹颖甫曰："此证但下浊水，即可证明湿热之蕴蒸阳明。"以承气汤下之，肠通脑明。

2. 王意庵用大承气汤案

锦衣卫杨千户，有二子。其仲庶出，年三十无子，伤寒当下。其兄嫡出，素内相仇。医云当下，兄乃佯言不敢，至于昏昧不知人事，其兄辄买纸帛焚之，送之死。余诊视之，脉尚有神，可一下而愈。乃兄固执曰：病至此，岂敢下，好骇人。余厉言曰：病因失下，以至于此，纸且焚之，若尚怕下耶？初不识为乃兄，问之曰：汝何人？固主如此。曰：病者吾弟也。余乃疑之，且兄有惧言而无戚容。复问曰：同胞耶？曰：吾弟，庶母出也。余始识其意，欲利其家，而不欲其生也。乃让之曰：汝为兄，既不能主，吾当去，即上马。默语其家人曰：我一剂即令汝主迴生，可来取药。与大承气汤一剂灌之，大便通，即知人事。次日余至，其妻妾二女感甚，俱叩首阶下。仲子借道乃兄屡欲害之之意。余复解之曰：非也，兄之爱弟，固当如此之谨慎。（《意庵医案》）

按语：本案伤寒当下，缘于兄弟矛盾纠纷，其兄从中作梗，佯装畏下，致失下而见昏昧不知人事之状。意庵先生诊时，以为脉尚有神，明言一下愈之。王氏详审原委，巧与周旋，终以大承气汤灌服而拯其于即殁。后来，当病者兄弟间欲再起纷争时，王氏则善言劝和。此案不仅显示医术高明，亦有从医尚德之意。

3. 王伟明教授用大承气汤案

焦某，男，工人，41岁。2014年11月7日初诊。胃脘隐痛10余日，加重1日。患者自诉10日前因空腹进食柿子后出现胃脘隐痛，饭后尤甚，时发时止，周身乏力，间断服药治疗（具体不详），效果不佳。1日前上述症状加重，遂至山东武警总队医院行上消化道钡餐透视：胃炎；符合胃石X线表现。刻下：患者胃脘疼痛伴堵塞感，饭后尤甚，胀满拒按，恶心，偶有心慌，周身乏力，纳差，眠一般，大便不爽，小便色黄，舌淡红、苔白厚腻，脉弦滑。中医诊断：胃脘痛，证属饮食伤胃；西医诊断：胃石症，胃炎。治以消食导滞、通腑荡积，方选大承气汤加减。处方：大黄9g，麸炒枳实12g，厚朴12g，芒硝6g（冲服），浙贝母15g，鸡内金15g，炒莱菔子15g，白及15g，三七粉3g（冲服），3剂。日1剂，水煎，分3次温服。

2014年11月10日二诊：患者药后诉胃脘堵塞感明显减轻，但仍有胃脘部疼痛不适，乏力较前好转，食欲较前改善，大便3日未行，脉滑、略弦。守上方，去芒硝，大黄改为15g，加乌贼骨30g，煅瓦楞子30g，当归15g，7剂，煎服法同前。

2014年11月18日三诊：患者服药后诸症明显好转，进食后胃脘部疼痛，遂嘱患者于山东中医药大学附属医院行电子胃镜复查，结果：胃底、体黏膜充血水肿、光滑；胃角呈弧形；胃窦黏膜充血，红白相间，以红相为主，欠光滑；小弯侧及前壁侧见散在大小为0.4cm×0.5cm的溃疡，表覆白苔，周围黏膜充血水肿。诊断为胃多发溃疡（A2期）。此时胃结石已经消失，由于胃石时间较长，出现胃溃疡并发症，遂更换胃痛方加减治疗胃溃疡。处方：半夏9g，厚朴12g，苏叶12g，茯苓15g，浙贝母15g，乌贼骨15g，白及9g，蒲公英30g，煅瓦楞子30g，黄连9g，吴茱萸3g，三七粉3g（冲服），儿茶6g，甘草6g，7剂。之后加减治疗半月余，复查上消化道钡餐，提示胃炎，溃疡面愈合。

按语：患者胃脘隐痛10余日，自诉10日前因空腹进食柿子后见症，行检查明确胃炎、胃石症诊断。立法消食导滞、通腑荡积，方选大承气汤加减。以大承气汤四味，加浙贝母、鸡内金、炒莱菔子消食化积、软坚散结；白及、三七粉消肿止痛。二诊，前已见效，去芒硝，大黄增量，加乌贼骨、煅瓦楞子制酸止痛，当归活血化瘀。三诊患者服药后诸症明显好转，方随病转，法从机变，针对胃溃疡另立胃痛方加减，服药月余而溃疡面愈合，疾病痊愈。

参考文献

[1]王云泽,张丽艳.《经方实验录》大承气汤医案浅析[J].陕西中医药大学学报,2021,44(3):61-64.

[2]黄志华,赵青春.《意庵医案》奇案赏析8则[J].中医药通报,2010,9(1):40-42.

[3]刘敏,许小伟,王伟明.王伟明运用大承气汤加减治疗胃石症验案3则[J].江苏中医药,2016,48(3):49-51.

（乔云　撰）

麻黄加术汤

【仲景方论】《金匮要略·痉湿暍病脉证治第二》:"湿家身烦疼,可与麻黄加术汤发其汗为宜,慎不可以火攻之。"

【注家方论】

（1）成都中医药大学《金匮要略选读·痉湿暍病脉证治第二》:麻黄得术,虽发汗而不致过汗;术得麻黄,能并行表里之湿,故能取微似汗而解。如用火攻发汗,则大汗淋漓,风去湿存,徒伤津液,病必不除。且火热内攻,与湿相合,可能引起发黄或衄血等病变,故为寒湿在表之所禁忌。

（2）陶葆荪《金匮要略易解·痉湿暍病脉证》:此方用麻黄汤散肤表的寒湿,以解除身体烦疼;又重用白术和缓麻黄的发散,使微微汗解,同时起健运脾土的作用,使燥化里湿,表里兼治,祛邪不伤正,不失为湿家发汗的最正确方法。

（3）曹其旭、陶汉华《金匮要略选释·痉湿暍病脉证治第二》:本方用麻黄汤发汗解表以祛寒湿,而治身体疼烦,加白术健脾除湿。此方妙在麻黄与白术的配伍,喻嘉言说:麻黄得术,则虽发汗不致多汗;术得麻黄,并可行表里之湿。《神农本草经》(简称《本经》)说术"主风寒湿痹""止汗";《名医别录》(简称《别录》)说它"除皮间风水结肿"。然汉代术无苍白之分,南北朝时,《本草经集注》中始有苍白之别。苍术辛烈走表,祛湿之力较强,有人主张本方应用苍术,但根据前面第九条所云"但微微似欲出汗者"的发汗方法,还是以白术为恰当。

（4）陈纪藩《金匮要略·痉湿暍病脉证治》:本方是麻黄汤加白术组成,用麻黄汤发汗散寒,加白术健脾去湿。麻黄得术,虽发汗而不致过汗;术得麻黄,并能行表里之湿,不仅适合于寒湿的病情,而且也是湿病解表微微汗出的具体方法。

（5）吕志杰《张仲景方剂学·解表剂》:本方功能发汗解表,散寒除湿。方中用麻黄汤发汗解表,加白术治"风寒湿痹"(《本经》)。麻黄得白术,虽发汗而不致过汗;白术得麻黄,能行表里之湿。本方证是以寒湿在表、经脉闭阻不通为主要病机的病证。症见身体疼痛且重,恶寒,发热,无汗,脉浮紧。

（6）刘献琳《金匮要略语释·痉湿暍病脉证第二》:风寒在表,故用麻黄、桂枝发汗解表、以治身痛,但湿邪又不易多汗。白术健脾燥湿,其性偏守,《本经》说:术治风寒湿痹。《别录》说:术能"除皮间风水结肿"。所以麻黄汤得术,虽发汗不致多汗;白术得麻黄汤,能并行表里之湿。所以是寒湿在表的正治法。

【经典配方】麻黄三两（去节），桂枝二两（去皮），甘草一两（炙），杏仁七十个（去皮尖），白术四两。上五味，以水九升，先煮麻黄，减二升，去上沫，内诸药，煮取二升半，去滓，温服八合，覆取微似汗。

【经典方证】寒湿在表，身体疼痛且重，恶寒，发热，无汗，脉浮紧。

【推荐处方】生麻黄 10 g，炒杏仁 10 g，桂枝 10 g，甘草 10 g，麸炒苍术 15 g，水煎服。

【方机概述】寒湿在表，经脉闭阻不通。素体湿病，又兼外寒，外寒引动内湿，寒湿相搏，阻遏肌肉关节，营卫不得畅行，不通则痛，则见"身烦疼"。麻黄加术汤施用的核心病机为寒湿在表，经脉闭阻不通。

【方证提要】湿家身烦疼，恶寒，发热，无汗，脉浮紧。

【适用人群】常用于风湿痹痛、风寒表实的人群，周身酸懒、四肢沉重不欲动、精神疲乏，但又有周身燥热疼痛、烦扰不宁、坐卧不适，恶寒，发热，无汗，脉浮紧；或兼一身浮肿，小便不利，舌苔白腻，其脉浮濡或浮紧。

【适用病症】

以下病症符合上述人群特征者，可以考虑使用本方。

（1）以活动受限为表现的疾病，如落枕、颈椎病。

（2）以皮肤瘙痒为表现的疾病，如间歇糜烂型足癣、荨麻疹。

（3）以感觉异常为表现的疾病，如皮神经炎。

（4）以水肿为表现的疾病，如小儿急性肾炎。

（5）以咳嗽为表现的疾病，如寒湿在表之肺炎。

（6）以疼痛为表现的疾病，如头疼、痹证。

（7）妇科病症，如月经后期。

【合方与加减】

1. 合方

眼肌阵挛者，合芍药甘草汤。

2. 加减

（1）寒胜痛痹者，加干姜和附子各 5 g。

（2）气败血虚、痹证日久者，加黄芪 18 g，当归 12 g，党参和熟地黄各 10 g。

（3）风胜行痹者，加防风 6 g。

（4）湿胜着痹者，加茯苓 12 g，防己 8 g。

【注意事项】

（1）使用本方需注意"慎不可以火攻之"，因为若用火攻发汗，则大汗淋漓、风祛湿存，病必不除。且火热内攻，与湿相合，可引起发黄或衄血等病变。

（2）方后云"先煮麻黄，减二升"，指水沸蒸发减少二升；"去上沫"者，因轻浮之气过于引气上逆，其"沫"恐令人烦；不去药液，使药汁纯净，减少刺激。一升水合现代 200 mL 左右。

【医案分析】

1. 吴鞠通用麻黄加术汤案

张，25 岁，11 月 15 日，风湿。

羌活三钱，苦桔梗三钱，桂枝二钱，半夏二钱，苏叶三钱，杏仁泥三钱，陈皮二钱，生姜三片，炙甘草一钱。煮三杯，分三次服。

16 日，风湿相搏，一身尽痛，汗之不解，用麻黄加术法。

麻黄（去节）五钱，苍术五钱，杏仁五钱，桂枝三钱，炙甘草三钱，羌活钱半，生姜三片。煮三杯，分三次服。

又于前方内加熟附子三钱，半帖而愈。（《吴鞠通医案·痹》）

按语：吴鞠通为温病学派代表，其用药以轻灵为要。此案言病风湿，立法祛风除湿，以羌活、桂枝、生姜、苏叶疏风解表，苦桔梗、半夏、杏仁泥、陈皮理气化湿，炙甘草调和诸药。展化气机、疏解风湿，虽非麻黄加术法，然其用意却有相类之处。二诊，用麻黄加术法，虑为上方力所不逮，温阳祛湿，麻黄加术汤加羌活、生姜为用，白术改苍术增其燥湿之功。三诊加熟附子三钱，通阳温化、风湿俱祛，半帖而愈。

2. 名医萧琢如用麻黄加术汤案

黄君，年三十余。素因体肥多湿，现因受寒而发，医药杂投无效，改延余诊。其症手脚迟重，遍身酸痛，口中淡，不欲食，懒言语，终日危坐。诊脉右缓左紧，舌苔白腻，此《金匮》所谓湿家身烦疼，可与麻黄加术汤也。遵经方以表达之，使寒湿悉从微汗而解。处方：带节麻黄 2.4 g，桂枝 2.1 g，光杏仁 4.5 g，炙甘草 1.5 g、苍术 3 g。连投 2 剂，诸症悉平而愈。（《金匮名医验案精选》）

按语：患者素因体肥多湿，现因受寒而发，医药杂投无效，可知棘手难治。先生细审其症，言"此《金匮》所谓湿家身烦疼，可与麻黄加术汤也"。遵经方自表达邪之用意，使寒湿之邪俱从微汗而解。原方投用，2 剂诸症悉平而愈。

3. 齐文升教授用麻黄加术汤案

李某，男性，45 岁。主诉：反复高热 3 周余。2011 年 9 月 13 日 15：00 初诊。患者自诉于 2011 年 8 月 21 日无明显诱因出现发热，于首钢医院就诊，查：体温 39.5℃，血常规未见明显异常，C 反应蛋白 28 mg/L，EB 病毒（−），衣原体（−），布鲁氏菌（−）。予西药（具体不详）治疗无效。2011 年 8 月 31 日复查血常规：白细胞 5×10^9/L，淋巴细胞 0.62，中性粒细胞 0.29。自服退热药后有汗出，体温略有下降。但转而又发热，自觉每晚 7：00—8：00 热起，晚 10：00 左右体温最高，达 40 ℃。刻下：体温 39℃，夜间加重，伴恶寒、头痛、手足凉、身痛、咳嗽，无恶心，无咽痛，无汗出，纳可，睡眠一般，二便尚调；查浅表淋巴结无肿大，舌胖色暗红，苔薄白腻，脉浮细濡数。

西医诊断：发热原因待查。中医诊断：高热，证属外感寒邪、内有湿阻、郁而发热。

治法：解表散寒、祛湿除热。方用麻黄加术汤：生麻黄 10 g，炒杏仁 10 g，桂枝 10 g，甘草 10 g，麸炒苍术 15 g。7 剂。每日 1 剂，水煎分 2 次温服。嘱其热退后停服。

2011 年 9 月 20 日二诊：患者诉上方仅服 3 剂后周身汗出，发热已退，疼痛大减，偶有咳嗽，疲乏，舌红、苔薄白，脉转为缓象。继予人参败毒散善后调理。1 周后随访，热退、咳减、疲乏消失，宛若常人。

按语：患者反复高热 3 周余，西医诊断不明，唯发热原因待查这一搪塞之语，以常规治法疗之。无的放矢，安能起效。此中医彰显优势之处。中医诊断为高热，证属外感寒邪、内有湿阻、郁而发热。立法解表散寒、祛湿除热。以麻黄加术汤原方施用，仅服 3 剂后周身汗出，发热已退。诸症向愈，继予人参败毒散善后调理。

4. 李雅琴主任用麻黄加术汤案

张某，女，46 岁。2013 年 11 月 19 日就诊。诉近 1 周背腹部出现散在的苍白色风团，时隐时现，瘙痒，遇风、冷则加重，得暖则减，口不渴，舌淡、苔白，脉浮。李老师认为，此属风寒挟湿束表，乃风寒湿邪搏击于皮肤腠理之间、营卫之气不和所致。治宜发表散寒，祛风除湿。方用麻黄加术汤加减，处方：麻黄 4 g，桂枝、白术、荆芥、防风、徐长卿、蝉蜕各 6 g，苦杏仁、苦参各 8 g，白鲜皮、地肤子、丹参各 9 g。每天 1 剂，水煎，加水 400 mL，煮取 250 mL，分 3 次服用，服药 5 剂后诸症消失。

按语：麻黄加术汤本治寒湿在表，症见身烦、疼痛兼恶寒发热等。李老师认为，麻黄、桂枝均能辛温散风，且桂枝能宣通血脉、推动血行，取"治风先治血，血行风自灭"之意。本病兼有表湿，表湿当从汗解，但须使阳气内蒸而不外泄，用麻黄加术汤，麻黄汤得术，一发汗一敛汗，使汗而不致大汗；术得麻黄汤，能并行表里之湿，如此则风寒湿邪尽去。

参考文献

［1］汪刚，齐文升. 齐文升教授用麻黄加术汤治疗高热 1 则［J］. 中国中医急症，2013，22（1）：64.

［2］程时杰，李雅琴. 李雅琴运用经方治疗荨麻疹医案 3 则［J］. 新中医，2020，52（21）：26-27.

（乔云　撰）

麻黄杏仁薏苡甘草汤

【**仲景方论**】《金匮要略·痉湿暍病脉证治第二》："病者一身尽疼，发热，日晡所剧者，名风湿。此病伤于汗出当风，或久伤取冷所致也。可与麻黄杏仁薏苡甘草汤。"

【**注家方论**】

（1）陶葆荪《金匮要略易解·痉湿暍病脉证》：此方用麻黄散寒，薏苡仁除湿，杏仁利气，甘草和中，组合成剂，虽然没有注意祛风，但寒散湿除、肃降健运的机能恢复，风邪自能解散。

（2）李克光《金匮要略讲义·痉湿暍病脉证治第二》：病既属于风湿在表，仍当使之得微汗而解，所以用麻杏薏甘汤轻清宣化，解表祛湿。方中麻黄、甘草微发其汗，杏仁、薏苡仁利气祛湿。本方实为麻黄汤以薏苡仁易桂枝，是变辛温发散而为辛凉解表之法。

（3）曹其旭、陶汉华《金匮要略选释·痉湿暍病脉证治第二》：本方用麻黄发汗解表，以散肌表之风湿；杏仁宣肺利气以助麻黄之力；薏苡仁甘淡微寒，具淡渗利湿止痛之功，既可治筋脉拘挛、不得屈伸，除湿痹，又可制约麻黄的温性，两者配伍即为辛凉解表法；甘草和中，诸药配合，共奏轻清宣化、散风祛湿之效，适用于风湿在表而欲化热之证。

（4）陈纪藩《金匮要略·痉湿暍病脉证治》：方中用麻黄、杏仁宣利肺气以祛风邪，薏苡仁利湿，甘草和中，还取薏苡仁清利，以制麻黄之温，合而为辛凉解表，兼以利湿。麻黄加术汤和麻杏薏甘汤，虽同是治外湿的方剂，但两者在病情和证候的表现上却有所不同，因此在治疗方法上也就有显著的差异。前者麻黄三两、桂枝二两，后者无桂枝，而麻黄仅半两，可知前者表证较后者为重。《本经》记载："薏苡仁味甘，微寒，主风湿痹，筋急拘挛不可屈伸。"可知前者是身痛重着、不能转侧，而后者是身痛轻掣、不可屈伸。再从药物与配伍方面来看，麻黄配桂枝是偏于温散，配薏苡仁是偏于凉散，前者适用于寒湿在表，后者适用于风湿在表。日晡发热属阳明，是风有化热的倾向，同时风为阳邪，容易化燥，所以用薏苡仁的清化，不用桂枝的温化。

（5）吕志杰《张仲景方剂学·解表剂》：本方功能轻清宣化，解表祛湿。方中麻黄、甘草微发其汗，杏仁、薏苡仁利气祛湿。全方使在表之风湿得微汗而解。本方证是以风湿在表而化热为主要病机的病证。症见周身疼痛，无汗，微恶风寒，发热不甚，苔白腻，脉浮缓。

（6）张家礼《张家礼金匮要略讲稿·痉湿暍病脉证治第二》：方中用麻黄、甘草微发其汗，杏仁宣利肺气，使气行而湿化，湿化又可消肿（观"痰饮篇"苓甘五味姜辛半夏杏仁汤可知）；薏苡仁祛湿除痹。本方实为麻黄汤用薏苡仁易桂枝，是变辛温发散而为辛凉解表之法，其要义在于麻黄配苡仁，既制约麻黄发汗太过之弊，又不碍祛湿。

【经典配方】麻黄（去节）半两（汤泡），甘草一两（炙），薏苡仁半两，杏仁十个（去皮尖，炒）。上锉麻豆大，每服四钱匕，水盏半，煮八分，去滓，温服。有微汗，避风。

【经典方证】一身尽疼，无汗，微恶风寒，发热，日晡所剧，苔白腻，脉浮缓。

【推荐处方】麻黄 10 g，炙甘草 10 g，薏苡仁 15 g，炒杏仁 10 g。水煎服。

【方机概述】风湿在表、郁而化热。身热汗出，又感受风邪，汗出不彻，风湿闭阻而为痹；或久居寒湿之处，寒湿侵袭人体，客邪留于经络，久之经络闭阻不通，伏邪致痹。风寒湿邪凝滞经络，日晡时为阳明所主，阳明气旺，与湿邪抗争，易从阳化热，故疼痛、发热加重。麻黄杏仁薏苡甘草汤施用的核心病机为风湿在表而化热。

【方证提要】风湿在表、郁而化热之痹证、风水，以及急性风湿热、肾小球肾炎。

【适用人群】常用于风湿在表、郁而化热的人群。症见周身疼痛，无汗，微恶风寒，发热不甚，日晡所剧，苔白腻，脉浮缓。

【适用病症】

以下病症符合上述人群特征者，可以考虑使用本方。

（1）以咳喘为表现的疾病，如风湿咳嗽、哮喘、感冒、肺癌、肺痈唾脓。

（2）以皮肤病变为表现的疾病，如荨麻疹、过敏性皮肤病、银屑病、结节性红斑、疣、脚癣、肌肤甲错。

（3）以二便异常为表现的疾病，如秋季便秘、肾炎、血尿、小儿遗尿。

（4）以水肿为表现的疾病，如妊娠水肿。

（5）以关节、肌肉疼痛为表现的疾病，如风湿性关节炎、类风湿关节炎、骨质增生、坐骨神经痛、痛风、痹证。

【合方与加减】

1. 合方

（1）面部黄褐斑，合四物汤。

（2）急性风水，合越婢汤。

（3）过敏性鼻炎，合桂枝茯苓丸。

2. 加减

（1）风湿热痹，加苍术 15 g，防己 10 g，蚕沙 15 g，秦艽 15 g，川芎 12 g，桑枝 30 g。

（2）红细胞沉降率（简称"血沉"）快，加生地黄 30 g，玄参 15 g。

（3）红肿热痛，加生石膏 30 g，忍冬花、藤各 30 g，络石藤 30 g。

（4）肺部化脓，加苇茎 30 g，桃仁 10 g，冬瓜子 40 g，鱼腥草 30 g。

（5）脓痰较多，加皂荚 9 g，桔梗 15 g，葶苈子 10 g。

（6）阴虚潮热，加青蒿 15 g，鳖甲 18 g，牡丹皮 15 g，生地黄 30 g，知母 12 g，天冬、麦冬各 15 g。

（7）肺热痰嗽，加石膏 30 g，黄芩 12 g，瓜蒌 30 g，胆南星 10 g。

（8）大便干、苔黄褐，加大黄 10 g。

【注意事项】风湿在表，可以汗解，纵有表实无汗之证，亦只可使其微微汗出为度，不可令如水淋漓。

【医案分析】

1. 尤在泾用麻黄杏仁薏苡甘草汤治肿胀案

卧则喘息有音，此肿胀，乃气壅于上。宜用古人开鬼门之法，以治肺通表。

麻黄、杏仁、薏苡仁、甘草。（《静香楼医案·肿胀门》）

按语：因"卧则喘息有音"而诊为肿胀。尤在泾直指"气壅于上"之病机，仿《黄帝内经》（简称《内经》）"开鬼门之法"以治肺通表，以麻黄杏仁薏苡甘草汤原方施用，使气行而湿化、湿化又可消肿。柳宝诒《柳选四家医案》亦收录此案，柳氏按曰："此兼喘逆，故专治肺。"

2. 国医大师伍炳彩用麻黄杏仁薏苡甘草汤治久热不退案

张某，男，29岁，工人。1978年1月5日外出办事，途中淋雨，归家之后即觉不适，次日下午先怕冷、后发热，至晚上汗出热退，住某地区医院，诊断不明，试用抗生素治疗，病未好转，于1978年2月5日转南昌某省级医院住院。入院后仍为每日下午2：00—5：00出现先怕冷约半小时，随即发热至38～39℃等症。问其所苦，除寒热外，无以相告，自诉全身不痛，但体检及护士打针时均惊呼不已，切脉也叫痛。关节无红肿，发热时伴面红，口稍渴，欲温饮，量不多，小便略有热感，大便软，每日1～2次。住院期间曾多方检查，除白细胞计数与中性粒细胞升高、血沉加快、心电图提示窦性心动过速外，余无发现，疑为败血症，经用多种抗生素配合输液、输血等治疗，仍无寸效。乃于1978年4月25日请中医会诊，病情如前述，苔白微腻，脉数两寸俱浮，辨证为风湿郁热，用麻杏苡甘汤加味：麻黄5g，杏仁10g，生薏苡仁15g，生甘草10g，片姜黄10g，海桐皮10g。3剂，每日1剂。

1978年4月28日二诊：药后发热退至正常，但关节反而出现红肿，口渴欲温饮，苔白微腻，脉数减，两寸仍浮。用桂枝芍药知母汤加减：桂枝10g，白芍12g，知母10g，白术10g，炮附子10g，麻黄5g，生姜3片，甘草5g，防风10g，片姜黄10g，海桐皮10g。上方连服15剂，关节红肿疼痛消失，化验正常出院。

按语：伍老认为湿为阴邪，其性黏滞而不扬，喜与他邪相合，因而临床证候复杂，似是而非，常被误诊，故认为除一般书上所说的湿病的临床特点外，小便混浊、汗出不透、苔腻、口黏、身热足冷均是湿病的证候特点。本案患者为冒雨受湿致病，除久热不退之主症外，一身尽痛、口渴欲温饮而量不多、小便有热感、苔白微腻、脉数两寸俱浮为辨证关键，其症正合麻杏苡甘汤之原文。故诊为风湿郁热，以麻杏苡甘汤轻清宣化、解表祛湿，方中麻黄、甘草微发其汗；杏仁、生薏苡仁利气祛湿；片姜黄、海桐皮行气活血、祛湿通痹，二药亦为国医大师朱良春屡用，六药相伍，化湿行气，药证相符而取效。二诊湿着关节，郁而化热，而见风湿热痹之证，桂枝芍药知母汤蠲痹清热而愈之。

3. 曹炜教授用麻黄杏仁薏苡甘草汤案

患者，男，30岁。2020年7月22日初诊。患者在户外打篮球时，因汗出风吹淋雨，次日出现高热39.8℃，持续10天高热不退，全身诸多关节疼痛。当地医院查其C反应蛋白高、红细胞沉降率快、新型冠状病毒核酸检测阴性，怀疑为类风湿关节炎和结缔组织病。给予激素退热，但病情反复不愈，欲求中药治疗，遂来中国中医科学院广安门医院风湿病科门诊就诊。刻下：发热10天，每日下午热势加重，全身痛重，关节有胀痛感，恶风，纳呆，乏力，口干口渴，眠多，大便黏腻不爽，小便黄，舌紫暗，苔白腻，脉细滑。曹炜教授辨证为湿痹，风湿痹阻证型。治宜解表清热利湿。处方：《金匮要略》麻杏苡甘汤原方原量。具体如下：麻黄15g，炙甘草30g，薏苡仁15g，炒杏仁10g。5剂，每日2次，早晚各1次，饭后半小时温服，得微汗即可，注意避风寒。

2020年7月29日二诊：患者服1剂即觉舒适，全身疼痛减轻，热势渐退。服完剩余3剂，以巩固疗效。关节仍有胀感，纳呆，大便黏腻不爽，小便黄，舌紫暗，苔白腻，脉濡细。处方：在原方基础上合芍药甘草汤、苓桂术甘汤。7剂，服法同上。

2020年8月5日三诊：1周后，诸症皆愈。查类风湿因子为阴性，C反应蛋白、红细胞沉降率均在正常范围内。

按语：本案为湿痹病。患者在10天前因运动汗出，不慎吹风淋雨，为感受风湿表邪，"湿外胜为身疼，阳内郁则发热"，故风湿袭表、全身关节疼痛、下午加重、高热不退、恶风，正是麻杏苡甘汤证。风湿在表，故一身尽疼；风为阳邪，湿为阴邪，风与湿合，湿邪易化热化燥，日暮助湿，故身疼发热且日晡所剧。麻杏苡甘汤服1剂，全身疼痛、高热、恶风等症得减。继续服上药3剂，巩固疗效。二诊时，诸症得减，但仍有余邪，湿邪停滞关节、阻碍阳气运行，关节还有胀痛感，风为阳邪，风湿相合，湿邪化热，大便黏腻不爽，小便黄。舌紫暗是湿邪留滞经络、血行不畅引起血瘀，湿邪除则瘀血去，重点还是要祛风、清热、利湿。遂在原方基础上合芍药甘草汤和中缓急，以达止痛效果；合苓桂术甘汤温化利水、健脾化湿，以消体内水饮痰湿。服7剂后，风湿之邪俱去，诸症皆愈。

4. 廖世煌教授用麻黄杏仁薏苡甘草汤案

梁某，男，28岁。2009年3月18日初诊。患者于一个半月前偶然一次饮酒后，汗出当风，次日即出现高热40℃，全身诸多关节疼痛。当地医院查其C-反应蛋白高，怀疑为类风湿关节炎和结缔组织病。于是给予激素退热，但病情反复不愈。闻及廖老善用经方治杂病难病，遂来求诊。刻下：发热一个半月，每日午后发热甚，全身诸关节疼痛而烦，颈项强痛，恶风，纳呆，饭后常觉饱胀感，疲倦乏力，口干口淡，口渴欲饮，大便不爽而溏，每日2~3次，小便短赤，舌紫暗，苔白厚，脉细滑。廖老辨为湿痹病，风湿在表夹里湿、湿郁化热化瘀。治宜轻清宣化，解表祛湿，兼清热活血。处方：《金匮》麻黄杏仁薏苡甘草汤加减。炙麻黄6g，薏苡仁30g，杏仁15g，甘草6g，白蔻仁（后下）10g，防风15g，威灵仙15g，桑枝20g，神曲15g，川萆薢20g，黄芩15g，厚朴15g，救必应20g，葛根30g，丹参20g。服4剂，热渐退，最高37.3℃，关节疼痛等诸症缓解。2周后诸症皆愈。

按语：本案为湿痹病，缘患者于一个半月前一次饮酒后不慎汗出当风，随即出现高热、全身诸多关节疼痛，乃感受风湿表邪，"湿外盛为身疼，阳内郁则发热"，湿邪挟风袭表、侵犯肌表、流注关节、阻碍经气运行，且因风性善行，故出现全身诸多关节疼痛。患者发热一个半月，病势缠绵，且发热特点是每日午后发热更甚，此乃日晡申时也。盖风为阳邪，与湿相合，易使湿邪化热化燥，当在阳明经气运行旺盛的日晡之时，邪正剧争，则身热加重。由于湿邪下注膀胱、气化不利、脾失运化、水湿转输大肠，且湿郁化热，故见口渴欲饮，大便不爽而溏、每日2~3次，小便短赤等热象。纳呆、饭后常觉饱胀感、疲倦乏力、口干口淡是里湿亦盛之候，舌紫暗乃湿邪困郁阳气引起的血瘀，故不可单纯活血化瘀而应重在祛湿。湿痹属内外合湿，治疗上一方面要微汗解表祛湿；另一方面当清热利湿。仲圣之《金匮》麻黄杏仁薏苡甘草汤中麻黄、杏仁微汗解表、宣散风湿；薏苡仁清热除湿，并可制约麻黄之温；廖教授加防风、威灵仙、桑枝以祛风除湿、通络止痛；白蔻仁、厚朴以燥湿行气；川萆薢、黄芩、救必应以清热利湿，使邪从小便而去，救必应用于湿热壅滞大肠所致之大便溏而不爽；少佐丹参以清心安神、活血祛瘀。

参考文献

［1］周茂福.伍炳彩治湿病验案拾萃［J］.江西中医药，2006，37（2）：5.

［2］李露，杨越，张解玉，等.曹炜教授运用麻杏苡甘汤治疗早期类风湿关节炎经验总结［J］.中国医药导报，2021，18（19）：130-133.

［3］许晓虹.廖世煌教授用经方治疑难病1则［J］.光明中医，2010，25（4）：690.

（乔云 撰）

桂枝附子汤

【仲景方论】《金匮要略·痉湿暍病脉证治第二》："伤寒八九日，风湿相搏，身体疼烦，不能自转侧，不呕不渴，脉浮虚而涩者，桂枝附子汤主之；若大便坚，小便自利者，去桂加白术汤主之。"

【注家方论】

（1）王子接《绛雪园古方选注·温剂》：桂枝附子汤，两见篇中，一治亡阳，一治风湿。治风湿者，以风为天之阳邪，桂枝、甘草辛甘，可以化风；湿为地之阴邪，熟附可以温经去湿。治亡阳者，心阳虚而汗脱，桂枝能固心经漏泄之汗，太阳虚而津液不藏，熟附能固亡阳之汗。佐以姜、枣者，凡表里有邪，皆用之。此风胜于湿之主方。

（2）曹其旭、陶汉华《金匮要略选释·痉湿暍病脉证治第二》：桂枝附子汤，重用桂枝辛温走表，助表阳而祛风邪，配甘草辛甘化阳，以助其力；用附子温经逐湿，散寒镇痛，并助桂枝以实表阳；生姜、大枣调和营卫，另外，生姜、炙甘草与附子配伍，既能解其毒性，又可延长药效。本方适用于风湿病表阳虚而风邪偏胜之证。

（3）陈纪藩《金匮要略·痉湿暍病脉证治》：桂枝附子汤即桂枝汤去酸收之芍药，因其不利于行湿，更加走窜之桂枝，解肌肉之风邪，合附子以扶阳，并温经散经络之湿，更用姜、枣调和营卫，甘草扶中，以达到助阳解表、祛风胜湿的目的。

（4）艾华《金匮要略辞典》：方中重用桂枝祛风，配附子以温经助阳，草、姜、枣调和营卫，以达助阳解表、祛风胜湿之功。鉴别：桂枝附子汤、白术附子汤、甘草附子汤证治异同。三者在病机方面同属外湿在表、表阳虚；在症状方面，都有发热、身重、身体疼痛；治疗时皆以温经助阳、祛风除湿为法。三者不同之处在于：在病机方面，桂枝附子汤证为风湿在表、表阳虚而风邪偏盛证；白术附子汤证为风湿在表、表阳虚，但风邪已去，湿邪独存；甘草附子汤证则为风湿俱盛，而表里阳气皆衰。在症状方面，桂枝附子汤证多见风邪偏盛之症状；白术附子汤证则多见湿邪偏盛之症状；甘草附子汤证不但身体疼痛剧烈，又有汗出恶风、短气浮肿、小便不利等里阳已虚的表现。在治则方面，三者虽然都有温经助阳，但桂枝附子汤意在温表阳；甘草附子汤祛风除湿，又能温助表里之阳；白术附子汤偏于祛除湿邪。在用药方面，三方明显不同：桂枝附子汤以桂、附相伍，助表阳而散风湿；白术附子汤中术、附相合，去皮中水湿；甘草附子汤以术、桂、附、草并用，祛风除湿之中又能扶表里阳气。

（5）吕志杰《张仲景方剂学·回阳温阳剂》：本方功能温经散寒，祛风除湿。方中桂枝辛温，温通经络，祛风散寒；附子辛热，温经扶阳，驱逐寒湿；甘草、生姜、大枣调和营卫，扶正祛邪。诸药合用，可使风湿之邪从外而解。本方与桂枝去芍药加附子汤用药相同而用量有所不同。彼方附子量小，温经助阳，用于胸阳不振、表邪不解之脉促胸满恶寒；本方附子量大，散寒止痛，用于风湿相搏之身体疼烦。本方证是以风湿相搏、病势偏于肌表为主要病机的病证。症见身体疼烦，不能自转侧，不呕不渴，或见小便不利、大便反快，脉浮虚而涩。桂枝附子汤证即《素问·痹论》"风寒湿三气杂至，合而为痹也"之意。风寒湿痹证初起，有发热、恶寒、汗出、身体疼痛、脉浮，与太阳表证有类似之处，但太阳病虽有身体疼痛，却无身重难以转侧、脉浮虚而涩之象。可见原文冠以"伤寒"二字，实非伤寒病。况且原文提到不呕不渴，此说明本证不仅非太阳病，而且与少阳、阳明无关。以此为辨。

（6）连建伟《连建伟金匮要略方论讲稿·痉湿暍病脉证治第二》：这个方《伤寒论》也有。桂枝附子汤就是桂枝汤去了芍药，加了附子，就是桂枝、甘草、生姜、大枣，再加了附子。这个病是风寒湿，要把风寒湿发散，而不能收敛，所以将桂枝汤去了芍药。桂枝、甘草辛甘发散为阳，生姜、大枣也能发散，调和营卫，再加了一味附子，能够散寒。病在表，风寒湿在表，但他又阳虚了，所以加了附子。附子能够治疗阳虚，而且能够去寒湿之气。风寒湿要温散，所以这个方剂是温散的方。因为他口不渴，说明没有发热，所以可以用桂枝、附子这种温药。

【经典配方】桂枝四两（去皮），生姜三两（切），附子三枚（炮去皮，破八片），甘草二两（炙），大枣十二枚（擘）。上五味，以水六升，煮取二升，去滓，分温三服。

【经典方证】伤寒八九日，风湿相搏，身体疼烦，不能自转侧，不呕不渴，脉浮虚而涩。

【推荐处方】桂枝 10 g，生姜 15 g，附子 6 g，炙甘草 10 g，大枣 6 枚，水煎服。

【方机概述】风湿在表兼表阳虚。素体卫阳亏虚，又感风寒湿邪，得之伤寒，有表证而尚无里证，风湿留着肌肉，阳虚难化寒湿，故见身体疼烦、转侧困难。湿邪在表未传里犯胃，故不呕不渴。桂枝附子汤施用的核心病机为风湿在表兼表阳虚。

【方证提要】关节肌肉疼痛，不能自转侧，不呕不渴，脉浮虚而涩；以及寒湿阻滞血脉，影响气血运行的心动过缓、低血压、雷诺病等。

【适用人群】常用于风湿在表兼表阳虚的人群。症见身体烦疼，不能自转侧，四肢掣痛、难于屈伸，恶寒发热，心下或脐下动悸，脉浮虚而涩。

【适用病症】

以下病症符合上述人群特征者，可以考虑使用本方。

（1）以关节疼痛为表现的疾病，如类风湿关节炎、风湿性关节炎、寒湿痹阻证型的骨性关节炎、腰膝痛、产后痹痛。

（2）儿科疾病，如虚寒性的泄泻、喘咳、关节痛、呕吐、腹痛胃痛等。

（3）以放射性疼痛为表现的疾病，如坐骨神经痛、神经根型颈椎病。

（4）以感觉障碍为表现的疾病，如糖尿病性神经病变、多发性神经炎、阳痿、早泄。

（5）以倦怠、乏力为表现的疾病，如心肌炎、甲状腺功能减退症、心动过缓、低血压、乙型肝炎。

（6）以腹痛为表现的疾病，如寒疝。

（7）以心悸、胸闷为表现的疾病，如真心痛、心肌炎。

（8）以咳嗽为表现的疾病，如喉炎、支气管炎。

（9）以肢端皮肤发白、发绀和发红为表现的疾病，如雷诺病。

【合方与加减】

1. 合方

不宁腿综合征，合四物汤。

2. 加减

（1）寒湿痛痹，加羌、独活各 12 g，细辛 5 g，白术 15 g，川芎 12 g，威灵仙 18 g，制草乌 9 g（先煎，调蜜服）。

（2）阳虚外感风寒、肢节疼痛等证，加羌活 12 g，细辛 5 g，白芷 12 g，葱白 3 寸，生姜 20 g；兼气虚者，加人参 10 g；咳嗽胸闷，加杏仁 9 g，苏子 10 g。

【注意事项】

应用时需要注意附子的煎服方法，炮附子先煎以 30～40 分钟为宜，生附子先煎以 1 小时为宜，整体以汤药不麻舌为度。

【医案分析】

1. 叶天士用桂枝附子汤案

张，阳微不司外卫，脉络牵掣不和，胃痛，夏秋不发，阴内阳外也，当冬寒骤加。宜急护其阳，用桂枝附子汤。

桂枝、附子、炙草、煨姜、南枣。（《临证指南医案·胃脘痛》）

按语：此案胃痛，其病机在于"阳微不司外卫，脉络牵掣不和"。病发有时，夏秋不作，冬寒骤加。叶氏立案，言简意赅，此案直抓病作之时，即可明病机，阳虚所致也，用桂枝附子汤急护其阳。

2. 名医秦伯未用桂枝附子汤案

黄某，女，24岁。下肢关节疼痛已年余，曾经中西医治疗，效果不显。现病情仍重，尤以右膝关节疼痛为甚，伸屈痛剧，行走困难，遇阴雨天则疼痛难忍，胃纳尚好，大便时结时溏，面色㿠白，苔白润滑，脉弦紧、重按无力，诊为寒湿痹证。

处方：桂枝尖30g，炮附子24g，生姜18g，炙甘草12g，大枣4枚。3剂。

复诊：服药后痛减半，精神食欲转佳。

处方：桂枝尖30g，炮附子30g，生姜24g，大枣6枚。连服10剂，疼痛完全消失。（《经方方证要点》）

按语：此案下肢关节疼痛已年余，诸法皆施，未见病减。秦老细辨其症，脉症合参，可知寒湿痹证。以桂枝附子汤温阳、散寒、祛湿。温阳药用量之大，附子达20余克，病药相合，效如桴鼓。非秦老之熟谙经方、精于临证之大家，不能放胆应用，而无药重病轻之弊。后又增姜附用量，去甘草之缓，取药之悍烈热剂，蠲痹除寒，成年累月之疾，即得痊愈。

3. 张家礼用桂枝附子汤合良附丸案

王某，女，70岁。2002年11月10日初诊。自述有心肌缺血、风湿病病史。两日前又受风寒，故前来成都中医药大学附属牛王庙门诊部就诊。现症：腰以下恶寒疼痛，头昏耳鸣，喷嚏流涕，汗出，口干喜温饮，项强痛，心悸，胃痛泛酸，腹痛，手指、足趾麻木，舌淡苔白，脉细弦结代。辨为阳虚兼风湿之痛痹，以祛风除湿、温经助阳之桂枝附子汤合良附丸加味。处方：桂枝10g，白芍15g，生姜10g（另包，先煎），大枣12g，制附片10g（另包，先煎），葛根20g，川续断20g，桑寄生20g，香附15g，高良姜15g，鸡血藤20g，茯苓20g，丹参30g，怀牛膝20g，川芎15g，炙甘草6g。处方2剂。附片、生姜以蜂蜜2两先煎1小时以上，以不麻口为度。

2002年11月13日二诊：诸症皆有好转，唯脘痞腹胀、纳差，以前方加减。处方：桂枝12g，白芍12g，生姜10g（另包，先煎），大枣10g，制附片15g（另包，先煎），香附15g，高良姜15g，鸡血藤20g，川牛膝20g，川芎12g，乌药12g，砂仁10g（后下），麦芽20g，炙甘草6g。处方2剂，煎法如前。

2002年11月17日三诊：脘痞腹胀好转，诸痛亦有好转，膝关节仍疼痛，手足不温，舌淡苔白，脉细结代。虑及前法虽切中病机，但力量犹嫌不足。此次辨为寒湿痹阻之痛痹，以温经祛寒、除湿解痛之乌头汤加减。处方：制川乌20g（另包，先煎），麻黄绒12g，桂枝12g，白芍20g，生姜12g（另包，先煎），黄芪20g，蜂房20g，姜黄15g，葛根20g，川续断20g，怀牛膝20g，鸡血藤20g，松节20g、砂仁10g（打）、细辛10g（后下），炙甘草6g。处方2剂。制川乌、生姜以蜂蜜2两先煎1小时以上，以不麻口为度。

2002年11月20日四诊：诸痛又有好转，上方去砂仁、细辛，加桑寄生30g，苍术12g。处方两剂，煎法如前。

按语：患者素有风湿病病史，两日前受风寒加剧。因其素有心疾，病情见症复杂。张老辨析机括，诊为阳虚兼风湿之痛痹，立祛风除湿、温经助阳治法，以桂枝附子汤合良附丸加味。桂枝附子汤温阳散寒祛风，葛根、鸡血藤、川芎通经活络，川续断、桑寄生、怀牛膝补益肝肾，香附、高良姜、茯苓、丹参调气活血、亦疗心疾。二诊诸症皆有好转，前方加减继服。三诊虑及前法虽切中病机，但力量犹嫌不足，以温经祛寒、除湿解痛之乌头汤加减。

4. 何庆勇副教授用桂枝附子汤案

患者商某，女，82 岁，农民。2014 年 6 月 3 日初诊。主诉：反复腰痛 10 余年，加重 2 月余。现病史：患者 10 多年前受寒后出现腰痛，严重时不能转侧、站立、弯腰等，卧则缓解，就诊于某大医院骨科，予膏药外敷，后腰痛仍反复发作，未予重视，近 3 个月来患者腰痛加重，伴胸闷、憋气，遂就诊于我科。刻下：腰膝酸痛，以肌肉疼痛为主，遇风寒、阴雨天加重，不能转侧、站立、行走，卧则缓解，后背发紧，头颈部汗多，白天尤甚，胸闷、憋气，无心慌，乏力，口苦，偶有咳嗽，无痰，食后腹胀，无恶心、呕吐，偶有头晕、耳鸣，偶有双手手指麻木，纳可，寐差，大便每日 3～4 次，质稀，小便可，舌淡暗，苔白腻，脉细涩。辅助检查：腰椎 X 片：①腰椎骨关节病；②$L_2 \sim S_1$ 考虑椎间盘病变；③L_2 椎体许莫氏结节；④L_1 椎体右上缘凹陷变扁，考虑压缩骨折。诊断：痹证（寒湿痹阻，风邪外袭）。治疗：祛风散寒除湿，温通经络。方药：桂枝附子汤，桂枝 20 g，肉桂 10 g，炮附子 25 g（先煎 40 分钟），生姜 25 g，大枣 20 g（掰），炙甘草 20 g。水煎服，日 1 剂，分 2 次早晚服用。患者服 1 剂后，腰痛好转约一半，4 剂而腰痛止，随访 1 个月，腰痛未再复发。

按语：患者老年女性，既往勤于劳作，不避风雨，乃至风寒湿夹感、痹阻经络，而见腰膝酸痛，以肌肉疼痛为主，遇风寒、阴雨天加重，甚则不能转侧、站立、行走、弯腰等，卧则缓解，后背发紧，偶有双手手指麻木、舌淡暗，苔白腻；日久伤正，阳气虚损、失于固摄，乃见头颈部汗多，白天尤甚，乏力；寒湿痹阻心脉，乃见胸闷、憋气，寐欠安，脉细涩；寒湿困脾，乃见食后腹胀、口苦，大便每日 3～4 次，质稀；风湿上扰清窍，乃见偶有头晕、耳鸣；风邪犯肺，乃见偶有咳嗽；正虚邪盛，乃见诸症；四诊合参，诊为痹证（寒湿痹阻，风邪外袭）。本例患者症见腰膝酸痛、以肌肉疼痛为主、遇风寒及阴雨天加重、甚则不能转侧、脉细涩，符合桂枝附子汤的方证，故选用该方以祛风散寒、祛湿除痹，辨证精当，方证相符，效如桴鼓。

参考文献

[1] 楼丹飞. 管窥张家礼教授临证经验 [J]. 广州中医药大学学报，2006，23（1）：69-71.

[2] 崔永丽，何庆勇. 何庆勇运用桂枝附子汤治疗痹证经验 [J]. 贵阳中医学院学报，2015，37（2）：61-63.

（乔云 撰）

白术附子汤

【仲景方论】《金匮要略·痉湿暍病脉证治第二》："伤寒八九日，风湿相搏，身体疼烦，不能自转侧，不呕不渴，脉浮虚而涩者，桂枝附子汤主之；若大便坚，小便自利者，去桂加白术汤主之。"

【注家方论】

（1）王子接《绛雪园古方选注·温剂》：湿胜于风者，用术附汤。以湿之中人也，太阴受之，白术健脾去湿，熟附温经去湿，佐以姜、枣和表里，不必治风，但使湿去，则风无所恋而自解矣。

（2）曹其旭、陶汉华《金匮要略选释·痉湿暍病脉证治第二》：白术附子汤，适用于表阳虚而湿邪偏胜者。因风邪已去，故去桂枝。湿邪胜，故加白术健脾祛湿，白术与附子配伍，既可温经助阳，又能祛逐皮间湿邪。

（3）陈纪藩《金匮要略·痉湿暍病脉证治》：白术附子汤即桂枝附子汤去桂枝加白术组成，方中白术、附子，逐皮间湿邪，温经复阳；甘草、姜、枣调和营卫，共成祛湿温经之剂。

（4）艾华《金匮要略辞典》：方中白术、附子，逐皮间湿邪，温经复阳；草、姜、枣调和营卫。五药相伍主治表阳虚、湿气偏盛。

（5）吕志杰《张仲景方剂学·回阳温阳剂》：本方功能温经散寒，健脾燥湿。方中附子温经扶阳，散寒止痛；白术燥湿健脾，术、附合用，以逐寒湿之邪；姜、枣调营卫；甘草和中。需要说明，服大量附子，往往产生中毒现象，即条文所谓"如冒状"。但服后病势顿挫而迅速获愈。《尚书》谓"药弗瞑眩，厥疾勿瘳"。殆即指此类情况而言。本方证是以寒湿偏胜、痹着肌肉为主要病机的病证。症见身体疼烦，转侧不利，舌苔薄白腻或白滑。

【经典配方】白术二两，附子一枚半（炮，去皮），甘草一两（炙），生姜一两半（切），大枣六枚。上五味，以水三升，煮取一升，去滓，分温三服。一服觉身痹，半日许再服，三服都尽，其人如冒状，勿怪，即是术、附并走皮中逐水气，未得除故耳。

【经典方证】伤寒八九日，风湿相搏，身体疼烦，不能自转侧，不呕不渴，脉浮虚而涩，大便坚，小便自利。

【推荐处方】附子 15 g，白术 15 g，生姜 10 g，炙甘草 6 g，大枣 6 枚，水煎服。

【方机概述】风湿相搏兼表阳虚证且湿邪偏重。风邪已去，湿邪尚存，阻遏肌肉关节，营卫不得畅行，不通则痛，故身体仍烦疼、转侧未利。白术附子汤施用的核心病机为风湿相搏兼表阳虚证且湿邪偏重。

【方证提要】身体疼烦，不能自转侧，不呕不渴，脉浮虚而涩，大便坚，小便自利，以及脾胃阳虚的腹胀、便秘。

【适用人群】常用于风湿相搏兼表阳虚证且湿邪偏重的人群。症见身体烦疼沉重，关节疼痛，受凉加重，不呕不渴，大便硬，小便自利，脉浮虚而涩。

【适用病症】以下病症符合上述人群特征者，可以考虑使用本方。

（1）以关节疼痛为表现的疾病，如风湿性关节炎、类风湿关节炎及骨质增生属风湿相搏、湿在内腠证。

（2）以放射性疼痛为表现的疾病，如坐骨神经痛。

（3）以呼吸困难为表现的疾病，如慢性心功能不全属阳虚水泛证。

（4）以骨痛为表现的疾病，如乳腺癌骨转移。

（5）以月经紊乱为表现的疾病，如多囊卵巢综合征。

（6）以腹部不适为表现的疾病，如腹胀、便秘、泄泻等。

【合方与加减】

1. 合方

（1）阳虚型老年人功能性便秘，合黄芪注射液穴位注射。

（2）增生性关节炎，合乌头汤。

2. 加减

（1）胃寒蓄饮、脘满胀痛，加干姜 12 g，猪苓 15 g，党参 30 g，厚朴 12 g，泽泻 15 g。

（2）小便不利，加车前子 15 g，茯苓 10 g。

（3）寒气较盛、关节痛甚，可将附子改川乌 10 g。

（4）兼发热者，加石膏 10 g，忍冬藤 10 g，丝瓜络 10 g。

【注意事项】

（1）服白术附子汤后患者可出现暂时性的身体麻木，甚则头晕眼花的症状，这是服药后的反应，不必惊慌。

（2）对"小便自利"的理解，是解读本条的关键。一些注家把小便自利视作小便正常，影响对本条的理解。胡希恕先生通过多方研究，认为此条文中的"小便自利"是小便频利。

【医案分析】

1. 名医刘渡舟用白术附子汤案

韩某，男，37岁。自诉患关节炎有数年之久，右手腕关节囊肿起如蚕豆大，周身酸楚疼痛，尤以两膝关节为甚，已不能蹲立，走路很困难，每届天气变化，则身痛转剧。视其舌淡嫩而胖，苔白滑，脉弦而迟，问其大便则称干燥难解。辨为寒湿着外而脾虚不运之证，立方：附子15g，白术15g，生姜10g，炙甘草6g，大枣12枚。服药后，周身如虫行皮中状，两腿膝关节出黏凉之汗甚多，而大便由难变易。转方用：干姜10g，白术15g，茯苓12g，炙甘草6g。服至3剂而下肢不痛，行路便利。又用上方3剂而身痛亦止。后以丸药调理，逐渐平安。

按语：综观《伤寒杂病论》，关于白术附子汤的记载共有两处，均为桂枝附子汤去辛散之桂枝、加苦温燥湿之白术而成。刘渡舟先生指出此方具温经复阳、行化表湿之功。此案关节炎经年日久，每逢天气变化，则身痛转剧。辨证寒湿着外而脾虚不运之证，原方施用。服药后，周身如虫行皮中状，两腿膝关节出黏凉之汗甚多，而大便由难变易。此白术附子汤服药后正常表现，刘渡舟先生指出这是附子与白术的药力逐除水湿之邪未尽的表现。后以丸药调理，缓图渐安。

2. 熊兴江教授用白术附子汤案

丁某，男，42岁。2008年1月29日初诊。主诉：腰腿酸痛3年。患者3年前出现腰痛，并牵引放射至右腿，于当地医院做腰椎CT检查：L_4/L_5、L_5/S_1椎间盘突出（具体突出方向和程度不详）。两年前发现左腿有牵涉痛，并行牵引、药物等治疗，效果均不明显。刻下：腰骶酸楚隐痛不适，牵引放射至双下肢后外侧，受寒后症状加重，得热症状却并不能明显缓解；长时间水浴、站立或远行后下肢酸楚隐痛明显加重；若睡觉时长时间侧卧，则下肢必然会酸麻至醒；咽中隐痛肿胀不适一月余，口渴，胃纳正常，汗出正常，小便畅快，大便干结，3日一行；平素经常感冒，每次感冒均有咽喉胀痛不适，每次自服牛黄解毒丸、维C银翘片，效果均不明显，迁延多日方愈。查：体型中等，皮肤白皙，扁桃体微红不肿；舌质淡嫩、色微紫暗，舌苔薄白，脉搏不浮，中取乏力，沉取则无；双下肢不肿，L_4/L_5压痛阳性，直腿抬高试验阳性。中医诊断：寒湿腰痛；西医诊断：腰椎间盘突出症。处方：桂枝15g，赤芍6g，白芍6g，炙甘草10g，生姜3厚片，小红枣5枚，白术30g，熟附片15g。5剂，水煎服。

2008年2月2日二诊：药后自觉腰部症状几乎消失，左腿症状缓解七成，右腿症状缓解三成，走路已不似以前酸胀，咽喉不适感消失，无口干、刷牙出血、口疮，大便转易，质地不干，舌质淡、苔薄白，脉转有力。拟原方再进5剂。

2008年2月10日三诊：药后左腿已无不适，右腿痛苦缓解七成左右，大便正常，每日一行。自诉服药期间再未感冒，精力好转。再拟原方合桂枝茯苓丸方治疗，上方加桃仁10g，茯苓10g，牡丹皮6g。

药后症状再未缓解，至此技穷。嘱咐患者若加重时仍然服用首诊处方，注意休息。随访至今，病情稳定。

按语：《金匮要略·痉湿暍病脉证治第二》载："伤寒八九日，风湿相搏，身体疼烦，不能自转侧，不呕不渴，脉浮虚而涩者，桂枝附子汤主之；若大便坚，小便自利者，去桂加白术汤主之"，以一证而立两方，一方重在散寒，一方胜于祛湿。此案腰腿酸痛3年，符合湿邪缠绵难愈和寒邪重着疼痛的特点，中医辨证寒湿腰痛，西医诊为腰椎间盘突出症。立方以白术附子汤温散肌表湿邪，处方不去桂枝以寒湿缠绵日久、非兼攻不可得，又加二芍养血活血之意。二诊自觉腰部症状几乎消失，效不更方，再进5剂。三诊拟原方合桂枝茯苓丸方治疗，活血化瘀、扶正祛邪、攻补兼施。全案明晰病机，直抓寒湿要义，兼顾活血之法，主次分明，治简而效彰。

参考文献

[1] 熊兴江. 桂枝加白术附子汤方证特征 [N]. 中国中医药报，2009-12-31（4）.

（乔云 撰）

甘草附子汤

【仲景方论】《金匮要略·痉湿暍病脉证治第二》："风湿相搏，骨节疼烦，掣痛不得屈伸，近之则痛剧，汗出短气，小便不利，恶风不欲去衣，或身微肿者，甘草附子汤主之。"

【注家方论】

（1）王子接《绛雪园古方选注·温剂》：甘草附子汤，两表两里之偶方。风淫于表，湿留关节，阳衰阴胜，治宜两顾。白术、附子顾里胜湿，桂枝、甘草顾表化风，独以甘草冠其名者，病深关节，义在缓而行之，徐徐救解也。

（2）陶葆荪《金匮要略易解·痉湿暍病脉证》：此方即桂枝附子汤去生姜、大枣，加白术。从加减法可知前方着重荣卫，故用姜、枣；此方着重中土衰微，故去姜、枣加白术，其关键实在短气自汗、恶风。根据药性，附子温经开痹，治疼烦，利掣痛；桂枝解肌和荣，治恶风自汗；白术建中气，治短气，小便不利，或身微肿。至于采用生则清热生津、炙则补中益气的甘草为本方领导，足以证明主要对象为中气和胃津，是在温散风湿中加重振气生津作用，俾得恢复束筋骨、利关节功能，使到纵横内外蔓延的风湿，无法盘踞，真是辨证精详，处方巧妙。

（3）曹其旭、陶汉华《金匮要略选释·痉湿暍病脉证治第二》：本方用附子温经助阳、逐湿镇痛，配桂枝助表阳而祛风，配白术实里阳而除湿，甘草缓急补中，共奏温阳止痛、散风除湿之效。

（4）陈纪藩《金匮要略·痉湿暍病脉证治》：本方重用桂枝驱散风邪、通阳化气，附子温经助阳，白术健脾燥湿，炙甘草扶中，共成祛风逐湿、温阳补中之功。诸药共用，使表里阳气振奋，风湿之邪从微汗而解。桂枝附子汤、白术附子汤与甘草附子汤三方，同治阳虚不能化湿的风湿相搏证，但主治证候，各有不同。如桂枝附子汤治风气偏胜，白术附子汤治湿气偏胜，甘草附子汤治风湿两胜。前二者仅是表阳虚，而后者则表里之阳俱虚。

（5）艾华《金匮要略辞典》：方中以甘草为主药，缓急止痛、补中，附子、白术逐寒祛湿，配桂枝温散风寒。方后云："初服得令微汗则解"，可知本方之意在缓而行之，微汗而解。

（6）吕志杰《张仲景方剂学·回阳温阳剂》：本方功能温经散寒，祛风除湿，通痹止痛。方中附子温经散寒，白术健脾运湿，桂枝通阳祛风，方名冠以甘草，取其益气和中，缓和诸药，使峻烈之剂缓缓发挥作用，以祛尽风寒湿之邪。本方证是以表里阳虚，风寒湿邪留着关节为主要病机的病证。《伤寒论》叙其证为风湿相搏，骨节疼烦，掣痛不得屈伸，近之则痛剧，汗出短气，小便不利，恶风不欲去衣，或身微肿。其舌苔多为白腻或白滑，脉象或缓或涩。"桂枝附子汤、桂枝附子去桂加白术汤、甘草附子汤，三方俱用附子者，以伤卫而表阳已虚，加寒湿而里阴更胜。凡所见证，皆阳气不充，故经络关节着湿，而卫阳愈虚耳。"（汪苓友《中寒论辨证广注·辨太阳阳明病中寒脉证并治法》）"此证较前条更重，且里已受伤，曷为反减去附子耶？前条风湿尚在外，在外者利其速去。此条风湿入里，入里者，妙在缓攻。仲景正恐附子多，则性猛且急，筋节之窍，未必骤开，风湿之邪，岂能托出？徒使汗大出，而邪不尽耳。君甘草也，欲其缓也，和中之力短，恋药之用长也。此仲景所以前条用附子三枚者，分三服，此条止二枚，初服五合，恐一升为多，宜服六七合，全是不欲尽剂之意。"（周扬俊《伤寒论三注·太阳下篇》）由于体质强弱的不同，对附子汤的耐受量有别，故体较弱、病较重者反减少附子用量。

【经典配方】甘草二两（炙），附子二枚（炮，去皮），白术二两，桂枝四两（去皮）。上四味，以水六升，煮取三升，去滓，温服一升，日三服。初服得微汗则解，能食，汗出复烦者，服五合。恐一升多者，服六七合为妙。

【经典方证】风湿相搏，骨节疼烦，掣痛不得屈伸，近之则痛剧，汗出短气，小便不利，恶风不欲去衣，或身微肿。

【推荐处方】桂枝 30 g，炙附子 30 g，炒白术 30 g，炙甘草 30 g。3 剂，水煎煮 1 小时，取汁 300 mL，分 2 次温服。

【方机概述】风湿表里阳虚。风湿伤于营卫，流于关节经络之间，风湿相搏，两邪均盛而阳气虚衰。邪正相搏，骨节疼烦掣痛，阳虚卫外不固，温煦失职，故不得屈伸、近之则痛剧也。表阳虚卫外不固而汗出、恶风不欲去衣；里阳虚，不能化湿，故小便不利；阳虚不能纳气故短气。阳气伤滞，形为风气所鼓故见微肿。甘草附子汤施用的核心病机为风湿表里阳虚。

【方证提要】风湿相搏，骨节疼烦，掣痛不得屈伸，近之则痛剧，汗出短气，小便不利，恶风不欲去衣，或身微肿。

【适用人群】常用于风湿表里阳虚的人群，症见骨节烦痛，掣痛不能屈伸，痛处拒按，汗出恶风，短气，小便不利，或身微肿，苔白，脉沉细或弦细无力。

【适用病症】

以下病症符合上述人群特征者，可以考虑使用本方。

（1）以关节疼痛为表现的疾病，如风湿病、类风湿性脊柱炎、寒湿痹阻型急性痛风性关节炎、膝骨关节炎、淋病性关节炎、结核性关节炎、痛风、腰痛。

（2）以放射性疼痛为表现的疾病，如神经痛。

（3）以活动受限为表现的疾病，如骨髓炎、骨膜炎、肌痛、反应性网状细胞增多症、轻度成人髋关节发育不良。

（4）以皮肤瘙痒为表现的疾病，如寒湿脚气、慢性寒湿型荨麻疹。

（5）以感觉异常为表现的疾病，如手麻木、久热不退、汗出多、脱疽。

（6）以水肿为表现的疾病，如脾肾阳虚的慢性肾炎、心肾阳虚的风湿性心脏病。

（7）以鼻塞流涕为表现的疾病，如流行性感冒。

【合方与加减】

1. 合方

（1）肢体麻木证、痹证、恶寒证，合防己黄芪汤。

（2）慢性痛风性关节炎，合姜苓半夏汤。

2. 加减

（1）脾肾阳虚、寒湿带下、下肢浮肿，加黄芪 30 g，车前子 30 g（布包）。

（2）慢性肾炎（肾病型），加大黄 9 g，黄芪 30 g，地龙 18 g，川芎 12 g，益母草 40 g。

（3）风寒痹痛，加防己 9 g，五加皮 10 g，豨莶草 30 g，独活 12 g，老鹳草 30 g。

（4）胃寒冷痛、舌淡脉沉紧，加干姜 12 g，蜀椒 10 g，木香 12 g，党参 15 g。

【注意事项】

（1）因本证表里阳气皆虚，故服药时要注意因人、随证而变化剂量。所以方后注云"恐一升多者，服六七合为妙"，此句宜置于"温服一升，日三服"后理解，于理尤通。即一般情况，一日服三次，每次服一升；如果情况特殊，恐剂量偏大者，亦可每次服六七合。若服后出现汗出、心烦的，其量则应减至五合。

（2）桂附之药，性热刚劲，其温阳散寒之能皆赖其温热辛散之性。素有阴虚、实热之人，服药易助热动血、伤阴化燥。

（3）该药温热刚劲，效专力宏，久用有助热动血、伤阴之弊。因此，若大病已去之六七，可围绕病机轻重，选用作用相近而药性温和的药物代替治疗。譬如木郁疏泄不畅、气动不正，可用小剂量的防风、羌活、独活、升麻、白蒺藜等药；或选入厥阴经助肝气疏泄解郁通经、健脾燥湿之药；亦可减少剂量，适当加入黄芪、半夏、陈皮等益气健脾化湿之类。

【医案分析】

1. 名医谢映庐用甘草附子汤案

高某，得风湿病，遍身骨节疼痛，手不可触，近之则痛甚，微汗自出，小便不利。时当初夏，自武汉返舟求治，见其身面手足俱有微肿，且天气颇热，尚重裘不脱，脉象颇大，而气不相续。其戚友满座，问是何症？予曰：此风湿为病。渠曰：凡祛风利湿之药，服之多矣，不惟无益，而反增重。答曰：夫风本外邪，当从表治，但尊体表虚，何敢发汗！又湿本内邪，须从里治，而尊体里虚，岂敢利水乎！当遵仲景法处甘草附子汤。一剂如神，服至三剂，诸款悉愈。可见古人之法，用之得当，灵应若此，学者可不求诸古哉？（《谢映庐医案·卷一》）

按语：谢映庐为清代江西名医，私淑喻嘉言，主张"先议病，后用药"。此案风湿病也，症见遍身骨节疼痛、手不可触、近之则痛甚、微汗自出、小便不利。谢氏先详议病之机括，言："夫风本外邪，当从表治，但尊体表虚，何敢发汗！又湿本内邪，须从里治，而尊体里虚，岂敢利水乎！"风自表入，然表虚忌发汗；湿自内生，然内虚讳渗利。故以仲景甘草附子汤温阳补虚、祛风散湿。

2. 名医黄道富用甘草附子汤案

庞某，男，55岁。1988年3月12日初诊。患者素有上腹部阵发性隐痛，反复发作5年，近3日感受风寒、饮食不节，引起发热汗出、恶风、全身酸痛、脘腹隐痛喜按、得热则舒、小便清长、大便色黑而溏。症见神疲乏力，少气懒言，面色不华，四肢不温。舌质淡、苔薄白，脉沉细无力。大便隐血试验（++++）。证属中焦虚寒、气血亏耗。治以温阳散寒、养血止血。

处方：白术、炙甘草各10 g，炮附子6 g（先煎），阿胶15 g（烊化），田三七5 g（磨兑服），桂枝3 g。水煎温服。

服药2剂后，腹痛减轻，便色由黑转黄，面色好转，精神渐增，大便隐血试验（+）。守方继服3剂而愈。随访1年未复发。（《100首经方方证要点》）

按语：患者素有上腹部阵发性隐痛，反复发作5年，近日外感邪气、饮食不节而致病情加重，刻下诸症皆见。辨证属中焦虚寒、气血亏耗，确立温阳散寒、养血止血治法，以甘草附子汤化裁，加阿胶、田三七滋阴养血。方证相应，效如桴鼓，服药后症状好转，守方继服3剂而愈。此案之妙在于纷纭繁复之见症中，直中病机，原方稍加化裁，故见神效。

3. 黄文政教授用甘草附子汤案

刘某，男，40岁，已婚。1988年5月11日初诊。患者1988年4月9日主因"牛皮癣2年，周身关节肿痛3个月"入某中医院内科病房。入院时患者胸腹部可见大片皮癣，色紫、突出皮肤、瘙痒、脱白屑，伴发热，午后为重，体温波动在38.5～38.9℃，且畏寒，初夏仍着棉衣，周身关节肿痛，以髋、膝关节为重，夜间疼痛加剧，重着而走窜，无法屈伸，肌肉轻度萎缩，以致瘫痪在床。入院后查类风湿因子示阳性，血沉 120 mm/h。初步诊断为类风湿关节炎。中医辨证为热痹，曾投桂枝白虎汤、桂枝芍药知母汤治疗 1 个月无效，故邀黄老会诊。黄老诊查：舌淡红胖嫩，有齿痕，舌苔薄黄微腻；脉弦滑而数，重取无力。辨为寒湿久留、脾肾阳虚证。治以散寒祛湿、温肾健脾。处方：桂枝 30 g，炙附子 30 g，炒白术 30 g，炙甘草 30 g。3 剂，水煎煮 1 小时，取汁 300 mL，分 2 次温服。

1988 年 5 月 14 日二诊：脉证如故，继续给予原方 7 剂。

1988 年 5 月 22 日三诊：服药后体温较前下降，波动在 37.5～37.9 ℃，皮癣渐浅，关节可略屈伸，但仍痛剧，舌淡有齿痕，脉来沉细。黄老于前方加炙麻黄 15 g，细辛 15 g，煎服法同前。

四诊：上方服 2 周后皮癣面积较前缩小，皮色变浅变淡，已无瘙痒，关节肿痛消退，活动自如，发热、畏寒等症均消失，舌淡，苔薄白，脉沉缓。复查类风湿因子示阴性，血沉降至 20 mm/h，嘱以前方量减半，继服 1 周，后痊愈出院。追访 10 年未再复发。

按语：本病案为感受风寒湿邪日久，湿邪不能外达，寒湿凝滞筋骨，痹阻关节，累及脏腑，辨证为寒痹。此患者周身关节肿痛、夜间痛剧、不能屈伸，说明风湿并重，已由肌表侵入关节。前诊断热痹为误诊，故用桂枝白虎汤、桂枝芍药知母汤治疗 1 个月无效。而且此患者有 2 年牛皮癣病史，推其病因为外感风邪，营卫失和，气血运行不畅，阻于肌表，风邪化热，风热久羁，阴血内耗，血液枯燥，皮肤失养，外不能宣泄，内不能利导，郁阻于肌肤而发病。病程日久，必损及正气而致表里阳虚。甘草附子汤由甘草、附子、白术、桂枝四味中药组成，具有温中和阳、散风除湿的功效，是治疗寒痹的常用方剂。此案原方施用，投之未效，黄文政教授坚持投用，二诊继予 7 剂，三诊见效后于前方加炙麻黄、细辛，取麻黄附子细辛汤与甘草附子汤合方，温阳散寒、祛风除湿。四诊症状减轻，指标亦恢复正常，因前方热剂，恐久服良药亦变毒剂，故量减半继服 1 周，蠲除余邪，后痊愈出院。

参考文献

［1］张红新.甘草附子汤治疗痹证验案 1 则［J］.河南中医，2014，34（6）：1016.

（乔云 撰）

白虎加人参汤

【仲景方论】《金匮要略·痉湿暍病脉证治第二》："太阳中热者，暍是也。汗出恶寒，身热而渴，白虎加人参汤主之。"

【注家方论】

（1）尤在泾《金匮要略心典·痉湿暍病脉证治第二》：中热亦即中暑，暍即暑之气也。恶寒者，热气入则皮肤缓，腠理开，开则洒然寒，与伤寒恶寒者不同。发热汗出而渴，表里热炽，胃阴待涸，求救于水，故与白虎加人参以清热生阴，为中暑而无湿者之法也。

（2）王子接《绛雪园古方选注·寒剂》：阳明热病化燥，用白虎加人参者，何也？石膏辛寒，仅能散表热；知母甘苦，仅能降里热；甘草、粳米仅能载药留于中焦。若胃经热久伤气，气虚不能生津者，必须人参养正回津，而后白虎汤乃能清化除燥。

（3）陈修园《金匮要略浅注·痉湿暍病脉证治第二》：太阳中热者，暍是也。暑干肌表，而气虚微，所以汗出。太阳以寒为本，所以恶寒。暑热之邪，内合太阳之标热，所以身热而渴，以白虎加人参汤主之。此言中暑而不兼湿之证治也。

（4）秦伯未《金匮要略杂病浅说》：正因为邪热体虚，故仲景用白虎之清，又用人参之补，成为中喝的主方。必须说明，《金匮》的中喝是一种伤暑，不同于后世所说的中喝，后世所说的中喝是：夏日远行，忽然头痛壮热，汗出大渴，无气以动，昏晕闷倒。即巢氏所说："夏月炎热，人冒涉途路，热毒入内，与五脏相并，至阴气猝绝，阳气暴壅，经络不通，故奄然闷绝，谓之喝。"故后世的中喝症，当用苏合香丸和来复丹急救，等待醒后再用清暑之剂，不能与《金匮》中喝混为一谈。

（5）徐忠可《金匮要略论注·痉湿喝病脉证治第二卷》：此即洁古所谓动而得之为中热，为阳证也。谓太阳直中暑热，此正暑也。暑则逢湿而汗出，暑则内热而恶寒，然虽恶寒，暑之伤人，心先受之，故身热而渴，热必伤气，故治以白虎加人参。东垣主苍术白虎汤，谓季夏湿土用事，苍术尤宜之也。

【经典配方】 知母六两，石膏一斤（碎），甘草二两，粳米六合，人参三两。上五味，以水一斗，煮米熟汤成，去滓，温服一升，日三服。

【经典方证】 汗出恶寒，身热而渴。大汗出后，大烦渴不解，脉洪大。渴欲饮水，口干舌燥。口燥渴，心烦，背微恶寒。

【推荐处方】 石膏（碎）50 g，知母 18 g，炙甘草 6 g，粳米 9 g，人参 9 g，水煎服。

【方机概述】 伤暑热盛。暑为阳邪，其性升散，耗气伤阴，侵犯人体则可出现热盛伤津的证候。本条"身热而渴"即是其突出的症状之一。汗出亦由暑热迫津外泄引起，其恶寒非太阳伤寒之表证，而是阳明热盛、汗出过多、腠理空虚所致。白虎加人参汤施用的核心病机是暑热伤津。

【方证提要】 现代临床多用于治疗糖尿病、重症肺炎。本方能降低血糖、血脂，改善胰岛素抵抗，减少并发症的发生；有效抑制炎症反应，降低炎性指标，缓解发热、咳喘等症状。

【适用人群】 常用于因阳明气分热盛而出现发热口渴的人群，症见身热面赤、汗出而渴、脉浮大而芤。

【适用病症】

以下病症符合上述人群特征者，可以考虑使用本方。

（1）消渴病，症见消谷善饥、烦渴喜饮、小便量多、体形消瘦、舌红苔黄、脉数或细数。

（2）感染性疾病，如肺炎、流行性乙型脑炎、疱疹性口炎、牙龈炎等。

【合方与加减】

（1）卫气同病者，加金银花 15 g，连翘 15 g。

（2）气营同病者，加玄参 10 g，板蓝根 10 g。

（3）肺热盛者，加黄芩 9 g，桔梗 12 g。

（4）胃热盛者，加黄连 9 g，芦根 12 g。

（5）夹湿而苔腻者，加苍术 15 g，广藿香 15 g。

【注意事项】

（1）张锡纯提示服用白虎加人参汤时需慢饮、少饮、多次，以防其寒凉下侵，使其能留于中、上焦以清热，又欲其药力息息上达，升元气以生津液。

（2）凡大热、心烦口渴，同时兼见脉浮、恶寒、头项强痛等表证者，不宜使用白虎加人参汤。

（3）石膏质地坚实，难于煎出有效成分，故应打碎先煎，煮沸 20 分钟后，再加入其他药物同煎。

【医案分析】

1. 清代名医叶天士用白虎加人参汤案

蔡，暑湿热，都着气分，乃消食、苦降、滋血乱治。热炽津涸，舌板成痉。究竟邪闭阻窍，势属不稳。人参、生甘草、石膏、知母、粳米。（《临证指南医案·痉厥》）

按语：本案虽曰暑湿热郁于气分，但从用方来看，当以暑热为主；另外，虽曰暑热成痉、闭窍，但仍以气分热盛伤津为重心，故用白虎加人参汤清泄暑热，兼益气生津。

2. 张锡纯用白虎加人参汤案

男，7岁。2011年初夏，随父母从美国回上海生活，因降温淋雨感冒，发热39 ℃。自服美国产解热镇痛药布洛芬，出汗后热稍退，旋即体温又上升。电话问诊，建议服用白虎汤一次，并约好第二日来面诊。次日晨起体温37.8 ℃，刻诊患儿精神已转好，舌质红、苔薄白，脉浮滑。摸其脊背，干燥无汗，摸额头仍有热感微微透出。大便偏干。腹诊柔软。尚有余热，炉焰虽熄，防其灰中有火。告知家属尚不能排除下午体温再度上升的可能。方用变通白虎加人参汤：生石膏60 g（其中30 g另包），生白芍15 g，生山药15 g，炙甘草15 g，党参15 g，薄荷6 g，蝉蜕3 g，连翘9 g，白茅根15 g。3剂，水煎服。（《医学衷中参西录》）

按语：此为白虎加人参汤，用生白芍代知母、生山药代粳米；加用薄荷开表，因为后背摸上去干燥，以防表闭不开。蝉蜕以皮达皮，使药力外达肤表，热邪可随汗而解。连翘使汗出柔和而绵长，不留余邪；白茅根出汗利小便，配生白芍使内热由小便而去。

3. 刘渡舟用白虎加人参汤案

李某，男，52岁。患者有糖尿病病史。口燥渴多饮，饮水后复渴，有饮水不能解渴之势。虽多饮但小便却黄，纳食减少，神疲体乏，大便正常。脉大而软，舌质红无苔。证属肺胃热盛、气阴两伤，治疗当以清上、中之热而滋气阴之虚为宜。

生石膏40 g，知母10 g，炙甘草6 g，粳米一大撮，人参10 g，天花粉10 g。

上方服5剂后，口渴大减，体力与精神均有好转。转用益胃阴法：沙参12 g，玉竹12 g，麦冬30 g，天花粉10 g，知母6 g，太子参15 g，甘草6 g等，连用10余剂，病情逐渐稳定，遂改用丸药巩固疗效。（《经方临证指南》）

按语：白虎加人参汤，清热之中兼能益气养阴，功用全在人参一物，能大补元气而生津止渴。本方与白虎汤的主要区别在于津液匮竭，而又元气大伤，口中燥渴程度特别严重，《伤寒论》描述为"大渴，舌上干燥而烦，欲饮水数升者"。若只用白虎汤清热止渴不足以治其本，还必须加用人参益气生津方能达到治疗目的。

参考文献

［1］程图.张锡纯变通应用白虎加人参汤［J］.山东中医杂志，2016，35（3）：253-254.

（刘清明 殷晓雪 撰）

一物瓜蒂汤

【仲景方论】

《金匮要略·痉湿暍病脉证治第二》："太阳中暍，身热疼重而脉微弱，此以夏月伤冷水，水行皮中所致也，一物瓜蒂汤主之。"

《金匮要略·黄疸病脉证并治第十五》："附方：瓜蒂汤，治诸黄。"

【注家方论】

（1）尤在泾《金匮要略心典·痉湿暍病脉证治第二》：暑之中人也，阴虚而多火者，暑即寓于火之中，为汗出而烦渴；阳虚而多湿者，暑即伏于湿之内，为身热而疼重。故暑病恒以湿为病，而治湿即所以治暑。瓜蒂苦寒，能吐能下，去身面四肢水气，水去而暑无所依，将不治而自解矣。此治中暑兼湿者之法也。

按《删繁方》云：服讫，吐出黄汁，亦治脉浮欲吐者之法也。

（2）陈修园《金匮要略浅注·痉湿暍病脉证治第二》：太阳中暍，身热疼重，而脉微弱，此以夏月因暑热而复伤冷水，水行皮中所致也，一物瓜蒂汤主之。推之夏月阳虚阴伏，凡畏热贪凉，皆可以伤冷水例之。病在阴经，即为阴证，岂可一以清凉治暑哉！此言暑合湿邪为患，而出其方治也。后人用五苓散、大顺散、小半夏加茯苓汤、十味香薷饮、白虎加苍术汤，皆推展其法而兼治湿也。

（3）秦伯未《金匮要略杂病浅说》：夏令炎热，人多贪凉，所得疾患，并不限于热证。《金匮》说："太阳中暍，身热疼重而脉微弱，此以夏月伤冷水，水行皮中所致也，一物瓜蒂汤主之。"即指夏季的寒证。由于夏季寒证的变化比热证为多，故后来对于夏季寒证的叙述也比热证为多。大概外感阴凉，寒热无汗，头疼四肢拘急的，用消暑十全散；内伤瓜果生冷寒湿，腹痛吐泻的，用藿香正气散。此外，有香薷饮、六和汤、大顺散、冷香饮子、二香饮等方剂，多为夏季寒证而设。看了这些方剂，感觉到仲景用一物瓜蒂散治夏月伤冷水不够恰当。《医宗金鉴》主张改用香薷饮和大顺散，可资参考。

（4）徐忠可《金匮要略论注·痉湿暍病脉证治第二卷》：此亦静而中暑之类。但前乃阴寒之气，身受口吸，遏暑在络，为伤无形之气，故脉弦细而芤迟。若此之身热疼重，同而脉微弱，则中气尤伤矣。然中气伤，何缘疼重，故推其致此之由，为夏月伤冷水，水行皮中，乃伤内而脉微，伤外而身热疼重也。水为有形之物，故以瓜蒂汤吐之，谓水去而内气复，则外暑解也。然此条伤有形之水，去其有形而不另图治，则知首条伤无形之气，但当调补其无形而兼表散，不必深治可知，所以不立方欤。（东垣主大顺散，调补而兼表散也。）

（5）刘渡舟《金匮要略诠解·痉湿暍病脉证第二》：本条是论述暑病挟湿的辨证论治。患者中于暑热，邪在太阳之表，故身发热；又伤冷水（或饮或浴），水行皮中，故身疼；中暑伤气，气伤而虚，故脉微弱。治用瓜蒂散，治身面四肢浮肿，散皮肤中水气，苦以泄之法也。

【经典配方】瓜蒂二十个，上锉，以水一升，煮取五合，去滓，顿服。

【经典方证】太阳中暍，身热疼重，脉微弱。

【推荐处方】瓜蒂 20 个，水煎服。

【方机概述】伤暑湿盛证。由于患者体质和发病方式的不同，中暑可表现为不同证候。如在烈日暴晒下动而得之的为阳暑；因贪凉饮冷，静而得之的为阴暑。夏季炎热，贪凉生冷，中阳不能运行，水湿逆行皮中，湿盛困遏阳气，故出现身热疼重而脉微。

【方证提要】现临床上用一物瓜蒂汤治疗中暑较为少见。

【适用人群】常用于痰涎壅盛的体质壮实之人，症见面红目赤、形体肥胖、胸脘痞硬、气逆上冲或上蒙清窍、嗳腐吞酸、脾气暴躁、舌红苔黄、脉数滑有力。水湿困遏的湿气偏重人群，症见面色暗黄、食欲不振、精神欠佳、神疲乏力、大便粘黏、舌苔腻、脉沉滑。

【适用病症】

以下病症符合上述人群特征者，可以考虑使用本方。

（1）阴暑：夏季贪凉生冷，暑热与风寒之邪相交致病，静而得之，表现为发热恶寒、无汗、身重疼痛、神疲体倦、舌质淡、苔薄黄、脉弦细。

（2）风痰、宿食停滞或食物中毒：宿食停滞胃脘或误食有毒之物，尚停留于胃中。

（3）湿热黄疸：目黄、身黄、小便黄，厌食，口苦、口渴，大便黏腻不爽，舌红苔黄，脉弦滑。

【合方与加减】

（1）痰湿重者，加赤小豆 15 g。

（2）痰涎壅盛者，加石菖蒲 12 g，郁金 15 g，半夏 6 g。

（3）风痰盛者，加防风 15 g，藜芦 12 g。

【注意事项】

瓜蒂味苦性寒、有毒，应用时应注意中病即止、不可过服。

【医案分析】

1. 李士材用一物瓜蒂方治秦景明案

李士材治秦景明。素有痰饮，每岁必四五发，发即呕吐不能食。此病久结成窠囊，非大涌之，弗愈也。须先进补中益气。十日后，以瓜蒂散频投，涌如赤豆沙者数升，已而复得水晶色者升许。如是者七补之，七涌之。百日而窠囊始尽。专服六君子八味丸，经年不辍。

震按：长于治痰者，前有张戴人，后有王隐君。然可施于人强证实，若虚者非所宜也。此案七补七涌，足以匡救两家之法。夫人身本无所谓痰，痰因病而生耳，惟治其所以生痰之病则痰自除。至方书所载有风痰、寒痰、火痰、湿痰、燥痰、清痰、老痰、味痰、酒痰、郁痰、顽痰、惊痰、虚痰种种名色，而变现诸证，千态万状，又似种种杂病，此又不得以种种杂病法治。但治其痰则病自去，盖标而本之，本而标之，总在医家之变通也。（《古今医案按·痰》）

按语：此案出自俞震《古今医案按》，观俞氏按语精妙、论法细致，亦将其按语全文摘录，以供参阅。李士材先生为明代名医，博览群书，自成一派。此案之妙，开虚证吐法之门径，补而攻之，攻而补之，相衔相接，互为其用，"七补七涌"反复治之，方能蠲除痼疾。

2. 王意庵用一物瓜蒂方案

武选司郎中熊碧山，江西人。夫人病半载，不能起床，坐如泥塑人，每日或厥去三四次。请医治之不效，殡事已备。碧山跟驾往承天，与之永诀矣。家人后请余视之，乃痰也。以控涎丹为散一匕，下痰块如鸡卵者三枚，如枣、如栗者，不计数，即不厥矣。越三日，服瓜蒂散一匕，涌出痰片三升许，越三日再涌而愈。后，碧山至曰：知公久矣，忽而未请。余曰：公在家则夫人病或不愈。公曰：何哉？余曰：控涎丹、瓜蒂散，未必不以姑息之爱夺之也，吾有法，焉能为耶？（《意庵医案》）

按语：熊碧山夫人病有半载，不能起床，坐如泥塑人，每日昏厥三四次，延医不效，以备后事。"百病多由痰作祟""怪病从痰治"，请意庵先生视之，明辨机括乃痰也。以控涎丹为散一匕，下痰即不厥矣。越三日，服瓜蒂散一匕，涌痰而愈。控涎丹、瓜蒂散皆祛痰峻剂，性悍而猛，用之对证，其效亦称神。

3. 王茂泓用一物瓜蒂方案

患者李某，女，54 岁，形体结实。2019 年 11 月 6 日初诊。自述心慌心烦，精神欠佳，对任何事情没有兴趣，独处时紧张，平素易受惊吓，20 天前于当地医院进行心理测试，诊断为轻度抑郁症，后服用奥沙西泽片、米氮平片、氢溴酸西酞普兰片至今。患者自觉胸口冰凉，易疲倦，纳差，寐差，平素需服用艾司唑仑片助眠，寐时多梦，无口干口苦，无腰酸腰痛，舌质淡暗，边有齿痕，苔白滑稍腻，脉细弦有力，尺沉、寸浮滑、右关弱。中医诊断：郁证，气郁痰阻证。先服方 1（一物瓜蒂汤）：瓜蒂 5 g，水煎服。再服 2 方（柴胡加龙骨牡蛎汤化裁）。二诊予小柴胡汤合五苓散加味，三诊予逍遥散加味。

按语：观此病例，一诊的涌吐法用之得当，若易以化痰之常法，一则可能会延长疾病治疗时间，二则或引邪深入，却非良法。前期上部痰饮秽浊之邪明显，但应注意生痰之根源仍有气机不畅及脾气虚的机制存在，故后期治以小柴胡汤、逍遥散等。本例效果虽不可单纯归功于涌吐法的使用，但也不能简单归功于疏肝、理气、健脾等法的应用，吐法的应用大大缩短了治疗时间，后期标本兼治正中疾病要害，故能收效。

参考文献

［1］黄志华，赵青春.《意庵医案》奇案赏析 8 则［J］.中医药通报，2010，9（1）：40-42.

［2］王婷，王茂泓.以吐法为主论治情志病浅析［J］.江西中医药，2022，53（3）：26-28.

（刘清明　殷晓雪　撰）

百合知母汤

【仲景方论】《金匮要略·百合狐惑阴阳毒病脉证治第三》："百合病发汗后者，百合知母汤主之。"

【注家方论】

（1）尤在泾《金匮要略心典·百合狐惑阴阳毒病脉证治第三》：人之有百脉，犹地之有众水也，众水朝宗于海，百脉朝宗于肺，故百脉不可治，而可治其肺。百合味甘平微苦，色白入肺，治邪气，补虚清热，故诸方悉以之为主，而随证加药治之；用知母者，以发汗伤津液故也。

（2）王子接《绛雪园古方选注·内科》：若误汗伤太阳者，溺时头痛，以知母救肺之阴，使膀胱水脏知有母气，救肺即所以救膀胱，是阳病救阴之法也。

（3）陈修园《金匮要略浅注·百合狐惑阴阳毒病证治第三》：百合病，见于发汗之后者，以其不应汗而汗之，以致津液衰少者，以百合知母汤主之。

（4）徐忠可《金匮要略论注·百合狐惑阴阳毒病脉证治第三卷》：十二经络，皆朝宗于肺，而气口成寸，乃仲景注百合病云：百脉一宗，悉致其病。岂非谓百脉之病，无可名状，一宗于肺而为病乎。百合者，味甘平，微苦色白，阳中之阴，补肺药也。观其用之为主，而即以百合名病，则仲景因肺为治之意，不更晓然乎。然不明言肺，何也？盖百合病，乃伤寒余邪留连阳经，而浸淫于各腑之阴，无正气以统之，各自为病，互相牵引，若出一宗，而现证无一是肺，则知病虽不在肺，而肺之治节即实不行矣。（肺为华盖，五脏之长且主周身之气，故宜主此为治。）故以百合之夜合属阴，色白归肺，瓣瓣相附，无往不合者，补肺之正气，以合于他脏而理其滞者为主。

（5）刘渡舟《金匮要略诠解·百合狐惑阴阳毒病证治第三》：本条论述百合病误用汗法后的证治。百合病有如寒无寒、如热无热等证。医生误认为是表实证，而发其汗，汗后伤津，心血肺阴而更虚，则虚热加重，故出现心烦、口渴等证。

治以百合知母汤，养阴清热、润燥除烦。方中百合清心润肺，益气安神；知母清热除烦，养阴止渴；配泉水清热利尿，导热下行。三药相合，以奏养阴除热之功。

【经典配方】百合七枚（擘），知母三两（切）。上先以水洗百合，渍一宿，当白沫出，去其水，更以泉水二升，煎取一升，去滓；别以泉水二升煎知母，取一升，去滓，后合和煎，取一升五合，分温再服。

【经典方证】百合病，误发其汗。

【推荐处方】百合 20 g，知母 9 g，水煎服。

【方机概述】百合病误用汗法之证。百合病本来心肺阴虚、内有燥热，是禁用汗法的。若误用汗法，则导致阴津更伤、燥热尤甚，可出现心烦、口燥等症。百合知母汤的核心病机是阴虚内热证，兼心烦、口燥。

【方证提要】现代临床上常用于治疗抑郁症、失眠、更年期综合征、长期低热、乳腺疾病、神经衰弱等。具有较好的抗抑郁、镇静催眠、抗感染、调节免疫及改善内分泌紊乱等作用。

【适用人群】常用于心肺阴虚、内有燥热之人。症见精神恍惚不定，失眠，身热心烦，咽干口苦，舌红苔黄，脉细数。

【适用病症】

以下病症符合上述人群特征者，可以考虑使用本方。

（1）百合病：心神不安、饮食行为失调的症状，如意欲饮食复不能食、欲卧不能卧、欲行不能行、如寒无寒、如热无热等；口苦、小便赤、脉微数。

（2）抑郁症：精神不振、情绪低落、兴趣减退、注意力不集中、悲观淡漠、思维迟钝。

（3）失眠：入睡困难或睡后易醒，多梦，身热心烦，舌红少苔，脉细数。

（4）更年期综合征：月经紊乱、烘热汗出、烦躁失眠、阴道干涩等。

（5）乳腺疾病：乳腺炎、乳腺增生、乳腺癌等证属阴虚内热者。

（6）男科疾病：阴虚火旺型阳痿、早泄、前列腺疾病等。

【合方与加减】

1. 合方

（1）失眠者，合酸枣仁汤、天王补心丹等。

（2）抑郁症者，合甘麦大枣汤、越鞠丸等。

（3）更年期综合征者，合二仙汤、左归丸等。

（4）百合病者，合百合地黄汤、百合鸡子黄汤等。

2. 加减

（1）失眠者，加酸枣仁 12 g，合欢花 9 g。

（2）惊悸不宁者，加龙骨 15 g，牡蛎 15 g。

（3）气虚者，加太子参 15 g，黄芪 15 g。

（4）阴虚较重者，加地黄 12 g，麦冬 12 g。

【注意事项】煎法为合和后煎，即分别用泉水煎百合及知母，去渣，两药相合后再煎。

【医案分析】

1. 清代名医王孟英用百合知母汤案

忆辛丑暮春，于役兰溪，在严州舟次，见一女子患此证，其父母以为祟也。余询其起于时证之后，察其脉数，第百合无觅处，遂以苇茎、麦冬、丝瓜子、冬瓜皮、知母为方，服之一剂和，二剂已。（《温热经纬·仲景疫病篇》）

按语：此案之妙，非在辨证审病，而在药之更替。医家临证，古方之药无可觅，何以施之？以他药代之，百合以清润安神为用，苇茎、麦冬、丝瓜子三味可代其用。清以苇茎，通肺络清上焦热；安以麦冬，养心肺之阴宁神；润以丝瓜子，子实之用滑而润之。此案之妙何堪多言。

2. 司国民教授用百合知母汤案

林某，女，35 岁。2020 年 12 月 4 日初诊。主诉：抑郁 2 月余。患者于 2 个月前因家庭琐事与工作压力自感抑郁不适。现病史：心情抑郁，易焦虑，心烦急躁，晨起时坐立不安，偶有燥热，唇干，失眠，入睡困难，易早醒，纳可，二便正常。舌质暗，苔白，脉沉弦细。中医诊断为郁证，证属肝郁化火、心神失养，治以疏肝清热、养心安神，方选越鞠丸与百合知母汤合方。2020 年 12 月 11 日二诊：服药 7 剂后，心情明显好转，心烦减轻，但仍感燥热、唇干，入睡仍困难。舌质淡，苔薄白，脉弦细。守方继服 14 剂，煎服法同前。

按语：患者兼顾家庭和工作，劳神劳心，日久亦耗伤心阴、扰动心神，阴血不足易化火生热，心神不宁则易失眠早醒。且患者平素心情压抑、易焦虑，表明其有肝郁气滞之象，而心烦急躁、坐立不安、燥热、唇干，表明其有肝郁化火之象。司教授仍以百合知母汤与越鞠丸为主方，百合知母汤以滋阴清热，清患者体内之郁火；越鞠丸以疏肝解郁，解患者肝气之郁滞。同时加入酸枣仁、夜交藤、合欢皮、远志、琥珀等养心安神之品来改善患者眠差的问题，此外运用生脉散加减来益阴生津，同时加入微寒之丹参凉血祛瘀，以解决患者唇干、燥热等症状。

参考文献

［1］康丽杰，杨雪静，丁娜娜，等.百合知母汤的研究进展［J］.中华中医药学刊，2023，41（3）：6.

［2］徐海玉，司国民.司国民运用越鞠丸合百合知母汤治疗郁证经验［J］.辽宁中医药大学学报，2022，24（10）：143-146.

（刘清明　殷晓雪　撰）

滑石代赭汤

【仲景方论】《金匮要略·百合狐惑阴阳毒病脉证治第三》："百合病下之后者，滑石代赭汤主之。"

【注家方论】

（1）尤在泾《金匮要略心典·百合狐惑阴阳毒病脉证治第三》：百合病不可下而下之，必伤其里，乃复以滑石、代赭者，盖欲因下药之势，而抑之使下，导之使出，亦在下者引而竭之之意也。

（2）王子接《绛雪园古方选注·内科》：误下伤少阴者，溺时淅然，以滑石上通肺、下通太阳之阳，恐滑石通腑利窍，仍蹈出汗之弊，乃复代赭石重镇心经之气，使无汗泄之虞，救膀胱之阳，即所以救肺之阳，是阴病救阳之法也。

（3）陈修园《金匮要略浅注·百合狐惑阴阳毒病证治第三》：百合病，见于下之后者，以其不应下而下之，以致热入于下也。以百合滑石代赭汤主之。

（4）徐忠可《金匮要略论注·百合狐惑阴阳毒病脉证治第三卷》：其在下后者，下多伤阴，虚邪在阴，阴虚火逆，攻补无益。故以百合同滑石之走窍，代赭之镇逆者，以通阳气，加之泉水以泻阴火，而阴气自调也。

（5）刘渡舟《金匮要略诠解·百合狐惑阴阳毒病证治第三》：本条论述百合病误用下法后的证治。百合病有意欲食，复不能食，口苦，尿赤，脉微数等症。医生误以为是里实证，而反下之，以致津液更伤、内热加重，故常见小便短赤而涩。又因苦寒泻下之品，伤其胃气，故胃气上逆而致哕。

治以滑石代赭汤，滋阴清热、和胃降逆。方中百合滋润心肺，益气安神；滑石清热利尿；代赭石和胃降逆；配泉水引热下行。

【经典配方】百合七枚（擘），滑石三两（碎，绵裹），代赭石如弹丸大一枚（碎，绵裹）。上先以水洗百合，渍一宿，当白沫出，去其水，更以泉水二升，煎取一升，去滓；别以泉水二升煎滑石、代赭，取一升，去滓，后合和重煎，取一升五合，分温服。

【经典方证】百合病误用下法，虚热不去、大便溏薄。

【推荐处方】百合20 g，滑石20 g，代赭石20 g，水煎服。

【方机概述】百合病误用下法之证。百合病本为阴虚内热，理当清润为治，若误用攻下法，使阴液从大便泄出，更伤津液，加重阴虚内热，从而出现小便短涩不利的症状；同时，苦寒攻下之剂克伐胃气，导致胃气上逆，而发生呕恶诸症。滑石代赭汤施用的核心病机为阴虚内热，兼小便艰涩难出、恶心、呕吐。

【方证提要】现代临床可应用于情志抑郁的胃癌。

【适用人群】常见于阴虚内热或热病伤津、余热内扰之人。症见心烦失眠，口干舌燥，面赤唇红，胃气上逆，小便短赤，大便泄泻，舌红，苔黄，脉滑数。

【适用病症】百合病误下后，症见胃气上逆、呕吐呃逆、小便短赤、大便溏薄。

【合方与加减】

（1）失眠者，加夜交藤15 g，酸枣仁12 g。

（2）胃气上逆较重者，加竹茹10 g，旋覆花9 g。

（3）小便艰涩难出者，加车前子15 g，淡竹叶12 g。

【注意事项】滑石清热的同时又有利尿的作用，服药后，当微利者，停止服用。

【医案分析】

近代名医赵锡武用滑石代赭汤案

百合病李某，女。来诊时步履艰难，必以他人背负，自述胸闷、胸痛、心悸、气短、头晕，乃按胸痹治之。投以瓜蒌薤白半夏汤之类，久治不效。细审之，该患者每于发病时除上述症状外，尚喜悲、欲哭、嗳气、善太息，便于前方中合以百合、地黄、旋覆花、代赭石之类治之，药后其症渐消。

参考文献

[1] 中国中医科学院西苑医院.赵锡武医疗经验[M].北京：人民卫生出版社，1980：74.

（刘清明　殷晓雪　撰）

百合鸡子黄汤

【仲景方论】《金匮要略·百合狐惑阴阳毒病脉证治第三》："百合病吐之后者，百合鸡子汤主之。"

【注家方论】

（1）尤在泾《金匮要略心典·百合狐惑阴阳毒病脉证治第三》：本草鸡子安五脏，治热痰，吐后脏气伤而病不去，用之不特安内，并且攘外也。

（2）王子接《绛雪园古方选注·内科》：误吐伤阳明者，以鸡子黄救厥阴之阴，以安胃气，救厥阴即所以奠阳明，救肺之母气，是亦阳病救阴之法也。

（3）陈修园《金匮要略浅注·百合狐惑阴阳毒病证治第三》：百合病见于吐之后者，以其不应吐而吐之，以致内伤脏阴也。以百合鸡子汤主之。

（4）徐忠可《金匮要略论注·百合狐惑阴阳毒病脉证治第三卷》：吐伤元气，而阴精不上奉。故百合病，在吐后者，须以鸡子黄之养阴者，同泉水以滋元阴，协百合以行肺气，则气血调而阴阳自平。

（5）刘渡舟《金匮要略诠解·百合狐惑阴阳毒病证治第三》：本条论述百合病误用吐法后的证治。

百合病有不欲闻食臭等症。医生误认为食宿停滞，而用吐法，更损肺胃之阴，且扰胃之和降之气，则虚烦不安，而胃中不和。

治以百合鸡子黄汤，养阴润燥除烦，方中百合滋养肺胃之阴，清热除烦；鸡子黄养阴润燥，安五脏之气，能除虚烦；泉水养阴泄热。

【经典配方】百合七枚（擘），鸡子黄一枚。上先以水洗百合，渍一宿，当白沫出，去其水，更以泉水二升，煎取一升，去滓，内鸡子黄，搅匀，煎五分，温服。

【经典方证】百合病误用吐法，出现胃气上逆、虚烦不眠等症。

【推荐处方】百合20 g，鸡子黄1个。先煎百合，去渣取药液再加鸡蛋黄搅匀，温服。

【方机概述】百合病误吐之证。百合病本属阴不足之证，不能用吐法。若误用吐法，则更伤脾胃之阴，使燥热愈重，而且会扰乱肺胃和降之气，从而出现虚烦不眠、胃中不和等症。百合鸡子黄汤施用的核心病机是阴虚内热、肺胃津伤。

【方证提要】现代临床常用于治疗失眠等症，虚烦不眠、胃中不和。

【适用人群】常见于肺胃阴虚、虚热内扰的人群。平时多有口干咽燥、消谷善饥、干咳少痰、五心烦热、小便短赤、大便干结，舌红少苔，脉象细数。

【适用病症】失眠：心烦意乱、烦躁、难以入睡，口干舌燥，舌红少苔，脉细数。

【合方与加减】

（1）心中懊恼、虚烦不得眠者，合栀子豉汤。

（2）脏躁者，合甘麦大枣汤。

【医案分析】

1. 何澹安用百合鸡子黄汤案

肾水不能制火，必致克金，阴精不能化风，必致病燥，燥则痒，痒则咳，以致音哑嗌痛，脉动无神，此木郁水亏、虚火上炎之象。鄙拟滋纳，以视动静。

青盐炒熟地黄、牡蛎、川贝母、川郁金、云茯神、盐水炒广皮、淮牛膝、龟板、川百合、鸡子黄（冲）。（《何澹安医案·虚劳》）

按语：百合鸡子黄汤原为吐后脏气伤而设，乃补虚之方也。然二药制方，简亦效乏，于他病未合。此案水不制火，而致克金，燥伤肺脏。症见音哑嗌痛，脉动无神。何澹安先生谓此木郁水亏、虚火上炎之象，滋纳为法。方中虽纳百合鸡子汤，然亦兼他药，肾、肝、肺俱补之。

2. 刁本恕用百合鸡子黄汤案

谢某，女，52岁。因"失眠5年"于2017年7月就诊。患者面色少华，自述失眠长达5年，表现为入睡困难、睡着后易醒、醒后难以再次入睡，伴多梦、潮热盗汗、腰部酸痛、胁肋部胀痛等症状，大便调，小便急，尿黄。舌质红，少苔，脉细数。刁本恕老师详细询问患者病史并查体后指出：患者中年女性，属于绝经前后诸证，既有肝气不疏、肾气不足的一面，又有肝血亏虚、心血不足的一面，是虚实夹杂之证。刁老师给予患者外治联合食疗法，食疗方剂用"百合鸡子黄汤"合"百合地黄汤"加减：生地黄30 g，百合30 g，酸枣仁30 g，鸡子黄1枚。嘱睡前调服，每日1剂，连服7天。

按语：刁老师临床运用百合鸡子黄汤合百合地黄汤，百合色白入肺，滋心肺之阴以清热，使虚热随阴津恢复而消散。另外鸡子黄清虚热而养血滋阴，尤以养血为见长，与百合相用，滋阴之中能养血、养血之中能清热、清热之中能生津。共奏清心滋肺、益阴养血之功。生地黄色黑入肾，益心营而清血热；再加酸枣仁养心安神、滋补肝肾。治疗女性绝经前后肺阴亏虚、心神不宁、肝血亏虚所致的不寐，属于中医异病同治，效果甚佳。

3. 陶必贤用百合鸡子黄汤案

陈某，男，18岁。间歇性鼻衄5年，常在清晨或午后流鼻血，每次出血量为20～30 mL，秋冬干燥季节出血量每次多达 50～100 mL，几年来经多方医治无效，患者面色苍白、重度贫血（血红蛋白 56 g/L）、形体消瘦、头晕眼花、四肢无力。检查结果证实为鼻黏膜干裂出血所致。处方：广百合 30 g，生地黄 30 g，鸡子黄每次 1 枚，阿胶（另化）20 g，白茅根 30 g，黄芩炭 15 g，知母 10 g。水煎后，每次将 1 枚鸡子黄（或整个鸡蛋）捣碎用热药冲服，每天 3 次。经本方治疗，服药 3 剂，1 个月后流鼻血停止、贫血逐渐纠正、体重渐渐增加、其他症状全部消失，至今已 5 年多未再复发。

按语：百合地黄汤、百合鸡子汤方为治疗百合病的方剂，有以养阴为主调百脉的功能，加入阿胶、黄芩炭、白茅根、知母几味药后，更能达到养阴清肺润燥、凉血止血的功效，对阴虚肺燥鼻黏膜干裂出血者最为有效。

参考文献

［1］焦一菲.刁本恕外治联合食疗治疗女性更年期失眠症经验［J］.中医外治杂志，2019，28（1）：71-72.

［2］陶必贤.古方百合地黄汤、百合鸡子汤加味治疗鼻衄的临床报告［J］.贵阳中医学院学报，1995（3）：38.

（刘清明　撰）

百合地黄汤

【仲景方论】《金匮要略·百合狐惑阴阳毒病脉证治第三》：“百合病不经吐、下、发汗，病形如初者，百合地黄汤主之。”

【注家方论】

（1）尤在泾《金匮要略心典·百合狐惑阴阳毒病脉证治第三》：此则百合病正治之法也。盖肺主行身之阳，肾主行身之阴。百合色白入肺，而清气中之热；地黄色黑入肾，而除血中之热。气血既治，百脉俱清，虽有邪气，亦必自下。服后大便如漆，则热除之验也。《外台秘要》云：大便当出黑沫。

（2）王子接《绛雪园古方选注·内科》：读第四章未经汗吐下者，治以百合地黄汤，中病勿更服。大便如漆，热邪已泄，再服恐变症也。论症以溺时头痛为辨，盖百脉之所重在少阴、太阳，以太阳统六经之气，其经上循巅顶，下通水道，气化不行，乃下溺而上头痛，少阴为生水之源，开阖涩乃溺而渐然。

（3）陈修园《金匮要略浅注·百合狐惑阴阳毒病证治第三》：百合病不经吐下发汗、病形如初者，即所谓未病预见是也。此固热气先动，以百合地黄汤主之。然亦有太阳病久久不愈，始终在太阳经者，亦用此汤。

（4）秦伯未《金匮要略杂病浅说》：仲景说“百合病不经吐、下、发汗，病形如初者，百合地黄汤主之”，当为百合病的主方，百合地黄汤仅用百合补虚清热，生地黄养血凉血，是一个极其清淡的方剂。

（5）徐忠可《金匮要略论注·百合狐惑阴阳毒病脉证治第三卷》：既不经吐、下、发汗，则无伤阴伤阳之可虑，但病形如初，初者，即《伤寒论》所谓太阳病是也。如初不解，是阳经之困极，而阴气亦耗竭矣。心为五脏之主，故以生地黄之凉血补心者，同百合、泉水养阴，以化其阳经之久邪。

【经典配方】百合七枚（擘），生地黄汁一升。上以水洗百合，渍一宿，当白沫出，去其水，更以泉水二升，煎取一升，去滓，内地黄汁，煎取一升五合，分温再服。中病，勿更服。大便当如漆。

【经典方证】百合病，未经误吐、误下、误汗，病情如初得时一样。

【推荐处方】百合20g，生地黄汁200mL，清水先煎百合，去渣，再放入生地黄汁同煎，分次温服。

【方机概述】百合病发病一段时间，但没有误治，临床表现如发病初期一样。换言之，虽经吐、下、发汗，但病形仍如初者，也应使用百合地黄汤。百合地黄汤施用的核心病机是心肺阴虚内热。

【方证提要】现代临床上应用于抑郁症、焦虑症、更年期综合征、失眠、自主神经功能紊乱、肺结核等阴虚内热证。

【适用人群】常用于处于围绝经期的妇女，症见烘热汗出、烦躁易怒、失眠健忘、精神倦怠、头晕目眩、舌红苔少、脉细数；以及患有焦虑、抑郁等精神性疾病的患者，症见情绪低落、兴趣减退、思维迟缓、焦虑不安、舌红苔少、脉细数。

【适用病症】

以下病症符合上述人群特征者，可以考虑使用本方。

（1）围绝经期综合征：烘热汗出，烦躁易怒，失眠健忘，精神倦怠，头晕目眩，舌红苔少，脉细数。

（2）阴虚内热型失眠：心烦不寐或寐后易醒、多梦，盗汗，头晕耳鸣，口干咽燥，舌红苔少，脉细数。

（3）抑郁症：精神抑郁，疲乏无力，便干便秘，失眠多梦，形体消瘦，手足心热，头晕耳鸣，舌红苔少，脉细数。

【合方与加减】

1. 合方

（1）脏躁者，合甘麦大枣汤、天王补心丹。

（2）抑郁症者，合逍遥散、柴胡疏肝散。

（3）失眠者，合酸枣仁汤、交泰丸。

（4）更年期综合征者，合二仙汤、六味地黄丸、右归丸。

2. 加减

（1）心烦失眠，加牡蛎、夜交藤、炒酸枣仁。

（2）干咳少痰，加麦冬、沙参、贝母。

【注意事项】

（1）实火亢盛者不宜使用。

（2）"大便当如漆"，服药后大便呈黑色，为地黄本色，停药后即可消失，不必惊惧。

【医案分析】

1. 清代名医叶天士用百合地黄汤案

失血后，脉涩咳呛，宜养肺胃之阴。北沙参、茯神、麦门冬、白扁豆、百合、霍石斛。（《未刻本叶天士医案》）

按语：本案失血见咳呛，说明此失血是指咯血。脉涩，此肺胃阴津亏损，络燥咯血咳呛所致。方用百合，为百合知母汤或百合地黄汤法以滋肺阴；用北沙参、麦门冬、白扁豆、茯神，为麦门冬汤变通方沙参麦冬汤法以滋胃阴；另加石斛滋胃阴、清虚热。

2. 刘渡舟用百合地黄汤案

赵某，女，42岁。因患病而停止工作已半年多，症见心中燥热而烦，手足心热，口苦而干但不欲饮，小腹发冷，或下肢觉凉，或晨起半身麻木，体乏肢软，月经量较多，大小便基本正常。先服温经汤，反增烦躁，夜寐不安。其人多言善语，精神呈亢奋状态，如有神灵所作。脉细数，舌苔中黄。

生地黄 16 g，百合 12 g。

服药 3 剂后，效出意外，燥热得安，其余各症亦有所改善。又服 3 剂，燥热亢奋现象已得到控制，夜能安寐，从而他症亦消，患者喜不自禁。最后用百合地黄汤加柴胡、黄芩各 10 g 调理，恢复了正常工作。(《经方临证指南》)

按语：百合地黄汤能养心血、滋肺阴、凉血清热，是治疗百合病的主方。结合百合病的病机为邪热在于心肺，心肺有热，则耗伤气血，气血内伤，不能奉养心神，则心不能为神明之主，所以见症皆如神明所作。百合地黄汤治百合病，用之则效。《医宗金鉴》曾经说过："伤寒大病之后，余热未解，百脉未和，或平素多思不断，情志不遂；或偶触惊疑，卒临景遇，因而形神俱病，故有如是之现证也。"引之于临床实践，其说确为中肯。

3. 近代名医赖良蒲用百合地黄汤案

邓某，女，32 岁。症状：头昏冒，喜欠伸，精神恍惚，时悲时喜，自哭自笑，默默不欲饮食，心烦失眠，怔忡心悸，多梦纷纭，喜居暗室。颜面潮红，舌苔薄白。脉象弦滑。

诊断：心肝血虚化热、虚热相搏、扰乱神明。

治法：拟养心缓肝法，宗《金匮》甘麦大枣汤与百合地黄汤加减主之。

粉甘草 18 g，淮小麦 240 g，大红枣 10 枚，炒酸枣仁 15 g，野百合 60 g，生牡蛎 30 g。

水煎服，日两剂，数剂见效，20 剂痊愈。(《蒲园医案》)

按语：心肝血虚型脏躁，是因肝血虚而影响心血不足，心火上炎，心神不安，故云"子脏血虚"。治法又宗百合地黄与甘麦大枣汤合方加减，配酸枣仁、牡蛎养心安神，滋阴潜阳，养心缓肝，颇为中毂，故不易方而愈。

(刘清明　撰)

百合洗方

【**仲景方论**】《金匮要略·百合狐惑阴阳毒病脉证治第三》："百合病一月不解，变成渴者，百合洗方主之。"

【**注家方论**】

(1) 尤在泾《金匮要略心典·百合狐惑阴阳毒病证治第三》：病久不解而变成渴，邪热留聚在肺也。单用百合渍水外洗者，以皮毛为肺之合，其气相通故也。洗已食煮饼。按《外台》云：洗身讫，食白汤饼，今馎饦也。本草粳米、小麦并除热止渴，勿以咸豉者，恐咸味耗水而增渴也。

(2) 陈修园《金匮要略浅注·百合狐惑阴阳毒病证治第三》：百合病一月不解，变成渴者，热壅皮毛，皮毛为肺之合也。以百合洗方主之。

(3) 徐忠可《金匮要略论注·百合狐惑阴阳毒病脉证治第三卷》：渴有阳渴，有阴渴。若百合病一月不解，而变成渴，其为阴虚火炽无疑矣。阴虚而邪气蔓延，阳不随之而病乎。故以百合洗其皮毛，使皮毛阳分得其平，而通气于阴，即是肺朝百脉，输精皮毛，使毛脉合精，行气于腑之理。食煮饼，假麦气以养心液也。勿食盐豉，恐伤阴血也。

(4) 祝味菊《金匮新义》：此示百合病按法治之，不解反渴者，病在表气未和，当从外治也。"渴"谓分泌功能因神经衰弱失其调节，盖津液不和也。

（5）刘渡舟《金匮要略诠解·百合狐惑阴阳毒病证治第三》：本条是论百合病变证的治法。由于心肺阴虚内热，一月不解，阴津亏损，虚火亢盛，故见口渴，只用百合地黄汤，药力不足，配用百合洗方，以百合渍水洗身。外洗皮表，其气通肺，以清肺热。内服外洗，共收养阴清热之效。洗已汗出而胃知饥，则食以煮饼，益气养津，清热止渴。勿以盐豉佐食，恐其味咸伤血耗津增热而变渴。

【经典配方】上以百合一升，以水一斗，渍之一宿，以洗身。洗已，食煮饼，勿以盐豉也。

【经典方证】百合病，经久不愈，渴欲饮水。

【推荐处方】百合适量，用清水浸一夜，取浸出液洗身。

【方机概述】百合病本无口渴之症，但经一个月久而不愈，增加口渴的变症，说明阴虚内热较甚。此时单用百合地黄汤内服的药力不够，当内服外洗并用。

【方证提要】现代临床应用于自主神经功能紊乱、神经衰弱、失眠、干咳等心肺阴虚内热证。

【适用人群】常用于长期精神紧张、压力过大、生气或精神受到刺激的人群。症见精神恍惚、失眠多梦、虚烦惊悸。

【适用病症】

（1）自主神经功能紊乱：情绪不稳，烦躁焦虑，或悲观无欲、不愿见人，入睡困难，睡眠表浅，神疲乏力。

（2）神经衰弱：因长期处于紧张和压力下，出现精神易兴奋和脑力易疲劳，从而表现为焦虑、抑郁等精神障碍，亦可出现睡眠障碍。

【合方与加减】百合病，渴不解者，合百合地黄汤。

【注意事项】用药期间，勿食咸豆豉，以免耗津而增渴。

【医案分析】未见。

（刘清明　撰）

瓜蒌牡蛎散

【仲景方论】《金匮要略·百合狐惑阴阳毒病脉证治第三》："百合病，渴不差者，瓜蒌牡蛎散主之。"

【注家方论】

（1）尤在泾《金匮要略心典·百合狐惑阴阳毒病脉证治第三》：病变成渴，与百合洗方而不差者，热盛而津伤也。瓜蒌根苦寒，生津止渴，牡蛎咸寒，引热下行，不使上烁也。

（2）陈修园《金匮要略浅注·百合狐惑阴阳毒病证治第三》：百合病，洗后而渴不差者，内热盛而津伤也。以瓜蒌牡蛎散主之。

（3）徐忠可《金匮要略论注·百合狐惑阴阳毒病脉证治第三卷》：渴不差，是虽百合汤洗而无益矣。明是内之阴气未复，由于阳亢也。故以瓜蒌根清胸中之热，牡蛎清下焦之热，与上平阳以救阴同法。但此后其内治耳，故不用百合而作散。

（4）刘渡舟《金匮要略诠解·百合狐惑阴阳毒病证治第三》：本条又论述百合病渴而不差的治法。上述之百合病，若服百合地黄汤及百合洗法，而其渴仍不差者，此为热伤津液所致。可用瓜蒌牡蛎散主之。

瓜蒌牡蛎散方，有生津止渴、收敛浮热的作用。方中瓜蒌根气凉性润，启发脾阴，上承津液，而止口渴；牡蛎则敛摄在上之阳热，开散凝滞水饮。以上二味，一升一降，使其阴阳调和、口渴自解。

【经典配方】 瓜蒌根、牡蛎（熬）等分。上为细末，饮服方寸匕，日三服。

【经典方证】 百合病，渴欲饮水，用百合洗方治疗，渴仍不解。

【推荐处方】 瓜蒌根、牡蛎各 9 g，水煎服。

【方机概述】 百合病兼见口渴，经内服百合地黄汤、外用百合洗方后，口渴仍不解，此因药不胜病。

【方证提要】 百合病渴不愈。口干渴，欲饮水，口苦，小便赤，大便干。

【适用人群】 常用于阴虚内热而出现口渴的人群。症见口干咳，欲饮水，口苦，小便赤，大便干，舌红，苔黄，脉数。

【适用病症】

（1）糖尿病早期：空腹血糖升高，口渴多饮，"三多一少"的症状并不明显。

（2）盗汗：入睡时汗出，醒后汗泄即止。

（3）甲状腺功能亢进：心悸、心慌、失眠，情绪易激动，甚至焦虑。

【合方与加减】

（1）大便干结者，加麻子仁 12 g，大黄 6 g。

（2）津伤重者，加石斛 15 g，麦冬 15 g。

（3）盗汗者，加五味子 12 g。

【注意事项】 口渴有水湿内停、水不化气者不宜使用，以免敛阴之品加重水湿。

【医案分析】

1. 仝小林院士用瓜蒌牡蛎散案

韩某，男，61 岁。主诉：多汗 7 年。现病史：7 年前出现多汗，夜间明显，伴失眠，曾多方求治，均无效。刻下：多汗，夜间明显，失眠，五心烦热、面红，舌红多裂纹，脉细弦。既往糖尿病 9 年，应用诺和灵 30R 皮下注射治疗，目前血糖控制良好。诊断：盗汗。辨证：阴虚火旺。方药：瓜蒌牡蛎散加减。处方：天花粉 60 g，煅牡蛎 60 g，黄连 30 g，黄柏 30 g，知母 30 g，炒酸枣仁 30 g，五味子 12 g。服药 1 个月，汗证基本治愈，无其他不适。

按语：患者年老，糖尿病日久，燥热炽盛、耗伤阴津，致阴津亏损，燥热愈盛。五心烦热、面红、舌红多裂纹即是火热阴伤之表现。故应养阴敛汗、清热降火，以大剂量瓜蒌牡蛎散敛汗生津润燥，兼以清热降火。并合黄连、黄柏、知母加强泄虚火、清内热之力，加五味子酸敛止汗，加炒酸枣仁敛汗、养心安神。

2. 齐文升用透散郁热法治疗顽固性眩晕案

患者，女，69 岁。2019 年 10 月 30 日因"反复头晕数年"来诊。刻下：形体偏胖，疲乏无力，精神差，易感冒，耳鸣，胸闷，喜出长气，近日恶心，纳食不香，腹胀，午后燥热，全身皮肤窜疼、针刺疼，左侧胁肋疼，口干口黏，眠多梦，大便偏干，小便黄，心烦急，掌色红，手心干热。否认高血压、糖尿病等病史。脉象浮弦细滑促，舌胖有齿痕，舌质暗红、尖红，苔薄黄干。西医诊断为焦虑抑郁状态，眩晕。中医诊断为郁证，眩晕病。证属：肝郁脾虚、痰郁化热。治法：疏肝解郁、化痰透热。方选：泻黄散合四逆散加减。处方：柴胡 15 g，黄芩 15 g，炒栀子 10 g，淡豆豉 10 g，藿香 15 g，生石膏 30 g，蒲黄 30 g，金银花 30 g，枳壳 15 g，白芍 15 g，生甘草 10 g，旋覆花 30 g，牡丹皮 15 g，竹叶 10 g，川楝子 12 g，延胡索 30 g，牛黄 0.15 g，14 剂。

2019 年 11 月 12 日二诊：患者头晕减轻，刻下：面色可，口唇红，口干鼻燥，眼干耳鸣，燥热汗出，心烦急躁，眠可，手心热，咽痛，咳嗽，痰少黄，疲乏，脘痞，窜痛。脉象浮弦滑，舌胖、紫暗，苔黄干。证属：肝胃郁热。治法：清气透热。方选：泻白散合银蒲甘桔汤加减。处方：天花粉 30 g，生牡蛎 30 g，柴胡 12 g，黄芩 15 g，生薏苡仁 30 g，地骨皮 30 g，桑白皮 10 g，甘草 10 g，知母 30 g，生石膏 30 g，桔梗 10 g，蒲黄 30 g，金银花 30 g，旋覆花 30 g，牡丹皮 15 g，竹叶 10 g，14 剂。

2019 年 12 月 3 日三诊：患者头晕减轻，刻下：左侧头沉、咽干疼，痰黏难咯，耳后疼，咳嗽，气上冲，喘，牙疼，眼干，手心干热，急躁好转，燥热，汗出不多，眠好转，腹胀，午后乏力，心慌、运动后加重，双耳鸣，面潮红，手心热，无腿肿。脉弦滑，舌胖、暗红，苔薄黄干腻。证属：肝阳上亢。治法：养血柔肝。方选：麻菊饮合酸枣仁汤加减。处方：天麻 30 g，钩藤 10 g，杭菊花 15 g，石决明 30 g，生地黄 30 g，赤白芍各 30 g，当归 12 g，川芎 10 g，柴胡 15 g，黄芩 15 g，牡丹皮 15 g，炒栀子 10 g，桑白皮 15 g，地骨皮 30 g，生薏苡仁 30 g，生甘草 10 g，酸枣仁 30 g，知母 30 g，14 剂。

2019 年 12 月 24 日四诊：患者无头晕，刻下：疲乏无力，心慌，耳鸣左右交替，身窜疼，岔气，喜出长气，咽干疼，偶咳嗽，痰黏量不多，皮肤干、脱屑，午后自觉燥热，目干涩，纳可，食后胃胀，眠多梦不实，大便调，小便黄，心烦急躁，上火牙疼，手心干热，面色泛红，口唇红。脉浮弦细，舌胖有齿痕、淡暗尖红，苔白腻。证属：肝郁脾虚。治法：疏肝健脾。方选：小柴胡汤合芎菊石膏汤加减。处方：生黄芪 30 g，赤芍 30 g，防风 10 g，柴胡 15 g，黄芩 15 g，法半夏 10 g，生薏苡仁 30 g，川芎 18 g，白芷 15 g，生石膏 30 g，蔓荆子 15 g，杭菊花 15 g，天麻 30 g，荆芥 10 g，地骨皮 30 g，生牡蛎 30 g，14 剂。四诊后患者的头晕症状已经消失，午后自觉燥热、目干涩、眠多梦不实等症状尚存，但较之前已大为缓解。10 个月后随诊时，该患者述虽时有头晕，但程度较之前已经减轻。可见该治疗疗效佳。

2020 年 10 月 20 日五诊：患者时有头晕，刻下：咽干鼻燥，耳鸣，前额痛，目胀，掌色红，潮热汗出，手心热，大便偏干，小便黄，心烦急躁易怒，尿频，咽痛；服用抗抑郁药物。脉弦滑，舌胖暗红、尖红，苔薄黄。证属：三焦热盛。治法：清泄三焦。方选：三物黄芩汤合凉膈散加减。处方：生地黄 30 g，黄芩 15 g，苦参 10 g，柴胡 12 g，牡丹皮 15 g，炒栀子 10 g，生石膏 30 g，知母 30 g，生薏苡仁 30 g，薄荷 12 g，竹叶 10 g，连翘 30 g，酒大黄 4 g，生甘草 10 g，天花粉 30 g，生牡蛎 30 g，14 剂。

按语：此案名方用之颇多，如旋覆花汤、瓜蒌牡蛎散、黄芪赤风汤、三物黄芩汤等。仅就二诊略作论述。此诊选用瓜蒌牡蛎散治疗津液输布障碍。原按语谓：该患者一派热象，而舌体胖大，形体偏胖，理应存在津液输布障碍的问题。患者口唇红，口干鼻燥，咽痛，咳嗽，痰少黄，脉弦滑，舌紫暗，苔黄干，肺胃热盛，故选用泻白散泻肺清热；银蒲甘桔汤清热凉血、化瘀解毒；白虎汤清肺胃气分。患者眼干耳鸣，脉弦，心烦急躁，窜痛，采用柴胡、黄芩疏肝清热。

3. 张金玺用瓜蒌牡蛎散治疗口渴不止案

杨某，女，76 岁。2003 年 2 月 3 日初诊。平素身体康健，耳聪目明。4 个月前某日下午食用炒花生半斤后，当夜即口渴不止、饮水不断。在当地治疗 1 个月后，病情不减反而加重，遂赴南阳某医院求治。经各种检查，一切正常。西医以尿崩症治疗 1 个月无效，又以神经症给予多塞平、舒必利等药，病情加重，经该院西医介绍前来求治。刻下：口渴不止，小便频数，面红目赤，焦躁不安，自云所食花生有毒，乃其儿媳有意加害。舌红苔少，脉虚数。此张仲景所云百合病也，予瓜蒌牡蛎散加味治之，药用：天花粉 30 g，牡蛎 60 g，百合 30 g。1 剂，煎汤代茶。

2003 年 2 月 4 日二诊：诸症悉减，舌脉同前，昨晚大泻 1 次，内混不消化食物残渣。上方加炒小米（布包）20 g，继予 7 剂。

2003 年 2 月 13 日三诊：除小便频数外，余无异常，舌红、苔薄白。嘱其以百合煎汤代茶常饮。6 月 7 日其子来告，其病一直未发，状如常人。

按语：尿崩症、神经症虽亦有参考之价值，然未能直中病机。此案西医可谓疑难，而中医则可于经典得之。本案患者就诊时口渴不止，小便频数，面红目赤，焦躁不安，与张仲景所述百合病症状相符，故以百合病立法治之。以肺胃郁热立论，选用瓜蒌牡蛎散这一百合病口渴不止的证治之方。医家认为本例患者病因过食燥热之品，显系燥热伤津之证，以瓜蒌牡蛎散加百合治之甚为合拍。因药与证合，故效如桴鼓。

参考文献

［1］苏浩，甄仲，仝小林．仝小林教授应用重剂瓜蒌牡蛎散治疗盗汗举隅［J］．中医药信息，2013，30（4）：71-72.

［2］王宇馨，齐文升．透散郁热法治疗顽固性眩晕案一则［J］．环球中医药，2022，15（1）：131-133.

［3］张金玺．经方治疗奇症怪病趣谈［J］．辽宁中医杂志，2005，32（7）：726.

（刘清明　撰）

百合滑石散

【仲景方论】《金匮要略·百合狐惑阴阳毒病脉证治第三》："百合病变发热者，百合滑石散主之。"

【注家方论】

（1）陈修园《金匮方歌括·百合狐惑阴阳毒方》：百合病原无偏热之证，变发热者，内热充满，淫于肌肤，非如热之比。主以百合滑石散者，百合清金泻火，降逆气，从高源以导之；滑石退表里之热，利小便。二味合为散者，取散以散之之义，散调络脉于周身，引内外之热气，悉从小便出矣。

（2）徐忠可《金匮要略论注·百合狐惑阴阳毒病脉证治第三卷》：仲景尝谓发于阳部，其人振寒而发热，则知变发热者，内热不已，淫于肌肤，而阳分亦热，故以滑石清腹中之热，以和其内而平其外，兼百合壮肺气以调之；不用泉水，热已在外，不欲过寒伤阴，故曰当微利，谓略疏其气，而阴平热则除也。

（3）张璐《张氏医通·痿痹门》：若变发热，乃脉郁而成热，佐滑石以通利之。

（4）吴谦《医宗金鉴·订正仲景全书金匮要略注》：百合病，如寒无寒，如热无热，本不发热，今变发热者，其内热可知也，故以百合滑石散主之，使其微利，热从小便而除矣。

（5）高学山《高注金匮要略·百合狐惑阴阳毒病证治第三》：滑石分理阴阳，为中下二焦清利之品，配百合以收摄其气，则水道下泄，而阳热自除矣。

（6）曹颖甫《金匮发微·百合狐惑阴阳毒病证治第三》：人体之腑脏，清阳内涵则凉，浊阴内蕴则热。伤寒传阳明，由于胃浊失降，其明证也。百合病内脏虽燥，其初固无表热，变热者，久郁而生热也。此证阳气与阴液俱虚，肠胃初无宿食，欲去郁热，三承气汤俱非所宜，白虎、竹叶石膏虽能清热，而不能疏其瘀滞。仲师立方，用百合滑石散，滑石剂量三倍于百合，百合以润燥，滑石以清热，石质重滞，取其引热下行，但使服后微利，其热当除。所以用散者，亦因病久正虚，不宜汤剂也。

【经典配方】百合一两（炙），滑石三两。上为散，饮服方寸匕，日三服，当微利，热除则止后服。

【经典方证】百合病，变发热者。精神恍惚，默默无语，欲卧不能卧，欲行不能行，口苦，小便赤，全身肌肤发热。

【推荐处方】百合30 g，滑石90 g。百合干炒，与滑石同研为散，每次服9 g，日服三次。

【方机概述】百合病日久不愈，热盛于里，外达肌肤，故见发热。热邪下注膀胱，膀胱气化不利，则小便赤涩。若心阴虚而不能滋养，则心烦；肺阴虚而不能滋润，则干咳；虚热上攻于咽，则咽燥；湿困阳气而不展，则身沉重，或欲行不得行；虚热上攻而困阻阳气，则头沉头痛；虚热煎熬津液而为痰，则痰少而黏。其治当滋利心肺、清热利尿。百合滑石散的核心病机为心肺阴虚、热盛于里、外达肌肤。

【方证提要】百合病，精神恍惚，身体沉重，发热，小便赤涩，舌红，少苔或黄而腻，脉虚数。

【适用人群】常用于久患心肺阴虚的人群。症见发热，小便赤涩，精神恍惚，心烦，干咳，口苦。

【适用病症】

以下病症符合上述人群特征者，可以考虑使用本方。

（1）以精神恍惚为表现的疾病，凡辨证属于心肺阴虚有热者皆为本方所宜，如心脏神经官能症、心动过速、更年期综合征等。

（2）发热性疾病后期又见发热的疾病。

（3）以小便赤涩为表现的疾病，如泌尿系统感染、外阴瘙痒等。

（4）以失眠为表现的疾病。

【合方与加减】

1. 合方

（1）小便不利较重者，合五苓散。

（2）精神恍惚较重者，合百合地黄汤。

2. 加减

（1）发热重者，加玄参 15 g，白薇 12 g，地骨皮 15 g。

（2）小便灼热较重者，加黄柏 6 g，栀子 12 g。

（3）夹湿者，加薏苡仁 20 g，茯苓 15 g。

（4）心烦者，加黄连 6 g，知母 6 g。

（5）咳嗽者，加百合 15 g，款冬花 12 g，紫菀 12 g。

【注意事项】

（1）小便短少，属肾气虚衰者忌用。

（2）服用本方，患者可有小便量增多，或小便由不利转利。小便利或量略多，这标志着邪热挟湿已去，当停止服用。

（3）瘀血证、痰热证、阳虚证，慎用本方。

【医案分析】

1. 程门雪用百合滑石散医案

贺男，成年。1955 年 2 月 23 日初诊。寒热之后，头眩胀未清，神疲乏力，胃纳尚香。姑以平剂调理。枸杞子一钱半，炒杭菊二钱，酒炒山萸肉一钱半，煅石决四钱（先煎），抱茯神三钱，炙远志一钱，炒白术一钱半，淮小麦四钱，潼白蒺藜各三钱，稽豆衣四钱，酒炒大白芍一钱半，桑寄生三钱，炒杜仲三钱。二诊：头眩胀未清，小溲黄赤，神疲乏力。再以前方育肾平肝，佐化湿热调理之。百合四钱，煅牡蛎四钱（先煎），块滑石四钱（包煎），福泽泻二钱，枸杞子二钱，炒杭菊二钱，酒炒山萸肉一钱半，潼白蒺藜各三钱，稽豆衣四钱，桑寄生三钱，炒白术一钱半，淮小麦四钱，荷叶边一圈。三诊：头眩较见轻减，但时作胀，溲黄赤稍淡，再与前法。百合三钱，南沙参三钱，潼白蒺藜各三钱，煅牡蛎四钱（先煎），块滑石四钱（包煎），炒白术一钱半，煨天麻八分，枸杞子三钱，炒杭菊二钱，福泽泻一钱半，煅石决四钱（先煎），薄荷炭八分，嫩钩藤三钱（后下），荷叶边一圈。四诊：头眩胀渐安，溲渐清。仍守原意。枸杞子三钱，炒杭菊二钱，酒炒山萸肉二钱，细石斛三钱，米炒麦冬三钱，石决四钱（先煎），煨天麻一钱，熟女贞三钱，墨旱莲三钱，百合三钱，福泽泻二钱，炒黄柏一钱半，云茯苓三钱，潼白蒺藜各三钱。（《程门雪医案》）

按语：本例肝肾阴分素亏，心营不足、肝阳上亢、下焦湿热亦盛，因寒热之后而诸症显露。用方，一是杞菊地黄汤，而以知柏八味丸、三甲煎、大补阴丸为出入，滋补肝肾之阴、清利下焦湿热；又佐以天麻钩藤饮、二至丸等方，平肝柔肝。二是仲景治百合病的百合知母汤、百合滑石散、瓜蒌牡蛎散诸方之综合。百合病属病后气阴两伤、余热未清。故《金匮》对百合病愈期，是以"每溺时头痛者，六十日乃愈；若溺时头不痛，淅然者，四十日愈；若溺快然，但头眩者，二十日愈"为诊断。本例有头眩胀和小便黄赤等症，可以设想，百合诸汤借用于此是很确切的。寒热之后，头眩胀不清，是常有的症状。除本例肝肾阴虚之原因外，更多的是风邪未清或夏令暑湿不清。程老常用薄荷炭、桑叶、菊花之类以祛风。暑湿之眩，则须用芳香轻清之品，方能祛之，程老常用藿香、佩兰、荷叶、荷梗、青蒿等药。

2. 谭日强用百合滑石散治疗神经官能症案

谢某，女，23岁。患神经官能症，诉经常头痛失眠，眼冒金花，口干口苦，手足心热，食欲时好时坏，月经提前、量少，小便短赤，大便秘结。若问其有无其他不适，则恍惚去来疑似有无之间，其人营养中等，面色如常，舌润无苔、边尖俱赤，脉象弦细而数。病已年余，西药如谷维素、地西泮片、利眠宁之类；中药如丹栀逍遥散、天王补心丹、六味地黄丸之类，遍尝无效。此《金匮》所谓"百脉一宗，悉致其病"，治宜滋养心肺之阴，佐以清热镇静，用百合地黄汤、百合知母汤、瓜蒌牡蛎散、百合滑石汤合为一方：百合23g，生地黄15g，知母10g，滑石10g，天花粉12g，生牡蛎20g，淮小麦15g，生白芍10g，炙甘草6g，大枣3枚。服10剂，口苦口干已好，小便转清，于原方去知母、滑石、天花粉，加沙参15g，麦冬10g，酸枣仁10g，阿胶10g（蒸兑），鸡子黄2枚（冲服），连进20余剂，诸症悉平。

按语：本方原为百合病变发热而设，现亦可用于热病后期复发热而见本方证者。但本方不宜多服，"当微利者，止服，热则除"。百合病变发热者，它不是发表以解热。很显然，这类虚热不解，禁忌发表发汗！仲景巧妙地利用滑石利小便的作用以解热，这一点对后世错误的退热治法，具有举足轻重的作用！巧妙地利用了利小便、使水液紊乱重新敷布的功能，以达到退热之目的。

3. 林善星用百合滑石散治疗热性病医案

林某，女，30余岁，农民。于暑期内患热性病20余天，初经西医治疗已热退病除，但觉神疲无力，精神倦怠，数日后净觉精神冲动，兴奋知觉过敏，对事怀疑，对人恐惧，常误解人语，口渴，小便短赤，大便闭结，头痛，心悸不宁，视力不清，喜静畏烦，食欲缺乏，饮食无味，日渐加剧，甚至自笑自语，时歌时泣。有时语言行动自觉如常人。检查身无寒热（37.3℃），脉数而软（五至余），唇焦舌红，津液缺乏，营养不良，精神憔悴，卧床不起。第一次处方：百合5钱，滑石6钱，生地黄8钱，玉竹3钱，石决明3钱，薏苡仁5钱，用水连煎2次，混合后分3次服，每3小时1次，一昼夜连服2剂。另以薏苡仁、芦苇根、天花粉等煎汤代饮频服。初时拒绝服药，家人强予之，第一次服药后数分钟即吐出，后俟其口渴索饮时给药，遂不吐。次日复诊神志已清，小便亦长，诸症均减退。原方再服1日，大便亦通，诸病均除，唯食欲不振，倦怠嗜卧。仍照原方去生地黄、滑石、石决明，各药分量亦减轻，再加生谷芽、怀山药，每日1剂，连服3日，已能下床行走。并嘱再用地瓜粉、百合粉、牛乳等清凉滋养之品为调养饮料，很快恢复健康。

按语：百合滑石散所治仅为"百合病变发热者"。滑石味甘、淡，性寒，有利水清热之功能，《本经》称百合"利大小便"，《神农本草经疏》则云："肾主二便，肾与大肠二经有热邪则不通利，清二经之邪热，则大小便自利"。故推测百合以清肺见长，肺为水之上源，源清则流长，故小便自通。《素问·奇病论》中的"有癃者，一日数十溲，此不足也"将诸症条分缕析，当属阴虚有火、移热下焦所致，故以百合滑石散合猪苓汤以养阴安神、清虚火、利小便，合栀子柏皮汤、海金沙清湿热利小便。从服药伊始，小便频急热痛现象立即得到控制，尿量增多，次数减少。

参考文献

［1］谭日强.金匮要略浅述［M］.北京：人民卫生出版社，1981：56.

[2] 林善星.二例百合病治验简介 [J].福建中医药，1958，7：43-44.

（彭敏　撰）

甘草泻心汤

【仲景方论】

《金匮要略·百合狐惑阴阳毒病脉证治第三》："狐惑之为病，状如伤寒，默默欲眠，目不得闭，卧起不安。蚀于喉为惑，蚀于阴为狐。不欲饮食，恶闻食臭，其面目乍赤、乍黑、乍白。蚀于上部则声嗄，甘草泻心汤主之。"

《伤寒论·辨太阳病脉证并治》："伤寒中风，医反下之，其人下利，日数十行，谷不化，腹中雷鸣，心下痞硬而满，干呕，心烦不得安。医见心下痞，谓病不尽，复下之，其痞益甚。此非结热，但以胃中虚，客气上逆，故使硬也。甘草泻心汤主之。"

【注家方论】

（1）尾台榕堂《类聚方广义·甘草泻心汤》：此方不过于半夏泻心汤方内更加甘草一两，而其所主治大不同，曰下利日数十行，谷不化。曰干呕、心烦不得安。曰默默欲眠，目不得闭，卧起不安（《金匮》狐惑篇之文），此皆急迫所使然，故以甘草为君药。又云：慢惊风有宜此方者。

（2）黄元御《伤寒悬解·太阳经下篇》：伤寒、中风，应当解表，医反下之，败其中气，水谷不化，土木皆郁，升降倒行。脾陷而贼于乙木，则腹中雷鸣而下利。胃逆而迫于甲木，则心下痞硬而干呕。君相二火皆升而心烦。医以痞为结热，而复下之，其痞益甚。不知此非结热，但以胃中阳虚，不能堤障阴邪，阴中客气，上逆阳位，故使心下结硬也。甘草泻心汤，甘草、姜、枣，补中而温下寒，半夏、芩、连，降逆而清上热也。

（3）张璐《张氏医通·大小府门》：痢不纳食，俗名噤口，如因邪留胃中，胃气伏而不宣，脾气因而涩滞者，香、连、枳、朴、橘红、茯苓之属。热毒冲心，头疼心烦，呕而不食，手足温暖者，甘草泻心汤去大枣易生姜。此证胃口有热，不可用温药。

（4）吴谦《医宗金鉴·订正仲景全书伤寒论注·辨太阳病脉证并治中篇》：方以甘草命名者，取和缓之意也，用甘草、大枣之甘，补中之虚，缓中之急；半夏之辛，降逆止呕；芩、连之寒，泻阳陷之痞热，干姜之热，散阴凝之痞寒。缓中降逆，泻痞除烦，寒热并用也。

（5）周扬俊《金匮玉函经二注·百合狐惑阴阳毒病脉证治第三》：狐惑病，谓虫蚀上下也。虫生于湿热、败气、瘀血之中，其来渐矣，遇极乃发，非若伤寒一日而暴病者也。病发默默欲眠，目不得闭，卧起欠安者，皆五脏久受湿热，伤其阴精，卫不内入，神不内宁故也。更不欲食，恶闻食臭者，仓廪之府伤也。其面乍赤、乍黑、乍白者，由五脏不足，更为衰旺，叠见其色也。其虫者，从湿热之极所发之处而蚀之，蚀上部者内损心肺，外伤咽喉。肺者气之主，咽喉声音之户，由是其声嗄矣。故用甘草泻心汤主之，治其湿热，分利其阴阳，而黄连非唯治心脾热也，而亦治虫。

（6）尤在泾《金匮要略心典·百合狐惑阴阳毒病证治第三》：盖虽虫病，而能使人惑乱而狐疑，故名曰狐惑。徐氏曰，蚀于喉为惑，谓热淫与上，如惑乱之气感而生蜃；蚀于阴为狐，谓热淫于下，柔害而幽隐，如狐性之阴也。蚀于上部，即蚀于喉之谓，故声嗄；蚀于下部，即蚀于阴之谓，阴内属于肝，而咽门为肝胆之候（出《备急千金要方》），病自下而冲上，则咽干也。至生虫之由，则赵氏所谓湿热停久，蒸腐气血而成瘀浊，于是风化所腐而成虫者当矣。甘草泻心，不特使中气运而湿热自化，抑亦苦辛杂用，足胜杀虫之任。

（7）王子接《绛雪园古方选注·和剂》：甘草泻心，非泻结热，因胃虚不能调剂上下，致水寒上逆，火热不得下降，结为痞。故君以甘草、大枣和胃之阴，干姜、半夏启胃之阳，坐镇下焦客气，使不上逆，仍用芩、连，将已逆为痞之气轻轻泻却，而痞乃成泰矣。

（8）陈修园《长沙方歌括太阳方》：陈平伯曰：心下痞，本非可下之实热，但以妄下胃虚，客热内陷，上逆心下耳，是以胃气愈虚，痞结愈甚。夫虚者宜补，故用甘温以补虚；客者宜除，必借苦寒以泄热。方中倍用甘草者，下利不止，完谷不化，非此禀九土之精者不能和胃而缓中。方名甘草泻心，见泄热之品得补中之力，而其用始神也。此《伊尹汤液经》所制，治狐惑蚀于上部则声嗄者。方中有人参三两。

（9）柯琴《伤寒附翼·太阳方总论》：本方君甘草者，一以泻心而除烦，一以补胃中之空虚，一以缓客气之上逆也。倍加干姜者，本以散中宫下药之寒，且以行芩、连之气而消痞硬，佐半夏以除呕，协甘草以和中。是甘草得位而三善备，干姜任重而四美具矣。中虚而不用人参者，以未经发汗，热不得越，上焦之余邪未散，与用小柴胡汤有胸中烦者去人参同一例也。干呕而不用生姜者，以上焦之津液已虚，毋庸再散耳。此病已在胃，亦不曰理中，仍名泻心者，以心烦痞硬，病在上焦，犹未离乎太阳也。心烦是太阳里证，即是阳明之表证，故虽胃中空虚，完谷不化，而不用人参。因心烦是胃实之根，太阳转属阳明之捷路也。凡伤寒中风，下利清谷属于寒，下利完谷属于热。《内经》所云"暴注下迫属于热"者是也。仲景之去人参，预以防胃家之实欤？

（10）梅国强《伤寒论讲义·辨太阳病脉证并治》：此方即半夏泻心汤加重甘草用量而成。甘草，甘平之品，独入脾胃，为中宫之补剂，能健脾胃，固中气之虚羸。证因脾胃虚甚而谷不化、肠鸣下利频作，故重用甘草以益中州之虚，而缓客气之上逆；佐人参、大枣则补中益气之力更增；半夏辛开降逆和胃，消痞止呕；芩、连苦寒清热，解邪热之烦；干姜之辛，温中散寒。诸药协和，寒温并用，使脾胃之气得复，升降调和，阴阳通达，其痞消利止而愈。

【经典配方】 甘草四两（炙），黄芩三两，干姜三两，半夏半升（洗），大枣十二枚（擘），黄连一两，人参三两。上七味，以水一斗，煮取六升，去滓，再煎取三升，温服一升，日三服。

【经典方证】 脾胃虚弱、表邪内陷、寒热互结之心下痞证，腹中雷鸣、下利频数，大便夹杂未消化食物，干呕心烦不安。湿热内蕴，口干咽烂，声音嘶哑，二阴溃烂，面目或赤或白或黑。

【推荐处方】 炙甘草12g，黄芩9g，半夏12g（洗），大枣12枚（擘），黄连3g，干姜9g，人参9g。以水2L，煮取1.2L，去滓，再煎取600mL，温服200mL，一日3次。

【方机概述】

寒热错杂于中、脾胃气机升降失常。邪气内陷中焦，易化寒化热，表邪内陷，脾胃气虚，腐熟运化失职，饮食不得消化而下注，故腹中雷鸣、下利频数、大便夹杂未消化食物。气机痞塞，升降失常，浊阴不降，胃中虚气上逆，则干呕心烦不安。

湿热内蕴、正邪交争。湿热内蕴于上，则口干咽烂、声音嘶哑；湿热下注，则二阴溃烂；湿热内蕴、营卫失和，则状如伤寒，气机宣发不畅则默默欲眠；胃失和降，则不欲饮食、恶心呕吐；热扰心神、体内正邪交争，则卧起不安。

【方证提要】 具有益气和胃、消痞止呕之功效。主治伤寒痞证，症见胃气虚弱、腹中雷鸣、下利、水谷不化、心下痞硬而满、干呕心烦不得安；狐惑之湿热错杂证，症见咽喉腐蚀溃烂、声音嘶哑，伴状如伤寒、默默欲眠、目不得闭、卧起不安、不欲饮食、恶闻食臭，其面目乍赤、乍黑、乍白。

【适用人群】 甘草泻心汤为仲景治疗虚痞证和狐惑病的主方，适用于脾胃虚弱、中焦升降失司、气机痞塞而见心下痞硬胀满、腹中雷鸣、下利至甚、水谷不化、干呕心烦等表现的消化系统疾病；或以消化道、生殖道、眼睛等黏膜充血、糜烂、溃疡等为特征的狐惑病。

【适用病症】

以下病症符合上述人群特征者，可以考虑使用本方。

（1）以气机痞塞为主要表现的疾病，如急慢性胃肠炎、胃及十二指肠溃疡、胃虚便秘。胸痹若无典型的心痛表现，而见"心中痞，留气结在胸，胸满"等症，也可从"痞证"考虑。

（2）以黏膜损伤为主要表现的疾病，如白塞综合征、复发性口腔溃疡、口腔扁平苔藓、溃疡性结肠炎、克罗恩病、宫颈柱状上皮异位、手足口病。

（3）以失眠、烦躁为表现的精神心理疾病，如精神分裂症、抑郁症、焦虑症、神经症、更年期综合征等。

（4）口腔、咽喉疾病，如复发性口腔炎、化疗后口腔炎、化脓性扁桃体炎、会厌肿瘤术后感染、鼻咽癌放疗后局部黏膜损伤化脓。

（5）眼部疾患，如急慢性结膜炎、虹膜睫状体炎。此从狐惑病中的"目赤斑斑如鸠眼"而来。

（6）以渗出较多为表现的皮肤黏膜疾病，如急慢性湿疹、妊娠湿疹、慢性荨麻疹、带状疱疹、痤疮。

（7）二阴疾患，如痔疮、慢性前列腺炎。

【合方与加减】

1. 合方

（1）会阴部溃疡，兼用《金匮》苦参汤外洗、雄黄散烧熏肛门。

（2）体痛、关节损害疼痛等症状明显或较剧者，合防己黄芪汤。

（3）眼部表现明显者，合赤小豆当归散。

（4）白塞综合征伴见下肢结节性红斑者，合麻黄杏仁薏苡甘草汤。

2. 加减

（1）热甚或湿热甚者，重用黄连 6 g，黄芩 12 g。

（2）寒甚或寒湿甚者，重用干姜 10 g，半夏 12 g。

（3）气虚甚者，重用人参 12 g，炙甘草 15 g，大枣 10 g。

（4）食欲不振者，加藿香 12 g，佩兰 12 g，焦山楂 15 g，炒麦芽或生麦芽 15 g。

（5）有胃溃疡或胃糜烂者，加蒲公英 20 g，白及 6 g。

（6）有口腔溃疡者，加板蓝根 15 g，大青叶 15 g，升麻 6 g。

（7）气滞者，加木香 6 g，砂仁 6 g。

【注意事项】方中甘草用量一般多在 10 g 以上，也有用至 30 g 者，但甘草多用，可能会导致反酸、腹胀、浮肿、血压升高等不良反应。

【医案分析】

1. 刘渡舟用甘草泻心汤医案

郑某，女，32 岁。患病而有上、中、下三部的特点。在上有口腔经常糜烂作痛，而不易愈合；在下有前阴黏膜溃破，既痛且痒；中部则见心下痞满，饮食乏味。问其小便尚可，大便则每日二次犹能成形。切其脉弦而无力，舌苔薄白而润。三部之证由中州发起。辨为脾虚不运，失降失常，气痞于中，而挟有湿蠚蛊之毒。治宜健脾调中，升清降浊，兼解虫毒之侵蚀。处方：炙甘草 12 g，黄芩 9 g，人参 9 g，干姜 9 g，黄连 6 g，半夏 10 g，大枣 7 枚。共服 10 余剂，以上诸症逐渐获愈。

按语：甘草泻心汤在《伤寒论》中是治疗伤寒中风误下后心下痞硬而满的方剂，在《金匮要略》中是治疗狐惑的方剂。该方在《伤寒论》中取其益气和胃、消痞止呕的作用；在《金匮要略》中则取其清热燥湿解毒的作用，一方两用，何其妙也。证属脾虚湿热下注。《金匮要略》称"狐惑之为病……蚀于阴为狐",可见该病发于阴部,且与热毒有关。《素问·至真要大论》曰:"诸痛痒疮,皆属于心",此言痒与疮均发于心火过盛,而痒常为疮之始者,故痒之所治亦当清火泄热。甘草泻心汤既可益胃气,又可清热燥湿解毒。

2. 岳美中用甘草泻心汤医案

宋某,男性,55岁。1960年12月31日初诊。主诉:便秘数月,每饥时胃脘胀痛,吐酸,得按则痛减,得矢气则快然,唯矢气不多,亦不渴。诊见面部虚浮,脉濡缓。投甘草泻心汤加云茯苓,3剂后大便稍畅,矢气较多。改投防己黄芪汤加附子4.5 g,1剂后大便甚,痛胀均减,面浮亦消,唯偶感烧心,原方加云茯苓又服2剂,3个月后随访,诸症皆消。

按语:甘草泻心汤证本为误下太阳成痞兼呕、烦、下利,仲景已指出"此非结热,但以胃气虚,客气上逆"而成,本例诸症无一与甘草泻心汤相符者,且结硬与雷鸣下利则更属对立;而能断然施之者,是因胃气虚馁、湿满于中,针对实质,异病同治。胃气虚馁、急于求食自安,则饥时痛胀并作;滞填中焦,枢机不利,传化迟缓,食物留于肠胃必久而便为之燥。本方加云茯苓,缓中补虚,升清降浊,服后矢气转多,大便转畅,已收降浊之效,遂以防己黄芪汤补虚,更加附子通阳,祛邪兼顾扶正,中宫既健,传化为常,则诸症消。设为因胀而疏通、因胀而宽中、因病而行气,必犯虚虚实实之戒,临证者慎之。

3. 梁惠光用甘草泻心汤医案

霍某,男,35岁。1974年5月21日初诊。患者胃脘部疼痛已有四年之久,曾被诊断为慢性胃炎及球部轻度溃疡,服药暂得缓解,终未痊愈。近一年病情增重,疼痛时有灼热感,胸胁满闷,饮食减少,嗳气频频,腹中鸣响,形神疲乏,饥则痛甚,食热食甘则痛缓,舌质淡、尖边略红,苔薄腻而略黄,脉弦细无力。此为肝郁脾虚,湿滞热壅,寒热互见,升降失和。治用疏肝健脾、燥湿清热法,以甘草泻心汤加木香、佛手投服5剂。服后其病若失,唯有纳谷尚差,遇刺激时胸胁尚感饱闷,又加入鸡内金、谷芽、白芍、隔山撬等再服5剂。至今随访,未再复发。

按语:本条是寒热错杂。胸胁满闷,即是痞证,痞为结热;弦细无力,加食热食甘则痛缓,是为虚寒。舌苔薄腻略黄,此黄即是胃热。胃为阳腑,本气则寒,不降则热,仍是寒热互结,干姜、人参治本虚之寒,黄芩、黄连泄痞之结热。寒而温之则脾升,热而泄之则胃降,中气升降复常。

参考文献

[1] 陈明,刘燕华,李芳.刘渡舟临证验案精选[M].北京:学苑出版社,1996.

[2] 中国中医研究院.岳美中医案集[M].北京:人民卫生出版社,2005.

[3] 梁惠光.甘草泻心汤治案三则[J].浙江中医杂志,1982(5):227.

(彭敏 撰)

苦参汤

【仲景方论】《金匮要略·百合狐惑阴阳毒病脉证治第三》:"狐惑之为病,状如伤寒,默默欲眠,目不得闭,卧起不安。蚀于喉为惑,蚀于阴为狐,不欲饮食,恶闻食臭,其面目乍赤、乍黑、乍白,蚀于上部则声嗄,甘草泻心汤主之;蚀于下部则咽干,苦参汤洗之;蚀于肛者,雄黄熏之。"

【注家方论】

（1）徐忠可《金匮要略论注·百合狐惑阴阳毒病脉证治第三卷》：下部毒盛，所伤在血而咽干，喉属阳，咽属阴也，药用苦参熏洗，以去风清热而杀虫也。

（2）尚坦之《金匮要略释义·百合狐惑阴阳毒病脉证治》：用苦参汤熏洗前阴病处，除湿热以治其本，则咽干自愈。

（3）唐容川《医学见能·证治》：阴茎虫蚀，以及妇人阴蚀者，古之狐惑病也。宜外洗苦参汤。

（4）黄元御《长沙药解·苦参》：《金匮要略》苦参汤，治狐惑蚀于下部者，以肝主筋，前阴者，宗筋之聚，土湿木陷，郁而为热，化生虫蠹，蚀于前阴，苦参清热而去湿，疗疮而杀虫也。

（5）李时珍《本草纲目》：苦参、黄柏之苦寒，皆能补肾，盖取其苦燥湿，寒除热也。热生风，湿生虫，故又能治风杀虫。惟肾水弱而相火胜者用之相宜，若火衰精冷，真元不足，及年高之人不可用也。张从正亦云，凡药皆毒也，虽甘草、苦参，不可不谓之毒，久服则五味各归其脏，必有偏胜气增之患，诸药皆然，学者当触类而长之可也，至于饮食亦然。又按《史记》云，太仓公淳于意医齐大夫病龋齿，灸左手阳明脉，以苦参汤日漱三升，出入慎风，五六日愈，此亦取其去风气湿热杀虫之义。

（6）赵以德《金匮方论衍义·百合狐惑阴阳毒病脉证治第三》：虫蚀下部则咽干者，下部，肾之所在，任脉附焉；肾，水也，湿热甚于下，则虫蚀于上，而肾水受伤，经脉乏水以资之，挟湿热逆而燥其咽嗌，故用苦参汤洗。苦参能除热毒、疗下部，因以洗之。虽然，此治之外者尔，若究其源，病则自内而外出，岂独治其标而已哉？试用上部服泻心汤者观之，则下部亦必有可服之药；自下部用洗法者观之，则上部咽喉亦必有外治之理。此仲景特互发之尔。不然，何后世方论有服下部药者，与内食五脏者乎？

【经典配方】 苦参一升，水一斗，煎取七升，去滓，熏洗，一日三次。

【经典方证】 狐惑病，蚀于下部，咽干。阴肿、阴痒、疥癞。

【推荐处方】 苦参30 g，水煎取汁，熏洗下部，一日三次。

【方机概述】 狐惑病，前阴为肾所主、肝脉所过之处，肝肾经脉上通咽喉。狐惑病蚀于下部者，为湿热蕴积前阴，则见前阴腐蚀溃烂，前阴湿热循经脉自下而上扰则咽干。治宜解毒杀虫化湿，方用苦参汤熏洗前阴，直捣病源，则咽干自愈，苦参除痛肿，熏洗患处，可治阴部溃疡湿疮。

【方证提要】 治狐惑病之前阴腐蚀证。症见前阴腐蚀溃烂，伴咽干。

【适用人群】 外用治疗前阴湿热病。以苦参汤熏洗前阴，乃取其味苦性寒，功擅清热燥湿、解毒杀虫，就近熏之，以治其本，则咽干之标自愈。

【适用病症】

以下病症符合上述人群特征者，可以考虑使用本方。

（1）以会阴部溃疡为主要表现的疾病，如白塞综合征等。

（2）以皮肤瘙痒为主要表现的疾病，如湿疹疥癣、阴囊湿疹、肛门湿疹、尖疣、湿疣、外阴痒（滴虫性阴道炎）。

（3）妇女湿热浊毒下注之带下、阴痒，男性阴肿、阴痒。

（4）小便不利，灼热涩痛。

（5）肛周疾病，如肛周湿疹、肛周瘙痒症、混合痔、肛瘘，也可用于肛肠术后的辅助恢复。

【合方与加减】

1. 合方

（1）治疗白塞综合征，可合用甘草泻心汤及雄黄熏方。

（2）肛周瘙痒明显者，合五倍子汤。

（3）阴疮者，合如意金黄散。

（4）肛周感染者，合五味消毒饮。

2. 加减

（1）若湿热重、黄疸、赤白带下、阴部瘙痒等，可加黄柏6 g，白鲜皮30 g，白矾10 g。

（2）若属寒湿证，可加蛇床子15 g，花椒10 g，艾叶10 g。

（3）用于周身风痒、疥疮顽癣，常合赤芍15 g，地黄15 g，白鲜皮30 g。

（4）治疗下焦湿热的小便不利，常配车前子15 g，通草6 g。

【注意事项】熏洗控制水温，以免烫伤，经期及孕妇慎用熏洗。

【医案分析】

1. 赵锡武外用苦参汤医案

郭某，女，36岁。口腔及外阴溃疡半年，在某医院确诊为眼–口–生殖器综合征，曾用激素治疗，效果不好。据其脉症，诊为狐惑病。采用甘草泻心汤加味，方用：生甘草30 g，党参18 g，生姜6 g，干姜3 g，半夏12 g，黄连6 g，黄芩9 g，大枣7枚（擘），生地黄30 g，水煎服12剂。另用生甘草12 g，苦参12 g，4剂煎水，外洗阴部。复诊时口腔及外阴溃疡已基本愈合。仍按前方再服14剂，外洗方4剂，患者未再复诊。

按语：狐惑病见于《金匮要略》，应用甘草泻心汤内服、苦参汤外洗、雄黄熏治。苦参汤是仲景方中最小的方剂，只有独味药物，是治疗狐惑病"蚀于下部"的外洗方剂。苦参味苦，性寒，《本草汇言》称其为"祛风泻火，燥湿杀虫之药也"，故临床多用于湿热下注出现的外阴溃疡之疾，口服、外洗均可。现代药理研究证实，苦参对于多种皮肤真菌的生长具有抑制作用。

2. 王占玺用苦参汤治阴囊湿疹案

倪某，男，38岁。患阴囊湿疹1月余，于1971年11月23日前来就诊。患者一个多月前自觉阴囊发痒，抓破则流黄水，继则龟头及肛门周围均见湿疹，尤以阴囊为甚，曾外用氟轻松和中药洗剂，虽见好转，但时好时犯，后龟头发生溃烂，患者瘙痒难忍，舌淡苔白，脉沉缓稍滑。乃湿热下注，遂投苦参30 g，水煎外洗，并以龙胆泻肝汤加减内服，外洗六次而愈。

按语：肝经热毒下注之证，中医认为，风湿之毒侵袭，阻于经络，凝聚肌肤易成。治以苦参汤外用熏洗加湿敷，祛风胜湿，故以苦参汤熏洗之。加服龙胆泻肝汤以增清利肝经湿热浊毒之功。

3. 李可用苦参汤治疗白塞综合征案

富家滩商店张家珍，男，34岁。1981年7月25日初诊，病已8年之久。其症，先觉左手掌鱼际部痒肿，随即上唇亦肿，口腔黏膜开始溃烂，紧接龟头亦痒肿，患处皆奇痒难耐，稍一搔之则其痛钻心。初病时寒热如疟，二三年后仅感目干涩不欲睁，思睡而难入睡，身体沉重困乏，辗转不宁。口苦黏腻，脉沉滑数。见症与经文描述大同小异。从清湿热解毒、祛风止痒立法，以三妙散加味进治：生薏苡仁45 g，苍术、黄柏各15 g，川牛膝、苦参、生地黄、首乌、白蒺藜各30 g，白鲜皮60 g，胡黄连、甘草各10 g，牡丹皮、紫草各15 g，3剂。上方服1剂病退强半，2剂痒止肿消，3剂服完已了无痕迹。患者惜药，以药渣煎汤熏洗龟头，止痒消肿效果极好。1982年10月，患者又因暴饮大醉，引发旧疾，即按所留旧方，内服外洗，2剂而愈。追访10年未犯。

按语：《金匮》云："狐惑之为病，状如伤寒。默默欲眠，目不得闭，卧起不安。蚀于喉为惑，蚀于阴为狐。不欲饮食，恶闻食臭。其面目乍赤、乍白、乍黑。蚀于上则声嗄，甘草泻心汤主之。蚀于下则咽干，苦参汤洗之。蚀于肛者，雄黄熏之。"此例与经文描述不同处为：目不得睁，面部无黑白变化，痛痒极重。本例病机，属内蕴湿热、外受风邪。将方中首乌、白蒺藜对药定名为"定风丹"，养血祛风，治血虚晕眩、诸般瘙痒极效，久服可根治白癜风。上方经治6例35岁以下之青壮年患者，皆获根治。35岁以上，病程旷日持久者，多转为引火汤证，虽不能根治，却见效迅速，使患者免除许多痛苦。

参考文献

［1］中医研究院西苑医院.赵锡武医疗经验［M］.北京：人民卫生出版社，1980：99.

［2］王占玺.张仲景药法研究［M］.北京：科学技术文献出版社，1984：560.

［3］李可.李可老中医急危重症疑难病经验专辑［M］.太原：山西科学技术出版社，2006：292-293.

（彭敏　撰）

雄黄熏方

【**仲景方论**】《金匮要略·百合狐惑阴阳毒病脉证治第三》："狐惑之为病，状如伤寒，默默欲眠，目不得闭，卧起不安。蚀于喉为惑，蚀于阴为狐，不欲饮食，恶闻食臭，其面目乍赤、乍黑、乍白，蚀于上部则声嘎，甘草泻心汤主之；蚀于下部则咽干，苦参汤洗之；蚀于肛者，雄黄熏之。"

【**注家方论**】

（1）王怀隐、王祜《太平圣惠方·治伤寒狐惑诸方》：治伤寒狐惑，毒蚀下部，肛门如蜃，痛痒不止。雄黄（半两），先用瓶子一个，口稍大者，内入灰上（土），如装香火，将雄黄烧之，候烟出，以瓶口当病处熏之。

（2）赵以德《金匮方论衍义·百合狐惑阴阳毒病脉证治第三》：蚀于肛，湿热在下。二阴虽皆主于肾，然肝脉循于肛，肛又为大肠之门户，大肠金也，湿热伤之，则木来侮，是以虫蚀于此焉。雄黄本主疮，杀虫，又有治风之义，故用熏之。

（3）徐忠可《金匮要略论注·百合狐惑阴阳毒病脉证治第三卷》：蚀于肛，则不独随经而上侵咽，湿热甚而糜烂于下矣，故以雄黄熏之，雄黄之杀虫祛风解毒更力也。

（4）陈修园《金匮方歌括·百合狐惑阴阳毒方》：蚀于喉为惑，蚀于阴为狐，狐惑病乃感风木湿热之气而生，寒极而化也。苦参苦寒，气清属阳，洗之以通阳道。雄黄苦寒，气蚀属阴，重之以通浊道。但雄黄禀纯阳之色，取其阳能胜阴之义也。熏、洗二法，按阴阳分配前后二阴，此又别其阴中之阴阳也。二味俱苦寒而燥者，苦以泻火，寒以退热，燥以除湿，湿热退而虫不生矣。

（5）黄元御《金匮悬解·外感杂病》：后在肛门，则以雄黄散熏之，盖土湿木陷，郁而生热，化生虫蜃，前后侵蚀，苦参、雄黄清热而去湿，疗疮而杀虫也。

（6）高学山《高注金匮要略·百合狐惑阴阳毒病证治第三》：雄黄气重，能排邪而引正，加之火烧烟熏，又能驱秽燥湿故也。二条俱承首节诸症，及面目之或赤黑或白而言。

【**经典配方**】雄黄，上一味，为末，筒瓦二枚合之，烧，向肛熏之。

【**经典方证**】湿毒下注、腐蚀肛门，肛门瘙痒或溃疡。

【**推荐处方**】外用适量，将药研末，放瓦上或小铁盒内，用火烧加热，令烟出，以烟熏肛。

【**方机概述**】杀虫解毒燥湿。狐惑病肛门腐蚀者，是湿热蕴积肛门、熏灼腐蚀肌肤所致。本方烧烟熏肛，治狐惑病之蚀于肛者。肛者魄门也，为大肠之门户、糟粕之出路，狐惑病湿热下注而蚀于此者，兼游浊毒邪为患。雄黄有较强之杀虫解毒燥湿作用，故用之烟就近熏而解其患。

【**方证提要**】狐惑病，沉默欲眠，食欲不振，起卧不安，目赤，面色变幻无常。蚀于肛门，痛痒不止，脉虚数。

【适用人群】杀虫解毒燥湿。治狐惑病之肛门腐蚀证，症见肛门腐蚀溃烂。

【适用病症】

以下病症符合上述人群特征者，可以考虑使用本方。

（1）治疗肛肠部疾病，如肛门溃疡、肛周湿疹、白塞综合征、霉菌性阴道炎、滴虫性阴道炎。

（2）治疗诸虫腹痛、肛门有诸虫证。

（3）治疗湿毒下注证的皮肤诸疮、疥疮、带状疱疹、癣疾等。

【合方与加减】

1. 合方

白塞综合征有肛门溃疡者可配合苦参汤熏洗、甘草泻心汤加减内服。

2. 加减

（1）前后二阴的湿痒溃烂症，可将雄黄与艾绒混合一起，放容器内点燃，熏向前后二阴。

（2）带状疱疹，可加大黄 3 g、黄柏 3 g、冰片 3 g 熏蒸。

【注意事项】雄黄加热为砒霜，人的鼻子不能闻到熏的烟，否则会中毒。雄黄腐蚀力量很强，用铁、铝锅加热熏会腐蚀破洞。用两瓦片，加热后放上雄黄，冒出青烟熏，味浓。汪机《外科理例》："一僧患疮疥自用雄黄、艾叶等药，燃于被中熏之，翌日遍身焮肿，皮破水出，饮食不入。予投以解药不应而死。"阴亏血虚者及孕妇忌服，儿童慎用。

【医案分析】

1. 王子和应用雄黄薰方医案

焦某，女，41 岁，干部。1962 年 6 月初诊。患者于 20 年前因在狱中居处潮湿得病，发冷发热，关节疼痛，目赤，视物不清，皮肤起有大小不等之硬斑，口腔、前阴、肛门均见溃疡。20 年来，时轻时重，缠绵不愈。近来月经先期，色紫有块，有黄白带，五心烦热，失眠，咽干，声嘎，手足指趾硬斑，日久已呈角化。肛门周围及直肠溃疡严重，不能正坐，口腔黏膜及舌面也有溃疡，满舌白如粉霜，大便干结，小溲短黄，脉滑数。诊断为狐惑病，给予治惑丸、甘草泻心汤加减内服，苦参煎水熏洗前阴，并以雄黄粉熏肛。肛门熏后，见有蕈状物突出肛外，奇痒难忍，用苦参汤洗涤后，渐即收回。服药期间，大便排出恶臭黏液多量，阴道也有多量带状浊液排出，病情日有起色，四肢角化硬斑亦渐消失。治疗 4 个月后，诸症消失，经停药观察 1 年余，未见复发。

按语：雄黄熏肛时，一般不易燃着，须用艾叶一团，撒雄黄粉于上，待其燃着后，用一铁筒将火罩住，令患者蹲坐其上，对准肛门溃疡处熏之。熏前须洗净肛门，熏后亦须保持肛门清洁，每日熏 3 次。

2. 吴天士应用雄黄薰方医案

无如二阴之间，出有一毒，至此日溃出脓血。盖此僧素有坐板疮，将病之前有人教以水银、雄黄熏法，疮果立愈。旋发一毒，乃疮闭之故。余再次嘱之曰："汗出大伤元气，疮毒又复出脓，人身气血几何堪此亏耗？即治毒，亦惟参芪托里，切不可用清凉解毒药重伤真元，为一指而失肩背也。"余仍予前药服之，神气渐旺。

按语：坐板疮是生于臀部疮疡的统称，相当于西医臀部脓肿性穿掘性慢性脓皮病。明《外科启玄·坐板疮》就有记载，认为："此疮乃脾经湿热，湿毒郁久，以致生于臀部最痛最痒。"本病多由暑湿热毒，凝滞肌肉而成。暑季久坐湿地，外受热毒，湿热蕴结，下注臀部；或臀部皮肤擦伤，不慎染毒而生，而脾胃素虚，水湿不运，湿热内生，郁久而注于臀部，致生是疮。以水银、雄黄熏蒸，立效，概取雄黄杀虫祛风解毒之力。

参考文献

［1］王子和.狐惑病的治疗经验介绍［J］.中医杂志，1963（11）：9-11.

［2］吴天士.吴天士医话医案集［M］.沈阳：辽宁科学技术出版社，2012：128.

（彭敏　撰）

赤小豆当归散

【仲景方论】

《金匮要略·百合狐惑阴阳毒病脉证治第三》："病者脉数，无热微烦，默默但欲卧，汗出，初得之三四日，目赤如鸠眼；七八日，目四眦（一本此有黄字）黑。若能食者，脓已成也，赤小豆当归散主之。"

《金匮要略·惊悸吐血下血胸满瘀血病脉证治第十六》："下血，先血后便，此近血也，赤小豆当归散主之。"

【注家方论】

（1）周扬俊《金匮玉函经二注·百合狐惑阴阳毒病脉证治第三》：凡脉数则发热而烦。此热在血，不在荣卫，故不发热，但微烦尔。汗出者，以血病不与卫和，血病则恶烦，故欲默，卫不和则阳陷，故欲卧；腠理因开而津液泄也。三四日目赤如鸠眼者，热血循脉炎上，注见于目也；七八日目四眦黑者，其血凝蓄，则色变成黑也。若能食，脓已成者，湿热之邪散漫，则毒血流，伤其中和之气不清，故不能食；若能食，可知其毒血已结成脓，胃气无扰，故能食也。用赤豆、当归治者，其赤小豆能消热毒、散恶血、除烦排脓、补血脉，用之为君；当归补血、生新去陈为佐；浆水味酸，解热疗烦，入血为辅使也。

（2）沈明宗《沈注金匮要略》：用赤小豆去湿清热，而解毒排脓；当归活血养正，以祛血中之风；浆水属阴，引归、豆入阴，祛邪为使。斯治风湿流于肠胃而设，非狐惑之方也。

（3）张璐《千金方衍义》：方以赤小豆清热利水，且浸令芽出，以发越蕴积之毒，佐当归司经血之权，使不致于散漫也。至于先便后血亦主，此方以清小肠流入大肠热毒之源，见证虽异，而主治则同也。

（4）王子接《绛雪园古方选注·内科》：《金匮》云：下血，先血后便，此近血也，赤小豆当归散主之。明指脾络受伤，血渗肠间，瘀积于下，故大便未行，而血先下，主之以赤小豆利水散瘀，当归和脾止血。若先便后血，此远血也，黄土汤主之。明指肝经别络之血，因脾虚阳陷生湿，血亦就湿而下行，主之以灶心黄土，温燥而祛寒湿，佐以生地黄、阿胶、黄芩入肝以治血热，白术、附子、甘草扶阳补脾以治本虚。近血内瘀，专力清利；远血因虚，故兼温补。治出天渊，须明辨之。

【经典配方】赤小豆三升（浸，令芽出，曝干），当归三两。上二味，杵为散，浆水服方寸匕，日三服。

【经典方证】狐惑酿脓，肠中痈脓，肌表热不甚，微烦，欲卧，汗出，目眦黑，能进食，脉数；亦治大便下血，先血后便。

【推荐处方】赤小豆30 g，当归6 g。上二味，杵为散。浆水调服2 g，每日三服。

【方机概述】湿热内蕴、郁而不宣。血中之热，随肝经上犯于目，湿热邪毒郁结不化，则酿成痈脓。

湿热蕴结大肠，灼伤阴络，则迫血下行。

【方证提要】 肌表热不甚，微烦，欲卧，汗出，目眦黑，能进食，脉数；肠风下血，脓毒便血。

【适用人群】 常用于湿热内蕴的人群，起病缓慢，缠绵难愈，身重，疲乏烦躁，多汗出；在上则头重如裹，昏蒙眩晕；在中则胸脘痞闷，口干苦，黄疸等。大便黏腻不爽或色鲜红，小便混浊，妇女带下稠浊，舌苔垢腻等。

【适用病症】

以下病症符合上述人群特征者，可以考虑使用本方。

（1）以便血为表现的疾病，如痔疾、肛裂，特别是痔疾感染而成脓肿者。

（2）以皮肤病为表现的疾病，如渗出性皮肤病、传染性湿疹样皮炎、接触性皮炎、生漆过敏、急性湿疹、脓疱疮等。

（3）以生殖器溃疡为表现的疾病，如女子前阴溃疡、男子阴茎溃烂、尖锐湿疣等。

（4）以感染为表现的疾病，如尿路感染等。

（5）以口、眼、肛（或外阴）溃烂为表现的疾病，如白塞综合征、反复口腔溃疡等。

【合方与加减】

1. 合方

（1）小便不利者，合导赤散。

（2）痔疾便血，合槐花散。

（3）腹痛、便血之湿热型腹型紫癜，合当归芍药汤。

（4）坐骨神经痛、强直性脊柱炎等，合独活寄生汤、九味羌活汤、防己黄芪汤。

（5）肾病综合征、泌尿系结石等，合桃红四物汤、丹芍二地汤、三金排石汤。

2. 加减

（1）口腔溃疡，可酌加黄连 6 g，泽兰 15 g，淡竹叶 10 g，丹参 20 g，牡丹皮 6 g。

（2）眼部病变，可加菊花 10 g，决明子 15 g，密蒙花 6 g。

（3）关节肿痛，可加威灵仙 15 g，仙鹤草 20 g，乌梢蛇 10 g，土鳖虫 10 g。

（4）肠风脓肿，加防风 12 g，赤芍 15 g，槐米 12 g，生地榆 30 g，蒲公英 30 g。

（5）瘙痒，加荆芥 10 g，蝉蜕 6 g。

（6）前列腺肥大，加败酱草 15 g，大黄 6 g。

（7）湿热痹，加丹参 20 g，薏苡仁 20 g，桑枝 15 g，忍冬藤 15 g。

【注意事项】

（1）阴虚火旺证、寒湿证慎用，若用须合方或加减。

（2）方中使用浆水，有清热作用。

（3）方中当归原无用量，现据《医心方》卷十二引《小品方》补。

【医案分析】

1. 王晓东用赤小豆当归散加味案

李某，女，24 岁。1982 年 8 月 2 日初诊。身无热，喉及前后阴瘙痒溃烂，口唇溃脓、肿胀，心烦，不思饮食。经喉科、妇科多次治疗无效，于 1982 年 8 月 2 日来诊。现症：精神烦躁，面色及目眦黑，有少量溃疡并有脓性分泌物，目赤如鸠眼，咽喉、上腭有溃疡，上唇皮肤明显变黑连及下唇，唇内可见脓肿如粟疮状，前阴溃烂，舌质红，苔黄，脉数。治宜清热解毒、活血化瘀。方用赤小豆当归散加味：赤小豆 20 g，当归 20 g，茵陈 25 g，大黄 10 g，栀子 15 g，玄参 15 g，生地黄 25 g，麦冬 20 g。另服牛黄宁宫片，每次 4 片，每日 3 次。外用苦参汤洗阴部，含化喉痛消炎丸，雄黄熏肛门。连服 12 剂，病愈。

按语：大量研究报道认为白塞综合征发病机制为患者于各种发病原因作用下免疫系统功能发生紊

乱，如体液免疫或者细胞免疫出现异常等，造成器官组织出现炎症并产生一定的破坏，继而引起该病。该病可在各个年龄段发生，其表现有口腔溃疡、生殖器溃疡、眼部病变、血管病变、神经系统病变及全身症状（消瘦、乏力、低热及纳差）等。本方使用赤小豆当归散加减，赤小豆渗湿清热、解毒排脓；当归活血祛瘀生新；黄芩、黄连苦寒泄热、解毒除湿；苦参、车前子清热燥湿利尿；木通、竹叶利水通淋、导热下行；配合甘草调和诸药，全方药物合用共臻清热利湿、凉血解毒之功。

2. 彭述宪用赤小豆当归散加味案

刘某，男，51岁，工人。1973年8月6日初诊。因饮食不洁，于前月28日突下白痢，服呋喃唑酮、土霉素未效，日下10余次，赤多白少、里急后重，前日起，痔血如注（素患外痔），肛门灼热，肿痛难忍，口渴，小便色赤，舌深红、苔黄滑，脉滑数。大便常规：红细胞（++++），白细胞（++），脓细胞（++）。证属湿热毒痢，引发痔血。治宜清热祛湿、解毒止血。用赤小豆当归散加味：赤小豆18g，当归12g，黄芩9g，金银花、生地榆、槐花、仙鹤草、马齿苋各15g。服3剂，下痢减轻，日行7～8次，痔血随之减少，里急后重，腹痛，肛热，舌红、苔黄滑，脉滑数。原方加大黄6g，推荡积滞，继进3剂，大便不爽，日行3～4次，带少量红白黏液，痔血已止，腹满纳差，舌红、苔黄，脉滑稍数。拟原方去大黄、槐花、仙鹤草，加山楂、枳壳各12g，化积畅中。继进6剂，诸症消失，大便镜检阴性。

按语：本案为湿热蕴结、日久化毒，加之饮食不洁，壅塞肠中，气血阻滞，传导失司，肠络受伤，而致下痢赤白、热毒下灼肛门；又加大便时努争太过，引起痔破出血，用赤小豆当归散加黄芩、马齿苋清肠止痢；金银花清热解毒；生地榆、槐花、仙鹤草凉血止血。后以原方增损，使余毒攘除，痢疾获愈。

3. 高飞用赤小豆当归散加味案

患者，男，60岁。2020年1月14日初诊。主诉：双侧外眼角红痒微痛10天。患者自诉10天前无明显诱因出现双侧外眼角红痒，逐渐加重至双眼角红痒痛，局部出现溃疡渗出，伴双目畏光流泪、痒涩难睁。于1周前就诊于当地医院，按皮肤感染给予头孢曲松抗感染、更昔洛韦抗病毒及红霉素眼膏局部应用，治疗5天后症状不但无缓解，而且红痒加重，蔓延至双眼睑，后当地中医诊所给予泻黄散合五味消毒饮3剂，依然无效。为求进一步诊治，患者通过网络就诊于高飞主任门诊，就诊时双侧外眼角、上下睑红痒，双外眼角局部有溃破、渗出及疼痛，伴有双目畏光流泪、痒涩难睁，舌质暗，苔白厚，脉因远程就诊不见。刻下：患者患病近1个月外出聚餐较多，饮食油腻，睡眠不规律，二便正常；既往高尿酸血症病史10年；未做相关实验室检查。西医诊断：单纯疱疹病毒性睑皮炎；中医诊断：风赤疮痍，辨证为湿热蕴脾、风寒外束。内外邪气凝结发而为毒，既往应用泻黄散合五味消毒饮清热解毒、醒脾利湿效果不佳，为外邪不发、内郁不解所致，故当内外双解，应用麻黄连翘赤小豆汤合赤小豆当归散加减，处方：赤小豆15g，当归9g，杏仁9g，蔓荆子12g，麻黄9g，生姜30g，连翘9g，桑白皮15g，蝉蜕6g，炙甘草6g，水煎服，每日1剂，早晚分服，共3剂。

2020年1月16日网络复诊：上述药方服用2剂之后，患者外眼角溃疡愈合，红痒减轻十之六七，仍有轻微畏光痒涩。嘱患者按之前药方再服用4剂。

2020年1月20日网络三诊：上述4剂中药服完之后，患者双目外眼角溃疡愈合，无瘢痕，双目红痒消失，畏光、痒涩感消失，嘱患者停药。

按语：本案患者素来体健，饮食肥甘后出现双侧外眼角红痒，局部溃破渗出，逐渐发展至双目眼睑红痒，伴畏光流泪、痒涩难睁，不伴有全身症状，舌质暗，苔白厚。根据症状西医较为明确地诊断为单纯疱疹病毒性睑皮炎，该病属中医风赤疮痍。患者饮食肥甘、起居失常导致中焦运化失常，水湿不化久而蕴脾生热，此为内因，乃发病之基础。五轮学说认为上下眼睑属于肉轮，为脾经所主，《世医得效方》认为本病"因风热生于脾脏"。湿热循经上行至眼睑，复感冬日风寒邪气，故出现红痒肿涩。肿痒为风，脾热则眼睑皮肤红赤，风寒外邪与湿热内合，郁热成毒，蚀于外眼角则局部出现溃疡渗出。本案患者眼睑红赤肿痒而疼痛灼热不重，且舌苔厚腻而不黄，审证求因，可知风重热轻，故当治以发越之法，祛风透热给邪以出路。因此，本案例处方以麻黄连翘赤小豆汤合赤小豆当归散为主，加蔓荆子、麻黄、生姜取"四味大发散"之散寒祛外障之意，加蝉蜕祛风止痒。麻黄连翘赤小豆汤出自《伤寒论》第262条，原文谓："伤寒瘀热在里，身必发黄，麻黄连轺赤小豆汤主之""麻黄二两（去节）、连轺二两（连翘根）、杏仁四十个（去皮尖）、赤小豆一升、大枣十二枚（擘）、生梓白皮一升（切）、生姜二两（切）、甘草二两（炙）。"本案以连翘代连轺，桑白皮代生梓白皮。麻黄连翘赤小豆汤为张仲景治湿热内瘀阳明兼有表证之身黄所设，而现代临床将其应用扩大为黄疸、水肿、皮肤斑疹、身痒等多种疾病，其施用的核心病机为内有郁热外有邪。赤小豆当归散见于《金匮要略》，主治阴阳毒内热成脓之"目赤如鸠眼"。两方加减合用，以麻黄、生姜、蔓荆子辛温散寒合《内经》"其高者，因而越之"之意，又取《眼科奇书》"外障是寒"四味大发散以辛温散陈寒之法；以桑白皮、连翘清肌表之郁热，赤小豆排脓，杏仁宣肺，当归和血，蝉蜕止痒，全方严谨，用药精炼，故起效迅捷。

参考文献

［1］王晓东.狐惑病的辨证施治［J］.辽宁中医杂志，1984（5）：27-28.

［2］彭述宪.赤豆当归散临床运用［J］.湖南中医杂志，1993（3）：7-8.

［3］吴博，李素那.高飞以发越法治疗单纯疱疹病毒性睑皮炎验案一则［J］.环球中医药，2022，15（6）：1077-1079.

（彭敏　撰）

升麻鳖甲汤

【仲景方论】《金匮要略·百合狐惑阴阳毒病脉证治第三》："阳毒之为病，面赤斑斑如锦文，咽喉痛，唾脓血。五日可治，七日不可治，升麻鳖甲汤主之。"

【注家方论】

（1）尤在泾《金匮要略心典·百合狐惑阴阳毒病证治第三》：故皆得用辛温升散之品，以发其蕴蓄不解之邪，而亦并用甘润咸寒之味，以安其邪气经扰之阴。五日邪气尚浅，发之犹易，故可治；七日邪气已深，发之则难，故不可治。其蜀椒、雄黄二物，阳毒用之者，以阳从阳，欲其速散也；阴毒去之者，恐阴邪不可劫，而阴气反受损也。

（2）王子接《绛雪园古方选注·内科》：升麻入阳明、太阴二经，升清逐秽，辟百邪，解百毒，统治温厉阴阳二病。如阳毒为病，面赤斑如锦纹；阴毒为病，面青身如被杖；咽喉痛，毋论阴阳二毒，皆已入营矣。但升麻仅走二经气分，故必佐以当归通络中之血，甘草解络中之毒，微加鳖甲守护营神，俾椒、黄猛烈之品，攻毒透表，不乱其神明。阴毒去椒、黄者，太阴主内，不能透表，恐反助厉毒也。《肘后备急方》《备急千金要方》阳毒无鳖甲者，不欲其守，亦恐留恋厉毒也。

（3）程文囿《医述·伤寒析疑》：阳毒之为病，主以升麻鳖甲汤。盖升麻升透厉毒，鳖甲泄热守神，当归和血调营，甘草泻火解毒。正《内经》热淫于内，治以咸寒，佐以苦甘之旨。而内有蜀椒、雄黄，似当加于阴毒方中，或因传写之讹耳。一转移间，则于阳毒之义，尤为贴切，用者亦鲜疑畏矣。

（4）张凤逵《增订叶评伤暑全书·增补诸方·升麻鳖甲汤》：尝以升麻鳖甲之药考之本草，谓升麻能解时气毒厉诸毒，攻咽喉痛，与热毒成脓，开壅闭，疗发斑。当归能破恶血，养新血，补五脏肌肤。

甘草和中，利血脉，缓急止痛，调药奏功。鳖甲去恶血。雄黄破骨节积聚，辟鬼邪恶气，骨蒸热极。蜀椒通血脉，调关节逐肌骨皮肤死肌，去留结破血，治天行时气。诸药所能者如此，即此观之，仲景于阴阳二毒之证，总用一方，盖可见矣。病形虽由阴阳发证，论邪则一属热毒与血病也。所以不分表里，俱以升麻解热毒为君，当归和血为臣，余者佐之而已。但雄黄、蜀椒，理阳气药也，故病在阴者去之，如《肘后备急方》《备急千金要方》阳毒去鳖甲有桂枝者。鳖，水族，乃阴中之阳，不如桂枝能调阳络之血，阴毒不去蜀椒者，蜀椒亦阴中之阳，非若雄黄阳中之阳，故留之以治阴也。

【经典配方】升麻二两，当归一两，蜀椒（炒去汗）一两，甘草二两，鳖甲（手指大）一片（炙），雄黄半两（研）。上六味，以水四升，煮取一升，顿服之，老小再服，取汗。

【经典方证】治血分热毒，面赤斑斑如锦纹，咽喉痛，吐脓血。

【推荐处方】升麻6 g，当归3 g，蜀椒（炒去汗）3 g，甘草6 g，鳖甲10 g（炙），雄黄1.5 g（研），上六味，水煎服。

【方机概述】阳毒证系感受疫疠邪毒。疫毒侵袭，血分热盛，邪热上壅，故面赤斑斑、状如锦纹；疫毒剧烈，热结咽喉，灼伤脉络，耗伤津液，故咽喉疼痛；疫毒上迫胸肺，热盛灼络，肉腐成脓，故吐脓血。

【方证提要】毒热阳郁血证：面赤斑斑如锦纹，咽喉痛，唾脓血，舌红或紫或有瘀点，脉数。

【适用人群】常用于感受疫疠邪毒的人群。症见发病急促，后迁延不愈，反复发作，或可传染，发热，面红，发斑，咽痛，烦躁，口渴，吐脓血，尿色深，舌质红。

【适用病症】

以下病症符合上述人群特征者，可以考虑使用本方。

（1）以斑疹为表现的疾病，如斑疹伤寒、带状疱疹、荨麻疹等。

（2）以咽痛为表现的疾病，如扁桃体炎等。

（3）以热性出血为特征的疾病，如再生障碍性贫血、急性白血病、流行性出血热、猩红热等。

（4）以免疫功能异常为表现的疾病，如系统性红斑狼疮、白塞综合征等。

【合方与加减】

1. 合方

（1）发热者，合清营汤、清骨散。

（2）疾病迁延，如慢性扁桃体炎，合小柴胡汤。

（3）咽痛者，合普济消毒饮、荆芥连翘汤。

（4）口渴者，合增液汤。

2. 加减

（1）热重，加生地黄15 g，大青叶15 g，金银花20 g。

（2）瘀重，加牡丹皮6 g，赤芍15 g，丹参30 g，水蛭6 g。

（3）吐血、衄血者，加白茅根30 g，生地黄20 g，大黄6 g。

（4）乏力气虚者，加人参10 g，黄芪30 g，白术15 g。

【注意事项】

（1）阳毒起病迅速，应注重早期治疗。病初邪毒未盛，正气未衰；日久毒盛正虚，较为难治。

（2）本方治疗的疾病涉猎广泛，但仍需辨证论治。

（3）方中雄黄，用时尤应慎重，以防中毒。

【医案分析】

1. 朱黎红用升麻鳖甲汤案

患者钟某，男，75岁。2017年9月11日初诊。主诉：左侧胸胁部疱疹4天。患者治疗过程中疱疹逐渐增多，蔓延至左侧胸胁、腰臀部及左下肢，经西药阿昔洛韦抗病毒、甲钴胺营养神经；中药垂盆草外敷、瓜红散、龙胆泻肝汤并全蝎、蜈蚣打粉冲服等治疗后疱疹逐渐收痂，但疼痛症状明显。给予卡马西平、加巴喷丁、氨酚双氢可待因片、氨酚羟考酮片等多种止痛药口服，症状不能缓解，建议神经阻断治疗。10月8日再诊。患者面青，神色倦怠，疱疹结痂、色暗红，有少量新发疱疹，舌质淡暗，苔薄，脉沉。诉终日疼痛明显，夜间加重，突出表现为夜间1点以后疼痛明显，伴有口干多饮，一夜饮水2瓶，无口苦、便秘。考虑患者病在厥阴，系厥阴血分热毒郁结，不通则痛，给予升麻鳖甲汤加减：升麻30 g，鳖甲20 g，当归10 g，甘草10 g，赤芍15 g，生地黄10 g，玄参15 g，葛根15 g，桑白皮10 g，牡丹皮10 g。服药3剂后患者症状改善明显，夜间疼痛已不明显，口渴症状消失，逐渐停服西药，原方再服3剂后收功。

按语：《伤寒论·辨厥阴病脉证并治第十二》："厥阴之为病，消渴，气上撞心……"消渴，形容饮水多而渴不解。厥阴肝木，相火内寄，病则木火上炎，燔灼胃津，所以消渴。临床各种疑难杂病，但见在下半夜（丑时至卯时）出现相关症状或症状加重者，符合厥阴风木发病的特点。基于消渴及夜间丑时以后症状加重这两个辨证点，此患者归为厥阴病。"阴毒之为病，面目青，身痛如被杖"，患者血滞、络脉不畅、不通则痛，故见面色青、身痛明显。故选用升麻鳖甲汤合凉血活血之剂，投药后竟然获得奇效，3日后就能减掉大部分的麻醉镇痛药物，1周后疼痛完全消失，仅留部分皮损。后凡遇到夜间加重、遇热尤甚，考虑夜间相火浮游、血分瘀热之皮肤病，均以上方化裁治之，疗效俱佳。

2. 陈四清用升麻鳖甲汤案

朱某，女，57岁。2013年4月28日初诊。宿患乙肝、肝硬化多年，2年前口腔、外阴溃疡反复难愈，确诊为白塞综合征，服沙利度胺等西药难以控制病情进展，听力下降，视力模糊，且肝功能异常，遂转投中医治疗。来诊时口中灼热不舒，口干不欲饮，阴部破溃灼痛，大便偏干，舌苔薄黄腻，舌质红有裂纹，脉象细。偶有胃胀、胃痛。辨证属湿毒内蕴、肝胃郁热阴伤。仿玉女煎加味。处方：大生地20 g，生石膏（先煎）20 g，知母10 g，乌梅10 g，黄连6 g，人中黄10 g，生蒲黄（包煎）12 g，黄芩15 g，黄柏15 g，肉桂3 g（后下），肿节风15 g，土茯苓40 g，山慈菇15 g，僵蚕10 g，蝉蜕10 g，砂仁10 g（后下），五味子10 g，败酱草10 g，鱼腥草15 g，合欢花15 g，夏枯草15 g。7剂。常法煎服。

2013年5月6日二诊：口腔灼热、破溃好转，服药后两胁痛减，胃中稍有灼热不适，停服西药帕夫林后手腕等多处关节疼痛反复，纳谷增加，大便近来开始每日两三次且成形，舌苔淡黄腻、舌质红，脉细。以4月18日方加木蝴蝶5 g，穿山龙30 g，去乌梅，改生石膏（先煎）30 g，砂仁（后下）8 g。续服14剂。

之后继以玉女煎为主方，滋阴降火、清肝和胃、利湿解毒加减治疗似有一定疗效，但又难以满意。2013年8月1日来诊时诉口腔虽未破溃但仍有灼痛不舒感，牙齿时有衄血，外阴溃疡灼痛一直未有明显缓解，痛楚难言。舌苔薄黄腻、质红，脉细。观患者两颧暗红，扪其手心灼热，顿悟其为"阴阳毒"，遂处以升麻鳖甲汤治疗。处方：升麻15 g，鳖甲（先煎）10 g，赤芍10 g，生地黄15 g，黄连5 g，水牛角（先煎）30 g，百合15 g，知母10 g，人中黄6 g，生蒲黄（包煎）10 g，牡丹皮10 g，丹参15 g，穿山龙45 g，土茯苓15 g，黄柏15 g，赤小豆15 g，白薇15 g。7剂。常法煎服。

患者服药后来诊：喜告诸症霍然而解，舌痛若失，阴部溃疡已愈不痛，认为上方（2013年8月1日方）甚好，请求继予原方治疗不变。之后连续服用上方半年，患者口腔及阴部溃疡均未发作，关节疼痛亦缓解，多次检查肝功能正常。

按语：患者虽未有面部锦纹表现，但两颧暗红、手心灼热实已表达出其"阳毒"病理变化之机。全方重用升麻，借其升散之力以达透邪解毒之功，故《本经》谓其"主解百毒"，治本病十分合拍；鳖甲滋阴潜阳，既可行血散瘀，又可领诸药入阴分以搜毒；热毒内伏营血，故给予赤芍、生地黄、水牛角、百合、知母、人中黄、牡丹皮、白薇清热凉血解毒、滋阴生津止渴；生蒲黄、丹参活血化瘀散结；黄连苦寒，清泄胃火，防胃中火热上炎灼口；穿山龙、土茯苓、黄柏、赤小豆清热利湿解毒。诸药合用，滋阴潜阳以治本，热、毒、湿、瘀共祛以治标，故而效若桴鼓。

3. 董飞侠用升麻鳖甲汤案

患者，女，33 岁。2016 年 10 月初诊。肾穿刺活检病理诊断为狼疮性肾炎Ⅳ型，既往接受激素加环磷酰胺治疗，致骨质疏松、双侧股骨头坏死，满月脸明显，其间病情反复发作。1 周前因感冒而面部红斑加重，色暗红，周边布满鳞屑、疼痛，感冒自愈后红斑未退，并伴有颜面潮红、浮肿，持续低热，咽喉痛，烦躁口干，关节疼痛，倦怠乏力，纳眠欠佳，二便正常，舌红苔黄，脉弦，就诊时激素仍在维持使用。方以升麻鳖甲汤加减：升麻 10 g，当归 10 g，鳖甲（先煎）20 g，甘草 6 g，茯苓 15 g，薏苡仁 15 g，水半夏 9 g，紫草 10 g，牡丹皮 10 g，赤芍 12 g，白花蛇舌草 10 g，炒白术 15 g，佩兰 6 g，木香 5 g，蝉蜕 10 g，薄荷 10 g，积雪草 15 g，青蒿 15 g，水煎服，每日 1 剂。嘱继续维持原激素治疗方案。14 天后复诊，热退身凉，诸症皆减。原方加党参 10 g，麦冬 15 g，丹参 20 g，续治 14 天斑块消退，遂自行停用激素，未发生反跳及其他不适。继续与本方加减治疗，门诊随访病情至今未再复发。

按语：本例患者病程日久，因病情活动骤然起病，加之其曾接受激素和免疫抑制剂药物治疗，阳热之品久服更易伤阴耗气，故表现以阴虚内热为本、火毒炽盛为标，其发热、发斑、烦躁、关节疼痛等症状皆为热毒血瘀之象。升麻鳖甲汤荡涤血分蕴蓄之热毒，顿挫病势，与大量清热解毒、凉血散瘀药物配伍旨在增强治疗作用。配伍炒白术、木香、佩兰健脾和胃，茯苓、积雪草、薏苡仁加强健脾利湿解毒之功。此外，薄荷、蝉蜕疏风清热利咽。方中鳖甲滋阴退热、入络搜邪，青蒿芳香化湿、引邪外出，二药相配有先入后出之妙。其中牡丹皮凉血透热，可助青蒿透泄阴分之伏热，诸药协调对本病起到缓解和控制作用。

参考文献

［1］朱黎红，潘俊杰. 升麻鳖甲汤临证思考［J］. 浙江中医药大学学报，2020，44（1）：77-79，83.

［2］孙莉. 陈四清运用升麻鳖甲汤治疗白塞氏病 1 例［J］. 江苏中医药，2015，47（6）：47-48.

［3］谢帆，董飞侠. 董飞侠运用经方升麻鳖甲汤治疗狼疮性肾炎经验［J］. 中国中医基础医学杂志，2019，25（10）：1453-1455.

（彭敏 撰）

鳖甲煎丸

【仲景方论】《金匮要略·疟病脉证并治第四》："病疟，以月一日发，当以十五日愈，设不差，当月尽解。如其不差，当云何？师曰：此结为癥瘕，名曰疟母，急治之，宜鳖甲煎丸。"

【注家方论】

（1）吴昆《医方考·疟门第十·鳖甲煎丸》：始虽邪正二气，及其固结之久，则顽痰、死血皆有之矣。然其为患，或在肠胃之中，或薄肠胃之外，不易攻去，仲景公先取灰酒，便是妙处。盖灰从火化，能消万物，今人取十灰膏以作烂药，其性可知；渍之以酒，取其善行。若鳖甲、鼠妇、䗪虫、蜣螂、蜂窠者，皆善攻结而有小毒，以其为血气之属，用之以攻血气之凝结，同气相求，功成易易耳。乃柴胡、浓朴、半夏，皆所以散结气；而桂枝、丹皮、桃仁，皆所以破滞血；水谷之气结，则大黄、葶苈、石韦、瞿麦可以平之；寒热之气交，则干姜、黄芩可以调之。人参者，所以固元于克伐之场；阿胶、芍药者，所以养阴于峻厉之队也。乌羽、赤硝、紫盛，隋唐医哲，皆不知之，故以乌羽作乌扇，赤硝更海藻，紫盛更紫葳、紫菀。今详四物，亦皆攻顽散结之品，更之未为不可，然依旧本，仍录乌羽、赤硝、紫盛者，不欲遽然去之，盖曰爱礼存羊云尔。

（2）张璐《千金方衍义》：疟母必著于左胁，肝邪必结肝部也。积既留著客邪，内从火化，当无外散之理，故专取鳖甲伐肝消积。尤妙在灰煮去滓，后下诸药，则诸药咸得鳖甲引入肝胆部分。佐以柴胡、黄芩同脐少阳区域；参、姜、朴、半助胃祛痰；桂、芍、牡丹、桃、葳、阿胶和营散血；蜣螂、蜂窠、虻虫、䗪虫、乌扇聚毒势攻；瞿、韦、藻、戟、葶苈、大黄利水破结。未食前服七丸，日服不过二十余粒。药虽峻而不骤伤元气，深得峻药缓攻之法。又易《金匮》方中赤消毒劣，则易之以藻、戟；鼠妇难捕，乃易之以虻虫。略为小变，不失大端。

（3）王子接《绛雪园古方选注·内科丸方》：本方都用异类灵动之物，若水陆，若飞潜，升者降者，走者伏者咸备焉。但恐诸虫扰乱神明，取鳖甲为君守之，其泄厥阴、破癥瘕之功，有非草木所能比者。阿胶达表息风，鳖甲入里守神，蜣螂动而性升，蜂房毒可引下，䗪虫破血，鼠妇走气，葶苈泄气闭，大黄泄血闭，赤硝软坚，桃仁破结，乌扇降厥阴相火，紫葳破厥阴血结，干姜和阳退寒，黄芩和阴退热，和表里则有柴胡、桂枝，调营卫则有人参、白芍，厚朴达原劫去其邪，丹皮入阴、提出其热，石韦开上焦之水，瞿麦涤下焦之水，半夏和胃而通阴阳，灶灰性温走气，清酒性暖走血。统而论之，不越厥阴、阳明二经之药，故久疟邪去营卫而着脏腑者，即非疟母亦可借以截之。《金匮》惟此丸及薯蓣丸药品最多，皆治正虚邪着久而不去之病，非汇集气血之药攻补兼施未易奏功也。

（4）张秉成《成方便读·治疟之剂·鳖甲煎丸》：方中寒热并用，攻补兼施，化痰行血，无所不备。而又以虫蚁善走入络之品，搜剔蕴结之邪。柴桂领之出表，消黄导之降里。煅灶下灰清酒，助脾胃而温运。鳖甲入肝络而搜邪。空腹服七丸，日三服者，取其缓以化之耳。

【经典配方】鳖甲十二分（炙），乌扇三分（烧），黄芩三分，柴胡六分，鼠妇三分（熬），干姜三分，大黄三分，芍药五分，桂枝三分，葶苈一分（熬），石韦三分（去毛），厚朴三分，牡丹五分（去心），瞿麦二分，紫葳三分，半夏一分，人参一分，䗪虫五分（熬），阿胶三分（炙），蜂窠四分（炙），赤硝十二分，蜣螂六分（熬），桃仁二分。上二十三味，为末，取锻灶下灰一斗，清酒一斛五斗，浸灰，候酒尽一半，着鳖甲于中，煮令泛烂如胶漆，绞取汁，内诸药，煎为丸，如梧子大，空腹服七丸，日三服。

【经典方证】疟疾日久不愈，胁下痞硬有块，结为疟母，以及癥瘕积聚。

【推荐处方】鳖甲胶18 g，阿胶30 g，蜂房（炒）40 g，鼠妇30 g，土鳖虫（炒）50 g，蜣螂60 g，硝石（精制）120 g，柴胡60 g，黄芩30 g，半夏（制）10 g，党参10 g，干姜30 g，厚朴（姜制）30 g，桂枝30 g，白芍（炒）50 g，射干30 g，桃仁20 g，牡丹皮50 g，大黄30 g，凌霄花30 g，葶苈子10 g，石韦30 g，瞿麦20 g。上为末，炼蜜为丸，每丸3 g，每日3次。

中成药鳖甲煎丸，可按说明或遵医嘱服用。

【方机概述】疟邪与痰浊瘀血结于胁下形成疟母。疟邪久扰，正气必虚，清阳失转运之机，浊阴生窃踞之渐，气闭则痰凝血滞，而块势成。胁下转枢失职，故结成积块，居于所部之分。

【方证提要】疟疾日久不愈，胁下痞硬，结成疟母。以及癥块积于胁下，推之不移，腹痛，肌肉消瘦，饮食减少，时有寒热，女子经闭等。

【适用人群】常用于邪久不除的体虚人群。症见体形消瘦，腹部膨隆，面色晦暗，腹痛，纳少，女子经闭，舌胖色暗有瘀点，脉细。

【适用病症】

以下病症符合上述人群特征者，可以考虑使用本方。

（1）以往来寒热为表现的疾病，如疟疾。

（2）以肝功能异常表现的疾病，如慢性肝炎、肝硬化等。

（3）肿瘤疾病，如卵巢肿瘤及腹腔其他类型的肿瘤等。

（4）以腹部膨隆为表现的疾病，如肝脾大等。

（5）以脏器纤维化为表现的疾病，如肝纤维化、肾纤维化等。

【合方与加减】

1. 合方

（1）晚期血吸虫病肝脾大者，合阿魏消痞丸。

（2）肝硬化，合大黄䗪虫丸、乌鸡白凤丸、逍遥散。

（3）肿瘤，合少腹逐瘀汤、膈下逐瘀汤。

（4）腹水，合五苓散。

2. 加减

（1）肝癌，加商陆 6 g，猫人参 30 g，壁虎 3 g，龙葵 15 g。

（2）食欲欠佳，加焦三仙各 10 g，鸡内金 10 g，砂仁 9 g。

（3）胁下疼痛，加郁金 10 g，延胡索 10 g。

（4）肝脾大、门静脉曲张，加茯苓 10 g，猪苓 10 g，泽泻 10 g，车前子 10 g，冬瓜皮 10 g。

（5）情志不舒，加香附 10 g，佛手 10 g，合欢花 10 g。

【注意事项】

（1）有出血倾向者慎用，孕妇禁用。

（2）对虫类过敏者慎用。

【医案分析】

1. 祝味菊用鳖甲煎丸案

顾姓老人，年 60 余岁，农民。勤于耕种，酷暑暴雨，经常感受，为时既久，寒热往来不清，头昏呕吐，胸中闷满，四肢无力，不思纳谷。请医生诊治，认为暑湿相搏蕴于内，应用芳香化浊如青蒿、白薇、佩兰之属，服后毫无效果。另请医诊察，适热多寒少，热度较高，口渴欲饮，面红溲赤，时欲恶心。诊为瘅疟，用石膏知母甘草再加清暑之品。2 剂后，热不退，腹部左侧膨胀不软，胸中更闷，不欲食，善呕恶，日夜不安，于是又请医求治。改弦易辙，予以温中之品，药服 2 剂，腹中较舒，寒热往来如故。遂遍访名医多人，治皆不效。闻祝医之名，请其医治。祝诊曰："贵恙风寒之邪进入少阳，一剂小柴胡汤即可愈者，何惜而不用欤。只见高热而用白虎，以致腹部胀满，左侧硬而不软，即气血积聚，此即疟母，乃脾大，疟疾形成拒母，如不刈其根，则疟疾不愈。"乃用柴胡桂枝干姜汤、达原饮、人参鳖甲煎丸法复方图治，直入少阳以祛风寒湿邪，再益正软坚以刈疟母。处方：柴胡、桂枝、炒白芍各 9 g，淡干姜 6 g，制川朴、草果各 9 g，姜半夏、附片（先煎）各 12 g，生牡蛎 30 g，制南星 6 g，人参鳖甲煎丸（包煎）9 g，陈皮 9 g。服 3 剂，寒热时间已经缩短，左胁坚硬已经转软，腹胀渐松，再照前方加人参 9 g。又服 3 剂，诸症已消，已能食，精神增加，面现红色。继续调治一个月以后，康复正常。

按语：误治导致病情延误，形成疟母。本方中重用鳖甲软坚散结，通络开痹；大黄、牡丹、桃仁、䗪虫破血攻瘀，疏通经络；蜣螂、蜂房、鼠妇、赤硝破瘀，攻毒祛风，活络止痛；柴胡、厚朴行气开郁，调达郁结；半夏、茯苓、葶苈、瞿麦、石韦祛痰除湿；干姜、黄芩协调阴阳；桂枝、芍药调和营卫；人参、阿胶益气养血。全方共奏破血通络，理气祛痰，益气养血，燮理阴阳，调和营卫之功。

2. 胡希恕用鳖甲煎丸案

费某，男，46岁。1965年8月20日初诊。1964年6月发现急性黄疸型肝炎，不断治疗，病情反复。近半年出现腹胀、腹水，某医院查有食管静脉曲张、脾大，诊断为肝硬化腹水，服西药症状反而加重，遂求中医治疗。现症：腹胀甚，胸胁满，纳差，嗳气，头晕目花，口干稍苦，有时鼻衄，舌苔白，脉沉弦滑。证属血虚水盛、水郁久化热，治以养血利水，与柴胡桂枝干姜汤合当归芍药散加减：柴胡四钱，桂枝三钱，黄芩三钱，天花粉四钱，干姜二钱，炙甘草二钱，生牡蛎三钱，当归三钱，川芎三钱，白芍三钱，苍术三钱，泽泻五钱，茯苓四钱，生地炭三钱，阿胶三钱。

上药服十四剂。9月4日复诊，口苦咽干已，鼻衄未作，腹胀稍减，改服茯苓饮合当归芍药散及五苓散：茯苓四钱，党参三钱，枳壳三钱，陈皮一两，苍术三钱，当归三钱，白芍三钱，川芎二钱，桂枝三钱，砂仁三钱，木香三钱，大腹皮三钱，木瓜三钱。上药加减治疗五月余，腹胀、腹满已不明显，下肢浮肿消，腹水明显减少。嘱其回原籍继续服药，并加服鳖甲煎丸，以图进一步好转。

按语：从以上的治疗经验中可看出，当肝功不正常时，胡老喜用大量的丹参、茵陈蒿；当有肝脾大时，常用鳖甲、龟板。这是来自多年的经验总结，也是源自于经方的理论。如有关丹参的功能、主治，《神农本草经》认为："味苦，微寒，无毒，主心腹邪气，肠鸣幽幽如走水，寒热积聚，破癥，除瘕，止烦满，益气。"有关茵陈蒿的功能主治，《神农本草经》谓："味苦平，主风寒湿热邪气，热结黄疸。"这两味的主治功能，适应于肝炎的活动期，经长期观察确有良效，故常用之。应用鳖甲、龟板治疗肝脾大，也是依据了《神农本草经》的论述，如该书记载："鳖甲，味咸，平，主心腹癥瘕，坚积，寒热，去痞。""龟板，味咸，平，主漏下赤白，破癥瘕、痎疟。"其主治功能很适合肝脾大。胡老经多年观察确有实效，因此常择证用之。

3. 柳少逸用鳖甲煎丸案

患者，男，41岁。2019年7月5日就诊。现病史：患者2年前查体发现乙型肝炎表面抗原阳性，查乙肝五项提示大三阳，后患者每3个月查体1次，2018年9月查体发现肝占位，诊断为肝癌，随即于山东某医院行手术治疗，术后未进行化疗。2019年1月10日因右侧胁肋部胀闷，查肝胆MRI：肝癌术后改变，肝内多发异常信号，肝硬化，脾大，少量腹水。饮食可，大便每日1~2次，大便有时带血，舌暗，舌下赤络暗紫，脉沉弦，尺脉弱。柳少逸教授给予中药治疗2个月，诸症消失，患者自认为痊愈，自行停药。2019年7月5日患者复因右胁肋部胀闷，且皮肤、巩膜黄染，小便色黄，遂复诊。刻下：右侧胁肋部胀闷，纳差，乏力，精神不振，皮肤、巩膜黄染，色鲜明如橘，舌下赤络暗紫，脉沉弦，尺脉弱。证属枢机不利，气化失司，肝胆湿热。宗鳖甲煎丸之意易汤化裁。处方：制鳖甲15g（先煎），柴胡12g，黄芩片10g，射干12g，炒桃仁10g，鼠妇10g，土鳖虫10g，地龙10g，炮姜6g，酒大黄15g，桂枝12g，萹蓄15g，瞿麦10g，旋覆花15g（包煎），厚朴10g，凌霄花10g，炒白芍12g，牡丹皮10g，蜜炙蜂房10g，红参片10g，姜半夏10g，葶苈子10g，芦根30g，郁金12g，茵陈30g，炒栀子20g，黄药子10g，毛慈菇10g，虎杖10g，白花蛇舌草30g，半枝莲15g，半边莲15g，九节茶10g，预知子10g，猫人参10g，夏枯草10g，酒制香附10g，茯苓30g，麸炒白术15g，黄芪20g，灵芝10g，生姜10g，大枣10g。每日1剂，水煎，早晚分服。服药15剂后，患者皮肤、巩膜黄染消失。服药20剂后，患者精神好，胁下胀闷、乏力感消失，纳可，二便调，舌暗红，苔薄白，脉沉略弦。续服60剂，再行腹部MRI检查：肝癌术后改变，肝内多发异常信号，肝硬化、脾大皆较前有所改善。患者感觉良好，精神饱满。

按语：本案患者系乙型肝炎继发肝癌，手术后未行化疗，机体正气于术后未受重创。现症见右侧胁肋部胀闷，皮肤、巩膜黄染，纳差，乏力，精神不振。皆因肝气郁结，致肝郁脾虚，从而导致阴阳互损，气血衰败，精神耗散，病邪猖獗而发病。肝郁脾虚日久，湿热内生，熏蒸胆汁外溢引起黄疸。该病病位在肝及胁肋部。胁肋部是肝经循行部位，因此肝失疏泄、气机郁结贯穿其中。肝病传脾，致脾失运化，气血生成乏源，湿浊内生，气郁湿阻，终致痰瘀交阻，日久必形成有形癥疾，所以出现肝硬化、脾大等器质性病变。因此，调枢机、司气化、疏肝利胆、活瘀散结是主要的治疗方法。方中鳖甲为君药，入肝经，祛邪养正、软坚散结。小柴胡汤条达枢机、疏肝理气，解胸胁部胀满不适感。桂枝汤调和营卫，安和五脏。患者大便虽然通畅，但腹内有秽浊之物，二便是体内排泄废物的主要途径，因此用酒大黄的上升作用上达于肺，借助肺的肃降作用，使体内的"污垢"从三焦清除。桃仁及三虫（鼠妇、地龙、土鳖虫）活血化瘀破瘀，以消癥瘕。黄药子、毛慈菇、虎杖、白花蛇舌草、半枝莲、半边莲、九节茶、预知子、猫人参清热解毒，软坚散结。茵陈、栀子取茵陈蒿汤之意，以清热利湿退黄。夏枯草、香附为补肝散结，疏肝理气，维护肝的疏泄功能。茯苓、白术健脾渗湿，益气血。黄芪、灵芝扶正护肝，既病防变。肝体阴而用阳，在肝病的治疗中，还要注意固护肝阴。

参考文献

［1］招萼华．祝味菊医案经验集［M］．上海：上海科学技术出版社，2007：106.

［2］冯世纶．中国百年百名中医临床家丛书：胡希恕［M］．北京：中国中医药出版社，2001：42-44.

［3］柳朝晴．柳少逸应用鳖甲煎丸易汤治疗肝癌的经验及验案举隅［J］．中国民间疗法，2022，30（1）：38-39，93.

（彭敏　撰）

白虎加桂枝汤

【仲景方论】《金匮要略·疟病脉证并治第四》："温疟者，其脉如平，身无寒但热，骨节疼烦，时呕。白虎加桂枝汤主之。"

【注家方论】

（1）张璐《千金方衍义》：白虎以治阳邪，加桂以通营卫，则阴阳和、血脉通，得汗而愈矣。

（2）王子接《绛雪园古方选注·内科》：本方方义原在心营肺卫，白虎汤清营分热邪，加桂枝引领石膏、知母上行至肺，从卫分泄热，使邪之郁于表者，顷刻致和而疟已。

（3）尤在泾《金匮要略心典·疟病脉证并治第四》：温疟者，邪气内藏肾中，至春夏而始发，为伏气外出之证，寒蓄久而变热，故亦不作寒也，脉如平者，病非乍感，故脉如其平时也。骨节烦疼时呕者，热从肾出，外舍于其合，而上并于阳明也，白虎甘寒除热，桂枝则因其势而达之耳。

（4）周扬俊《金匮玉函经二注·疟病脉证并治第四》：一皆以邪疟为重而名之，夫阴不与阳争，故无寒，骨节皆痹。不与阳通，则骨节痛烦，火气上逆则时呕。用白虎治其阳盛也，加桂疗骨节痹痛，通血脉，散疟邪，和阴阳以取汗也。

（5）陈修园《金匮要略浅注·疟病脉证并治第四》：以肺素有热，而偶受风寒，内藏于心，外舍分肉，表则寒而里则热，缘阴气内虚，不能与阳相争，故但热而不作寒也。师不出方，余比例而用白虎加桂枝汤，以白虎清心救肺，以除里热，加桂枝调和营卫，以驱外邪，诚一方而两扼其要也，即先热后寒，名为热疟，亦以白虎清其先，桂枝却其后，极为对证，此法外之法也。

【经典配方】知母六两，甘草二两（炙），石膏一斤，粳米二合，桂枝（去皮）三两。上锉，每五钱，水一盏半，煎至八分，去滓，温服，汗出愈。

【经典方证】温疟。其脉如平，身无寒但热，骨节疼烦，时呕。

【推荐处方】知母 18 g，炙甘草 6 g，石膏 50 g，粳米 6 g，桂枝（去皮）9 g。上锉为粗末，每服 1.5 g，用水 180 mL，煎至 150 mL，去滓温服，汗出愈。

【方机概述】邪热侵袭太阳肌表。太阳主一身肌表筋脉骨节，营卫受邪而抗邪，正邪斗争，则发热，以此而演变为温疟，温热上扰于心神，则烦躁；温热灼损阴津，则口干、口渴。温热之邪侵袭营卫关节，经气筋脉滞涩不通，则演变为热痹、关节红肿疼痛。

【方证提要】温疟，身无寒但热，骨节疼烦，时呕。风湿热痹，壮热汗出，气粗烦躁，关节肿痛，口渴苔白。

【适用人群】常用于外感人群，邪热入里，热多寒少，症见发热恶寒、头身疼痛、自汗出、口渴引饮。或热痹见关节疼痛，遇热则甚，或关节红肿。

【适用病症】

以下病症符合上述人群特征者，可以考虑使用本方。

（1）因外感诱发的疾病，如中暑、外感发热、咳嗽鼻塞。

（2）多种发热性疾病证见里热炽盛、表邪未清者，如疟疾、流行性出血热、过敏性血小板减少、产后发热等。

（3）以痹为表现的疾病，如风湿性关节炎、类风湿关节炎、痛风性关节炎、坐骨神经痛等。

【合方与加减】

1. 合方

（1）关节不适者，合二妙散、四妙散、宣痹汤，外用金黄膏。

（2）鼻塞者，合辛夷散、六圣散。

2. 加减

（1）关节疼痛，加桃仁 12 g，赤芍 15 g，防风 6 g，桑枝 15 g，威灵仙 15 g。

（2）寒热往来，加柴胡 15 g，青蒿 15 g。

（3）红肿，加牡丹皮 6 g，贝母 6 g。

（4）口渴，加麦冬 12 g，石斛 15 g，生地黄 15 g。

【注意事项】

（1）虚寒者慎用本方。

（2）服药后，注意汗出情况。

【医案分析】

1. 清代名医曹颖甫用白虎加桂枝汤案

师曰：余二十五岁时，能读医书，而尚不善于治病。随表兄陈尚白买舟赴南京应秋试。陈夫妇同宿中舱，余宿前舱。天方溽暑，骄阳如炽，舟泊无锡，陈夫妇相偕登陆，赴浴惠泉，嘱余守舱中。余汗流浃背，又不便易衣，令其自干。饮食起居又不适，因是心恒悒悒然。舟泊五日，方启碇。又五日，乃抵镇江。下榻后，部署初定，即卧病矣。延医疏方，不外鲜藿香、鲜佩兰之属。服之数日，病反加剧，汗出，热不清，而恶寒无已。当夜乘轮赴京，时觉天昏地黑，不知人事。比抵石城，诸友扶住堂子巷寓所。每小便，辄血出，作殷红色，且觉头痛。时为八月初五日，距进场之期仅三天矣。是时，姻丈陈葆厚先生已先余到南京。丈精于医，诊脉一过，即亲出市药，及荷叶露三大瓶，生梨十余枚以归，并嘱先饮露。饮已，口即不干。顷之又渴，复啖生梨，梨皮不遑削，仅弃其心，顷刻尽十枚。迨药煎成，即进一大碗，心中顿觉清朗，倦极而睡。醒后，头已不痛，惟汗未出。更进二煎，浓倍于前，服后又睡，醒时不觉周身汗出，先小汗，后大汗，竟至内衣夹袄被褥上下皆湿，急起更易，反被以盖。于是方觉诸恙悉除，腹中知饥，索热粥。侍者曰：粥已备。盖陈丈所预嘱者也。初啜一小碗，觉香甜逾恒。稍停，又续进，竟其夜，竟尽二大碗。初七日，即能进场。试期达九日夜，毫无倦容。余乃惊陈丈医术之神，叩其药。则桂枝石膏二味同捣也。问其价，曰：适逢新开药铺，共费钱六文而已。遂相与大笑。丈，江阴人，邑庠生，精医之外，又能诗词。

佐景按：头痛而恶寒，此太阳病未罢也，法当令其汗出而解。然小便已见血出，安复有余液可以作汗？故先饮荷叶露及生梨者，增其液以为作汗之张本也。于是与石膏以清其本内蕴之热，与桂枝以祛其外束之寒。寒因汗解，热因凉除。醒来索粥，是即白虎汤之粳米，向之饮露，亦犹加参汤之人参。看其啜梨啜露之顷，像煞儿戏。孰知六文二味之中，已含圣法。呜呼，化仲圣方活而用之，非陈老孰有此巧也！

曹颖甫曰：救命之恩，所不敢忘。表伯猿厚先生已于八十四岁归道山，迄今又四五年矣，清灯夜雨，为之泫然！

佐景又按：白虎加桂枝汤证多见于夏日，诚以炎暑蒸人，胃肠本已热化，入夜凉风习习，未免贪享，故致表里交病。表为寒束，则热无外泄之机，势必愈炽。热既内炽，则更易伤津，使无从作汗以解表。惟有投白虎汤以治其本（肠胃之热），同时加桂枝以治其标（表证之寒），标本并治，方可热除津复，汗出表解。依余经验，桂枝轻至一钱，生石膏轻至三钱，亦可有效。设不尔者，但用白虎以清热，则表证将愈甚；但用桂枝以解表，则内热将愈炽，终不免坏病之变。此理较深，请以弈棋为喻。围棋繁密，请以象棋为喻。夫棋法，必也双炮直列，或也双车并驰，或也炮马互峙，或也双马连环，方可制敌将之死命。否则，单枪匹骑，孤掌难鸣，敌方非但可从容他逸，抑且易事反攻。桂枝、石膏二药之合作而不可分离者，理亦犹是。或曰：君前谓石膏凉胃，桂枝温胃，何能温凉并进，反获奇功耶？曰：仲圣方温凉并用者，诸泻心汤即在其例。若桂枝与石膏，犹其始焉者尔。盖人体之机构复杂繁沓，灵敏万分，及其病时，作用尤显。各部机构每自能吸取其所需，而放任其所不需者，若论本汤证，则胃取石膏之凉而消热，动脉取桂枝之散而致汗，故二者非但不相左，抑且相成。吾人若惊仲圣之神，何能到此造诣？敢答曰：此尚为仲圣大道之藩篱耳，欲尽赏奇花异卉，请细读《伤寒论》《金匮要略》。前桂枝加大黄汤为七分太阳，三分阳明。今白虎加桂枝汤为七分阳明，三分太阳。二汤之对仗，堪称工整。医者能合用仲圣诸方，即可曲应万变之病，兹二汤特发其凡耳。（《经方实验录》）

2. 刘渡舟用白虎加桂枝汤案

张某，女，32岁。新产后才9日，即外出产房，因而感受风寒，起病突然，寒战震栗，继而身半以上汗出，烦热难忍，身半以下无汗，反觉寒冷彻骨。口干渴能饮，其人面色红赤，左额头疼痛，但项背恶风。脉浮大，舌质红绛，苔薄白。合而观之，知其人素体阳热内盛，值新产之后，血气虚弱，风邪乘虚而入。阳热内盛，因风邪诱发而壅聚于上，气不能下达，所以出现上热下寒，内热外寒的情况。治疗必须内清其热，外解其风。处方：生石膏30g，知母10g，炙甘草6g，粳米一大撮，桂枝6g，白薇10g，玉竹10g。服药仅1剂，诸症霍然而愈。（《经方临证指南》）

按语：温疟证的产生机理是本有伏热在内，因感受时邪引发外出，尤在泾认为是"邪气内藏肾中，至春夏而始发，为伏气外出之证"。药证与病机相合，所以一剂而愈。

3. 岳美中用白虎加桂枝汤案

友人裴某之第三女患疟，某医投以柴胡剂两帖，不愈，余诊其脉洪滑，询之月经正常，未怀孕，每日下午发作，热多寒少，汗大出，恶风，烦渴喜饮，思此是温疟。脉洪滑，烦渴喜饮，是白虎汤证；汗出恶风，是桂枝汤证，即书白虎加桂枝汤。生石膏48g，知母18g，炙甘草6g，粳米18g，桂枝9g，清水四盅，煮米熟，汤成，温服。一剂病愈大半，二剂疟不复作。足见迷信柴胡或其他疟疾特效药而不知灵活以掌握之者，殊有失中医辨证施治的规律。（《岳美中医案集》）

按语：治当解肌调荣、清热通络，然络通热清，营卫和畅。方中知母清热除烦，滋阴润燥，和利关节。桂枝解肌和营卫，走关节利机关，通利血脉。石膏清透肌肤骨节郁热。粳米补中益气，顾护正气以祛邪。甘草益气补中，使正气极力祛除邪气，兼防寒凉药伤胃。

（彭敏　撰）

蜀漆散

【仲景方论】《金匮要略·疟病脉证并治第四》："疟多寒者，名曰牡疟，蜀漆散主之。"

【注家方论】

（1）尤在泾《金匮要略心典·疟病脉证并治第四》：疟多寒者，非真寒也。阳气为痰饮所遏，不得外出肌表，而但内伏心间。心，牡藏也，故名牡疟。蜀漆能吐疟痰，痰去则阳伸而寒愈，取云母、龙骨者，以蜀漆上越之猛，恐并动心中之神与气也。

（2）王子接《绛雪园古方选注·内科》：《金匮》云牡疟，《外台》曰牝疟，皆言心经之疟也。心为阴中之阳，邪气结伏于心下，心阳郁遏不舒，疟发寒多热少，不可谓其阴寒也。主之以蜀漆散，通心经之阳，开发伏气，而使营卫调和。蜀漆，常山苗也，苗性轻扬，生用能吐；云母在土中，蒸地气上升而为云，故能入阴分，逐邪外出于表；然邪气久留心主之宫城，恐逐邪涌吐，内乱神明，故佐以龙骨镇心宁神，则吐法转为和法矣。

（3）陈修园《金匮要略浅注·疟病脉证并治第四》：此言牡疟证也。方中云母无真，未能速效。且此方原是宣通心阳，使气行于肌表，则不至偏阴用事，却不专在于涌吐也。故不注明"吐"之一字，余借用桂枝去芍药，加蜀漆龙骨牡蛎救逆汤如神。

（4）吴昆《医方考·疟门第十·蜀漆散》：牝，阴也，无阳之名。顽痰乃至阴所化，癥乃凝结之阴，故令人有寒无热。蜀漆、云母、龙骨，既经烧炼，则味涩而辛热，味涩可以固既脱之阳，辛热可以消固结之阴。仲景治火劫亡阳之证，于桂枝汤去芍药加蜀漆、龙骨辈，名曰救逆汤，是二物之为纯阳可知。云母烧二日夜，则寒性亦去而纯阳矣，宜仲景之用之也。

（5）段富津《金匮要略方义·蜀漆散》：本方所治之疟，以寒多热少为主症，似名之曰牝疟为宜。其病缘于素质阳虚，痰饮内蕴，复感暑湿之邪，阳气为之所遏，不得开发，阴阳乖戾，故为寒多热少。方用蜀漆（常山苗）祛痰截疟为主，《本草纲目》谓本品"有劫痰截疟之功……生用则上行必吐，酒蒸炒熟用则气稍缓"。又加云母之升发阳气，龙骨之收敛浮阳，俾阳气盛则邪无所伏，痰饮消则阴阳合和。凡截疟之剂，均应服于未发之前，取其于邪正交争，阴阳相搏之先，以药气攻伐邪气，令邪气将起而顿伏，正气方兴前大振，则正盛邪衰，寒热休止。故王冰在《素问·刺疟篇》中注曰："先其发时，真邪异居，波陇不起，故可治。过时则真邪相结，攻之则反伤真气，故曰失时。"这一点也是很重要的。

（6）张家礼《张家礼金匮要略讲稿·疟病脉证并治第四》："疟多寒者，名曰牝疟。"多寒少热为牝疟特征，其产生的机制为患者素体阳虚，或素有痰饮，阳气为阴邪所阻，疟邪侵入人体留于阴分者多，而并于阳分者少，故发病以寒多热少为特征。就像前面所讲的温疟一样，寒热并非绝对，喻嘉言："疟多寒者，寒多于热，如三七、二八之分，非纯无热哉。纯寒无热，则为阴证，而非疟证矣"（此说亦可以印证温疟亦当有微寒）。

牝疟的病机为痰涎壅盛，阻遏阳气，严用和谓"脾胃不和，痰积中脘，遂成此疾，所谓无痰不成疟也"，因此"痰"是形成疟病的重要因素。治以蜀漆散祛痰截疟，助阳镇逆。方中蜀漆为祛痰截疟之主药，涌吐痰涎之力比常山更强，佐以云母、龙骨助阳扶正、镇逆安神，云母性温而升，最能祛湿运痰，根据《本经疏证》记载"云母与龙骨固护神气，以成蜀漆快吐之功，使痰涎之壅于中者决去净尽"；浆水和胃降逆而引热下行。本方重在助阳祛痰，急截疟邪，务必在未发作前 2 小时服，否则影响疗效，故方后注云"未发前以浆水服半钱""临发时服"等语。

单用蜀漆或常山治疟，虽疗效肯定，但致吐的不良反应大，下述方法有助于减轻或避免呕吐：①用酒蒸或姜汁炒，将蜀漆炮制后使用。②配伍姜半夏、陈皮、竹茹等和胃止呕药同用。③采用冷服、分次服及饭后服的方法。

方后云"温疟加蜀漆半分"应为湿疟，见按语中张璐曰"稍加蜀漆则可以治太阴之湿疟，方后有云，湿疟加蜀漆半分。而坊本误作温疟，大谬"。而《珍珠囊药性赋》有"常山理痰结而治温疟"之说，亦可供研讨。

【经典配方】 蜀漆（洗去腥）、云母（烧二日夜）、龙骨等分，上三味，杵为散，未发前，以浆水服半钱。温疟加蜀漆半分，临发时，服一钱匕。一方云母作云实。

【经典方证】 疟疾，多寒。

【推荐处方】 常山（酒洗）12 g，云母、龙骨各 9 g，共为细末，每服 3～6 g，于发作前 2 小时服之，或为汤剂水煎服。

【方机概述】 阳虚疟疾。素体阳虚，复因疟邪痰浊阻滞，阳气郁闭，症见寒多热少。蜀漆散施用的核心病机为阳虚寒多。

【方证提要】 除疟疾基本症状外，还感多寒背冷。病位在上，有胸闷、心痛、痰饮、气短喘促等。

【适用人群】 常用于阳虚寒阻的人群。其因阴寒、痰浊、疟邪遏阻，阳气不达，出现胸闷、心痛、气短喘促，背寒常有冷感。

【适用病症】

以下病症符合上述人群特征者，可以考虑使用本方。

（1）以痰阻上焦为表现的疾病，凡辨证属于阳气虚寒痰阻皆为本方所宜，如哮喘、胸痹等。

（2）以寒证疟疾为表现的疾病，如寒疟等。

【合方与加减】

1. 合方

疟疾低热发烧，辨证为阳郁痰结夹虚者，合竹叶石膏汤。

2. 加减

（1）云母现药房少用，多去之。可以厚朴、草果、茯苓等代其化痰之功，桂枝、附子等代其温散之效。

（2）阳虚较甚，神志昏乱，加桂枝 10 g、炮附子 5 g，即仿桂枝去芍药加蜀漆牡蛎龙骨救逆汤。

（3）痰凝寒阻，加草果 10 g、厚朴 10 g、桂枝 10 g。

【注意事项】

（1）蜀漆散中常山具有致吐的不良反应，《本草纲目》谓："生用则上行必吐"，可用酒蒸或姜汁炒制，或配伍生姜、半夏、陈皮等和胃止呕。

（2）疟疾方药对服药时间有着严苛要求，本条方后服法"未发前服"，一般应在疟疾发作前 2 小时服药。

（3）牝为阴，此处指阳气虚少之意，牝疟阳虚痰遏，其方剂以通阳祛痰为要。

（4）云母为硅酸盐类矿物云母族的白云母，主含含水硅铝酸钾，今药房多不备此品。甘、平。归肺、脾、膀胱经，能安神镇惊、止血敛疮。可以他药代之，如乌附桂代其温阳，朴草苓代其化痰，叶天士案中皆有论述。

【医案分析】

1. 清代名医叶天士用仿蜀漆散案

王，汗出不解，心下有形，自按则痛，语言气窒不爽，疟来鼻准先寒。邪结在上，当开肺痹。医见疟治疟，焉得中病？

桂枝、杏仁、炙草、茯苓、干姜、五味。

又汗少喘缓，肺病宛然，独心下痞结不通，犹自微痛，非关误下、结胸、陷胸等法未妥。况舌白渴饮，邪在气分。仿仲景软坚散痞。

生牡蛎、黄芩、川桂枝、姜汁、天花粉、炒黑蜀漆。

又照前方去天花粉，加知母、草果。

又鳖甲煎丸（一百八十粒）。（《临证指南医案·疟》）

按语：仲景论蜀漆散一方，寥寥数字，让读者不知所云，叶氏此案可直窥其用，其遵法变通又为后学楷模。心，牡藏也，疟病在心，故名牡疟。王子接云："《金匮》云牡疟，《外台》曰牝疟，皆言心经之疟也"，此医家解蜀漆散之论也，其病位可窥。吴昆言："牝，阴也，无阳之名"，则阳虚阴盛，其病机可窥。古人言简意赅，妙意多在未着笔墨处，观蜀漆散可窥一斑。蜀漆散乃通阳开痹截疟之方，适用于病位在上焦者，此叶氏仿之，二诊生牡蛎、黄芩、天花粉截疟软坚，川桂枝、姜汁、炒黑蜀漆通阳达上。后又加知母、草果取其燥湿化痰、芳香避秽之意，后以仲景鳖甲煎丸缓图。方虽有异，法则为一。

2. 民国名医范文甫用金匮蜀漆散案

徐师母，寒多热少，此名牝疟。舌淡白，脉沉迟，痰阻阳位所致，下血亦是阳陷也。秽浊盘踞于中，正气散失于外，变端多矣。其根在寒湿，方拟蜀漆散。炒蜀漆9g，生龙骨9g，淡附子3g，生姜6g，茯苓9g。（《范文甫专辑》）

按语：《范文甫专辑》按语曰："先生拟方用《金匮》蜀漆散去云母，加附子、生姜、茯苓。凡逢寒痰阻遏、舌淡白、脉弦迟者，辄投之，屡获良效"，论理精辟。疟之为病，诚如先生所论"变端多矣"，然先生不惑于表象纷纭，直指病机，"其根在寒湿，方拟蜀漆散"十字道破机括，于纷繁复杂中独具慧眼，去云母，而加附子、生姜、茯苓通阳化湿，添药增效，非明仲景本意者，难得如此变通之法。

3. 王付教授用《金匮》蜀漆散治疗长期低热案

患者某，女，55岁。2016年5月11日初诊。主诉3年来经常夜间低热，手足心热，体温在37～37.5℃，经检查原因未明，西医诊断为功能性发热，曾用维生素类、氨基酸类、调节神经类等药物，未能取得治疗效果。又经中医治疗也未能达到预期治疗效果。刻下：夜间低热，手足心热，心烦急躁，口干但不欲多饮水，倦怠乏力，舌质红，苔黄厚腻，脉沉弱。辨证为阳郁痰结夹虚证，其治当通阳化痰、清热益气，处方以蜀漆散与竹叶石膏汤合方：蜀漆12g，云母12g，龙骨12g，竹叶20g，石膏48g，生半夏12g，麦冬24g，红参6g，炙甘草6g，粳米12g。6剂，以水800～1000mL，浸泡30分钟，大火烧开，小火煎煮40分钟，每次服用150mL；第2次煎煮15分钟；第3次煎煮若水少可酌情加水，煎煮15分钟，每日1剂，分3次服用。2016年5月18日二诊：夜间低热明显减轻，仍倦怠乏力，以前方变红参为10g，6剂，煎服同前。2016年5月25日三诊：夜间低热较前又有减轻，仍心烦急躁，以前方6剂，煎服同前。2016年6月1日四诊：夜间低热基本消除，又以前方治疗20余剂，诸症悉除。随访1年，一切正常。

按语：王付教授指出运用蜀漆散，临床以寒热交作、头痛、口腻、舌质红、苔黄腻、脉弦或紧或沉为审证要点。此案正和其论，根据夜间低热、舌苔厚腻辨为痰热，又据倦怠乏力、脉沉弱辨为气虚，因手足心热、心烦急躁辨为郁热内结，最终辨为阳郁痰结夹虚证。立法仲景蜀漆散与竹叶石膏汤合方，以蜀漆散通阳化痰，竹叶石膏汤清热益气、降逆益阴，系古方新用之例证。

参考文献

［1］浙江省中医研究所，浙江省宁波市中医学会.范文甫专辑［M］.北京：人民卫生出版社，2006：99-100.

［2］王胖，王付.王付经方蜀漆散运用探秘［J］.中华中医药杂志，2019，34（2）：638-640.

（姚鹏宇　撰）

侯氏黑散

【仲景方论】《金匮要略·中风历节病脉证并治第五》："侯氏黑散：治大风，四肢烦重，心中恶寒不足者。"

【注家方论】

（1）尤在泾《金匮要略心典·中风历节病脉证并治第五》：此方亦孙奇等所附，而去风除热补虚下痰之法具备。以为中风之病，莫不由是数者所致云尔，学人得其意，毋泥其迹可也。

（2）费伯雄《医醇剩义·中风》：诚如喻嘉言之所讥，盖其人有火气痰偏胜之处，因中于风，则有火者为风火；有气者为风气；有痰者为风痰。风为主，而火与气与痰，乃与风合并交作，方为标本分明。惟侯氏黑散，填空窍以堵截外风一节，后人每多误解，以为空窍之处，惟肠与胃，若将肠胃之空窍填塞，则水谷且不得通行，人将何以自立。若有形之水谷，仍能灌输，则无形之邪风，岂反不能直走，蓄此疑者，不知凡几。殊不思邪害空窍，《内经》已明明言之。所谓空窍者，乃指毛窍及腠理而言。故侯氏黑散中，用牡蛎、矾石等收涩之药，欲令腠理秘密，毛窍固闭，正如暴寇当前，加筑城垣以堵截之，使不得入耳；非欲将肠胃之空窍一并窒塞也。只因误会一填字，遂将空窍二字亦一齐错解，故特为明白剖析，庶几积惑可除。且侯氏黑散中，尚有精义，未经揭出，兹再为表章之。其用牡蛎矾石，为堵截之计，固也。而其尤要者，则在于收涩敛肝，使在内之肝风不动；今先去其内应，而勾结之患除，虽有邪风，孤立无援，亦将自退矣。因思保障灵府之法，无如治脾胃以实中州。脾气旺，则积湿尽去，而痰气不生；胃气和，则津液上行，而虚火自降。治病大法，无过于斯。至仓猝之时，病势危急；则又当逆而折之，虽峻猛之剂，不得不随症而施矣。

（3）喻昌《医门法律·中风门·中风论》：然世咸知仲景为立方之祖，至中风证，仲景之方，首推侯氏黑散为主方，后人罔解其意，谨并明之……仲景所重，原不在此，所重维何？则驱风之中，兼填空窍，为第一义也。空窍一实，庶风出而不复入，其病瘳矣。古方中有侯氏黑散，深得此意，仲景取为主方，随制数方，补其未备，后人目睹其方，心炫其指。讵知仲景所为心折者，原有所本，乃遵《内经》久塞其空，是谓良工之语耶。观方下云：服六十日止，药积腹中不下矣。久塞其空，岂不彰明哉？后人以无师之智，爚乱成法。中风之初，治其表里，风邪非不外出，而重门洞开，出而复入，乃至莫御者，多矣！又谓一气微汗，一旬微利，要亦五十步之走耳。正如筑堤御水，一旬一气，正程功课效之日，岂有姑且开堤泄水，重加板筑之理哉？是以后人委曲偏驳，不似先圣真切精粹。

（4）曹颖甫《金匮发微·中风历节病脉证并治第五》：侯氏黑散一方，主治大风，四肢烦重，心中恶寒不足者。四肢烦重为风湿痹于外，心中恶寒不足为气血伤于里；脾阳不达于四肢，故烦重；血分虚而热度不充内脏，故心中恶寒，此病理之易明者也。桂枝为《伤寒论》中风主药，防风以祛风（薯蓣丸用之），菊花能清血分之热（合地丁草能愈疗毒），黄芩能清肺热，白术、茯苓以去湿，湿胜必生痰，故用桔梗以开肺，细辛、干姜、牡蛎以运化湿痰，但湿痰之生，由于气血两虚，故用人参以补气，当归、川芎以和血，此药味之可知也。惟矾石一味，不甚了然，近人张锡纯始发明为皂矾。按：皂矾色黑，能染黑布，主通燥粪而清内脏蕴湿。张三丰伐木丸用之以治黄疸，俾内脏蕴湿，从大便而解者，正为此也。然则方之所以名黑散者，实以皂矾色黑名之，如黑虎丹、黑锡丹之例。

（5）徐忠可《金匮要略论注·中风历节病脉证并治第五卷》：此为中风家挟寒而未变热者，治法之准则也。谓风从外入，挟寒作热，此为大风。症见四肢烦重，岂非四肢为诸阳之本，为邪所痹，而阳气不运乎？然但见于四肢，不犹愈体重不胜乎？证又见心中恶寒不足，岂非渐欲凌心乎？然燥热犹未乘心，不犹愈于不识人乎？故用参、苓、归、芎，补其气血为君；菊花、白术、牡蛎，养肝脾肾为臣。（眉批：菊花入肝养阴，病因风，必伤肝，故独多，又恐风邪乘虚并入心脏故也。）而加防风、桂枝，以行痹着之气；细辛、干姜，以驱内伏之邪；兼桔梗、黄芩，以开提肺热为佐；矾石所至，却湿解毒，收涩心气；酒力运行周身为使。且必为散，酒服至六十日止，又常冷食，使药积腹中不下，填塞胸中之空窍，而邪可不复入。《内经》所谓塞其空窍，是为良工之理也。

（6）刘献琳《金匮要略语释·中风历节病脉证并治第五》：矾石，张锡纯认为是黑矾。方名黑散，可能是这个缘故。四肢烦重，为风湿闭于外，脾阳不能外达；心中恶寒不足，为气血伤于里，热力不充于内。桂枝，防风以祛风；菊花能清血分之郁热；黄芩清肺中之郁热；白术、茯苓以祛湿；湿盛则生痰，故用桔梗以开肺；细辛、干姜、牡蛎以运化湿邪。湿热之生，由于气血两虚，所以又用人参以补气；当归以活血。矾石一味，能通燥粪而清内脏湿热。初服二十月，温酒调服，使药通行于脉络。禁鱼肉、大蒜，是怕增重湿热。常以冷食，是以矾得热而速下，得冷则缓行，而太阴湿热，其性黏腻，非速下所能去，所以必须冷食，使黑矾缓缓而下，以发挥它的燥湿作用。

【经典配方】菊花四十分，白术十分，细辛三分，茯苓三分，牡蛎三分，桔梗八分，防风十分，人参三分，矾石三分，黄芩五分，当归三分，干姜三分，川芎三分，桂枝三分。上十四味，杵为散，酒服方寸匕，日一服。初服二十日，温酒调服，禁一切鱼肉大蒜，常宜冷食，六十日止，即药积在腹中不下也，热食即下矣，冷食自能助药力。

【经典方证】中风，四肢烦重，心中恶寒不足者；风癫。

【推荐处方】

散剂：菊花 300 g，白术 75 g，细辛 23 g，茯苓 23 g，牡蛎 23 g，桔梗 60 g，防风 75 g，人参 23 g，矾石 23 g，黄芩 38 g，当归 23 g，干姜 23 g，川芎 23 g，桂枝 23 g，上十四味，杵为散。每次 3～9 g，用酒调服，日一服。

汤剂：白菊花 10～30 g，白术 10～15 g，细辛 3～6 g，茯苓 15～30 g，牡蛎 20～30 g，桔梗 3～9 g，防风 10 g，人参 6～10 g，矾石 3～6 g，黄芩 10 g，当归 10～20 g，干姜 6～10 g，川芎 10 g，桂枝 6～10 g，水煎服。

【方机概述】气血亏虚，风中心脾。《症因脉治·论〈内经〉〈金匮〉中风卒中症因各别治法不同》载："侯氏黑散治寒，风引汤治热，扩充而为卒中风之准绳。"此方为中风病寒证之方。

【方证提要】眩晕昏迷，四肢烦重，半身不遂，心中恶寒。感冒后，语无伦次，詈骂不休，口吐白沫。

【适用人群】常用于气血亏虚的中风人群。症见眩晕烦闷，神识昏蒙，偶有昏迷，四肢烦重，甚者半身不遂，心中恶寒，得暖稍缓，舌淡，脉细弱。

【适用病症】

以下病证符合上述人群特征者，可以考虑使用本方。

（1）以眩晕、头痛、昏迷等为表现的疾病，凡辨证属于气血亏虚、风中心脾者皆为本方所宜，如缺血性脑卒中、原发性高血压、卒中后遗症、短暂性脑缺血发作、梅尼埃病、高脂血症、脑瘤癌性头痛等。

（2）以风中经络为病机的头面五官疾病，如耳鸣、经期头痛、特发性面神经麻痹、化脓性中耳炎、糖尿病周围神经病变等。

（3）以四肢不利、感觉异常等为表现的疾病，辨证属于风中经络、皮腠者，如腰椎间盘突出症、坐骨神经痛、乙型肝炎病毒性关节炎、类风湿关节炎、糖尿病皮肤瘙痒等。

【合方与加减】

侯氏黑散全方共计14味药，菊花、防风、川芎、细辛、桂枝、当归、黄芩、牡蛎、白术、人参、干姜、茯苓、矾石、桔梗，具有祛风化痰、补虚除热、化瘀通络等功效，方剂药味众多，功效显著，是为大方复法。

1. 合方

（1）与天麻钩藤饮合方，治疗高血压性眩晕。

（2）与黄芪桂枝五物汤合方，治疗风湿痹痛、中风中经络者。

（3）与孔圣枕中丹合方，治疗胸胁气逆、惊恐。

2. 加减

（1）风湿痹疼者，加苍术10g，视其部分，上肢加桑枝10g，下肢增牛膝15g。

（2）高血压，加龙骨30g，石决明30g。

（3）眩晕，加天麻10g，钩藤10g。

（4）胸胁气逆，加瓜蒌10g，薤白10g。

（5）头痛，加白芷10g，羌活10g。

【注意事项】

（1）侯氏黑散的临床应用遵循《内经》"邪害空窍"理论，主要用于正气亏虚、风邪外中的中风病患者。综观侯氏黑散全方，融补虚、清热、化痰、通络、祛风于一炉，喻昌《医门法律》云："中风门第一方"，临证可视病机特点灵活变化。

（2）此方代有争议，诸家褒贬不一，张山雷《中风斠诠》评价此方"杂乱无章""必不可得效"，而叶天士在《临证指南医案》中提及侯氏黑散曰："考古人虚风，首推侯氏黑散"。云南名中医来春茂先生谓此方"适应证较为广泛，能治疗多种杂病，投之即能应手取效"，将其用于眩晕、头重、脑冷、颜面麻痹、胬肉攀睛、目干涩、流泪、目痒痛、夜盲、暴盲、老年性白内障、中风、半身不遂、胸痹等十余种病证。故临证施用，当辨证明机用之，不可拘泥各家学说，而使名方蒙尘。

（3）侯氏黑散服药需用散剂，此方适用于风中心脾，病情急重，病程较长，难以速愈，需长期用药，故选用散剂。《汤液本草·东垣先生用药心法》言：大抵汤者，荡也，去大病用之；丸者，缓也，不能速去之，其用药之舒缓而治之意也。此方亦可丸剂为用，便于携带，作用持久，与散剂相类。

（4）酒服助药力，借酒温散之特点，载药上行，达于清窍，使药物迅速发挥作用，以祛风除邪。

（5）"冷食"为仲景缓治补虚，使药易留而不易消，填补空窍，非谓恣意寒凉，戕害胃腑。此需视患者体质择法，于原文有所变通。《本经逢原》谓之："侯氏黑散用之，使药积腹中，以助悠久之功。"

（6）禁忌一切鱼肉、大蒜，禁忌油腻味厚之品，以避免重浊阻滞气血，不利于方剂发挥功效。

【医案分析】

1. 清代名医叶天士用侯氏黑散治疗肝风案

曹氏，离愁菀结，都系情志中自病。恰逢冬温，阳气不潜。初交春令，阳已勃然。变化内风，游行扰络，阳但上冒，阴不下吸，清窍为蒙，状如中厥，舌暗不言。刘河间谓将息失宜，火盛水衰，风自内起，其实阴虚阳亢为病也。既不按法论病设治，至惊蛰雷鸣，身即汗泄、春分气暖，而昼夜瘛不肯寐，甚至焦烦，迥异于平时，何一非阳气独激使然耶？夫肝风内扰，阳明最首当其冲犯，病中暴食，以内风消烁，求助于食。今胃脉不复，气愈不振，不可束筋骨以利机关，致鼻准光亮，肌肉浮肿。考古人虚风，首推侯氏黑散，务以填实肠胃空隙，庶几内风可息。奈何医者不曰清火豁痰，即曰腻补，或杂风药。内因之恙，岂有形质可攻，偏寒偏热，皆非至理（风阳扰胃）。

生牡蛎、生白芍、炒生地、菊花炭、炙甘草、南枣肉。（《临证指南医案·肝风》）

大凡攻病祛邪，药以偏胜，如《内经》咸胜苦，苦胜辛之类，借其克制，以图功耳。今则情志内因致病，系乎阴阳脏腑不和，理偏就和，宜崇生气，如天地间四时阴阳迭运，万物自有生长之妙。案中曰阳冒不潜，法当和阳以就阴。牡蛎体沉味咸，佐以白芍之酸，水生木也。地黄微苦，菊微辛，从火炒变为苦味，木生火也。益以甘草、大枣之甘，充养阳明，火生土也。药虽平衍无奇，实参轩岐底蕴，世皆忽略不究，但执某药治何病者多矣。

按语：叶氏于此案解析甚明，虽药仅 6 味，然其论已备。内风之恙，攻伐无益，土虚木克，实土制木，当以侯氏黑散，填实肠胃空隙，则内风可息。叶氏立方仿侯氏黑散填虚之意，而不法其形。

2. 清代名医谢映庐用侯氏黑散治疗肠风下血案

王惠阶，年壮形伟，大便下血。医治半载，以平素嗜酒，无不利湿清热以止血，如地榆、柏叶、姜、连之类，服之不应。厥后补中、胃风、四神之属，投亦罔效，求治于余。诊脉小弦，大便或溏或泄，不及至圊，每多自遗，其血清淡，间有鲜色。更有奇者，腹中无痛，但觉愊愊有声鼓动，因悟此必虚风内扰，以风属无形有声，与经旨久风成飧泄吻合，且脉弦者肝象也，肝风内动，血不能藏故耳。因与玉屏风，重防风，加白术，乃扶土制木之意；更加葛根，辛甘属阳，鼓舞胃气；荷叶仰盂象震，挺达肝风。迭投多剂，其症一日或减，越日复增，轻重无常。予思虚风内动，按症投剂，疾不能瘳者，何故？潜思累夕，不得其解。忽记经有虚风邪害空窍之语。盖风居肠间，尽是空窍之地，非补填窍隧，旧风虽出，新风复入，无所底止，故暂退而复进，乃从《金匮》侯氏黑散祛风堵截之义悟出治法，填塞空窍，将原方加入龙骨、石脂，兼吞景岳玉关丸。不数日果获全瘳。

按语：清热利湿、补中健脾诸法施治而罔效，辨证未准也。实虚风内扰之证，扶土制木为法也，以玉屏风为底方，加葛根、荷叶，然投之未瘳，概但据风治风，而未虑及病位所在胃肠也，空窍之地，风之难息。仿侯氏黑散填塞空窍，窍实则风自止，故于原方加龙骨、石脂，祛风补虚，则病愈。

3. 郑卫琴教授用侯氏黑散治疗脑瘤癌性头痛案

患者，女性，61 岁。2016 年 6 月无明显诱因下出现头晕头痛，伴恶心、呕吐，不欲饮食，于新桥医院查核磁共振提示脑胶质瘤。并行根治术，术后病理提示高级别胶质母细胞瘤。局部放疗 40 Gy，3 周 15 次，联合替莫唑胺化疗，后单独使用替莫唑胺化疗 3 周期，后因肿瘤再次复发、破裂导致腔隙性脑梗死而中断化疗。于 2018 年 12 月 12 日就诊，刻下：面红目赤，目珠稍外凸，头晕头痛，耳鸣不止，口干苦，烦躁，善太息，对答切题但语言謇涩，肢体困重乏力，右侧肢体震摇且活动不利，轮椅推入诊室，偶有肠鸣，不思饮食，恶心、呃逆，足心有凉气窜至腰部，寐不安（每日 3 h），大便稀溏，每日 1 次，小便调畅，舌红，苔薄白黄，根部少苔，舌底静脉稍显现，脉弦滑略数，寸脉小于关脉，关尺沉取无力。证属土虚风动、上盛下虚，治以培土宁风、清上温下。处方：黄芪 30 g，太子参 15 g，茯苓 15 g，炒白术 15 g，菊花 30 g，山药 15 g，干姜 10 g，川芎 15 g，桂枝 10 g，牡蛎 30 g，桔梗 15 g，防风 15 g，黄芩 15 g，肉桂 5 g，天麻 10 g，全蝎 6 g。15 剂，水煎 150 mL，分早晚 2 次饭前温服，每 2 日 1 剂。

2019 年 1 月 8 日二诊：患者面色偏红，家属搀扶步入诊室，目珠外凸，头晕头痛大为好转，耳鸣消失，轻微口苦心烦，四肢乏力较前好转，右侧肢体震颤，活动不利，食欲好转，进食后稍有腹胀，呃逆，睡眠每日 6 小时，大便基本成形，每日 1 次，小便调，舌淡红，苔薄白黄、根部少苔，脉弦滑，寸小于关，关尺沉取有力。辨治同前，效不更方，仅上方易防风 15 g 为细辛 5 g，易山药 15 g 为厚朴 15 g，15 剂，服法同前。

患者之后每月门诊随诊 1 次，均以此方加减化裁至今，未诉明显暴发性疼痛，偶有轻微头晕头痛，可自行缓解，目前患者精神可，可自行拄拐行走，食欲可，睡眠安，二便调。

按语：患者脑瘤术后，正气亏虚，头晕、头痛、耳鸣等症仍见，概有形之邪虽去，然无形之风仍在，且化疗之法戕害脾胃，土虚木横，其风更甚。证属土虚风动、上盛下虚，治以培土宁风、清上温下，以侯氏黑散加减变化，以芪、术、苓、参、山药补虚健脾、培土荣木，菊花、防风、桔梗、黄芩清利头目，川芎、桂枝、干姜、全蝎活血通络、助阳散结，牡蛎、天麻息风止眩，再以小剂量肉桂引阳入阴、引火归原，火降则风息。全方着眼风火两途，仿侯氏黑散填窍、祛风、通络之用意。二诊见效，稍更其药，仍遵大旨，后病情渐愈。

参考文献

[1]赵一凡，程俊.郑卫琴教授运用"侯氏黑散"治疗脑瘤癌性头痛的经验[J].中国中医急症，2020，29（4）：700-703.

（姚鹏宇　撰）

防己地黄汤

【仲景方论】《金匮要略·中风历节病脉证并治第五》："治病如狂状，妄行，独语不休，无寒热，其脉浮。"

【注家方论】

（1）尤在泾《金匮要略心典·中风历节病脉证并治第五》：狂走谵语，身热脉大者，属阳明也。此无寒热，其脉浮者，乃血虚生热，邪并于阳而然。桂枝、防风、防己、甘草，酒浸取汁，用是轻清，归之于阳，以散其邪。用生地黄之甘寒，熟蒸使归于阴，以养血除热。盖药生则散表，熟则补衰。此煎煮法，亦表里法也。

（2）周岩《本草思辨录·防己》：或云防己地黄汤，治病如狂状妄行，独语不休，无寒热，其脉浮，岂亦有水饮湿也？而顾以防己治耶。曰：此仲圣别出手眼之方，未可与他并论者也。赵氏谓血虚从邪，邪并于阳而然。按本篇固以脉浮为血虚，《素问》阴不胜其阳，则脉流薄疾并乃狂，固可为如狂之据，此注允矣。而不言邪为何邪。徐氏则谓：风邪并入于心，心火炽盛，故如狂妄行，独语不休，较赵注为明晰矣。而于是方用药之所以然，则皆未发出。窃细玩之，四物酒渍取汁，自非阳邪表邪不尔。生地黄独多，自非补血凉血不尔。有表邪而用桂枝、防风，可知是外入之风邪。以生地黄偶桂枝、防风，可知治不以汗解。不以汗解而有酒行药势以搜之，则邪不至或遗。四物取生汁而地黄取蒸汁，则阴阳得以分理，既所以退阳而安阴矣。然而风无出路，则风仍不息。阴不复位，则阴仍羁阳。欲并者而使之分，仲圣所以有取于防己也。夫防己者，走表而亦下行者也。操运转之技，则表间之风自随之得息。具返本之能，则被扰之阴亦因之得静。或谓防己治风湿不治风燥，不知风药中用地黄至数倍，则风亦转燥为润，正与防己相宜，可谓以人巧夺天工矣。

（3）曹颖甫《金匮发微·中风历节病脉证并治第五》：不明病理者，不可与论古人之方治。盖风邪失表之证，往往随经而瘀热于里，太阳表热内陷，因致热伤血海。太阳证所以蓄血也，此节病由，曰病如狂状，妄行，独语不休，无寒热，其脉浮，此为中风而蓄血于下。与风吸百脉、血窜脑部，舌难言而口吐涎者，症自不同。热结在里，故无表热；病在太阳之府，故脉浮。如狂、喜妄，在伤寒为蓄血之证。独语，如见鬼状，为热入血室，仲师成例具在，不可诬也。惟伤寒之蓄血为血实，故用抵当汤、桃核承气汤以下之。中风则本由血虚，虚者不可重虚，故但用防己地黄汤，重用地黄汁以清瘀血，防己以泄湿，防风以疏风，甘草、桂枝以扶脾而解肌，此法正与百合证用地黄汁同。服后中病，亦当大便如漆，蓄血同也。

（4）范永升《金匮要略·中风历节病脉证并治第五》：本方是论述血虚火盛的证治。由于心肝阴血亏损，不能滋潜风阳，形成肝风上扰，而心火炽盛。风热上扰，神识错乱，故病如狂状，而脉来浮大。又因风升而气涌，气涌而痰逆，痰浊上聚于心，则精神昏乱，故独语不休。身无寒热，不见表证，脉浮，是阳气外盛之象。

治用防己地黄汤，滋阴降火，养血息风，透表通络。方中生地黄汁，用量最大，补阴血，益五脏，养血息风，滋阴降火；桂枝、防风、防己透表散热，通络去滞；甘草益阴泻火。

（5）李今庸《李今庸金匮要略讲稿·中风历节病脉证并治第五》：与防己地黄汤滋阴助阳，温化肾气以治之。防己地黄汤以地黄、山茱萸、山药滋阴补肾，益髓填精，牡丹皮、茯苓、泽泻渗泄湿浊，通调水道，加用附子、桂枝，量虽不多，而属阳热之品，意不在峻补肾火，而在于温养水中命火而生肾气。先天旺盛，后天自足，诸虚乃复。

【经典配方】防己一分，桂枝三分，防风三分，甘草一分。上四味，以酒一杯，渍之一宿，绞取汁；生地黄二斤，吹咀，蒸之如斗米饭久；以铜器盛其汁，更绞地黄汁，和分再服。

【经典方证】病如狂状，妄行，独语不休，无寒热，其脉浮；言语狂错，眼目霍霍或言见鬼，精神昏乱。

【推荐处方】防己12g，黄芪15g，白术9g，甘草6g，生姜3g，大枣2枚，水煎服。

【方机概述】关于防己地黄汤的主治病机至今仍有分歧，包括两种观点，一为阴血虚损，肝风内动，有化热之势；二为血虚为本，感受外风。

【方证提要】表现类似狂病，以亢奋的精神异常表现为主；行动随意、怪异，无目的性；喃喃自语，不停歇；无寒热表现，脉浮。

【适用人群】常用于阴血亏虚，血虚风动的人群。症见面色淡白或萎黄，唇舌色淡，头晕眼花、心悸多梦，手足发麻，妇女月经量少、色淡、后期或经闭，脉细，兼见神识错乱、表现怪异，舌瘦少苔，脉细略数或浮。或阴虚血热的人群，症见颧红潮热、五心烦热、夜寐不安，舌质红，脉细数。

【适用病症】

以下病症符合上述人群特征者，可以考虑使用本方。

（1）以神志异常为主要表现的疾病，如广泛性焦虑症、围绝经期焦虑症、卒中后抑郁、老年痴呆躁狂症、血管性痴呆、失眠、眩晕、高龄患者髋关节置换术后谵妄、癔症、肺性脑病、躁狂性精神病、癫病等。

（2）以血虚受邪为核心要素的肢体关节、皮肤疾病等，如早期活动性类风湿关节炎、剥脱性皮炎、银屑病、痉证等。

【合方与加减】

1. 合方

（1）血热甚者，合犀角地黄汤（犀角改水牛角）、丹芍二地汤。

（2）剥脱性皮炎、银屑病等病，合当归饮子、当归补血汤。

（3）神志异常，躁狂表现者，合珍珠母丸、镇肝熄风汤。

（4）热伏阴分，合青蒿鳖甲汤、清骨散。

（5）血瘀神扰，合桃红四物汤、抵当汤、抵当丸。

2.加减

（1）阴虚化热，血热为甚，加牡丹皮 20 g，丹参 10 g。

（2）肝风内动，加天麻 10 g，钩藤 20 g，珍珠母 20 g，磁石 20 g；或加羚羊角粉 3 g 冲服。

（3）血虚受风型关节炎，加川牛膝 10 g，桂枝 10 g，桑枝 10 g，地龙 10 g。

（4）神志异常，躁狂不宁，加龙骨 30 g，牡蛎 30 g，代赭石 20 g。

（5）阴血亏虚，加当归 15 g，酸枣仁 30 g，制首乌 20 g。

（6）阴虚血热，加鳖甲 10 g，熟地黄 15 g，菟丝子 10 g，龟板胶 10 g，鹿角胶 10 g。

（7）血瘀神扰，加桃仁 10 g，当归 10 g，水蛭 10 g，大黄 10 g。

【注意事项】

（1）防己有汉防己和木防己之分，《中华人民共和国药典》（2020 年版）记载汉防己实际上是防己科的粉防己，而非马兜铃科的汉中防己；木防己则为马兜铃科的广防己和汉中防己，也包括防己科的木防己。马兜铃科防己即广防己，其主要成分马兜铃酸，具有肾毒性，可能导致肾脏损伤，故临床需慎用。

（2）防己的临床应用有着严格的禁忌，《要药分剂》云："若夫饮食劳倦，阴虚生内热，元气谷食已亏，以防己泄大便，则重亡其血，此不可用一也。如大渴引饮，是热在上焦气分，宜渗泄，而防己乃下焦血分药，此不可用二也。外伤风寒，邪传肺经气分，湿热而小便黄赤，乃至不通，此上焦气病，禁用血药，此不可用三也。"

（3）防己地黄汤中生地黄用量最大，盖取其性寒味甘，以滋阴养血、息风清热。防己、桂枝、防风、甘草均以分计，共计八分，而药量极轻，并用酒浸用以驱散风邪。正如徐大椿所言："此方他药轻而生地独重，乃治血中之风也，此等法最宜细玩。"

（4）原文言"铜器盛其汁"，大有深意，可仿而用之。铜具有接骨焊齿、生血明目、补脑养髓、辛散泄结、收湿敛疮的功用，在人体内，铜参与了 30 多种酶的组成和活化，山东省名老中医药专家陶汉华教授用防己地黄汤加减治疗银屑病，指出用铜器煎药疗效更好。临床应用无铜器者，可加少量铜片同煎，或铜勺送服。

【医案分析】

1.国医大师张志远教授用《金匮》防己地黄汤案

吾在山东省中医院诊一产业工人，因类风湿关节炎来求治，全身疼痛，手指关节变形，依靠止痛药物维持现状，时间日久效果降低，希望专开中药。老朽就以此方原量与之，每日一剂，分三次饮下，喝热粥一碗、卧床温覆发出小汗。连服十天，疼痛即解；把量压缩三分之一，又吃了一个月，症状消除，恢复工作。

按语：张志远教授指出民初山东伤寒派将其移用调理身体、四肢、关节疼痛，无论风湿或气血运行障碍，皆可应用；但不师法酒泡、蒸制取汁的烦琐工艺，改用水煎。目的是祛风、通络、化湿、利水，药味简单，和桂枝芍药知母汤配伍不同，未列攻战先锋，对慢性久疗不愈的患者易起作用。其常以防风祛外邪为君，开至 30 g，次则桂枝 20 g，汉防己 20 g，甘草 10 g，仿照《伤寒论》炙甘草汤例，给予大量生地黄 60 g，养阴活血辅助。在长期临床实践中发现防风、桂枝、防己量小乏效，生地黄多开则能提升功力。虽有太阳表证，不会产生障碍；膝关节肿大的鹤膝风，长期勿辍，也可内消。张老以此方原方应用，病减后，减量守方缓图继进。

2.王诗源教授用防己地黄汤治疗老年痴呆躁狂症案

姜某，男，88 岁，朋友父亲。患有轻度阿尔茨海默病。应患者家属恳求，于 2018 年 8 月 20 日上门诊视。患者 2015 年发生脑梗死后，行动不利，肢体活动尚可，2017 年老伴去世之后情绪极端低落，出现焦虑、健忘，于山东省精神卫生中心诊断为阿尔茨海默病及抑郁症，平时需要服用镇静药物氨磺必利 100 mg，1 天 2 次，已服用 1 年。近 1 个月出现幻视幻听、脾气暴躁，对家人及看护人员无端发怒骂督，夜间睡觉时间不足 2 小时，不配合家人照顾，拒绝去医院就医。刻下：患者情绪尚可，没有出现暴躁、发怒等，但看护人员叙述，患者常有幻视幻听、暴怒骂督等情况，夜间睡眠时间很少，左侧肢体活动不利，左手肿胀，大便干结，需使用开塞露通便，小便可，舌红少苔，脉细弱。辨证为肝肾亏虚、水不涵木，故以防己地黄汤加减，方为：防己 15 g，生地黄 30 g，桂枝 12 g，防风 10 g，甘草 10 g，珍珠母 30 g，郁金 12 g，香附 12 g，百合 18 g，首乌藤 18 g，钩藤（后下）30 g，桑叶 20 g。共 6 剂，每日 1 剂，水煎，分早晚 2 次服。

8 月 27 日患者家属电话问询，代述服前药 6 剂后，夜间睡眠时间已达 4 小时左右，1 周内发怒骂督发作次数明显减少，大便较前干结减轻，左手肿胀仍在。患者家属问及是否能停用氨磺必利，考虑服用该药时间较久，嘱逐渐减量，3 周内停服，同时由于减少服用西药，遂加大了中药的用量。患者左手肿胀消退不显，遂合用防己黄芪汤，因患者血压偏高，收缩压波动在 160～180 mmHg，且暴躁发怒之症刚有减轻，故去掉黄芪。处方如下：防己 20 g，生地黄 40 g，桂枝 15 g，防风 10 g，甘草 10 g，珍珠母 30 g，茯苓 15 g，白术 30 g，首乌藤 18 g，山萸肉 15 g，桑叶 20 g。共 7 剂，每日 1 剂，水煎，分早晚 2 次服。

1 个月后患者家属电话告知，患者已经停服西药 1 周，情绪稳定，夜间睡眠能达 4 小时，左手肿胀基本消除。

按语：患者症见彻夜难寐、多动易怒，甚或躁扰不宁、狂妄打骂，辨证为肝肾亏虚、阴不敛阳，兼有肝郁气结、瘀滞化火，参合《金匮要略》防己地黄汤"病如狂状妄行，独语不休"条文，方证契合，将防己地黄汤化裁应用。首诊以原方加珍珠母重镇安神，郁金、香附、百合、桑叶疏肝解郁，首乌藤养血安神，钩藤息风潜阳，六剂见功。减少服用西药，逐渐增加中药用量，合用防己黄芪汤，后逐渐停用西药，病情痊愈。

3. 冯学功教授用《金匮》防己地黄汤案

患者，女，91 岁。2018 年 6 月 28 日初诊，主诉：言语增多、悲伤哭闹 2 年。患者因在"文化大革命"中受刺激精神有些异常，疑神疑鬼，情绪不稳定，但症状较轻，未给予积极治疗。近 2 年病情明显加重，精神失常，骂人，胡言乱语，不停地说话，哭闹，喜悲伤，负面情绪重，心烦意乱，纳差，便干，舌红，苔少，舌下络脉迂曲，脉弦。辨证为少阳阳明合病，津血不足，瘀血内停，热扰神明。处以防己地黄汤，具体用药：生地黄 100 g，桂枝 30 g，防己 20 g，防风 10 g，炙甘草 10 g。颗粒剂，开水冲服，日 1 剂，7 剂。

2018 年 7 月 5 日复诊，心情舒畅许多，不再骂人，哭闹显著减少，多言。食欲好转。舌红，苔少，舌下络脉迂曲，脉弦细。上方加丹参 30 g，继服 7 剂。随访患者病情恢复良好，曾因故人来访引起回想往事，病情略有反复，但继服此方仍有效，情绪总体稳定。

按语：患者因历史缘故罹患神志之病，已届耄耋之年，言语增多、悲伤哭闹 2 年。辨证为少阳阳明合病，津血不足，瘀血内停，热扰神明。处以防己地黄汤。原方投之，7 剂见效，后又忆及往事，病情复作。原方继用，又抑其病。

参考文献

[1] 张志远. 张志远临证七十年精华录（续编）[M]. 北京：人民卫生出版社，2018：194.

[2] 庄子凡，王向莹，王新，等. 精神异常类病证经方治验四则 [J]. 浙江中医药大学学报，2019，43（6）：587-590.

[3] 齐彩芸，冯学功. 防己地黄汤治疗神志病的思考 [J]. 环球中医药，2019，12（11）：1702-1703.

（姚鹏宇　撰）

桂枝芍药知母汤

【仲景方论】《金匮要略·中风历节病脉证并治第五》："诸肢节疼痛，身体魁羸，脚肿如脱，头眩短气，温温欲吐，桂枝芍药知母汤主之。"

【注家方论】

（1）尤在泾《金匮要略心典·中风历节病脉证并治第五》：诸肢节疼痛，即历节也。身体尫羸，脚肿如脱，形气不足，而湿热下甚也。头眩短气，温温欲吐，湿热且从下而上冲矣，与脚气冲心之候颇同。桂枝、麻黄、防风散湿于表，芍药、知母、甘草除热于中，白术、附子驱湿于下，而用生姜最多，以止呕降逆，为湿热外伤肢节，而复上冲心胃之治法也。

（2）周扬俊《金匮玉函经二注·中风历节病脉证并治第五》：此风寒湿痹其荣卫、三焦之病。头眩短气，上焦痹也；温温欲吐，中焦痹也；脚肿如脱，下焦痹也；诸肢节疼痛，身体魁羸，筋骨痹也。《韵书》以魁为火，以羸为筋结也。然湿多则肿，寒多则痛，风多则动，故用桂枝治风，麻黄治寒，白术治湿，防风佐桂，附子佐麻黄、白术。其芍药、生姜、甘草亦和发其荣卫，如桂枝汤例也，知母治脚肿，引诸药祛邪益气力，附子行药势为开痹大剂，然分两多而水少，恐分其服而非一剂也。

（3）陈修园《金匮要略浅注·中风历节病脉证并治第五》：此言肝肾俱虚，虚极而营卫三焦亦因之而俱病也。徐忠可云：桂枝行阳，知、芍养阴，方中药品颇多，独挈此三味以名方者，以此证阴阳俱痹也。又云：欲制其寒，则上之郁热已甚，欲治其热，则下之肝肾已痹。故桂芍知附，寒热辛苦并用而各当也。

（4）山东中医学院（现山东中医药大学）《金匮要略浅释·中风历节病脉证并治第五》：桂枝通阳解肌，芍药除湿定痛，知母养阴消肿为主。佐麻黄、防风以祛风，生姜、附子以散寒，白术渗湿，甘草和中。因脚肿如脱，所以重用白术。因温温欲吐，所以重用生姜。

（5）段富津《金匮要略方义·桂枝芍药知母汤》：此方乃麻黄汤、桂枝汤、甘草附子汤等综合加减而成。主治风湿侵袭筋骨，流注于关节之肢节肿痛。仲景称此为"历节"，《三因极一病证方论》《仁斋直指》称为"白虎历节风"。然皆痹证也，均为风寒湿三气杂至合而成痹……方中以附子为君药，温阳逐湿，搜风散寒，通经络而止痹痛；臣以白术燥湿健脾，与附子配合善止寒湿痹痛。复以麻黄、桂枝发汗解表、散其风寒，合白术祛一身内外之湿，合附子尤搜诸经之风寒。佐以防风疏风，芍药和营卫，加生姜助之发散、和胃止呕。使以甘草调和诸药，与芍药相伍，尚可缓急舒筋。方中少佐知母者，取其清热养阴，入温燥药中，可引药达湿邪之所，祛湿而不伤阴，散寒而不助热。对于风湿日久、微有化热，或服祛风湿药较多而化燥者，如此用之，殊得相辅相成之妙。综合全方，总以温阳祛湿为主，并可发散风寒，行痹止痛，但药性温燥，重在祛邪，若病日久，气血不足，肝肾两亏者，不宜用之。

（6）孙绍周《金匮要略教材·中风历节病脉证并治第五》：风湿之邪流注于筋脉关节，使气血阻塞不通，运行不畅，不通则痛，故周身关节疼痛；疼痛日久气血亏虚，肌肉失于荣养，或风湿之邪郁久化热，消灼肌肉，故身体逐渐消瘦；风邪上犯，或风湿闭阻，清阳不升，故头昏目眩；湿阻于中，胃气上逆，故有短气之状和泛泛欲吐；湿邪下注，故脚肿如脱。风寒湿郁久化热，或病久阴虚而化热，故尚有发热一症。总病机为内寒湿之邪痹阻关节，渐次化热伤阴而未尽化热。故用桂枝芍药知母汤，祛风除湿，温经散寒，滋阴清热。方中以桂枝通阳化湿、芍药和阴止痛、知母清热养阴为主，佐麻黄、防风以祛风，生姜降逆止呕，附子温经散寒止痛，白术燥湿，甘草和中。

魁羸，是形容四肢瘦弱而独关节肿大。尤在泾、沈明宗，《医宗金鉴》本俱作"尪羸"，是指身体瘦弱。脚肿如脱，形容两脚肿胀，且又麻木不仁，似乎要和身体脱离一样。温温欲吐，是形容胃中郁闷不适，泛恶想吐的样子。

（7）陶汉华《金匮与现代应用·中风历节病脉证并治第五》：方中以桂枝温通血脉、芍药和营养阴、知母滋阴清热为主；佐麻黄、防风以祛风；附子温经散寒止痛；白术健脾燥湿；生姜降逆止呕；甘草调和诸药。方中既有桂枝、附子温通阳气，又有芍药、知母顾护阴津，寒热并用，共奏祛风、除湿、清热、滋阴、止痛之功。

风湿历节反复发作，多出现身体瘦弱、关节肿大或变形、剧烈疼痛或发热不解等症，与现代医学的类风湿关节炎相似。治疗方法，须祛风除湿、温经散寒、滋阴清热并用，桂枝芍药知母汤正是符合这一治法的具体方剂，寒热并用，兼顾风寒湿热四者，为临床治疗风寒湿热历节的常用有效方剂。

【经典配方】桂枝四两，芍药三两，甘草二两，麻黄二两，生姜五两，白术五两，知母四两，防风四两，附子二两（炮）。上九味，以水七升，煮取二升，温服七合，日三服。

【经典方证】诸肢节疼痛，身体魁羸，脚肿如脱，头眩短气，温温欲吐。

【推荐处方】

桂枝12g，芍药9g，生甘草6g，麻黄12g，生姜15g，白术15g，知母12g，防风12g，炮附子10g。水煎服。

亦有以苍术为用者，因此方以术燥湿，二术相较苍术祛湿更胜。至于方剂服法，国医大师段富津教授的《金匮要略方义》以"取微汗"为用方之度，可供参考。

【方机概述】风寒湿痹。风湿侵袭筋骨，流注关节，经历日久而成历节。桂枝芍药知母汤施用的核心病机为风寒湿三气合而成痹。

【方证提要】发热，恶寒，无汗，遍身关节疼痛、肿大；或下肢沉重，行动不利；或全身表现虚寒而关节局部有热者，及头眩短气、恶心欲吐等。

【适用人群】常用于急慢性风湿性关节炎，类风湿关节炎及神经痛的中年人群。如日常忙于劳作，体丰壮盛，因坐地就眠，或休息时不加躲避邪气，偶感风、寒、湿气，而见关节疼痛、肿大，或下肢沉重、行动不利，或全身表现虚寒而关节局部有热者，伴头眩短气、恶心欲吐等，舌苔白腻，脉弦滑有力。

【适用病症】

以下病症符合上述人群特征者，可以考虑使用本方。

（1）以关节疼痛、肿大为表现的疾病，凡辨证属于风寒湿痹者皆为本方所宜，如急慢性风湿关节炎，类风湿关节炎、痛风、肩周炎、骨质疏松症、强直性脊柱炎、腰椎间盘突出症、膝关节滑膜炎等。

（2）以眩晕、呕吐为表现，辨证为感受风寒湿邪痹阻的疾病，如梅尼埃病、椎动脉型颈椎病等。

（3）以皮肤脱屑、红肿为表现的疾病，如结节性红斑、银屑病、干燥综合征、湿疹等。

（4）以水肿为表现的疾病，如糖尿病肾病水肿（常与肾气丸合用）、乳腺癌手术后并发上肢淋巴水肿等。

（5）以麻木、蚁走、虫爬、发热、触电等异常感觉为表现的肢体疾病，如糖尿病周围神经病变的感觉异常等。

【合方与加减】

1. 合方

（1）风湿合着、肝肾不足型痹证，合肾气丸；小便不利、皮肤水肿者，急性期、活动期以桂枝芍药知母汤为主，慢性缓解期或善后调养以肾气丸为主。

（2）痹证以湿盛者，合四妙散、薏苡仁散、萆薢渗湿汤等。

（3）骨质疏松等病，合二至丸、独活寄生汤等。

2. 加减

（1）类风湿关节炎发热者，加生石膏15 g，薏苡仁30 g，黄柏10 g。

（2）血虚肢节肥大者，加鸡血藤15 g，鹿衔草10 g，当归20 g。

（3）湿盛肢节肿大者，加萆薢10 g，泽泻10 g，防己15 g，茯苓30 g；或苍、白术并用。

（4）气虚，加黄芪30 g。

（5）肝肾阴虚，加生地黄30 g，女贞子30 g，枸杞子30 g。

（6）筋脉挛急、屈伸不利者，加木瓜10 g，增加芍药用量至30 g。

（7）服药后胃脘不适，可加蜂蜜同煎。

【注意事项】

（1）桂枝芍药知母汤适用于风寒湿痹，如久病虚损，不可原方施用，当视营卫阴阳气血增药补益。

（2）桂枝芍药知母汤中附子应以炮附子为用，剂量视病情轻重灵活变化。

（3）方中少佐知母者，取其清热养阴，制约附子燥烈之性，使祛湿不伤阴，散寒而不助热，其用量不宜过大，以防喧宾夺主之虞。《本草思辨录·知母》云："桂枝芍药知母汤，仲圣之用知母，即本经所谓除邪气肢体浮肿下水者"，部分下肢水肿患者可稍加知母用量。

【医案分析】

1. 清代名医曹颖甫用桂枝芍药知母汤案

耿右，八月二十七日初诊。一身肢节疼痛，脚痛，足胫冷，日晡所发热，脉沉而滑，此为历节，宜桂枝芍药知母汤。瘰疬，从缓治。

川桂枝五钱、赤白芍各三钱、生甘草三钱、生麻黄三钱、熟附块五钱、生白术五钱、肥知母五钱、青防风五钱、生姜一块（打）。

九月一日二诊，服桂枝芍药知母汤，腰痛略减，日晡后热度较低，惟手足酸痛如故，仍宜前法。

川桂枝五钱、赤白芍各五钱、生甘草三钱、净麻黄四钱、苍白术各五钱、肥知母五钱、青防风四钱、生姜一块（打）、咸附子三钱（生用勿泡）。（《经方实验录·历节》）

按语：病属历节，症见一身肢节疼痛，脚痛，足胫冷，日晡所发热，脉沉而滑。遵"急则治标，缓则治本"的原则，历节，从急治；瘰疬，从缓治。《医学衷中参西录·医方·治内外中风方》"《金匮》桂枝芍药知母汤，治历节风之善方也"，专病专方又合方证相应，选方桂枝芍药知母汤治之，祛风胜湿，温阳散寒。桂枝温通经脉，赤白芍合用和血止痛，知母清热养阴，麻黄、防风以祛风，生姜降逆止呕，附子温经散寒止痛，白术燥湿，甘草和中。二诊，腰痛略减，日晡后热度较低，惟手足酸痛如故，效不更方，仍宜前法。附子由熟改生，用量需减，苍白术合用燥湿更胜，麻黄增量，取达表透邪之用，赤白芍增量既有养血缓急之用，亦可制约附子燥烈毒性。

2. 王永炎院士用苍术白虎汤合桂枝芍药知母汤并清开灵注射液治疗痹证中风并病案

章某，女，38岁。主因"左侧肢体酸痛9天，左半身不遂、语言不利6天"于1988年1月18日入院。患者于1988年1月9日自觉左侧肢体酸痛不适、无力，1月12日早晨7：15突发左侧肢体运动不利，伴有语言不利、轻度胸闷心痛及汗出，于外院行头颅CT示右侧内囊后肢可疑梗死，在外院治疗无明显改善后入住我病区。入院症见左侧肢体活动不利，语言不利，四肢关节疼痛，无肿胀，头晕头痛，乏力，胸闷憋气，纳可口干，二便调。舌暗红，脉沉数，趺阳脉弦滑。既往史：素易感冒，1977年出现四肢关节疼痛，阴雨风雪天加重，曾诊为类风湿病，服阿司匹林肠溶片等抗风湿药至今。有家族动脉粥样硬化病史。查体：体形肥胖，内科查体未见明显异常。神经系统检查：言语欠流利，左上肢肌力Ⅳ级，左下肢肌力Ⅴ级，左侧指鼻试验、对指试验欠稳准，左侧颈以下皮肤痛觉减弱，双侧巴宾斯基征（＋）。辅助检查：头颅CT示右侧内囊后肢可疑梗死；ECG示窦性心律，心动过速，Ⅰ、Ⅱ、Ⅲ、aVR、aVF、V导联T波低平倒置；超声心动未见异常改变；抗链球菌溶血素O试验、类风湿因子（－）。血沉：28 mm/h。入院后中医诊断为：①中风中经络（痰湿阻络）；②寒湿痹。西医诊断为：①左侧轻瘫、构音不清，脑梗死，动脉炎；②风湿性关节炎；③风湿性心肌炎。治疗以化湿活络为主，并配合清开灵注射液静脉滴注。患者心悸、汗出减轻，胸闷消失，语言渐流利，左侧肢体运动不利减轻。

1988年1月29日查左侧肢体肌力均恢复正常，但左侧肢体关节疼痛，以膝、肩关节明显。

1988年2月4日王永炎教授查房认为，患者舌暗红、苔白腻，证属痰瘀阻络。中药以当归四逆汤加活络止痛、清除顽痰瘀血之品为用。处方：当归15 g，赤芍15 g，桂枝10 g，细辛3 g，通草6 g，白芥子10 g，鬼箭羽10 g，水蛭10 g，猪牙皂10 g，炙甘草6 g，生姜4片，大枣6枚。

1988年2月26日王永炎教授查房，患者诉膝、髋关节疼痛，腰骶关节疼痛，膝关节肿、发热、伸屈动作受限。王永炎教授指出，现患者脑血管病恢复较好，仍有大小关节疼痛，痛处较固定，遇寒加重，诊为痛痹。患者有时心慌，但无胸闷、唇甲青紫，心电图、透视未见异常，无心功能不全表现，无心痹表现，但应注意心脏改变。中药以活血祛风、温经通络为法。处方：制川乌10 g，制草乌10 g，秦皮10 g，桃仁10 g，红花10 g，杜仲20 g，桑寄生30 g，当归20 g，鸡血藤30 g，全蝎10 g，白芍30 g，白花蛇（研粉）1条，闹洋花0.3 g；并停用清开灵注射液。

1988年3月1日患者疼痛好转，关节发热减轻，但仍行走困难，舌暗苔白腻，脉弦滑。

1988年3月8日患者自觉双侧膝、踝关节痛热如剥，屈伸受限，右侧2~4趾活动受限，轻度咽痛，口干身热，溲稍黄，查舌尖红、苔灰腻，脉沉有力。王永炎教授查房指出，患者本质寒而目前化热，关节病痛加重，用风寒湿化热解释不够，其咽痛应与上感区别，属非外感风寒上感，考虑为喉痹，可分寒热两类。本患者素有寒痰瘀，加外感而痛，有肺热，其两寸脉不足为肺虚，虚热烁于咽喉。从五体痹方面看，虽伸屈不利，但无筋急，非筋痹；骨无改变，无骨痹；肌痹不考虑；无皮色改变，无斑疹，不考虑皮痹；应考虑脉痹，病久入络及肾，未至心痹程度，与心悸、胸痹不同，是脉痹舍于心，有相行的心悸短气。综合考虑，存在喉痹—脉痹—心痹三者的发展关系。且其痹证与中风有关系，在病位上总体肝肾不足，但还是以心脾为主，患者阳气不足，兼有气郁因素，可以动风而致中风。辨证是心脾气虚化热，药用三妙加四草四藤汤治疗。处方：苍术10 g，黄柏10 g，川牛膝15 g，香青蒿30 g，豨莶草10 g，伸筋草10 g，透骨草10 g，鸡血藤15 g，青风藤10 g，海风藤10 g，石楠藤10 g。其西医诊断还不能确定，应进一步查，目前倾向于风湿性关节炎。

1988年3月13日患者关节肿痛减轻，仍有发热，食少纳差，口干，舌有裂纹、苔中央黄腻而干，脉沉细滑数，中药继服上方，并予青霉素静脉滴注。

1988年3月28日王永炎教授查房，患者关节肿胀疼痛较前减轻，略可屈伸，局部热感减轻，舌质红、苔中央黄腻，脉沉细滑。辨证为湿热浸淫，予苍术白虎汤合桂枝芍药知母汤。处方如下：炒苍术30 g，生石膏（先煎）45 g，知母15 g，粳米30 g，炙甘草6 g，桂枝10 g，赤芍15 g。

1988年3月30日患者疼痛缓解，能扶物行走。

1988年4月7日王永炎教授查房，患者症状明显改善，舌质淡、有裂纹，苔中央黄腻，脉伏，按之着骨而得。证属气阴不足、湿郁化热，本为沉寒，久痹入络、归肾经，标为湿热中阻，故急则治标，先化湿清热，后进补剂；同时加强锻炼。仍服上方。

1988年4月14日王永炎教授查房，患者仍低热，膝关节疼痛，右膝为重，观之稍红肿，触之稍热，双下肢浮肿，按之凹陷，项强，时有头跳痛；舌红绛，苔白腻，脉细滑。辨证为湿热浸淫，热象明显，治以清利湿热。上方加川萆薢30g，防己15g，葛根20g。

1988年4月18日患者能扶椅子或在别人搀扶下行走，停用青霉素，方药同前。

1988年4月29日患者膝、髋关节疼痛减轻，发热及咽痛好转。

1988年5月3日患者可不扶椅子，亦无须在别人搀扶下自己慢慢行走，病情好转出院。

按语：此案系住院患者，病程冗长，治疗繁复，历时近3个月。此案之妙在于，论理精湛，治疗切实，观其前后治验，有"守得云开见月明"之妙。患者痹病与中风并见，辨病为中风中经络（痰湿阻络）、寒湿痹证。2月4日王永炎院士首诊，从痰瘀阻络着眼，以当归四逆汤加活络止痛、清除顽痰瘀血之品为用。2月26日自痛痹分析，以活血祛风、温经通络为法。前数诊每有见效，然无奇功。3月8日，王永炎院士明晰本质，探源求本，指出患者本质寒而目前化热，存在喉痹—脉痹—心痹三者的发展关系，明确痹证与中风病有牵连。辨证是心脾气虚化热，药用三妙加四草四藤汤治疗。方随证转，药因病变，3月28日辨证湿热浸淫，予苍术白虎汤合桂枝芍药知母汤。后均以此方化裁加减，直至5月3日患者病情好转出院。

3. 国医大师张志远教授用桂枝芍药知母汤案

在山东中医学院诊一学生家长，类风湿关节炎已有数年史，体形枯瘦，足部关节剧痛、红肿，像半个成熟脱蔓的圆瓜。即授予桂枝芍药知母汤，合麻黄10g，白芍20g，白术15g，防风20g，知母15g，炮附子30g（先煎一小时），桂枝20g，甘草10g，生姜10片，每日一剂，水煎分三次服。连吃十天，症状便减；嘱咐继用，五周停止，完全缓解。此方要掌握灵活性，临阵议量，才会获得理想战果。

按语：患者症见足部关节剧痛、红肿，像半个成熟脱蔓的圆瓜，体形枯瘦，既往数年病史。方证对应，选方桂枝芍药知母汤，原方施用。然于用药之理，有所不同，张志远教授上承业师观点"知母改善身体尫羸、转化形瘦"，将知母视作清火药，消退炎肿，与积水不同，不然留在方内无法冰释其用。张志远教授指出此方要掌握灵活性，临阵议量，才会获得理想战果。

参考文献

［1］谢颖桢.王永炎院士神经内科病证实验录［M］.北京：中国中医药出版社，2017：67-69.

［2］张志远.张志远临证七十年精华录（续编）［M］.北京：人民卫生出版社，2018：35-36.

（姚鹏宇　撰）

头风摩散方

【仲景方论】

《金匮要略·中风历节病脉证并治第五》："头风摩散方，大附子一枚，炮、盐等分。上二味为散，沐了，以方寸匕，已摩疾上，令药力行。"

【注家方论】

（1）曹颖甫《金匮发微·中风历节病脉证并治第五》：此方之义不可知，惟近人所传偏头痛目赤用食盐和水涂太阳穴，半日之间，其痛立止，其赤立消，当是此方遗意。加以附子善走，风阳之入脑者，当更易散，此与纳药入鼻中同，不关于内脏者也。

（2）吴仪洛《成方切用·祛风门》：头风，乃偏着之病，故以附子劫之，盐清其邪。

（3）刘献琳《金匮要略语释·中风历节病脉证并治第五》：这是治头风的外治法。用附子辛热以祛风止痛，盐咸寒以清热。内服恐其助火，所以用外摩法，效力速而无副作用。

（4）范永升《金匮要略·中风历节病脉证并治第五》：本方是论头风的外治法。由于气血虚弱，脉络涩滞，风寒之邪袭于头面，经络引急，凝涩不通，故多见偏头作痛或兼口眼㖞斜等症。治以头风摩散。先用温水沐洗患处，再用散药摩其患处。方中附子辛热力雄，以散风寒之热，又能温通血脉，以缓经络拘急；食盐咸寒，渗透络脉，引邪外出。

【经典配方】大附子一枚，炮、盐等分。上二味为散，沐了，以方寸匕，已摩疾上，令药力行。

【经典方证】头风、头痛。

【推荐处方】附子10g，食盐10g。研磨为细末，轻微炒热，取少许，摩擦太阳穴。

【方机概述】寒邪痛证。气血虚弱，风寒袭表，脉络涩滞，气血不通。虽方名为"头风摩散"，以头风为主病，然核心病机即为风寒阻滞，其病位不同而所摩部位不同，亦可用于肢体关节、胸腹脊背等。

【方证提要】头痛，头胀，肢冷麻木，畏寒怕风，脉弦紧。

【适用人群】常用于气血虚弱感受风寒的人群。症见遇风触寒则头痛，或经年头痛，春冬尤甚，脉弦紧；肢体关节疼痛，遇寒加重，暖则稍减，脉弦紧。

【适用病症】

以下病症符合上述人群特征者，可以考虑使用本方。

（1）以头痛为表现的疾病，凡辨证属于风寒束表皆为本方所宜，如偏头痛、卒中后遗症、顽固性头痛等。

（2）以疼痛、拘急、麻木为表现的疾病，属阳虚寒凝致病者，如痛经、慢性盆腔疼痛、产后身痛、肌肤顽麻疼痛、股外侧皮神经炎等。

【注意事项】

（1）摩前需清洗患处，原文言"沐了"，即清洁患处方便药效发挥。

（2）为方便药力发挥，常将二药研磨打碎炒热，民间亦有"炒热盐熨疾"的治疗经验。

【医案分析】

1. 尉中民教授用《金匮》头风摩散方治疗神经血管性头痛案

患者，女，54岁。自诉头痛日久，近日甚，当地医院诊断为神经血管性头痛。刻下：恶风、恶寒明显，少许汗出，按诊发现头皮松软鼓起，可捏起一寸余而不痛，舌苔薄白，脉沉细少力。诊断为神经血管性头痛，尉教授判其为外受寒邪，头皮拘挛，鼓起如核状，因考虑其经济窘迫，给予头风摩散，炮附子100g，大青盐100g，嘱患者将其混匀分为7次，用热毛巾裹于头上。7天后患者复诊，述难买大青盐，直接用附子敷头，见其头皮松软好转，捏起不及寸长，头痛减，舌苔薄白，脉沉细。尉教授嘱其用细盐100g替大青盐，附子100g，7剂外用。7天后复诊，头痛已无，头皮渐紧，嘱其原方再敷7天，不必复诊。7天后电话寻访，诸症消。

按语：头风摩散因其药味少，医论简，及未言具体方证，临床用者甚少，文献中也少有提及。此案头痛日久，恶风、恶寒明显，头皮拘挛，舌苔薄白，脉沉细少力，系寒邪袭表之证，处方头风摩散，方中附子辛温走窜以散外寒，大青盐咸寒佐制附子，助药力缓施，方中药少力专。虽为外治小方，其效果不下于内服之法。

2. 当代医家用《金匮》头风摩散方治疗痛经案

杨某，女，23岁。2013年9月11日初诊。患者因经行腹部冷痛2年，经期疼痛剧烈，影响日常生活工作，因辗转重庆市区、万州区各大医院治疗而疗效不佳，遂来就诊。现自行经期口服布洛芬止痛。

月经史：14 岁初潮，周期 32 天，7 天经期，量中，色略暗，夹血块，经行无不适。末次月经：2013 年 8 月 12 日，6 天经期，量中，色暗，夹大量血块，经行下腹冷痛剧烈，持续 1 天，伴恶心呕吐，冷汗淋漓，不伴腹泻及肛门坠胀，服用布洛芬有时不能缓解，影响日常工作。白带量中，质稀，稍有腥味。既往体健。生活史：嗜生冷及酸性食物，经期未忌口。婚育史：22 岁结婚，未生育，暂无生育要求。刻下：形体偏胖，面色略青，平素畏寒，四肢微厥，胃纳可，睡眠安，情绪稍急躁，大便常，小便清长，不伴混浊，夜尿偶有 1 次，舌质淡红，苔白略见水滑，舌络（＋），脉沉细弦，右尺略短。行妇科彩超未见异常。中医诊断痛经，辨证属素体阳弱，经期过食生冷，阴寒之气，循阳明冲任之径，内陷厥阴血分，日久有再损少阴阳气之虞，病变以血分寒凝为主，实中夹虚；西医诊断继发性痛经。处方：当归 10 g，吴茱萸 18 g，生姜 15 g，细辛 6 g，通草 6 g，肉桂 6 g，白芍 12 g，益母草 15 g，炙甘草 6 g，大枣 3 枚，上药共 6 剂，慢火久煎，每日 1 剂；药渣浴足，每晚 1 次。另给予白附子 180 g（研末），食盐 60 g，艾叶 100 g（研末）炒热，装入棉布袋，熨烫下腹部，每日 2 次，每次 30 分钟，1 剂重复熨烫 1 周。忌食生冷及酸性食物。2013 年 9 月 20 日二诊：药后诸症明显缓解。末次月经：2013 年 9 月 13 日，6 天经期，量中，色鲜，夹少许血块，经行下腹冷痛大减，未作呕恶，白带少。刻下：面色略青，形体偏胖，四肢微温，畏寒稍减，纳眠可，大便常，小便淡黄，舌质淡红，苔白微黄，舌络（＋），脉沉细略涩，右尺仍略短。诊断同前，辨证属辛温兼通及温散兼补后，寒邪略减，有郁热之患。处方：牡丹皮 6 g，肉桂 9 g，柴胡 6 g，枳壳 6 g，白芍 6 g，细辛 3 g，吴茱萸 12 g，生姜 6 g，黄连 3 g。上药共 12 剂，文火慢煎，每日 1 剂，药渣浴足；另在头风摩散中加黄连粉 30 g，炒热外敷，每晚 2 次。随访至今，患者除偶有轻微痛经外，诸症悉除。

按语：头风摩散方虽以头风之病为方名，然其治不拘于头风一病也，此案即是确例。患者经行腹部冷痛 2 年，经期疼痛剧烈，痛经诊断明确。辨证为寒凝血瘀，活血化瘀、温阳散寒为治法，内服归、萸、姜、辛等温剂，外施头风摩散方。此案之头风摩散方与仲景所论不同，以白附子、食盐、艾叶组方，白附子为天南星科植物独角莲的干燥块茎，辛温走窜，尤宜上焦头面之风者，艾叶温通助白附子之辛散，食盐佐制，全方散寒温阳、通络止痛。二诊药后诸症明显缓解，另在头风摩散中加黄连粉，炒热外敷，寒温并用，清利头目。此案多法并用，内服外治，足浴、头摩，散寒温阳，通络止痛，故能速效，而诸症悉除。

参考文献

［1］高雅，王彤，徐世杰.尉中民头风内外治法经验撷萃［J］.中华中医药杂志，2018，33（4）：1391-1393.

［2］黄衍周，程建华，徐玉琴."头风摩散"在妇科中的应用［J］.中国中医基础医学杂志，2014，20（8）：1139-1140.

（姚鹏宇　撰）

风引汤

【仲景方论】

《金匮要略·中风历节病脉证并治第五》："风引汤，除热瘫痫。"

"治大人风引，少小惊痫瘛疭，日数十发，医所不疗，除热方。巢氏云：脚气宜风引汤。"

【注家方论】

（1）尤在泾《金匮要略心典·中风历节病脉证并治第五》：治大人风引，少小惊痫瘛疭，日数发。医所不疗。除热方。巢氏云：脚气宜风引汤。此下热清热之剂，孙奇以为中风多从热起，故特附于此欤。中有姜、桂、石、脂、龙、蛎者，盖以涩驭泄，以热监寒也。然亦猛剂，用者审之。

（2）喻昌《医门法律·中风门·中风论》：风引汤治大人风引，少小惊痫瘛疭，日数十发，医所不疗，除热方可，见大人中风牵引，少小惊痫瘛疭，正火热生风，五脏亢甚，归进入心之候。盖惊痫之来，初分五脏，后进入心，故同治也。巢氏用此治脚气，岂非以石性易于下达，可胜其湿热，不使攻心乎？夫厥阴风木，与少阳相火同居。火发必风生，风生必挟木势侮其脾土。故脾气不行，聚液成痰，流注四末，因成瘫痪。用大黄为君，以荡涤风火热湿之邪矣，随用干姜之止而不行者以补之，用桂枝、甘草以缓其势，用诸石药之涩以堵其路。而石药之中，又取滑石、石膏清金以伐其木，赤白石脂浓土以除其湿，龙骨、牡蛎以收敛其精神魂魄之纷驰，用寒水石以助肾水之阴，俾不为阳亢所劫。更用紫石英以补心神之虚，恐主不安，则十二官皆危也。明此以治入藏之风，游刃有余矣。何后世以为石药过多，舍之不用，而用脑、麝以散其真气，花蛇以增其恶毒。智耶愚耶，而不解矣。

按：《金匮》风引汤，当在侯氏黑散之下。本文有正气引邪，㖞僻不遂等语，故立方即以风引名之。此方兼主清热火湿以除其风也。

（3）陈修园《金匮要略浅注·中风历节病脉证并治第五》：徐忠可云：风邪内进，则火热内生，五脏亢甚，进归入心，故以桂甘龙牡通阳气安心肾，为君；然厥阴风木与少阳相火同居，火发必风生，风生必挟木势侮其脾土，故脾气不行，聚液成痰，流注四末，因成瘫痪，故用大黄以荡涤风火湿热之邪，为臣；随用干姜之止而不行者以补之，为反佐；又取滑石、石膏清金以伐其木，赤白石脂浓土以除其湿，寒水石以助肾水之阴，紫石英以补心神之虚，为使。故大人小儿风引惊痫，皆主之。何后世以为石药过多而不用，反用脑麝以散真气，花蛇以增恶毒耶？

（4）张锡纯《医学衷中参西录·医方·治肢体痿废方》：《金匮》风引汤治热瘫痫之的方，原石膏、寒水石与干姜并用。盖二石性虽寒而味则淡，其寒也能胜干姜之热，其淡也不能胜干姜之辣。故痿证之因热者，仍可借其异常之辣味，以开气血之痹也。

《医学衷中参西录·论脑充血证可预防及其证误名中风之由》：《金匮》有风引汤除热瘫痫。夫瘫既以热名，明其病因热而得也。其证原似脑充血也。方用石药六味，多系寒凉之品，虽有干姜、桂枝之辛热，而与大黄、石膏、寒水石、滑石并用，药性混合，仍以凉论（细按之桂枝、干姜究不宜用）。且诸石性皆下沉，大黄性尤下降，原能引逆上之血使之下行。又有龙骨、牡蛎与紫石英同用，善敛冲气，与桂枝同用，善平肝气。肝冲之气不上干，则血之上充者自能徐徐下降也。且其方虽名风引，而未尝用祛风之药，其不以热瘫痫为中风明矣。特后世不明方中之意，多将其方误解耳。拙拟之建瓴汤，重用赭石、龙骨、牡蛎，且有加石膏之时，实窃师风引汤之义也。

（5）陈修园《神农本草经读·上品·龙骨》：龙骨能敛火安神，逐痰降逆，故为惊痫颠痉之圣药。仲景风引汤，必是熟读《本经》，从此一味悟出全方，而神妙变化，亦如龙之莫测。

（6）徐春甫《古今医统大全·伤寒门》：又有火劫惊狂，谓之火邪，其人亡阳烦躁，卧起不安，《金匮》风引汤、柴胡汤加龙骨、牡蛎。

【经典配方】大黄、干姜、龙骨各四两，桂枝三两，甘草、牡蛎各二两，寒水石、滑石、赤石脂、白石脂、紫石英、石膏各六两。上十二味，杵，粗筛，以韦囊盛之。取三指撮，井花水三升，煮三沸，温服一升。

【经典方证】热、瘫、痫；脚气。

【推荐处方】大黄、干姜、龙骨各12 g，桂枝9 g，甘草、牡蛎各6 g，寒水石、滑石、赤石脂、白石脂、紫石英、石膏各 18 g，水煎服。

【方机概述】热盛风动。热极生风或阳亢化风之病，如中风、惊痫、抽搐之类。火盛生风，风生挟木侮脾，脾气不行，聚液成痰。风、火皆为阳，阳主动，两阳相搏，挟痰上扰清窍。

【方证提要】发热，瘛疭，惊痫，瘫痪；手脚痉挛、口斜眼歪；或筋脉拘急，麻木不仁，行走困难，肢体软瘫无力；或高热，神昏，头痛，烦躁，便秘。

【适用人群】常见于阳亢体质易罹患中风人群。症见恶热烦躁，多汗，口干口苦，喜饮嗜凉，大便秘结，小便赤黄，脉弦急。或神志异常以阳亢为特征的疾患者群。

【适用病症】

以下病症符合上述人群特征者，可以考虑使用本方。

（1）以神志异常为特点的疾病，凡辨证属热盛动风皆为本方所宜，如癫痫、舞蹈病、癔症性抽搐、躁狂症、紧张性头痛、流行性乙型脑炎、手足口病合并中枢神经系统感染、绝经综合征、焦虑症、失眠、脑动脉硬化症、短暂性脑缺血发作（中风先兆）、结核性脑膜炎、精神分裂症等。

（2）以肢体运动障碍，如瘫痪等为临床表现的疾病，如中风（脑卒中）、半身不遂、重症肌无力、外周神经炎等。

（3）以抽搐为表现的疾病，如癫痫、癔症性抽搐、抽动秽语综合征及其他痉挛性疾病等。

（4）以高热为表现的疾病，如流行性乙型脑炎、发热等。

【合方与加减】

1. 合方

（1）大便秘结，合承气汤类方，或合五仁丸、增液汤。

（2）痰热神昏等病，合涤痰汤。

（3）瘀血内结，合桃核承气汤、下瘀血汤。

（4）高热痉厥，热入营血等，合犀角地黄汤。

（5）气分热盛等，合竹叶石膏汤、白虎汤。

2. 加减

（1）痰瘀互结，神识昏乱，加丹参 10 g，水牛角 10 g，生地黄 20 g，牡丹皮 10 g。

（2）热盛便秘，加芒硝 10 g；津亏便秘，加玄参 10 g，麻子仁 10 g。

（3）痰热扰神，加清半夏 10 g，浙贝母 10 g，瓜蒌 10 g。

（4）热毒，加升麻 10 g，连翘 10 g。

（5）胃肠不适，加炒白术 10 g。

（6）瘀血阻络，肢体活动不利，加桃仁 10 g，丹参 10 g，桑枝 10 g。

（7）小便灼热赤黄，加竹叶 10 g，白茅根 20 g。

【注意事项】

（1）风引汤适用于中风偏热者。《医学衷中参西录·医方·治内外中风方》云："中风之证，有偏寒者，有偏热者，有不觉寒热者。拙拟此方治中风之无甚寒热者也。若偏热者，宜《金匮》风引汤加减（干姜、桂枝宜减半）。"其热或外感热邪夹风，或热邪入里化风，或热盛动风。《推拿抉微·我之风症谈》记载："又感热风而病热者，如风引汤是也。如谓风为阳邪，则不宜有桂枝汤之用桂枝、生姜；如谓风为阴邪，则不宜有风引汤之用大黄、石膏。"

（2）风引汤中矿物类药物的使用有讲究，以打碎为宜。如《本经逢原·石部·白石英》载："但石性剽悍，不可久服。仲景《金匮》风引汤只令碎如米粒，不欲其淬入胃也。"

（3）风引汤多石药，日不可过服，以小剂为度。《吴医汇讲·考正古方权量说》"风引汤，药共五十五两，取三指撮，井水煮服（石药性重，每服八分，以五十余日为度）。"

（4）七方十剂，七方者，大、小、缓、急、奇、偶、复；十剂者，宣、通、补、泻、轻、重、滑、涩、燥、湿，此为方剂分类经典之论。风引汤一方，大、缓、偶之方，通、泄、重、涩之剂。

【医案分析】

1. 清末民初名家黎庇留用《金匮》风引汤治疗中风案

龙田坊吴心明乃翁年逾花甲，忽患舌大满口，不能食，不能言。余审其脉洪大，是风气入心。风承火热，火借风威，主风引汤，一服即愈。

按语：《素问·阴阳应象大论》载："年四十，而阴气自半也，起居衰矣。"龙田坊吴心明乃翁年逾花甲，年老体弱，气血衰损，脑脉失养，气虚则运血无力、脑脉易瘀，阴亏则阴不制阳、内风动越。猝然发病，症见舌大满口，不能食，不能言，显系风痰阻络之中风病也。舌为心窍，黎庇留审其脉洪大，辨证为风气入心。风承火热，火借风威，风火相煽，合风引汤之方机特点，故施以仲景方，方证相应，效如桴鼓，故一服即愈。

2. 名医刘清泉用《金匮》风引汤治疗癫痫案

患者，男，29岁。2016年8月23日初诊。主诉：发现癫痫14年，再发、加重3年。患者2002年出现癫痫发作，短暂意识丧失，肢体抽搐，口中涎沫，被移动时苏醒，醒后自觉乏力、头痛。先后于望京医院、中日好友医院明确诊断为癫痫，服用德巴金，效果不明显，平均1～2日即发作1次。后自行服用医痫丸，发作频次减少，减至半年1次，后逐渐停药，此后6年间无癫痫发作。2008年癫痫再次发作，平均2～3天发作1次，2011年在中日友好医院查头MRI，诊断为神经胶质瘤，行手术治疗，术后病理示左额叶少突胶质细胞瘤，术后未行化疗。2011—2013年未再出现癫痫发作。2013—2016年癫痫发作次数再次增多，现为中医治疗来诊。刻下：癫痫常于夜间发作，平均1～3个月发作1次，发作时肢体抽搐，嘴唇发紫，喉中有痰，口吐白沫。素易烦躁，自觉喉中有黏痰，易咳出，冬季手脚凉。纳可，眠欠安，二便调。舌红绛，苔薄白，脉沉细略数。既往：无特殊。辨证：阳气郁闭、郁热内扰。治法：温振阳气、清泄郁热。处方：风引汤加减，桂枝10g，干姜10g，生龙骨30g，生牡蛎30g，寒水石（先煎）30g，滑石（包煎）30g，赤石脂（先煎）30g，紫石英（先煎）15g，生石膏30g，酒大黄6g，炙甘草10g，天冬15g，生代赭石（先煎）30g，土茯苓100g，天麻30g，牛蒡子10g。14剂，水煎服，日一剂。

2016年9月6日二诊：服上方后癫痫未发作，服药后大便增多，每日1～2次，喉中有痰，易咳出，脾气急躁好转，易汗出。纳眠可，小便调。舌红减，少苔，脉细弦。上方（风引汤）将酒大黄调整为3g，去牛蒡子，加黄柏15g。嘱患者口服同仁堂的牛黄清心丸1丸，每天1次，连服10天。

2016年9月20日三诊：未再发作。咽中有痰，能咯出，白偏黏。眠好转。纳可，大便日一次，质软，较易起急。舌尖红，苔薄白，脉弦。处方：柴胡加龙骨牡蛎汤加减，柴胡30g，桂枝10g，生龙牡各30g，礞石30g，黄芩30g，清半夏30g，党参15g，茯苓30g，酒大黄6g，生姜30g，大枣30g，珍珠母30g。14剂，水煎服，日一剂。继服牛黄清心丸。

2016年10月18日四诊：病情平稳，近日咽喉痛，白痰易咯出，夜间较甚，纳可，脾气急躁好转，大便日一次，舌红苔薄白，脉弦略数。处方：上方加炒山栀。14剂，水煎服，日一剂。

2016年11月29日五诊：咽痛，偶咳，夜间多见痰，痰色白易咯出，无气喘胸闷，手足冰凉，纳眠可，二便调，舌红苔白，脉细数。处方：玄参30g，生地黄30g，苦参15g，土茯苓100g，巴戟天15g，天冬30g，党参30g，木鳖子10g，茯苓30g，羚羊角粉0.6g，朱砂0.3g，生龙骨30g，生牡蛎30g。14剂，水煎服，日一剂。此后患者长期门诊诊治，癫痫未再发作。

按语：患者既往有癫痫病史，神经胶质瘤术后再发癫痫。常于夜间发作癫痫，平均1～3个月发作一次，发作时症见肢体抽搐、嘴唇发紫、喉中有痰、口吐白沫。刘清泉教授辨证阳气郁闭、郁热内扰，立温振阳气、清泄郁热法，以《金匮》风引汤加减化裁。首诊去白石脂（此药现今药方难觅，思当无此药故加代赭石为用），加天冬、生代赭石、土茯苓、天麻、牛蒡子清热息风。二诊效不更方，略作调减，将酒大黄调整为 3 g，去牛蒡子，加黄柏。加服同仁堂的牛黄清心丸 1 丸。三诊癫痫未再发作，处方柴胡加龙骨牡蛎汤加减调理善后。此案条理清晰，深谙方义，阳气郁闭，郁热内扰，以风引汤重剂息风，清热解郁，着眼风火起病之因，损益古方风引汤，合病之情，故宿疾沉疴易疗。

3. 青年医生张瑞荣用《金匮》风引汤治疗小儿癫痫案

患儿李某，男，8 岁。2020 年 4 月 5 日首诊。1 年前无明显原因及诱因开始间断性出现神志不清、四肢抽搐、两手紧握、两目上视，严重时可出现口吐涎沫，持续 5～10 分钟后可自行缓解。近半年发作频率逐渐增多，曾于中国人民解放军总医院、山东省立医院就诊，24 小时脑电图：脑电图示慢棘-慢综合波，结合症状考虑小儿癫痫。患者家长拒绝服用抗癫痫药物。回当地于某医生处服用药物（具体不详），服药期间症状缓解，停药后发作频率明显增加。发作多呈突然发作，四肢强直抽搐，双目上吊，口吐涎沫，持续 10～15 分钟后自行缓解，发作停止后多有头痛、乏困嗜睡，其他无异常所见。家长为求中医诊疗，经人介绍来诊。来诊等待时突然发作，症见四肢强直抽搐、双目上吊、口吐涎沫，急予醒神针法刺激，3 分钟后神志渐清，仍头痛、乏力、倦怠、嗜睡、依赖性强，腹胀，舌质略红，舌尖红甚，可见芒刺，舌苔厚腻略黄，两侧脉弦滑数。诊断为：癫痫，证属痰热挟惊。治则：清热涤痰息风，镇静安神，和胃利胆。方选风引汤合温胆汤与三仁汤加减。处方：大黄 3 g，桂枝 3 g，生甘草 3 g，生龙骨 18 g（先煎），生牡蛎 30 g（先煎），龙齿 9 g（先煎），寒水石 18 g（先煎），赤石脂 18 g（先煎），紫石英 18 g（先煎），滑石 18 g（先煎），枳实 9 g，竹茹 9 g，炒薏苡仁 30 g，炒神曲 15 g，生麦芽 9 g，苏梗 18 g，知母 9 g，清半夏 9 g，陈皮 9 g，远志 9 g，石菖蒲 9 g，栀子 3 g。7 剂，水煎服，日一剂，分早中晚三次饭后半小时温服，同时药渣取汁泡脚，早晚各一次，15 分钟/次。后根据症状反复易方调整 1 年半余，症状好转，随访 1 年余，未再复发。

按语：小儿癫痫病因多端，但以风、痰、惊、热为主要因素。小儿由于气血未充，神识怯弱，"肝常有余，脾常不足"，一触诱因，肝气有余易致气结生风，脾受克伐易聚湿成痰，风痰相搏，扰动心神，蒙蔽心窍则发癫痫。《内经》曰："诸风掉眩，皆属于肝""风胜则动"，不管任何部位的抽动，中医理论皆称为"风"。《小儿药证直诀·脉证治法·肝有风甚》指出："凡病或新或久，皆引肝风，风动而上于头目，目属肝，肝风入于目，上下左右如风吹，不轻不重，儿不能任，故目连札也。"风引汤出自《金匮要略·中风历节病脉证并治第五》"风引汤，除热瘫痫。"《千金要方》云："治大人风引，小儿惊痫瘈疭"，由于此方具有重镇潜阳、平肝息风之效，常用于中风、癫痫之肝风内动证，在临床上应用本方化裁治疗小儿癫痫疗效显著。方中寒水石、滑石、赤石脂、紫石英、龙齿等重镇之品以清热息风；龙骨、牡蛎介类之咸寒以潜阳；大黄苦寒泻下以荡涤风水热邪，使上亢之肝风得以平息；炒薏苡仁淡渗利湿，使湿热从下焦而去；诸药寒凝，取桂枝之温性以制诸石之寒，同时可温通经络；清半夏与竹茹相配，一温一凉、化痰和胃；陈皮与枳实相和，一温一凉、消痰除痞；炒神曲、生麦芽、石菖蒲、远志、苏梗消食祛痰安神，佐生甘草调和诸药、顾护胃气。本方寒温并用，益心阴以镇心阳，息风火而涤邪热，乃为益攻兼施之法，能有效控制癫痫发作。

参考文献

[1] 姚鹏宇. 从七方十剂论风引汤 [N]. 中国中医药报，2022-10-10（4）.

[2] 魏延军，王云泽. 黎庇留运用风引汤验案举隅 [J]. 国医论坛，2020，35（4）：54-55.

[3] 吕小琴，刘清泉. 风引汤临床体会及验案二则 [J]. 环球中医药，2018，11（4）：547-549.

（姚鹏宇 撰）

乌头汤

【**仲景方论**】《金匮要略·中风历节病脉证并治第五》："病历节，不可屈伸，疼痛，乌头汤主之。"

【**注家方论**】

（1）尤在泾《金匮要略心典·中风历节病脉证并治第五》：此治寒湿历节之正法也。寒湿之邪。非麻黄、乌头不能去。而病在筋节，又非如皮毛之邪，可一汗而散者，故以黄芪之补，白芍之收，甘草之缓，牵制二物，俾得深入而去留邪。如卫瓘监钟邓入蜀，使其成功而不及于乱，乃制方之要妙也。

（2）周岩《本草思辨录·麻黄》：再征之乌头汤，麻黄气轻，祛风寒在肌肤者多；乌头气重，祛风寒在脏腑者多，麻黄除湿，是湿随风寒而去，乌头除湿，是风寒外散而湿则内消，麻黄伸阳而不补，乌头补阳而即伸，此治历节不可屈伸疼痛，二物所以必并用之故。虽然，二物皆出汗而少内心，关节之病，非可一汗而愈者，故又以芍药从而敛之，使宛转于肢节而尽去其疾，黄芪疏营卫之气，则为芍药之前驱，甘草则培中土以和之者也。以其有芍药能使麻乌下达，故伤寒太阳病将入阳明，则石膏为必用之药。

（3）陈修园《金匮要略浅注·中风历节病脉证并治第五》：尤在泾云：此治寒湿历节之正法也。徐忠可云：病历节，括足肿发热言，承上文也。按足肿而膝胫不冷，似可加黄柏、知母。

（4）曹颖甫《金匮发微·中风历节病脉证并治第五》：历节一证，大约寒湿痹于关节，阳气痹于肌表。阴痹而阳欲外泄，则热发而黄汗出；阳痹而寒湿阴于筋脉，则疼痛不可屈伸，此为阴寒重证，非桂枝芍药知母汤所能通治，故不得已而用乌头汤，亦犹蛔厥重证，乌梅丸所不能治，不得已而用甘草粉蜜汤也。按：乌头为附子之母，若芋婆然，其颗甚小，一枚约有今权三钱，五枚则一两半矣。然则麻黄、芍药、黄芪、炙甘草之各三两，不当如《日知录》折成七钱八分矣。盖以两计可折，以枚计则无可折，岂古今药剂权量，初无沿革耶？此方重用乌头，以历节足肿、胫冷，确定为少阴寒湿而用之，与寒疝用大乌头煎同。徐忠可乃谓膝胫不冷，似可加黄柏、知母。夫使膝胫不冷，岂可用乌头五枚耶？足见仲师既殁，医家更无通才也。

（5）吴仪洛《成方切用·祛风门》：历节病，即行痹之属也。乃湿从下受，挟风流注，故或足肿而必发热，且更不可屈伸而疼痛。故以甘、芍和阴，麻黄、黄芪通肌肉之阳气，而借川乌之迅发，以行其痹着。

（6）陶汉华《金匮要略与现代应用·中风历节病脉证并治第五》：《素问·痹论》云："寒气胜者为痛痹。"本条所述证候即是此痛痹。由于寒湿之邪侵入关节，阳气痹塞不通，气血运行不畅，寒盛则痛，故关节疼痛剧烈；寒性收引，故不能屈伸。本证除关节剧烈疼痛的主症之外，还可有痛处固定不移，关节不红不热，遇寒痛剧，得热痛减等症。治以乌头汤温阳散寒，除湿止痛。

方中乌头温经散寒止痛，为君药；配麻黄宣散风寒、通阳开痹，尤在泾曰："寒湿之邪，非麻黄、乌头不能去"，乌头、麻黄同用，君臣相合，功效方著；黄芪益气逐邪，助麻黄、乌头温经止痛，防麻黄过于发散，使发汗不致过汗；芍药、甘草酸甘化阴，以护营阴，防麻黄、乌头辛温大热、夺液伤阴，又可缓急、舒筋、止痛；蜜甘缓，与甘草解乌头之毒，且能缓解乌头燥热之性，使乌头药力持久，增强乌头的止痛作用。《本草纲目》记载："止痛解毒，除久病，和百药。"《金匮》用乌头者五枚，均配蜜。这样诸药配伍能使寒湿之邪从微汗而解，病去而正气不伤。

【经典配方】麻黄、芍药、黄芪各三两，炙甘草三两，川乌五枚（㕮咀，以蜜二升，煎取一升，即出乌头）。上五味，㕮咀四味，以水三升，煮取一升，去滓，内蜜煎中，更煎之，服七合，不知，尽服之。

【经典方证】病历节，不可屈伸，疼痛。

【推荐处方】麻黄、黄芪、芍药、炙甘草各9g，川乌9g，加蜂蜜1勺，水煎服。

【方机概述】寒湿痹证。《素问·痹论》曰："痛者，寒气多也，有寒故痛也"，寒为阴邪，主收引拘急，痹阻肢体经络，阳气阻滞，气血不畅，故疼痛、不可屈伸。

【方证提要】疼痛，痛有定处，遇寒则甚，肢节挛缩拘急，不可屈伸，舌苔薄白，脉弦紧。

【适用人群】常用于阳虚寒湿痹阻的中老年人群。症见畏寒怕冷，身半以下常有冷感，冬春天寒难耐，每遇阴雨降温即显关节肢体疼痛，脉弦紧、弦弱。或长期工作在冰冷潮湿环境的人群，工作环境缺乏阳光照射，如煤矿、冷库等地，腰膝关节常有疼痛及冷感，劳累后尤甚。

【适用病症】

以下病症符合上述人群特征者，可以考虑使用本方。

（1）以肢体关节活动不利、疼痛为表现的疾病，凡辨证属于痛痹，如坐骨神经痛、类风湿关节炎、坐骨神经炎、风湿性关节炎、腰椎间盘突出症、三叉神经痛、颈椎病、脊柱过敏症、癌症疼痛、肩周炎、未分化脊柱关节病、骨质增生、风湿性多肌痛、神经病理性疼痛、糖尿病周围神经病变疼痛、带状疱疹后遗神经痛等。

（2）以寒胜阳虚为主要表现的疾病，如脱疽、变应性亚败血症、阴缩、子宫脱垂、头痛、五更泄、胃脘痛、顽固性心绞痛等。

【合方与加减】

1. 合方

（1）风湿较胜者，合四妙散、防己黄芪汤。

（2）阳郁胸痹，心痛者，合瓜蒌薤白半夏汤、瓜蒌薤白白酒汤。

（3）阳虚较甚，合四逆汤、肾着汤。

（4）阳虚寒凝，胸闷咳喘者，合三子养亲汤、瓜蒌薤白半夏汤。

（5）带状疱疹后遗神经痛、糖尿病神经痛等，合桃红四物汤、当归四逆汤。

（6）肾虚痹证等，合独活寄生汤。

2. 加减

（1）病久瘀血入络者，加桃仁10g，红花10g，全蝎10g，蜈蚣10g。

（2）气血两亏者，加人参10g，当归10g。

（3）寒阻痰凝，兼有麻木者，加法半夏10g，防风10g。

（4）病久肝肾阴虚，关节变形，加怀牛膝10g，川牛膝10g，枸杞子10g，熟地黄10g。

（5）胸阳痹阻，寒凝心痛，加法半夏10g，瓜蒌20g，桂枝10g。

（6）胸闷咳喘，加法半夏10g，白芥子10g，苏子10g。

【注意事项】

（1）乌头汤适用于痛痹，其应用在于把握病机阳虚寒痹，当视阳虚、寒凝程度增减化裁。

（2）乌头有大毒，服后可能有反应。为减轻乌头的毒性，应注意煎法和配伍，可从小量开始，逐渐加量。或先煎、久煎，一般煎1~2小时，以口尝不麻为度。应与蜜同煎。

【医案分析】

1. 清代名医曹颖甫用《金匮》乌头汤案

曹颖甫曰：肢节疼痛，病名历节。此证起于风邪外感，汗出不畅，久久湿流关节，脉迟而滑，属寒湿。其微者用桂枝芍药知母汤。其剧者宜乌头扬。尝治一吴姓少病，予用净麻黄三钱、生白芍三钱、生绵芪三钱、炙甘草三钱、乌头二枚切片，用蜜糖一碗另煎，煎至半碗，盖悉本《金匮》法也。

按语：病属历节，证候、病机悉未见论，然观其"风邪外感，汗出不畅，久久湿流关节，脉迟而滑，属寒湿"等曹氏医论，可知机括。方证对应，故悉本《金匮》法，用量与原方一致，煎服法则有所变通，为减毒之用。

2. 仝小林院士用乌头汤加味治疗历节病案

贾某，男，44岁。2型糖尿病16年。既往史：高血压病，颈椎病，慢性前列腺炎，前列腺增生。初诊：患者双下肢肌肉关节疼痛剧烈，偶有麻木，腰部隐痛，平素怕冷，四肢发凉，伴手足心冷汗出，纳眠可，夜尿多。舌紫暗，苔白腻，舌下静脉瘀曲，脉沉弦紧。血糖控制尚可。处方：制川乌9g、制草乌（先煎2小时）9g、生麻黄9g、白芍15g、川桂枝9g、当归15g、鸡血藤30g、五加皮9g、首乌藤15g、络石藤30g、生薏苡仁60g、川牛膝9g。

复诊：患者双下肢疼痛麻木基本消失，未见双下肢浮肿，手足心不伴汗出，怕冷症状较前明显改善，但受凉后可出现下肢痉挛，纳眠可，大便稀，日1次，夜尿2～3次。舌暗苔白，舌下静脉瘀曲，脉沉弦。血糖控制尚可。处方：上方加金樱子30g、芡实30g、肉苁蓉30g、改桂枝为15g、制川乌15g、制草乌15g。

三诊：患者自觉行走无力，少许怕冷，偶有下肢受凉痉挛，夜尿较前减少。舌淡暗苔白，舌下静脉瘀曲，脉沉细。血糖控制尚可。处方：制川乌180g、制草乌180g、制马钱子30g、生麻黄180g、制乳香60g、制没药60g、全蝎30g、蜈蚣10条、肉苁蓉180g、仙茅180g、鹿角霜90g、鸡血藤180g、首乌藤180g、黑蚂蚁180g、制成水丸9g，每日2次。

四诊：患者痛、麻、凉、无力等症状基本消失。舌底瘀滞色紫，渐露化解之势。

按语：患者经年久病，罹患糖尿病16年，既往高血压病、颈椎病、慢性前列腺炎、前列腺增生，病史复杂。症见双下肢肌肉关节疼痛，麻木，腰部隐痛，畏寒肢冷，伴手足心冷汗出，夜尿多。舌紫暗，苔白腻，舌下静脉瘀曲，脉沉弦紧。丹溪有云："麻是气虚，木是湿痰死血"，显系寒盛日久瘀滞之象，法当温阳通络、活血化瘀，制川乌、制草乌同用辛温助阳、开痹通络；生麻黄、川桂枝温阳散寒；当归、鸡血藤活血化瘀；五加皮、川牛膝强筋健骨、祛风胜湿，系仝小林院士遵民间"两足不能提，牛膝木瓜五加皮"说法；首乌藤、络石藤以"藤药入络"、通络止痛；生薏苡仁健脾祛湿。复诊，症状较前明显改善，增减上方，加金樱子、芡实、肉苁蓉益肾固精、健脾除湿，改桂枝、二乌用量，增其温散之功。三诊，除上述诸法，攻补兼施，加虫药搜剔，血肉补益，改丸剂缓图。

3. 当代医家用乌头汤合方治疗顽固性心绞痛案

男，75岁。反复胸闷痛1年余，加重1月余。2015年7月3日来诊，既往高血压、糖尿病、高脂血症病史。2014年因反复活动后胸闷痛行冠脉造影提示冠状动脉三支病变，其中左冠状动脉前降支99%狭窄、右冠状动脉90%狭窄，尝试行支架植入术失败，心外科会诊考虑搭桥手术风险极大，建议患者保守治疗，遂长期服用抗血小板聚集、调脂稳斑及改善心室重塑等药物，症状反复，近1个月反复出现胸闷痛、憋气，安静状态即可出现，活动或餐后加重，放射至左肩背，持续十余分钟，每日发作5～6次，自行加服单硝酸异山梨酯治疗无效。现症：神疲，心前区闷痛，放射至肩背部，乏力，伴咳嗽、咯白色痰涎，形体肥胖，畏寒，纳呆，舌质暗，苔白腻，双脉寸弱，关尺部沉滑。查体：血压128/74 mmHg，心率80次/分，心界向左下明显扩大。中医诊断：胸痹，辨证为阳气亏虚、痰浊痹阻。治宜温阳宣痹、豁痰止痛。处方：麻黄10g、白芍10g、黄芪20g、制川乌5g、桂枝10g、瓜蒌20g、薤白 12 g、法半夏 15 g、甘草 6 g，7 剂，水煎服。二诊，患者诉胸闷痛程度大减，每日发作 1～2 次，皆活动后出现，静息时已无明显不适，咳嗽咯痰较前减轻，畏寒减轻，诉自觉胸中有寒气，考虑胸阳不振，仍守原方加高良姜 12 g，7 剂，水煎服。三诊，患者诉已无胸闷痛不适症状，胃纳仍差，考虑胃阳未复、浊阴未降，前方加山楂 12 g、大枣 5 枚。15 剂，水煎服。2 个月后随访，患者未再发胸闷痛，纳食好转，精神转佳，可从事家务活动。

按语：胸为清阳之府，反复胸闷痛 1 年余，阳虚痹阻之象可知。患者年老体衰，既往宿疾久病不断，高血压、糖尿病、高脂血症病史年久，症见心前区闷痛、放射至肩背部、畏寒怕冷、咳嗽咯痰、神疲乏力、形体肥胖，辨证为阳虚寒痹、痰阻心脉。温阳散寒、通痹化痰，以乌头汤合瓜蒌薤白半夏汤加减治疗，首诊，以川乌辛热通阳、散寒开痹；麻黄、桂枝宣阳气，利气机，通血脉；瓜蒌、薤白、半夏化痰散浊；黄芪益气活血；甘草、芍药缓急止痛，佐制川乌之毒。二诊兼以高良姜行气散寒。"胃络通心"，三诊加山楂、大枣养脾健胃。辨明证候，直指病机，合方施用，阳气复振，心脉条达，胸阳宣通，痰浊消散。

参考文献

［1］段娟，仝小林 . 乌头汤加味临证一案举隅［J］. 辽宁中医杂志，2009，36（2）：280-281.

［2］陈立新，陈萌，张纯，等 . 乌头汤合方治疗顽固性心绞痛验案 3 则［J］. 山东中医杂志，2020，39（3）：302-304.

（姚鹏宇　撰）

矾石汤

【仲景方论】《金匮要略·中风历节病脉证并治第五》："矾石汤，治脚气冲心。"

【注家方论】

（1）尤在泾《金匮要略心典·中风历节病脉证并治第五》：脚气之病。湿伤于下。而气冲于上。矾石味酸涩性燥。能却水收湿解毒。毒解湿收。上冲自止。

（2）浅田惟常《先哲医话·福岛慎独轩》：凡漫肿坚硬，皮色不变，而其势甚炽者，以矾石汤蒸之，则能消散，悬痈、淋漏、痔毒之类最效。又治瘫痪不遂不止，脚气冲心也。

（3）陈修园《金匮要略浅注·中风历节病脉证并治第五》：此脚气外治之方也。前云疼痛不可屈伸，以乌头汤主之。至于冲心重证，似难以外法幸功。然冲心是肾水挟脚气以凌心，而矾能却水，兼能护心，所以为妙，想必以乌头汤内服后，又以此汤外浸也。

（4）吴仪洛《成方切用·祛风门》：矾石收湿解毒，故以之为外治。然至冲心，亦能治之。盖脚气而至冲心，皆由肾水挟脚气以凌心，得矾石之却水，而势自不能相凌，所以有护心之功也。

（5）沈宗明《沈注金匮要略》：因上中二焦之气先虚，相招外邪，互蒸成热，上冲于心，即地气加天之谓也。故用矾石味酸性温，煎汤淋洗，善能收湿澄浊，清热解毒；然湿从下受，当使下渗而去，则不冲心矣。

（6）山东中医学院《金匮要略浅释·中风历节病脉证并治第五》：脚气病浊气上冲，是肾水挟脚气以凌心。矾石味酸涩，性燥能去湿消肿，却水护心。病势虽重，但起源于局部，局部痊愈，里证自解，故外治即可。

【经典配方】 矾石二两，上一味，以浆水一斗五升，煎三五沸，浸脚良。

【经典方证】 脚气冲心。

【推荐处方】 矾石 50~60 g，加水 1~1.5 L 煎，浸足。

【方机概述】 湿气留滞。湿气较盛，凝聚于下，出现脚气、浮肿等症。湿热所致诸疾，以红肿热痛为主要表现。

【方证提要】 脚气、下肢肿胀，麻木不仁，屈伸不利；或见心悸不安等。

【适用人群】 常用于湿邪较盛的人群。症见足肿、肢麻、活动不利，或湿邪蔽阳、胸闷心悸。

【适用病症】

以下病症符合上述人群特征者，可以考虑使用本方。

以肿胀疼痛为表现的疾病，凡辨证属于湿滞者皆为本方所宜，如风湿痹痛、脚气、水肿、阴挺、目赤肿、疮疡、虫蚁咬伤、漆疮、牙痛等。

【合方与加减】

1. 合方

指缝痒，合四物汤。

2. 加减

（1）湿热互结，热邪较盛，加苦参 10 g，生地黄 10 g。

（2）牙齿肿痛，加蜂房 10 g。

（3）脱肛、阴挺，加当归 10 g，白芷 10 g，独活 10 g，地榆 10 g。

【注意事项】

（1）《金匮》矾石汤为外洗方，适用于湿热或湿浊诸证，总以燥湿为要。

（2）方中矾石为白矾，白矾为硫酸盐类矿物明矾石经加工提炼制成，主要成分是含水硫酸铝钾，又名钾明矾。

【医案分析】

姚贞白用《金匮》矾石汤案

梁某，女，45 岁，住昆明市郊区。初诊：患者务农数十年，风雨寒暑，常在田间。寒湿之邪侵入，伏于筋络腠理，关节时痛。此次先是淋雨受寒，恶冷发烧，头痛项强，身疼。曾服麻黄桂、枝等药得汗，热虽退而周身关节疼痛不止。两足痛，浮肿，屈伸不利，行动困难。复用中西药及药酒揉擦按摩，经月余，疼痛更甚，浮肿加剧，不能行动，乃由家属肩负前来门诊。症见形体羸瘦，脚肿如脱。脉沉紧而弦，舌质淡，苔白腻。是属寒湿痹于筋脉关节肌肉之间，遂剧痛，不可屈伸。所谓寒气胜者真痛痹也。拟宗《金匮》法以乌头汤加味治之。

处方：炙川乌 30 g（开水先煨透），细辛 4.5 g，去节麻黄 9 g，炒白芍 9 g，甘草 3 g，生黄芪 18 g，怀牛膝 9 g，桑枝 24 g，生姜 15 g，大枣 5 枚。加用外治法：用好矾石 60 g，加水 1500 mL，煎煮令沸，每日浸泡两足 2~3 次。

二诊：上方连服 5 剂，患者两足浮肿显著消退，关节肌肉疼痛轻减。由于久病，体虚足软，尚不能起立行动。诊脉紧象已减，尚弦细，舌淡白有滓，苔腻较退。症势缓解，续拟下方为治：炙川乌 18 g、川附片 18 g（上二味开水先煨透）；去节麻黄 6 g，细辛 3 g，生黄芪 15 g，全当归 12 g，炒白芍 9 g，桂枝木 6 g，桑枝 18 g，薏苡仁 12 g，甘草 3 g，大枣 5 枚，生姜片 9 g。续用外治法同前。

三诊：上方连服 10 余剂，兼用外治法，已能扶杖行走前来就诊，两足浮肿将消失，周身疼痛大减。饮食日增，但身体瘦弱，感精神尚差。诊脉转现弱缓调和，舌白淡。此乃气弱血虚，筋络未强。拟宗崔氏八味丸，调理善后。处方：干地黄 90 g，山萸肉 30 g，炒淮山药 90 g，泽泻 60 g，云茯苓 90 g，牡丹皮60g，川附片120g（开水先煨透），桂枝60g，全当归90g，白芍60g，以上各味，共为细末，炼蜜为丸，梧桐子大。每服10丸，温酒送服。

按语：《素问·痹论》云："寒气胜者为痛痹"，淋雨受寒，重感于寒湿之气而发为痛痹，寒湿凝滞，体虚邪重，致病缠绵。此案以《金匮》乌头汤为内服方，矾石汤为外治法，内外兼施，温阳散寒祛湿。《长沙药解·矾石》谓："矾石化败血而消痞硬，收湿淫而敛精液"，此方以矾石水煎外用，除湿胜痹之佐助也。

参考文献

［1］姚承济，姚克敏，姚承祖，等.姚贞白医案［M］.北京：人民军医出版社，2013：63-65.

（姚鹏宇　撰）

黄芪桂枝五物汤

【仲景方论】《金匮要略·血痹虚劳病脉证并治第六》："血痹，阴阳俱微，寸口关上微，尺中小紧，外证身体不仁，如风痹状，黄芪桂枝五物汤主之。"

【注家方论】

（1）吴谦《医宗金鉴·订正仲景全书金匮要略注·血痹虚劳病脉证并治第六》：此承上条互详脉证，以明其治也。上条言六脉微涩，寸口关上小紧，此条言阴阳寸口关上俱微，尺中亦小紧，合而观之，可知血痹之脉浮沉，寸口、关上、尺中俱微、俱涩、俱小紧也。微者虚也，涩者滞也，小紧者邪也，故血痹应有如是之诊也。血痹外证，亦身体顽麻，不知痛痒，故曰：如风痹状。但不似风痹历关节流走疼痛也。主黄芪桂枝五物汤者，调养荣卫为本，祛风散邪为末也。

（2）陈修园《金匮方歌括·血痹虚劳方》：此即桂枝汤去甘草之缓，加黄芪之强有力者，于气分中调其血，更妙倍用生姜以宣发其气，气行则血不滞而痹除，此夫唱妇随之理也。

（3）黄元御《金匮悬解·内伤》：血痹寸阳尺阴俱微，其寸口、关上则微，其尺中则微而复兼小紧。"脉法"：紧则为寒，以寒则微阳封闭而不上达，故脉紧。外证身体不仁，如风痹之状，以风袭皮毛，营血凝涩，卫气郁遏，渐生麻痹，营卫阻梗，不能煦濡肌肉，久而枯槁无知，遂以不仁。营卫不行，经络无气，故尺、寸、关上俱微。营瘀木陷，郁于寒水而不能上达，故尺中小紧。黄芪桂枝五物汤，大枣、芍药，滋营血而清风木，姜、桂、黄芪，宣营卫而行瘀涩，倍用生姜，通经络而开闭痹也。

（4）段富津《金匮要略方义·黄芪桂枝五物汤》：本方为治疗血痹之主方。血痹者，缘于素质不足，肌腠疏松，卫虚营弱，一俟疲劳汗出，重损卫阳，则微风迅至，进而经络阻遏，血行不畅，肌肤失养，则麻木不仁。若风邪稍重，亦令肌肉疼痛，有如风痹之状，游走窜痛。此属正虚邪微，病于肌腠血脉之证。本着"多虚者，急在正气"，二虚一实，以治虚为主的原则，重在补益卫阳、和营通痹，使表气壮，则卫固营守、营卫通调。同时，少加疏散，则风邪得解。方中以黄芪为君，补在表之卫气，以桂枝温阳通经。桂枝伍黄芪，则温阳益气，鼓舞卫气，以温分内，充肌肤，肥腠理，司开阖；黄芪得桂枝则固表气而不留邪。又佐以芍药之敛阴和营，兼除血痹。芍药与黄芪桂相伍，温补卫阳，滋养营阴，使卫壮营充，阴平阳秘。佐以生姜、大枣，配合桂枝、芍药以增强调和营卫之功。其重用生姜者，取其辛温之性，温能助芪桂振奋卫阳之气，辛能走表散邪，并配合桂以畅血行。如此配伍，则实其表，祛其邪，血痹通，营卫和，故为血痹之佳剂。

（5）陶汉华《金匮与现代应用·血痹虚劳病脉证并治第六》：上条感邪较轻，脉只现寸口、关上小紧。本条症状较重，说明受邪亦较深，所以一则以"阴阳俱微"，再则以"尺中小紧"以示之。故治以黄芪桂枝五物汤温阳行痹，即《灵枢·邪气脏腑病形》所说"阴阳形气俱不足，勿取以针，而调以甘药"之意。

本方为桂枝汤去甘草倍生姜加黄芪而成。治风先治血，血行风自灭；行血先行气，气行则血行，故用黄芪补气。血寒则凝，血热则行，故倍用生姜温阳行气行血，增强温煦之功，协桂枝通阳祛邪，畅达血行。甘草味甘，甘则缓，缓则血不行，不行则麻木，故不用甘草。方虽平淡，配伍极妙，共奏温阳行痹之效。

【经典配方】 黄芪三两，芍药三两，桂枝三两，生姜六两，大枣十二枚。上五味，以水六升，煮取二升，温服七合，日三服。（一方有人参。）

【经典方证】 血痹，阴阳俱微，寸口关上微，尺中小紧，外证身体不仁，如风痹状。

【推荐处方】 黄芪 15 g，桂枝 10 g，白芍 10 g，生姜 10 g，大枣 5 枚。水煎服。亦有以赤芍、白芍并为用者，因赤芍通血脉，白芍和营气，各擅其长。

【方机概述】 血痹。因体质虚弱，肌腠空虚，营虚卫弱，风邪乘隙侵袭，阻遏经络，滞留腠理，伤于营卫。黄芪桂枝五物汤施用的核心病机为体虚受风而成。

【方证提要】 四肢麻木，或身体不仁，痛痒不知，或肌肉疼痛，有走窜之感，微恶风寒，体虚乏力，舌淡，脉无力。或有劳后汗出、沐后罹风等病史。

【适用人群】 常用于正气内虚、感受外邪所致多种疾患的人群，如日常忙于劳作，体丰壮盛，因坐地就眠，或休息时不加躲避邪气，偶感风邪；或老年人素体本亏，年老体衰，感受微风，而见肢麻体木，身体不仁，恶风畏寒等症状者。

【适用病症】

以下病症符合上述人群特征者，可以考虑使用本方。

（1）以肢体麻木、疼痛为表现的疾病，凡辨证属于正虚受风者皆为本方所宜，如中风后遗症、肩周炎、神经根型颈椎病、糖尿病周围神经病变、肘管综合征、小儿痉挛型脑瘫、糖尿病足慢性创面、雷诺病、风湿性关节炎、周围神经损伤、腓肠肌麻痹、骨折后神经损伤、低钙性抽搐、肢端血管功能障碍、硬皮病、乳腺癌术后上肢水肿、不完全性脊髓损伤、末梢神经炎等疾患。

（2）以心血管疾病为主者，因气血不足、正气内虚所致内脏虚衰，如心力衰竭、缓慢性心律失常、深静脉血栓、动脉硬化闭塞症、冠心病稳定型心绞痛、急性心肌梗死等。

（3）以功能减退为表现的疾病，辨证为阳虚气虚者，如甲状腺全切术后甲状旁腺功能减退、大肠癌术后等。

【合方与加减】

1. 合方

（1）卒中后遗症，合补阳还五汤。

（2）血脉瘀阻者，合血府逐瘀汤等。

2. 加减

（1）治卒中后遗症，重用黄芪 30 g，加川芎 10 g，地龙 10 g。

（2）风邪偏重者，加防风 10 g，防己 10 g。

（3）兼血瘀甚者，加桃仁 10 g，红花 10 g，当归 20 g。

（4）气虚甚者，加人参 5 g 或党参 20 g。

（5）营虚血亏者，加当归 20 g，川芎 10 g。

（6）兼风湿者，加羌活 10g，秦艽 10g，防风 10g，威灵仙 10g。

（7）据病位选择用药，下肢加牛膝、独活等；腰脊加杜仲、续断等；上肢加羌活、桑枝等。

【注意事项】

（1）黄芪桂枝五物汤温阳行痹，益气补虚，正如《灵枢·邪气脏腑病形》所说"阴阳形气俱不足，勿取以针，而调以甘药"之意，临证需加以注意。

（2）黄芪桂枝五物汤多认为由桂枝汤化裁而来，但方中"无甘草"之原因历代颇有争议。概因黄芪桂枝五物汤取通阳之功，而非尽补虚之意。

【医案分析】

1. 赵绍琴用黄芪桂枝五物汤治疗赘疣案

梁某，女，29岁。初诊：面部遍起赘疣如粟大小数十个，前额及两颊为多，始发于两个月前，渐次增多。面色萎黄晦暗，神疲乏力，郁郁寡欢，两脉弦细，按之无力，舌淡苔白且润，前医用疏风清热化湿方法，服之无效。此气血不足，不能上荣于面，则邪气乘虚结聚，治当益气养血，扶正达邪。

处方：黄芪 15g，桂枝 6g，白芍 10g，炙甘草 6g，当归 10g，生姜 10g、大枣 5枚，7剂。

二诊：脉仍弦细，舌白苔润，心情抑郁不舒，阳和之气不得上达，浊邪因而上聚为疣，继用升和方法。

处方：黄芪 15g，桂枝 6g，赤白芍各 10g，防风 6g，荆芥 6g，炙甘草 6g，当归 10g，生薏苡仁 30g，生姜 10g，大枣 5枚，7剂。

三诊：面色渐润，赘疣略见稀疏。气血有冲和之象。脉象仍属弦细，郁滞尚未全开。继用前法加减。

处方：生黄芪 15g，桂枝 6g，赤白芍各 10g，当归 10g，川芎 10g，防风 6g，白芷 6g，荆芥 6g，丹参 10g，生薏苡仁 30g，生姜 10g，大枣 5枚，7剂。

四诊：面部赘疣显著减少，红润之色渐显于面，言语之间可见欢愉。然脉仍弦细，足见郁结日久，气血失和，此非徒赖药物所可治，必自我解脱，达观乐业，并辅以运动锻炼，乃为治本之法。前法进退。

处方：生黄芪 15g，桂枝 6g，赤白芍各 10g，当归 10g，丹参 10g，川芎 10g，白芷 6g，防风 6g，香附 10g，生薏苡仁 30g，生姜 10g，大枣 5枚，焦三仙各 10g，7剂。

上药续服两周，面部赘疣完全脱落，面色有荣润之象。嘱其宽怀自解，多事运动，以为善后之望。

按语：患者体质柔弱，郁郁寡欢，木郁土中，阳气不能上升，故面色晦暗萎黄。《内经》云："清阳出上窍"。若中阳不足，不能上达于面，则浊阴必乘虚凑之。此赘疣之所以生于颜面也。初诊用黄芪桂枝五物汤辛甘温之剂鼓舞中阳，以滋元气之本。次诊加入风药升阳上达，并重用生薏苡仁化湿浊。前后数诊，皆以黄芪桂枝五物汤加减。《难经》所谓"损其肝者缓其中"，本案患者起于抑郁伤肝，土受木乘，中气伤损日久，故变疏肝为扶中之法，而后逐渐加入活血调气疏郁之药，解其郁而升其阳，则湿浊自化而疣去。然要在患者能宽怀自解，达观乐业，否则此病虽愈，他病复起，恐其不免矣。上述为原书按语，系赵氏门人所撰，亦并采之，略加删减调整，以备领会先生处方经验之妙意。

2. 范永升教授用黄芪桂枝五物汤案

陈某，女，43岁。2017年11月24日初诊。双手遇冷变白变紫5年余，随后出现手指肿胀变硬，右手中指有轻度溃疡，色暗不痛，畏寒怕冷，伴有乏力，不欲饮食，夜寐欠安，抗核抗体1：640，抗着丝点抗体阳性。舌暗苔薄，脉细，拟参温阳益气通络为治。

处方：生黄芪 30g，蜜桂枝 12g，炒白芍 30g，蜜甘草 12g，干姜 5g，大枣 10g，淡附片（先煎）6g，太子参 18g，茯苓 30g，炒白术 18g，炒川芎 18g，炒丹参 30g，酒地龙 12g，积雪草 15g，川麦冬 15g。14剂，日1剂，水煎服。

2017年12月8日二诊：药后畏寒怕冷症状好转，右手中指溃疡已愈合，近日天气冷时仍有雷诺现象，前胸壁有肤痒，舌暗苔薄，脉细，治法同前。加用祛风止痒之剂。

处方：前方去川麦冬，积雪草增至20 g，加僵蚕9 g，防风9 g。续进14剂。

2017年12月22日三诊：药后雷诺现象有所减轻，体倦纳差，伴心悸，夜寐不安，舌质淡红、苔薄，脉细。治宗前法，减祛瘀通络之剂，加强益气消食、解郁安神之效。

处方：生黄芪30 g，蜜桂枝12 g，炒白芍30 g，蜜甘草12 g，干姜5 g，大枣10 g，淡附片（先煎）6 g，茯苓30 g，炒白术20 g，炒川芎18 g，炒丹参20 g，酒地龙10 g，积雪草20 g，僵蚕9 g，防风9 g，柴胡9 g，炒鸡内金9 g。14剂。

2018年1月5日四诊：药后雷诺现象减轻，余无不适，舌质淡红、苔薄，脉细。治法同前。

处方：增积雪草至30 g，加蒲公英30 g。续进14剂。

患者服用中药半年有余，现雷诺现象好转，诸症稳定。

按语：此案患者主症典型，历久经年，明确诊断为硬皮病。起病系由阳气亏虚，卫外不固，腠理不密，寒邪乘虚侵入，流注肤腠脉络，致营卫不和，气血凝滞，经络不通，故立法温阳益气通络，以黄芪桂枝五物汤加减为用。初诊黄芪桂枝五物汤生姜改干姜，加蜜甘草、淡附片、太子参、茯苓、炒白术、炒川芎、炒丹参、酒地龙、积雪草、川麦冬。由小方变复法，兼顾病情之全。又有"四逆汤""四君子汤"等方相合之意。方中积雪草为范教授治疗硬皮病常用之品，取现代药理学研究积雪草抗纤维化之用意。二诊时，患者出现肤痒症状，故在前方基础上加用僵蚕、防风以祛风止痒。三诊患者纳眠差、心悸，故去太子参，加大炒白术剂量至20 g，配伍炒鸡内金以达益气消食之功。四诊原方基本不变，以巩固疗效，加用蒲公英清胃热，防止出现反流症状。此案之妙，在于古方新用，由简致繁之变化。

3. 汪受传教授用黄芪桂枝五物汤案

患儿，男，13岁。2015年7月2日初诊。主诉：周身多汗1年余。患儿1年来全身汗出多，稍微活动则汗出沾衣，自感全身乏力疲倦，早晨起床困难，上课困倦，注意力尚能勉强集中，夜间入睡困难，臀部时感寒凉，周身酸胀不适，按揉后可稍缓解，时而恶寒，时而怕热，早餐纳食量少，中、晚餐纳食一般，二便调，平素性情急躁，易焦虑，不爱运动。咽稍红，舌苔薄白，舌质淡胖，脉平。肢凉，面色少华，形体瘦，心肺听诊阴性。身高182 cm，体重64 kg。心电图：窦性心动过缓伴心律不齐，心率55次/分钟；心脏彩超：未见明显异常，二、三尖瓣S期可见少量血液反流。中医诊断：汗证。辨证为营卫不和、气阳不足，治以调和营卫、益气温阳、健脾助运，以黄芪桂枝五物汤合四君子汤加减。

处方：炙黄芪20 g，桂枝4 g，白芍10 g，党参10 g，茯苓10 g，苍术6 g，白术6 g，陈皮3 g，益智仁10 g，砂仁10 g，夏枯草12 g，焦山楂15 g，焦神曲15 g，生姜3片，大枣3枚。14剂，每日1剂，水煎服。

患儿服用上药4剂后，汗出渐少，神疲乏力好转，纳食改善，继续服用上药10剂，诸症皆明显改善。

按语：《素问·阴阳别论》谓："阳加于阴，谓之汗"，汗为阳气蒸化阴津所得。汗证病因不外虚实两端。虚者，因机体虚弱，失于固摄闭藏，导致津液外泄。实者，因邪滞脉阻，内有郁热迫津外泄。此案证属营卫不和、气阳不足，是较为典型的体虚汗证。用黄芪桂枝五物汤合四君子汤加减以调和营卫、益气温阳助运。方中重用炙黄芪以补气健脾、益卫固表，合党参、茯苓、白术以加强益气止汗之功。增用益智仁、砂仁、苍术、陈皮、焦山楂、焦神曲等理气消食运脾之品，以助脾胃化生气血，调和营卫。全方灵活变通，可师可法。

参考文献

［1］彭建中，杨连柱.赵绍琴临证验案精选［M］.北京：学苑出版社，1996：231.

［2］刘棒，李森贤，杜羽，等.范永升应用黄芪桂枝五物汤加减治疗硬皮病经验举隅［J］.浙江中医药大学学报，2019，43（5）：418-419，423.

［3］陶嘉磊，袁斌，汪受传.汪受传运用黄芪桂枝五物汤儿科治验举隅［J］.中医杂志，2018，59（6）：464-466，469.

（姚鹏宇　撰）

肾气丸

【仲景方论】

《金匮要略·血痹虚劳病脉证并治第六》："虚劳腰痛，少腹拘急，小便不利者，八味肾气丸主之。"

《金匮要略·痰饮咳嗽病脉证并治第十二》："夫短气有微饮，当从小便去之，苓桂术甘汤主之。肾气丸亦主之。"

《金匮要略·消渴小便利淋病脉证并治第十三》："男子消渴，小便反多，以饮一斗，小便一斗，肾气丸主之。"

《金匮要略·妇人杂病脉证并治第二十二》："问曰：妇人病，饮食如故，烦热不得卧，而反倚息者，何也？师曰：此名转胞，不得溺也，以胞系了戾，故致此病。但利小便则愈，宜肾气丸主之。"

《金匮要略·中风历节病脉证并治第五》附方："崔氏八味丸：治脚气上入，少腹不仁。"

【注家方论】

（1）尤在泾《金匮要略心典·消渴小便不利淋病脉证治第十三》：男子以肾为事，肾中有气，所以主气化，行津液，而润心肺者也。此气既虚，则不能上至，气不至，则水亦不至，而心肺失其润矣。盖水液属阴，非气不至，气虽属阳，中实含水，水之与气，未尝相离也。肾气丸中有桂、附，所以斡旋肾中颓堕之气，而使上行心肺之分，故名曰肾气。不然，则滋阴润燥之品同于饮水无济，但益下趋之势而已，驯至阳气全消，有降无升，饮一溲二而死不治。夫岂知饮入于胃，非得肾中真阳，焉能游溢精气，而上输脾肺耶。

（2）王子接《绛雪园古方选注·内科丸方》：肾气丸者，纳气归肾也。地黄、萸肉、山药补足三阴经，泽泻、丹皮、茯苓补足三阳经。脏者，藏精气而不泄，以填塞浊阴为补；腑者，如府库之出入，以通利清阳为补。复以肉桂从少阳纳气归肝，复以附子从太阳纳气归肾。《济生方》再复以牛膝导引入肝，车前导引入肾，分头导纳，丝丝不乱。独取名肾气者，虽曰乙癸同源，意尤重于肾也。

（3）陈修园《金匮要略浅注·痰饮咳嗽病脉证治第十二》：若吸之气短，是肝肾之阴有碍，宜肾气丸通其阴，阴通则小便之关开矣。两方并重，与《金匮》原文意未甚深透，于此说不可不姑存之，为中人以下说法。

（4）吴仪洛《成方切用·补养门》：治命门火衰，不能生土，以致脾胃虚寒，饮食少思，泄泻腹胀。［（眉批：仲景云：气虚有痰，宜肾气丸补而逐之。）吴荄山云：八味丸，治痰之本也。］或元阳虚惫，阳痿精寒，脐腹疼痛，夜多漩溺，膝酸腰软，目昏等证。王冰所谓益火之原，以消阴翳也，尺脉弱者宜之。（亦有假有力者，服之亦效。）

（5）李今庸《李今庸金匮要略讲稿·血痹虚劳病脉证并治第六》：与肾气丸滋阴助阳，温化肾气以治之。肾气丸以地黄、山茱萸、山药滋阴补肾，益髓填精；牡丹皮、茯苓、泽泻渗泄湿浊，通调水道；加用附子、桂枝，量虽不多，而属阳热之品，意不在峻补肾火，而在于温养水中命火而生肾气。先天旺盛，后天自足，诸虚乃复。

（6）张家礼《张家礼金匮要略讲稿·血痹虚劳病脉证并治第六》：肾气丸的临床应用指征除条文中所提及的外，尚有膝软脚弱、肢冷畏寒、下半身冷感、纳少便溏、溲频、遗尿、性欲减退、头晕耳鸣、浮肿气喘、尺脉微弱等。其治疗大法为补益肾气（滋肾阴、温肾阳、阴阳双补），方用肾气丸，本方以桂、附各一两温经暖肾，总督诸阳，振奋阳气以上贯腰脊，使膀胱气化水行，所谓"阴得阳升则源泉不竭也"（或云："助阳之弱以化水，益火之源以消阴翳"），桂、附在三味补药（干地黄、山药、山茱萸，共计16两）中仅占1/8，故《医宗金鉴》云："此肾气丸纳桂附于滋阴剂中十倍之一（实为2/25），意不在补火，而在微微生火，即生肾气也"，直以茯苓、泽泻各三两，导废液浊水尽从小便而出；更以干地黄八两，山药、山茱萸各四两，牡丹皮三两，滋养肝肾精血，佐以清泄虚火，"补阴之虚以生气"（维护肾气），所谓"阳得阴助则生化无穷"也。总之，诸药配伍，能使阴阳气血相互滋生，使肾气蒸腾上达而浊阴下行，则虚劳腰痛诸症自解也。临床应用本方时，主症不同，君药亦有所不同：血虚者以熟地黄为君，滋阴补肾而生精血；滑精当用萸肉为君，以温肝逐风，摄精秘气；尿少者推茯苓为君，以渗脾中湿热而交通心肾；淋漓者以泽泻为君，泄膀胱水邪而聪耳目；脾胃虚弱则山药为君，以清肺脾虚热，补脾固肾。

临床运用时，只要抓住肾气虚弱的辨证要点，凡属此种证型者，均可用肾气丸治疗，并非只拘泥于"虚劳腰痛"，所谓"异病同治"就是这个道理。如《名老中医之路·第三辑》记载了陈慎吾用肾气丸治疗牙痛的一则病案，一老人患牙疾，每痛必拔，所剩无几，深以为苦，后又牙痛，不愿再拔，乃求治于陈慎吾，诊得患者两尺脉微，予桂附地黄丸，服药后痛止，此乃肾阳衰于下，虚火炎于上，两尺脉微为真谛也。

【经典配方】干地黄八两，薯蓣四两，山茱萸四两，泽泻三两，茯苓二两，牡丹皮三两，桂枝、炮附子各一两。上八味，末之，炼蜜和丸梧子大，酒下十五丸，加至二十五丸，日再服。

【经典方证】虚劳腰痛，少腹拘急，小便不利。短气有微饮。男子消渴，小便反多，以饮一斗，小便一斗。妇人病，饮食如故，烦热不得卧，而反倚息者。治脚气上入，少腹不仁。

【推荐处方】

生地黄240g，山药、山茱萸各120g，泽泻、茯苓、牡丹皮各90g，桂枝、炮附子各30g。上为细末，炼蜜和丸梧桐子大，酒下十五丸（9g），日再服。

生地黄24g，山药、山茱萸各12g，泽泻、茯苓、牡丹皮各9g，桂枝、炮附子各3g。水煎服。

中成药《金匮》肾气丸，可按说明或遵医嘱服用。然市面所销售《金匮》肾气丸不乏名不符实者，当仔细检查主要原料组成，组成当为：地黄、山药、酒萸肉、茯苓、牡丹皮、泽泻、桂枝、附子（制）。

【方机概述】肾气虚衰。肾气是肾精所化之气，是肾脏生理活动的物质基础。肾气虚衰，其藏精、主水、主纳气、主卫气等功能下降，且肾为五脏六腑之根本，肾气虚则牵涉多脏腑，故症见纷纭繁杂。肾气丸施用的核心病机为肾气虚。

【方证提要】腰痛脚软，倦怠乏力。小便不利，或小便反多，入夜尤甚。阳痿早泄，遗精尿浊。水肿、消渴、痰饮、气短哮喘等。

【适用人群】常用于肾气虚衰的老年人群，症见体形消瘦，面色晦暗，腰膝酸软，耳鸣耳聋，视物昏花，身半以下常有冷感，四肢水肿，舌淡而胖，脉虚弱，尺部沉细。或先天不足的幼儿，症见发无光泽，生长缓慢，齿更较迟，遗尿失禁，脉弱。或肾气不足成年人，症见女性白带增多，男性阳痿早泄，身半以下常有冷感，少腹拘急，小便不利，或小便反多，入夜尤甚，舌淡而胖，脉虚弱，尺部沉细。

【适用病症】

以下病症符合上述人群特征者，可以考虑使用本方。

（1）以小便不利为表现的疾病，凡辨证属于肾气虚者皆为本方所宜，如妇人产后小便失禁、儿童遗尿、前列腺增生、肾小球肾炎、高血压肾病、IgA 肾病、老年性膀胱过度活动症、慢性肾功能衰竭、尿道综合征、肾病综合征、夜尿症等。

（2）以生殖障碍为表现的疾病，如少弱精子症、男性不育症、女性不孕症等。

（3）以气短为表现的疾病，如慢性支气管哮喘、支气管哮喘（缓解期）、慢性咳嗽变异性哮喘、肺气肿等。

（4）以水肿为表现的疾病，如慢性肾炎、肾病综合征、慢性肾功能衰竭、糖尿病肾病等。

（5）以倦怠、乏力为表现的疾病，如甲状腺功能减退症、肾上腺皮质功能低下、自身免疫性肝病、更年期综合征等。

（6）以慢性泄泻为表现的疾病，如慢性功能性腹泻、肠易激综合征、胃肠神经官能症等。

（7）以心律缓弱为表现的疾病，如缓慢性心律失常、房室传导阻滞、心力衰竭等。

（8）以畏寒为表现的疾病，如慢性过敏性鼻炎。

【合方与加减】

1. 合方

（1）小便不利、皮肤水肿者，合五苓散、五皮饮、八正散。

（2）虚喘、逆气、遗精、早泄、遗尿等病，合二仙汤、水陆二仙丹、桑螵蛸散。

（3）男子精子异常、女性不孕、再生障碍性贫血等病，合二至丸、五子衍宗丸、四物汤、胶艾汤。

（4）坐骨神经痛、强直性脊柱炎等，合独活寄生汤、九味羌活汤、防己黄芪汤。

（5）肾病综合征、泌尿系统结石等，合桃红四物汤、丹芍二地汤、三金排石汤。

2. 加减

（1）小便不利，尿液混浊，加淡竹叶 10 g，瞿麦 10 g，车前草 10 g，车前子 10 g。

（2）水肿，加白茅根 20 g，党参 15 g，黄芪 20 g。

（3）小便清长，量多或尿失禁，加益智仁 10 g，桑螵蛸 10 g，金樱子 10 g。

（4）尿蛋白者，加党参 10 g，黄芪 20 g、升麻 10 g。

（5）尿素氮增高者，加当归 10 g，生大黄 10 g，肉苁蓉 10 g。

（6）女子停经或不孕，加熟地黄 15 g，菟丝子 10 g，龟板胶 10 g，鹿角胶 10 g。

（7）男子阳痿、精子质量差，加韭菜子 10 g，巴戟天 10 g，葫芦巴 10 g，鹿茸 9 g。

（8）目光灰暗不明，视物不清，加车前子 10 g，决明子 10 g，煅磁石 15 g，木贼草 10 g。

（9）耳鸣、耳聋，去桂枝、附子；加柴胡 6 g，黄芩 6 g，石菖蒲 10 g，煅磁石 15 g。

【注意事项】

（1）肾气丸适用于肾气虚弱，如肾阴虚或肾阳虚者，不可原方施用，当视阴虚、阳虚程度增减化裁。

（2）消渴者，当以下消为主。仲景之消渴非现代糖尿病，当以辨证为主，不可拘泥于"专病专方"。

（3）方中附子辛热有毒性，汤剂一定要先煎至口尝不麻为度，丸剂附子当采用炮制之品。附子为妊娠禁忌药，孕妇忌服。

（4）方中干地黄即今之生地黄，不可用熟地黄代替，否则阴阳平剂，变为助阳之品。且熟地黄性质黏腻，有碍消化，于病不宜。

【医案分析】

1. 清代名医程杏轩用《金匮》肾气丸案

德兄乃郎，年十四岁。证患水肿，医投利水诸药无效，转致腹大如鼓，足冷如冰，头身俱肿，阴囊光亮欲裂，行动喘促，势甚危急，诊脉沉细无力。谓曰："此脾肺肾三脏内亏之病也。肺虚则气不化精而化水，脾虚则水无所制而反克，肾虚则水无所主而妄行。仲师《金匮》肾气丸如禹之治水，行所无事，实为至当不易之方，无如病久形羸，消耗药多，真元败坏，恐难挽矣。"德兄固请救治，仍用本方，旬日而验，不月而痊。（《杏轩医案》）

按语：病属水肿，症见腹大、足冷、头身俱肿、阴囊光亮欲裂、行动喘促、脉沉细无力，其势危殆可知。辨其机括脾肺肾俱虚也，细阐其理乃"肺虚则气不化精而化水，脾虚则水无所制而反克，肾虚则水无所主而妄行"。以仲景《金匮》肾气丸治之，此方之妙，补肾气而益三脏，肾气得充，脾气始振，输精于肺，肺气宣肃，水道通调。虽屡进损剂，败坏真元，亦有力挽之效。

2. 清代名医叶天士用《金匮》肾气丸案

顾混堂巷，二十八岁。壮盛，色白肉瘦，脉细小如数，下垂，察色凭脉，是属肾虚。五液不运，精微内蒸，黏涎浊沫。凡有思虑烦劳，肝阳挟热气上升，痰沫随气乘胃而出上窍，其聚处在乎肾络，八味丸即古肾气丸，理阴阳以收肾气，使水沫不致上泛，不为差谬。少壮必先伤于阴，拙见议减桂辛甘伐肝，加五味三倍，少用沉香，入少阴之络。考经旨肾阴中有真阳温煦，生生自旺。若肝脏日刚，木火内寄，情志拂逆，必相火勃起，谓凉则肝宁。昔贤谓肝宜凉，肾宜温也。肾虚是病根，肝阳旺是相因而致。肾阴肾阳，原难区分。盖精化为气，气化为精，未有精走而气不耗者，肾气耗散，而相火起矣。少壮肝阳正旺，减桂加入五味、沉香，此损益古方，最有斟酌。（《叶天士晚年方案真本》）

按语：此案论理精详，述方细致，水不涵木，肾失蛰藏，阳动火升，痰泛热扰。遵"肝宜凉，肾宜温"，着眼肾虚为起病之病根，肝阳旺致病之渐，损益古方肾气丸，减桂辛甘伐肝，加五味三倍，少用沉香，凉肝温肾，补虚泻实。

3. 陶汉华教授用《金匮》肾气丸案

刘某，男，19岁，高中学生。2005年8月16日初诊（家人代述）。口干、口渴3月余。患者自5月开始，出现口干、口渴、发热。近日于人民医院检查诊断为尿崩症，住院治疗用鞣酸加压素肌肉注射，0.5 mL/次，2天1次。脑CT显示：垂体柄略粗。住院期间出现四肢无力，全身肌肉酸痛，诊断低血钾引起。继续注射鞣酸加压素，0.3 mL/次，改为7天1次。口渴为主症，患者平素体胖，中医辨病为消渴，辨证为肾气虚饮不化。处方：生地黄15 g，山萸肉15 g，山药15 g，茯苓15 g，泽泻10 g，牡丹皮10 g，党参15 g，车前草15 g，黄芪15 g，炒白术10 g，陈皮10 g，冬瓜皮15 g，肉桂6 g，熟附子6 g，14剂，水煎服，日3次。

2005年9月1日二诊：现四肢较前有力，鞣酸加压素改为0.2 mL/次，7天1次。面色红，有虚热征象。舌质红、苔薄黄，脉细略数。上方去肉桂、附子、冬瓜皮，加知母10 g，黄柏10 g；改生地黄30 g。14剂，水煎服，日3次。

2005年9月16日三诊：口干、口渴症状较前减轻，仍轻微头痛。上方加川芎10 g，14剂，水煎服，日3次。另10剂量作水丸，1次5 g，1天3次。后患者药尽病痊。

按语：尿崩症是指精氨酸加压素（arginine vasopressin，AVP）严重缺乏或部分缺乏，或肾脏对AVP不敏感致肾小管重吸收水的功能障碍，从而引起多尿、烦渴、多饮与低比重尿和低渗尿为特征的一组综合征。"外饮治脾，内饮治肾"学说源于张仲景《金匮要略·痰饮咳嗽病脉证并治第十二》"夫短气有微饮，当从小便去之，苓桂术甘汤主之，肾气丸亦主之"。叶天士从苓桂术甘汤、肾气丸的方证处着眼，明确提出"外饮治脾，内饮治肾"的学说，并以此指导饮邪的诊疗。患者平素体胖，症见口渴、乏力，其病日久，辨病当属消渴病范畴，辨证为肾气亏虚，不能生津化气。立法以肾气丸化裁，加用参芪术以健脾益气，滋后天助先天，车前草、冬瓜皮利水化饮，全方共奏补益肾气、健脾化饮之功。二诊饮邪已化，而略有热象，故去桂附，更方知柏地黄丸为主。三诊守方继进，因头痛见症故随症加用川芎。后以丸剂缓图建功，以嗣调体质。

参考文献

[1]高飞，姚鹏宇，吕翠霞.陶汉华教授运用金匮肾气丸经验探析[J].辽宁中医药大学学报，2020，22（1）：213-216.

（姚鹏宇　撰）

桂枝加龙骨牡蛎汤

【仲景方论】《金匮要略·血痹虚劳病脉证并治第六》："夫失精家少腹弦急，阴头寒，目眩，发落，脉极虚芤迟，为清谷，亡血，失精。脉得诸芤动微紧，男子失精，女子梦交，桂枝加龙骨牡蛎汤主之。"

【注家方论】

（1）尤在泾《金匮要略心典·血痹虚劳病脉证并治第六》：桂枝加龙骨牡蛎汤。即桂枝加龙骨、牡蛎也。乃不别名何汤。而曰桂枝加龙骨牡蛎汤。则知桂枝汤为古方。而龙骨、牡蛎则仲景所加者也。如此类者，不可胜举。

（2）陈修园《金匮方歌括·血痹虚劳方》：男子失精女梦交，坎离救治在中爻；桂枝汤内加龙牡，三两相匀要细敲。

短剧云：虚弱浮热汗出者，除桂加白薇一两五钱、附子一两，名曰二加龙骨汤。

徐氏云：桂枝汤，外证得之能解肌去邪气，内证得之能补虚调阴阳，加龙骨、牡蛎者，以失精梦交为神精间病，非此不足以敛其浮越也。

（3）汪昂《医方集解·发表之剂·桂枝汤》：桂枝、生姜之辛以润之，甘草、大枣之甘以补之，芍药之酸以收之，龙骨、牡蛎之涩以固之。

（4）刘献琳《金匮要略语释·血痹虚劳病脉证并治第六》：桂枝汤是和营卫调阴阳的方剂。所以对外感病能解肌祛邪，对内伤症能补虚弱，调气血。本方加龙骨、牡蛎，不仅取其涩敛固精，更重要的是借其镇潜收敛作用，以收敛浮越的阴气。

（5）陶汉华《金匮与现代应用·血痹虚劳病脉证并治第六》：遗精的患者，由于经常梦遗失精，精液损耗太甚，阴虚及阳，故少腹眩急，外阴部寒冷；精血衰少，则目眩发落；"极虚芤迟，为清谷，亡血，失精"是插笔，意思是说：极虚芤迟的脉象，既能见于失精的患者，也可以见于亡血或下利清谷的患者。极虚是脉势软弱无力，芤是脉大而中空，迟是脉来迟缓、至数不足，三者均为虚脉。

"脉得诸芤动微紧"是说或见芤动，或见微紧，不是四脉同时出现。芤为阴血虚，动为虚阳外浮，合之即阴阳俱虚之象；微为阴精不足，紧为阳虚有寒，合之亦即阴阳俱虚之象。其总病机仍为阴虚及阳，阴阳两虚，这句也是提示同一病可见不同脉象。

主症为遗精或梦交，结合脉象，诊为阴阳两虚，故治以调和阴阳、潜阳固摄。方中用桂枝汤调和阴阳，加龙骨、牡蛎潜镇摄纳。如此，阳能固摄，阴能内守，则精不致外泄。

【经典配方】桂枝、芍药、生姜各三两，甘草二两，大枣十二枚，龙骨、牡蛎各三两。上七味，以水七升，煮取三升，分温三服。

【经典方证】少腹弦急，阴头寒，目眩，发落，脉极虚芤迟，男子失精，女子梦交。

【推荐处方】桂枝、芍药、生姜各9g，甘草6g，大枣12枚，龙骨、牡蛎各15g。水煎服。

【方机概述】病机属阴阳俱虚，不能阳固阴守。临证凡阳不能固摄，阴不能内守而致者，悉可用之。

【方证提要】男子遗精、早泄，女子淫梦等，下体冷，头目眩晕，脉虚芤迟；或有失眠多梦等病史。

【适用人群】长期患有遗精或淫梦之人，其肾精不足，由阴损阳，症见少腹拘急空痛，阴茎寒冷或龟头抽缩、头晕目眩、泄泻纳差等；或禀赋不足，肾精亏虚，阴阳失固者。

【适用病症】

以下病症符合上述人群特征者，可以考虑使用本方。

（1）以神志异常为表现的疾病，如失眠、多梦、抑郁症、儿童夜惊、焦虑症、中风后遗症、注意缺陷多动障碍、原发性不宁腿综合征、神经衰弱等。

（2）男科、女科两性疾患，辨证为阳不固摄、阴失内守，如遗精、阳痿、早泄、妇人失血证、绝经综合征、青春期崩漏、慢性宫颈炎、性交恐惧症等。

（3）呼吸系统疾病，辨证为肺气上逆者，如小儿咳嗽、过敏性鼻炎、反复呼吸道感染、咳嗽变异性哮喘、支气管哮喘、小儿肺炎等。

（4）心系疾病，如高血压、室性期前收缩、心悸、缓慢性心律失常、心动过缓等。

（5）汗证，如盗汗、自汗、产后多汗症、足汗证等。

（6）其他，如甲状腺功能减退症、慢性荨麻疹、脂溢性脱发、膀胱过度活动症、功能性消化不良、肠易激综合征、奔豚气等。

【合方与加减】

1. 合方

（1）虚劳遗精、淫梦，合五子衍宗丸、王荆公妙香散等。

（2）失眠多梦，合归脾汤、天王补心丹等。

2. 加减

（1）治男子虚劳遗精，重用龙骨、牡蛎各 30 g；加菟丝子 10 g，枸杞子 10 g。

（2）若女子淫梦，加茯苓 30 g，莲子心 5 g。

（3）若汗证不禁，加麻黄根 10 g，桑叶 10 g。

（4）失眠多梦，加酸枣仁 30 g，夜交藤 20 g，花生叶 10 g，远志 10 g。

（5）营虚血亏者，加当归 20 g，川芎 10 g，龙眼肉 20 g。

【注意事项】

桂枝加龙骨牡蛎汤属桂枝汤变方范畴。桂枝汤类方在《伤寒论》中共有 20 首，其中大多在《辨太阳病脉证并治》，仅有 2 首在《辨太阴病脉证并治》（即桂枝加大黄汤和桂枝加芍药汤）。唯有桂枝加龙骨牡蛎汤列于《金匮要略·血痹虚劳病脉证并治》。其核心要义在于虚劳的治疗，阴阳俱虚为其病机特点，不局限于遗精、梦交等病。桂枝加龙骨牡蛎汤其证仍当不离桂枝汤之根本，其本质当在于健脾安中，而非补益肝肾之虚，即"虚劳建中"而非填精补虚。

【医案分析】

1. 曹颖甫用桂枝加龙骨牡蛎汤案

邹萍君年少时，染有青年恶习，久养而愈。本冬遗精又作。服西药，前两星期甚适，后一星期无效，更一星期服之反剧。精出甚浓，早起脊痛头晕，不肚痛苦。自以为中西之药乏效，愁眉不展。余慰之曰：何惧为，予有丹方在，可疗之。以其人大胆服药，予桂枝白芍各三钱，炙甘草二钱，生姜三大片，加花龙骨六钱，左牡蛎八钱，以上二味打碎，先煎两小时。一剂后，当夜即止遗，虽邹君自惧万分，无损焉。第三日睡前，忘排尿，致又见一次。以后即不复发，原方加减，连进十剂，羞除，精神大振。计服桂枝芍药各三两，龙骨六两，牡蛎八两矣。（《经方实验录》）

按语：青年恶习耽于性事，后久养而愈。本冬遗精又作，诸药乏效。患者体质柔弱，忧郁寡欢，木郁土中，阳气不能上升，故面色晦暗萎黄。症见精出甚浓，早起脊痛头晕，不肚痛苦。以桂枝加龙骨牡蛎汤施之，一剂止遗。连进十剂，恙除，其总量不过二十余量。此方之妙当细心之人得窥，龙骨、牡蛎用量非一也，余于《中国中医药报》所撰"张仲景用龙骨、牡蛎经验"一文曾言。龙骨归心肝肾，入少阴经，取象比类，属阳药范畴；牡蛎为介质之属，生于池泽，潜伏于潭泽泥沼中，秉阴气日久，其味咸性寒，归肝肾经，入少阴，取象比类，属阴药范畴。痿则龙骨起阳，流则牡蛎涩阴。

2. 国医大师刘志明用桂枝加龙骨牡蛎汤案

患者，女，42岁。1980年4月12日初诊。主诉：自汗、盗汗1个月。病史：近1个月，患者自感汗出甚多，入夜尤甚，汗出不止，恶风，周身酸楚，时热时寒，于当地医院就诊，未明确病因，故前来求诊于刘志明教授。就诊时：精神欠佳，面白色淡，唇淡，口微干，易出汗，恶风，周身酸楚，身微热，纳可，眠差，二便尚可；舌质淡，苔薄白，脉缓；既往胃溃疡病多年。中医诊断：汗证。辨证：营卫不和。治法：调和营卫。予桂枝加龙骨牡蛎汤加味，处方：桂枝9g，白芍9g，黄芪15g，浮小麦15g，牡蛎24g（先煎），甘草6g，生姜3片，大枣4枚。7剂，1剂/日，水煎服。患者服上药7剂，自汗、盗汗明显好转，原方稍事调整，继续服用7剂，以巩固疗效。

按语：此案患者自汗、盗汗1个月，入夜尤甚，汗出不止，恶风，周身酸楚，时热时寒。主症典型，诊断明确。营卫不和之汗证，立法调和营卫，予桂枝加龙骨牡蛎汤加味。原方去龙骨，加黄芪、浮小麦，7剂即见好转。此案诊案审证非难，立法出方亦非困事，唯其删去龙骨一味，当细细领会。经方妙在用简药少，龙骨汗证未合，故去之，此删繁就简之妙，亦临证经方必须把握之用。

3. 傅延龄教授用桂枝加龙骨牡蛎汤案

患儿，女，4岁。2017年3月20日初诊，咳嗽2周。刻下：咳嗽，纳可，时便溏，面色青，舌尖红、苔白。西医诊断：咳嗽。中医诊断：咳嗽；证型诊断：脾肺虚弱、风邪扰肺证。处方：桂枝6g，炒白芍6g，生甘草6g，大枣15g，干姜3g，煅龙骨、煅牡蛎各15g，麦冬6g，姜半夏3g。7剂，水煎服，日1剂，不拘时服。2017年8月24日二诊：服上方后咳嗽愈。近日受凉后咳嗽不止，晨轻夜重，有痰量少，纳可，大便较前好转，盗汗，面色萎黄，山根青，舌质略红，舌尖为甚，苔少。西医诊断：咳嗽。中医诊断：咳嗽；证型诊断：脾肺虚弱、风痰阻肺证。处方：桂枝6g，炒白芍6g，干姜3g，生甘草6g，大枣15g，麦冬6g，桔梗6g，煅龙骨、煅牡蛎各15g，百部6g，紫菀6g，前胡6g。7剂，水煎服，日1剂，不拘时服。2017年12月28日三诊：服上方后咳嗽愈。2天前受凉后咳嗽再发。刻下：咳嗽，有痰，脐周痛，大便不成形，食多则吐，前额痒，面无热色，山根青，舌尖红、苔薄白。西医诊断：咳嗽。中医诊断：咳嗽；证型诊断：脾肺虚弱、寒饮射肺证。处方：桂枝8g，干姜6g，炒白芍6g，生甘草6g，细辛2g，清半夏6g，五味子6g，煅龙骨、煅牡蛎各15g。3剂，水煎服，日1剂，不拘时服。随诊，咳嗽愈。

按语：患儿咳嗽，症见咳嗽，纳可，时便溏，面色青，舌尖红、苔白。症状典型，诊断明确。此案首诊辨证脾肺虚弱、风邪扰肺证，桂枝加龙骨牡蛎汤中生姜改干姜，加麦冬、姜半夏健脾利肺；二诊咳嗽已愈，受凉再发，辨证脾肺虚弱、风痰阻肺证，桂枝加龙骨牡蛎汤中生姜改干姜，加麦冬、桔梗、百部、紫菀、前胡理肺止咳。三诊受凉后咳嗽再发，桂枝加龙骨牡蛎汤中生姜改干姜，加细辛、清半夏、五味子化饮止咳之药，后咳愈。三次就诊，每次处方略不同，因证而变，方随证转。脾胃虚寒特质一直贯穿患儿始终，故生姜改干姜也。三诊有用姜辛夏味，仿小青龙汤，肺胃同治，温化寒饮。

参考文献

［1］彭建中，杨连柱. 赵绍琴临证验案精选［M］. 北京：学苑出版社，1996：231.

［2］关宣可，刘如秀，刘志明. 国医大师刘志明运用桂枝加龙骨牡蛎汤经验［J］. 世界中西医结合杂志，2021，16（11）：1997-1999.

［3］宋文杰，傅延龄．傅延龄应用桂枝加龙骨牡蛎汤治疗小儿咳嗽经验［J］．中华中医药杂志，2019，34（10）：4623-4626．

（姚鹏宇　撰）

小建中汤

【仲景方论】

《伤寒论·辨太阳病脉证并治》："伤寒，阳脉涩，阴脉弦，法当腹中急痛者，先与小建中汤，不差者，与小柴胡汤主之。"

《伤寒论·辨太阳病脉证并治》："伤寒二三日，心中悸而烦者，小建中汤主之。"

《金匮要略·血痹虚劳病脉证并治第六》："虚劳里急，悸，衄，腹中痛，梦失精，四肢酸疼，手足烦热，咽干口燥，小建中汤主之。"

《金匮要略·黄疸病脉证并治第十五》："男子黄，小便自利，当与虚劳小建中汤。"

《金匮要略·妇人产后病脉证并治第二十二》："妇人腹中痛，小建中汤主之。"

【注家方论】

（1）尤在泾《金匮要略心典·血痹虚劳病脉证并治第六》：此和阴阳调营卫之法也。夫人生之道，曰阴曰阳，阴阳和平，百疾不生。若阳病不能与阴和，则阴以其寒独行，为里急，为腹中痛，而实非阴之盛也。阴病不能与阳和，则阳以其热独行，为手足烦热，为咽干、口燥，而实非阳之炽也。昧者以寒攻热，以热攻寒，寒热内贼，其病益甚。惟以甘酸辛药，和合成剂，调之使和，则阳就于阴，而寒以温，阴就于阳，而热以和，医之所以贵，识其大要也，岂徒云寒可治热，热可治寒而已哉。或问：和阴阳调营卫是矣，而必以建中者，何也？曰：中者，脾胃也，营卫生成于水谷，而水谷转输于脾胃，故中气立，则营卫流行而不失其和。又中者，四运之轴，而阴阳之机也，故中气立，则阴阳相循，如环无端，而不极于偏。是方甘与辛合而生阳，酸得甘助而生阴，阴阳相生，中气自立，是故求阴阳之和者，必于中气，求中气之立者，必以建中也。

（2）王子接《绛雪园古方选注·和剂》：建中者，建中气也。名之曰小者，酸甘缓中，仅能建中焦营气也。前桂枝汤是芍药佐桂枝，今建中汤是桂枝佐芍药，义偏重于酸甘，专和血脉之阴。芍药、甘草有戊己相须之妙，胶饴为稼穑之甘，桂枝为阳木，有甲己化土之义，使以姜、枣助脾与胃行津液者，血脉中之柔阳，皆出于胃也。

（3）陈修园《金匮要略浅注·血痹虚劳病脉证并治第六》：阳虚阴虚，古人亦有是说，而朱紫之最混者，薛立斋倡之，张景岳和之，至于今止知多寒者，可施芪术姜附等为阳虚，多热者，可施地冬归芍等为阴虚，而斯文扫地尽矣。余于前注，亦以阴虚阳虚分析，然而里急腹中痛，四肢酸疼，手足烦热，脾虚也。悸，心虚也。衄，肝虚也。失精，肾虚也。咽干口燥，肺虚也。五脏皆属于阴，故谓阴虚之病。然《内经》云："脾为阴中之至阴"，又云："阴病治阳"。故必先以温药建其脾土，而五脏皆循环而受益。谓为阳虚盖以阴之失阳而虚也。

（4）徐忠可《金匮要略论注·血痹虚劳病脉证并治第六卷》：上章所论证，概属阳虚，阳虚者，气虚也，气虚之人大概当助脾，故以小建中汤主之。谓虚劳者，元阳之气不能内统精血，则荣枯而虚，里气乃急，为悸，为衄，为腹中痛，梦失精，元阳之气不能外充四肢口咽，则阳虚而燥，为四肢酸疼，为手足烦，为咽干口燥，假令胸中之大气一转，则燥热之病气自行。故以桂、芍、甘、姜、枣大和其荣卫，而加饴糖一味以建立中气。此后世补中益气汤之祖也，虽无升柴，而升清降浊之理，具于此方矣。

（5）刘渡舟《金匮要略诠解·血痹虚劳病脉证并治第六》：本条是论述脾胃阴阳两虚的辨证论治。脾胃衰弱，阴虚阳气来源不足，可发生元阳衰惫、虚阳上浮和营养不足三种病情，表现出阴阳失调、寒热错杂的征象。如偏于寒的，阳气不能温煦，阴血不能濡养内脏，则为里急腹中痛。如偏于热的，阴虚内热，虚阳浮动，则为手足烦热，咽干口燥，衄血，多梦失精。如气血虚少不能濡养肌肉，则为四肢酸疼；血不养心，则为心悸。

由上可知，在阴阳失调的病情中，补阴则碍阳，补阳必损阴，只有用甘温之剂以恢复脾胃的运化功能，脾胃运化正常，阴阳气血来源充足，则阴阳平衡、营卫和调，而寒热错杂诸症状自然消失。用小建中汤是本治劳以甘之旨，使其温补脾胃，以滋生化之源，内调气血，外调营卫，则阴阳自在其中。方中桂枝辛温，通行阳气，温中散寒；饴糖味甘而厚，缓急止疼，合芍药酸甘以化阴，合桂枝辛甘以化阳；芍药味酸，收敛阴血，养荣平肝；甘草甘平，调中益气；大枣补脾滋液；生姜健胃理气。此方调营卫、和阴阳，为何名以建中？曰：中者脾胃也，营卫生成于水谷，而水谷转输于脾胃，故中气立则营卫流行，而不失治疗之意。

【经典配方】桂枝三两（去皮），甘草三两（炙），大枣十二枚，芍药六两，生姜三两，胶饴一升。上六味，以水七升，煮取三升，去滓，内胶饴，更上微火消解，温服一升，日三服。

【经典方证】悸，衄，腹中痛，梦失精，四肢酸疼，手足烦热，咽干口燥。（《伤寒杂病论》）治男女因积劳虚损，或大病后不复常，四肢沉滞，骨肉酸疼，吸吸少气，行动喘；或小腹拘急，腰背强痛，心中虚悸，咽干唇燥，面白少色；或饮食无味，阴阳废弱，恋忧惨戚，多卧少起，久者积年，轻者百日，渐至瘦削，五脏气竭。（《备急千金要方》）

【推荐处方】桂枝9g，炙甘草6g，大枣6枚，芍药18g，生姜9g，胶饴30g，水煎取汁，兑入饴糖，文火加热溶化，分两次温服。

【方机概述】中焦虚寒，肝脾失调，阴阳不和。中焦虚寒，阳气失于温煦，土虚木乘，故腹中痛。中焦虚寒，化源匮乏，阴阳俱虚。阳气亏虚，不足以温养精神，故心悸；营阴亏虚，失于濡润，故烦热、口干咽燥。

【方证提要】虚劳里急，悸，衄，腹中痛，梦失精，四肢酸痛，手足烦热，咽干口燥。（又称"建中八证"）

【适用人群】小建中汤适用于虚弱体质人群，主要治疗营卫不足、气血失和所致的虚性病证。其治疗范围十分广泛。

【适用病症】

以下病症符合上述人群特征者，可以考虑使用本方。

（1）以脾胃不适为主的疾病，如胃炎、十二指肠溃疡、非溃疡性消化不良、肠易激综合征、慢性腹泻、慢性乙型病毒性肝炎、胃张力低、慢性阑尾炎、胆石症、小儿肠痉挛、小儿反复发作性腹痛、小儿厌食症、小儿肠系膜淋巴结炎、便秘、肿瘤的消化系统并发症等多种消化道疾病。

（2）以心悸、心烦为主要表现的疾病，如病毒性心肌炎、室性期前收缩、低血压等心系病证。

（3）以虚损为主的妇科疾病，如痛经、白塞综合征、更年期综合征、子宫肌瘤、阴道炎、产后发热、产后腹痛等。

（4）其他，如特应性皮炎、鼻炎、抑郁症、焦虑症等病证。

【合方与加减】

1. 合方

（1）感冒误治后咳嗽，合止嗽散。

（2）脾胃虚寒型腹痛、泄泻，合理中丸、良附丸或平胃散。

（3）心悸不适，兼瘀血者，合血府逐瘀汤；腹痛兼瘀血，合膈下逐瘀汤或失笑散。

（4）心气不足，合生脉饮。

2. 加减

（1）脾弱气虚，加白术 60 g。

（2）腹胀便秘者，加枳实 10 g，厚朴 10 g。

（3）食欲不振者，加鸡内金 15 g，炒谷芽 10 g。

（4）腹痛者，加白芍至 30 g，加白芷 10 g。

（5）大便黏滞者，加苍术 15 g，茯苓 20 g。

（6）反酸，去饴糖，加乌贼骨 15 g，瓦楞子 10 g。

（7）心悸，加酸枣仁 30 g，远志 10 g，牡蛎 30 g，龙骨 30 g。

【注意事项】

临床应用小建中汤，原方应用的机会较少。要灵活加减，化裁应用。胃炎、胃溃疡如有吐酸、泛酸者，饴糖要少用或不用。陶汉华教授指出饴糖是由糯米粉、粳米粉或面粉煮熟，加入麦芽搅和均匀，微火煎熬而成，不需要发酵。其味甘性温，质润不燥，能补能润能缓，故脾胃气虚用之，能补虚建中；虚寒腹痛用之，能缓急止痛。原方用量为一升（约现今 200 mL），用量较大，现代多用 50 ~ 60 mL。现代临床上可用红糖代替。

【医案分析】

1. 薛生白应用小建中汤案

嗽而失血，已逾三载，缠绵不已，色暗脉弦，嗽益甚，环口色黄。由于肝脾，及于肾，上藏为其所取，给而不能应矣。饮亦从而为患，逐之不得，滋之无功，迁延日损，莫可弥缝。当取其中以冀流布，庶几近之。拟宗建中法，加以涤饮之品，俟阳明升而继以大补太阴，然后渐入纯阴之法，否则非治也：小建中汤去姜，加茯苓、姜皮。（《一瓢医案》）

按语：此案嗽而失血，已逾三载，缠绵不愈。除咯血外，症见色暗脉弦，嗽益甚，环口色黄。辨为虚而饮生所致。拟宗建中法，加以涤饮之品，薛氏言："俟阳明升而继以大补太阴，然后渐入纯阴之法，否则非治也。"小建中汤去姜，加茯苓、姜皮，建中补虚，健脾化饮。

2. 曹颖甫应用小建中汤案

王右，腹痛，喜按，痛时自觉有寒气自上下迫，脉虚弦，微恶寒，此为肝乘脾，小建中汤主之。处方：川桂枝三钱，大白芍六钱，生甘草二钱，生姜五片，大枣十二枚，饴糖一两。

按语：先生以本汤治此寒气下迫之证而兼腹痛者，其效如神。推原药理，有可得而言者，盖芍药能活静脉之血故也。详言之，人体下身静脉之血自下上行，以汇于大静脉管，而返注于心脏。意者本证静脉管中必发生病变，有气逆流下行，故痛。须重用芍药，以增静脉回流之力。而消其病变，故病可愈。

3. 国医大师路志正用小建中汤案

患者某，男，42 岁。2018 年 9 月 11 日初诊，主诉：顽固性便秘 5 年余。刻下：患者面色萎黄，神疲乏力，四末欠温，大便 3 ~ 4 日一行，便质干结，无便意，如厕则虚坐努责，便后时有气短。平时腹部无所苦，亦无反酸、烧心、口干、口苦等症，喜饮热水，小便正常，夜寐一般。察舌淡紫，苔薄满布，中后部舌苔略干。脉虚弦，尺无力。腹诊：全腹柔软，无明显压痛。诊断：便秘；中焦虚寒、腑气不通证。治法：温中补虚通便。方药：小建中汤加味：肉桂 9 g，甘草 9 g，大枣 6 枚，白芍 18 g，生姜

6 g，饴糖（烊化）30 g，黄芪 30 g，肉苁蓉 30 g。7 剂，水煎服，日 1 剂。

按语：患者虽以便秘为由就诊，但其便秘之因非为阳明燥结，实乃太阴失运。叶天士认为"太阴湿土，得阳始运；阳明燥土，得阴自安，以脾喜香燥，胃喜柔润也。"考大塚敬节曾有用小建中汤治疗三四日无大便但腹部无所苦的记载，此案处方与其治验相类，小建中汤虽有补气健脾之效，但益营滋阴之品实多，可见患者太阴失运，实因于柔润不足。至于方中桂枝之替换，实遵"劳者温之"之旨，以味厚之肉桂易味薄之桂枝，可减该方走表之力，转而增益柔润化气建里之功。

参考文献

［1］刘签兴，路志正.小建中汤证治辨析［J］.中华中医药杂志，2020，35（10）：5006-5008.

（姚鹏宇　殷晓雪　撰）

黄芪建中汤

【仲景方论】《金匮要略·血痹虚劳病脉证并治第六》："虚劳里急，诸不足，黄芪建中汤主之。"

【注家方论】

（1）刘献琳《金匮要略语释·血痹虚劳病脉证治第六》：所谓虚劳里急，既包括上节小建中汤的症状，也有阴阳两虚的虚劳，只是较上节病情更重。由于阳虚气寒，失于温养，故少腹拘急，腹中疼痛。诸阴阳气血俱不足，则必有心悸气喘，亡血失精等，所以在小建中汤证的基础上，再加自汗或盗汗，身重或不仁。脉虚而大者。即为黄芪建中汤证。因里急缓之必以甘，不足补之必以温，所以用小建中汤加黄芪，以补其中气，缓其急迫。

（2）朱世增《李聪甫论金匮·金匮明理论（四）·十二论虚劳病》：虚而里急更甚，腹中引痛，目眩、心悸、喘喝、亡血、失精，诸不足之证相因而至。法应"急者缓之""不足者补之"的原则，用桂枝汤加饴糖、黄芪以建立脾胃中气为主，所以加重黄芪用量。

（3）曹颖甫《金匮发微·血痹虚劳病脉证并治第六》：虚劳一证，急者缓之以甘，不足者补之以温，上节小建中汤，其主方也。但小建中汤于阳虚为宜，阴阳并虚者恐不能收其全效。仲师因于本方外加黄芪以补阴液，而即以黄芪建中为主名，此外之加减不与焉。气短胸满加生姜者，阳气上虚故气短，阴干阳位故胸满，因加生姜以散之；腹满所以去枣加茯苓者，腹满为太阴湿聚，防其壅阻脾气也，因去大枣，加茯苓以泄之，湿去而脾精上行，然后肺脏得滋溉之益，故肺之虚损亦主之；补气所以加半夏者，肺为主气之脏，水湿在膈上，则气虚而喘促，故纳半夏以去水，水湮下降，则肺气自调，其理甚明。陈修园以为睡夷所思，不免自矜神秘，盖彼第见俗工以补为补，而不知以泻为补，故自负读书得闲耳。

（4）尤在泾《金匮要略心典·血痹虚劳病脉证并治第六》：里急者，里虚脉急，腹中当引痛也。阴阳诸脉，并俱不足，而眩、悸、喘喝、失精、亡血等证，相因而至也。急者缓之必以甘，不足者补之必以温，而充虚塞空，则黄芪尤有专长也。

（5）曹其旭、陶汉华《金匮要略选释·血痹虚劳病脉证并治第六》：本方即小建中汤加黄芪而成，故可增强益气固表之力。因本条为阴阳两虚之证，但以气虚为主。气短胸满，是气虚饮滞胸中，胸阳不宜，故加生姜以宣之；腹满为中焦水气停滞，故去大枣之甘缓滋腻，加茯苓淡渗利湿通阳；及疗肺虚损不足，补气加半夏者，是肺虚生痰，痰饮阻逆，加半夏降逆祛痰，乃取泻为补耳。如同徐忠可所言"气不顺加半夏，去逆即所以补正也"。本方和小建中汤均是治疗阳虚及阴，阴阳两虚而偏重于阳虚的虚劳证，若阴虚为重者，则非所宜。

（6）连建伟《连建伟金匮要略方论讲稿·血痹虚劳病脉证并治第六》：本条也是"虚劳里急"的证治。"里急"是腹中拘急疼痛。"诸不足"就是有各种虚弱的病证。用"黄芪建中汤主之"，就是在小建中汤的基础上再加一味黄芪，不仅提高了补气的功效，并且黄芪能助小建中汤补益脾胃、温中散寒止痛，因为往往脾胃虚弱会引起腹痛。黄芪建中汤内还可以加人参或党参，所以小建中汤的条文后面引了《备急千金要方》的一段话"……名曰黄芪建中汤，又有人参二两"。所以临床上我用黄芪建中汤都是加人参或党参的。

（7）刘渡舟《金匮要略诠解·血痹虚劳病脉证并治第六》：本条承上条论述阴阳两虚而卫气偏虚的辨证论治。上述之脾胃两虚，营卫气血来源不足，若气虚为甚，形成里虚脉急腹痛，以及眩悸喘喝、失精亡血等。而又见倦怠少气，自汗恶风等症可用黄芪建中汤治疗。

黄芪建中汤，即小建中汤加黄芪，以补脾肺之气，而有益气生津、补气固表、止汗之功。

若因阳气不能温煦，肺中寒凝气滞，聚湿生痰，引起气短胸满等症，则加生姜散饮化痰以理气；若痰湿停于肺中，肺气不降，而生咳逆，则加半夏降逆涤痰；若寒湿凝于脾胃，运化失常，引起腹满，而小便不利，则加茯苓渗湿，以利小便。去大枣之甘，以防其滞腻。本方亦治胃与十二指肠溃疡，如辨证得法，效果颇著。

【经典配方】黄芪一两半，桂枝三两（去皮），甘草三两（炙），大枣十二枚，芍药六两，生姜二两，饴糖一升。上七味，以水七升，煮取三升，去滓，内饴糖，更上微火消解，温服一升，日三服。呕家不可用建中汤，以甜故也。

【经典方证】虚劳里急，诸不足。

【推荐处方】芍药18g，桂枝9g，炙甘草9g，生姜6g，饴糖30g，黄芪4.5g，大枣4枚，先取6味水煎，然后去滓，内纳饴糖，每日1剂，分早晚2次服。

【方机概述】虚劳里急。因中焦虚寒，肝脾失和，化源不足所致。中焦虚寒，肝木乘土，故腹中拘急疼痛、喜温喜按。脾胃为气血生化之源，中焦虚寒，化源匮乏，气血俱虚。黄芪建中汤施用的核心病机为虚劳里急。

【方证提要】里急腹痛，喜温喜按，形体消瘦，面色无华，心悸气短，自汗盗汗，舌淡红，脉沉弱等。

【适用人群】适合脾胃虚寒，患有中焦虚寒之虚劳里急证的人群。症见腹中时时拘急疼痛，喜温喜按，少气懒言；或心中悸动，虚烦不宁，劳则愈甚，面色无华；或伴神疲乏力，肢体酸软，手足烦热，咽干口燥，舌淡苔白，脉细弦等。

【适用病症】

以下病症符合上述人群特征者，可以考虑使用本方。

（1）以腹中拘急疼痛为主要表现的疾病，如慢性胃炎、肠易激综合征、消化性溃疡等。

（2）以心中悸动为表现的疾病，如心绞痛、白细胞及血小板减少症等。

（3）以少气懒言为表现的疾病，如类风湿关节炎、慢性疲劳综合征等。

（4）以肢体酸软为表现的疾病，如直立性调节障碍、肌萎缩侧索硬化症等。

【合方与加减】

1. 合方

（1）功能性消化不良、慢性胃炎、胃轻瘫综合征，合枳实消痞丸、四逆散、左金丸。

（2）慢性萎缩性胃炎、消化性溃疡，合良附丸、丹参饮、乌贝散、失笑散、附子理中汤。

（3）慢性非萎缩性胃炎，合泻黄散。

（4）胃脘痛，合胃苓汤、香砂养胃汤。

（5）冠心病、心绞痛、慢性心力衰竭，合桃红四物汤。

（6）高脂血症，合二陈汤。

2. 加减

（1）反酸者，加乌贼骨 12 g，川贝母 6 g。

（2）痛甚者，加延胡索 12 g，丹参 9 g，川楝子 12 g。

（3）中寒吐清涎，遇寒痛增者，加吴茱萸 10 g，高良姜 6 g。

（4）大便色棕黑，或检验有潜血者，生姜改炮姜 10 g，加三七 5 g，蒲黄炭 10 g。

（5）大便溏薄者，加白术 15 g，砂仁 5 g。

（6）寒热互见者，加黄连 6 g。

【注意事项】

（1）应用本方时，一要注重剂量调配，二要注意前六味药，应用水浸泡润透后煮沸约 30 分钟，去渣取药液；饴糖另加热至溶化，分 3 次餐前温服。

（2）用方时可因症而加减用药，以增强疗效。若病者气短、胸满因于寒气充斥、壅滞气机运行者，加大生姜用量，以散寒、和中气；若腹满因于湿邪阻滞，当去大枣之壅涩，加茯苓以健脾渗湿，使湿有所去；若肺气不足者，加茯苓健脾益肺，即培土生金，使肺气以荣；若湿邪梗阻中气，中气因湿阻而生成不足者，当加半夏以燥湿理脾和胃，以达补气之效。

（3）①忌生冷之物。②适寒温，慎防寒邪外侵。③所用药物多属温燥，不可久服、过服；阴虚有热者忌服。

（4）服药过程中，需加强用药监督，告知患者服用中药汤剂时，应规律进餐，切勿进食过饱，避免睡前进食，戒烟，戒酒，戒大量饮用浓茶或咖啡，忌食辛辣、荤腥、油腻等刺激性较强的食物，还需避免过度劳累及精神紧张。

【医案分析】

1. 名医章次公用黄芪建中汤医案

马某，男，凡以似疟非疟为主诉者，最不可忽视。有不少温病初起一如疟状，盖从少阳开始发病者也。患者今年曾两次痰中带红，面容清瘦，舌光剥，脉虚数，畏风自汗，食少便溏，则又是一种情况。予仲景黄芪建中汤加补阴药。炙黄芪 12 g，杭白芍 12 g，川桂枝 2.4 g，干地黄 12 g，麦冬 9 g，阿胶珠 9 g，侧柏叶 9 g，仙鹤草 15 g，清炙甘草 2.4 g，生姜 3 片，大枣 5 枚，饴糖 9 g（烊冲）。（《章次公医案》）

按语：肺病日久，阴伤及阳，以致卫阳不固而恶风自汗，脾气不振而食少便溏。用黄芪建中加补阴药，是阴阳兼顾，冀阳生阴长，劳损得复。黄芪建中汤仲景本治虚劳里急不足之证，因中焦虚寒，肝脾失和，化源不足所致。此案虽不同于一般所见肝木乘脾所致腹痛，表现似往来寒热之疟，然病机实为肺病阴伤日久而渐至阴阳两虚，正气不足。此案用黄芪建中亦有培土生金之妙。后人一见劳瘵概予养阴，殊不知有此症即用此方，温建中焦也是治疗劳损的一大方法。

2. 仝小林院士用黄芪建中汤案两则

（1）胡某，女，48 岁。2009 年 9 月 23 日就诊。胃中痞满，反酸 5 年，眠差 1 年余。胃中堵塞、痞满不适多年，5 年前出现反酸，饮食稍有不适则出现严重反酸，食管至胃脘部烧灼难耐，曾诊断为浅表性胃炎伴食管反流，多处求诊无效。平日食用辣味、油腻食物则腹泻；若不食辛辣、油腻之品则大便干结，初头硬如羊粪状，后质可，常 4～5 日一行。眠差 1 年余，偶服 1 片安定可安睡 2～3 小时。后背及腰部酸痛，劳累时加重，冬季手足冰冷，难以忍受。2008 年 12 月 31 日于仝小林门诊就诊，给予温中健脾、制酸止呕，服汤药 60 剂后告愈停药。近半年发生 2 次昏厥，自觉胸闷、心慌之后昏厥不知人事，3 分钟后醒来，医院查 24 小时动态心电图示心动过速 110 次 / 分钟，无其他异常。刻下：反酸，大便 2 日一行，眠差、多梦、醒后难入睡，手脚冰凉，腰酸痛，纳呆，饭后胃胀，最近未发生过昏厥、头痛、头晕、手麻。2000 年行子宫全切术，既往腰椎间盘突出。舌质淡、微胖有齿痕，底滞，脉偏沉细弦。诊断：胃食管反流病；失眠；癔症性晕厥；痞满；不寐；郁证。处方：黄芪 30 g，川桂枝 30 g，白芍 30 g，炙甘草 15 g，煅瓦楞子 30 g（先煎），白矾 6 g，广郁金 9 g，生姜 3 大片。复诊：服药 1 个月，现偶有反酸，胃怕凉好转，纳食可，腹胀痞满已缓解，眠欠安、梦多，夜尿 1 次，大便正常，腰酸怕凉、手脚凉，舌暗淡、苔厚。处方：上方加沉香 6 g，改白芍 60 g，生姜改为干姜 6 g。随访 30 剂告愈。

按语：患者以胃中痞满反酸为主诉，有胃怕凉、便秘与腹泻交替等胃肠道症状，又有腰背酸痛、手足凉、眠差等症状及癔症性昏厥病史。《沈氏尊生书》说："肝气相乘为尤甚，以木性暴，且正克也"，以致出现反酸、背酸痛、痞满、晕厥。中焦虚寒，气血化生不足，而致四末不得濡养而手足凉；病久脾肾阳虚，而致腰背怕冷、酸痛；脾气虚弱不任谷物，而致进食油腻、辛辣则腹泻。又肝脾失调、横逆犯脾土，则变生便秘或腹泻之症。患者适值更年期阶段，半百而阳气自衰，七七则天癸绝而阴血内亏，肝气不得约束，上冲脑髓则致昏厥。治以温中健脾，柔肝缓急，制酸止痛。患者以中焦虚寒之痞满为主症，当以温健脾阳为基本治则，重用黄芪健脾益气；用桂枝温阳散寒，又能鼓动脾阳而健运中焦。配白芍益阴，桂枝、白芍补营益卫而补益一身之阴阳，又温分肉、肥腠理；又患者有癔症性昏厥病史，为肝气横逆所致，重用白芍柔肝敛肝。配炙甘草增强黄芪健脾益气之功；与桂枝则辛甘化阳，与白芍则酸甘化阴，为益一身阴阳之佳品。仝小林在临床中善用桂枝，一为解肌（桂枝汤、麻黄汤），二为温建脾阳（小建中汤），三为温通心阳（炙甘草汤），四为温养四末（黄芪桂枝五物汤），五为化气利水（五苓散），六为平冲降逆（桂枝加桂汤、茯苓桂枝甘草大枣汤）。又白芍、炙甘草为芍药甘草汤，能缓急止痛、柔肝益脾。加生姜味辛而开胃，防黄芪、白芍碍胃；助桂枝兴阳。因饴糖不易保存而药房无货，仝小林每用则加重白芍用量而增强益阴之功。煅瓦楞子味甘咸、性平，能消痰化瘀、软坚散结、制酸止痛，为治疗胃痛吐酸之要药，其主要成分为碳酸钙，能中和胃酸，起到制酸止痛的作用。患者有晕厥病史，查动态心电图无异常，考虑为癔症性晕厥，患者常有情志抑郁之诱因，气郁生痰，痰阻气机，发为癔症。选用白金丸，由白矾、郁金组成，郁金开郁顺气，白矾涤痰燥湿除邪。宋代许叔微《普济本事方》云："昔有一妇人癫狂失心，数年不愈，后遇至人授此方（白金丸），初服觉心胸有物脱去，神气洒然，再服顿愈。至人云：此病因忧郁得之，痰涎包络心窍，此药能去郁痰。"仝小林每用白金丸治疗精神类疾病，如精神分裂症、癔症性晕厥、癔症性心绞痛、癫痫等。患者复诊，主症好转，仍手足凉、腰背酸，用沉香温中、暖肾。《日华子本草》曰："调中，补五脏，益精壮阳，暖腰膝，去邪气。"加重白芍增强柔肝、益阴之功；改生姜为干姜，增强温中之效。

（2）张某，女，49 岁。2009 年 4 月 15 日就诊。反酸、烧心 6 年余。2003 年因生气觉胃、两胁胀痛，后发展为烧心、恶心，遍服中西药疗效不佳；2009 年 1 月 14 日于内蒙古科技大学包头医学院第一附属医院行胃镜检查：慢性浅表性胃炎伴糜烂出血、慢性食管炎。刻下：反酸、烧心，时有恶心不呕吐，胃至咽喉部堵塞感，胃怕凉，时有疼痛，喜热饮，后背怕冷，大便先干后溏，每于饭后排便，每日 2 次。舌底瘀、根部苔厚腻，脉偏沉弱，诊断：慢性浅表性胃炎（胃脘痛，中焦虚寒证）。处方：黄芪 60 g，川桂枝 30 g，白芍 45 g，炙甘草 15 g，附子 30 g（先煎 8 小时），生姜 15 g，黄连 6 g，苏藿梗各 6 g。复诊：仍烧心，反酸次数减少，偶有恶心，胃至咽喉部阻塞感，胃怕凉，偶有疼痛，喜热饮，常觉后背发冷，大便先干后溏，每日 1 ~ 2 次。舌底瘀、苔白微厚，脉细弦数。处方：上方加煅瓦楞子 30 g（先煎），白及 30 g，生姜增至 30 g。随诊 1 个月诸症缓解告愈。

按语：患者以情志为诱因，致反酸、烧心、胃脘痛诸症，为肝郁气滞、横逆犯脾所致。患者胃怕凉、大便先干后稀、饭后欲便为脾胃虚寒之象。黄芪建中汤健脾益气、温阳散寒；苏连饮辛开苦降，开胃行气止呕；芍药甘草汤柔肝缓急止痛，三方合方，以健脾温中为基本治则，又兼柔肝、行气之法。组方中以黄芪60g为君，益气健脾，配川桂枝30g温阳建中，配芍药甘草汤柔肝缓中。仝小林在临床中用芍药甘草汤，一为缓中止痛，用于治疗胃肠道、子宫等平滑肌痉挛性疼痛；二为治疗四肢肌肉的酸痛；三为治疗糖尿病周围神经病变的不安腿综合征及疼痛等。附子30g，先煎8小时以消除毒性。理论上讲，制附片经过炮制后毒性已减轻，先煎1~2小时便可以消除毒性，但患者在各药店拿药情况不一，以防用生附子入药，故要求患者先煎4~8小时以保证用药安全。本处用附子温中散寒，以增强桂枝之功；苏梗、藿梗行气宽中止呕，与黄连相配伍，辛开苦降，仝小林每用此药对止呕。在用量上，止呕当用小剂量黄连（1~6g），切勿重投。现代药理研究证实，黄连有抗幽门螺杆菌的作用。二诊主症好转，仍偶有反酸、胃脘痛，故加煅瓦楞子制酸止痛，白及止血、敛疮，现代药理研究证明其能有效保护胃黏膜，为治疗胃溃疡、胃黏膜出血的常用药。

参考文献

[1]周强，逄冰，彭智平，等. 仝小林运用黄芪建中汤验案举隅[J]. 中国中医基础医学杂志，2013，19（3）：337-338，342.

（赵家有 撰）

薯蓣丸

【仲景方论】《金匮要略·血痹虚劳病脉证并治第六》："虚劳诸不足，风气百疾，薯蓣丸主之。"

【注家方论】

（1）尤在泾《金匮要略心典·血痹虚劳病脉证并治第六》：虚劳证多有挟风气者，正不可独补其虚，亦不可着意去风气。仲景以参、地、芎、归、苓、术补其气血，胶、麦、姜、枣、甘、芍益其营卫，而以桔梗、杏仁、桂枝、防风、柴胡、白蔹、黄卷、神曲去风行气，其用薯蓣最多者，以其不寒不热，不燥不滑，兼擅补虚去风之长，故以为君，谓必得正气理而后风气可去耳。

（2）俞昌《医门法律·虚劳门·虚劳脉论》：虚劳不足之病，最易生风生气，倘风气不除，外证日见有余，中脏日见虚耗，神头鬼脸，不可方物，有速毙而已。故用此方除去其风气，兼培补其空虚也。

（3）陈修园《金匮要略浅注·血痹虚劳病脉证并治第六》：此方虚劳，内外皆见不足，不止上节所谓里急诸不足也。不足者，补之。前有建中、黄芪建中等法，又合之桂枝加龙牡等法，似无剩义，然诸方补虚则有余，去风则不足。凡人初患伤风，往往不以为意，久则邪气渐微，抑或自愈，第恐溉愈之后，余邪未净，与正气混为一家，或偶有发热，偶有盗汗，偶有咳嗽等证，妇人经产之后，尤易招风，凡此皆为虚劳之根蒂，治者不可着意补虚，又不可着意去风，若补散兼用，亦驳杂而滋弊，惟此凡探其气味化合所以然之妙，故取效如神。

（4）彭子益《圆运动的古中医学·古方中篇》：此方所治之风，并非外来之风，乃本身木气失和之气。但看得见的，只有口眼歪斜，手足抽搐，筋肉瞤动，觉得是风。其余的风，都看不见了。风气百疾的虚劳，金气失收，风气肆动。风气一动，克土、耗水、煽火、侮金。经络因而滞塞。运动因而不圆之病也。

此方重用山药，补金气而助收敛。加桔梗、杏仁以降肺金之滞，加麦冬以滋肺家津液，则金气收也。用当归、地黄、阿胶养血润木，芍药清降甲木，川芎桂枝温升乙木。甲降乙升，运动复圆，则风息也。金逆木动，全由中土旋转之衰。故用参、枣、炙甘草以补中气。中土气虚必生湿，故用白术、茯苓以补土去湿。金逆木动，经络不运，必生积滞，故用干姜、神曲以行中土之滞，柴胡、防风、白蔹、豆黄卷以疏木气之滞也。

此方与肾气丸证是对应的治法。肾气丸养金养木以保肾经，而重在养木。此方补金养木以维全体，而重在补金。寒热并施，虚实兼顾，补泻同行，理全法备之方也。此方与建中汤亦是对应的治法。小建中重在降甲木，甲木降相火乃降。此方重在降辛金，辛金降风木乃平。脉象涩弦小数。肺金不收，津被风耗，则脉涩。风木疏泄则脉弦。中气虚，血液少，则脉小数也。

人身十二经络，六升六降。而升的主力在肝木，降的主力在肺金。升降的枢轴在二土。大气的圆运动，虽有升浮降沉之四部作用。其实整个的圆运动，只有升降而已。升极则降，无浮之存在也。降极则升，无沉之存在也。妨碍升降，由于滞塞，故方中疏通滞塞之法并重。

（5）曹颖甫《金匮发微·血痹虚劳病脉证并治第六》：虚劳诸不足，是为正虚；风气百疾，是为邪实。正虚则不胜表散，邪实则不应调补，此尽人之所知也。若正虚而不妨达邪，邪实而仍应补正，则非尽人之所知也。仲师"虚劳篇"于黄芪建中、八味肾气丸已举其例，复于气血两虚外感风邪者出薯蓣丸统治之方，所用补虚凡十二味，舍薯蓣、麦冬、阿胶、大枣外，实为后人八珍汤所自出。去风气百疾者凡八味，白蔹能散结气，治痈疽疮肿，敛疮口、愈冻疮、出箭镞、止痛，大率能通血络壅塞，而排泄之力为多。盖风之中人，肌腠外闭而脾阳内停，方中用白蔹，所以助桂枝之解肌也；风中皮毛，则肺受之，肺气被阻，咳嗽乃作，方中用桔梗、杏仁，所以开肺也；气血两虚，则血分热度愈低，因生里寒，方中用干姜，所以温里也；风气外解，必须表汗，然其人血虚，设用麻黄以发之，必致亡阳之变，故但用防风、柴胡、豆卷以泄之；且风著肌肉，脾阳内停，胃中不无宿垢，胃纳日减，不胜大黄、枳实，故但用神曲以导之。要之补虚用重药，惧不胜邪也；开表和里用轻药，惧伤正也；可以识立方之旨矣。

（6）张家礼《张家礼金匮要略讲稿·血痹虚劳病脉证并治第六》：本条论述虚劳诸不足兼外邪治法。原文"虚劳诸不足"包括：在内，阴阳气血俱虚；在外，形气色脉不足（与黄芪建中汤多里急而无风气百疾不同）。所谓"风气百疾"者，可分风疾与气疾，正如《伤寒论辑义》所说"风气盖是两疾也"。何谓风疾？风疾是指虚劳百脉空虚，营卫不足，易为风邪所伤，见风眩（头目眩冒）、风痹（骨节疼烦，腰背强痛）、隐疹等，《伤寒论辑义》曰："风状百二十四"，以风为百病之长也。何谓气疾？气疾是指阴阳气血不足，虚气横逆，见惊悸、喘逆、腹痛、羸瘦不食、疝瘕、马刀侠瘿、五劳七伤等。"气状八十"指各种慢性疾患。"虚劳诸不足"的形成机制是：脾肾先虚，脏腑经络、肌肉筋骨失养，脾气虚不能散精上归于肺而肺气虚；谷不生精，肾气亦亏，致肺脾肾三脏俱病，百脉空虚。故治宜调理脾胃，扶正（补益气血）祛邪（风）。

因脾胃为后天之本、气血营卫生化之源，脾胃健运，纳谷增加，水谷精微得运，四肢百骸得养，虽有风邪亦易祛除。若单纯祛邪则反伤正，犯虚虚之戒，单纯补虚则留恋风邪，正如古人曰："四时百病皆以胃气为本"，亦如尤氏所云："虚劳多有夹风气者，正不可独补其虚，亦不可着意去风气"。故用药时，在调理脾胃为主的扶正药物中，辅以祛邪之味，方选薯蓣丸。

薯蓣丸药味虽多但组方严谨。《本经疏证》曰："脾胃一脏一腑，皆在中官，并主出纳，而其性情则异，胃司降而喜凉，脾司升而喜温。"方中薯蓣温平（甘淡）之物，不寒不热，不润不燥，为脾胃之所均喜，故其用能致胃津于脾而脾胃以和，故《素问·经脉别论》谓食气入胃则散精于肝而归浊气于心，唯饮入于胃则输精于脾，此不可易之常理也，故以之大补脾胃且兼益肾，尤擅补虚祛风之长，重用以为君（三十分），再以理中汤和大量大枣（百枚）、甘草二十八分、茯苓、神曲益气温中、运脾和胃，伍以四物汤和阿胶、麦冬补血养阴，在调理脾胃、补养气血的基础上，佐以柴胡（行少阳之气）、桂枝（行阳）、防风（运脾）、豆卷（宣发肾气）、白蔹（化入营的风毒）五味祛风散邪而开痹，桔梗、杏仁利肺气而开郁、升降气机。蜜丸者，因虚劳不可骤补，以丸者缓也，虚损应当缓图，使病邪渐去；空腹服者，易于散风，而不碍饮食；酒服者，补而不滞，宣行药力也。所以，本方配伍特点是：补而不滞（本方之用神曲，补中益气汤之用陈皮，归脾汤之用木香，消补合用，对临床有指导价值），滋而不凝，温而不燥，扶正为主，祛邪为辅，调理脾胃（肾）而祛风。

还要提醒大家注意一个问题，本方中药量均以"分"为单位，有学者认为"四分一两"，如果真如此说，何以不换成两呢？因此这里的"分"应该看作药物之间的比例，而非具体剂量。

【经典配方】薯蓣三十分，当归、桂枝、曲、干地黄、豆黄卷各十分，甘草二十八分，人参七分，川芎、芍药、白术、麦门冬、杏仁各六分，柴胡、桔梗、茯苓各五分，阿胶七分，干姜三分，白蔹二分，防风六分，大枣百枚（为膏）。上二十一味，末之，炼蜜和丸如弹子大，空腹酒服一丸，一百丸为剂。

【经典方证】虚劳诸不足，风气百疾。

【推荐处方】薯蓣（山药）120 g，党参、黄芪、焦三仙、干豆黄卷各40 g，白术、白芍、麦冬、杏仁、防风各24 g，茯苓、柴胡、桔梗、阿胶各20 g，当归、熟地黄、川芎、桂枝各30 g，干姜、鸡内金各12 g，白蔹10 g，大枣（去核）20枚，炙甘草15 g，蜂蜜750 g。上述诸药（阿胶与蜜同炼）共为细末，加炼蜜调匀为丸。每次服2丸，1日2次，连服3个月。

【方机概述】薯蓣丸证核心病机为虚劳日久，三焦同病。虚劳日久脏腑经络失养，卫气温煦、防御不及为风邪所伤、肢体和骨节酸疼、腰背强痛、咳喘等提示邪客上焦、表邪不解。四肢麻木、盗汗、多梦、心神不宁、自汗、手足烦疼为营卫不和的表现。中焦虚弱，脾胃运化无力，气血生化乏源，则见肌肉瘦削、唇口干燥、面色无华、脐腹弦急等中焦"气虚血弱"的证候；目眩发落、胆怯、焦虑不安、梦交、妇人月信失常、男子遗精等则为下焦精气不藏、亡血失精的证候。

【方证提要】头目眩晕，肢体沉重，骨节酸疼，心中烦悸，唇口干燥，面白少色，情思不乐，咳嗽喘乏，伤血动气，夜多异梦，盗汗失精，腰背强痛，脐腹弦急，嗜惊多忘，饮食减少，肌肉瘦瘁。

【适用人群】常用于年老气血虚衰、患慢性虚弱性疾病者，常伴周身不适、头痛、肢痛、麻木诸症。

【适用病症】

以下病症符合上述人群特征者，可以考虑使用本方。

亚健康状态、慢性肺系疾病、癌因性疲乏、慢性肾功能衰竭、糖尿病周围神经病变等证属气血两虚者。

【合方与加减】

1. 合方

有三高症、体肥者意在预防为主时，合牛黄清心丸（《太平惠民和剂局方》）。

2. 加减

（1）多汗者，加浮小麦30 g，黄芪30 g。

（2）皮肤瘙痒者，加荆芥20 g，蝉蜕20 g。

（3）腰膝酸软、肢冷、健忘等肾虚表现明显者，加菟丝子30 g，肉桂20 g。

【注意事项】

（1）有组织水液代谢异常症状及中医证属痰湿者，不可服用。

（2）易感冒者，可适当减少血分药和阿胶用量，先汤后丸。

【医案分析】

1. 名医赵明锐用薯蓣丸医案

冯某某，女，36岁，教师。患心悸、失眠、头晕、目眩数年，耳鸣，潮热盗汗，心神恍惚，多悲善感，健忘，食少纳呆，食不知味，食稍不适即肠鸣腹泻，有时大便燥结，精神倦怠，月经延期，白带绵绵，且易外感，每感冒后即缠绵难愈。已经不能再坚持工作，病休在家。数年来治疗从未间断，经几处医院皆诊断为神经官能症。患者病势日见增重，当时面色㿠白、少华，消瘦憔悴，脉缓无力，舌淡胖而光、无苔。综合以上脉症，颇符合诸虚百损之虚劳证，投以薯蓣丸，治疗3个月之久，共服200丸，诸症消除而康复。（赵明锐《经方发挥》163）

按语：张仲景治疗虚劳病创立扶正补虚、解表祛风、甘温建中、益气温阳等治法。薯蓣丸包含炙甘草汤、小建中汤、肾气丸等方，具有滋养阴血、和营祛风、扶正补虚、助阳填精、甘温益气、固精养神之功效。薯蓣丸一方，近人很少用以治疗虚劳诸不足之证候，盖因本方组成，非纯为补药，而兼用祛邪之品。而本方之妙，正在于寓祛邪于补正药中，使邪不伤正，则正气易于恢复。不论有无外邪，只要是虚劳诸不足、易感外邪者，皆可以薯蓣丸治之而效果满意。

2. 郑玉玲教授运用薯蓣丸医案

患者，男，56岁。2018年2月1日初诊。主诉：肺腺癌术后1月余。现病史：患者于1个月前体检时发现左肺上叶磨玻璃样结节，考虑肺恶性肿瘤。后至某医院行胸腔镜下左肺上叶切除术，术后病理检查显示肺腺癌。现患者精神差，乏力易疲劳，情绪低落，左侧胸腔时有隐痛不适，纳眠差，小便频，大便调；舌质淡红，苔薄白，脉细。西医诊断：肺腺癌术后。中医诊断：癌病，证属肺脾气虚、痰瘀互结。治宜补益肺脾、化痰活血。给予薯蓣丸加减。处方：淮山药30 g，太子参15 g，茯苓15 g，白术12 g，当归20 g，炒白芍12 g，熟地黄15 g，川芎12 g，桂枝12 g，防风6 g，柴胡6 g，炒杏仁12 g，桔梗10 g，炒白芥子10 g，白蔹12 g，川贝母10 g，麦冬30 g，焦三仙各15 g，鸡内金30 g，炙甘草10 g。15剂，每日1剂，水煎400 mL，分早晚两次空腹温服。二诊：自觉乏力易疲劳、纳差症状明显缓解，精神可，未诉胸部隐痛不适。后薯蓣丸加减继服，随诊半年，复查胸部CT，病灶无复发。

按语：肺癌术后，症状多见疲乏、纳差、便溏等，治疗多从"虚劳"辨治，从脾胃入手。脾胃为"后天之本"，脾为肺之母，虚则补其母，肺受损伤后影响脾胃，子盗母气，当以"培土生金"之法。肺癌术后患者多气虚或者气阴两虚之证，以太子参、熟地黄代替原方中人参、干地黄，可增加滋阴补气之功，使补而不燥。补虚当注意不可过于滋腻，以免呆滞碍胃。健运脾胃对肺恶性肿瘤患者更为重要，胃气得充，脾气得健，才能使气血生化有源，也能助药力以驱邪。

3. 王东军教授运用薯蓣丸医案

张某，男，75岁。糖尿病周围神经病变5年。主诉：消瘦伴乏力1年，加重3个月。2018年9月15日初诊。乏力，伴有头晕。精神萎靡不振，记忆力减退、健忘，胸闷心悸，眠差多梦，怕风怕冷，咳嗽，咽部白痰，脱发，足凉、麻木，偶有腰痛，面色晦暗，下眼睑淡白，视物不清，耳聋耳鸣，肌肤甲错，皮肤干燥，口干，不思饮食；大便1～2次，黏滞；小便清长，夜尿3～4次；舌色淡红、舌体瘦小、裂纹，脉沉细。辨病：虚劳病。辨证：气血两虚，兼表邪不解。治法：扶正祛邪、气血双补。处方：薯蓣丸加减：山药50 g，枸杞子、大枣、龙骨、牡蛎各30 g，神曲24 g，生地黄、熟地黄、当归、白术、白芍各15 g，茯苓、防风、桑螵蛸、石菖蒲、远志各9 g，阿胶（烊化）、人参、炙甘草、川芎、干姜、柴胡、桔梗、麦芽各6 g，细辛3 g，桂枝、麦冬、杏仁、大豆黄卷各12 g，蜂蜜24 mL。14剂。服药后咳嗽减轻，胃口转佳。效不更方，守方3月余，诸症减轻。

按语：患者以消瘦伴乏力为主诉，涉及肺、脾、肾，为气血两虚、阴阳俱损之证。疲劳乏力、眠差多梦、胸闷心悸、下眼睑淡白、口唇脱皮、皮肤干燥、脉沉细等为气血不足、营失濡养；怕风怕冷、足凉、咳嗽、咽部白痰为表邪不解、肺失宣降、卫阳不固；消瘦、不思饮食、舌苔剥落为中焦亏虚、生化乏源；精神萎靡不振、记忆力减退、健忘、脱发、腰痛、视物不清、畏光、耳聋耳鸣、小便清长为肾阳亏虚，温煦失司，精血阳气亏虚，气化失常表现。薯蓣丸使中焦得健、下焦得温。重用山药、地黄、枸杞子补益精血；桂枝、干姜、细辛扶助阳气，宣畅气化；四物、四君气血双补；桂枝、柴胡、杏仁、防风解表祛邪；桔梗、杏仁宣肺化痰；石菖蒲、远志交通心肾，安神益智；龙骨、牡蛎、桑螵蛸固摄敛津；大豆黄卷、麦芽调畅气机。

参考文献

[1]李妍妍，郑玉玲.郑玉玲教授运用薯蓣丸方治疗肺系疾病经验[J].中医研究，2020，33（12）：31-35.

[2]王东军，张颖，祖立斌，等.薯蓣丸方证探析与临床应用[J].浙江中医杂志，2022，57（9）：689-690.

（赵家有　撰）

酸枣仁汤

【**仲景方论**】《金匮要略·血痹虚劳病脉证并治第六》："虚劳虚烦不得眠，酸枣汤主之。"

【**注家方论**】

（1）程门雪《金匮篇解·虚劳病解》：阴虚则阳胜，阳胜则生热，故用知母、甘草以清热；阴液不足，心不藏神，肝不藏魂，神魂不藏则虚烦不寐，故以枣仁敛液藏魂为君；酸枣仁合甘草，甘酸化阴，治其阴亏；枣仁合知母，酸苦泄热，治其虚烦；尤妙在茯苓、川芎两味，以阴虚则必火盛，火煅津液则成痰，痰阻于中，胆气不舒，亦烦而不寐，茯苓除痰而不燥；川芎能舒胆气，为无上之妙品。燥痰一化，胆气自舒，阴液既充，燥热亦解。所谓欲化其痰，必清其火，欲清其火，必滋其阴是也。即此一法，便为阴虚劳热者度尽金针矣！《金匮》言劳偏主阳虚，虽所言阴虚者只此一段，却亦法理俱备，启人思路不小。

（2）尤在泾《金匮要略心典·血痹虚劳病脉证并治第六》：人寤则魂寓于目，寐则魂藏于肝。虚劳之人，肝气不荣，则魂不得藏，魂不藏，故不得眠。酸枣仁补肝敛气，宜以为君。而魂既不归容，必有浊痰燥火乘间而袭其舍者，烦之所由作也，故以知母、甘草清热滋燥，茯苓、川芎行气除痰。皆所以求肝之治，而宅其魂也。

（3）李今庸《李今庸金匮要略讲稿·血痹虚劳病脉证并治第六》：①虚劳虚烦不得眠。人寤则魂寓于目，寐则魂藏于肝。虚劳之人，肝阴不足而燥热乘之，故虚烦不得眠。②酸枣仁汤主之。治宜酸枣仁汤补敛肝阴，安神滋燥。酸枣仁养肝阴，安心神，疗不眠；川芎、知母养血敛阴，除燥热而止虚烦；茯苓安神宁心；甘草调中而和诸药。

（4）连建伟《连建伟金匮要略方论讲稿·血痹虚劳病脉证并治第六》：病属虚劳，因虚而致烦，因烦而致不得眠。肝藏魂，肝血不足则魂不安，所以心烦，心烦则夜不安寐。所以本方重用酸枣仁味酸入肝，养血安神。因为心烦，所以用知母清热除烦。因为不得眠，所以用茯苓安神。又考虑肝气与肝血的关系，肝血不足则肝气必定不能舒畅条达，所以用川芎调畅肝气。甘草作用有二：其一，甘草能够调和诸药；其二，甘草配茯苓能够补益脾胃，脾胃健旺则气血生化有源，肝血自会充足，这叫"培土荣木"。这个病关键在肝，是肝血不足所致。"肝欲酸"，所以用酸枣仁补肝血。酸枣不同于红枣，它的产地在中国的北方，酸枣的果仁即酸枣仁。要注意，我们开处方时要写"炒枣仁"，并且旁边要写上"杵"，酸枣仁不仅要炒过，还要杵碎。因为酸枣仁有硬壳包裹，不杵碎，药性煎煮不出来。

（5）刘渡舟《金匮要略诠解·血痹虚劳病脉证并治第六》：由于肝血不足，血燥生热，热扰于心，故心烦而不得眠；虚火上炎，故咽干、口燥、盗汗、头晕目眩；血虚则心虚，心虚故心悸。

酸枣仁汤以酸枣仁养肝血、安心神；川芎调肝养血解郁；茯苓、甘草补脾和中，宁心安神；知母滋阴降火，养脑肾之阴，以除烦渴。

（6）马有度《医方新解·安神剂》：酸枣仁煎剂在小剂量时能使实验动物安静，且镇静作用较恒定；稍大剂量，则有催眠之效。据认为其镇静、催眠作用的活性成分为水溶性的，对中枢神经系统的作用与一般安定药颇为相似。此外，实验还表明，本品尚能镇痛和降压。

川芎有明显的镇静作用，其水浸剂和煎剂分别给大鼠和小鼠灌胃，均能抑制自发活动，延长戊巴比妥钠所致的睡眠时间，并能对抗咖啡因的兴奋作用。川芎所含挥发油对大脑亦起抑制作用。有人认为本品之镇静效果，主要来自所含的阿魏酸。

茯苓煎剂对小鼠有镇静之效，但作用不强；知母浸膏对人工发热的家兔有解热之力；甘草主要起矫味作用。综观全方，酸枣仁镇静与催眠作用显著，中医称为养肝安神，故为本方主药。川芎有明显的镇静作用，能加强主药安神之力，中医称为调血以助养肝，位居辅药。茯苓亦可镇静，知母更能解热，故亦有助于失眠烦热之缓解，均为佐药。甘草仅是矫味、调和而已。本方药仅五味，组成严谨，配伍合理，不失为养血安神、清热除烦之良方。

（7）张家礼《张家礼金匮要略讲稿·血痹虚劳病脉证并治第六》：酸枣仁汤妙在重用酸枣仁之酸以补肝养血安神，川芎之辛以调养肝气，茯苓、甘草之甘以健脾宁心，知母之寒以清虚热，且知母有一定的镇静安神作用。正如《本经疏证》所说："虚劳，虚烦不得眠，心病也，心属火而藏神，火者畏水，神则宜安，用茯苓可矣。更用知母之益水，川芎之煽火，是何为者？殊不知心于卦象离，中含一阴，外包二阳，阳本有余，阴本不足，况劳者火炎阴竭之候，故值此者，宜益阴以配阳，不宜泄阳以就阴，然阴被阳隔于中，为益阴药所不能及。川芎者，所以达隔阴之阳，阳舒而知母遂与离中一阴浃，而安神利水，继之以奏绩。是二味者，虽列佐使，实为此方枢机矣。说者谓知母益水以济火，川芎平木以生火，而不知是方直截简当，无取乎隔二隔三，此仲景所以为可贵也。"

【经典配方】酸枣仁二升，甘草一两，知母二两，茯苓二两，川芎二两。上五味，以水八升，煮酸枣仁，得六升，内诸药，煮取三升，分温三服。

【经典方证】虚劳虚烦不得眠。

【推荐处方】

酸枣仁（炒）15 g，甘草3 g，知母、茯苓、川芎各6 g。水煎，每日1剂，分3次温服。

酸枣仁30 g，炙甘草5 g，知母10 g，茯苓10 g，川芎10 g。以水1100 mL，煮沸后调至文火再煎煮40分钟，取汤液300 mL，分2～3次温服。

【方机概述】虚劳虚烦不得眠。"虚劳"者，乃素体阴虚、房劳过度、暗耗真阴或用脑过度，损伤心肝之阴，"肝阴不足，心血亏虚"所致；"虚烦"者，乃肝阴虚而肝阳旺所致，阴虚则生内热，虚热扰动，肝之虚热不时上冲，则空烦；"不得眠"者，心肝阴虚，阳亢不入于阴，阴虚不能纳阳，则神不敛而魂不藏，神魂不安则不能入眠。酸枣仁汤施用的核心病机为心肝两虚。

【方证提要】虚烦失眠，心悸不安，头目眩晕，咽干口燥，舌红，脉弦细等。

【适用人群】适合心肝血虚、神失安养所致的虚证失眠人群。症见心神不安、失眠多梦、惊悸、健忘、易醒、烦热、盗汗、咽干、精神萎靡、腰膝酸软等。

【适用病症】

以下病症符合上述人群特征者，可以考虑使用本方。

（1）以心神不安，失眠多梦为主要表现的精神类疾病，如失眠、神经衰弱、焦虑症、抑郁症及更年期综合征等。

（2）以疼痛为表现的疾病，如偏头痛、三叉神经痛。

（3）以躁狂为表现的疾病，如脑出血急性期躁狂症、脏躁等。

（4）还可用于治疗心血管系统疾病、皮肤科病症、男科病症等。

【合方与加减】

1. 合方

（1）顽固性失眠、焦虑，合逍遥散、龙骨牡蛎汤、交泰丸、栀子豉汤、温胆汤、桂枝汤、血府逐瘀汤、四物汤。

（2）围绝经期失眠，合二仙汤。

（3）更年期失眠、紧张性头痛、抑郁症，合温胆汤、甘麦大枣汤、二至丸、归脾汤。

（4）老年失眠症，合交泰丸。

（5）甲状腺功能亢进，合小柴胡汤。

（6）慢性疲劳综合征，合黄连阿胶汤。

（7）心律失常，合黄连温胆汤、炙甘草汤。

2. 加减

（1）惊悸不安，加琥珀3g，磁石15g。

（2）心气虚，加党参15g，白术10g。

（3）心血不足，加白芍20g，熟地黄20g。

（4）肝郁，加柴胡9g，香附6g。

（5）脾胃虚弱、胃中不和，去知母，加法半夏12g，薏苡仁15g。

（6）阴虚阳亢、心肝火盛，去川芎，加生牡蛎15g，生龙骨15g。

（7）痰热，加栀子10g，陈皮10g，夏枯草15g。

（8）痰湿蒙蔽、心肾不交，去知母，加石菖蒲10g，远志10g。

（9）肝肾亏虚、血不上荣，加女贞子10g，墨旱莲10g。

（10）阴虚火旺，加黄连9g，生地黄20g，芍药9g。

【注意事项】

（1）酸枣仁一般生用，且捣碎后效果更佳。

（2）一般应在睡前1~2小时服用治疗失眠的药物。

（3）酸枣仁、知母有缓下作用，故腹泻或大便溏者减量使用。

（4）失眠患者应注意培养合理的生活习惯，如科学饮食、合理运动、规律作息、不贪寒凉等，对于睡眠的康复均有很好的帮助。此外，睡前不做剧烈运动，不看有刺激性的书，不胡思乱想，晚饭不宜吃得过饱，不过度饮浓茶或咖啡，睡眠环境要舒适，卧室光线以视物模糊为宜等，都有助于睡眠。

（5）酸枣仁具有一定的毒性，大量服用后可能会出现一些口唇麻木、四肢麻木、舌僵、眩晕等副作用。同时它还可能会导致人们出现一些过敏反应，所以过敏体质的患者最好不要服用酸枣仁，否则很有可能出现心慌、皮肤瘙痒、荨麻疹等不适症状，过量还可能导致更严重的后果。

【医案分析】

1. 清代名医叶天士用酸枣仁汤医案两则

（1）某姬……又，苦味和阳。脉左颇和，但心悸少寐，已见营气衰微。仿《金匮》酸枣仁汤方，仍兼和阳、益心气以通肝络。酸枣仁（炒黑勿研）五钱、茯神三钱、知母一钱、川芎一分、人参六分（同煎）、天冬（去心）一钱。（《临证指南医案·中风》）

按语：本案为中风，先后十八诊，其中一诊脉左颇和，但心悸少寐，出现了酸枣仁汤证，方中酸枣之果肉味酸而仁味甘，甘益脾，酸补肝，酸枣仁汤用的是"枣仁"。《灵枢·决气》曰："中焦受气取汁，变化而赤，是谓血。"中焦脾胃为气血生化之源，脾虚得补，化生气血，上济于心，滋养于肝，故酸枣仁味甘，补脾即可益肝养心矣。故用酸枣仁汤去甘草，加人参、天冬，补阴血、安神志，兼和阳、益心气以通肝络。所谓"通肝络"，是指方中川芎疏肝活血通络的作用。

（2）江某，左胁中动跃未平，犹是肝风未息。胃津内乏，无以拥护，此清养阳明最要。盖胃属腑，腑强不受木火来侵，病当自减，与客邪速攻、纯虚重补迥异。酸枣仁汤去川芎加人参。又，诸恙向安，惟左胁中动跃多年，时有气升欲噫之状。肝阴不足，阳震不息，一时不能遽已。今谷食初加，乙癸同治姑缓。人参、茯神、知母、炙草、朱砂染麦冬，调入金箔。又，鲜生地、麦冬（朱砂拌）、竹叶心、知母，冲冷参汤。（《临证指南医案·肝风》）

按语：本案症见左胁中动跃未平。叶氏辨为胃津内乏，肝风内起，木乘土证。方用酸枣仁汤，去辛燥易伤阴津之川芎，加人参以甘补益胃。二诊诸恙向安，谷食初加，唯左胁中动跃，时有气升欲噫之状。叶氏从肝阴不足、阳震不息论病机，用变通酸枣仁汤法，去酸枣仁、川芎，加人参、朱砂染麦冬、金箔，益气滋阴以扶阳明，镇重息风潜阳以制厥阴。三诊改用纯粹滋阴生津、清泄阳明法，继续调治。

2.名医赖良蒲用酸枣仁汤医案

何某，女，32岁。1936年仲冬，久患失眠，诸药不效。形容消瘦，神气衰减，心烦不寐，多梦纷纭，神魂不安，忽忽如有所失，头晕目眩，食欲不振，舌绛，脉象弦细，两颧微赤，此乃素禀阴虚、营血不足，营虚无以养心，血虚无以养肝，心虚神不内守，肝虚魂失依附，更加虚阳上升，热扰清宫所致。议用养心宁神法，以酸枣仁汤加入人参、珍珠母、百合花、白芍、夜交藤，水煎；另用老虎目睛五分研末冲服。连服13剂，便能酣卧，精神内守，诸症豁然。（《蒲园医案》）

按语：失眠为内科常见症状，临床辨证，一要分辨虚实，二要分辨标本。因病痛而致失眠者，治其本病，自然安眠；因失眠而致诸症者，治其失眠，诸症自愈。古今医家善用经方者，其效若神。酸枣仁汤治失眠，不足为奇，而奇在辨证准确，方药之剂量得当。本案患者之脉诊、舌象，显然是虚证，以阴血虚为主；问诊之主诉失眠，其病位主要在心。且患者素禀阴虚、营血不足，营虚无以养心，血虚无以养肝，心虚神不内守，肝虚魂失依附，更加虚阳上升，热扰清宫，用酸枣仁汤加平肝滋阴药而取效。

3.国医大师刘志明巧用酸枣仁汤医案

邱某，男，33岁。1978年12月7日初诊。主诉：遗精2月余。病史：半年来，患者因夫妇分居，常手淫图快。近2个月，患者常梦中与异性交媾而精液流出，至今几乎每晚必做，加之头昏、目眩、心烦特甚，故前来就诊。就诊时：精神不佳，两颧泛红，口干唇暗，五心烦热，遗精健忘，腰膝酸软，入寐多梦，小便短赤；舌质红，少苔，脉弦细。中医诊断：遗精。辨证：君相火旺。治法：养心安神，泻火止遗。处方：（酸枣仁汤加味）酸枣仁24g，茯苓12g，知母9g，川芎6g，炙甘草6g，黄连6g，黄柏9g，栀子9g。水煎服，日1剂，分温3服，5剂。1978年12月12日二诊：服药5剂，睡眠转佳，心烦消除，五心烦热减轻，期间仅梦遗1次。续服上方5剂，遗精乃止，诸症皆消。半年后随访，患者身轻体健，恢复如常。

按语：遗精一病，古人多以有梦为心病，无梦为肾疾。然精之藏在肾，主宰由乎心，疏泄在乎肝。刘老认为遗精与心、肝、肾三脏关系则最为密切，而且特别看重心神的主导作用。该患者君相之火炽烈燔灼于上则心神受其煎熬，神失其所，不能坐镇，则肝魂游移不定，肾精亦随其妄泄。治之之法，唯以酸枣仁养血以招肝魂、定心神、安五脏以启阳涩精；茯苓固秘真元，补虚赞助以止遗；川芎小量以养血调肝，周流气机；黄柏、知母，合用清泄相火以安固精室，使水覆火潜；黄连、栀子清心火以直折亢烈，使苦寒之品致火位之靖康。诸药合用，共奏养心安神，泻火止遗之功。

参考文献

［1］刘签兴，刘如秀．刘志明巧用酸枣仁汤加减异病同治经验赏析［J］．辽宁中医杂志，2017，44（2）：376-377.

（赵家有　撰）

大黄䗪虫丸

【仲景方论】《金匮要略·血痹虚劳病脉证并治第六》："五劳虚极，羸瘦腹满，不能饮食。食伤、忧伤、饮伤、房室伤、饥伤、劳伤、经络荣卫气伤，内有干血，肌肤甲错，两目暗黑，缓中补虚，大黄䗪虫丸主之。"

【注家方论】

（1）尤在泾《金匮要略心典·血痹虚劳病脉证并治第六》：虚劳证有挟外邪者，如上所谓风气百疾是也。有挟瘀郁者，则此所谓五劳诸伤，内有干血者是也。夫风气不去，则足以贼正气而生长不荣；干血不去，则足以留新血而渗灌不周，故去之不可不早也。此方润以濡其干，虫以动其瘀，通以去其闭，而仍以地黄、芍药、甘草和养其虚，攻血而不专主瘀血，一如薯蓣丸之去风而不着意于风也。

（2）曹颖甫《金匮发微·血痹虚劳病脉证并治第六》：大黄䗪虫丸主治为五劳虚极，羸瘦腹满不能饮食，外证则因内有干血，肌肤甲错，两目暗黑，立方之意，则曰缓中补虚。夫桃仁、芍药、干漆，所以破干血（芍药破血，人多不信，试问外科用京赤芍何意），加以虻虫、水蛭、蛴螬、䗪虫诸物之攻瘀（䗪虫俗名地鳖虫，多生灶下垃圾中，伤药中用之，以攻瘀血，今药肆所用硬壳黑虫非是）。有实也，大黄以泻之。有热也，杏仁、黄芩以清之。其中惟甘草缓中，干地黄滋养营血，统计全方，似攻邪者多而补正者少。

（3）喻昌《医门法律·虚劳门·虚劳脉论》：仲景施活人手眼，以润剂润其血之干，以蠕动唼血之物行死血，名之曰缓中补虚，岂非以行血去瘀，为安中补虚上着耶！然此特世俗所称干血，劳之良治也。血结在内，手足脉相失者宜之；兼入琼玉膏润补之药同用尤妙。昌细参其证，肌肤甲错，面目暗黑，及羸瘦不能饮食，全是荣血瘀积胃中，而发见于肌肤面目，所以五脏失中土之灌溉而虚极也。此与五神藏之本病不同，故可用其方而导去其胃中之血，以纳谷而通流荣卫耳。

（4）吴谦《医宗金鉴·订正仲景全书金匮要略注·血痹虚劳病脉证并治第六》：五劳所伤，久之令人极虚羸瘦，腹中虚满，不能饮食，宜缓中补虚，如前之建中等方也。原其所伤之道，不止过劳伤气，房室伤精也，即饮食伤胃、饥过伤脾、渴过伤肾、忧思伤心、悲极伤肝、过言伤肺，皆令人经络荣卫气伤。是以劳热煎熬，内有干血，故肌肤不润，甲错如鳞也。两目不荣，暗黑不明也。似此干血之证，非缓中补虚之剂所能治，故主以大黄䗪虫丸，攻热下血，俾瘀积去而虚劳可复也。

（5）张再良《金匮要略品鉴》：本条为因虚致瘀的证治。因五劳过度、饮食失节、七情失度、房事不节、劳倦太过、饥饱不匀等原因，脏腑受损，功能失调，以致营卫气血运行受阻，气机不畅，血行瘀滞，渐为干血。瘀血不去，新血不生，故当祛瘀以生新。方用大黄䗪虫丸扶正祛瘀。方中大黄、䗪虫、水蛭、虻虫、蛴螬、干漆、桃仁活血化瘀以攻邪，芍药、地黄养阴益血，白蜜、甘草健脾益气，黄芩清热，杏仁理气。以蜜为丸，意在缓攻。方中配用益气、滋阴血之品，兼有补虚之功。祛瘀不伤正，扶正不留瘀，正如喻氏所述"以润剂润其血之干，以蠕动啖血之物行死血，名之曰缓中补虚"。本方与治疗疟母的鳖甲煎丸相似，临床可用于肝硬化、肿瘤、高脂血症等属正虚有瘀血者，并可长期服用。

【经典配方】大黄十分，黄芩二两，甘草三两，桃仁一升，杏仁一升，芍药四两，干地黄十两，干漆一两，虻虫一升，水蛭百枚，蛴螬一升，䗪虫半升。上药研末，炼蜜和丸做成小豆般大小，以白酒送服五丸，分三次服。

【经典方证】五劳虚极，羸瘦腹满，不能饮食。食伤、忧伤、饮伤、房室伤、饥伤、劳伤、经络荣卫气伤，内有干血，肌肤甲错，两目暗黑。

【推荐处方】熟大黄300g，土鳖虫（炒）30g，水蛭（制）60g，虻虫（去翅足，炒）45g，蛴螬（炒）45g，干漆（煅）30g，桃仁120g，炒苦杏仁120g，黄芩60g，地黄300g，白芍120g，甘草90g，以上十二味，粉碎成细粉，过筛，混匀。每100g粉末用炼蜜30～45g，加适量的水泛丸，干燥，制成水蜜丸；或加炼蜜80～100g制成小蜜丸或大蜜丸，即得。口服。水蜜丸一次3g，小蜜丸一次3～6丸，大蜜丸一次1～2丸，一日1～2次。大蜜丸每丸重3g。

【方机概述】久虚致瘀，瘀血内停，新血不生。

【方证提要】虚劳兼夹干血之证，以虚极羸瘦、腹满不能饮食、内有干血、肌肤甲错、两目暗黑等症为辨证要点。

【适用人群】主要用于劳损所致的血虚血瘀证。主要表现为形体消瘦，皮肤不适，眼睛发黑，腹胀，不能进食，妇女月经不调，小儿生疮，腹胀疼痛等。

【适用病症】

以下病症符合上述人群特征者，可以考虑使用本方。

现代常用于治疗肝炎、肝硬化、慢性粒细胞性白血病、肺癌、血小板减少性紫癜、再生障碍性贫血、脑血栓形成、真性红细胞增多症、慢性肾小球肾炎、长期低热、高血压、高脂血症、精神失常、失眠头痛、胆囊炎、闭经、子宫内膜结核、卵巢囊肿、子宫肌瘤、乳腺增生症、类风湿关节炎、周围血管病变。

【合方与加减】

1. 合方

（1）兼有肝气郁结、肝血不足者，合四逆散。

（2）兼有胸胁胀满疼痛者，合瓜蒌薤白半夏汤。

（3）胁下硬痛者，加乌鸡白凤丸。

2. 加减

皮肤干燥，口干舌燥者，加天花粉12g，生地黄12g，淡豆豉10g，栀子6g。

【注意事项】孕妇忌用；有出血倾向者慎用；初服时少数患者可能会出现轻度腹泻，一周左右即可消失；皮肤过敏者停服。方中破血祛瘀之品较多，补虚扶正则不足，虽有"去病即所以补虚"之意，但在干血去后，还应施以补益之剂以收全功。

【医案分析】

1. 冉雪峰用大黄䗪虫丸案

干血痨陈镜湖，万县人，半业医，半开药铺，有女年十七，患干血痨。经停逾年，潮热盗汗，咳逆，不安寝，皮肉消脱，肌肤甲错，腹皮急，唇舌过赤，津少，自医无效，住医院亦无效，抬至我处，困欲不能下轿，因就轿边诊视。脉躁急不宁，虚弦虚数，予曰：脉数，身热，不寝，为痨病大忌，今三者俱全，又加肉脱皮瘪，几如风消，精华消磨殆尽，殊难着手。渠乃为敷陈古今治痨方治，略以《金匮要略》以虚劳与血痹合为一篇颇有深意，仲景主小建中汤，阴阳形气俱不足者调以甘药，唐·孙氏又从小建中悟出复脉汤，仲景用刚中之柔，孙氏用柔中之刚，功力悉敌。究之死血不去，好血无由营周，干血不除，新血无由灌溉，观大黄䗪虫丸，多攻破逐瘀之品，自注缓中补虚，主虚劳诸不足，乃拟方：白芍 18 g，当归、生地黄各 12 g，鳖甲 15 g，白薇、紫菀、百部各 10 g，甘草 3 g，大黄䗪虫丸 10 粒，煎剂分 2 次服，丸药即 2 次用药汁吞下。10 日后复诊，咳逆略缓，潮热、盗汗渐减，原方去紫菀、百部，加藏红花、琥珀末各 2.4 g，丸药米酒下。又 10 日复诊，腹皮急日渐宽舒，潮热盗汗止，能安寝，食思渐佳，改用复脉汤嘱守服久服。越三月……已面有色泽，体态丰腴，不似以前尪羸。虚劳素称难治，然亦有短期治愈者。

按语：缓中补虚是对大黄䗪虫丸功效的概括。虚劳日久，病情则虚实互见，即所谓"大实有羸状，至虚有盛候"。本证乃多种虚损因素致脏腑经络运行营卫气血的功能障碍，使气血凝滞成瘀，结为干血，属虚劳夹瘀证。干血不同于蓄血，干血既有津枯、血枯，又有血瘀，乃瘀血日久之谓。

2. 许陵冬主任用大黄䗪虫丸案

阚某，女，49 岁。2018 年 8 月 16 日初诊。肾功能异常近半年。既往有糖尿病、高血压病史 3 年，其间未规律服药。刻下：尿沫多，无尿频尿急、尿等待之症，排尿不畅，双下肢轻度浮肿，面部晦暗，手足麻木，小腹隐痛，腰部刺痛，纳可，大便正常，舌暗红有瘀点、舌苔白腻，脉细涩。血压 164/96 mmHg（1 mmHg ≈ 0.133 kPa），双下肢轻度水肿。实验室检查：血常规未见异常。尿常规：隐血（+），尿蛋白（++）。肝肾功能：谷丙转氨酶 17 IU/L，谷草转氨酶 16 IU/L，白蛋白 36.8 g/L，尿素氮 11.7 mmol/L，肌酐 152.6 μmol/L，肾小球滤过率 31 mL/min，尿蛋白与肌酐比值 2192。血糖 7.88 mmol/L，血钾 3.68 mmol/L。西医诊断：糖尿病肾病。中医诊断：肾衰病，辨证为脾肾气阴两虚、浊瘀内阻。治宜补气养阴，化瘀降浊。患者平素血糖控制尚可，未服降糖药，故予苯磺酸左氨氯地平片 5 mg，每日 1 次控制血压；另佐以大黄䗪虫丸 3 g，每日 2 次口服。

2018 年 9 月 17 日二诊：患者排尿与浮肿症状好转，尿沫仍较多，双下肢不肿，偶有小腹隐痛，腰部隐隐刺痛，纳可，大便正常，舌红有瘀点、苔白腻，脉涩。血压 150/87 mmHg。复查尿常规：隐血（++），尿蛋白（+++）。肾功能：尿素氮 12.3 mmol/L，肌酐 144.0 μmol/L，肾小球滤过率 34 mL/min，尿蛋白与肌酐比值 1367。血糖 6.06 mmol/L，血钾 4.2 mmol/L。守前法治疗不变。

2018 年 10 月 1 日三诊：尿沫较前减少，无小腹隐痛和腰部刺痛，纳可，大便正常，舌淡暗边有齿痕、苔薄白，脉沉细。血压：143/84 mmHg。尿常规：尿蛋白（++）。肾功能：尿素 1337 mmol/L，肌酐 143.2 μmol/L，肾小球滤过率 34 mL/min，尿蛋白与肌酐比值 1647。血糖 5.15 mmol/L；血钾 4.39 mmol/L。因患者血压偏高，故于首诊方另加缬沙坦胶囊 80 mg，每日一次控制血压，余治疗不变。

经过 3 个月治疗，患者病情好转。复查尿常规：隐血（+），尿蛋白（+）。肝肾功能：谷丙转氨酶 18 IU/L，谷草转氨酶 16 IU/L，白蛋白 37.3 g/L，尿素氮 6.2 mmol/L，肌酐 128.9 μmol/L，肾小球滤过率 38 mL/min，血钾 4.06 mmol/L，血糖 5.56 mmol/L，糖化血红蛋白 6.3%，尿蛋白与肌酐比值 2135。病情稳定。

按语：《圣济总录·消渴门》曰："消渴病久，肾气受伤，肾主水，肾气虚衰，气化无常，开阖不利，水液聚于体内出现水肿。"《外台秘要》亦指出："消渴疾者，（谷气）下泄为小便，此皆精气不实于内。"本案患者消渴日久不愈，以致津液亏耗，燥热内生，日久阴虚及气及阳，终致脾肾俱虚。脾虚运化水液功能失常，肾虚其温煦、蒸腾、气化、开阖功能障碍，则可致水湿内停，发为水肿；肾失封藏，精微下泄，因现蛋白尿；故患者初诊时症见双下肢浮肿，尿沫多，苔白腻。消渴阴虚，津液亏少以致血行艰涩，气虚运血无力，皆可致瘀血阻滞脉络，从而出现舌暗红有瘀点、腰部刺痛、面色晦暗等一派瘀血之证。脉症合参，当诊断为肾衰病，辨证为脾肾气阴两虚兼水湿、湿浊瘀阻肾络。故在降血压基础治疗的前提下另佐以大黄䗪虫丸口服。大黄䗪虫丸活血破瘀通经之力强大，兼能扶正。方中大黄逐瘀攻积，䗪虫破血通经，两者相伍，共为君药。桃仁、干漆、蛴螬、水蛭、虻虫为臣药，助君药活血通络、消癥散积。黄芩配大黄以清热，杏仁配桃仁以润燥结，生地黄、芍药滋养营阴，共为佐药。使以甘草，和中补虚、调和诸药，并防诸破血药过于峻猛伤正。诸药配伍，功可祛瘀血、滋阴血、润燥结，能有效地缓解患者血液的高凝状态，改善肾脏血液循环，降低蛋白尿，对肾脏损伤修复有良好的治疗效果。

3. 杨岚副主任用大黄䗪虫丸案

患者，女，58岁。2008年4月初诊。2个月前劳累气恼后右侧腰腹起红斑、水疱，单侧带状分布，疼痛明显，诊为带状疱疹，经治疗后皮疹消退，但疼痛不解，夜间尤甚。临诊：手按痛处，行动迟缓，面色晦暗，气短懒言，舌质淡暗、边见瘀点，苔白，脉沉弦。患病日久，皮疹已消退，诊为带状疱疹后遗神经痛，属气虚血瘀、脉络阻滞之证，治宜化瘀通络、扶正补虚之法。予大黄䗪虫丸3g，每日2次。服用2周后，疼痛稍减，但仍影响睡眠。嘱患者调畅情志，加强运动以促进机体新陈代谢，增强体质，继服大黄䗪虫丸1月余，症状缓解。

按语：带状疱疹，属病毒性皮肤病伴有神经损害，究其根本，"内有瘀血"为其特点，选用大黄䗪虫丸治疗。大黄䗪虫丸对于病因相同的其他皮肤科疾病，如鱼鳞病、黑变病、局限性硬皮病、斑秃、静止期银屑病等均有较好的疗效。方中大黄、䗪虫、桃仁、虻虫、水蛭、蛴螬、干漆活血破瘀；芍药、地黄养血补虚；杏仁配桃仁滋润燥结；黄芩清热；甘草、白蜜益气和中。诸药合制为丸，意在峻药缓用，使祛瘀而不伤正，扶正而不留瘀，达到攻补兼施的目的。因本方为峻剂缓用，故对于年老体弱者应酌情使用，以免伤及正气。

参考文献

［1］冉雪峰.冉雪峰医案［M］.北京：人民卫生出版社，1965：25.

［2］张晶晶，吴思雨，许陵冬.大黄䗪虫丸佐治糖尿病肾病验案1则［J］.国医论坛，2022，37（3）：9-11.

［3］杨岚.从大黄䗪虫丸在皮肤科的应用论"异病同治"［J］.北京中医药，2009，28（7）：554.

（闫川慧　撰）

甘草干姜汤

【仲景方论】

《伤寒论·辨太阳病脉证并治》："伤寒，脉浮，自汗出，小便数，心烦，微恶寒，脚挛急，反与桂枝汤，欲攻其表，此误也，得之便厥。咽中干，烦躁，吐逆者，作甘草干姜汤与之，以复其阳；若厥愈足温者，更作芍药甘草汤与之，其脚即伸；若胃气不和，谵语者，少与调胃承气汤；若重发汗，复加烧针者，四逆汤主之。"

《金匮要略·肺痿肺痈咳嗽上气病脉证治第七》："肺痿吐涎沫而不咳者，其人不渴，必遗尿，小便数，所以然者，以上虚不能制下故也。此为肺中冷，必眩，多涎唾，甘草干姜汤以温之。若服汤已渴者，属消渴。"

【注家方论】

（1）成无己《注解伤寒论》：《内经》曰："辛甘发散为阳，甘草、干姜相合，以复阳气。"

（2）王子接《绛雪园古方选注·温剂》：甘草干姜汤，桂枝甘草汤，同为辛甘化阳，而有分头异治之道。桂枝走表，治太阳表虚；干姜守中，治少阴里虚。病虽在太阳，而见少阴里虚证，当温中土，制水寒以复其阳……彼用桂枝四两，甘草二两，是辛胜于甘；此用甘草四两，干姜二两，为甘胜于辛。辛胜则能走表护阳，甘胜则能守中复阳。

（3）曹颖甫《伤寒发微》：甘草干姜汤温胃以复脾阳，而手足自温。所以不用附子者，以四肢禀气于脾，而不禀气于肾也。其不用龙骨、牡蛎以定烦躁，吴茱萸汤以止吐逆者，为中脘气和，外脱之阳气，自能还入于胃中也。此误用桂枝汤后救逆第一方治，而以复中阳为急务者也。

（4）尤在泾《金匮要略心典·肺痿肺痈咳嗽上气病脉证治第七》：甘草、干姜，甘辛合用，为温肺复气之剂。服后病不去而加渴者，则属消渴，盖小便数而渴者为消，不渴者，非下虚即肺冷也。

（5）唐容川《血证论》：此言肺痿之证，自当吐涎沫，然必见咳渴，不遗尿，目不眩，乃为肺痿证也。若吐涎沫而不咳又不渴，必遗浊，小便数，以肺阳虚不能制下，此为肺中冷，不当作肺痿治矣。必眩，多涎唾，宜甘草干姜汤以温肺；若作痿证而用清润，则反误矣。

【经典配方】甘草（炙）四两，干姜（炮）二两。上㕮咀，以水三升，煮取一升五合，去滓，分温再服。

【经典方证】脉浮，自汗出，小便数，心烦，微恶寒，脚挛急，反与桂枝汤，欲攻其表，此误也，得之便厥。咽中干，烦躁，吐逆者；肺痿吐涎沫而不咳者，其人不渴，必遗尿，小便数，所以然者，以上虚不能制下故也。此为肺中冷，必眩，多涎唾。

【推荐处方】炙甘草40 g，炮干姜20 g，水煎服。

【方机概述】中焦阳虚，肺寒脾弱。

【方证提要】中阳不足、阴寒内盛为病机。临床表现为形寒肢冷，面色苍白，少气懒言，咽干不渴，脘腹冷痛，手足厥冷，烦躁吐逆，头眩，小便频数，大便溏，出血。

【适用人群】本方对于中焦阳气不足、里寒内盛的患者尤其合适。

【适用病症】以下病症符合上述人群特征者，可以考虑使用本方。

（1）以胃胀胃痛为主要表现的疾病，如胃肠功能紊乱、慢性浅表性胃炎等。

（2）以尿频、尿量增多为主要表现的疾病，如前列腺增生肥大。

（3）以胸部胀满、咳喘为主要表现的疾病，如老年性慢性支气管炎。

（4）以小腹疼痛为主要表现的疾病，如妇女经期腹痛。

【合方与加减】

1. 合方

（1）咳唾涎沫不止、咽干口渴者，合四君子汤。

（2）肺寒咳喘，合射干麻黄汤。

（3）小便清长、心悸者，合真武汤。

2. 加减

（1）胃寒明显者，加附子10 g，肉桂3 g。

（2）呕吐者，加半夏6 g，陈皮6 g。

（3）大便溏者，加白扁豆12 g，莲子12 g。

【注意事项】忌海藻、菘菜。

【医案分析】

1. 当代名医蒲辅周用甘草干姜汤案

史某，男，1岁。1963年4月12日会诊。

病程已越一月，初起由发热十天始出麻疹，但出之不顺，出迟而没速，因而低热久稽不退，咳嗽微喘，咽间有痰，不思饮食，大便日行二三次，稀水而色绿，面色暗而颧红，肌肉消瘦，皮肤枯燥，脉沉迟无力，舌淡唇淡，无苔，奄奄一息，甚属危殆。此由先天不足，后天营养失调，本体素弱，正不足以胜邪，所以疹出不透，出迟而没速，余毒内陷肺胃；又因苦寒过剂，以致脾胃阳衰，虚阳外浮。救治之法，以急扶胃阳为主，若得胃阳恢复则生。处方：炙甘草二钱，干姜（炮老黄色）一钱，党参一钱，粳米（炒黄）三钱，大枣（劈）二枚。二剂，每剂煎取 120 mL，分六次服，四小时一次。

二诊：服第一剂，稍有转机，开始少思饮食，脉稍有力，舌苔亦渐生。服第二剂，手足见润汗，仍咳喘有痰，脉沉迟，舌淡苔薄白。此胃阳渐复，正气尚虚，仍宜益气温阳。处方：人参一钱，白术一钱，茯苓一钱，炙甘草五分，干姜五分。二剂。

三诊：服一剂体温恢复正常，大便亦不清稀，食纳渐增，两颧不红。服两剂精神亦振，周身由枯燥渐潮润，面色由暗见黄，咽间已无痰声，轻度咳嗽，舌仍淡，苔黄白且腻，脉沉缓、已有力。此胃阳已复，肺中虚冷渐化，续以脾胃并调善其后。处方：党参一钱，白术八分，干姜四分，炙甘草四分，厚朴一钱，法半夏一钱五分，茯苓二钱，薏苡仁三钱，麦芽一钱五分。二剂。停药以饮食调理一周而出院。

按语：本例疹后低热不退，咳嗽而喘，下利颧红，西医诊为疹后肺炎；中医则诊为疹后伤阳，虚阳外浮，尤以胃阳为重点，故取甘草干姜汤急复胃阳。或谓肺炎何以能用此方，疹后一般多属伤阴，何以此证独云伤阳，请释其要。曰：此问甚善。疹后肺炎用甘草干姜汤之例实属少见，然《金匮要略》治肺痿则亦采此方，盖以肺中虚冷，温胃阳，则阳施而肺中虚冷始化。细析本例疹出不顺，出迟而没速，因其先天不足，后天失养，本体素弱，本虚无力以鼓疹毒外出，故出迟。《医宗金鉴》谓："麻疹见形，贵乎透彻，出后细密红润，则为佳美，有不透彻者，须察所因……又有正气虚弱，不能送毒外出者，必面色㿠白，身微热，精神倦怠，疹色白而不红，以人参败毒散主之。"说明遇此等证，必须扶正托邪，以助其外出之机。因本例寒凉过剂，反遏其毒，故其没亦速，其毒内陷，其阳势微，胃阳衰肺亦虚冷，此复胃阳即所以温肺阳。且麻后伤阴，乃言其常，治宜清凉。本例素禀不足，治宜托邪扶正，而过用寒凉，致伤其阳，乃其变。病机既变，治法亦当随之而变，这就是中医辨证论治的特点。同时，脾胃为肺之母气，虚则补其母，故本例先用甘草干姜汤以复阳，次用四君加干姜以益气温中，终用理中合半夏人参厚朴甘草生姜汤，仍以脾胃并调为治，而肺炎亦随之消失痊愈。可见治脾胃即所以治肺，不治肺而肺亦治，这又是中医隔一之治的特点。

2. 唐祖宣教授用甘草干姜汤案

患者，女，78 岁。2016 年 8 月 7 日就诊。主诉：发现右肺腺癌 4 月余。患者 4 个月前因右侧胸痛，轻度咳嗽，咳痰色白，伴见胸闷、气短、乏力。4 月 24 日行穿刺活检诊为右肺腺癌，4 月 30 日行多西他赛＋顺铂方案化疗 1 次后，因反应大未再接受全身化疗，单纯口服双氯芬酸钠止痛。刻下：精神体力欠佳，轻度咳嗽，咯痰色白，胸闷，气短，伴见胸痛，前后胸背部疼痛明显，呈跳痛感，影响睡眠。食欲欠佳，夜寐一般。大便溏，2～3 次／日，小便清长。舌质淡暗，舌下有瘀点，苔白，脉沉细弱。既往史：有气管炎、胆囊结石等病史，子宫切除术史。CT 结果：右肺门肿块，考虑右肺癌合并阻塞性肺炎，右侧胸腔积液；双侧锁骨上窝、纵隔、右侧心膈角区多发淋巴结肿大；双肺结节；右侧胸膜增厚合并软组织肿块；双肾上腺结节；双肺炎症；胰腺尾部低密度结节；甲状腺低密度结节。西医诊断：右肺腺癌。中医诊断：肺积病（脾肾阳虚证）。治法：温补脾肾，散结止痛。处以甘草干姜汤合真武汤加味：炙甘草 9 g，干姜 18 g，炮附子 12 g（先煎），猪苓 30 g，茯苓 30 g，肉桂 6 g，炒白芥子 12 g，醋延胡索 24 g，白屈菜 30 g，猫爪草 30 g，浙贝母 20 g，仙鹤草 30 g。10 剂，1 剂／日，早晚分服。

2016 年 8 月 20 日复诊，咳减痰少，大便成形，精神较前好转，胸闷、胸痛减轻，仍感乏力，纳少。前方加减，再连服 15 剂，并配服平消片。处方：炙甘草 9 g，干姜 18 g，炮附子 12 g（先煎），猪苓 20 g，茯苓 20 g，炒白芥子 12 g，醋延胡索 24 g，白屈菜 30 g，猫爪草 30 g，浙贝母 20 g，仙鹤草 30 g，焦麦芽、焦山楂、焦神曲各 10 g，黄芪 15 g。此后患者多次就诊，均在该方基础上加减，症状缓解，随访至 2017 年 10 月 15 日，病情稳定，稍感乏力，余无特殊不适。复查 CT 肺部病灶稳定无增大，后失访。

按语：肺癌属于中医学中"咳嗽""咯血""胸痛""肺积"等病范畴。其主要病因病机为正气虚损，脏腑功能失调，邪毒侵肺，肺气愤郁，宣降失司，气机不利，脾胃运化失常，肾水通调不顺，水津不布，津聚为痰，痰凝气滞，血不畅行，日久成瘀，瘀阻络脉，痰毒胶结，日久而成肺积。其病位在肺，与脾肾密切相关。患者为老年女性，病久正气亏虚，伤及中焦脾阳。脾阳虚不能温化水谷，肾水不调则大便偏稀，小便清长。水凌心肺则胸闷，气短，阳虚无力鼓动、温煦血液运行则成血瘀，瘀血阻于气机则胸痛，呈跳痛。舌质淡暗，舌下有瘀点，苔白，脉沉细弱。为脾肾阳虚，兼瘀血内阻之征象。故取甘草干姜汤以温脾散寒，重用干姜以增加其温补脾阳之功效。合真武汤以温阳利水，唐师亦在方中加用了延胡索、白屈菜活血行气止痛，炒白芥子、猫爪草、浙贝母化痰散结，仙鹤草解毒补虚，诸药合用，共奏温补脾肾、散结止痛之功。选方合理，遣药准确，故能达到较好的临床疗效。

3. 陕西中医药大学附属医院科研课题组用甘草干姜汤治疗类风湿关节炎案

李某，女，54岁。因"间断全身多关节肿痛16年，反复咳嗽、气短10余年"就诊。患者2005年确诊为类风湿关节炎，开始使用甲氨蝶呤10 mg/周＋叶酸5 mg/周＋羟氯喹0.2 g 2次/日治疗；2009年因咳嗽、气短诊断为间质性肺疾病，具体诊疗不详；1年前因关节症状控制不佳，换用益赛普25 mg 2次/周＋甲氨蝶呤10 mg/周＋叶酸5 mg/周；近6个月咳嗽、气短频发，活动后加重，上楼时咳嗽喘息，呼吸不畅，咳白痰，怕冷明显，舌淡苔白，脉沉。辅助检查：胸部CT提示肺间质性病变，考虑普通型间质性肺炎；肺功能提示中度限制性通气障碍。建议患者使用吡非尼酮治疗，患者因经济原因要求中医诊疗。中医诊断为肺痿，辨证为肺气虚冷证。处方以干姜15 g、炙甘草30 g、人参10 g，同时嘱患者低流量吸氧。1个月后复诊，服药后气短、咳嗽较前明显改善，上楼仍有喘气咳嗽，调整处方为干姜30 g，炙甘草60 g；3个月后复查，症状明显改善，现上楼后气短较前减轻，基本不咳。复查胸部CT与既往相比，双肺间质性病变较前减轻，肺功能提示限制性通气障碍，继续据此方加减，规律随访。

按语：类风湿关节炎相关间质性肺疾病属于继发性间质性肺疾病的范畴，普通型间质性肺炎是其最常见的一种类型，目前仍缺乏有效的治疗药物，吡非尼酮作为新型抗纤维化药物，对特发性肺间质纤维化具有一定的治疗作用，目前也被用于类风湿相关间质性肺疾病的治疗，但因价格昂贵，导致难以长期服用，相比之下，中医药在长期治疗的过程中具有一定的优势。

患者2005年诊断为痹证，根据"痹证日久，内合于脏"的理论，日久影响到肺脏，表现为咳嗽、气短，咳嗽日久耗气伤阳，肺气虚冷，不能温化津液，以致肺失濡养，渐致肺叶枯萎不用而成肺痿，肺气虚则见气短、呼吸不畅等症；脾阳不足，运化失常，水液在体内停聚故见咳白痰。患者平素怕冷，舌淡苔白，脉沉皆为阳虚寒证，故予甘草干姜汤温肺暖脾，加用人参补脾益肺之功更佳。二诊时诉服药有效，人参味甘性温，久服恐生内热，故上方去人参并增加甘草、干姜剂量，因症状改善明显一直守方加减3月余，复查胸部CT与既往相比，双肺间质性病变较前减轻。

参考文献

[1] 中国中医研究院.蒲辅周医案[M].北京：人民卫生出版社，2005：129.

[2] 袁成凤，康研，段启，等.唐祖宣教授运用甘草干姜汤经验探析[J].世界中西医结合杂志，2021，16（11）：2007-2009，2013.

[3] 李付文，徐军建，袁慧.甘草干姜汤治疗类风湿关节炎相关间质性肺疾病应用探讨[J].陕西中医药大学学报，2022，45（6）：71-76.

（闫川慧　撰）

射干麻黄汤

【仲景方论】《金匮要略·肺痿肺痈咳嗽上气病脉证治第七》："咳而上气，喉中水鸡声，射干麻黄汤主之。"

【注家方论】

（1）程林《金匮要略直解·肺痿肺痈咳嗽上气病脉证治第七》：《内经》曰"肺苦气上逆，急食苦以泄之"，射干、紫菀之苦，所以泄逆气也。以辛泻之，麻黄、细辛、生姜、半夏、款冬之辛，所以泄风邪也。以酸收之，以酸补之，五味之酸以补不足。虚则补其母，大枣之甘所以补母。

（2）喻昌《医门法律·肺痈肺痿门》：上气而作水鸡声，乃是痰碍其气，气触其痰，风寒入肺之一验耳。发表、下气、润燥、开痰，四法萃于一方，用以分解其邪，不使之合，此因证定药之一法也。

（3）尤在泾《金匮要略心典·肺痿肺痈咳嗽上气病脉证治第七》：咳而上气，肺有邪，则气不降而反逆也。肺中寒饮，上入喉间，为呼吸之气所激，则作声如水鸡。射干、紫菀、款冬降逆气，麻黄、细辛、生姜发邪气，半夏消饮气，而以大枣安中，五味敛肺，恐劫散之药，并伤及其正气也。

（4）曹颖甫《金匮发微·肺痿肺痈咳嗽上气病脉证治第七》：太阳水气，不能作汗外泄，则留着胸膈而成寒饮，饮邪上冒则为咳。胸有留饮吸入之气不顺，则为上气。呼吸之气引胸膈之水痰出纳喉间，故喉中如水鸡声，格格而不能止，此固当以温药和之者也。故射干麻黄汤方治，麻黄、细辛、半夏、五味子并同小青龙汤，惟降逆之射干、利水之紫菀（《本草汇》云"能通小便"）、散寒之生姜、止咳之款冬、和中之大枣，则与小青龙汤异。究其所以然，咳而上气之证，究为渐病，不似痰饮之为痼疾，及时降气泄水、开肺散寒，尚不至浸成痰饮，外此若细辛之治咳、五味之治气冲、生麻黄之散寒、生半夏之去水，不惟与小青龙汤同，并与苓甘五味姜辛半夏汤同，可以识立方之旨矣。

（5）王廷富《金匮要略指难·肺痿肺痈咳嗽上气病脉证治第七》：此条为寒饮滞肺的证治。肺为清虚之脏，宜降不宜逆。肺中有寒饮则气不降而反上逆，肺气逆则咳。喉为呼吸之门户，寒饮上入喉间，痰滞其气，气触其痰，故喉间痰鸣喝喝有声。此寒饮相搏之肺胀证，故用散寒宣饮之法主治。

【经典配方】射干十三枚（一法三两），麻黄四两，生姜四两，细辛、紫菀、款冬花各三两，五味子半升，大枣七枚，半夏大者（洗）八枚（一法半升）。上九味，以水一斗二升，先煮麻黄两沸，去上沫，内诸药，煮取三升，分温三服。

【经典方证】咳而上气，喉中水鸡声。

【推荐处方】射干9g，麻黄12g，生姜12g，细辛、紫菀、款冬花各9g，五味子12g，大枣7枚，半夏12g。水煎服。

【方机概述】寒饮郁肺，肺气失宣，痰阻气逆。

【方证提要】本方临床常用于治疗哮喘、肺胀等肺系病证，临床以咳喘、喉中痰鸣、咳痰色白为辨证要点。

【适用人群】本方对于上焦阳气不足、寒饮伏肺的患者尤其合适。

【适用病症】

以下病症符合上述人群特征者，可以考虑使用本方。

（1）以咳嗽气喘为主要表现的疾病，如支气管哮喘、急慢性支气管炎、慢性阻塞性肺疾病。

（2）以胸闷气短为主要表现的疾病，如肺源性心脏病。

【合方与加减】

1. 合方

（1）痰热咳喘者，合麻杏石甘汤。

（2）气短乏力者，合都气丸。

（3）恶寒发热者，合桂枝汤。

2. 加减

（1）肺气虚者，加人参 3 g，黄芪 15 g。

（2）饮邪明显者，加桂枝 6 g，百部 6 g。

（3）胸满者，加陈皮 6 g，厚朴 6 g。

（4）气喘明显者，加苏子 10 g，葶苈子 6 g 等。

【注意事项】 肺痰热证者禁用。

【医案分析】

1. 清代名医曹颖甫用射干麻黄汤案

冯仕觉，七月廿一日，自去年初冬始病咳逆、倚息、吐涎沫，自以为痰饮。今诊得两脉浮弦而大，舌苔腻，喘息时胸部间作水鸣之声。肺气不得舒畅，当无可疑。昔人以麻黄为定喘要药，今拟用射干麻黄汤。

射干四钱、净麻黄三钱、款冬花三钱、紫菀三钱、北细辛二钱、制半夏三钱、五味子二钱、生姜三片、红枣七枚、生远志四钱、桔梗五钱。

按语："咳而上气，喉中水鸡声"为射干麻黄汤辨证要点，此案症见咳逆、倚息、吐涎沫，两脉浮弦而大，舌苔腻，喘息时胸部间作水鸣之声，射干麻黄汤证也。疏利肺气、温肺化饮，原方施加。

2. 当代名医蒲辅周用射干麻黄汤案

谢某，男，年龄 8 个半月。因感冒咳嗽 4 周、高热 4 天，于 1961 年 4 月 17 日住某医院。住院检查摘要：体温 39 ℃，脉搏 104 次 / 分，发育营养中等，两肺呼吸音粗糙，有散在中小水泡音。尿蛋白（++）。咽拭子培养为金黄色葡萄球菌，凝固酶试验（+），少数绿脓杆菌，药物敏感试验提示对各种抗生素均为阴性，咽拭子病毒分离为Ⅲ型腺病毒，补体结合试验效价 1：32。胸透示右上肺有片状阴影。临床诊断：腺病毒性肺炎。病程与治疗：入院前 2 周咳嗽痰多，至第 10 天突然高热持续不退，伴有呕吐夹痰奶等，食纳差，大便黄色黏稠，日一两次，精神萎靡，时而烦躁，入院后即用中药桑菊饮、葛根芩连汤加味、安宫牛黄散及竹叶石膏汤等，均未效，于 4 月 21 日请蒲老会诊：体温 38 ~ 40 ℃，无汗，呕吐，下利，每日平均十多次，呼吸不畅，喉间痰阻，喘促膈动，面色苍白，胸腹微满，脉虚，舌红无苔。此属表邪郁闭，痰饮阻肺，正为邪遏之候。治宜辛温开闭，涤痰逐饮。方用射干麻黄汤加减。处方：射干 2 g，麻黄 1.5 g，细辛 1.5 g，五味子 30 粒，干姜 1 g，紫菀 2.4 g，法半夏 3 g，大枣 4 枚。进 2 剂后体温由 40 ℃降至正常，烦躁渐息，微咳不喘，喉间痰减，呼吸较畅，面色渐荣，手足心润，胸腹已不满，下利亦减，脉缓，舌质红，苔少。郁闭已开，肺气未复。宜益气化痰为治，方宗生脉散加味。处方：沙参 6 g，麦冬 3 g，五味子 20 粒，紫菀 2.4 g，法半夏 3 g，枇杷叶 9 g，生姜 2 片，大枣 2 枚。进 2 剂后咳止，一切正常，观察 4 天，痊愈出院。

按语：本案咳嗽发热，前医作温热病论治，给以辛凉解表或辛寒清气之法，未得其要也。蒲老据其高热无汗、喉间痰阻、喘促膈动、面色苍白之症，断为表邪郁闭、痰饮阻肺之候，以射干麻黄汤治之，真可谓胆识超群，不愧为大家风范。

3. 冯世纶教授用射干麻黄汤案

林某，男，54岁。2015年6月22日初诊。心悸10余天，常失眠。2014年底行双股骨头置换术，既往有哮喘史。近常咳喘，痰多，色白而黏，每日用气雾剂2至3次，习惯高枕卧，用药后可平卧，饮水多，汗出多，盗汗，不恶寒，纳差，大便不成形，苔白根腻，脉细数弦。处方：射干10g，麻黄10g，姜半夏15g，五味子15g，炙甘草6g，细辛6g，陈皮30g，生石膏45g，紫菀10g，款冬花10g，7剂。

2015年7月3日二诊：咳喘减，痰量减少，每日只用气雾剂一次，口干，大便不成形，饮水少。苔白根腻轻，脉细弦。上方增细辛至10g，7剂。

按语：咳喘、痰多、纳差、便溏为饮甚，痰色白而黏为寒不甚，饮水多有内热，自汗盗汗为表寒里热之症，辨六经为太阳、阳明、太阴合病，为射干麻黄汤方证，原方加石膏清热、陈皮化痰。其虽有表证，但较小青龙汤轻，痰饮又较半夏厚朴汤重，虽无喉中水鸡声，用之亦可取效。

参考文献

［1］曹颖甫.经方实验录［M］.北京：学苑出版社，2008：99-100.

［2］中国中医研究院.蒲辅周医案［M］.北京：人民卫生出版社，2005：140.

［3］邓锐.冯世纶射干麻黄汤医案解析［N］.中国中医药报，2016-06-22（4）.

（闫川慧　撰）

皂荚丸

【仲景方论】《金匮要略·肺痿肺痈咳嗽上气病脉证治第七》："咳逆上气，时时吐唾浊，但坐不得眠，皂荚丸主之。"

【注家方论】

（1）魏荔彤《金匮要略方论本义·肺痿肺痈咳嗽上气病脉证治第七》：咳逆上气，时时吐浊，但坐不得眠，则较重于喉中水鸡声者矣。声滞者，夹外感之因，唾浊则内伤之故，但坐不得眠而肺痈之病将成矣。是上焦有热，痰血包裹结聚成患，不可不急为宣通其结聚，而后可津液徐生，枯干获润也，皂荚丸主之，从缓者治上之道也，皂荚祛风理痹，正为其有除痰涤垢之能也，咳逆上气，时时吐浊，胸膈臭恶之痰血已结，容不急为涤荡使之湔洗而不留乎。如今用皂荚澡浴以除垢腻，即此理也。用丸俾徐徐润化，自上而下，而上部方清，若用汤直泻无余，不能治上部胶凝矣，古人立法诚善哉，此为预治肺痈将成者主治也。

（2）尤在泾《金匮要略心典·肺痿肺痈咳嗽上气病脉证治第七》：浊，浊痰也。时时吐浊者，肺中之痰，随上气而时出也。然痰虽出而满不减，则其本有固而不拔之势，不迅而扫之，不去也。皂荚味辛入肺，除痰之力最猛，饮以枣膏，安其正也。

（3）曹颖甫《经方实验录》：按射干麻黄汤证但云咳而上气，是不咳之时，其气未必上冲也。若夫本证文咳逆上气，则喘息而不可止矣。病者必背拥叠被六七层，始能垂头稍稍得睡，倘叠被较少，则终夜呛咳，所吐之痰，黄浊胶黏。

（4）王廷富《金匮要略指难·肺痿肺痈咳嗽上气病脉证治第七》：此条为浊痰壅肺的证治。肺气上逆则咳，上逆之因在于痰，由于浊痰壅肺，故时时咳吐黏涎浊痰，且气道不利，以致但坐不得眠。此浊痰壅肺之肺胀证，故用开关利窍导滞攻痰之法。

（5）李彣《金匮要略广注·肺痿肺痈咳嗽上气病脉证治第七》：唾浊者，肾不纳气而水泛为痰也；坐不得眠，肺气不降而上壅为逆也。皂荚味辛咸，辛以散肺气，咸以走水气而胜肾邪，枣膏和服，即葶苈大枣泻肺汤之意。

【经典配方】 皂荚八两，刮去皮，用酥炙。上一味，末之，蜜丸梧子大，以枣膏和汤服三丸，日三夜一服。

【经典方证】 咳逆上气，时时吐唾浊，但坐不得眠。

【推荐处方】 皂荚240 g，上药研为细末，炼蜜为丸。每次9 g，每日4次，以红枣汤送服。

【方机概述】 病程迁延日久，痰气胶结难解。

【方证提要】 痰浊壅肺，咳逆上气，时时吐浊痰，但坐不得眠，苔白，脉滑。

【适用人群】 常用于病程迁延日久，痰涎壅塞，形气俱实者。症见咳嗽痰多，痰液稠黏厚浊，虽时时咳吐仍难咯出，但坐不能平卧者。

【适用病症】

以下病症符合上述人群特征者，可以考虑使用本方。

临床主要用于治疗急性支气管炎、顽固性哮喘、肺心病、肺痈、中风等证属痰浊壅肺者。

（1）以咳嗽、痰多痰黏为主要表现的疾病，如急性支气管炎、顽固性哮喘发作期等。

（2）以气短、不能平卧、痰黏不易咳出为主要表现的疾病，如肺心病、中风、慢性阻塞性肺疾病、肺泡蛋白沉着症等。

【合方与加减】

1. 合方

（1）痰气胶结伴湿郁化热者，可见痰液稠厚胶黏、时时吐浊、舌红苔腻，可合用礞石滚痰丸。

（2）痰气胶结伴气虚者，可见喘促甚急、憋气欲死、张口抬肩、呼长吸短、不能平卧，每咳出稠黏状痰则喘憋减轻，可合用参附汤、生脉饮。

2. 加减

（1）阴虚燥咳者，加服西洋参9 g，生地黄9 g，麦门冬6 g。

（2）咳剧者，加川贝母6 g，瓜蒌仁9 g，百部9 g。

（3）气急者，加蛤蚧6 g。

（4）痰中夹有块物者，加丹参6 g，天南星3 g。

（5）吐血者，加参三七6 g。

【注意事项】 孕妇及咯血、吐血患者忌服。

【医案分析】

1. 清代名医曹颖甫用皂荚丸案

病者必背拥叠被六七层，始能垂头稍稍得睡。倘叠被较少，则终夜呛咳，所吐之痰，黄浊胶黏。此证于宣统二年，侍先姊邢太夫人病亲见之。先姊平时喜进厚味，又有烟癖，厚味被火气熏灼，因变浊痰，气吸于上，大小便不通。不得已，自制皂荚丸进之。长女晓华煎枣膏汤，如法昼夜四服。以其不易下咽也，改丸如绿豆大，每服九丸。凡四服，浃晨而大小便通，可以去被安睡矣。后一年，闻乡城北朱姓老妇，以此证坐一月而死，可惜也！

按语：射干麻黄汤证但云咳而上气，是不咳之时，其气未必上冲也。若夫本证之咳逆上气，则喘息而不可止矣。曹颖甫曰有黄松涛者，住城内广福寺左近，开设玉器店。其母年七旬许，素有痰饮宿疾，数年未发，体甚健。某秋，忽咳嗽大作，浊痰稠黏，痛牵胸胁，夜不能卧，卧则咳吐，胀痛更甚，前所未见。病发三日，乃延余诊，其脉弦数，气急促，大便三日未行，力惫声嘶，喘不能续，证已危险。余乃告其家人曰：此属痰饮重证，势将脱，若不急救，再延片刻，无能为矣。于是急取控涎丹一钱五分，以开水冲玄明粉三钱吞送。不久，咳减，气急稍定。至晚大便下，作黑色，能安眠。达旦，诸恙尽失。于是始知控涎丹系十枣汤变其体制，用以备急者也。然考此病本皂荚丸证。《金匮》所谓咳逆上气，时时吐浊，但坐不得眠，皂荚丸主之是也。但此证来势暴厉，病体已不支，恐皂荚丸性缓，尚不足以济急耳。

2. 明鸣用皂荚丸案

祝某，女，50岁。六日前因长途乘车过劳后感头晕目眩，喜静卧，动辄天旋地转，如坐舟车。耳鸣如蝉，恶心脘闷，泛吐黄浊胶黏痰涎，大便七日不解，小便黄少。诊见面色㿠白，频频咳吐胶黏黄痰，静卧不动，舌质淡，苔黄腻，脉滑数。辨为痰浊中阻之眩晕，投半夏白术天麻汤。服药两剂而不效，余思方证合拍，为何用之不灵，莫非为顽痰作祟而常法难以收功。乃试用下法投以皂荚丸，一剂后，燥屎与痰涎俱下，次日眩晕呕吐诸症大减，连服二剂后诸症若失，乃改用补中益气汤加味调补气血善后而收功。追访一年无复发。

按语：本案为痰浊中阻之眩晕，按常法投以半夏白术天麻汤不效，是因患者顽痰久滞中脘，遇外邪而触发，非单纯燥湿化痰之品可除，当以下法引而竭之方能奏效。为防皂荚伤正，后期投以补中益气汤善后。

3. 张宇庆用皂荚丸案

张某，男，70岁，农民。间断性咳嗽、胸闷二十余年。两年来咳喘呈持续性，每逢冬季加重，多次住院治疗，诊为慢性支气管炎、肺气肿、肺源性心脏病。十天前因受凉咳喘加重。胸部憋胀，不能平卧，咯痰白黏胶固，难以咯出，伴心悸、下肢水肿。曾经某医院门诊治疗，诊为肺心病合并急性感染，注射青、链霉素，氨茶碱；服氢氯噻嗪、螺内酯等，效果不显，要求中医治疗。患者呈半坐位，喘息抬肩，喉中痰鸣，口唇紫绀，颈部青筋暴涨。胸呈桶状，四肢不温，下肢水肿，按之陷而不起，舌质紫暗，苔黄腻，脉弦滑无力。证属肺胀，缘因痰浊内壅，阻塞气道，气体易入而难出，致肺脏气胀。急宜涤痰逐饮，豁通气道。给皂荚丸每次1丸，每日4次。服药后次日早晨，痰液变稀，咯出大量稀痰，自觉胸部宽畅，喘咳明显减轻，发绀亦减。次日拉稀便2次，喘息胸憋续减，至晚已能平卧，发绀消失，喘咳已平，后以健脾养心、固肾纳气之法巩固。

按语：本方主药皂荚，味辛性温，入肺与大肠二经，功专涤痰开窍，且有通便之能，使表里通畅，肺气得降。《本草求真》谓："其力能涤垢除腻，洁净脏腑。"故痰浊胶黏，阻塞气道非此药不可。白蜜为丸，枣汤送服，缓药性之烈以护胃。因药性峻烈，必须掌握以下指征，方可应用，否则不宜轻投。①喘咳胸憋，不能平卧为主症；②痰浊胶黏难咯，或咯出大量痰后喘息减轻；③胸廓圆隆如桶状。皂荚丸为涤痰峻剂，疗效确切，价廉易得，使用方便。患者服皂荚丸后，痰液变稀易咯。大便溏，每日2～4次不等。患者往往因之而喘憋减，腹胀、纳差等症亦随之而除，全身情况好转，除个别患者有咽痒或轻度恶心外，未见损伤正气之弊病。肺胀为本虚标实之证，皂荚丸只治痰浊阻塞而致喘憋之标。证情缓解后需调补肺、脾、肾以固本善后，可选用参蛤散、《金匮》肾气丸、麦门冬汤等。

参考文献

［1］曹颖甫.经方实验录［M］.北京：学苑出版社，2008：102-103.

［2］明鸣.皂荚丸验案二则［J］.国医论坛，1988（3）：25-26.

［3］张宇庆.应用《金匮》皂荚丸治疗肺胀［J］.中医杂志，1984（10）：7.

（闫川慧　撰）

厚朴麻黄汤

【仲景方论】《金匮要略·肺痿肺痈咳嗽上气病脉证治第七》："咳而脉浮者，厚朴麻黄汤主之。"

【注家方论】

（1）徐忠可《金匮要略论注·肺痿肺痈咳嗽上气病脉证治第七卷》：咳而脉浮，则表邪居多，但此非在经之表，乃邪在肺家气分之表也，故于小青龙去桂、芍、草三味，而加厚朴以下气，石膏以清热，小麦以辑心火而安胃。

（2）吴谦《医宗金鉴·订正仲景全书金匮要略注·肺痿肺痈咳嗽上气病脉证治第七》：咳者，水寒射肺也。脉浮者，停水而又挟风以鼓之也。麻黄去风散肺逆，与半夏、细辛、干姜、五味子、石膏同用，即前小青龙加石膏，为解表行水之剂也。然土能制水，而地道壅塞，则水亦不行，故用厚朴疏敦阜之土，使脾气健运，而水自下泄矣。杏仁下气去逆，小麦入心经能通火气，以火能生土助脾，而共成决水之功也。

（3）尤在泾《金匮要略心典·肺痿肺痈咳嗽上气病脉证治第七卷》：此不详见证，而但以脉之浮沉为辨而异其治。按，厚朴麻黄汤与小青龙加石膏汤大同，则散邪蠲饮之力居多。而厚朴辛温，亦能助表，小麦甘平，则同五味敛安正气者也。

（4）曹颖甫《金匮发微·肺痿肺痈咳嗽上气病脉证治第七》：咳而脉浮，水气在胸膈间，病情与痰饮同。咳而脉沉，水气在胁下，病情与痰饮异。惟病原等于痰饮。故厚朴麻黄汤方治，略同小青龙汤，所以去桂枝、芍药、甘草者，桂、芍、甘草为桂枝汤方治，在《伤寒论》中，原所以扶脾阳而泄肌腠，中医所谓脾，即西医所谓胰，在胃底，为吸收小肠水气、发舒津液作用，属中焦。此证咳而脉浮，水气留于胸膈，胸中行气发水作用，西医谓之淋巴干，中含乳糜，属上焦。去桂、芍、甘草加厚朴者，正以厚朴祛湿宽胸，能疏达上焦太多之乳糜故也。人体之中，胃本燥热，加以胸膈留饮，遏而愈炽，所以加石膏者，清中脘之热，则肺气之下行者顺也。所以加小麦者，咳而伤肺，饮食入胃，由脾津上输于肺，小麦之益脾精，正所以滋肺阴也（妇人脏躁，悲伤欲哭，用甘、麦、大枣。悲伤欲哭，属肺虚，三味皆补脾之药，可为明证也）。此厚朴麻黄汤大旨，以开表蠲饮为主治者也。

（5）王廷富《金匮要略指难·肺痿肺痈咳嗽上气病脉证治第七》：此条为外寒内饮相搏的证治。其主症有咳而胸满，喉中不利，痰鸣如水鸡声。此乃气壅痰升，寒饮挟郁热搏结所致。"脉浮"，正如徐氏所说："咳而脉浮，则表邪居多，但此非在经之表，乃邪在肺家气分之表也。"此为寒饮挟郁热之肺胀证，故用散寒祛饮、降逆清热之法主治。

【经典配方】厚朴五两，麻黄四两，石膏如鸡子大，杏仁半升，半夏半升，干姜二两，细辛二两，小麦一升，五味子半升。上九味，以水一斗二升，先煮小麦熟，去滓，内诸药，煮取三升，温服一升，日三服。

【经典方证】咳而脉浮者。

【推荐处方】厚朴 15 g，麻黄 10 g，半夏 12 g，五味子 12 g，细辛 3 g，干姜 10 g，杏仁 15 g，石膏 50 g，小麦 20 g，水煎服。

【**方机概述**】内饮外寒，郁而化热，上迫于肺，肺气胀满。

【**方证提要**】咳喘，胸满，烦躁，咽喉不利，痰声辘辘，但头汗出，咳逆倚息不能平卧，舌苔滑，脉浮等。

【**适用人群**】本方常用于平素火热亢盛，有胃肠实热内结又兼有饮邪壅肺的人群。

【**适用病症**】

以下病症符合上述人群特征者，可以考虑使用本方。

（1）以咳嗽、咳痰为主要表现的疾病，如慢性支气管炎并感染。

（2）以咳嗽、气短、气喘为主要表现的疾病，如哮喘急性发作。

【**合方与加减**】

1. 合方

（1）兼见恶寒甚而全身关节疼痛严重者，可合用麻黄附子细辛汤。

（2）兼见鼻塞而流清涕、头痛者，可合用苍耳子散。

（3）兼见咳痰黏稠者，可合用三子养亲汤。

2. 加减

（1）胸部满闷明显，喉中痰鸣，如水鸡声者加射干 6 g。

（2）咳则心痛，喉中介介如梗状，咽肿、喉痹者加牛蒡子 6 g。

（3）恶寒发热，无汗，表重者加桂枝 6 g，表轻者减麻黄。

（4）心下痞坚，坚甚者加葶苈子 6 g。

【**注意事项**】单纯的实证或者单纯的虚证都不是本方的适应证。

【**医案分析**】

1. 何厚夫用厚朴麻黄汤案

胡某，男，67 岁。1985 年 12 月 24 日诊。肺心病史 10 余年，每于冬季则喘咳症状加重，近 1 个月因气候寒冷喘咳憋闷胸痛，不能平卧，气短乏力，时自汗出，纳少腹胀，便干，在北京中医药大学东直门医院急诊室以肺心病、肺部感染观察治疗 2 周，经静脉滴注青霉素、红霉素等，胸痛消失，喘咳无明显好转，遂改用中药治疗。舌质紫暗，苔白腻，脉弦细滑。证属本虚标实，痰瘀互结，肺气失于清肃，治宜宣肺降逆平喘，佐以化痰祛瘀。厚朴、茯苓、丹参各 15 g，生石膏、淮小麦、鱼腥草各 30 g，半夏、杏仁各 10 g，炙麻黄、干姜、细辛、五味子、生甘草各 6 g。服药 5 剂，喘咳大减。续服 7 剂，喘咳已平，精神转佳，胸闷腹胀明显减轻，遂改参蛤散合补肺汤化裁调理，续服 50 余剂，以资巩固。随访 2 年，病情稳定。

按语：喘证是临床常见病证之一，每因外感而诱发，临床观察本虚标实者居多，急性发作期多因邪壅于肺，宣肃失司，以邪实为主。盖肺主一身之气，其气以下降为顺，若外邪犯肺或情志失调均可致肺气壅滞，清肃失司，上逆致喘，因此，肃降肺气是治喘的关键所在。仲景的厚朴麻黄汤以厚朴下气除满、降逆平喘，以急则治标，可谓匠心独运。《备急千金要方》亦指出，若"咳而大逆气，胸满、喉中不利如水鸡声……厚朴麻黄汤方"予以降之。本方治疗喘证急性发作期效果甚佳，缓解期运用得当亦能收到好的疗效。凡支气管哮喘、喘息性支气管炎、肺气肿、肺心病患者以喘咳憋气为主要症状的，均可采用本方加减施治。方中厚朴用量 15 g 以上平喘效果尤为突出，若烦躁汗出、痰黄黏稠者，生石膏可用至 45～60 g，还可酌加桑白皮、全瓜蒌、芦根以清化痰热、泻肝平喘。

2. 周嵘用厚朴麻黄汤案

李某，女，63 岁。2004 年 3 月 1 日初诊。患者自幼有脊柱侧弯病史，右侧胸廓塌陷畸形。3 年前开始出现咳喘、气促、胸闷等症，每于冬春季发作加重，近 1 年来症状发作频繁，并出现双下肢浮肿，多次住院治疗，诊断慢性支气管炎、肺源性心脏病。3 天前受凉后咳喘发作，胸闷气促，咳少量白色稀痰，夜间喘息难卧，脘腹痞满，纳差尿少，双下肢踝关节以下浮肿，遂到医院试服中药治疗。症见精神尚可，咳喘气促，胸脘满闷，咳少许白痰，食欲不振，大便干，小便少，口唇轻度发绀，双肺闻及哮鸣音、湿啰音，踝关节以下凹陷性水肿。舌质淡红、苔薄白，脉浮细数。辨证为痰浊犯肺，兼有郁热，肺失宣肃之证。拟厚朴麻黄汤加减：厚朴 15g，炙麻黄 10g，杏仁 15g，浮小麦 30g，半夏 10g，紫菀 10g，款冬花 10g，五味子 10g，生石膏 20g，车前草 15g，瓜蒌仁 15g，麦冬 15g，3 剂。3 月 5 日再诊，患者咳喘症状明显缓解，无咳痰，胸脘痞满感减轻，夜间已可平卧，纳食增加，大便微溏，小便畅利，踝关节以下水肿消失，口唇已不发绀，双肺底仍可闻及湿啰音，舌质淡红、苔薄白，脉沉细弦。初诊方去麻黄、石膏、瓜蒌仁，加芦根 30g，白扁豆 10g，山药 10g，3 剂。药后诸症悉平。

按语：《金匮要略》中记载"咳而脉浮者，厚朴麻黄汤主之"。其实本方与小青龙汤、射干麻黄汤主治略同，均为痰湿水饮上犯肺经，肺气失于宣肃之候。厚朴麻黄汤主治痰饮不盛，兼有郁热，胸闷喘促明显，肺气不能肃降之证，为平喘化饮、清热扶正之方。此患者脉见细数，有津伤之象，故去干姜、细辛温燥而易以麦冬养肺阴。大便干加瓜蒌仁，加车前子利小便而止喘逆。因选方合理、加减得当，故效果显著。

3. 王立志用厚朴麻黄汤案

患者，男，50 岁。2012 年 1 月 20 日诊。每年冬日必犯咳喘病，每病重时，用抗菌药物、止咳平喘药治疗不效。近日因伤风后咳喘加重、胸闷憋喘、已服中药杏苏饮、麻杏石甘汤、三拗汤等，服后见小效，停服则病如服药前。刻诊脉浮、舌苔白腻、舌边齿痕明显，问诊睡眠时鼻塞加重、鼻流涕多、口淡无味、咳痰不爽、痰白黏、全身不适，自外感后无发热、身痛等症状。

按语：患者脉浮、鼻塞、流涕、咳痰不爽、痰白黏、全身不适为伤风寒证，口淡无味、舌边齿痕明显、舌苔白腻等为脾、肾、肺阳不足而不胜内湿之邪。表邪入里化热与体内痰饮互结为病则咳喘加重，治法宜温化痰饮、清热疏表、补肺平喘，厚朴麻黄汤主之。药用厚朴 12g，半夏 6g，炒杏仁 6g，麻黄 8g，炒干姜 3g，细辛 3g，北五味子 6g，石膏 30g，小麦 30g。先用清水约 800mL 浸小麦于煎药容器内，置火上煎煮至沸，文火煮 20 分钟后取小麦液浸上方诸药并煎服，每日 1 剂，分 2～3 次服。服 1 剂后即感舒适，咳喘明显减轻，续服 3 剂而愈。

参考文献

［1］何厚夫.厚朴麻黄汤治疗喘证验案［J］.四川中医，1989（1）：25.

［2］周嵘.经方治喘验案四则［J］.中医杂志，2008（2）：188-189.

［3］王立志.厚朴麻黄汤的认识及其临床应用举隅［J］.中国医药指南，2012，10（31）：272-273.

（闫川慧　撰）

泽漆汤

【仲景方论】《金匮要略·肺痿肺痈咳嗽上气病脉证治第七》："咳而上气，此为肺胀，其人喘，目如脱状，脉浮大者，越婢加半夏汤主之。脉沉者，泽漆汤主之。"

【注家方论】

（1）徐忠可《徐忠可伤寒图论》：若咳而脉沉，则里邪居多，但此非在腹之里，乃邪在肺家营分之里也，故以泽漆之下水，功类大戟者为君，且邪在营，泽漆兼能破血也，紫菀能保肺，白前能开结，桂枝能行阳散邪，故以为佐，若余药，即小柴胡去柴胡、大枣，和解其膈气而已。

（2）尤在泾《金匮要略心典·肺痿肺痈咳嗽上气病脉证治第七》：泽漆汤以泽漆为主，而以白前、黄芩、半夏佐之，则下趋之力较猛，虽生姜、桂枝之辛，亦只为下气降逆之用而已，不能发表也。仲景之意，盖以咳皆肺邪，而脉浮者气多居表，故驱之使从外出为易；脉沉者气多居里，故驱之使从下出为易，亦因势利导之法也。

（3）吴谦《医宗金鉴·订正仲景全书金匮要略注·肺痿肺痈咳嗽上气病脉证治第七》：脉沉为水，以泽漆为君者，因其功专于消痰行水也，水性阴寒，桂枝行阳气以导之。然所以停水者，以脾土衰不能制水，肺气逆不能通调水道，故用人参、紫参、白前、甘草补脾顺肺，同为制水利水之方也。黄芩苦以泄之，半夏、生姜辛以散之。

（4）曹颖甫《金匮发微·肺痿肺痈咳嗽上气病脉证治第七》：惟病原异于痰饮，故泽漆汤方治，君行水之泽漆（《本草》："利大小肠，治大腹水肿"），而去水之生半夏，利水之紫菀佐之（原作紫参非）。咳在上则肺热不降，故用黄芩以清之，白前以降之。水在下则脾脏有寒，故用生姜以散之，桂枝以达之。水气在下则胃气不濡，故用人参、甘草以益之。此泽漆汤大旨，以去水肃肺和胃为主治者也。

（5）王廷富《金匮要略指难·肺痿肺痈咳嗽上气病脉证治第七》：此条为水饮泛肺的证治。水饮内盛，上泛于肺，肺气上逆则咳，阻碍肺气，影响水道之通调，以致形成水饮郁滞，气郁化热，虚中挟实之候。证见久咳，时而气喘，甚则不能平卧，四肢面目浮肿，口腻，舌质正常，苔黄腻，脉象沉滑等。此气虚饮热交结之肺胀证，故用益气通阳、逐饮清热之法主治。

【经典配方】半夏半斤，紫参（一作紫菀）五两，泽漆三斤（以东流水五斗，煮取一斗五升），生姜五两，白前五两，甘草、黄芩、人参、桂枝各三两。上九味，㕮咀，内泽漆汁中，煮取五升，温服五合，至夜尽。

【经典方证】咳而上气，其人喘，目如脱状，脉沉者。

【推荐处方】泽漆100g，紫菀20g，半夏20g，生姜25g，白前25g，甘草15g，黄芩15g，党参15g，桂枝10g，肉桂5g，5剂，水煎服，日1剂，分温5服（泽漆先煎40分钟）。

【方机概述】饮热迫肺，病位偏里之证。

【方证提要】咳嗽喘促，身体浮肿，二便不利，脉象沉伏。

【适用人群】常用于肺之热饮证，可见咳嗽，哮喘，胸满，胸闷，气短，气少，痰黄，痰鸣有声，喘息不得卧，气短不足以息，心烦，身躁，大便干，小便黄赤，舌尖红，苔黄或腻，脉浮或沉滑。

【适用病症】

以下病症符合上述人群特征者，可以考虑使用本方。

（1）以咳嗽、气喘为表现的疾病，如急性支气管炎、病毒性肺炎、大叶性肺炎、百日咳等。

（2）以浮肿、小便不利为表现的疾病，如肾病综合征水肿、急性肾小球肾炎、膀胱炎、输尿管炎等。

（3）以哮喘、胸满、胸闷、气短、痰鸣有声，甚至喘息不得卧为表现的疾病，如过敏性鼻炎、慢性鼻窦炎等。

【合方与加减】

1. 合方

（1）热饮迫肺伴有脾胃虚寒，可见脘腹疼痛、不思饮食、喜温怕冷、舌质淡、苔薄白，可合用理中丸。

（2）热饮迫肺伴有脾胃湿热，可见胃痛、不思饮食、口苦、口腻、肢体困重、脉沉，可合用泻心汤。

（3）热饮迫肺伴有脾胃气虚，可见胃痛、不思饮食、倦怠乏力、面色萎黄、舌质淡、苔薄白、脉弱，可合用黄芪建中汤。

（4）热饮迫肺伴有心阳虚，可见心悸、气短、手足不温、舌质淡、苔薄白，可合用桂枝加附子汤。

2. 加减

（1）若夹寒明显，可加炮附子3g，干姜6g。

（2）若夹瘀热，可加桃仁6g，大黄3g，芒硝6g。

【注意事项】本方君药泽漆苦寒降泄，易伤脾胃，故脾胃虚寒者忌用，气血虚弱及孕妇忌用。

【医案分析】

1. 吴禹鼎用泽漆汤案

某患者，女，年近40岁，工人。咳喘胸满近1年，吐痰色黄黏稠，其量较多，甚则气壅不能平卧，头汗出，四肢轻度浮肿，晨起以头面肿胀为最，大便时干时溏，小便色黄量少，六脉沉滑，舌苔白、根黄腻。脉症合参，此为肺胀。原因水饮内停、上迫于肺，因之胸满咳喘，气壅不能平睡，久则气郁化热，所以吐痰色黄黏稠，不易咳出。复因水饮外溢于肌表，则头面四肢浮肿，呈凹陷性水肿。饮热下趋于肠，故大便时干时溏，小便色黄量少，为水停夹热之征。其水之所以停积者，关键在于脾虚不运、肾失蒸化之故。治法宜逐水通阳、止咳平喘，泽漆汤主之。泽漆60g，生半夏10g，紫菀10g，生姜10g，白前10g，甘草6g，黄芩9g，党参10g，桂枝10g。服2剂，诸症俱减，复予3剂而平复，两年不曾复发。

按语：本证为脾虚而肺实，虚实错杂，泽漆汤能扶正祛邪，补虚泄实，是治疗咳喘久病水肿的良方，若脾虚较甚，可加白术、茯苓、黄芪；若水肿甚，加葶苈子、木防己等。泽漆汤临床用于治疗急慢性支气管炎、支气管哮喘、肺气肿、肺心病合并心力衰竭等疾病。

2. 海崇熙用泽漆汤案

张某，女，72岁。患慢性支气管炎伴肺气肿10年，素日气短，劳则作喘。旬日前，贪食肥厚，复勉强作劳，遂扰动宿疾，咳痰肿满，气急息迫，某医院诊为肺源性心脏病，以西药治疗1周罔效。刻诊：面晦紫虚肿，咳逆气促，鼻张抬肩，膈膨胀，不能平卧，痰涎壅盛，咯吐不爽，心慌不宁，颈静脉怒张，肝肋缘下3cm，伴明显压痛，剑突下上腹部动悸可见，下肢呈凹陷性水肿，小便不利，大便数日未行，唇青紫，口干不欲饮，舌质紫暗、苔白厚，脉沉有结象。辨属痰饮潴留，胸阳阻遏，气滞血瘀，肺病累心。治宜开结降逆，决壅逐水。拟泽漆汤原方：泽漆30g，紫菀、白前、生姜各15g，半夏、党参、桂枝、黄芩、炙甘草各10g。5剂，日1剂，水煎服。二诊：药后诸症明显好转，泻下黏浊物甚多，脉转缓，续予原方5剂。三诊：咳平喘宁，肿消痰却，肝大缩回，小便通利，纳谷馨，改拟金水六君煎调理，连进月余，病情稳定。经询访，年内未再反复。

按语：本例虽年高气衰，然由内伤饮食，引动伏邪，浊饮迫肺，酿成邪实标急之候，故以泽漆汤首应其急。方中泽漆长于泄水，善治痰饮阻格之咳；姜、夏伍黄芩，辛开苦降，清解郁热；紫菀合白前，宣肺润肺，化痰止咳；桂枝通阳化气；参、草培土健脾。本方虽为逐水之剂，但实具敦土生金之妙。邪却后，以金水六君煎善后，俾土生金，金生水，肺脾肾三脏根本得固，故获长治久安之效。

3. 李樟富用泽漆汤案

叶某，男性，64岁。主诉：反复咳嗽咳痰，伴痰中带血1年。2019年7月31日初诊。患者因"咳嗽咳痰，伴痰中带血半个月"于2018年8月15日至2018年8月21日在某院呼吸科住院。2018年8月17日胸部CT平扫+增强：右下肺门区占位伴阻塞性肺炎、肺不张，右侧少量胸腔积液，建议必要时纤维支气管镜检查。患者于2018年10月至省内某三甲医院行纤维支气管镜检查，10月17日病理：（右中间支气管新生物）低分化癌，免疫组化符合小细胞肺癌。此后，患者先后分别做了1次化疗和放疗，因不能忍受其副作用，自行停止，经人介绍至浙江开化县中医院门诊要求中医治疗。刻下：患者咳嗽咳痰，色白，质偏黏稠，时有痰中带血，血色暗红为主，血量不多，乏力纳差，面色暗淡，大便溏薄，夜寐欠佳，舌质暗红，舌有瘀斑，右寸脉沉、右关尺略弦而无力，左寸略沉迟、左关尺弦而涩。辅助检查：纵隔CT平扫＋增强：右肺门区占位，对比2018年8月17日CT占位大致相仿；右肺上叶炎性病变新增，右肺下叶炎性病变吸收、减少。西医诊断：小细胞肺癌。中医诊断：咯血。治法：通阳健脾，化痰散结，活血消癥。方药：泽漆汤加减。桂枝、姜半夏、浙贝母、党参、白前各10g，石见穿、生黄芪、龙葵各20g，赤丹参12g，莪术9g，鱼腥草、野荞麦各30g，泽漆、炒白术各15g，炙甘草5g，炒黄芩、红豆杉各6g。14剂。

2019年8月15日二诊：咳嗽咳痰减轻，痰中带血减少，乏力改善，二便调匀，夜寐好转，心烦盗汗，手足心热，皮肤瘙痒，舌暗尖红、苔薄而腻，寸口脉沉、关尺脉弦迟无力。上方加猫爪草15g，桃仁6g，川芎12g，浮小麦30g，淡竹叶10g，生黄芪加至30g。21剂。

2019年9月7日三诊：咳嗽咳痰及痰中带血明显好转，轻微活动已不觉乏力，心烦盗汗缓解，手足心发热减轻。舌暗苔薄、舌有瘀斑，寸脉沉、关尺脉沉弦。前方去鱼腥草、野荞麦、龙葵、淡竹叶，加乳香6g，天龙1条，胆南星10g。21剂。

2019年9月30日四诊：咳嗽咳痰及痰中带血基本消失，偶有头晕乏力，腰膝酸软，夜尿增多。舌质暗红、舌苔薄白，脉沉弦无力。前方去炒黄芩、赤丹参、乳香、猫爪草，加当归、熟地黄、补骨脂各10g，金樱子30g，炒蜂房5g。21剂。

2019年11月6日五诊：腰膝酸软、夜尿增多好转，近期出现口周疱疹，大便偏干，一日一度，舌尖红、苔薄黄。前方去补骨脂、炒蜂房、金樱子，加大青叶15g，黄芩6g，炒白芍12g。21剂。

前后以泽漆汤为主方加减治疗近5月，临床症状好转，咳嗽及痰中带血消除。2019年12月27日胸部CT：对比2019年7月31日CT，右肺门区占位病灶明显吸收、缩小；肺不张、局部肺炎基本吸收消失。此后分别于2020年4月13日、2020年12月22日和2021年6月30日复查胸部CT：右肺门区占位消失。随访至2021年6月30日患者无明显不适症状，生活自理，能从事农村一般体力劳动。

按语：泽漆汤方中泽漆是大戟的苗，味苦微寒，具有涤痰散结、利水消肿、杀虫之功，是治疗肺癌专药；石见穿活血解毒散结，是治疗呼吸道、消化道肿瘤专药；生姜、半夏温中止呕、燥湿化痰，可预防因服泽漆所致之恶心；白前辛苦微温，降气化痰止咳；人参、甘草益气健脾以扶正。泽漆汤攻补兼施，符合肺癌寒热错杂、正虚邪实的病机，故本案能获得临床治愈。

参考文献

［1］吴禹鼎.经方临证录［M］.西安：陕西科学技术出版社，1994：33.

［2］海崇熙.泽漆汤治疗肺系急重病验案三则［J］.国医论坛，1991（3）：14-15.

［3］李樟富，裘辉.泽漆汤加减治疗小细胞肺癌案［J］.浙江中医杂志，2022，57（4）：295.

（闫川慧　撰）

麦门冬汤

【仲景方论】《金匮要略·肺痿肺痈咳嗽上气病脉证治第七》："大逆上气，咽喉不利，止逆下气者，麦门冬汤主之。"

【注家方论】

（1）张璐《张氏医通·诸气门下·咳嗽》：此胃中津液干枯，虚火上炎之证，凡肺病有胃气则生，无胃气则死。胃气者，肺之母气也，故与竹叶石膏汤中偏除方名二味，而用麦门冬数倍为君，人参、粳米、甘草以滋肺母，使水谷之精微皆得上注于肺，自然沃泽无虞，当知大逆上气，皆是胃中痰气不清，上溢肺隧，占据津液流行之道而然，是以倍用半夏，更加大枣通津涤饮为先，奥义全在乎此。若浊饮不除，津液不致，虽日用润肺生津之剂，焉能建止逆下气之勋哉？俗以半夏性燥不用，殊失仲景立方之旨。

（2）沈明宗《沈注金匮要略》：此阴火上逆也。真阴之虚，阴火上逆刑金，为火逆上气，咽喉不利，唯当壮水之主，以镇阳光，曰止逆下气，故用麦冬、人参、甘、米、大枣滋培后天胃气，以生肺金，即生阴水而降火邪，唯以半夏涤痰下逆，余窃拟为肺痿之主方也。

（3）尤在泾《金匮要略心典·肺痿肺痈咳嗽上气病脉证治第七》：火热挟饮致逆，为上气，为咽喉不利，与表寒挟饮上逆者悬殊矣。故以麦冬之寒治火逆，半夏之辛治饮气，人参、甘草之甘以补益中气。盖从外来者，其气多实，故以攻发为急；从内生者，其气多虚，则以补养为主也。

（4）曹颖甫《金匮发微·肺痿肺痈咳嗽上气病脉证治第七》：火逆一证，为阳盛劫阴，太阳上篇所谓"误下烧针，因致烦躁"之证也。盖此证胃中津液先亏，燥气上逆，伤及肺脏，因见火逆上气。胃中液亏，则咽中躁。肺脏阴伤，则喉中梗塞，咽喉所以不利也。麦门冬汤，麦冬、半夏以润肺而降逆，人参、甘草、粳米、大枣以和胃而增液，而火逆可愈。喻嘉言不知肺胃同治之法，漫增清燥救肺汤，则不读书之过也。

【经典配方】麦门冬七升，半夏一升，人参二两，甘草二两，粳米三合，大枣十二枚。上六味，以水一斗二升，煮取六升，温服一升，日三夜一服。

【经典方证】大逆上气，咽喉不利，止逆下气者。

【推荐处方】麦门冬42 g，半夏、甘草各6 g，人参9 g，粳米3 g，大枣4枚，水煎服。

【方机概述】肺胃津伤有热，脾气虚弱。

【方证提要】咳吐浊唾，阵发性呛咳或刺激性干咳，咽喉干燥不利或咽中有异物感而吭喀动作，欲得凉润等症，且每因食辛辣刺激性食物而诸症加重，或舌红少苔、脉数虚等。

【适用人群】患者大多肌肉萎缩，皮肤干枯而缺乏弹性，舌体颤动萎缩；恶心呕吐，食欲不振，进食困难，口干舌燥，声音嘶哑，吐词不清，大便秘结等。

【适用病症】

以下病症符合上述人群特征者，可以考虑使用本方。

（1）以进食困难、极度消瘦为表现的疾病，如高龄老人消瘦不能进食、恶性肿瘤中晚期等，特别是晚期的胃癌、食管癌、鼻咽癌、肺癌、口腔癌、喉癌等。

（2）以咳嗽气喘为表现的疾病，如慢性咽炎、百日咳、支气管扩张症、肺炎、肺结核、肺不张、急慢性支气管炎、支气管哮喘等。

（3）以肌肉萎缩为表现的疾病，如肌萎缩、肌营养不良、帕金森病、老年性肌肉萎缩等。

【合方与加减】

1. 合方

（1）肺气阴两虚伴有脾胃虚寒证，见脘腹疼痛、不思饮食、喜温怕冷、舌质淡、苔薄白，可合用理中丸。

（2）肺气阴两虚伴有脾胃湿热证，见胃痛、不思饮食、口苦、口腻、肢体困重、脉沉，可合用泻心汤。

（3）肺气阴两虚伴有脾胃气虚证，见胃痛、不思饮食、倦怠乏力、面色萎黄、舌质淡、苔薄白、脉弱，可合用黄芪建中汤。

（4）肺气阴两虚伴有余热留扰，见心悸、心胸烦热、失眠，可合用栀子豉汤。

（5）肺气阴两虚伴有心胸气滞，见心中痞、胸闷、胸满、胸胁窜痛、心胸引痛，可合用枳实薤白桂枝汤。

2. 加减

（1）心悸动者，加生龙骨9g，生牡蛎6g。

（2）阴伤甚者，加北沙参9g，玉竹6g。

（3）呕吐频作，加姜竹茹6g，枇杷叶6g。

（4）虚火过旺，加黄芩6g，知母6g。

【注意事项】 对于吞咽困难或食欲不振者，本方煎煮液可少量多次服用。

【医案分析】

1. 清代名医叶天士用麦门冬汤案

沈，积劳忧思，固是内伤。冬温触入，而为咳嗽。乃气分先虚，而邪得外凑。辛散，斯气分愈泄，滋阴非能安上。咽痛音哑，虚肺痿一症，概属津枯液燥，多由汗下伤中邪伏。恰值春暖阳和，脉中脉外，气机流行，所以小效旬日者，生阳渐振之象。谷雨暴冷骤加，卫阳久弱，不能拥护，致小愈病复。诊得脉数而虚，偏大于右寸，口吐涎沫，不能多饮汤水，面色少华，五心多热，而足背浮肿。古人谓金空则鸣，金实则无声，金破碎亦无声，是为肺病显然。然内伤虚馁为多，虚则补母，胃土是也。肺痿之疴，议宗仲景麦门冬汤。

按语：在《临证指南医案》中，叶天士大量化裁使用了麦门冬汤，把该方作为清养肺胃之阴的重要方剂，且以养胃阴为中心，兼及其他脏腑。其加减变化灵活多样，把应用范围由《金匮要略》中的劳复、肺痿病拓展到虚损、咳嗽、吐血、肺痿、三消、郁、疟、温热、疮疡等病证。

叶天士应用麦门冬汤最基本的化裁之一是去半夏。如《临证指南医案·虚劳》记载："胡（四三）补三阴脏阴，是迎夏至生阴。而晕逆、欲呕、吐痰，全是厥阳犯胃上巅，必静养可制阳光之动。久损重虚，用甘缓方法。《金匮》麦门冬汤去半夏。"又如《临证指南医案·虚劳》记载："华（三七）春深地气升，阳气动，有奔驰饥饱，即是劳伤。《内经》：'劳者温之。'夫劳则形体震动，阳气先伤。此温字，乃温养之义，非温热竞进之谓。劳伤久不复元为损，《内经》有'损者益之'之文。益者，补益也。凡补药气皆温，味皆甘，培生生初阳，是劳损主治法则。春病入秋不愈，议从中治。据述晨起未纳水谷，其咳必甚，胃药坐镇中宫为宜。《金匮》麦门冬汤去半夏。"

麦门冬汤原方用于治疗胃中津液枯竭、虚火上炎犯肺，叶天士应用麦门冬汤最多的病证为咳嗽和吐血，占应用麦门冬汤总病例的90%，而以胃阴虚为主证的医案也接近90%。叶天士运用麦门冬汤的另一个重要突破就是以北沙参替换人参，将原来治疗胃阴虚、虚火上逆证的麦门冬汤演变为清养肺胃阴的方剂。如《临证指南医案·咳嗽》记载："久嗽因劳乏致伤，络血易瘀，长夜热灼，议养胃阴。北沙参、黄芪皮、炒麦冬、生甘草、炒粳米、南枣。"又如《临证指南医案·咳嗽》记载："上年夏秋病伤，冬季不得复元，是春令地气阳升，寒热咳嗽。乃阴弱体质，不耐升泄所致。徒谓风伤，是不知阴阳之义。北参、炒麦冬、炙甘草、白粳米、南枣。"

叶天士运用麦门冬汤的加减规律：①甘凉濡润法。主要适宜于燥热或木火升腾、灼烁胃阴的病证。常用麦门冬汤去半夏，以沙参易人参加石斛、玉竹、甘蔗汁。②清养胃阴法。主要适用于温病后期胃阴不复、胃气不醒者。常用麦门冬汤去半夏，以沙参易人参加生白扁豆、佩兰叶，养阴之中兼化湿醒胃。③滋胃益气法。对于在胃阴虚的基础之上，由于久嗽、气泄、热伤元气等原因导致卫气不固的，可加生黄芪。肺胃气虚的患者，往往北沙参与人参同用。④通降阳明法。阳明胃腑以通降为顺，麦门冬汤原方有半夏一味降药、燥药，目的是解决阴虚火逆问题。而纵观叶天士《临证指南医案》应用麦门冬汤涉及胃阴虚、胃阳上逆证，出现如"食物不下""脘中阳逆""热上冲咽"，每加茯苓以降之，或是半夏、茯苓并用。通补阳明是叶天士治胃的大法，常由小半夏汤、大半夏汤加减变化，其通补的核心药对即是半夏、茯苓、人参。⑤金水同治法。对于胃阴、肾阴兼虚者，用金水同治之法，以摄纳肾阴、滋养柔金。在麦门冬汤去半夏的基础上可加生地黄、熟地黄、天门冬、阿胶，如出现少阴咽痛者加鸡子黄。⑥滋水清热法。对于肺胃阴虚内有伏热的病证，医案中也有法可循。热伏于心下，出现心烦、暮热、咯血等症时可加生鸡子白、地骨皮、知母。

2. 彭莉莉教授用麦门冬汤案

陈某，女，72岁。2017年10月11日初诊。患者因胃脘部灼痛2年余，加重1个月就诊。患者2年前患有胃炎，胃痛间作，未及时治疗，近1个月患者自觉胃脘部灼热疼痛，口服兰索拉唑肠溶片后症状无明显改善，为求中药治疗特来江西中医药大学。刻下：胃脘部灼热疼痛，午后及夜间尤甚，偶有反酸、恶心呕吐，无明显胃胀，无呃逆、嗳气，口干口苦，夜间尤甚，食纳差，夜寐可，偶感头晕，下肢乏力，大便一日一行，成形偏干，小便可，舌尖红、苔薄、中有裂纹，脉滑数微弦。诊断：胃脘痛病，辨证：胃阴不足，湿热内蕴。治法：养阴益胃，清热利湿。方选麦门冬汤加减：麦冬15g，法半夏10g，党参15g，甘草6g，大枣3枚，生地黄15g，胡黄连10g，银柴胡10g，川楝子12g，丹参15g，木瓜15g，黄连3g，煅瓦楞子15g，金钱草20g，神曲15g，蕨麻10g。日一剂，水煎服，分早晚两次温服，连服7剂。患者药后复诊，诉胃脘灼痛减轻，口干口苦缓解，无反酸，大便软，每日1~2次，纳谷稍增，余诸症减，守上方生地黄改10g，金钱草改10g，续服10剂后，胃脘痛少有发作，大便成形，质地正常，其余诸症皆消。随访半年，已无明显不适。

按语：本案中辨病为胃脘痛病，胃属阳土，喜润恶燥，气郁化热，热伤胃津；或瘀血久留，新血不生，阴津匮乏，均可使胃阴不足。阴津亏损则胃络失养，故见胃脘痛。阴虚有火，故见胃中灼热疼痛。阴液亏乏，津不上承，故见口干。阴液不足则肠道干涩，故大便偏干。患者又见口苦症状，体内益气养胃，还夹杂湿邪。故以养阴益胃为主，辅以清热利湿。方中麦冬甘寒清润有益胃生津、养肺胃之阴功效，辅以温燥的法半夏降逆下气，润燥得宜，滋而不腻，燥不伤津；党参益气生津；甘草、大枣益气养胃；生地黄、胡黄连、银柴胡清热养阴；川楝子、丹参相伍可行气活血；黄连、金钱草、木瓜共奏清热利湿之效；煅瓦楞子具有制酸止痛之效；神曲健脾和胃；蕨麻健脾益胃，生津止渴。患者服药后其湿邪已去大半，且阴液得复，故将清热利湿的金钱草及清热凉血的生地黄减量，续服后诸症皆消。

3. 时信用麦门冬汤案

李某，女，32岁。2012年3月10日来诊。心下胃脘痛、两侧少腹痛，伴晨起咳嗽，黏痰缠喉，咽阻，烦躁易怒，泛酸嘈杂，纳差，寐欠安，口燥咽干，舌红、苔微黄少津，大便干，脉象两寸偏浮，如豆而有力，按之空。左尺小细，按之亦无，余脉皆按之不足。诊断为腹痛，证属胃阴亏虚。治以养阴益胃，降逆和中。方用麦门冬汤加减，方药如下：麦门冬20g，半夏9g，党参10g，粳米20g，炙甘草10g，大枣3枚，生石膏20g（先煎），白芍10g，延胡索10g，川楝子10g，北沙参10g，五剂，1剂／日，早晚温服。服药后诸症减轻，效不更方，继予四剂，诸症消失。

按语：本患者平素饮食不节，嗜食肥甘厚味，以致脾运失常，滋生痰浊，痰郁日久生热，郁热伤阴，胃失濡养，故见胃痛。阴虚津少，无以上承，则口燥咽干，阴虚液耗，无以溉下，肠道失润则大便干结。舌红少津，为阴虚液耗之象。仲景脉法，脉象之沉者主里、主营，尺亦候里、候营，如此，患者津液虚损，必矣。又两寸脉象有力偏浮，乃火热上冲之象。《金匮》麦门冬汤加减符合病情，因患者存在热象故加生石膏、白芍。

参考文献

［1］叶天士.叶天士医学全书［M］.太原：山西科学技术出版社，2012：61.

［2］刘抱潞，彭莉莉.麦门冬汤临证新用验案3则［J］.世界最新医学信息文摘，2019，19（30）：260.

［3］时信，张景凤．麦门冬汤临床验案二则［J］.现代中医药，2013，33（1）：27.

（闫川慧　撰）

葶苈大枣泻肺汤

【仲景方论】

《金匮要略·肺痿肺痈咳嗽上气病脉证治第七》："肺痈，喘不得卧，葶苈大枣泻肺汤主之。"

《金匮要略·肺痿肺痈咳嗽上气病脉证治第七》："肺痈胸满胀，一身面目浮肿，鼻塞清涕出，不闻香臭酸辛，咳逆上气，喘鸣迫塞，葶苈大枣泻肺汤主之。"

《金匮要略·痰饮咳嗽病脉证并治第十二》："支饮不得息，葶苈大枣泻肺汤主之。"

【注家方论】

（1）尤在泾《金匮要略心典·肺痿肺痈咳嗽上气病脉证治第七》：肺痈喘不得卧，肺气被迫，亦已甚矣，故须峻药顿服，以逐其邪。葶苈苦寒，入肺泄气闭，加大枣甘温以和药力，亦犹皂荚丸之饮以枣膏也。

（2）吴谦《医宗金鉴·订正仲景全书金匮要略注·肺痿肺痈咳嗽上气病脉证治第七》：肺痈者，谓口中辟辟干燥，胸中隐隐作痛，脉数实也。而更加喘不得卧，是邪壅肺甚急，故以葶苈大枣泻肺汤，大苦大寒，峻泻肺邪，恐稍迁延，脓成则死矣。

（3）张璐《千金方衍义》：肺痈已成，吐如米粥，浊垢壅遏清气之道，所以喘不得卧，鼻塞不闻香臭，故用葶苈破水泻肺，大枣固脾通津，乃泻肺而不伤脾之法，保全母气，以为向后复长肺叶之根本。然肺胃素虚者，葶苈亦难轻试，不可不慎。

（4）曹颖甫《金匮发微·肺痿肺痈咳嗽上气病脉证治第七》：肺为主气之脏，风热壅阻肺脏，吸气不纳，呼气不出，则喘。喘急则欲卧不得，叠被而倚息，证情与但坐不得眠之咳逆上气者相近，但不吐浊耳。痈脓未成，但见胀满，故气机内闭而不顺，此证与支饮不得息者，同为肺满气闭，故宜葶苈大枣泻肺汤，直破肺脏之郁结。用大枣者，恐葶苈猛峻，伤及脾胃也（此与皂荚丸用枣膏汤同法）。

（5）王廷富《金匮要略指难·肺痿肺痈咳嗽上气病脉证治第七》：此条为肺痈初起的证治。主症有发热，自汗，口中干燥，咳即胸中隐隐作痛，多唾浊沫，脉象滑数，加上喘不得卧，是肺痈将成未成之标。其病理为热邪与浊痰壅滞于肺，肺气不利，气机被阻。此为痰热搏结的实证，故用泄热涤痰之法治之。

【经典配方】葶苈熬令黄色，捣丸如弹子大，大枣十二枚。上先以水三升，煮枣取二升，去枣，内葶苈，煮取一升，顿服。

【经典方证】肺痈胸满胀，一身面目浮肿，鼻塞清涕出，不闻香臭酸辛，咳逆上气，喘鸣迫塞；支饮不得息；肺痈，喘不得卧。

【推荐处方】葶苈子（熬令黄色，捣丸，如弹子大）、大枣12枚。先以水600 mL煮枣，取400 mL，去枣，纳葶苈，煮取200 mL，顿服。

【方机概述】痰饮内阻，肺气壅塞，心血瘀滞，虚实夹杂。

【方证提要】咳嗽气喘，不得息外，胸满或张口抬肩，口吐稀涎，咽干不欲饮，脉滑数。

【适用人群】常用于痰饮内阻、瘀血内停证或者饮停胸胁证的人群，症见胸痛引胁、呼吸时加重，或有寒热，舌苔白，舌质或有青紫，脉细涩。

【适用病症】

以下病症符合上述人群特征者，可以考虑使用本方。

（1）以咳嗽、气急上逆、端坐位、咯大量白色细沫样痰为主要表现的疾病，如慢性充血性心力衰竭。

（2）以胸痛引胁、呼吸时加重，或有寒热为主要表现的疾病，如非进行性血胸。

（3）以胸痛、呼吸困难、咳嗽、神疲乏力、纳差食少，或恶心呕吐等为主要表现的疾病，如肺癌胸腔积液。

（4）以咳嗽、喘憋、口唇发绀、鼻翼翕动、恶寒发热等为主要表现的疾病，如小儿病毒性肺炎。

（5）以胸胁不适、咳嗽或呼吸困难、胸闷、潮热盗汗为主要表现的疾病，如结核性胸膜炎。

（6）以心悸、气短乏力、心前区胸痛、纳差为主要表现的疾病，如心包积液。

【合方与加减】

1. 合方

（1）痰饮内阻伴寒饮外束者，见胸闷气短、偶有咳嗽、咳痰量少、质黏色白、口干思饮、纳可寐安、大便正常，舌红、苔薄白，脉沉细，可合小青龙汤。

（2）痰气阻滞伴水饮内停者，见昼夜反复喘咳不停，痰黄黏臭，量多难以咯出；大便秘结，多日一行；小便频数黄臭，时时失禁；下肢浮肿，按之凹陷不起；脉象紧实，舌暗红、苔白厚，可合木防己汤。

（3）痰饮内阻伴阳虚水泛者，见心悸、气短、头晕、腰困、四肢厥冷、脉沉微弦，可合真武汤。

2. 加减

（1）临床如见咳痰黄稠、舌红苔黄腻者，加黄芩9g，黄连3g，桑白皮6g。

（2）咳痰稀白、形寒肢冷者，加茯苓18g，桂枝9g，生白术6g，炙甘草6g。

（3）胸痛明显者，加丹参3g，赤芍6g，延胡索6g。

（4）体弱正虚者，加黄芪6g，党参9g，白术6g。

【注意事项】 临床使用不宜久服，中病即止。

【医案分析】

1. 黄小莉用葶苈大枣泻肺汤案

王某，男，28岁。1998年4月11日因"全身浮肿半月余"，门诊以肾病综合征收入院治疗。入院时患者颜面四肢浮肿，发热，汗出，头痛，小便量少，大便干，舌淡，苔白，脉沉。理化检查：尿蛋白（+++），血清总胆固醇26.8 mmol/L，血清总蛋白56.7 g/L。给予中药五皮饮加减治疗，病情不见好转。4月14日患者全身浮肿加重，出现咳嗽、心慌、胸闷，双肺可闻及少许细湿啰音，腹水征（+），在原中药基础上给予西药抗炎、利尿治疗，病情仍无好转，且加重。4月16日患者出现胸闷、胸痛、气短息促、不能平卧，听诊右侧肺底呼吸音减弱。腹水征（+），胸片：右侧胸腔中等量积液。24小时尿量为700 mL，舌质紫黯，苔白，脉沉。急投葶苈大枣泻肺汤加味，方药如下：葶苈子、桑白皮、大腹皮、茯苓皮、苦杏仁各15g，大枣7枚，苏子10g，车前子、丹参、蒲公英、连翘各20g，3剂，每日1剂，水煎分2次服。3日后患者咳嗽、胸闷、气短症状减轻，水肿渐消，小便增多至每日2500 mL左右，大便稀溏，精神转佳，继服上方6剂，咳嗽、胸闷、气短症状消失，全身浮肿明显消退，双肺听诊正常，胸片：未见胸腔积液。尿蛋白（++）。继续服用补益肝肾中药治疗。

按语：本患者发病较急，水肿来势较猛，由肌肤水肿迅速发展至胸腔积液、腹水，又为年轻体壮之躯，根据中医辨证，此属肺气闭塞、不能通调水道下输膀胱所致，其证属实，故开始应用健脾利水渗湿之法，五皮饮利水之力微弱犹如杯水车薪，水肿不减反增。而葶苈子能泻肺气之闭塞，攻逐水饮，利水消肿，再配伍其他利水、解毒之品对症治疗，故病情很快得到控制，浮肿减轻，胸腔积液消失。

2. 唐才东用葶苈大枣泻肺汤案

方某，男，16岁。患上呼吸道感染数月，经中西医诊治、静脉滴注、服药，可暂好转。2014年1月，就诊前1个月，咳喘加重，头痛头昏，鼻塞，无汗，记忆力减退，常感胸部闷胀。就诊时见咳喘不断，有痰声，但咳痰吐出困难，面色无华，形体较微胖，舌质红，苔白厚，脉弦数。证属风热壅肺，治宜泻肺平喘。方以葶苈大枣泻肺汤加味：葶苈子30 g，大枣50 g，麻黄（打碎）9 g，杏仁20 g，黄芩30 g，桑白皮20 g，生甘草10 g。连服3剂后，咳喘即减，汗出，头痛、头晕、鼻塞消除。连服5剂诸症悉除，后以玉屏风散加减调理1个月，随访至今未复发。

按语：急慢性支气管炎患者，特别是儿童、青少年、老年患者，发病后往往已经中西医诊治并使用过抗生素及解表、止咳平喘等方药，患者仍咳喘汗出，身多大热，病程迁延不愈，此乃本方适应证矣。此时非用葶苈子、大枣、黄芩、麻黄重剂不足以清宣，久郁之邪亦非日夕可除，服用本方的疗程可能会较长，一般要1~2周，最长的患者可达1个月。热甚者加金银花、连翘；咳痰不爽者加冬瓜仁、莱菔子；日久伤正气者加黄芪、炒白术以固本。

葶苈子味苦、大寒峻烈，大枣味甘，甘能缓，二者通用，以缓和药性，保护脾胃之气。如《金匮要略·肺痿肺痈上气病脉证并治第七》中的葶苈大枣泻肺汤，治痰涎壅盛，咳喘胸满。以大枣、葶苈子同用泻肺引水，下气平喘，不伤肺气。

3. 颜德馨教授用葶苈大枣泻肺汤案

张某，男，60岁。患慢性支气管炎、肺气肿10余年，每因劳累、气候交变时发作，多次住院治疗。近2周因气候寒冷，病情加剧。咳嗽、呼吸喘急、胸闷、夜间不能平卧、下肢浮肿，于1994年3月17日门诊以慢性支气管炎、肺气肿、肺源性心脏病收住中医病房。入院时呼吸喘急，不能平卧，口唇紫绀，稍有咳嗽。神志尚清，精神委顿。至傍晚时分逐渐出现嗜睡，呼之尚能睁眼，小便失禁，颈静脉怒张，球结膜水肿，两下肺闻及干湿啰音。血检报告：白细胞计数7.8×10^9/L，中性粒细胞百分比80%。动脉血气分析：酸碱度7.296，二氧化碳分压79.5 mmHg，氧分压30 mmHg，氧饱和度48.0%。

为肺性脑病重症，属中医肺胀危候。即告病危，予吸氧、呼吸兴奋剂尼可刹米和洛贝林、青霉素、喘定、氢氯噻嗪、螺内酯、补液和纠正电解质，及小青龙汤加味等，虽经中西药积极抢救，症情未能好转，神志时清时昧。至3月26日，神志昏糊，语无伦次，烦躁不安，病情严重，遂请颜教授会诊。当时患者神志昏糊，对答不清，颜面浮肿，球结膜水肿。舌质红绛无苔，脉细滑。证属痰瘀交阻，蒙蔽心神，肺失清肃，宣降失司，郁久化热，久病耗伤阴液。治以下瘀泄热、豁痰宣窍为急，方用抵当汤合葶苈大枣泻肺汤加减：水蛭3 g，大黄9 g，葶苈子30 g，大枣7枚，半夏30 g，石菖蒲30 g，海浮石30 g，苏木4.5 g，降香2.4 g，枳实9 g，2剂。进服1剂，当天大便畅解，量多，至次日神志清醒，精神略振，但仍有疲倦思睡，咳嗽咯痰白黏量少，口干思饮，纳食思进，小溲畅利，颜面浮肿消减，球结膜水肿消退。方药颇合病机，以小其制而再进：前方减葶苈子为15 g、大黄为6 g，入药同煎，3剂。前后5剂后，以健脾养阴、化痰宣肺之剂进退善后。至4月9日，复查血气分析：酸碱度7.344，二氧化碳分压55.9 mmHg，氧分压97 mmHg，氧饱和度96.9%。

其后症情日见好转，于4月19日以慢性支气管炎继发感染好转、阻塞性肺气肿好转、肺源性心脏病好转、肺性脑病痊愈、呼吸衰竭痊愈、慢性心功能衰竭痊愈出院。

按语：抵当汤由水蛭、虻虫、桃仁、大黄组成，功能泄热下瘀，《伤寒论》用其治瘀热在里、似狂发狂之蓄血重证。葶苈大枣泻肺汤见于《金匮要略》，由葶苈子、大枣两味组成，仲景用其治肺痈痰涎壅塞而见胸胀满、一身面目浮肿、咳逆上气、喘鸣迫塞等病证。对于肺源性心脏病、肺性脑病，一般多责肺肾之虚、痰涎之盛，或兼郁热，或由水泛，而少有从瘀论治者。颜德馨教授认为肺主宣肃而心主神明，脑为元神之府，至高至上，乃清灵之地，纯则灵而杂者钝。痰瘀交阻于肺，蒙蔽于心，交杂于脑，以使肺失宣肃而喘肿，神明失主而妄言，脑府失灵而昏迷。种种险象，总因痰瘀。虽舌质红绛无苔，郁热阴伤已甚，仍须急予下瘀泄热涤痰，取峻剂抵当汤中主药水蛭、大黄，参苏木辅水蛭以化瘀、枳壳助大黄以通腑，下瘀泄热之力乃雄。合葶苈子、大枣，参半夏、海浮石，泻肺涤痰之效亦著。伍石菖蒲以宣窍醒神、降香以降逆顺气。方药与病机相切，故能一剂而应。舌质红绛无苔，非不知阴液之伤，一是瘀痰为急无暇顾及，再是瘀热得下阴液得存，有急下存阴之意。药后果然取得良好的临床疗效。

参考文献

[1]黄小莉，张忠海.葶苈大枣泻肺汤加味治疗肾病综合征胸腔积液验案1例[J].中医药信息，2002，（4）：37.

[2]唐才东.葶苈大枣泻肺汤加味治疗咳喘[J].四川中医，2016，34（1）：111.

[3]章日初，俞关全.颜德馨用抵当汤葶苈大枣泻肺汤加减救治肺性脑病1例[J].中医杂志，1995，（5）：272.

（闫川慧　撰）

桔梗汤

【仲景方论】《金匮要略·肺痿肺痈咳嗽上气病脉证治第七》："咳而胸满，振寒脉数，咽干不渴，时出浊唾腥臭，久久吐脓如米粥者，为肺痈，桔梗汤主之。"

【注家方论】

（1）尤在泾《金匮要略心典·肺痿肺痈咳嗽上气病脉证治第七》：此条乃肺痈之证。此病为风热所壅，故以苦梗开之，热聚则成毒，故以甘草解之。而甘倍于苦，其力似乎太缓，意其痈脓已成，正伤毒溃之时，有非峻剂所可排击者，故药不嫌轻耳，后附《外台》桔梗白散，治证与此正同，方中桔梗、贝母同用，而无甘草之甘缓，且有巴豆之毒热，似亦以毒攻毒之意。然非病盛气实，非峻药不能为功者，不可侥幸一试也，是在审其形之肥瘠与病之缓急而善其用焉。

（2）王子接《绛雪园古方选注·和剂》：桔梗味苦辛，苦主于降，辛主于散，功专开提足少阴之热邪。佐以甘草，载之于上，则能从肾上入肺中，循喉咙而清利咽嗌。张元素谓其为舟楫之剂者，譬之铁石，入水本沉，以舟载之，则浮于上也。

（3）陈修园《金匮要略浅注·肺痿肺痈咳嗽上气病脉证治第七》：咳而胸满，振寒脉数，咽干不渴，时出浊唾腥臭，久久吐脓如米粥者，此汤主之。

（4）秦伯未《金匮要略杂病浅说》：在这里可以分出肺痿和肺痈的虚实寒热。肺痿属于虚寒，故用甘草干姜汤以温化；肺痈属于实热，故脓未成的用葶苈大枣汤来荡涤，脓已成的用桔梗汤来开提。然而仲景所说"重亡津液"的肺痿证没有指出治法，本人认为如果津液枯燥，咳声不扬，行动即觉气促，兼有虚热现象的，甘草干姜汤绝不能用。一般用固本丸（人参、生地黄、熟地黄、天冬、麦冬）似为合适。所以有人说麦门冬汤即是肺痿伤津液的主方，考《肘后备急方》本有"麦门冬汤治肺痿痰咳唾涎沫不止，咽喉燥而渴"的记载，也有见地。

（5）徐忠可《金匮要略论注·肺痿肺痈咳嗽上气病脉证治第七卷》：此乃肺痈已成。所谓热过于营，吸而不出，邪热结于肺之营分。故以苦梗下其结热，开提肺气；生甘草以清热解毒，此亦开痹之法。再服则吐脓血也。桔梗汤方亦主血痹。

【经典配方】桔梗一两，甘草二两。上二味，以水三升，煮取一升，去滓，分温再服。

【经典方证】咳而胸满，脉数，咽干不渴，时出浊唾腥臭，久久吐脓如米粥。

【推荐处方】桔梗3g，甘草6g，水煎服，去滓，分2次温服。

【方机概述】肺痈溃脓期。风热邪毒随呼吸深入，到达营分，伤及血脉，热毒炽盛，血液凝滞而败，热盛肉腐，蓄结痈脓。痈脓溃破，可吐出大量米粥样的脓血痰，腥臭异常。桔梗汤施用的核心病机是邪热壅肺。

【方证提要】现代临床多用于治疗急慢性咽喉炎、猩红热、肺脓肿等病。症见咽干、咽痒、咽痛，伴有发热、咳嗽、胸痛、咯血、痰多且臭。

【适用人群】桔梗汤为治疗咽痛、咳嗽的基本方。凡有咽干、咽痛、咳嗽、伴或不伴发热的人群，均可应用。

【适用病症】

以下病症符合上述人群特征者，可以考虑使用本方。

（1）急慢性咽喉炎：咽喉中经常有异物感觉，咯之不出、咽之不下；咽干、咽痛。

（2）肺脓肿：发热、咳嗽、胸痛、咯血、痰多且臭。

【合方与加减】

1.合方

（1）肺痈溃脓期，与《千金》苇茎汤合用。

（2）喉源性咳嗽，合桑杏汤。

2.加减

（1）咽痛较剧者，加山豆根9g，马勃9g，射干6g。

（2）恶寒发热者，加金银花12g，连翘12g。

（3）咽痛音哑者，加薄荷6g，蝉蜕6g，牛蒡子9g。

【注意事项】

（1）阴虚火旺、消化道溃疡者不宜使用桔梗汤。

（2）桔梗的升提作用较强，有恶心、呃逆或呕吐症状者不宜使用。

（3）孕妇慎用。

【医案分析】

1.清代名医叶天士用桔梗汤案

某，邪郁热壅，咳吐脓血，音哑。麻杏甘石汤加桔梗、薏苡仁、桃仁、紫菀。

按语：本案症见咳吐脓血，音哑。此邪热壅肺。方用麻杏甘石汤清泄肺热；合仲景桔梗汤法，加桔梗，合甘草，开结利咽；另合苇茎汤法，加薏苡仁、桃仁、紫菀散结排脓。叶氏巧妙地将麻杏石甘汤与桔梗汤合用，此法颇能给人以启发，桔梗长于开结利咽排脓，与清宣肺热的麻杏甘石汤合用，则可治疗肺热壅盛的咽喉肿痛。

2.国医大师李今庸用桔梗汤合苇茎汤案

某，女，54岁，住汉口，家庭妇女。肺痈患病已多年。1966年5月，母子不和，遂服敌敌畏欲自尽，被邻人发现送某大医院洗胃抢救后，来武昌就诊。咳嗽，微引胸中疼痛，唾脓液痰，气味腥臭，口中干燥，腹部胀大如鼓，小便黄，脉微数。病乃肺部痈脓，失于主气。治宜清肺解毒、排泄痈脓。拟苇茎汤合桔梗汤加味。药用：苇茎30g，薏苡仁10g，冬瓜仁15g，桔梗10g，甘草10g，鱼腥草15g，大贝母10g，桃仁（去皮尖炒打）10g。以水煎服，日2次。药服3剂则腹消咳减，又服6剂而病愈。

按语：李老谓风热邪毒伤肺、血脉瘀滞、蓄结痈脓，则咳引胸中痛而唾腥臭脓液痰，且脉微数。邪毒伤于血脉，不在气分，故口中干燥而不饮水。肺为水之上源，水源不清，则小便为之变黄。肺主一身之气，蓄结痈脓，则失其主气之用，其所服之敌敌畏虽洗除，然被敌敌畏毒伤之气机难复，气机壅塞，故腹部胀大如鼓。此时如宽中利气以消腹胀，其药温燥之性必有害于蓄结痈脓之肺脏，遂本《素问·至真要大论》"诸气膹郁，皆属于肺"之旨，仍拟苇茎汤合桔梗汤加味以治肺痈、消腹胀，用苇茎为君，佐以鱼腥草、甘草清热解毒；薏苡仁、冬瓜仁、桃仁、桔梗化瘀排脓；大贝母化痰开郁结，共奏清热解毒、排脓开结之效。此案按语亦为李老所出，其论理精详，述案细致，故未更其文，另加按释。

3. 当代医家用桔梗汤治咽痛案

邢某，男，60岁。咽痛，吞咽时尤剧，并伴有咽干，偶有咳嗽，余无不适，查咽部略红。诊其脉，右寸脉浮；观其舌，舌淡红而苔薄黄。予桔梗汤加味，桔梗30g、生甘草60g、黄芩15g、桔仁10g，水煎服。

按语：本案咽痛，咽部稍有红肿，微有咳嗽，因邪热不甚，病变较轻，无全身症状。舌苔薄黄为上焦余热未清，偶有咳嗽是肺气宣降功能尚未恢复。方中甘草生用清热解毒，佐以桔梗辛开散结，二药配伍可清少阴之客热。加入黄芩清上焦之余热；加杏仁配桔梗一升一降，以助肺气之宣降。诸药相合，肺气得开，客热得清，症状自然缓解。

4. 当代医家应用桔梗汤治血痹证案

刘某，女，46岁。2000年3月来诊。述胸部闷痛及背1年，时因情志不畅而诱发加重。痛时以物抵背略感舒适。查舌质暗红，苔白，脉沉弦。治以理气解郁，宣痹通络。方用柴胡疏肝散合冠心Ⅱ号方加减。方药：柴胡12g，枳壳10g，郁金12g，赤芍15g，川芎9g，沉香6g，茯苓20g，甘草6g。每日1剂，水煎分2次服。初始，效果尚可，胸部闷痛减轻，但10余天后，又见加重。似与情志因素不甚关联，随加用桔梗甘草汤，桔梗15g，甘草用量增至10g，又3剂。起效。

按语：桔梗汤为治血痹证主方，具有良好的宣肺、理气作用。桔梗性味辛苦，入肺经，走上焦，善"开肺气之结，宣心气之郁"。《重庆堂随笔》曰：甘草性味甘平，入走十二经。不仅补虚益气，且能"通经脉，利血气。"

参考文献

[1]李今庸.经典理论指导下的临床治验（十三）——辨治肺痈、肠痈验案[J].中医药通报，2016，15（4）：6-7.

[2]孙艳.桔梗汤加味治疗咽痛1例报道[J].辽宁中医学院学报，2006，8（2）：91.

[3]杨玲.桔梗汤治血痹证案探[J].河南中医，2001，21（4）：8.

（王平　殷晓雪　撰）

奔豚汤

【仲景方论】《金匮要略·奔豚气病脉证治第八》："奔豚气上冲胸，腹痛，往来寒热，奔豚汤主之。"

【注家方论】

（1）尤在泾《金匮要略心典·奔豚气病脉证治第八》：奔豚气上冲胸，腹痛，往来寒热，奔豚汤主之。此奔豚气之发于肝邪者，往来寒热，肝脏有邪而气通于少阳也。肝欲散，以姜、夏、生葛散之；肝苦急，以甘草缓之；芎、归、芍药理其血；黄芩、李根下其气。桂、苓为奔豚主药，而不用者，病不由肾发也。

（2）王子接《绛雪园古方选注·内科》：贲，与"愤"同，俗读奔；豚，尾后窍；又小豕也。病从腹中气攻于上，一如江豚以臀愤起而攻也。是方治惊恐而得贲豚者，缘心动气驰，气结热聚，故其聚散靡常，发则为热，退则为寒，阴阳相搏则腹痛。君以芍药、甘草奠安中气，臣以生姜、半夏开其结气，当归、芎䓖入血以和心气，黄芩、生葛、甘李根白皮性大寒，以折其冲逆之气。杂以生葛者，寓将欲降之、必先升之之理。再按贲豚气有三：犯肺之贲豚属心火，犯心之贲豚属肾寒，脐下悸欲作贲豚属水邪。证自分途，治亦各异，学者当加意谛视。

（3）陈修园《金匮要略浅注·奔豚气病证治第八》：然肾处于下焦，与肝相通，所谓乙癸同源是也。然肝肾之气，并善上逆，今请言肝邪之发为奔豚，其木气之逆则上而冲胸，木邪克土，其腹必痛，肝脏有邪，其气通于少阳，则为往来寒热，以奔豚汤主之。

（4）秦伯未《金匮要略杂病浅说》：奔豚汤中的李根白皮，据各家本草治消渴、热毒烦躁，但《外台秘要》奔豚方中大半用此，遂有认为奔豚主药，如果从全书来看，归、芍、川芎的和肝，芩、葛和李根的清热，主要在于清泄肝邪，故《金匮》标题作奔豚气，气字极有意义，又在首条即指出："病有奔豚，有吐脓，有惊怖，有火邪，此四部病皆从惊发得之"。虽然吐脓、惊怖、火邪三病的原文散失，但都为精神刺激而属于内热一类是可以理解的了。

（5）徐忠可《金匮要略论注·奔豚气病脉证治第八卷》：此乃奔豚之气，与在表之外邪相当者也。故状如奔豚，而气上冲胸，虽未至咽喉，亦如惊发之奔豚矣。但兼惊痛，是客邪有在腹也，且往来寒热，是客邪有在半表里也。故合桂枝、小柴胡，去桂去柴，以太少合病治法，和其内相合之客邪，肝气不调，而加辛温之芎归，内寒疼逆，而加甘温之生葛、李根，谓客邪去而肝气畅，则奔豚不治而自止也。桂为奔豚的药而不用，里急故也。

【经典配方】甘草、芎䓖、当归、黄芩、芍药各二两，半夏、生姜各四两，生葛五两，甘李根白皮一升。上九味，以水二斗，煮取五升，温服一升，日三夜一服。

【经典方证】气上冲胸，腹痛，往来寒热。

【推荐处方】甘草6g，川芎6g，当归6g，半夏12g，黄芩12g，生葛15g，芍药6g，生姜12g，李根白皮12g。水煎服，每日1剂，温服，日3次，夜1次。

【方机概述】肝郁化热所致的奔豚气病。惊恐恼怒，肝气郁结化热，随冲气上逆，故气上冲胸；肝郁则气滞，气滞则血行不畅，故腹中疼痛；肝与胆互为表里，肝郁则少阳之气不和，所以往来寒热。奔豚汤施用的核心病机为肝郁化热。

【方证提要】现代临床常用于神经官能症、情志疾病、肝胆疾患等。症见脐下悸动、气上冲胸、口干口苦或恶寒发热等少阳证。

【适用人群】奔豚汤可应用于内、妇、儿各科，凡有肝郁化热、冲气上逆之证皆可应用。

【适用病症】

以下病症符合上述人群特征者，可以考虑使用本方。

（1）治疗内科疾病：包括神经系统及精神类疾病、消化系统疾病，如胃神经官能症、肠易激综合征、焦虑、抑郁、失眠等。

（2）治疗儿科疾病：小儿单纯外感发热、小儿咽结膜热、小儿嵌顿疝等。

（3）治疗妇科疾病：痛经、经行呕吐、经前期紧张综合征、脏躁等。

【合方与加减】

1.合方

（1）饮食欠佳、大便溏结不调等消化系统症状，合半夏泻心汤。

（2）气逆上冲较甚，与代赭石汤合方。

2. 加减

（1）腹痛较甚者，加川楝子 10 g，沉香 5 g。

（2）心神不安者，加酸枣仁 30 g，远志 10 g。

【注意事项】

服药期间，忌羊肉、海藻、菘菜、生葱等食物。

【医案分析】

1. 应用奔豚汤治奔豚气病案

张某，女，60 岁，农民。于 1991 年 5 月 30 日就诊。述 9 个月来，时常有气自小腹向上攻冲、疼痛，有时腹部可触及游走性包块。在某医院做胃镜诊为浅表性胃炎，下消化道造影未见异常。经中西医多方治疗效不佳。疑为结核病转我院。患者神疲消瘦，皮肤干燥，日饮食 3 两左右。舌暗红、苔白，脉滑。证属奔豚气，投以奔豚汤。处方：当归 6 g，川芎 6 g，黄芩 6 g，白芍 6 g，清半夏 12 g，葛根 15 g，降香 10 g，甘草 6 g，生姜 9 g。水煎服，日一剂。

按语：奔豚气是一种发作性疾病。或因阴寒内聚，或因情志抑郁，气结不行，逆而向上所致，临床较少见。此例患者症状典型，且经现代医学检测手段证实无器质性病变。遵循"有是证，用是药"的原则，给予奔豚汤疏肝清热、降逆止痛。原方中甘李根白皮药房无售，改用降香意在化湿祛浊，药证相符，气顺痛止，效如桴鼓。

2. 应用奔豚汤治顽固性呃逆案

李某，男，74 岁。2014 年 5 月 23 日初诊。患者于 4 个月前因家事心情不畅，之后出现呃逆阵作，恶心欲呕，甚则呕吐胃内容物，无咖啡渣样物，彻夜无法入睡，呃逆每次发作 10 余天，好转 1～2 天，又再次反复，突发突止，情绪波动时易诱发加重。来诊时症见呃逆连声，自觉气上冲胸，情绪焦虑抑郁，面色发红，恶心欲呕，脘腹闷胀，两胁隐痛，口苦，溲黄，大便稀溏，纳眠差，苔薄黄微腻，脉细弦。四诊合参，本病证属情志郁结、肝郁化热、肝气循冲气上逆，属奔豚气，呃逆乃肝郁化火、气上冲逆之奔豚病所致，治宜清热降逆、养血疏肝，投以奔豚汤。处方：李根白皮 30 g，半夏 10 g，葛根 15 g，川芎 10 g，当归 10 g，黄芩 10 g，白芍 15 g，旋覆花 10 g（包煎），代赭石 15 g（先煎），生姜 10 g，炙甘草 10 g。5 剂，水煎服，每日 1 剂。患者服药后效果甚佳，呃逆程度减轻，发作时间缩短，发作间隔时间延长。上方继服 2 周后呃逆已停止，精神情绪明显好转，后随访病情未再发作。

按语：本例患者病程较长，平素体质较虚弱，情绪波动时呃逆加重。本证为肝郁化热之奔豚证。冲脉隶属于肝，起于下焦，上循咽喉，若惊恐恼怒，肝气郁而化热，挟冲气上逆，则发为奔豚。"肝欲散"，方中以生姜、半夏、葛根辛以散之；"肝苦急"，故以甘草甘以缓之；肝"体阴用阳"，故以当归、白芍、川芎入血以养之柔之；胆宜降宜利，故以黄芩苦寒以清泄之。本例长期呃逆，系血虚肝旺之体，故投奔豚汤养血、平肝、泻火。原方基础上加用旋覆花苦、辛、咸、微温，入肺、脾、胃、大肠经。《本草纲目》曰："旋覆所治诸病，其功只在行水、下气。"代赭石苦、寒，归肝、心经，具有平肝潜阳、重镇降逆之功，能镇摄肺胃之逆气。诸药合用，血虚得养，邪热得泄，呃逆自安。

3. 应用奔豚汤治神志病案

陆某，男，26 岁，工人，上海人。1999 年 3 月初诊。性素内向，因工作不顺心并受同事欺负和领导误解，始则胆怯自卑郁闷不乐。常常借酒浇愁渐致心烦、失眠，终致狂躁不安、狂妄自大或就地打滚、哭叫不宁或对其母拳打脚踢、辱骂不休或对旁人怒目而视，甚则拔拳相对，或常怀疑有人居心叵测伺机迫害以致惊恐不安。经上海某医院确诊为精神分裂症，用西药治疗未能控制症状。就诊时见其两目充血，多言激动，语无伦次，便艰纳旺，舌红苔黄腻，脉滑数。辨为痰火扰心，投温胆汤。服药 10 剂未见寸功。因思辨证无误投药无效乃病重药轻，遂改奔豚汤合张锡纯荡痰汤加减，佐以逐瘀之品。处方：生葛根 30 g，椿白皮 30 g，代赭石 50 g（包先煎），当归 12 g，赤、白芍各 30 g，川芎 10 g，生大黄 15 g，甘遂 4 g（研吞），朱砂 1 g（冲服），柴胡 30 g，莪术 100 g，芒硝 6 g（冲服），生龙牡（各）30 g（先煎）。二剂后大便通畅日行 1～2 次，精神明显镇静，躁烦明显减轻。原方朱砂改羚羊角 0.6 g（吞服），代赭石用 100 g，生大黄用 30 g，以保持大便日行 2～3 次，有利于痰火降泄；并加生姜 4 片，大枣 10 枚以护中州。

按语：此患者，虽未见有"奔豚病，从少腹起，上冲咽喉，发作欲死""奔豚气上冲胸，腹痛，往来寒热"等症，但据其临床表现和舌脉分析，属于肝阳痰火上扰无疑，与奔豚病病机相合，遂用奔豚汤合张锡纯荡痰汤加减，佐以逐瘀之品，患者病实形盛，故投药峻猛，下不厌早，下不厌多，攻下药恒有多用不妨者，越是狂躁不安、多梦魇者，越要加强泻火通下之力。故重用代赭石凉血降火、重镇安神，并加用大剂生大黄、甘遂、芒硝顿挫火势、逐痰外出。狂证多瘀，重用柴胡、莪术、大黄推陈逐瘀，对疗效有促进作用。一经通下，痰火下泄，患者睡眠好转，情绪渐宁。

参考文献

［1］刘巧珍，刘凤星．奔豚汤验案二则［J］．河北中医，1992（6）：32.

［2］吴泉．奔豚汤治疗顽固性呃逆验案 2 则［J］．云南中医中药杂志，2015，36（10）：109.

［3］童舜华．奔豚汤治疗神志病举隅［J］．江西中医药，2007，289（1）：48.

（王平　殷晓雪　撰）

茯苓桂枝甘草大枣汤

【仲景方论】《金匮要略·奔豚气病证治第八》："发汗后，脐下悸者，欲作奔豚，茯苓桂枝甘草大枣汤主之。"

【注家方论】

（1）尤在泾《金匮要略心典·奔豚气病证治第八》：此发汗后心气不足，而后肾气乘之，发为奔豚者。脐下先悸，此其兆也。桂枝能伐肾邪，茯苓能泄水气。然欲治其水，必益其土，故又以甘草、大枣补其脾气。甘澜水者，扬之令轻，使不益肾邪也。

（2）王子接《绛雪园古方选注·和剂》：肾气奔豚，治宜泄之制之。茯苓、桂枝通阳渗泄，保心气以御水凌，甘草、大枣补脾土以制水泛。甘澜水缓中而不留，入肾而不着，不助水邪，则奔豚脐悸之势缓。是方即茯苓甘草汤恶生姜性升而去之，其义深且切矣。

（3）陈修园《金匮要略浅注·奔豚气病证治第八》：奔豚证：有肾侮心虚而上逆者，试得其证而出其方，发汗后脐下悸者。以发汗伤其心液，心气虚而肾气亦动，欲作奔豚，以茯苓桂枝甘草大枣汤主之。此为欲作奔豚而出其正治之方也。

（4）徐忠可《金匮要略论注·奔豚气病脉证治第八卷》：此言即无惊发而有君火虚极，肾邪微动，亦将凌心而作奔豚也。谓汗乃心液，发汗后则虚，可知使非因汗时余邪侵肾，何至脐下悸，至于悸而肾邪动矣。故知欲作奔豚，乃以茯苓合桂甘专伐肾邪，单加大枣以安胃，似不复大顾表邪。谓发汗后，表邪已少，且但欲作，则其力尚微，故渗其湿，培其土，而阴气自衰，用甘澜水，助其急下之势也。

【经典配方】茯苓半斤，甘草二两（炙），大枣十五枚，桂枝四两。上四味，以甘澜水一斗，先煮茯苓，减二升，内诸药，煮取三升，去滓，温服一升，日三服。甘澜水法：取水二斗，置大盆内，以杓扬之，水上有珠子五六千颗相逐，取用之也。

【经典方证】发汗后，脐下悸者。

【推荐处方】茯苓25g，桂枝12g，炙甘草6g，大枣15枚。以甘澜水1L，先煎茯苓减至800mL，纳诸药，煮取300mL，去滓，温服100mL，1日3次。

【方机概述】误汗后阳虚饮动欲作奔豚。病者下焦素有水饮内停，气化不利，加之发汗过多，心阳受伤，因而水饮内动，以致脐下筑筑动悸，有发生奔豚的趋势。茯苓桂枝甘草大枣汤施用的核心病机为阳虚饮动欲作奔豚。

【方证提要】现代临床多用于治疗神经官能症、更年期综合征、焦虑症、抑郁症、慢性胃炎等符合阳虚水逆、冲气上行病机的病证。症见发汗过多，随后脐下悸动，心慌不安，气短乏力，苔薄白有津，脉沉细无力。

【适用人群】适用于阳虚饮停、冲气上逆的人群，症见脐下动悸、欲作奔豚，兼有心肾阳虚的表现。

【适用病症】

（1）更年期综合征：形寒肢冷、肢体浮肿、面色晦暗、自觉脐下悸动、小便清长、夜尿增多。

（2）神经官能症：自觉脐下悸动、烦躁不安、胸满憋气、小便短少不利。

【合方与加减】

加减

（1）水饮重者，加白术12g，泽泻12g，猪苓9g。

（2）心阳虚甚者，重用桂枝30g。

（3）小便不利者，加薏苡仁9g，玉米须6g。

【医案分析】

1. 刘渡舟用茯苓桂枝大枣甘草汤案

郭某，男，56岁。患奔豚证，发作时气从少腹往上冲逆，至心胸则悸烦不安，胸满憋气，呼吸不利，并见头身汗出，每天发作两三次。小便短气不利，有排尿不尽之感。舌质淡，苔水滑，脉沉弦无力。水气下蓄，乘心脾阳虚而上冲。

茯苓30g，桂枝12g，大枣15枚，炙甘草10g。上方服用2剂，则小便畅通，奔豚气不再发作。（《经方临证指南》）

按语：茯苓桂枝大枣甘草汤即苓桂术甘汤去白术而加大枣。本方临床治疗水气病中属于心脾阳虚、下焦水寒之气妄动所致的欲作奔豚或已作奔豚的疗效甚佳。为何去白术而加大枣，白术和大枣都具有健脾益气的作用，都可以用来治疗气冲上逆的病证。但张仲景用此二药却有所不同，治疗气从"心下"上冲者用白术，治疗气从"脐下"上冲者用大枣。这是因为气从心下上冲者，病机在于脾虚不运而使水气上冲，所以用白术健脾兼能行水；至于气从脐下上冲者关键在于其人气水相搏、小便不利而脐下悸。所以重用茯苓至24g，桂枝至12g，超过其他有关方剂，然利水去邪之力大犹恐津伤液脱，所以去白术而用大枣补脾胃、生津液，寓防于治，从临床上来看，是很有实践意义的。

2. 陈永灿教授用奔豚汤和茯苓桂枝大枣甘草汤加减治疗抑郁症案

患者，女，59岁。2011年4月19日初诊。患者长期患抑郁症，常常夜不安寐，情绪低落，精神不振，平时服用抗抑郁药。近1个月，自觉有气从脐腹上冲，至胸胁方止，致胸胁极其满闷，难以耐受，时发时止。近1周，腹气上冲胸胁，有愈演愈烈之势，并伴惊恐不安。诊见面色青白，两睑虚浮，夜不安寐且易醒，白昼神疲喜卧，肢软乏力，少气懒言，纳食较少，大便亦少、不干，每四五日一行，脘腹时胀，饱食或喝水后即全身怕冷，自觉有气从脐腹上冲胸胁，至胸胁满闷难忍，时发时止，苦不堪言。舌质偏紫暗，舌苔薄白腻微糙，脉细涩。诊断为抑郁症，此为肝气郁结、气滞血瘀，肝气、胃气挟水饮上冲胸胁所致。治当疏肝理气，活血化瘀，健脾化饮，降逆平冲。方拟奔豚汤合茯苓桂枝甘草大枣汤加减治之。处方：醋柴胡 10 g，酒当归 10 g，炒白芍 30 g，川芎 10 g，酒黄芩 10 g，干姜 5 g，法半夏 10 g，桂枝 10 g，茯苓 30 g，炙甘草 10 g，大枣 30 g，玫瑰花 5 g，代代花 5 g，绿萼梅 5 g，炒白术 15 g，合欢皮 15 g。每日 1 剂，早晚饭后 1 小时服用。7 剂。2011 年 4 月 26 日复诊：患者药后腹气上冲胸胁明显缓解，偶有发作，但一过即散，可以承受。夜寐好转，怕冷亦失，精神转振。原方再进 7 剂以资巩固。

按语：陈教授指出奔豚病的主症为气从少腹上冲心胸或至咽喉。本案抑郁症的临床表现虽与奔豚汤证未完全一致，但主症高度相似，中医可诊断为奔豚病。发作时患者常伴有腹痛、胸闷、气急、呼吸窒闭、心悸、惊恐、烦躁不安，甚至抽搐厥逆、发作欲死等症。至少本病的病因，古今医家认识一致，都归于情志所伤。张仲景即明确指出"多从惊恐得之"，张从正在《儒门事亲》中强调"皆抑郁不伸"。本案患者素有抑郁症史，说明也与情绪障碍相关。患者自觉气上冲胸胁，舌偏紫暗，辨证为肝气郁结、气滞血瘀。又患者饱食或饮水后即全身怕冷，纳少，神疲，肢软，懒言，脉细涩，脾虚失运，水饮内停。故取张仲景奔豚汤和茯苓桂枝甘草大枣汤合用。将奔豚汤中葛根改为醋柴胡，李根白皮由合欢皮代之。醋柴胡疏肝解邪，合欢皮宁心安神，符合奔豚汤证心肝气机不疏的病机，针对其临床症状，两药如此调整亦颇为合拍，具有疏肝理气、活血化瘀、宁心安神、降逆平冲的功效。茯苓桂枝甘草大枣汤加白术又成苓桂术甘汤，则有健脾化饮和胃之功。另用"三花"（玫瑰花、代代花、绿萼梅），取其花类芳香轻宣，疏解怫郁，流通气血，取效甚好。

3. 王松龄教授用茯苓桂枝甘草大枣汤案

姜某，男，39 岁。1988 年 1 月初诊。症状呈发作性，发作时首先少腹悸动不适，后自感气从少腹往上冲逆，至心胸则悸烦不安，胸满憋气，呼吸不利，头身汗出，每天发作 2～3 次。切脉沉弦无力，视其舌质淡而苔水滑，问其小便则称甚少，而又有排尿不尽感。辨证属水气下蓄，乘心脾虚而发为奔豚。当用茯苓桂枝甘草大枣汤，处方：茯苓 30 g，桂枝 12 g，大枣 12 枚，炙甘草 6 g。方解：茯苓、桂枝，温阳化水，交通心肾，泄降冲逆；甘草、大枣，和中养胃，益气助脾，培土制水。诸药共用，有温阳下气、培土伐水之功。温服 2 剂，小便通畅而奔豚不作。更方用桂枝 10 g，炙甘草 6 g，以扶心阳，病遂获愈。（王松龄门诊登记病例整理，1988 年 2 月。）

按语：茯苓桂枝甘草大枣汤与苓桂术甘汤均属《伤寒论》苓桂剂范畴，按《伤寒论》理论，苓桂术甘汤治疗心阳虚、心脾阳虚、下焦水邪上逆（冲）之证，该证候是持续存在的，不具备发作性的特点。通读《伤寒杂病论》发现，凡脐上、下悸动者，张仲景有不用白术的用药习惯。如在《伤寒论·辨霍乱病脉证并治》理中丸证中，理中丸方后注文描述，"若脐上筑者，肾气动也，去术，加桂四两"。临证中可用苓桂术甘汤治疗奔豚病，只要病机属于心阳虚、心脾阳虚、下焦水邪上逆（冲）。以方测证，桂枝、甘草温补心阳，茯苓、白术健脾燥湿、利水降冲。方证相应，推理可以治疗发作之前没有脐下悸动先兆症状的奔豚病。

参考文献

［1］陈永灿. 经方新用治验举隅［J］. 中医杂志，2013，54（1）：67-68.

［2］姬令山，刘志华，王松龄. 王松龄基于《伤寒杂病论》理论论治奔豚病经验介绍［J］. 新中医，2020，52（13）：38-40.

（王平　殷晓雪　撰）

瓜蒌薤白白酒汤

【仲景方论】《金匮要略·胸痹心痛短气病脉证治第九》："胸痹之病，喘息咳唾，胸背痛，短气，寸口脉沉而迟，关上小紧数，瓜蒌薤白白酒汤主之。"

【注家方论】

（1）尤在泾《金匮要略心典·胸痹心痛短气病脉证治第九》：胸中，阳也，而反痹，则阳不用矣，阳不用，则气之上下不相顺接，前后不能贯通，而喘息、咳唾、胸背痛、短气等症见矣。更审其脉，寸口亦阳也，而沉迟，则等于微矣。关上小紧，亦阴弦之意，而反数者，阳气失位，阴反得而主之，《易》所谓阴疑于阳，《书》所谓牝鸡之晨也。是当以通胸中之阳为主。薤白、白酒，辛以开痹，温以行阳。瓜蒌实者，以阳痹之处，必有痰浊阻其间耳。

（2）王子接《绛雪园古方选注·内科》：胸痹三方，皆用瓜蒌实、薤白，按其治法却微分三焦。《内经》言：淫气喘息，痹聚在肺。盖谓妄行之气，随各脏之内因所主而入为痹，然而病变有不同，治法亦稍异。止就肺痹喘息咳唾、胸背痛、短气者，君以薤白，滑利通阳；臣以瓜蒌实，润下通阴；佐以白酒、熟谷之气上行药性，助其通经活络，而痹自开。

（3）陈修园《金匮要略浅注·胸痹心痛短气病脉证并治第九》：人之胸中，如天阳气用事，阳气一虚，诸阴寒得而乘之，则为胸痹之病，盖诸阳受气于胸，而转行于背，气痹不行，则阻其上下往来之路，则为喘息咳唾，塞其前后阴阳之位，则为胸背痛，且不特喘息咳唾，而呼吸之间，不相续而短气，更审其脉，寸口之阳脉沉而迟，即上所言阳微之意也。关上之阴脉小紧数，即上所言阴弦之意，由尺而上溢于关也。阳气失权，诸阴反得而占之，法当通其胸中之阳，以瓜蒌薤白白酒汤主之。

（4）徐忠可《金匮要略论注·胸痹心痛短气病脉证治第九卷》：此段实注胸痹之证脉，后凡言胸痹，皆当以此概之。谓人之胸中如天，阳气用事，故清肃时行，呼吸往还，不愆常度，津液上下，润养无壅，痹则虚而不充，其息乃不匀，而喘唾乃随咳而生。胸为前，背为后，其中气痹则前后俱痛，上之气不能常下，则下之气不能时上而短矣。寸口主阳因虚，伏而不鼓则沉而迟，关主阴，阴寒相搏，则小紧而数，数者阴中挟燥火也。故以瓜蒌开胸中之燥痹为君，薤白之辛温以行痹着之气，白酒以通行荣卫为佐，其意谓胸中之阳气布，则燥自润，痰自开，而诸证悉愈也。

【经典配方】瓜蒌实一枚，薤白半升，白酒七升。上三味，同煮，取二升，分温再服。

【经典方证】喘息咳唾，胸背痛，短气，寸口脉沉而迟，关上小紧数。

【推荐处方】瓜蒌实24 g，薤白12 g，白酒七升。三味同煮，取二升，分温再服。

【方机概述】胸阳不振，阴邪阻滞。由于胸阳不振，肺失肃降，故喘息咳唾、短气；痰浊阻滞，胸阳不宣，心脉痹阻，故胸背痛。瓜蒌薤白白酒汤的核心病机是胸阳不振，阴邪阻滞。

【方证提要】胸痹，胸痛；胸背痛，胸闷短气，喘息咳唾；或心前区压榨样疼痛；或沿肋间呈放射性疼痛，疼痛呈刺痛或烧灼样痛，咳嗽、深呼吸或打喷嚏时疼痛加剧。

【适用人群】常用于胸阳不振的胸痹人群。胸部闷痛，甚则胸痛彻背，咳唾喘息，短气，舌苔白腻，脉沉弦或紧。

【适用病症】

以下病症符合上述人群特征者，可以考虑使用本方。

（1）以胸痛为表现的疾病，凡辨证属胸阳不振可用本方，如心绞痛、冠状动脉粥样硬化、心肌梗死、心肌缺血、肋间神经痛等。

（2）以咳喘为表现的疾病，如慢性支气管炎、慢性阻塞性肺疾病、支气管哮喘等。

（3）以胸闷、短气为表现的疾病，如肺气肿、肺间质性病变、心肌缺血、心功能衰竭、心律失常等。

【合方与加减】

1. 合方

（1）肋间神经痛，合四逆散。

（2）胸部刺痛者，合桃红四物汤或血府逐瘀汤。

2. 加减

（1）血瘀重者，加桃仁12 g，红花9 g，川芎9 g。

（2）兼气滞者，加香附9 g，青皮12 g。

（3）痰浊较甚者，加半夏12 g，石菖蒲9 g。

【注意事项】

（1）瓜蒌薤白白酒汤方剂中白酒的用量应视患者的酒量而定，用量不宜过多，如患者不能饮酒或对酒精过敏者，亦可不用。

（2）薤白和白酒气味浓厚，不可久煎，一般待煎沸后再煎15分钟即可服用。

（3）胸痹患者平素多有血压异常，服药期间应注意密切监测血压情况，控制血压在正常水平。

【医案分析】

1. 叶天士用瓜蒌薤白白酒汤案

劳伤阳气，胸背痹痛。

瓜蒌薤白白酒汤加半夏、杏仁、茯苓。（《未刻本叶氏医案》）

按语：瓜蒌薤白白酒汤《方剂学》谓之理气剂，具有通阳散结、行气祛痰之功效。此案劳伤阳气，胸背痹痛，显系胸痹，阳微阴弦之势可窥。瓜蒌薤白白酒汤通阳，加半夏、杏仁、茯苓理气化浊。

2. 于红亮等应用瓜蒌薤白白酒汤治疗慢性支气管炎

陈某，男，62岁。2010年10月6日初诊。慢性支气管炎2年，1周来发热、微恶寒、咳痰气喘，经治疗，发热恶寒等表证已除。现症见咳喘，胸中窒闷，胸痛，心悸，气短，舌苔白腻，脉沉结代。听诊：两肺底部可闻及细小湿啰音。血常规检验：白细胞11.2×10^9/L，中性粒细胞9.2×10^9/L，嗜酸性粒细胞0.8×10^9/L。X线：两下肺纹理增粗、紊乱且有条索状阴影。辨证为寒痰内结，肺失宣降。宜辛通温阳，开痹散结。方选瓜蒌薤白白酒汤合当归四逆散加减：全瓜蒌20 g，薤白30 g，白酒50 g，桂枝15 g，细辛10 g，白芍15 g，当归15 g，甘草10 g，葶苈子10 g，红枣5枚。5剂后，胸闷、胸痛、咳喘减轻，颇思纳谷，舌质淡红、苔白滑，脉沉略迟。去葶苈子，加佛手10 g理气和胃，继服5剂。2010年11月8日X线示两下肺条索状阴影吸收，血常规检验正常。症状基本消失、缓解。

按语：中医将慢性支气管炎分为本虚和标实两种情况。多数慢性支气管炎既有本虚，又有标实，只是在急性发作期以标实为主，缓解期以本虚为主。瓜蒌薤白白酒汤之应用无论其标实期和本虚期，凡症见胸闷、咳黏痰或兼胸痛者，用之皆有良效。

3. 张中林等应用瓜蒌薤白白酒汤治疗糜烂性胃炎

支某，女，47岁。2010年3月8日初诊。患者胸闷，憋气，心窝部隐痛、灼痛，饱胀，恶心，泛酸水，嗳气，反复发作已3天。疼痛以饭后1小时左右发作为多，进辛辣、生冷饮食症状加重，服制酸剂症状缓解，发作季节不定，伴失眠，尿黄，舌淡红、苔白腻，脉濡滑。胃镜检查：胃底黏膜红白相间，以红为主，黏液糊混浊，量中等；胃窦红白相间，以红为主，散在点片状糜烂出血斑。辨证为痰浊闭阻、升降失常之证，宜豁痰降逆、燮理阴阳。方选瓜蒌薤白白酒汤合半夏泻心汤加减：全瓜蒌 20 g，薤白 30 g，白酒 50 g，法半夏 10 g，黄连 10 g，黄芩 10 g，干姜 10 g，甘草 10 g，党参 30 g，煅瓦楞子 15 g，乌贼骨 15 g，炒酸枣仁 15 g，白芷 10 g，车前子 15 g，生姜 3 片，红枣 5 枚。服 5 剂，诸症均减，知方已应证，守方继进 5 剂，诸症明显减轻，月经已至，经期 3 天净，量中等，上方去白芷、车前子，连服 20 剂。2010 年 4 月 20 日复查，除见胃窦部黏膜轻度充血外，点片状糜烂出血斑消失。改以六君子汤加煅瓦楞子、乌贼骨，温阳益气，止痛善后。

按语：糜烂性胃炎是以胃黏膜多发性糜烂为特征的胃炎，本证由痰浊闭阻、肺气不宣、脾胃升降失常所致，故以瓜蒌薤白白酒汤与半夏泻心汤化裁，此为辨证施法；另加煅瓦楞子、乌贼骨、白芷，则为辨病用药，以疗溃疡之疾，此案兼具病证之全，故能获效如神。

参考文献

［1］于红亮，蒋美荣.瓜蒌薤白白酒汤治胸痹验案 2 则［J］.黑龙江中医药，2009，38（6）：3.

［2］张中林，马国学.瓜蒌薤白白酒汤验案 3 则［J］.河南中医，2012，32（2）：146-147.

（王平　殷晓雪　撰）

瓜蒌薤白半夏汤

【仲景方论】《金匮要略·胸痹心痛短气病脉证治第九》："胸痹不得卧，心痛彻背者，瓜蒌薤白半夏汤主之。"

【注家方论】

（1）尤在泾《金匮要略心典·胸痹心痛短气病脉证治第九》：胸痹不得卧，是肺气上而不下也；心痛彻背，是心气塞而不和也。其痹为尤甚矣。所以然者，有痰饮以为之援也，故于胸痹药中，加半夏以逐痰饮。

（2）王子接《绛雪园古方选注·内科》：胸痹三方，皆用瓜蒌实、薤白，按其治法却微分三焦。《内经》言：淫气喘息，痹聚在肺。盖谓妄行之气，随各脏之内因所主而入为痹，然而病变有不同，治法亦稍异。止就肺痹喘息咳唾、胸背痛、短气者，君以薤白，滑利通阳；臣以瓜蒌实，润下通阴；佐以白酒、熟谷之气上行药性，助其通经活络，而痹自开。若转结中焦而为心痛彻背者，但当加半夏一味，和胃而通阴阳。

（3）陈修园《金匮要略浅注·胸痹心痛短气病脉证治第九》：胸痹证，上已详言，不复再赘，今又加气上不得卧，是有痰饮以为之援也。此证与支饮证相类，而唯心痛彻背者，为胸痹证所独，以瓜蒌薤白半夏汤主之。

（4）徐忠可《金匮要略论注·胸痹心痛短气病脉证治第九卷》：此贯以胸痹，是喘息等证，或亦有之也。加以不得卧，此支饮之兼证，又心痛彻背，支饮原不痛，饮由胸痹而痛气应背，故即前方加半夏。（此条若无心痛彻背，竟是支饮矣。）

【经典配方】瓜蒌实一枚（捣），薤白三两，半夏半升，白酒一斗。上四味，同煮，取四升，温服一升，日三服。

【经典方证】胸痹不得卧，心痛彻背。

【推荐处方】瓜蒌实12 g、薤白9 g、半夏9 g、白酒70 mL。水煎分3次温服。

【方机概述】胸阳不振，痰浊痹阻。胸阳不振，痰饮壅盛，可见胸痹重症，胸痹而不得卧，较上条"喘息咳唾"为重；心痛彻背，较上条"胸背痛"多一"彻"字，说明胸背痛之势较剧。瓜蒌薤白半夏汤的核心病机是胸阳不振，痰浊痹阻。

【方证提要】胸痹，胸痛。胸痛彻背，不能安卧，胸闷，憋喘，咳嗽、咳痰，舌苔厚腻，脉弦滑。

【适用人群】常用于胸阳不振、痰浊壅塞较甚的胸痹人群，症见胸痛彻背，胸闷、气短，心慌；或以喘息不得卧，呼吸困难，咳嗽，咳痰等肺部疾患为表现的人群。

【适用病症】

以下病症符合上述人群特征者，可以考虑使用本方。

（1）以胸痛彻背为表现的疾病，凡辨证属胸阳不振可用本方，如心绞痛、冠状动脉粥样硬化、心肌梗死等。

（2）以喘息不得卧为表现的疾病，如慢性支气管炎、慢性阻塞性肺疾病、支气管哮喘、肺间质纤维化等。

（3）以胸闷、短气为表现的疾病，如肺气肿、肺间质性病变、心肌缺血、心功能衰竭、心律失常等。

【合方与加减】

1. 合方

（1）痰瘀互结型冠心病，合血府逐瘀汤、桃红四物汤或丹参饮。

（2）痰浊闭阻型心绞痛，合涤痰汤。

2. 加减

（1）痰浊壅塞甚者，加石菖蒲12 g，远志9 g。

（2）痰阻气滞者，加陈皮12 g，厚朴9 g。

（3）心情急躁、易怒者，加菊花9 g，钩藤9 g。

【注意事项】

心绞痛服用本方后，疼痛仍不能缓解，要注意及时检查，避免心肌梗死的发生。

【医案分析】

1. 章次公先生用瓜蒌薤白半夏汤治疗胃脘痛案

李女。胃脘痛，其痛得按则舒，并不呕吐噫哕。

川楝子9 g，延胡索12 g，杏仁18 g，甘松6 g，川椒目5 g，乌药9 g，香橼皮9 g，罂粟壳12 g，旋覆花12 g（包）。

二诊：自觉心摇摇如悬旌然，则胃脘痛，得重按则舒，亦神经痛也。

延胡索12 g，全当归9 g，杏仁泥15 g，罂粟壳12 g，小茴香3 g，远志肉12 g，旋覆花9 g（包），细辛2.4 g，炮附块5 g，香橼皮9 g，良附丸9 g（吞）。

三诊：胃脘痛止，进流质尚感胀，上膈隐痛，此胸痹也。

薤白头12 g，生枳实9 g，全瓜蒌12 g，香附9 g，延胡索12 g，娑罗子9 g，佛手6 g，木香5 g，半夏曲9 g，乌药9 g，大川芎6 g。（《章次公医案》）

按语：《章次公医案》一书为章氏门人集体整理，国医大师朱良春执笔。是书按语精妙，与医案相得益彰，既显章朱传承之妙，而又屡有发挥妙笔。故此案解析不加按语，仍沿用朱老所按。原按云：神经性胃痛，前人认为是肝胃气失疏所致。先生用温性理气止痛药，屡屡见效。本案三诊时，见上膈隐隐作痛，乃辨为"胸痹"证，加薤白、枳实、瓜蒌等药，以加强其宽胸下气的作用，方为瓜蒌薤白半夏汤的加味。

2. 崔建蓉等应用瓜蒌薤白半夏汤治疗心绞痛案

患者，男，60岁，已婚，退休干部。2012年3月8日上午9：00初诊。主诉：胸闷痛1个月。有心绞痛、慢性气管炎等病史。刻下：患者胸满闷痛，面白形丰，痰多气短，伴倦怠乏力，纳呆便溏，咯吐痰涎，阴雨天易发和加重，舌淡红、体胖大有齿痕，苔白腻，脉细滑。心电图：一过性ST段下移，T波倒置。西医诊断：心绞痛。中医诊断：胸痹；证属痰浊闭阻，胸阳失展，气机阻滞，心脉阻滞。法当通阳泄浊、温化痰饮。方予瓜蒌薤白半夏汤加减：瓜蒌仁15g，薤白9g，法半夏6g，桂枝4g，茯苓9g，白术9g，陈皮9g，枳壳9g。每日1剂，水煎服。服2剂后胸满闷痛消失。心电图复查：心肌缺血恢复正常。仍痰多气短，倦怠乏力，纳呆便溏依旧，法当健脾燥湿、温化痰饮，以香砂六君子汤调理1个月而愈。

按语：胸痹心痛，责在胸中阳微，气机不畅，故仲景以通阳为主，复其上焦之阳，则浊阴自降。然浊阴之邪有痰浊、寒凝、血瘀之分，故临证当有侧重。案见胸满闷痛，咯吐痰涎，遇阴雨天而易发和加重，舌质淡红、体胖大有齿痕，苔白腻，脉细滑。证以痰浊闭阻为主，故以瓜蒌薤白半夏汤通阳泄浊。而面白形丰、痰多气短、倦怠乏力、纳呆便溏、咯吐痰涎，属气虚痰盛，故加茯苓、桂枝、白术健脾燥湿、温化痰饮，以加强降化浊阴之功。

3. 赵锐等应用瓜蒌薤白半夏汤治疗噎膈病案

姜某，男，75岁。2008年6月21日初诊。主诉：饮食噎膈不下，呕吐黏痰2日。患者8年前诊断为食管癌并行食管癌切除术。2日前因琐事与家人争吵遂出现食咽不下，仅能进食汤水，呕吐黏痰，胃脘部胀满不适，前胸后背疼痛，大便数日不行，小便短赤，舌质红，舌苔厚腻，脉沉弦滑。诊为：噎膈，证属痰气互结、痹阻胸阳。治以豁痰行气，清化湿浊，利咽导滞。药用：全瓜蒌10g，半夏10g，郁金10g，枳壳10g，陈皮10g，茯苓10g，连翘10g，射干6g，白芷10g，浙贝母10g，胆南星10g，竹茹10g，丹参20g，砂仁10g，檀香6g，败酱草15g，豆蔻10g，六神曲15g，厚朴10g，桔梗10g，甘草6g。3剂，每日1剂，水煎300mL，分2次服用。二诊：患者诉能进少量粥样食物，仍感咽痛，大便未行，舌苔厚腻。于上方去丹参、檀香加莱菔子10g，槟榔10g，山楂10g，鸡内金10g，玄参10g，大黄6g，佩兰10g，瓜蒌加到20g。3剂，煎药服法同前。三诊：患者已进食如常，效不更方，原方加太子参10g，续服7剂以资巩固。几个月后患者复因情志不遂噎膈再发，守方治疗，7剂而愈。

按语：该病例系痰郁互结，痹阻胸阳之证。痰气交阻，食管不利则吞咽困难；胸胁胃脘痞满，气结津不能上承，故咽痛。故用瓜蒌薤白半夏汤加减润燥化痰，理气导滞，宣通胸阳。方中全瓜蒌清热化痰，宽胸降气，且能润肠通便；半夏燥湿化痰，和中降逆；丹参饮行气以止痛；浙贝母、茯苓，润燥化痰以散结；郁金、豆蔻利气以开郁；枳壳化痰行气宽中除胀；连翘、射干、败酱草清热散结利咽；六神曲、山楂、鸡内金消食化积。二诊去丹参、檀香是去其温燥之品，加莱菔子10g，槟榔10g等药是加重消导积滞之力。三诊加少量太子参是有扶助正气、攻补兼施之意。

4. 张学书等应用瓜蒌薤白半夏汤治疗慢性喘息性支气管炎案

刘某，男，32岁，干部。1994年1月初诊。该患者于1991年患肺炎后每年秋冬季因上呼吸道感染诱发咳喘，吐痰量多，每次发病时间可持续3个月以上，用抗生素及止咳化痰西药治疗可缓解症状，但发病时间和症状逐年延长、加重。就诊前1周曾患感冒，刻下：胸满闷窒咳喘，咯吐白色黏痰，口唇紫，不能平卧，双肺可闻干湿性啰音。舌苔白厚腻，脉滑。辨证属痰浊阻肺，治以泄浊化痰。瓜蒌薤白半夏汤加减。拟方：瓜蒌30g，薤白12g，半夏12g，陈皮12g，苏子12g，莱菔子12g，白芥子10g，苍术12g，厚朴12g，茯苓20g，冬瓜子15g，鱼腥草20g，水煎服，每日1剂。服药10剂后，患者胸部舒畅，痰量明显减少，咳喘减轻，已能平卧，肺部啰音减少，又进10剂，喘症消失，肺部啰音消失，仍有少量咳痰，去鱼腥草，再服10剂巩固疗效。

按语：此案在治疗中遵循"异病同治"的原则，取该方通阳散结、豁痰宽胸的作用，重用瓜蒌清肺化痰、利气宽胸，半夏燥湿化痰，薤白辛开行滞、苦泄痰浊，三药都归肺经。

参考文献

[1] 崔建蓉，陈有明.加减瓜蒌薤白半夏汤治疗心绞痛验案［J］.中国中医药信息杂志，2014，21（12）：116.

[2] 赵锐，张景凤.加减瓜蒌薤白半夏汤治疗多病种验案举隅［J］.辽宁中医杂志，2010，37（3）：530-531.

[3] 张学书.瓜蒌薤白半夏汤加减治疗慢性喘息型支气管炎验案［J］.北京中医，1997（3）：60.

（王平　撰）

枳实薤白桂枝汤

【仲景方论】《金匮要略·胸痹心痛短气病脉证治第九》："胸痹心中痞，留气结在胸，胸满，胁下逆抢心，枳实薤白桂枝汤主之，人参汤亦主之。"

【注家方论】

（1）尤在泾《金匮要略心典·胸痹心痛短气病脉证治第九》：心中痞气，气痹而成痞也，胁下逆抢心，气逆不降，将为中之害也。是宜急通其痞结之气，否则速复其不振之阳。盖去邪之实，即以安正；养阳之虚，即以逐阴。是在审其病之久暂，与气之虚实而决之。

（2）王子接《绛雪园古方选注·内科》：胸痹三方，皆用瓜蒌实、薤白，按其治法却微分三焦。《内经》言：淫气喘息，痹聚在肺。盖谓妄行之气，随各脏之内因所主而入为痹，然而病变有不同，治法亦稍异。止就肺痹喘息咳唾、胸背痛、短气者，君以薤白，滑利通阳；臣以瓜蒌实，润下通阴；佐以白酒、熟谷之气上行药性，助其通经活络，而痹自开。若结于胸胁，更加逆气上抢于心，非但气结阳微，而阴气并上逆矣，薤白汤无足称也。须以枳实、厚朴先破其阴气，去白酒之醇，加桂枝之辛，助薤白、瓜蒌行阳开痹，较前法之从急治标，又兼治本之意焉。

（3）陈修园《金匮要略浅注·胸痹心痛短气病脉证治第九》：更有病势之最急者，胸痹病更加心中痞，为羁留不去之客气结聚在胸，胸痹之外，又见胸满，胁下之气又逆而抢心，是胸既痹而且满，而又及于心中，牵及胁下，为留为结，为逆为抢，可谓阴邪之横行无忌矣。此际急兴问罪之师，以枳实薤白桂枝汤主之。

（4）徐忠可《金匮要略论注·胸痹心痛短气病脉证治第九卷》：胸痹而加以心中痞、胸满，似痞与结胸之象，乃上焦阳微而客气动膈也。注云：留气结在胸，即客气也，更胁下逆抢心，是不独上焦虚，而中焦亦虚，阴邪得以据之，为逆为抢。故于薤白、瓜蒌，又加枳、朴以开其结，桂枝行阳以疏其肝。

【经典配方】枳实四枚，薤白半斤，桂枝一两，厚朴四两，瓜蒌实一枚（捣）。上五味，以水五升，先煮枳实、厚朴，取二升，去滓，内诸药，煮数沸，分温三服。

【经典方证】胸痹，心中痞气，气结在胸，胸满，胁下逆抢心。

【推荐处方】枳实12g，厚朴12g，薤白9g，桂枝3g，瓜蒌12g，水煎服。

【方机概述】 胸阳不振，气结在胸。邪气郁结在胸中（心中、肺中、胸膜中），气机壅滞不畅，阳气被遏，瘀从郁生，痰瘀为患，故表现为心中痞、胸满。胁下逆抢心即胸胁病变可及于心，心胸病变可及于胁肋。枳实薤白桂枝汤的核心病机是胸阳不振，气结在胸。

【方证提要】 胸痹。心中痞，胸满，胸痛，胁下逆抢心，或胸痛引背，或气喘，或喉中有痰，舌质紫暗或有瘀点，脉沉或涩。

【适用人群】 常用于胸痹而气结较甚的人群。胸满而痛，气从胁下上逆抢心，喘息咳唾、短气，胁腹胀满，苔白厚腻，脉沉弦或紧。

【适用病症】

以下病症符合上述人群特征者，可以考虑使用本方。

（1）以胸痛为表现的疾病，如冠心病不稳定型心绞痛、心肌梗死、心律不齐、肋间神经痛、胸膜炎等。

（2）以胸腹不适为表现的疾病，如反流性食管炎、功能性消化不良等。

（3）以咳嗽、气喘为表现的疾病，如支气管哮喘、慢性支气管炎、肺栓塞等。

【合方与加减】

1. 合方

（1）夹有痰热者，合小陷胸汤。

（2）夹湿热气虚，合半夏泻心汤。

（3）痰气阻滞者，合半夏厚朴汤。

2. 加减

（1）痰浊重者，加半夏9 g，茯苓12 g。

（2）虚寒重者，加干姜9 g，附子6 g。

（3）气滞重者，加陈皮9 g，香附9 g。

【医案分析】

1. 闫镛教授应用枳实薤白桂枝汤治疗糖尿病合并心脏病案

顾某，女，48岁。2017年10月2日初诊。主诉为心前区不适2周。患者糖尿病病史6年余，偶测空腹血糖6.5 mmol/L左右，规律口服二甲双胍片。2周前劳累后出现心前区不适、心慌气短，于当地医院行心电图：窦性心律，Ⅱ、Ⅲ、aVF导联ST段压低。刻下：心慌胸闷，偶有刺痛，伴有喘息气急，劳累后加重，口苦口黏，头晕耳鸣，喜叹息，纳眠欠佳，二便调。舌质暗，苔薄白，脉沉。辨病：胸痹，气郁痰阻证。治则：行气散瘀，宽胸化痰。方用枳实薤白桂枝汤加减。药物如下：枳实20 g，薤白10 g，桂枝30 g，厚朴10 g，瓜蒌10 g，丹参30 g，檀香10 g，半夏10 g，远志10 g，山楂15 g。7剂，水煎服，早晚各1次。2017年10月10日二诊，诉心前区不适症状较前明显减轻，有如释重负感，仍时感头晕，于上方中加牛膝15 g引血下行，续服15剂。2017年10月28日三诊，诉无胸闷心慌，纳眠可，续服中药15剂巩固治疗。

按语：本患者患病日久，情志抑郁，气机不畅，疏泄失职，郁滞更甚，痰瘀阻于心络，不通则痛，则心慌胸痛、喜叹息；痰浊阻于清窍，清阳不升则头晕耳鸣；痰浊扰乱心神则眠差。治疗宜畅气机、化痰浊、散瘀结，方用枳实薤白桂枝汤加味，方中薤白通阳散结、行气开胸，枳实解郁散结为君；桂枝温经散瘀，瓜蒌宽胸祛痰，厚朴下气除痞为臣药；丹参活血化瘀，檀香行气止痛，半夏燥湿化痰，远志化痰安神，山楂行气消食兼散瘀，上药同用奏行气散瘀、宽胸化痰之功。

2. 潘扬等应用枳实薤白桂枝汤治疗心肌炎案

患者，女，50岁。既往有哮喘病史，哮喘诱发试验阳性，平时咳嗽有痰，怕冷，胸闷不适。按照哮喘运用中西药物治疗很长时间，应用小青龙汤、桂枝加厚朴杏子汤等方药都效果不理想。2013年8

月 12 日为其诊治，见其形体中等，面白，自诉平时咳嗽有痰，怕冷，胸闷不适，心悸不明显，二便、睡眠、胃口无明显异常。舌淡红略暗，苔薄白，脉诊左寸细紧。询问得知其年幼时曾有心肌炎。证属阳虚痰阻，胸阳不振。治宜温阳化痰，散寒宽胸。方取枳实薤白桂枝汤合二陈汤加减：枳实 9 g，薤白 6 g，桂枝 9 g，厚朴 5 g，瓜蒌皮 12 g，当归 15 g，姜半夏 6 g，陈皮 5 g，白茯苓 12 g，炒白术 5 g，炙甘草 6 g，4 剂，1 剂 / 日，早晚分服。服药后患者诉胸闷、咳嗽改善。后加减服用 14 剂，症状明显减轻，后停药。

按语：临床上心脏病患者合并肺疾者很常见，心肌炎因外感发病者更为多见。本患者有哮喘宿疾，故而胸闷按照哮喘治疗很长时间，小青龙汤以散寒化饮为主，桂枝加厚朴杏子汤以散寒平喘为主，所以效果不理想。本患者属于稳定期，属痰湿体质，故攻补兼施，运用枳实薤白桂枝汤为主，合用二陈汤健脾化痰，加用当归等养血扶正，虚则补其母，肝血足则可养心，胸闷故能缓解。

3. 郭瑞萍等应用枳实薤白桂枝汤治疗噫症案

刘某，男，68 岁，退休工人。2007 年 5 月 2 日初诊。嗳气已 6 月余，间断性发作，痛苦难忍，患者于半年前出现发作性胸前区疼痛、憋闷、短气，经医院诊断为冠心病心绞痛，给予西药治疗，病情好转出院。随后出现嗳气不止，时轻时重，遇寒为甚，多处求医诊治，皆以疏肝和胃、健脾益气、降逆和胃等治疗，未见好转。刻下：患者形体偏胖，神志清楚，精神欠佳，面色淡白无华，嗳气频频，胸闷气短乏力，多在嗳气后胸闷气短症状减轻，口不渴，时有痰，纳差，腹胀，大便不畅，舌淡苔白腻，脉弦细滑，诊为噫症。辨证为痰浊内阻，胸胃失和；治宜通阳开结，泄满降逆。方选枳实薤白桂枝汤加味，方药：瓜蒌 15 g，薤白 12 g，枳实 9 g，厚朴 9 g，干姜 12 g，炙甘草 6 g，桂枝 12 g。3 剂后复诊，患者自述嗳气明显缓解，同时自感胸闷短气减轻，守原方 7 剂，诸症悉除，后未复发。

按语：本案属阳虚痰甚体质，中阳素虚不能运化水湿，聚湿成痰上犯胸阳，发为胸闷气短乏力之症；中阳不足，虚寒内生，寒邪随经上走于心发为"噫"，即《内经》言："寒气客于胃，正以心气主噫，而胃又有寒，故从之而转耳，阴盛而上走阳明，阳明络于心，上走心为噫，故上走心为噫也。"中脘湿阻气滞出现纳差，腹胀，大便不畅之状；脾胃虚弱，气血生化无源出现了面色淡白无华，精神欠佳，纳差等不足之象；舌淡苔白腻，脉弦细滑，皆为阳气不足、痰浊内阻之症。方选枳实薤白桂枝汤加味。方中薤白通阳宣痹散结，瓜蒌宽胸理气化痰，两药相配通胸阳化痰浊以安其君；枳实、厚朴消滞除满化湿、宽胸下气除噫，干姜、炙甘草温阳益气健脾，四药相伍温中散寒除湿以运其胃；桂枝通胸阳，降逆气以复胸胃宣降之职。诸药合用共奏通阳开结，降逆止噫之功。

参考文献

[1]李姗姗，闫镛.闫镛教授经方论治糖尿病验案举隅[J].中国民族民间医药，2019，28（16）：81-83.

[2]潘扬，张超，陆文，等.心肌炎从肺论治验案 3 则[J].中医药导报，2016，22（18）：102-103.

[3]郭瑞萍，臧海洋.枳实薤白桂枝汤加味治疗噫症 1 例[J].吉林中医药，2009，29（3）：235.

（王平　撰）

人参汤

【仲景方论】《金匮要略·胸痹心痛短气病脉证治第九》："胸痹心中痞，留气结在胸，胸满，胁下逆抢心，枳实薤白桂枝汤主之；人参汤亦主之。"

【注家方论】

（1）尤在泾《金匮要略心典·胸痹心痛短气病脉证治第九》：心中痞气，气痹而成痞也，胁下逆抢心，气逆不降，将为中之害也。是宜急通其痞结之气，否则速复其不振之阳。盖去邪之实，即以安正；养阳之虚，即以逐阴。是在审其病之久暂，与气之虚实而决之。

（2）陈修园《金匮要略浅注·胸痹心痛短气病脉证治第九》：更有病势之最急者，胸痹病更加心中痞，为羁留不去之客气结聚在胸，胸痹之外，又见胸满，胁下之气又逆而抢心，是胸既痹而且满，而又及于心中，牵及胁下，为留为结，为逆为抢，可谓阴邪之横行无忌矣。此际急兴问罪之师，以枳实薤白桂枝汤主之。抑或务为本源之计，人参汤亦主之。

（3）徐忠可《金匮要略论注·胸痹心痛短气病脉证治第九卷》：胸痹而加以心中痞、胸满，似痞与结胸之象，乃上焦阳微而客气动膈也。注云：留气结在胸，即客气也，更胁下逆抢心，是不独上焦虚，而中焦亦虚，阴邪得以据之，为逆为抢。人参汤亦主之者，病由中虚，去其太甚，即可补正以化邪也。胸痹之虚，本阳气微，非荣气虚也，阳无取乎补，宣而通之，即阳气畅，畅即阳盛矣。故薤白分以行阳为主，不取补，其此曰人参汤亦主之，因胁下逆，由中气虚，故兼补中耳。

【经典配方】人参、甘草、干姜、白术各三两，上四味，以水八升，煮取三升，温服一升，日三服。

【经典方证】心中痞气，气结在胸，胸满，胁下逆抢心。

【推荐处方】

汤剂：人参9g，甘草9g，干姜9g，白术9g。水煎服。

丸剂：本方用作丸剂名为理中丸，人参、甘草、干姜、白术各9g，上药共研细末，炼蜜为丸，重9g，每次1丸，小蜜丸则每次9g，温开水送服，每日2~3次。

【方机概述】中阳不足。中阳不足，阴寒上乘而致胸阳不振，可见胸痹心痛；若中阳不足，脾胃虚寒，统摄失权，可见便血、吐血、衄血或崩漏等；中阳不足，寒自内生，阳虚失温，则畏寒肢冷；寒凝而滞则腹痛绵绵喜按；脾胃虚寒则脾不运化，胃不受纳，升降纳运失职，故见脘腹痞满、食少倦怠、呕吐便溏。

【方证提要】胸痹、胸满；或脘腹疼痛，喜温喜按，呕吐便溏，脘痞食少，口淡不渴；或便血、吐血、衄血、崩漏；或土不容木之小儿慢惊。

【适用人群】常用于中阳不足、脾胃虚寒的人群。症见脘痞、纳呆、腹胀，腹泻、便溏、下利，呕吐、嗳气、呃逆；或胸痹心痛；或脾肾阳虚引起的小便不利、水肿；或土不容木之眩晕、头痛或小儿慢惊风。

【适用病症】

以下病症符合上述人群特征者，可以考虑使用本方。

（1）以脘痞、腹痛等为表现的消化系统疾病，如浅表性胃炎、慢性萎缩性胃炎、胃及十二指肠溃疡、功能性消化不良等。

（2）以胸闷、胸痛为表现的心血管疾病，凡辨证属中阳不足者均可应用，如不稳定型心绞痛、心肌缺血、冠心病等。

（3）以阳虚为主的出血性疾病，如异常子宫出血、便血等。

【合方与加减】

1. 合方

（1）便溏，五更泻者，合四神丸。

（2）肠易激综合征者，合痛泻要方。

（3）胃寒呕吐，合吴茱萸汤。

2. 加减

（1）腹痛较甚者，加延胡索 9 g，高良姜 12 g。

（2）腹胀明显者，加枳实 12 g，木香 9 g。

（3）脾虚湿重者，加茯苓 12 g，佩兰 9 g。

（4）虚寒较甚或脾肾阳虚，加附子 9 g。

【注意事项】

（1）服用本方后应"饮热粥"，且温覆，"勿发揭衣被"。

（2）感冒发热者慎用。

【医案分析】

1. 叶天士用人参汤案

长斋有年，脾胃久虚。疟由四末，必犯中焦；血海隶乎阳明，苦味辛散，皆伤胃系。虽天癸久绝，病邪、药味扰动血络，是为暴崩欲脱。阅医童便、阿胶，味咸滑润，大便溏泄，岂宜润下？即熟地黄、五味子，补敛阴液，咽汤停脘，顷欲吐尽。滋腻酸浊之物，下焦未得其益，脘中先以受其戕。议以仲景理中汤，血脱有益气之治。坤土阳和旋转，系图中流砥柱，倘得知味纳谷，是为转机。重证之尤，勿得忽视！人参、炒焦于术、炮姜炭、茯苓、炙黑甘草。

按语：本案老年绝经后出现暴崩欲脱。曾反复误治，大便溏泄，咽汤停脘，顷欲吐尽。叶氏抓住脾胃久虚，中阳中气虚衰不能摄血这一病机要点，用理中汤加茯苓通补胃阳胃气以固中摄血。

2. 吕志杰教授应用人参汤治疗冠心病案

李某，女，45 岁。患冠心病、心绞痛数年。近 3 个多月阵发性胸骨后和心前区闷痛，经常倦怠乏力，食少便溏，脘腹胀满，心动悸，脉沉而结（心率 60 次 / 分，每分钟间歇 3～5 次），舌淡紫、体胖，苔白腻。久服通阳活血方如瓜蒌薤白半夏汤合冠心病 2 号方（丹参、川芎、红花、赤芍、降香）加减，疗效不佳。转来求治。予通阳活血方中加人参汤，水煎服。服药 4 剂，诸症减轻，期前收缩减少。守方服用 20 多剂，胸痛、心悸很少复发。

按语：综合患者的症状及舌脉分析，之前的方药只能治标，不能治本，考虑本患者病机为本虚标实，故选用人参汤扶正为急。

3. 马钢等应用人参汤治疗泄泻案

王某，男，3 岁半。2012 年 9 月 12 日初诊。患儿半月前出现大便次数增多，每日 7～10 次，为黄色稀水样便，量多，伴发热、呕吐、尿少。在外院应用抗生素及输液治疗 10 天后，发热、呕吐缓解，大便次数有所减少，每日 3～5 次，粪质稀薄，色淡不臭，量时多时少，夹有食物残渣，进食后腹泻明显。后又口服"蒙脱石散、金双歧"3 天，症状同前。诊见身体瘦弱，面色萎黄，神倦乏力，纳呆，舌质淡，苔薄白，脉细弱。证属脾气虚弱、运化失常。治宜温中健脾、渗湿止泻。予理中丸加减，方药：

炮姜6g，人参6g，炒白术6g，茯苓6g，煨葛根6g，陈皮6g，泽泻6g，砂仁3g，肉豆蔻3g，炙甘草6g。水煎服，每日1剂。服药3剂后，病告愈。

按语：《医宗必读·泄泻》曰："泻皆成于土湿，湿皆本于脾虚。"本例患儿初起为湿热泻，经外院治疗病情有所缓解，但未告愈。来诊时患儿临床症候又表现出脾气虚弱之象，脾气虚常可累及脾阳，脾阳虚可使寒从中生。因此，治疗上在补脾气的同时，应注意温中散寒，选用理中丸加味，温中祛寒以治本，配以渗湿、收涩之品以治标，标本兼治，疗效确切。

参考文献

［1］马钢，李侠.理中丸治疗儿科病临证举隅［J］.中医儿科杂志，2013，9（6）：37-38.

（王平　撰）

茯苓杏仁甘草汤

【**仲景方论**】《金匮要略·胸痹心痛短气病脉证治第九》："胸痹，胸中气塞，短气，茯苓杏仁甘草汤主之，橘枳姜汤亦主之。"

【**注家方论**】

（1）尤在泾《金匮要略心典·胸痹心痛短气病脉证治第九》：此亦气闭气逆之证，视前条为稍缓矣。二方皆下气散结之剂，而有甘淡苦辛之异，亦在酌其强弱而用之。

（2）陈修园《金匮要略浅注·胸痹心痛短气病脉证治第九》：更有病势之稍缓者，胸痹，病胸中时觉气之阻塞，息之出入，亦觉不流利，而短气，此水气滞而为病，若水盛于气者，则短气，以茯苓杏仁甘草汤主之；水利则气顺矣。若气盛于水者，则胸中气塞，橘枳生姜汤亦主之。气开则痹通矣。

（3）徐忠可《金匮要略论注·胸痹心痛短气病脉证治第九卷》：胸痹而尤觉气塞短气，是较喘息更有闭塞不通之象，气有余之甚也，知下之壅滞多矣。故以杏仁利肺气，而加茯苓以导饮，甘草以补中，不则恐挟微寒，橘、枳以利中上焦气，而加生姜以宣之，胸痹本属虚，而治之若此，气塞之甚，故先治标，后治本也。

【**经典配方**】茯苓三两，杏仁五十个，甘草一两。上三味，以水一斗，煮取五升，温服一升，日三服，不差更服。

【**经典方证**】胸痹，胸中气塞，短气。

【**推荐处方**】茯苓9g，杏仁8.5g，甘草3g。水煎服。

【**方机概述**】饮阻气滞。胸痹原有胸痛、短气，而本条冠以"胸痹"，未言胸痛，仅指出气塞、短气，可知此证胸中不痛，以胸中气塞、短气为特点。由于饮食无度或嗜食肥甘厚味等，损伤脾胃，中焦运化失司，致饮停湿聚，上犯心肺，阻碍胸阳舒展，气行失畅，发为胸痹。茯苓杏仁甘草汤施用的核心病机是饮阻气滞。

【**方证提要**】胸闷、气短、憋喘；或咳逆、吐涎沫、小便不利；或头面、眼睑浮肿，身体困重，小便短少。

【**适用人群**】常用于胸痹轻症的人群，胸中气塞、短气，或咳嗽、咯痰、呼吸不畅，或胁肋疼痛、身体困重、小便不利。

【适用病症】

以下病症符合上述人群特征者，可以考虑使用本方。

（1）以胸闷、气短为表现的心系疾病，如冠心病、风湿性心脏病、肺源性心脏病、慢性心功能不全等。

（2）以咳嗽、咯痰、憋喘为表现的肺系疾病，如慢性支气管炎、支气管哮喘等。

（3）以浮肿为表现的肾脏疾病，如肾小球肾炎、肾病综合征、继发性肾小球疾病等。

【合方与加减】

1. 合方

（1）胸闷、气促较重者，合贝母瓜蒌散。

（2）胸中气塞重，甚或胸痛者，合瓜蒌薤白白酒汤。

2. 加减

（1）胸闷较重者，加陈皮 12 g，香附 9 g。

（2）饮邪停滞，清阳不升而头晕者，加白术 9 g，泽泻 9 g。

【注意事项】

杏仁有小毒，应用需谨慎，不宜大量使用。

【医案分析】

1. 国医大师刘志明用《千金》苇茎汤、茯苓杏仁甘草汤合方治疗新型冠状病毒感染案

女性患者，67 岁。刘老团队初次参与会诊时，为确诊新型冠状病毒感染入院第 4 天。检查显示Ⅰ型呼吸衰竭，心、肾功能衰竭，已下病危。见症：咳黄绿色脓痰，胸闷气促、乏力失眠，尿少、下肢浮肿、大便可，无发热恶寒，舌红少苔而干。考虑气营同病，上焦、下焦同病，虚实夹杂。气分见肺气虚兼有痰热，血分见心肾气虚、有阴脱之象。处方：芦根 30 g，薏苡仁 30 g，茯苓 15 g，杏仁 9 g，生甘草 6 g，西洋参 6 g，麦冬 9 g，五味子 6 g，黄芪 30 g，生地黄 10 g，丹参 10 g，炒麦芽 10 g，黄芩 10 g，猪苓 15 g，橘红 10 g。5 剂。服药尽剂后，患者已经脱离危险，咳嗽、气促等症明显好转，小便量正常，已无下肢浮肿，但不耐受活动，便溏，日三行。又以本方为基础随证加减治疗 1 周，患者乏力好转，气促明显改善，仅偶有干咳。并且已经连续多次复查核酸阴性，符合国家相关标准出院。两周后回访：复查核酸阴性，各项检查正常，身体感觉良好。

按语：本案老年女性罹患新型冠状病毒感染入院，考虑气营同病，上焦、下焦同病，虚实夹杂。气分见肺气虚兼有痰热，血分见心肾气虚、有阴脱之象，使用《千金》苇茎汤、茯苓杏仁甘草汤合方加橘红，治疗咳嗽脓痰、胸闷气促；清营汤、猪苓汤合方治疗热入营分、心肾阴虚、水热互结；用西洋参生脉散加黄芪，救治亡阴、扶正固脱。服药尽剂后，患者已经脱离危险，咳嗽、气促等症明显好转，又以本方为基础随证加减治疗 1 周，阳性转阴，患者出院。

2. 何庆勇主任应用茯苓杏仁甘草汤治疗胸痹案

患者，女，49 岁。2018 年 11 月 12 日初诊。主诉：气短喜长出气、胸骨中段刺痛 1 年余。刻下：气短，喜长出气，胸骨中段刺痛，偶有头晕，无视物昏花，畏寒，大便 1 日 1 次，成形，夜尿 3 次。查体：舌暗红，苔白腻，舌有液线，脉沉滑。中医诊断：胸痹，寒饮内停、瘀血阻络证。治则：温化寒饮、活血止痛。治疗：方用茯苓杏仁甘草汤合瓜蒌薤白白酒汤合延胡索散：茯苓 42 g，杏仁 14 g，生甘草 14 g，瓜蒌 25 g，薤白 45 g，延胡索 18 g，加白酒 20 mL 同煎服，日 1 剂，分早晚饭后服用，共服用 21 剂。

按语：本患者在冠心病支架植入术后出现了一系列临床症状，心脏支架手术的确有着使病变血管再通、改善心脏供血等救急之功，然术后遗留症却亟待解决，此时中医的优势便凸显出来，特别是方证辨证及抓主证的方法，可以使医者着眼于患者的痛苦，找到症结之所在，选择合适的方剂。本患者心脏支架术后症见气短、喜长出气，苔白腻，脉沉滑的方证直指茯苓杏仁甘草汤，是由于胸中阳气不振，无法正常输布津液，聚而化为水饮所致。

3. 邓沂等应用利膈汤合茯苓杏仁甘草汤治疗吞咽困难案

山青氏，77 岁，男性。1984 年 2 月 24 日初诊。体格、营养状态、面色均无异常，脉也大体正常，血压是 140/80 mmHg，舌苔白，口中发黏。腹部平坦而有力，压迫心下部时稍有不适。无心下痞硬、胸胁苦满之症状。在心下部和剑突上部位有轻压痛，吞咽固体食物时发生通过障碍，无堵塞时可以饮水和吞咽，唯感疼痛。另外患者自诉背部也有疼痛。食欲如常，大便每日 1~2 次。我认为没有做手术的必要。给此患者开了利膈汤合茯苓杏仁甘草汤，半夏八克，栀子三克，附子一克、茯苓五克、杏仁三克、甘草一克。

按语： 利膈汤是日本经方家的经验方，根据名古屋玄医的经验，由栀子附子汤中加半夏组成。此方对于噎膈（食管癌、食管狭窄、食管炎，食管黏膜肿瘤、食管痉挛、食道憩室等）、食管变窄、因堵塞而致吞咽困难有效。浅田先生认为，与干姜三克、甘草二克或获苓杏仁甘草汤合用时，可加强利膈化痰的功效。方中以栀子为主药，在《伤寒论》的栀子豉汤条中就有对"胸中窒者""心中结痛"治疗的论述。日本伤寒家大冢先生认为此乃经常急吃热食而致的食管炎症，即使吃流食也会因胸中堵塞而痛苦不堪。此时若服一剂栀子和甘草二味的煎剂，不久症状就会消除。

4. 解衍龙应用茯苓杏仁甘草汤加减治疗膀胱过度活动症案

刘某，男，63 岁。因"排尿困难 1 个月"于 2021 年 10 月 11 日入院。入院症见神清，精神可，反应欠灵活，近期记忆力减退，动作迟缓，持物震颤，动作协调性差，周身乏力，自汗，咳嗽、咳痰，心悸，时有活动后胸闷憋气，无耳鸣、头晕头痛、反酸、心前区疼痛，纳可，寐安，大便秘结，排便无力，保留导尿。舌红、苔黄，脉细。血压 145/90 mmHg，双侧瞳孔等大等圆，直径约 0.25 cm，对光反射灵敏，咽反射正常，软腭上提尚可，鼻唇沟正常，伸舌居中，双侧肢体肌力 V 级，生理反射存在，病理反射未引出。双侧深浅感觉对称存在。共济检查可。西医诊断：膀胱过度活动症；心律失常、窦性心动过速；高血压病 1 级（极高危）；脑萎缩；帕金森病。中医诊断：癃闭，阴虚痰阻、肺失宣降证。治以宣降肺气、化瘀行水，给予茯苓杏仁甘草汤加减治疗。处方：茯苓 20 g，杏仁 10 g，炙甘草 10 g，紫菀 15 g，五味子 15 g，太子参 15 g，火麻仁 15 g，生大黄（后下）10 g，赤芍 15 g，枳实 10 g，厚朴 10 g，丹参 15 g，海浮石 10 g。每天 1 剂，水煎，共 2 袋，每袋 180 mL，上下午分服。

按语： 本案患者虽以"排尿困难"为主诉入院，却兼有自汗、乏力、食欲减退、上腹胀满，伴有咳嗽、咳痰等肺系症状，经过胸部 CT 检查，可以确诊肺部疾患。方中茯苓色白入肺，《本草纲目》载"茯苓气味淡而渗，其性上行，生津液，开腠理，滋水源而下降，利小便"，消有形之饮，以复肺之行水之功。杏仁味苦，宣散之中兼有直降之长，辛散宣气，宣肺降浊，升降有序，消无形之气，以复肺之主气之能。二药相伍，茯苓下降利水，杏仁泄肺降气、通利小便，气水兼顾，恢复肺金宣降之功。炙甘草甘缓调和，防茯苓、杏仁沉降太过，且有承托之意。紫菀味辛、苦，可通利小便，《本经逢原》谓："紫菀专通肺气，使热从溲便去耳。"五味子味酸、甘，收敛固涩，益气生津，唐·孙思邈谓："六月常服五味子，以益肺金之气，在上则滋源，在下则补肾。"太子参味甘、微苦，入肺，益气生津润肺，助肺主治节。丹参味苦、性微温，活血祛瘀，古有"一味丹参同四物"之说。海浮石性寒、味咸，色灰白，《本草求真》载其"入肺、肾"，可清肺化痰，软坚散结，患者大便秘结，合麻子仁丸以润肠泄热、行气通便。诸药相合，"随肺之性"治之，故获效颇佳。

参考文献

[1]姚舜宇，刘如秀，常兴，等.国医大师刘志明辨治新冠肺炎常用经典名方研析[J].中医学报，2021，36（1）：8-12.

［2］李安琪，林巧．何庆勇主任医师运用茯苓杏仁甘草汤心悟［J］．环球中医药，2020，13（2）：239-241.

［3］邓沂，陈实．利膈汤合茯苓杏仁甘草汤治疗吞咽困难［J］．甘肃中医学院学报，1988（3）：51.

［4］解衍龙．"随肺之性"治疗膀胱过度活动症验案1则［J］．湖南中医杂志，2022，38（7）：70-72.

（王平　撰）

橘枳姜汤

【仲景方论】《金匮要略·胸痹心痛短气病脉证治第九》："胸痹，胸中气塞，短气，茯苓杏仁甘草汤主之，橘枳姜汤亦主之。"

【注家方论】

（1）周扬俊《金匮玉函经二注·胸痹心痛短气病脉证治第九》：胸痹既有虚实，又有轻重，故痹之重者，必彻背彻心者也，轻者不然，然而何以言痹？以其气塞而不舒，短而弗畅也。然一属手太阴肺，肺有饮则气海壅而不利，故以茯苓逐水，杏仁散结，用之当矣。又何取于甘草？盖以短气则中土不足也，土为金之母也。一属足阳明胃，胃中实，故君橘皮以理气，枳实以消满，且使积滞去而机窍通，更加生姜之辛，无处不宣，靡有遏抑，庶邪去而正自快。此同一实证中，又有脏腑之别也。

（2）曹颖甫《金匮发微·胸痹心痛短气病脉证治第九》：胸中气塞，其源有二，一由水停伤气，一由湿痰阻气。水停伤气，以利水为主，而用茯苓为君，佐杏仁以开肺，甘草以和中，而气自顺。湿痰阻气，以疏气为主，而君橘皮、枳实以去痰，生姜以散寒，而气自畅，证固寻常，方亦平近，初无深意者也。

（3）程林《金匮要略直解·胸痹心痛短气病脉证治第九》：气塞短气，非辛温之药不足以行之，橘皮、枳实、生姜辛温，同为下气药也。《内经》曰：病有缓急，方有大小。此胸痹之缓者，故用君一臣二之小方也。

（4）吴谦《医宗金鉴·订正仲景全书金匮要略注·胸痹心痛短气病脉证治第九》：胸痹胸中急痛，胸痹之重者也；胸中气塞，胸痹之轻者也。胸为气海，一有其隙，若阳邪干之则化火，火性气开不病痹也。若阴邪干之则化水，水性气阖，故令胸中气塞短气，不足以息，而为胸痹也。水盛气者，则息促，主以茯苓杏仁甘草汤，以利其水，水利则气顺矣。气盛水者，则痞塞，主以橘皮枳实生姜汤，以开其气，气开则痹通矣。

（5）王廷富《金匮要略指难·胸痹心痛短气病脉证治第九》：此条为胸痹辨饮甚于气或气甚于饮之证治。胸中为气之海，清虚之府，呼吸之要道。若气机畅达，则不病痹。如胸阳一虚，或气机不利，则阴邪干之而化为水饮，饮邪阴凝，气道之气机不利，故胸中气塞，短气而呼吸不利。如水饮甚于气者，则宜利饮润肺之茯苓杏仁甘草汤主之。如气甚于饮者，则宜理气宣饮之橘枳姜汤主之。

【经典配方】橘皮一斤，枳实三两，生姜半斤。上三味，以水五升，煮取二升，分温再服。

【经典方证】胸痹，胸中气塞，短气。

【推荐处方】橘皮 250 g，枳实 45 g，生姜 125 g。上药三味，以水 1000 mL，煮取 400 mL，分二次温服。

【方机概述】肺胃气滞，气阻饮停，重在气滞。肺胃气滞实为上中焦之气滞涩不通，肺为水之上源，脾为水湿运化之脏，一旦气机失于调畅，便会产生水饮痰湿，进而加重气滞。橘枳姜汤施用的核心病机为肺胃气滞。

【方证提要】胸痹，胸中气塞，呼吸短促，气逆痞满，甚则呕吐，舌苔白腻，脉沉滑。

【适用人群】常用于肺胃气滞的人群，症见胸痹、胸中气塞、短气、呼吸短促、心悸、心下硬满、呕吐哕逆。

【适用病症】

以下病症符合上述人群特征者，可以考虑使用本方。

（1）以胸闷、气短为表现的疾病，凡辨证属于肺气闭塞者皆为本方所宜。如气管、支气管炎，慢性支气管炎急性发作，支气管扩张合并感染，慢性阻塞性肺疾病等。

（2）以心悸为表现的疾病，如稳定型心绞痛、不稳定型心绞痛、急性心肌梗死、心力衰竭、高血压病、缺氧缺血性脑病、脑梗死、肺栓塞等疾病。

（3）以胃脘胀满为表现的疾病，如急慢性胃炎、消化道溃疡、消化不良、消化道肿瘤、胃肠神经官能症等。

【合方与加减】

1. 合方

（1）脾胃气郁伴有脾胃郁热，可见胃痛、不思饮食、口苦、口臭、烧心、舌质红、苔薄黄，可合用泻心汤。

（2）脾胃气郁伴有脾胃虚寒，可见不思饮食、喜热怕冷、倦怠乏力、舌质淡、苔薄白、脉弱，可选用理中丸与橘枳姜汤合方。

（3）脾胃气郁伴有脾胃气虚，可见不思饮食、倦怠乏力、面色萎黄、舌质淡、苔薄白、脉弱，可选用黄芪建中汤与橘枳姜汤合方。

（4）脾胃气郁伴有脾胃气阴两虚，可见胃脘隐痛、饥不思食、五心烦热、盗汗、舌红少苔、脉细数，可选用麦门冬汤与橘枳姜汤合方。

2. 加减

（1）若呕逆较重，酌加半夏 6 g，旋覆花 6 g，以降逆止呕。

（2）停饮胸满，加茯苓 12 g，泽泻 6 g。

（3）气滞胸满，加木香 6 g，砂仁 6 g。

【注意事项】橘枳姜汤中橘皮一斤（按柯雪帆折算法，合今 250 g），量大力专，旨在宣畅胸胃气机而化痰饮，反证该方适宜气滞甚重者。

【医案分析】

1. 高怀杰用橘枳姜汤医案

患者，男，58 岁，干部。自述，老伴说他一入睡就鼾声大作，似喉中有痰，像拽锯一样上下出入，并自觉入夜后胸中似有气上冲至咽喉，呼呼作声，胸闷短气，胃脘胸胁及背部隐隐作痛，畏寒，纳差，舌淡、苔白厚腻，脉迟而细。诊病前几年，经常咳嗽喉痒，受寒加重，用中西药久治不效。吾反复推测，此患者为阳虚气滞痰凝，正像《备急千金要方》评《金匮》橘枳姜汤条文说的那样"治胸痹，胸中幅幅如满，噎塞习习如痒，喉中涩燥，唾沫"，所以此证颇似《金匮》橘枳姜汤证，故加味治之。用药如下：橘皮、炒枳实、干姜、半夏、茯苓、射干、紫石英、海浮石。用此方先服三剂，气上冲咽症明显减轻，唯胃脘背部隐隐作痛，故在原方上加桂枝、薤白，以振奋阳气，又服三剂，痛止，鼾声时有发作，再用首方服十五剂而愈。

按语：《金匮要略》曰："胸痹，胸中气塞，短气，茯苓杏仁甘草汤主之，橘枳姜汤亦主之。"此患者有胸中气塞上冲之感，并且喉中因痰停而呼呼作声，其证是由阳虚气滞痰凝所致，故用橘枳姜汤宣通降气、化痰散结，加射干治喉中水鸡声，半夏、茯苓加强化痰之功，紫石英温养下元纳气，主治咳逆痰喘之症，因诸药配伍得当，故可消除多年顽疾。

2. 姚国鑫用橘枳姜汤医案

何某，男，34岁。咳嗽5年，经中西医久治未愈。细询咳虽久而并不剧，痰亦不多；其主要症状为入夜胸中似有气上冲至咽喉，呼呼作声，短气，胃脘胸胁及背部隐隐作痛，畏寒，纳减。脉迟而细，苔薄白。乃以橘枳生姜汤加味治之。橘皮12g，麸枳实12g，生姜15g，姜半夏12g，茯苓12g。二诊：服药3剂后，诸症消退，胁背部痛亦止，惟胃脘尚有隐痛，再拟原方出入。橘皮12g，麸枳实9g，生姜12g，桂枝6g，陈薤白9g，全瓜蒌12g。三诊：5年宿疾，基本痊愈，痛亦缓解，再拟上方去薤、蒌、桂枝，加半夏、茯苓、甘草以善其后。

按语：橘枳姜汤是《金匮要略》治疗"胸痹，胸中气塞、短气"的方剂，药有橘皮、枳实、生姜3味，有理气宽胸化痰之功。根据该方具备温中行气、散饮降逆的功效，以此方治疗胃寒气逆、痰饮互阻，药证相得，和其他方剂合用，可以提高临床疗效。

3. 马大正用橘枳姜汤医案

张某，26岁。2005年7月20日初诊。停经54天，恶心呕吐清水，口淡乏味，头晕纳呆，肢软乏力，神疲思睡，偶有中下腹隐痛。舌淡，苔白润，脉细滑无力。今日B超检查：宫内见妊娠囊回声，胎心管搏动规则。治当调气温中降逆，方用橘枳姜汤加味：陈皮9g，枳壳3g，干姜5g，党参12g，炒白术10g，炙甘草5g。5剂。2005年7月25日复诊，恶心消失，腹痛除，口微苦，舌脉如上。治当健脾调气，温中清热。方用香砂六君子汤加川黄连3g，4剂而愈。

按语：橘枳姜汤是《金匮要略》治疗"胸痹，胸中气塞、短气"的方剂，主要具备理气宽胸化痰之功。但根据该方所具备的温中行气、散饮降逆之效用，也可以此方治疗胃寒气逆、妊娠恶阻、痰饮互阻等病证，只要药证相得，和其他方剂合用，临床都可以起到相应之疗效。

参考文献

［1］高怀杰. 用《金匮》方治疗"梅核气"验例［J］.陕西中医函授，1999（1）：39-40.

［2］姚国鑫，蒋钝儒. 橘枳生姜汤治疗胸痹的体会［J］.中医杂志，1964（6）：22.

［3］马大正. 运用仲景小方治疗妊娠恶阻验案六则［J］.甘肃中医，2006，19（12）：7-8.

（李东明　撰）

薏苡附子散

【仲景方论】《金匮要略·胸痹心痛短气病脉证治第九》："胸痹缓急者，薏苡仁附子散主之。"

【注家方论】

（1）程林《金匮要略直解·胸痹心痛短气病脉证治第九》：薏苡仁以除痹下气，大附子以温中散寒。

（2）周扬俊《金匮玉函经二注·胸痹心痛短气病脉证治第九》：胸痹缓急者，痹之急证也。寒饮上聚心膈，使阳气不达，危急为何如乎？故取薏苡仁逐水为君，附子之辛热为佐，驱除寒结，席卷而下，又焉能不胜任而愉快耶？

（3）沈明宗《沈注金匮要略》：此寒湿痹于经络，即寸口脉沉而迟，虚寒之方也。胸中阳虚，风寒湿阴之邪，混合上逆，痹着胸背经络，筋脉不和，或缓或急而痛，曰胸痹缓急。所以附子补阳祛寒，同薏苡仁舒筋燥湿，俾邪去则不缓急矣。

（4）曹颖甫《金匮发微·胸痹心痛短气病脉证治第九》：胸痹缓急，仲师以薏苡附子散为主治之方。薏苡去湿，附子散寒，此固尽人能言之，但"缓急"二字，毕竟当作何解，病状未知而妄议方治，恐亦误人不浅也。盖胸为太阳出入之道路，湿痹则痛，平时痛缓，遇寒则痛急，故谓之缓急。

（5）王廷富《金匮要略指难·胸痹心痛短气病脉证治第九》：此条为阳虚湿盛之胸痹证治。既曰胸痹，则有胸痛彻背，背痛彻心之主证，或兼喘息咳唾之证。此处"急"字，属于胸痹之重证、急证。其主要病理，为阴寒上乘胸中，寒气聚甚则痛急，阳气开则痛可缓减，此为阳虚寒湿之胸痹急证，故用温阳除湿以缓之。"缓"者，缓辨其急之治法也。

（6）李彣《金匮要略广注·胸痹心痛短气病脉证治第九》：胸痹者，中气虚寒痞塞所致。缓急者，或缓而痛暂止，或急而痛复作也。薏苡仁入脾以和中，入肺而利气；附子温中行阳。为散服，则其效更速矣。

【经典配方】薏苡仁十五两，炮附子十枚。上二味，杵为散，服方寸匕，日三服。

【经典方证】胸痹，胸中气塞，短气。

【推荐处方】薏苡仁45g，炮附子30g，上二味药，共研细末，每服9g，一日三次。或水煎服。

【方机概述】阴寒壅盛，胸阳被遏，心阳衰微，无力运血。

【方证提要】突发胸部剧痛或刺痛彻背，喘息咳唾，短气，伴面色苍白、冷汗自出、身冷肢厥，舌暗，脉沉伏或涩或极细而迟。

【适用人群】适用于冠心患者群出现心绞痛、心肌梗死、心律不齐、心肌缺血等症状；适用于神经系统疾病、如肋间神经痛、神经性头痛、坐骨神经痛等；适用于免疫系统相关疾病，如风湿性关节炎、类风湿关节炎等。

【适用病症】薏苡附子散主治胸痹急证。胸痹急性发作多为阳气衰微，阴寒痰湿凝滞，弥漫于胸中所致，用薏苡附子散温阳散寒、除湿宣痹。也可用于阳虚阴凝所致的胃痛、坐骨神经痛、肩臂疼痛等。临床可随证加减。

【合方与加减】

1. 合方

阳虚阴凝所致坐骨神经痛、肩臂疼痛尤以夜间加重为特点，可合用芍药甘草汤，亦可合黄芪桂枝五物汤。

2. 加减

（1）胸闷者，加厚朴9g，枳实6g，以宽胸行气。

（2）胸痛者，加川芎6g，冰片3g，以活血开窍止痛。

（3）气短者，加薤白9g，桂枝6g，以通达心阳。

【注意事项】痰热证、阴虚证、湿热证慎用本方。

【医案分析】

1. 杨医亚用薏苡附子散案

吴某，女，49岁，干部。患冠心病心绞痛已2年，常感胸膺痞闷、憋气，服瓜蒌薤白半夏汤加丹参、鸡血藤、降香等多剂，病情已趋和缓，但今日突然心胸疼痛，痛连脊背，呻吟不已，口唇青紫，手足冰冷，额汗如珠。家属急来邀诊，舌暗水滑，脉弦迟极沉。询其原因系由洗头劳累受凉导致。此属寒甚而阳衰，痹甚而血阻，若疼痛不解，阳将脱散，生命难保，故急以大剂薏苡附子散合独参汤加味救治：薏苡仁90 g，熟附子30 g，人参30 g，参三七24 g。先煎人参、熟附子，后纳薏苡仁、参三七，浓煎频呷。只2剂，疼痛已缓解，厥回肢温，额汗顿止。

按语：仲景运用附子有生附子和炮附子之说。凡亡阳急证，需回阳急救的，多用生附子，如四逆汤、四逆加人参汤、白通汤等；凡用以止痛的，多用炮附子，但应以寒湿病因所致者为准，如桂枝附子汤、甘草附子汤、桂枝芍药知母汤等。另外，即使炮附子用量30 g也不算小，之所以能用到这个量，是因为方中配伍了薏苡仁90 g之多，一定程度上制约了附子的毒性。

2. 何庆勇用薏苡附子散案

患某，女性，49岁。2015年10月23日初诊。患者一年前快走或活动后出现左胸前区不适，以胸闷、牵涉痛为主，服用复方丹参滴丸罔效，夏天或晴天症状较轻，冬天或阴雨天加重。近1周诸症加重，快走半个小时即感心前区疼痛伴全身乏力；甚为苦恼，遂前来求治。刻下：活动后胸闷，心前区疼痛伴全身乏力，遇冷或阴雨天加重，后背沉，大便偏稀，日三四行；纳可，寐安；形体中等偏胖，舌暗红，苔薄黄，脉沉。心电图：窦性心律，广泛T波倒置、低平。西医诊断：心脏神经官能症。中医诊断：胸痹心痛。辨证为胸阳不振、寒湿痹阻，方用薏苡附子散：炒薏苡仁35 g，炮附子20 g（先煎）。3剂，水煎服，每日1剂，分2次，早、晚温服。患者诉服1剂中药后胸闷、胸痛即减轻，快走时无明显不适。两天后诸症痊愈。

按语：本案患者症见活动后胸闷，心前区疼痛，遇冷或阴雨天加重，后背沉，大便偏稀。从病机角度看，寒湿之邪客于胸中，加之患者心阳不振，则胸闷，甚则心前区疼痛，遇冷或阴雨天加重；湿邪阻滞周身气机，则出现困倦乏力、后背沉；寒湿困脾，脾阳不足，失于运化，则出现大便偏稀；证属胸阳不振、寒湿痹阻。从方证角度看，患者症见活动后胸闷，心前区疼痛，遇冷或阴雨天加重，符合薏苡附子散的方证。单用薏苡附子散方，谨守仲景原方用量，一剂即见效，两天即痊愈，方证辨证之妙，经方之奇，不得不令人拍案叫绝。

3. 雷根平用薏苡附子散案

高某某，女，64岁。2016年7月12日初诊。

主诉：四肢关节疼痛10年余。10年前因感寒出现四肢关节冷痛，四处求医，百治无效。近日不慎冒雨后疼痛复现。刻下：四肢关节冷痛，屈伸不利，踝关节中度肿胀，色不红不温，得温则缓。平素恶寒怕冷，气短咳嗽，肢倦乏力，口干不欲饮，恶凉食，食后易腹泻，腰酸困。舌淡胖、苔白，脉沉迟。中医诊断：痹证；证属脾肾阳虚、寒湿阻络。治拟温肾散寒，祛湿通络，宣痹止痛。方以薏苡附子散合甘草附子汤加味。处方：生薏苡仁120 g，炮附子45 g（免煎颗粒，煎汤冲服），白术30 g，桂枝30 g，细辛30 g（先煎半小时），制川乌15 g（先煎半小时），生麻黄12 g，川芎15 g，羌活15 g，党参12 g，茯苓12 g，砂仁6 g（后下），杏仁12 g，熟地黄15 g，山萸肉15 g，威灵仙20 g，络石藤20 g，海风藤20 g，鸡血藤20 g，炙甘草30 g。7剂，日1剂，水煎分2次服。

2016年7月26日二诊：药后腕踝关节痛减，但肩膝关节疼痛不减，晨起项背紧束，余无不适。上方生薏苡仁增至150 g，炮附子增至75 g，加葛根30 g。服7剂，诸症悉除。继守方15剂，制丸服用后，脉和缓，病获愈，查肝肾功均未见异常。

按语：患者四肢关节疼痛，屈伸不利且病程较长，属中医学"尪痹"范畴。《素问·痹论》曰："风寒湿三气杂至，合而为痹也。"此乃风寒湿邪阻滞经络、气血不通而致关节疼痛。寒易伤阳，况患者花甲之年，肾气日渐虚衰，可见恶寒怕冷、腰膝酸软、气短咳嗽等。治以生薏苡仁、白术、炙甘草通络利湿，开结缓急；炮附子、桂枝、制川乌助阳化气，以散阴寒；生麻黄、细辛、羌活、川芎祛风散寒止痛；络石藤、海风藤、鸡血藤祛风除湿，活血通络；熟地黄、山萸肉、威灵仙补益肝肾，阳得阴助而生化无穷；而方中又含党参、茯苓、砂仁、杏仁兼有参苓白术散之意，培土生金、降气止咳。诸药合而为用，共奏温肾散寒、祛湿通络、宣痹止痛之效。二诊时患者肩膝关节疼痛不减，考虑病程长，汤剂速难取效，故易为水丸缓图，加葛根疏利太阳经气以解项背紧束。汤剂易为丸剂时药量一般增加 2~3 倍，但不可拘泥，应结合药性、患者的临床表现及体质而定。

参考文献

［1］杨医亚.中医自学丛书：金匮［M］.石家庄：河北科学技术出版社，1985：207.

［2］杨韬，钟小雪.何庆勇副教授应用薏苡附子散治疗胸痹心痛的思想初探［J］.中国中医急症，2016，（5）：821-822，825.

［3］李静静，高海娟，董盛.雷根平重用薏苡附子散加味治疗疑难病验案 3 则［J］.江苏中医药，2020，52（11）：65-67.

（李东明　撰）

桂枝生姜枳实汤

【**仲景方论**】《金匮要略·胸痹心痛短气病脉证治第九》："心中痞，诸逆，心悬痛，桂枝生姜枳实汤主之。"

【**注家方论**】

（1）程林《金匮要略直解·胸痹心痛短气病脉证治第九》：心中痞，即胸痹也；诸逆，如胁下逆抢心之类；邪气独留于上，则心悬痛，枳实以泄痞，桂枝以下逆，生姜以散气。

（2）陈修园《金匮方歌括·胸痹心痛短气方》：桂枝色赤，补心壮阳；生姜味辛，散寒降逆；佐以枳实之味苦气香，苦主泄，香主散，为泄痞散逆妙品，领姜桂之辛温，旋转上下，使阳光普照，阴邪尽扫而无余耳。

（3）周扬俊《金匮玉函经二注·胸痹心痛短气病脉证治第九》：枳实、生姜，原以治气塞，况于痞乎？故较前条稍减轻分两，使痞者下其气以开之。悬痛属饮者，得生姜以散之，既足建功矣。乃去橘皮而用桂枝者，以所逆非一，或肾气上冲，正未可知，桂伐肾邪，正其能事，不但调和营卫，为去痞臣也。

（4）尤在泾《金匮要略心典·胸痹心痛短气病脉证治第九》：桂枝、枳实、生姜辛以散逆，苦以泄痞，温以祛寒也。

（5）段富津《金匮要略方义·桂枝生姜枳实汤》：方中重用枳实快气消痞，以桂枝通阳降逆，以生姜散寒化饮，三药相合，使气行则痞消，阳盛则饮化，气畅饮消则诸逆痞痛自愈。

【**经典配方**】桂枝、生姜各三两，枳实五枚。上三味，以水六升，煮取三升，分温三服。

【**经典方证**】心中痞，诸逆，心悬痛。

【**推荐处方**】桂枝、生姜各 9 g，枳实 6 g。上三味，以水 600 mL，煮取 300 mL，分三次温服。

【**方机概述**】本证心痛为痰饮寒邪停聚心下，逆气上冲心胸作痛。痰饮停聚，气机痞阻，则心下胃脘部自觉痞闷不通；胃气不降，痰饮不得下行，则随胃气而上逆心胸，故心窝部有向上冲逆牵引作痛之感。

【**方证提要**】心中痞硬，心胸疼痛，牵引背部肩部，胸中浊气上逆，以气逆上冲为特点，舌淡，苔白或滑，脉弦或细。

【适用人群】适用于冠心患者群出现心悸、心律不齐等症状；适用于消化系统相关疾患者群出现腹部胀痛、恶心、反胃等症状。

【适用病症】桂枝生姜枳实汤主治心痛，痰饮气逆证。症见心下痞，逆气上冲，心胸悬痛。亦主治各种胃脘痞塞、冲逆心痛，因气机升降障碍、逆气不得下行所致之病症临床可随证加减。临床上治疗冠心病、胆汁反流性胃炎、浅表性胃炎、胃神经官能症等疾病属于痰饮寒邪停聚心下、逆气上冲心胸作痛者。

【合方与加减】

1. 合方

（1）痛经，疼痛难忍者，合麻黄附子甘草汤、失笑散。

（2）妊娠恶阻者，合小半夏加茯苓汤。

（3）流产后恶露不绝者，合佛手散。

2. 加减

（1）呕吐者，加半夏，甚者酌加大黄 3 g。

（2）痛甚者，加香附 6 g，木香 6 g，延胡索 6 g。

（3）眩晕者，加白术 9 g，茯苓 12 g，泽泻 6 g。

（4）嗳气者，酌加旋覆花 9 g，代赭石 6 g，陈皮 6 g。

【注意事项】《外台》：忌生葱。

【医案分析】

1. 李聪甫用桂枝生姜枳实汤案

吴某，男，45 岁。近年来自觉胸中郁闷，常欲叹息，胃中嘈杂，时有涎唾。最近病情加重，有胸前压痛感，心悬如摆，短气不足以息。闻声则惊，稍动则悸，心烦失眠，精神困倦，食纳尚可，口干不欲饮，小便频而短。察其体质肥胖，素贪甘脂。诊脉弦而数，舌胖苔白。此属脾失健运、痰饮上凌，以致心阳被遏、肺气郁滞而病胸痹。本案脉弦数，弦系痰饮上盛，数乃心阳不伸。病由脾气虚而不能散精，反化成痰。逆于肺则唾浊，聚于心则惊悸。治法当予祛痰饮为主，兼运脾胃。方用桂枝生姜枳实汤加味。处方：嫩桂枝 5 g，淡生姜 5 g，炒枳实 6 g，法半夏 9 g，鲜竹茹 10 g，云茯苓 10 g，广橘皮 6 g，全瓜蒌 9 g，薤白头 6 g，炙甘草 5 g。5 剂。复诊：数象转缓，苔呈薄腻，胸满略舒，心痛已止。但惊悸仍影响睡眠。津液布化不施，乃由脾气之虚。法当治以辛散，佐以苦温，化饮运脾，以护心阳，此为"子来救母"之法。处方：云茯苓 10 g，漂白术 9 g，嫩桂枝 5 g，法半夏 6 g，广橘皮 6 g，炒枳实 6 g，全瓜蒌 9 g，薤白头 9 g，炙甘草 5 g，九节菖蒲 3 g。本方服至 20 余剂，诸症若失。

按语：桂枝生姜枳实汤治疗各种胃脘痞塞、冲逆心痛，其因气机升降障碍、逆气不得下行而上冲。临证需重用桂枝平冲降逆，重用枳实行气消痞、开通结滞，使逆气下行、气机调畅；若痰饮气逆甚者，本方可与小半夏汤合用。本方临床用于治疗冠心病、胆汁反流性胃炎、浅表性胃炎、胃神经官能症等疾病，每每获良效。

2. 陈亚兵用桂枝生姜枳实汤案

王某，男，45 岁。2011 年 12 月 25 日初诊。建筑工人，有胃病多年，近 3 个月加重，多家医院检查、中西医治疗，无效。其主要表现为胃部不适，稍微干点重活，如搬动几块红砖，就感觉上腹部疼痛，自述胃好像被什么东西拉着的感觉，且疼痛剧时还有恶心呕吐感，不能回工地上班。从外观看患者没有什么异常，稍微有些偏瘦，舌淡苔白，脉偏弦，多次胃镜检查为浅表性胃炎或糜烂，上消化道钡餐透视有轻度下垂，血糖、血压等均正常。开始用健脾益气，或补中益气，或健脾化饮等方，如补中益气汤、苓桂术甘汤等常用方剂化裁，均无效。温习经典，当读到"心中痞，诸逆，心悬痛，桂枝生姜枳实汤主之"

条文时，会心一笑，当即电话约诊。果然，用药3剂症状就完全消失，继以苓桂术甘汤调理后很快恢复工作。

按语：本例患者长期室外工作，饱受风寒，又经常饮食冷暖饥饱不一，寒饮停于胃脘部，劳动用力之时，寒饮便可随外力而上冲，故当时顿感心中悬痛、痞闷。《金匮要略方义》曰：桂枝生姜枳实汤方中重用枳实快气消痞，以桂枝通阳降逆，以生姜散寒化饮，三药相合，使气行则痞消，阳盛则饮化，气畅饮消则诸逆痞痛自愈。也就是说本方具有通阳散寒、开结下气之功效，主治寒邪或水饮停留于胃，向上冲逆，心下痞闷，并有牵引疼痛者，此恰合病机，故而效如桴鼓。

3. 吉益东洞用桂枝生姜枳实汤案

一妇人患吐水，水升胸间，漫漫有声，遂致吐水，每发于日晡，至初更乃已，诸医予大小柴胡汤及小半夏汤之类，无效。先生（益吉南涯）诊之，用桂枝枳实生姜汤痊愈。又：一男子吐水数十日，羸瘦日加，其证至黄昏，每于脐旁有水声扬腾，上迫心下，满痛，吐水数升，至更初，必止，饮食如故。先生投桂枝枳实生姜汤，其夜水虽上行，然已不吐，翌夜，诸症尽退，五六日痊愈。（《吉益东洞古方医学全集》）

按语：本证当有呕吐，"痞"下，脱落"满"字。胃阳不振，脾失熏蒸之力，水谷入胃，脾湿困之，燥湿之能、升降之机不得运作，运化输转失常，则必然发生痞逆悬痛等诸症。投之以枳实消胀、泄痰、利尿；以生姜温胃、散寒、止呕；又桂枝温阳，通络降冲。合用则除痞满，下水气，利小便，平喘逆，止悬痛，诸症遂平。

参考文献

［1］李聪甫.试论胸痹与脾胃辨证的关系［J］.中医杂志，1983（1）：13-15.

［2］陈亚兵.经方临证验案举隅［J］.江西中医药，2013，44（1）：26-27.

（李东明　撰）

乌头赤石脂丸

【仲景方论】《金匮要略·胸痹心痛短气病脉证治第九》："心痛彻背，背痛彻心，乌头赤石脂丸主之。"

【注家方论】

（1）尤在泾《金匮要略心典·胸痹心痛短气病脉证治第九》：心痛彻背，阴寒之气，遍满阳位，故前后牵引作痛。沈氏云，邪感心包，气应外俞，则心痛彻背；邪袭背俞，气从内走，则背痛彻心。俞脏相通，内外之气相引，则心痛彻背，背痛彻心。即经所谓寒气客于背俞之脉。其俞注于心，故相引而痛是也。乌、附、椒、姜同力协济，以振阳气而逐阴邪，取赤石脂者，所以安心气也。

（2）唐容川《金匮要略浅注补正·胸痹心痛短气病脉证治第九》：用乌头以去肝寒，附子以去太阳之寒，而背痛彻心之病愈；用蜀椒以去肺寒，用干姜以去胃寒，而心痛彻背之病愈；上用瓜蒌，取其宣通，此用石脂，取其堵塞，两面夹攻之病，若但注一面，安知圣师之旨。

（3）李彣《金匮要略广注·胸痹心痛短气病脉证治第九》：心痛在内而彻背，则内而达外矣；背痛在外而彻心，则外而入于内矣。故既有附子温中，而复用乌头走表，干姜行阳散寒，蜀椒下气开郁。然心主血，不可无入血分之药以和之，赤石脂入心经血分，性温体重，性温则能生阳气于阴血之中，体重则能降痹气于胸膈之下矣。

（4）周扬俊《金匮玉函经二注·胸痹心痛短气病脉证治第九》：心痛彻背，背痛彻心，乃阴寒之气厥逆而上干者，横格于胸背经脉之间，牵连痛楚，乱其气血，紊其疆界，此而用气分诸药，则转益其痛，势必危殆，仲景用蜀椒、乌头，一派辛辣，以温散其阴邪，然恐胸背既乱之气难安，而即于温药队中，取用干姜之泥，赤石脂之涩，以填塞厥气所横冲之新队，俾胸之气自行于胸，背之气自行于背，各不相犯，其患乃除，此炼石补天之精义也，今人知有温气、补气、行气、散气诸法矣，亦知有堵塞邪气攻冲之窦，令胸背阴阳二气并行不悖者哉。

（5）王廷富《金匮要略指难·胸痹心痛短气病脉证治第九》：此条为阳虚寒凝的心痛证治。阴寒之邪，上逆阳位，干及胸背经俞，阻碍气血运行，内干于心，其气应于背俞，故心痛彻背，阴寒干及背俞，其气向内走，故背痛彻心。其主要病理，正如《素问·举痛论》说："寒气客于背俞之脉，则血脉泣（涩），脉泣则血虚（瘀），血虚（瘀）则病，其俞注于心，故相引而痛。"此阴寒凝结之心痛证，故用温阳散寒之法治之。

【经典配方】蜀椒一两，炮乌头一分，炮附子半两，干姜一两，赤石脂一两。上五味，末之。蜜丸如梧子大，饭前服一丸，日三服，不知，加重剂量。

【经典方证】心痛彻背，背痛彻心。

【推荐处方】赤石脂、川乌头（炮）、蜀椒、干姜各30 g，附子15 g。

用法：研为细末，炼蜜为丸，如梧子大。一名乌头赤石脂丸。每服十丸，空腹开水送服，日服三次。

【方机概述】阴寒痼结，寒凝痹阻，阳虚欲脱。因阴寒痼结，寒气攻冲故见心窝部与背部牵引作痛，痛势剧烈，并伴肢冷汗出等症，类似《灵枢·厥病》所述的"真心痛，手足青至节，心痛甚，旦发夕死，夕发旦死"之症。与现代医学所述的心肌梗死先兆或心肌梗死相类似。

【方证提要】心胸部疼痛牵引到背，背部疼痛又牵引到心胸，形成胸背互相牵引的疼痛症状。若其痛势急剧而无休止，甚者伴发四肢厥冷，冷汗出，面色白，口唇紫，舌淡胖紫黯，苔白腻，脉沉紧甚至微细欲绝。

【适用人群】本方主要适用于明显的虚寒证人群。可见于胃、胆、胰、心等相关病证而呈明显寒证者。症见四肢厥冷，冷汗出，面色白，口唇紫，舌淡胖紫黯，苔白腻，脉沉紧甚至微细欲绝。

【适用病症】

以下病症符合上述人群特征者，可以考虑使用本方。

（1）以头痛为主要表现的疾病，如顽固性头痛。

（2）以关节疼痛为主要表现的疾病，如肩关节周围炎。

（3）以心悸、心痛为主要表现的疾病，如冠心病心绞痛发作。

（4）以胃胀、胃痛为主要表现的疾病，如急性胃炎或慢性胃炎急性发作。

【合方与加减】

1. 合方

（1）痛经者，合失笑散。

（2）腹痛下利者，合二神丸。

2. 加减

（1）气虚明显者，加黄芪30 g，党参15 g。

（2）血虚明显者，加当归15 g，鸡血藤20 g。

（3）湿邪明显者，加防己20 g。

（4）顽痛不已者，加虻虫、水蛭各10g。

（5）肾虚者，加续断12g，五加皮10g。

（6）局部麻木者，加白附子10g，白芥子12g。

【注意事项】 乌头赤石脂丸是《伤寒论》《金匮要略》中温阳散寒作用最强的方药，经方中唯独本方乌头、附子同用于一方，又配以蜀椒、干姜，所以痰热互阻、瘀热内阻者禁用。

【医案分析】

1. 章次公先生用乌头赤石脂丸化裁案

陈女。胃脘痛其原因最多，主要当分主动、被动，主动多属胃之本身疾患，胃溃疡、胃炎、胃痉挛之类；被动多由某种原因使之作痛，如胃酸过多、冷食及刺激等。病者乃主动之痛而属于神经性者。

炮附片5g，延胡索9g，制香附9g，当归9g，旋覆花9g（包），刺猬皮5g，娑罗子9g，小茴香6g，佛手片6g。

二诊：胃痛将作，背部先有不快感，《金匮要略》所谓"心痛彻背，背痛彻心"之症也。非神经痛即胃痉挛也。

杏仁泥24g，炮附片9g，旋覆花9g（包），赤石脂9g，延胡索15g，香甘松6g，佛手9g，当归12g。（《章次公医案》）

按语：原书按语云："此案心痛彻背，背痛彻心，乃寒气凝结较甚之故。此方从《金匮要略》乌头赤石脂丸化裁，意在逐寒止痛。"此案之妙，取赤石脂、炮附片二药，他药尽择理气之品，温阳行气、缓痉止痛。

2. 国医大师何任用乌头赤石脂丸案

项某，女，47岁。胃脘疼痛，每遇寒或冷而发，发则疼痛牵及背部，绵绵不已，甚或吐酸泛漾，大便溏泄，曾温灸中脘而得缓解，脉迟苔白，以丸剂缓进。制川乌9g，川椒9g，炮附子9g，干姜12g，赤石脂30g，炒白术15g，党参15g，炙甘草9g，高良姜9g，瓦楞子30g。上药各研细末，和匀蜜丸，每次2g，每日服2次，温开水冲服。

按语：观本案胃脘疼痛，每遇寒或冷发作，发则疼痛牵及背部，且得温灸中脘而缓解，并伴大便溏泄，脉迟苔白，故而其病机不外乎寒凝气滞，另外，其疼痛特点为绵绵不止，当投丸药缓缓图之，故而与乌头赤石脂丸证恰好相合，用之即效，异病同治也，不当诧异。

3. 李济民用乌头赤石脂丸案

吕某，女，62岁。间歇性发作左胸疼痛两年，近来由于天气寒冷，开始自觉胸闷不适，今晨突然发作心绞痛，舌下含服硝酸甘油无效，故来诊治。患者自述心痛彻背，偶有昏厥，汗出肢冷伴有唇舌青紫，脉细而欲绝。心电图检查：急性下壁心肌梗死。辨证分析：患者间发左胸疼痛两年，遇寒后突发心痛彻背、偶有昏厥、汗出肢冷，伴唇舌青紫、脉细欲绝等症状，当辨为寒凝痹阻、阳虚欲脱之证。因机分析：患者年迈体弱加之久病伤正，阳气重虚而阴气从之，故遇寒而突发心绞痛。寒邪入侵，阳气被阻，气机阻滞，血行不畅，故见心痛彻背；寒凝血瘀，故唇舌青紫；昏厥、大汗出、肢冷、脉细欲绝等均为阳虚欲脱之候。故而其病机为阴寒痼结，痹阻心脉，阳虚欲脱。治宜回阳救逆固脱，方用乌头赤石脂丸加味：乌头10g，乌附片30g，干姜10g，川椒8g，赤石脂15g，桂枝15g，红参15g。水煎服。用五剂以后复诊：一昼夜急服两剂，心痛大减，汗止而肢温，昏厥亦未再现。共服五剂，心痛遂消失，唯感胸闷不适，舌淡红苔白、脉沉细。心电图复查：窦性心动过缓，冠状动脉供血不足。危证已去，改投枳实薤白桂枝汤加丹参20g，瓜蒌10g，黄芪20g，红花4g，宣痹通阳，宽胸散结，益气活血而收功。

按语：患者心阳素虚，外寒乘虚而入，阴寒凝滞，心脉瘀阻，阳虚欲脱，为内闭外脱之危证，故急投乌头、附子回阳救逆，用川椒、干姜温阳散寒，配以赤石脂固涩敛脱，佐加桂枝温通心阳，红参扶助真元，以收阳回、寒散、痹通之功而奏效。

参考文献

［1］卢良威.何任老师对金匮方的应用［J］.浙江中医药大学学报，1980（4）：19-21.

［2］李济民.经方治疗急证二则［J］.国医论坛，1989（2）：14.

（李东明　撰）

厚朴七物汤

【**仲景方论**】《金匮要略·腹满寒疝宿食病脉证治第十》："病腹满，发热十日，脉浮而数，饮食如故，厚朴七物汤主之。"

【**注家方论**】

（1）周扬俊《金匮玉函经二注·腹满寒疝宿食病脉证治第十》：此有里复有表之证也。腹满而能饮食，亦热邪杀谷之义；发热脉浮数，此表热正炽之时，故以小承气汤治其里，桂枝去芍药以解其表，内外二解，涣然冰释，即大柴胡汤之意也。以表见太阳，故用桂枝耳。

（2）尤在泾《金匮要略心典·腹满寒疝宿食病脉证治第十》：腹满，里有实也；发热脉浮数，表有邪也。而饮食如故，则当乘其胃气未病而攻之。枳、朴、大黄所以攻里，桂枝、生姜所以攻表，甘草、大枣则以其内外并攻，故以之安脏气，抑以和药气也。

（3）沈明宗《沈注金匮要略》：此有表证腹满也。发热十日之久，脉尚浮数，当责风邪在表。然风气内通于肝，肝盛乘胃，故表见发热，而内作腹满；风能消谷，即能食而为中风，所以饮食如故。用小承气荡涤肠胃之热，桂、甘、姜、枣调和营卫，而解在表之风耳。

（4）张璐《张氏医通·祖方·小承气汤》：此本小承气合桂枝汤，中间裁去白芍之酸收，不致引邪入犯营血。虽同用桂枝、甘草，与桂枝汤泾渭攸分。其厚朴独倍他药，正以泄气之浊逆耳。

（5）曹颖甫《金匮发微·腹满寒疝宿食病脉证治第十》：解外与攻里同治，此俗医所诃，悬为厉禁者也。病见腹满发热，是为表里同病。十日脉浮数，饮食如故，则里实未甚，而表邪未去。表邪为风，故用中风证之桂枝汤而去芍药。里实为大便硬，故用和燥气之小承气汤，此仲师参变方治，不从先表后里之例者也。

（6）王廷富《金匮要略指难·腹满寒疝宿食病脉证治第十》：此条为里实兼表之证治。腹满脉数，为里有实邪。发热脉浮，为表邪未尽。表里虽病而胃气尚强，故饮食如故。从病程来说，发热十月，所存表证必轻，里实为主；从病理来说，系太阳表证未尽，而兼见阳明里实气滞之腹满证。由于胃气尚强，故用攻里解表，表里双解之法主治。

【**经典配方**】厚朴半斤，大枣十枚，枳实五枚，甘草、大黄各三两，桂枝二两，生姜五两。水煎服，日一剂，分三次温服。若呕者，加半夏五合；若下利者，去大黄；若寒多者，加生姜至半斤。

【**经典方证**】此有表证腹满也。发热十日之久，脉尚浮数，当责风邪在表。然风气内通于肝，肝盛乘胃，故表见发热，而内作腹满；风能消谷，即能食而为中风，所以饮食如故。

【**推荐处方**】厚朴24 g，甘草9 g，大黄9 g，大枣10 枚，枳实5 枚（15 g），桂枝6 g，生姜15 g。水煎温服。

【**方机概述**】表邪不解，而里实已成的阳明里实证。证为腹满不减、疼痛拒按、便秘和邪在肌表的发热恶寒、头身疼痛、脉浮等症并见，属表里同病。

【方证提要】发热腹痛，大便秘结。

【适用人群】本方对于脾胃虚寒、中气不足并且伴有里实证大便不通的患者尤其合适。

【适用病症】

以下病症符合上述人群特征者，可以考虑使用本方。

（1）以腹胀、腹痛、便秘、停止排便为主要表现的疾病，如习惯性便秘、功能性消化不良、肠梗阻等的消化系统疾病。

（2）以腹胀、食欲不振、嗳气等为主要表现的疾病，如功能性消化不良。

（3）以腹痛、腹胀、呕吐、停止排气排便为主要表现的疾病，如腹部术后早期炎症性肠梗阻。

【合方与加减】

1. 合方

（1）小腹坠胀疼痛，合薏苡附子败酱散。

（2）大便秘结，合大黄附子汤。

2. 加减

（1）呕吐，加半夏6g，陈皮6g，生姜6g。

（2）兼下利，去大黄。

（3）寒邪甚，重用生姜12g。

（4）兼腹痛，加白芍6g，倍甘草10g。

（5）热不退，加葱白9g，豆豉6g。

【注意事项】《外台秘要》：忌海藻、菘菜、生葱、羊肉、饧。

【医案分析】

1. 谭日强用厚朴七物汤医案

潘某某，男，43岁。先因劳动汗出受凉，又以晚餐过饱伤食，致发热恶寒，头疼身痛，脘闷恶心。单位卫生科给以藿香正气丸3包，不应，又给保和丸3包，亦无效；仍发热头痛，汗出恶风，腹满而痛，大便3日未解。舌苔黄腻，脉浮而滑，此表邪未尽，里实已成，治以表里双解为法。用厚朴七物汤：厚朴10g，枳实6g，大黄10g，桂枝10g，甘草3g，生姜3g，大枣3枚，白芍10g。嘱服2剂。得畅下后即止后服，糜粥自养，上症悉除。

按语：劳汗当出，又过饱伤食，故外见发热恶寒，汗出恶风；内见腹满而痛，大便不下。投厚朴七物汤以表里双解。谭老于方中加白芍，因腹满且痛之故。

2. 陈会心医案

关某，男，3个月。其父代诉：目前原因不明的阵发性哭闹，当时腹胀，可能有腹痛，3日不大便，吐奶不止，以后吐出黄色如大便样物，此间未曾进食，症状日益加剧。曾经两个医院诊治，检查腹部可见肠影，腹壁紧张而拒按，经X线腹部透视，发现有液平面六七个，并充满气体，确诊为完全性肠梗阻，经灌肠、下胃管等对症治疗，不见好转，终于决定手术疗法。患者家属考虑到小儿只3个月，不同意手术，而来中医处诊治。1974年4月5日来诊，患儿面色苍白，精神萎靡，时出冷汗，腹胀拒按，大便不通，脉微，舌苔灰白，系脾阳不运、积滞内停所致。治法行气泄满、温中散寒，方药厚朴七物汤。厚朴10g，桂枝7.5g，甘草10g，枳实10g，大黄2.5g，生姜5g。按上方服1次即效。服药后1~2小时内，排出脓块样大便，以后2小时内，共排出3次稀便，随之腹胀消失，腹痛减轻。经10余日，逐渐好转，与健康婴儿无异。（《老中医医案选编》）

按语：本案并无表邪之象，与条文所述不符，其运用之妙，在于剂量及药物的增换上。本案用大黄量极小，配合较大量的朴、桂、枳、姜，即为温下之剂。去大枣者，以其呕家不喜甘之故也。

3.王占玺用厚朴七物汤案

王某，女性，6岁。发烧，纳差一周。其母代诉，自1978年患急性肝炎，愈后经常感冒发烧，每次发烧少至4~5天，多达2周以上，患儿平素爱哭偏食，情性急躁，近1周，发烧纳差，食后即吐，体温39.5℃，大便3日未排，小便黄赤，阵阵烦躁不安，但无咳嗽等症状，曾用中药清热解表药和注射青霉素无效。腹部触诊有胀气，拒按。舌苔白厚，脉象滑数。此夹食上感，遂处以厚朴七物合保和丸加减。厚朴3g，生大黄2g，甘草6g，桂枝1g，枳壳3g，焦三仙各30g，茯苓9g，半夏1g，陈皮6g，莱菔子5g，连翘9g，鸡内金3g，藿香3g。服药1剂，当晚体温降至37.5℃，又进1剂，大便泄下如败卵，腹部柔软，胀气已消，呕吐已止，体温36.5℃，诸症消失。

按语：腹满发烧，夹食上感，用厚朴七物汤乃对证之方，以其纳差，又合保和丸以开胃消食。

参考文献

［1］谭日强.金匮要略浅述［M］.北京：人民卫生出版社，1981：159.

［2］王占玺.张仲景药法研究［M］.北京：科学技术文献出版社，1984：596.

（李东明　撰）

附子粳米汤

【仲景方论】《金匮要略·腹满寒疝宿食病脉证治第十》："腹中寒气，雷鸣切痛，胸胁逆满，呕吐，附子粳米汤主之。"

【注家方论】

（1）尤在泾《金匮要略心典·腹满寒疝宿食病脉证治第十》：下焦浊阴之气，不特肆于阴部，而且逆于阳位，中土虚而堤防撤矣，故以附子辅阳祛阴，半夏降逆止呕，而尤赖粳米、甘、枣培令土厚，而使敛阴气也。

（2）程林《金匮要略直解·腹满寒疝宿食病脉证治第十》：附子粳米汤散寒止逆。疗寒以热药，腹中寒气，非附子辛热不足以温之；雷鸣切痛，非甘草、大枣、粳米之甘不足以和之；逆满呕吐，非半夏之辛不足以散之。五物相须而为佐使。

（3）曹颖甫《金匮发微·腹满寒疝宿食病脉证治第十》：此中阳将败，水寒上逆之证也。寒乘中气之虚，故曰寒气。水走肠间，故雷鸣。寒气结于太阴部分，故切痛。切痛者，沉着而不浮也。胸胁逆满而呕吐者，阳虚于上而肾脏虚寒，乘中阳之虚而上僭也。附子粳米汤用炮附子一枚以回肾阳，用粳米、甘草、大枣以扶中气，复加半夏以降冲逆。肾阳复则虚寒之上逆者息矣。中气实则雷鸣切痛止矣。冲逆降则胸胁逆满呕吐平矣。或谓腹中雷鸣为有水，故纳生半夏以去水；寒气在腹，故切痛，故用附子以定痛，说殊有理，并存之。

（4）王廷富《金匮要略指难·腹满寒疝宿食病脉证治第十》：此条为寒逆胃肠之证治。腹中寒气，言其病因。寒邪在胃肠，阳气不足，阴气有余，则寒中肠鸣腹痛。雷鸣切痛，呕吐，言证之本，在于脾胃阳虚，中焦无制，阴寒之气妄动，奔迫于肠间所致。胸胁逆满，论证之标。下焦之阴气盛，不特肆于阴部，而且逆于阳位，中虚而堤防撤矣，此为阳虚寒逆之腹痛呕吐证，故用温阳祛寒、降逆缓痛之法治之。

（5）周扬俊《金匮玉函经二注·腹满寒疝宿食病脉证治第十》：人之生，阳气为之耳。阳气生于下焦，盛于中而会于上。岂得复有寒乘之。于是阴阳通，清浊分，而上下因以位。由是清气上升，遂不至于下陷，浊气下降，亦不至于上僭也。若使腹中有寒，则入者已不化，承者已不生，又何能生克不瘳，腑脏相安乎。于是为雷鸣，为切痛，为胸胁间逆满，势必至于呕吐不已者。无他，地气之寒为之也。试观气寒者，于天时则为严寒，于王事则为兵刑，去生不几远乎。故圣人以附子回阳汤，阳回而寒气去矣。以半夏散满，满散而呕吐止矣。若论养胃何如粳米，安脾何如甘味。此言痛之因于寒，寒则未有不本于虚者也。

【经典配方】炮附子一枚，半夏半升，甘草一两，大枣十枚，粳米半升。水煎服，日一剂，分两次温服。

【经典方证】腹中寒气，雷鸣切痛，胸胁逆满，呕吐。

【推荐处方】炮附子 3 g，半夏 9 g，甘草 6 g，大枣 2 枚，粳米 15 g。以水 5 杯，煮取 2 杯，去滓再煮 1 杯，分 3 次温服。

【方机概述】脾胃阳虚，寒夹水饮上逆。

【方证提要】证候以满、痛、呕为特点，并且满在胸胁，痛如刀割，腹满，且喜揉按，肠鸣，胸胁逆满，呕吐，其呕吐物多为清稀水饮，或夹有不消化食物。此外，尚有四肢厥冷，舌苔白滑，脉细而迟等症。

【适用人群】适用于下焦虚寒人群。

【适用病症】

以下病症符合上述人群特征者，可以考虑使用本方。

（1）以腹痛为主要表现的疾病，如急性胃肠炎、慢性胃肠炎急性发作。

（2）以呕吐为主要表现的疾病，如胃肠功能紊乱。

（3）以肠鸣为主要表现的疾病，如胃肠痉挛。

【合方与加减】

1. 合方

腰膝酸冷，晨起即泄，合四神丸。

2. 加减

（1）胃中寒甚者，可加干姜 6 g。

（2）久泻不止，甚至滑脱不禁，加诃子 6 g，罂粟壳 2 g，肉豆蔻 6 g。

【注意事项】附子注意控制用量，从小量用起再逐渐加量。入汤剂，要先煎煮至少半小时。

【医案分析】

1. 赵守真用附子粳米汤案

彭君德初夜半来谓："家母晚餐后腹内痛，呕吐不止。煎服姜艾汤，呕痛未少减，且加剧焉，请处方治。"吾思年老腹痛而呕，多属虚寒所致，处以砂半理中汤。黎明彭君仓促人，谓服药痛呕如故，四肢且厥，势甚危迫，恳速往。同诣其家，见伊母呻吟床第，辗转不宁，呕吐时作，痰涎遍地，唇白面惨，四肢微厥，神疲懒言，舌质白胖，按脉沉而紧。伊谓："腹中雷鸣剧痛，胸膈逆满，呕吐不止，尿清长。凭证而论，则为腹中寒气奔迫，上攻胸胁，胃中停水，逆而作呕，阴盛阳衰之候。"《灵枢·五邪》有云："邪在脾胃……阳气不足，阴气有余，则寒中，肠鸣腹痛。"又《金匮要略》叙列证治更切："腹中寒气，雷鸣切痛，胸胁逆满，呕吐，附子粳米汤主之。"尤在泾对此亦有精辟之论述："下焦浊阴之气，不特肆于阴部，而且逆于阳位，中土虚而堤防撤矣。故以附子辅阳祛阴，半夏降逆止呕，而尤赖粳米、甘、枣培令土厚，而使敛阴气也。"其阐明病理，绎释方药，更令人有明确之认识。彭母之病恰切附子粳米汤，可以无疑矣！但尚恐该汤力过薄弱，再加干姜、茯苓之温中利水以宏其用。服两帖痛呕均减，再两帖痊愈。改给姜附六君子汤从事温补脾胃，调养十余日，即速复如初。

按语：本案辨证准确、精细，心思甚是缜密，值得效法。

2. 王伯章用附子粳米汤案

张某，女性，时年43岁。患者因腹痛、肠鸣反复发作3年于1978年在某医院内科住院月余，胃肠钡餐、肝功能均正常，考虑为胃肠功能紊乱，但治疗后临床症状改善不明显。出院来中医门诊就诊。刻下：腹痛，胃脘痛，肠鸣，时伴呕吐，面黄胖，大便溏，每日2～4次，舌淡红、胖，苔黄腻，脉弦缓。辨证为痰饮留于肠间所致，用《金匮要略》之附子粳米汤加减：法半夏30g，熟附子10g，薏苡仁10g，生姜3片，大枣3个，炙甘草5g，患者服药4剂，腹痛、肠鸣缓解，照上方略加减，连服50余剂而痊愈。

按语：临床中胃肠功能紊乱患者屡见不鲜，多为里夹痰饮郁积，气虚不受补，郁热不受凉，而见舌苔滑腻或黄腻，主要为水饮留于胃肠之间所致，这类证候用理中汤治疗有效，但常不够理想。《金匮要略》说"水走肠间，沥沥有声"可用己椒苈黄丸，却并未进一步阐明此方的适应证候。以药测证应是攻逐水饮之方。笔者体会，附子粳米汤是此病的温化之方，临床更适宜应用。例如：曾治实习生李某，慢性结肠炎，腹痛便秘与稀便交替出现，苔白腻，四肢不温，用此方合桂枝倍芍汤10余剂而愈；又某少年肠鸣、腹痛、呕吐，钡餐检查钡剂不能通过，属肠梗阻，用此方加黄连、木香、白芍，3剂即腹痛、呕吐缓解，再连服10余剂而愈。《本草衍义》说："半夏，今人惟知去痰，不言益脾，盖能分水故也。脾恶湿，湿则濡而困，困则不能制水，《经》曰湿胜则泻。"说明了半夏有化痰分水以止泻的作用。另外，《太平惠民和剂局方》之半硫丸可治老人冷秘，取半夏配硫黄除积冷痰涎而通便，本方以半夏配熟附子为主，治寒饮留积之肠鸣腹痛，对照细品，二者实有异曲同工之妙。

3. 吴远定用附子粳米汤案

王某，女，45岁。1981年10月27日初诊。2天前凌晨5：00，突然脐腹鸣响疼痛，痛势剧烈，全身畏寒特甚，须紧束其裤带，加以重被，疼痛畏寒稍减，持续1小时许，天明则疼痛畏寒全无，白天一如常人。病者初不介意，但于翌日凌晨1：00疼痛又作，症状和疼痛时间同前，白天亦无不适。诊其脉沉细无力，视舌质淡，苔薄白，饮食二便正常，据此脉症诊断为《金匮要略》之寒疝腹痛，证属肠胃虚寒、阳气式微、阴寒内盛。即书以附子粳米汤全方加细辛。药用：制附片30g（先煎2小时），法半夏15g，大枣20g，炙甘草10g，细辛5g，粳米50g。当天服药3次，凌晨腹鸣疼痛，畏寒大减。次日仍进原方1剂，日3服，患者诸症全瘥，2年后随访未见复发。

按语：本案在辨证时着重抓住了脐腹雷鸣疼痛，痛时全身畏寒特甚，并且疼痛的时间在凌晨5：00—6：00，这说明本证阳虚寒盛的特点，与附子粳米汤证病机相符，用之果效。

参考文献

［1］赵守真.治验回忆录［M］.北京：人民卫生出版社，2008：56.

［2］王伯章.中医临证指南：临床思维学导论［M］.北京：中国中医药出版社，2017：4.

［3］吴远定.附子粳米汤治验［J］.四川中医杂志，1987（10）：5-6.

（李东明　撰）

厚朴三物汤

【仲景方论】《金匮要略·腹满寒疝宿食病脉证治第十》："痛而闭者，厚朴三物汤主之。"

【注家方论】

（1）周扬俊《金匮玉函经二注·腹满寒疝宿食病脉证治第十》：此又言痛之实证也。闭者，气已滞也、塞也。《经》曰通因塞用，此之谓也。于是以小承气通之，乃易其名为三物者，盖小承气君大黄以一倍，三物汤君厚朴以一倍者，知承气之行，行在中下也，三物之行，因其闭在中上也。绎此可启悟于无穷矣。

（2）尤在泾《金匮要略心典·腹满寒疝宿食病脉证治第十》：痛而闭，六腑之气不行矣。厚朴三物汤，与小承气同。但承气意在荡实，故君大黄；三物意在行气，故君厚朴。

（3）张再良《金匮要略释难·腹满寒疝宿食病脉证治第十》：证属胀重于积，其满痛多偏于中脘，纯为里实，腹满便闭，气滞不通，重用厚朴行气，大黄、枳实通便。

（4）曹颖甫《金匮发微·腹满寒疝宿食病脉证治第十》：病腹满发热，为表里同病，故参用桂枝汤以解外。若但见腹满便闭而不发热，厚朴三物汤已足通大便之闭，一下而腹痛自止矣。按，此方即小承气汤，惟厚朴较重耳。

（5）王廷富《金匮要略指难·腹满寒疝宿食病脉证治第十》：此条为气滞里实之证治。腹痛原因虽多，概括起来，不外气滞、血瘀，或阳虚寒凝，或宿食停滞肠胃，或实热蕴结，或胆胃热结等。"痛而闭"证明是先因气滞而痛，气郁化热，以致腑气不行而大便闭结不通。此为气滞热结之腹痛便秘证，故用行气泄热之法主治。

【经典配方】厚朴八两，大黄四两，枳实五枚。水煎服，日一剂，分二次温服。大黄后下，煮五分钟为宜，以利为度。

【经典方证】痛而闭者。

【推荐处方】厚朴 24 g，大黄 12 g，枳实 9 g。先煮厚朴、枳实二味，取 500 mL，纳大黄，煮取 300 mL，温服 100 mL。以利为度。

【方机概述】腹部痞满胀痛，大便秘结，气滞重于实积。

【方证提要】腹部胀满疼痛，大便不通，无矢气，舌红苔黄，脉滑数有力。

【适用人群】适用于阳盛体质导致阳明腑实的人群或者因虚致实的大便不通之情况。

【适用病症】

以下病症符合上述人群特征者，可以考虑使用本方。

（1）以腹胀、便秘为主要表现的疾病，如习惯性便秘、痔疮、慢性结肠炎、慢性胃肠炎等。

（2）以腹痛为主要表现的疾病，如胃肠溃疡、肠痉挛、胃痉挛、术后腹胀或者癃闭等。

【合方与加减】

1. 合方

（1）胃脘胀痛、食少倦怠或恶心呕吐者，合香砂六君子汤。

（2）食少、肠鸣、痞闷、胁肋胀痛者，合柴胡疏肝汤。

2. 加减

（1）食欲不振，加神曲9 g。

（2）嗳气、呕恶，加半夏6 g，陈皮6 g。

（3）嘈杂、泛酸，加川黄连3 g。

【注意事项】气血虚弱、津液大亏的患者不可轻投下法。

【医案分析】

1. 冉雪峰用厚朴三物汤案

武昌俞君，劳思过度，心绪不宁，患腹部气痛有年，或三五个月一发，或一个月数发不等，发时服香苏饮、越鞠丸、来苏散、七气汤等可愈。每发先感腹部不舒，似觉内部消息顿停，病进则自心膈以下，少腹以上，胀闷痞痛，呕吐不食。此次发而加剧，欲吐不吐，欲大便不大便，欲小便亦不小便，剧时口噤面青，指头和鼻尖冷，似厥气痛、交肠绞结之类。进前药，医者又参以龙胆泻肝汤等无效。诊脉弦劲中带滞涩象，曰：痛利为虚，痛闭为实，观大小便俱闭，干呕和指头、鼻尖冷，内脏痹阻较甚，化机欲熄，病机已迫，非大剂推荡不为功。拟厚朴三物汤合左金丸为剂：厚朴八钱，枳实五钱，大黄四钱，黄连八分，吴茱萸一钱二分。服一剂，腹中鸣转，痛减；二剂，得大便畅行一次，痛大减，续又畅行一次，痛止。后以《澹寮》六合、叶氏养胃方缓调收功。嗣后再发，自服此方一二剂即愈。此后病亦发少、发轻、不大发矣。

按语：腹者胃肠之所居也，以通降为用，不通则痛则闭，不通则气滞积留。厚朴三物汤重用行气药，轻用泻下药，是处理胃肠气滞兼有积滞的范例。

2. 张海峰用厚朴三物汤案

张某，男，47岁。1973年3月就诊。大便如羊屎，数日一行，已经四五个月。腹中胀满不舒，腰部如有物箍紧感，左少腹更觉胀满、难受，饮食时好时差，四肢无力。容貌外观壮实，舌苔白而厚腻、中心更甚，脉见弦滑有力。西医诊断为肠功能紊乱症。辨证：肠间气滞。治法：行气通肠。处方：川厚朴25 g，枳实9 g，大黄9 g（泡水冲服），炒莱菔子16 g。复诊：服3剂后，大便见畅，腹胀少减，舌脉如前，原方大黄改为12 g，川厚朴改为19 g；加乌药16 g，广木香9 g（后下）。3剂后，大便得泻数次，腹胀全消，舌腻全消，精神饮食正常。恢复工作，后未复发。

按语：食积在肠，当泻下为主，方可承气汤；兼脾虚化热者，方如《证治准绳》健脾丸或《兰室秘藏》枳实消痞丸。六腑以通为用，只要宿食到了肠道，就要"引而竭之"，泻下宿食。故本案以泻下阳明宿食的厚朴三物汤为主，加减用方，以收全功。

3. 陈绍宗用厚朴三物汤案

林某，女，34岁，工人。于1963年3月13日入院。主诉：阴道不规则流血已3周，下腹部疼痛已5天。患者末次月经为1963年1月5日，曾被诊断为早期妊娠。近3周，时见阴道不规则少量出血，色暗红或混有血块。5天前，突伴左下腹部阵发性疼痛、阴道出血增多，因而来求治。既往体健，无特殊病患。经体检后诊断为宫外孕（左侧）。治疗经过：入院当天下午即行剖腹术。术后第2日，患者感阵发性腹绞痛及腹胀满，伴呕吐。腹部可扪及肠型，肠鸣音亢进并闻气过水声。拟诊：急性肠梗阻（可能为机械性、术后粘连性）。其后，上述症状逐渐加剧，腹部高度膨满，腹胀痛有增无减。1963年3月20日中医会诊：患者自诉左下腹胀痛欲裂，便秘已7天，小便短赤，口渴不多饮，呻吟不安，不得平卧。舌质淡红，苔薄黄腻。脉沉弦稍数。腹部极度膨满，左下腹压痛明显。中医诊断：腹满（腑实内积，气滞不行，湿浊郁蒸，传化无权）。治宜行气导滞，荡积消满，兼清湿热。即服花生油60 mL，继服下方1剂：川厚朴三钱，炒枳实三钱，锦大黄二钱，元明粉二钱，瓜蒌仁四钱，广木香钱，陈皮二钱，棉茵陈三钱，莱菔子三钱。

1963 年 3 月 21 日二诊：药后矢气频传，腹胀痛一度加剧，随即排出恶臭之粪便，先后计 6 次。腹胀顿觉宽解，腹痛大减。口不渴。已能平卧。患者神态自若，腹平而软，左下腹略有压痛。舌苔薄白、中微量少津。脉弦细稍数。腑实积秽已解。

按语：厚朴三物汤见于《金匮要略·腹满寒疝宿食病脉证治第十》，即小承气汤加重朴、枳之量，其作用着重于行气荡积。方中厚朴下气宽胀、散满破积，寓荡实于行气之中；佐枳、黄破气攻积，推陈致新；复因便闭日久，燥矢内结，坚痞难行，乃加元明粉软坚润燥而去积；益以瓜蒌仁之润燥滑肠；广木香、陈皮行气止痛，助朴、枳借添导滞之力。又先服花生油者，用以润滑谷道，以为汤药之先驱，共济涤荡破积、行气导滞之功。

参考文献

［1］冉雪峰.冉雪峰医案［M］.北京：人民卫生出版社，2006：46.

［2］李心机.伤寒论通释［M］.北京：人民卫生出版社，2003：286.

［3］陈绍宗.厚朴三物汤加味治愈肠梗阻二例报道［J］.中医杂志，1964（2）：26-27.

（李东明　撰）

大柴胡汤

【仲景方论】

《伤寒论·辨发汗吐下后病脉证并治》："太阳病，过经十余日，反二三下之，后四五日，柴胡证仍在者，先与小柴胡汤；呕不止，心下急，郁郁微烦者，为未解也，与大柴胡汤，下之则愈。"

《伤寒论·辨可下病脉证并治》："伤寒十余日，热结在里，复往来寒热者，与大柴胡汤。但结胸，无大热者，此为水结在胸胁也。但头微汗出者，大陷胸汤主之。"

《伤寒论·辨发汗后病脉证并治》："伤寒，发热，汗出不解，心中痞硬，呕吐而下利者，大柴胡汤主之。"

《金匮要略·腹满寒疝宿食病脉证治第十》："按之心下满痛者，此为实也，当下之，宜大柴胡汤。"

【注家方论】

（1）成无己《注解伤寒论》：柴胡、黄芩之苦，入心而折热，枳实、芍药之酸苦，涌泄而挟阴。辛者，散也，半夏之辛，以散逆气；辛甘，和也，姜枣之辛甘，以和荣卫。

（2）尤在泾《伤寒贯珠集》：大柴胡有柴胡、生姜、半夏之辛而走表，黄芩、芍药、枳实、大黄之苦而入里，乃表里并治之剂。而此去大柴胡下之者，谓病兼表里，故先与小柴胡解之，而后以大柴胡下之耳。盖分言之，则大小柴胡各有表里；合言之，则小柴胡主表，而大柴胡主里。

（3）吴谦《医宗金鉴·删补名医方论·大柴胡汤》：柴胡证在，又复有里，故立少阳两解法也。以小柴胡汤加枳实、芍药者，仍解其外以和其内也。去参、草者，以里不虚。少加大黄，以泄结热。倍生姜者，因呕不止也。斯方也，柴胡得生姜之倍，解半表之功捷。枳、芍得大黄之少，攻半里之效徐，虽云下之，亦下中之和剂也。

（4）王好古《此事难知》：大柴胡汤，治有表复有里。有表者，脉浮，或恶风，或恶寒，头痛，四症中或有一二尚在者乃是，十三日过经不解是也。有里者，谵言妄语，掷手扬视，此皆里之急者也。欲汗之则里已急，欲下之则表证仍在。故以小柴胡中药调和三阳，是不犯诸阳之禁。以芍药下安太阴，使邪气不纳；以大黄去地道不通；以枳实去心痞下闷，或湿热自利。若里证已急者。通宜大柴胡汤，小柴胡减人参、甘草，加芍药、枳实、大黄是也。欲缓下之，全用小柴胡加枳实、大黄亦可。

（5）许宏《金镜内台方议》：柴胡性凉，能解表攻里，折热降火，用之为君。黄芩能荡热凉心，用之为臣。枳实、芍药二者合用，而能除坚破积，助大黄之功，而下内热而去坚者；生姜、半夏辛以散之；大枣之甘，缓中扶土，五者共为其佐。独用大黄为使，其能斩关夺门，破坚除热，宣行号令，而引众药共攻下者也。

（6）吴昆《医方考·伤寒门·大柴胡汤》：伤寒，阳邪入里，表证未除，里证又急者，此方主之。表证未除者，寒热往来、胁痛、口苦尚在也；里证又急者，大便难而燥实也。表证未除，故用柴胡、黄芩以解表；里证燥实，故用大黄、枳实以攻里。芍药能和少阳，半夏能治呕逆，大枣、生姜又所以调中而和荣卫也。

（7）张璐《伤寒缵论》：此汤治少阳经邪渐入阳明之腑，或误下引邪内犯，而过经不解之证。故于小柴胡方中除去人参、甘草助阳恋胃之味，而加芍药、枳实、大黄之沉降，以涤除热滞也。与桂枝大黄汤同义，彼以桂枝、甘草兼大黄，两解太阳误下之邪；此以柴胡、芩、半兼大黄，两解少阳误下之邪，两不移易之定法也。

【经典配方】柴胡半斤，黄芩三两，芍药三两，半夏半升，炙枳实四枚，生姜五两，大枣十二枚，大黄二两。上八味，以水一斗二升，煮取六升，去滓，再煮，温服一升，日三服。

【经典方证】呕不止，心下急，郁郁微烦者；热结在里，复往来寒热者；按之心下满痛者。

【推荐处方】柴胡 12 g，黄芩、芍药、半夏、枳实各 9 g，生姜 15 g，大枣 4 枚，大黄 6 g。水煎服，日一剂，分三次温服。

【方机概述】少阳枢机不利，兼有里实。以往来寒热，胸胁满痛，便秘，苔黄为辨证指要。临床上主要以胆胃热实、气机受阻、疏泄不利为主，病位偏于两侧的急性疼痛。

【方证提要】往来寒热，胸胁苦满，呕不止，郁郁微烦，心下痞硬或心下满痛，大便不解或泄热下利，舌苔黄，脉弦数有力。

【适用人群】少阳阳明合病者。症见寒热往来，胸胁苦满，呕吐不止，郁郁微烦，心下痞硬或心下满痛，大便不解或下利，舌苔黄、脉弦数有力者皆可用之。

【适用病症】

以下病症符合上述人群特征者，可以考虑使用本方。

（1）上腹部钝痛、灼痛、胀痛等，尤以空腹时为著且周期性发作，秋冬季为多，发作具有节律性，如胃及十二指肠溃疡。

（2）以急性上腹痛、恶心、呕吐为主要表现的疾病，如急性胰腺炎。

（3）以反复发作性或持续性腹痛、腹泻为主要表现的疾病，如慢性胰腺炎。

【合方与加减】

1. 合方

（1）心下逆满、呕甚、伤食者，合橘皮汤。

（2）颈项强直者，合葛根汤。

（3）小腹胀痛、心烦、便秘者，合桃核承气汤。

2. 加减

（1）兼黄疸者，可加茵陈 6 g，栀子 6 g。

（2）胁痛剧烈者，可加川楝子 9 g，延胡索 6 g。

（3）胆结石者，可加金钱草 6 g，海金沙 6 g，郁金 9 g，鸡内金 6 g。

【注意事项】

（1）单纯少阳证者禁用。

（2）单纯阳明证者禁用。

（3）少阳阳明病而阳明尚未结热成实者禁用。

【医案分析】

1. 刘渡舟用大柴胡汤案

曲某，男，27岁。1991年5月29日初诊。其母代诉：因高热送医院急诊。在医院狂躁不安，打骂医生，不接受治疗。西医诊为精神分裂症。刻下：患者精神不安，视、听、言、动，时慧时迷，烦躁而又善悲，5天彻夜不眠，大便数日未解，且泛恶不欲食。脉弦按之有力，舌质红、舌苔黄而中褐。脉症合参，证属肝胃气火交郁、火热上扰心神。其大便不通，舌苔黄褐则主阳明里实已成。治法：疏肝清热，兼下阳明之实。拟大柴胡汤：柴胡18g，黄芩10g，大黄2g，枳实12g，白芍10g，半夏15g，生姜15g，大枣7枚。药服2剂大便得下，烦躁得减，但舌苔犹未退净。又继服3剂，大便又泄，舌苔方得退净，且有食欲，情绪稳定。唯夜间少寐，转用丹栀逍遥散（改为汤剂）以善其后。

按语：脉弦有力，弦为少阳，有力为阳明腑实，此是经腑合病之脉。舌红为相火升；苔黄而中褐，是土燥水枯而变黑之义。大柴胡汤，双解经腑也。舌红是相火上逆；苔黄为土色，是胃腑之热燥，中褐为舌黑之初色，也就是土燥火盛而水负、心液消亡而见焦黑之色。大柴胡汤，大黄泻胃腑燥实，黄芩泻相火、通上焦，保其心液。此方大黄太少，还可以加黄连。另外还可以加点所谓的阴虚药，比如黄连阿胶鸡子黄汤。就是专门治疗本条所谓阳明土燥、烁及手少阴心液之证的。心中烦、不得卧，即是本条5天彻夜不眠之候。从本案来看黄连阿胶鸡子黄汤，或许有舌黄而中褐色。

2. 杜雨茂用大柴胡汤案

陆某，女，33岁，咸阳市国棉七厂工人。1976年10月14日，因发高烧住本院急诊观察室。患者于7天前因住防震棚受凉，自觉头昏，小腹胀，继之发高烧，恶心，不思食，随即送本院急诊室观察诊治。给予注射青霉素、庆大霉素等多种抗生素及输液治疗6天，血常规虽恢复正常，但发烧丝毫未退，病情未减。于1976年10月20日转中医治疗，诊视患者皮肤蒸热，微有汗意，口干苦思饮，恶心，不欲食，胃脘胀满拒按，少腹胀痛以左侧为甚，大便已5日未解。脉沉细紧，舌红，苔黄不润。唇干裂有少许血痂，体瘦，精神不振。体温39.5℃。分析此病本为外感，表邪化热传入少阳阳明，形成二阳并病，致热留阴伤，燥屎内结，迁延未愈。治宜和解通腑为主，佐以养阴生津，用大柴胡汤化裁，并嘱其停用西药。处方：柴胡24g，黄芩12g，白芍15g，大黄9g，芒硝15g（冲服），陈皮9g，炙甘草6g，连翘24g，沙参15g，天花粉15g，2剂，水煎服。

1976年10月22日复诊：服上药首剂后，泻下许多燥屎，后为软便，发热即减轻。服第二剂后，又下稀软便2次，发热退净，腹不胀痛，已能进食，唯觉头昏、乏力、胃脘略胀。脉细，舌淡红，苔薄白。唇仍干，但无血痂。此大邪已去，宜转为扶正养阴、清理余邪及开胃之法。处方：党参12g，沙参15g，天花粉12g，柴胡9g，黄芩9g，白芍12g，炙甘草6g，陈皮9g，麦芽15g，山楂12g，竹茹12g，香附6g，3剂，水煎服。尽剂后，病愈。

按语：外感高热恶心，此是少阳经病；胃胀满拒按，少腹为甚，此是燥屎。经病传腑，大柴胡证。为什么脉为沉细紧，此应是三焦不通，而脉有此变。只有细脉，是本病之脉。

3. 王淑华用大柴胡汤案

何某，男，32岁。持续性低热4月余，屡服解热抗炎之中西药均未效。为此曾到省、市医院检查，确诊为功能性低热。于1989年8月8日来我院就诊，要求中医治疗，以"发热"收入病房。症见形瘦神疲，少气懒言，心烦喜呕，四肢不温，溺赤便秘，自汗时作，舌微红，脉沉迟。检查：体温37.9℃，其他常规检查及胸透均无异常。诊为内伤发热，拟东垣甘温除热之法予治，3剂，药后诸症有增无减，体温波动在 37.9 ~ 38.1℃。细审其证乃外邪未解，邪正交争于表里之间，入里化热而实，为少阳阳明合病所致。改投表里兼顾之大柴胡汤：柴胡 10 g，黄芩 15 g，白芍 10 g，法半夏 10 g，枳实 10 g，大黄 10 g（后下），姜、枣各 3 g 为引。2 剂后，溲便自调，热减（体温 37.6℃），改大黄为 5 g（后下），再 3 剂，体温正常，而后予补气和营之剂调治 1 周，诸症悉除，痊愈出院。

按语：少阳为邪气转入之枢纽，如治疗得当可引邪从太阳而解，若失治则传入阳明化热而实。单解表则实热不去，纯清里而外邪不解，故以大柴胡汤和解少阳，内泄腑实收功。

参考文献

［1］陈明，刘燕华，李芳.刘渡舟临证验案精选［M］.北京：学苑出版社，2021：46.

［2］杜雨茂.伤寒论释疑与经方实验［M］.北京：中医古籍出版社，2004：38.

［3］陈明.伤寒论名医验案精选［M］.北京：学苑出版社，2018：103.

（李东明　撰）

大建中汤

【仲景方论】《金匮要略·腹满寒疝宿食病脉证治第十》："心胸中大寒痛，呕不能饮食，腹中寒，上冲皮起，出见有头足，上下痛而不可触近，大建中汤主之。"

【注家方论】

（1）徐忠可《金匮要略论注·腹满寒疝宿食病脉证治第十卷》：以干姜、人参，合饴糖以建立中气，而以椒性下达者，并温起下焦之阳，为温中主方。

（2）沈明宗《沈注金匮要略》：方用人参、胶饴、干姜，建其中气，而温散胸膈之寒；蜀椒能达浊阴下行，俾胃阳充而寒散痛止。此非肾经虚寒直中，故不用桂附回阳耳。

（3）尤在泾《金匮要略心典·腹满寒疝宿食病脉证治第十》：此心胃受寒，引动下焦阴气上逆而痛也。中上二焦，气虚受寒，故心胸中大寒痛；寒邪引动下焦阴气，而挟冲脉上逆，则痛呕不能饮食，故上冲皮起，出见似有头足之状，即《内经》按之喘动应手之类也。邪气充斥三焦而为寒实，故上下痛而不可触近。方用人参、胶饴、干姜，建其中气，而温散胸膈之寒；蜀椒能达浊阴下行，俾胃阳充而寒散痛止。此非肾经虚寒直中，故不用桂附回阳耳。

（4）吴谦《医宗金鉴·订正仲景全书金匮要略注·腹满寒疝宿食病脉证治第十》：心胸中大寒痛，谓腹中上连心胸大痛也。而名大寒痛者，以有厥逆、脉伏等大寒证之意也。呕逆不能饮食者，是寒甚格拒于中也。上冲皮起，出见有头足者，是寒甚拒坚于外也。上下痛不可触近，是内而脏腑，外而经络，痛之甚亦由寒之甚也。蜀椒、干姜大散寒邪，人参、饴糖大建中虚。服后温覆，令有微汗，则寒去而痛止。此治心胸中之寒法也。

（5）曹颖甫《金匮发微·腹满寒疝宿食病脉证治第十》：阳气痹于上，则阴寒乘于下。心胸本清阳之位，阳气衰而寒气从之，因而作痛。寒入于胃，则呕而不能饮食。寒入太阴则腹中满。寒气结于少腹，一似天寒，瓶水冻而欲裂，于是上冲皮起，见有头足，上下俱痛而不可触近。此病于脾胃特重，故用大建中汤。干姜以温脾，人参以滋胃，加饴糖以缓痛，饮热粥以和中，特君蜀椒以消下寒，不待附子、乌头，便已如东风解冻矣。

（6）王廷富《金匮要略指难·腹满寒疝宿食病脉证治第十》：此为阴寒腹痛之证治。心（胃）胸中大寒痛，既有胃中冷痛，又有厥逆、脉伏等大寒证。呕不能食者，是寒盛格拒于中也。总由中阳虚寒、阴寒凝滞导致。不仅胸中疼痛，且胃气当降不降，应纳不纳，故呕不能食。腹中寒言其病理为阴寒太盛。上冲皮起，出现有头足，是寒盛格拒于外，阴凝成象，肠中虫物乘之而动也。上下痛而不可触近，是辨证要点，内而脏腑，外而经络，痛之甚，在于寒之甚也。是上下走痛无定处，是为虚象，非寒实也。此为寒盛虫动之证，故用温中散寒、建中安蛔之法主治。

【经典配方】 蜀椒二合（去汗），干姜四两，人参二两。水煎三药，去滓，内胶饴烊化，分温再服。服药期间应当喝粥，温覆。

【经典方证】 心胸中大寒痛，呕不能饮食，腹中寒，上冲皮起，出见有头足，上下痛而不可触近。

【推荐处方】 蜀椒 3 g（炒去汗），干姜 12 g，人参 6 g。上三味，用水 400 mL，煮取 200 mL，去滓；纳胶饴 70 mL，微火煎取 150 mL，分 2 次温服，每次相隔约 1 小时。药后可饮粥适量。当一日食糜，温覆之。

【方机概述】 中阳衰弱，阴寒内盛。中阳衰弱，阴寒内盛之脘腹剧痛证。症见心胸中大寒痛，呕不能食，腹中寒，上冲皮起，出见有头足，上下痛而不可触近，手足厥冷，舌质淡，苔白滑，脉沉伏而迟。

【方证提要】 心胸中大寒痛，呕不能食，腹中寒，上冲皮起，出见有头足，上下痛而不可触近，手足厥冷，舌质淡，苔白滑，脉沉伏而迟。

【适用人群】 本方用于中阳衰弱、阴寒内盛之脘腹剧痛证。临床以心胸中大寒痛，呕不能食，腹中寒，手足厥冷，舌质淡，苔白滑，脉沉伏而迟为主要表现。

【适用病症】

以下病症符合上述人群特征者，可以考虑使用本方。

（1）以腹胀便秘为主要表现的疾病，如腹腔术后肠梗阻、重症便秘。

（2）以胃脘疼痛为主要表现的疾病，如浅表性胃炎、胃溃疡、胃下垂。

（3）以腹部疼痛为主要表现的疾病，如胆绞痛、胰腺炎、痛经、妊娠恶阻等。

（4）以下利为主要表现的疾病，如休息痢、克罗恩病。

【合方与加减】

1. 合方

（1）腹部有硬块、胀满疼痛者，合少腹逐瘀汤。

（2）胃脘胀满，食后或者遇冷加重者，合香砂六君子汤。

2. 加减

（1）咳嗽者，加款冬花 9 g。

（2）咯血者，加阿胶 6 g。

（3）便精遗泄者，加龙骨 6 g。

（4）怔忡者，加茯神 12 g。

【注意事项】 本方辛甘温热之性较强，素体阴虚者慎用，寒凝气滞者亦不宜应用。

【医案分析】

1. 张德宏用大建中汤案

高某，男，52 岁。1972 年 4 月 3 日就诊。胃病日久，形体消瘦，面色苍白，形寒肢冷，时时作痛，痛处喜按，得食痛减，喜热畏冷，饮食不振，恶心呕吐，口不干，舌淡胖嫩，边有齿印，舌苔薄白微腻，脉沉细。经 X 线钡餐检查：十二指肠球部见有不规则切迹，局部压痛，诊断为十二指肠球部溃疡。治拟温中祛寒、健脾益气，大建中汤治之：党参 30 g，白术 15 g，干姜 10 g，川椒 3 g，白芍 10 g，炙甘草 8 g。服药 7 帖，患者疼痛显著减轻，饮食增加，舌苔已化，舌质较前红润；原方加饴糖，续服 30 余帖，临床症状消失。三个月后钡餐复透：十二指肠球部切迹消失，无压痛。随访三年未再复发。

按语：据现代药理分析，甘草、饴糖中含麦芽糖、少量蛋白质、甜素等，能补虚建中、缓急止痛，具有抗酸解痉的作用，合白芍，可使十二指肠平滑肌松弛；干姜、川椒辛热，能促进消化液的分泌，增强健胃的作用，从而达到愈合溃疡的目的。

2. 刘俊士用大建中汤案

傅某，女，42 岁。1986 年 1 月 27 日来诊。主诉：自觉少腹有气闷上冲二三年，而且腹部常有一肿块，时消时现。平时怕冷，呃逆，上腹胀满，排气少，舌淡蓝，脉滑缓。证属中焦虚寒、寒邪上冲，故出现"头足、鬼头"，温中散寒、益气降逆，大建中汤加味。党参 30 g，川椒 12 g，干姜 9 g，赤石脂 30 g，木香 9 g，槟榔 9 g，姜半夏 9 g，陈皮 9 g，3 剂。1986 年 2 月 4 日二诊：气上冲、呃逆均见减，排气较多，腹胀亦减，加仙茅、淫羊藿各 9 g，6 剂。1986 年 2 月 20 日三诊：诸症已愈，原方 6 剂以巩固疗效。

按语：本例中医诊治前曾进行过 B 超检查，腹部未见异常，且腹部肿块时隐时现，亦说明非肿块，可能是肠管阵发性收缩所致，此病西医认为非器质性病变，而患者颇痛苦，服大建中汤确有良效。

3. 姜成才用大建中汤案

周某某，女，30 岁，教师。1984 年 5 月 17 日初诊。患者于 1 个月前因感头晕、恶心、纳呆，自服藿香正气丸、上清丸等药，但疗效不显。3 天前眩晕加剧，恶心呕吐。经神经科诊断为梅尼埃病，服药罔效。乃求医于余。患者面色苍白，眩晕，如坐舟车，耳鸣，恶心呕吐，腹痛下利，手足不温，舌胖嫩，苔白滑，脉沉弦弱。证属脾胃阳虚，寒湿中阻，清阳不升，浊阴不降。拟健运中阳、温化寒湿，大建中汤加味：人参、法半夏各 6 g，饴糖（烊）15 g，蜀椒、白术各 9 g，干姜 12 g，水煎，分温二服。服 2 剂后眩晕大减，呕止痛平，下利亦轻，舌胖苔白，脉沉缓。寒湿既减，中阳尚未全复，予大建中汤原方 3 剂。1 周后家属来告，已康复上班。随访一年，未见复发。

按语：大建中汤乃甘温建中、辛散寒邪、扶正散邪之剂也。清代莫枚士诠释制方法度、主治演化，颇得经旨。其谓："此胶饴为君，干姜为臣，人参、蜀椒为佐使，乃辛甘发散之大剂，故有温覆之法。所以名建中者，有胶饴也，与小建中同名同意。此方专治心腹寒急之证，故《外台》引《小品》当归汤，治心腹绞痛，诸虚令气满，方用干姜四两，人参三两，蜀椒一两半，即师此也。"

参考文献

［1］张德宏. 大建中汤的临床应用［J］. 江苏中医杂志，1983（5）：37-38.

［2］刘俊士. 古妙方验案精选［M］. 北京：人民军医出版社，1992：33.

［3］姜成才. 大建中汤临证拾遗［J］. 新中医，1986（5）：50.

（李东明　撰）

大黄附子汤

【仲景方论】《金匮要略·腹满寒疝宿食病脉证治第十》："胁下偏痛，发热，其脉紧弦，此寒也，以温药下之，宜大黄附子汤。"

【注家方论】

（1）吴谦《医宗金鉴删补名医方论·大黄附子汤》：大黄附子汤，为寒热互结、刚柔并济之和剂。近世但知寒下一途，绝不知有温下一法。盖暴感之热结而以寒下，久积之寒结亦可寒下乎？大黄附子汤用细辛佐附子，以攻胁下寒结，即兼大黄之寒以导之。寒热合用，温攻兼施，此圣法昭然，不可思议者也。

（2）吴鞠通《温病条辨·下焦篇·寒湿》：附子温里通阳，细辛暖水脏而散寒湿之邪；肝胆无出路，故用大黄，借胃腑以为出路也。大黄之苦，合附子、细辛之辛，苦与辛合，能降能通，通则不痛也。

（3）张秉成《成方便读·攻里之剂·大黄附子汤》：阴寒成聚，偏着一处，虽有发热，亦是阳气被郁所致。是以非温不能散其寒，非下不能去其积，故以附子、细辛之辛热善走者搜散之，而后用大黄得以行其积也。

（4）张锡纯《医学衷中参西录》：本方为开结良方，常用之以治肠结腹痛而甚效。

（5）尤在泾《金匮要略心典·腹满寒疝宿食病脉证治第十》：胁下偏痛，而脉紧弦，阴寒成聚，偏着一处，虽有发热，亦是阳气被郁所致，是以非温不能已其寒，非下不能去其结。故曰：宜以温药下之。程氏曰：大黄苦寒，走而不守，得附子、细辛之大热，则寒性散而走泄之性存是也。

（6）魏荔彤《金匮要略方论本义·腹满寒疝宿食病脉证治第十》：胁下偏痛而便闭，其脉紧弦者，乃肝家寒热之邪结不通，故用大黄、附子、细辛等，寒热并济以和之。

【经典配方】大黄三两，附子三枚（炮），细辛二两。上三味，以水五升，煮取二升，分温三服；若强人煮取二升半，分温三服。服后如人行四五里，进一服。

【经典方证】胁下偏痛，发热，脉紧弦。

【推荐处方】生大黄6~9 g，附子6~9 g（先煎），细辛3 g，水煎服，分2次温服。

【方机概述】寒实内结的寒疝。寒实内结，阳气被郁遏，寒邪致痛，表现为脉紧弦。

【方证提要】腹痛便秘，胁下偏痛，手足厥逆，发热，舌淡苔白腻，脉紧弦。

【适用人群】适用于符合寒实内结病机的青壮年人群的腹痛病症，包括脐痛拘挛急迫、寒疝胸腹绞痛等症。外感寒邪，入侵肌表，饮食不节，情志失调等导致寒实内结，阳气不运，气血偏阻。表现为腹痛急迫，剧烈拘急，得温则寒散痛减，得寒则不通痛甚，兼有恶寒蜷缩，手足发凉，小便清长，大便尚调，舌淡苔白腻，脉紧弦。

【适用病症】

（1）以腹痛为表现的疾病，凡辨证属于寒实内结者皆为本方所宜，包括急慢性胰腺炎、胃肠痉挛、不完全性肠梗阻、结核性腹膜炎、腹型过敏性紫癜、肠易激综合征、功能性消化不良、输尿管结石等疾病。尤其是腹痛急性发作时，可用于治疗急性胆囊炎、急性肠梗阻、急性肠痉挛、急性腹膜炎等疾病。

（2）慢性肾功能不全、慢性肾衰等肾脏疾病，但此类患者食欲严重下降，出入量严格限制，临床通常以大黄附子汤加减保留灌肠为主，治疗慢性肾衰。

【合方与加减】

1. 合方

（1）兼有气机郁滞者，可合用四逆散（柴胡、芍药、枳实、炙甘草）。

（2）气陷脱肛者，合补中益气汤。

（3）肝肾阴虚证，可合用六味地黄汤、二至丸。

（4）气阴两虚证，合用黄芪二至丸。

（5）阴阳两虚证，合用《金匮》肾气丸。

（6）阳虚水泛证，合用真武汤。

2. 加减

（1）倦怠乏力者，可加太子参10 g或党参10 g。

（2）寒象明显者，可加干姜6 g。

（3）腹部胀满者，加厚朴8 g，甘草6 g。

（4）瘀血重者，加桃仁10 g，苦杏仁10 g。

（5）气滞重者，加木香6 g，枳实8 g。

【注意事项】

（1）大黄附子汤证为寒实内结，临床以胁腹疼痛、大便不通、脉象紧弦为主要表现，可伴有畏寒肢冷，舌苔白滑或白厚腻等症。"发热"一症，乃阴寒结聚，阳气郁滞，营卫失调所致。

（2）大黄附子汤为温下剂之代表方。寒实内结，实则非下不除，寒则非温不解，故用温下法治疗。方中炮附子温肾阳而散寒，细辛温经以散寒，大黄泻下通便。三药相合，温通大便而泄内结寒实。

（3）刘渡舟教授等在《金匮要略诠解》言大黄附子汤全方共奏祛寒开结、通便止痛之功。唐代孙思邈的《备急千金要方》将本方去细辛，加人参、干姜、甘草，并调整大黄、附子用量，创制温脾汤，攻下冷积、温补脾阳。

（4）大黄附子汤用于救治急性肠梗阻等急危重症时，应结合心电图、心肌酶谱、腹部CT等检查进行鉴别诊断与综合评估，于经验丰富的医师指导下治疗。

【医案分析】

1. 余无言用大黄附子汤治疗寒结腹痛急症（急性腹膜炎）案

劳工饥饱不时，内伤伙食。加之汗后当风，脘腹受寒，以致发生腹痛，渐渐加剧，外无寒热。痛极之时，额流冷汗，四肢微厥，曾发呕吐数次，其量不多。医断为急性腹膜炎，开刀费重，难胜其任。余诊其脉，沉实有力，与大黄附子汤合甘草干姜汤。一剂而便通痛减，再剂而滞尽身和，终以调理之剂，又二剂而瘥。

按语：此案为劳工内伤饮食，兼风邪外袭，导致寒实内结，表现为腹寒、腹痛，"痛极之时，额流冷汗，四肢微厥"为饥饱不时，饮食停滞，上下不通，阴阳升降受阻，正如《素问·举痛论》云："寒气客于肠胃，厥逆上出，故痛而呕也。"该患者腹痛剧烈，呕吐数次，西医诊断为急性腹膜炎，余无言先生诊其脉沉实有力，为邪实内盛，考虑用中医方法治疗此危急重症，予大黄附子汤合甘草干姜汤，附子、大黄乃"药中之良将"，可迅速缓解危急重症，大黄附子汤治疗此患者寒结腹痛急症，温通阳明，荡涤肠腑；甘草干姜汤可温中祛寒，仅两剂药便获得奇效，迅速缓解了急性腹膜炎。

2. 赵守真先生用大黄附子汤治疗阴寒积聚腹痛日久案

钟大满，腹痛有年，理中、四逆辈皆已服之，间或可止。但痛发不常，或一个月数发，或两个月一发，每痛多为饮食寒冷之物所诱致。自常以胡椒末用姜汤冲服，痛得暂缓。一日，彼晤余戚家，谈其痼疾之异，乞为诊之。脉沉而弦紧，舌白润无苔，按其腹有微痛，痛时牵及腰胁，大便间日1次，少而不畅，小便如常。吾曰："君病属阴寒积聚，非温不能已其寒，非下不能荡其积，是宜温下并行，而前服理中辈无功者，仅去寒而不逐积耳。依吾法两剂可愈。"彼曰："吾固知先生善治异疾，倘得愈，感且不忘。"即书大黄附子汤：大黄12 g，乌附9 g，细辛4.5 g。并曰："此为《金匮》成方，屡用有效，不可为外言所惑也。"后半年相晤，报云：果2剂而瘥。

按语：经方贵在精而专，用之得当，疗效如神，本案便是仲景学术思想的典范。该患者腹痛诱因为饮食寒冷之物，缓解因素为冲服胡椒末、姜汤等温热调料，脉沉而弦紧，舌白润无苔，显然一派寒实之象。赵守真先生在其他医生因患者寒邪腹痛运用理中汤、四逆汤，偶可缓解但不能根治的前提下，考虑实邪为主，温热补中之药无法逐积，正如先生自言"阴寒积聚，非温不能已其寒，非下不能荡其积，是宜温下并行"，运用祛寒逐积的大黄附子汤，两剂即愈。病案言语论证精细，无一赘言。读者于字里行间加深理解，必能提高诊治水平。

3.张立山教授用大黄附子汤治疗腹痛案

章某，女，37 岁。2011 年 3 月 11 日初诊。主诉：腹痛 3 天。现病史：3 天前经行腹痛，腹痛难忍，靠服止痛片，痛时手足冷。刻下：右下腹痛，右下肢疼痛，腹部胀气，大便难，面色萎黄，舌淡苔薄白，脉弦紧。既往史：患者素有肠疾，曾两次肠道手术，长期服通便药。处方：大黄附子汤合四逆散：柴胡 10 g，枳实 10 g，白芍 10 g，炙甘草 6 g，生大黄 10 g，炮附片 6 g（先煎），细辛 3 g，厚朴 15 g，3 剂。3 月 14 日电话诉服药当日即便通，腹痛立解。

按语：北京中医药大学东直门医院的当代名医张立山教授善于运用六经八纲的辨证思维，以经方体系遣方用药。该中年女性为经行腹痛，腹痛难忍，经期受寒，偏右腹痛，舌淡面黄，腹胀便难，脉弦紧，六经八纲辨证为太阴里寒、寒实内结，且右胁下偏疼，一方面，正合大黄附子汤方证，如《类聚方广义》所言"治寒疝胸腹绞痛，延及心胸腰部"；另一方面，痛时手足冷，为气机郁滞导致四肢厥冷，张教授合用四逆散理气止痛。通过服药，患者当日解大便，腹痛立即缓解，疗效显著。

参考文献

［1］余瀛鳌.中国百年百名中医临床家丛书：余无言［M］.北京：中国中医药出版社，2001：50.

［2］赵守真.治验回忆录［M］.北京：人民卫生出版社，1962.

［3］张立山.六经八纲用经方［M］.北京：中国中医药出版社，2015：115-116.

（弓雪峰　撰）

赤丸

【仲景方论】《金匮要略·腹满寒疝宿食病脉证治第十》："寒气厥逆，赤丸主之。"

【注家方论】

（1）黄元御《金匮悬解·内伤杂病·腹满》：寒气厥逆，寒气在内，手足厥冷也。四肢秉气于脾胃，寒水侮土，四肢失秉，是以厥逆。寒水上凌，心火渐败，是宜泄寒水而护心君。赤丸，茯苓、乌头泄水而驱寒湿，半夏、细辛降浊而下冲气，真朱保护心君而止痛也。

（2）尤在泾《金匮要略心典·腹满寒疝宿食病脉证治第十》：寒气厥逆，下焦阴寒之气厥而上逆也。茯苓、半夏降其逆，乌头、细辛散其寒，真朱体重色正，内之以破阴去逆也。

（3）邓铁涛《金匮临证举要·腹满寒疝宿食病》：方中川乌、细辛散寒止痛，半夏、茯苓除饮降逆，朱砂重镇降逆。

（4）刘渡舟《金匮要略诠解·腹满寒疝宿食病脉证治第十》：然述证简略，以方补证，当有呕吐、厥冷、心悸等证。赤丸有温阳止痛、降逆除痰之功。方中乌头、细辛温阳散寒而止痛；茯苓、半夏温化痰湿，以治心悸；朱砂重镇安神，以护心胸正气。诸药相合，则阳复阴散，厥逆之证可解。《雷公药性赋》认为，乌头反半夏，不能同用，此处仲景两药并用，相反相成，且用量较小，而又以蜜制其悍，故可获良效。

（5）吉益东洞《方极》：治心下悸，有痰饮，恶寒或微厥者。治厥逆恶寒，心下悸者。

【经典配方】茯苓四两，半夏四两（洗，一方用桂），炮乌头二两，细辛一两（《千金》作人参）。上四味，末之，纳真朱为色，炼蜜丸如麻子大，先食酒饮下三丸，日再夜一服，不知，稍增之，以知为度。

【经典方证】寒气厥逆。症见腹部冷痛，手足厥冷；或泛吐清稀，心下悸动，舌淡苔白，脉弦等。

【推荐处方】茯苓 12 ~ 15 g，清半夏 6 ~ 9 g，制川乌 6 g，细辛 3 g，水煎服，每日一剂，或按照 10 ~ 20 份粉碎为末，用白蜜和为丸，朱砂作为外衣包丸，每次 3 丸，一天 2 次。

【方机概述】阴寒内聚、水饮上逆的寒疝。阴寒之气内结，阳气不通，津液无法正常输布，化为水饮，上逆作病。阳气不通导致不通则痛，表现为阵发性腹痛，发作时肚脐周围剧烈疼痛，胃气上逆，导致恶心、呕吐。

【方证提要】腹痛剧烈，四肢厥逆，苔薄白，脉沉细而迟。

【适用人群】适用于腹中沉寒痼冷、挟水饮上逆的人群，重症宜峻剂，尤其用于急危重症。环境寒冷潮湿，或冒雨涉水、坐卧湿地等，寒湿浸渍，由表及里，中阳受困，水饮上逆，而见阵发性腹痛，脐周为甚，恶心或呕吐，面白肢冷，舌苔白微腻，脉弦紧。

【适用病症】

以下病症符合上述人群特征者，可以考虑使用本方。

（1）腹痛等消化系统疾病：急性肠梗阻、急性胃肠平滑肌痉挛、胃积水等。改善腹痛等症状。

（2）以腹痛为主症的腹股沟斜疝等疝气、外科疾病。

（3）以心悸、乏力为主症的循环系统疾病：心律失常、房室传导阻滞、心力衰竭等。

（4）以寒饮上逆为主要病机的慢性支气管炎及支气管哮喘的咳嗽、喘息等症状。

（5）寒痰蒙窍所致的癫痫发作。

（6）以痛痹为主的风湿性关节炎、类风湿关节炎等。

【合方与加减】

1. 合方

（1）心气虚者，合用生脉饮。

（2）食积者，合用保和丸。

（3）痛痹者，合用桂枝芍药知母汤。

（4）寒饮上逆者，合用小青龙汤或苓甘五味姜辛夏汤。

（5）寒邪内盛者，可合用正气天香散。

2. 加减

（1）口中异味、舌苔厚腻者，可酌加炒山楂 10 g，焦神曲 10 g，炒麦芽 10 g，佩兰 8 g。

（2）痰蒙神窍者，可加石菖蒲 10 g，远志 10 g，鲜竹沥 20 mL。

（3）纳呆泛酸者，可加吴茱萸 6 g，川椒 6 g。

（4）小便不利者，可加车前子 8 ~ 12 g，茯苓皮 15 g。

（5）腹股沟斜疝者，加小茴香 6 g，橘核 10 g，荔枝核 10 g，香附 6 g。

（6）瘀血阻络者，加鸡血藤 10 g，桃仁 6 g，红花 6 g。

【注意事项】

（1）方用茯苓、半夏化饮和胃降逆，乌头、细辛温阳散寒止痛，以朱砂为衣，取其护心而镇逆也。本方证是以脾肾虚寒、饮气上逆为主要病机的病证。

（2）根据"十八反"的中药配伍禁忌，半夏和乌头相反。虽清代王旭高、曹仁伯先生在医案中记述乌头、半夏并用相反相激、峻逐阴结之例，近代丁甘仁、蒲辅周先生也对半夏反乌头（附子）提出疑问，但临床医师应遵循《中华人民共和国药典》审慎开具处方。乌头、细辛、半夏、朱砂都有毒，因此本方采用丸药小剂量缓图，应在合理评估病情后谨慎使用，中病即止，以防伤正。

（3）本方主要用以散寒止痛、除饮降逆，是治疗寒气厥逆的有效丸剂，符合阴寒痰湿之邪气上逆心胃的证治。

【医案分析】

1. 石季竹先生用赤丸治疗结核性脑膜炎案

石某，男，4岁。因结核性脑膜炎而入院治疗。余随石季竹老中医会诊：患儿昏迷不醒，痰声辘辘，双目斜视，四肢厥冷，时而抽搐，苔白微腻，指纹青暗。乃属痰蒙心包，肝风内动。宜《金匮》赤丸损益：制川乌、法半夏、石菖蒲各6g，云茯苓9g，细辛1g，远志5g，生姜汁5滴，竹沥10滴。2帖后，吐出小半碗痰涎，神清厥回，肝风遂平。续经中西药治疗3个月而愈。

按语：本医案为小儿因邪气内盛，导致痰蒙心包，表现为痰声辘辘，药后"吐出小半碗痰涎"后神志转清；肝风内动、肝经扰动，发为双目斜视、抽搐等痫证，西医诊断为结核性脑膜炎。石季竹先生用赤丸加减，以赤丸温阳散寒止痛，化饮降逆，去朱砂，加石菖蒲、远志、竹沥化痰开窍，经过中西医结合治疗后意识状态转回正常，症状缓解。

2. 贺念曾先生用赤丸等治疗急性心肌梗死案

赵某某，男，63岁。1984年11月13日初诊。是日早餐时，突然胸窒暴痛，头汗淋淋，昏倒在地，面苍肢冷，短气不足以息，移时方醒，急送至医院。患者胸痛如揪，脉寸关微弱，尺部小紧而涩，间有结代，唇青，舌淡晦、苔薄白，目光晕滞乏神。心电图：急性心肌梗死（前间壁）。急给输氧，肌内注射哌替啶100mg、参附注射液2支，合服麝香保心丸2粒。针刺膻中、气海、双内关，得气后加大艾壮灸半小时，同时以《金匮要略》赤丸合人参汤化裁急煎予服。处方：乌头10g，细辛10g，红参20g，半夏15g，茯苓15g，干姜10g，川椒10g，炙甘草10g，两小时服一煎。下午4:00，痛减气匀，肢暖色活。上方易乌头为附子15g，减红参为10g，去干姜，加白芍12g。四小时服一煎。夜12:00，疼除，脉不紧，结代少，仍迟涩弱。14日按上方继服1剂，早晚两服。药后脉转缓，稍有散象。处方：红参10g，麦冬10g，五味子10g，附子10g，细辛10g，半夏15g，茯苓15g，白芍15g，炙甘草6g，3剂，日1剂。11月18日，脉平缓，神安。继以上方加减出入，调治3个月，康复出院。

按语：该案中老年男性患者突发心脉痹阻，头汗淋淋，昏倒在地，面白肢冷，短气不足以息，符合条文"寒气厥逆"之象，西医诊断为急性心肌梗死（前间壁）。经过氧疗，哌替啶止痛，参附注射液回阳救逆，麝香保心丸活血止痛，急煎赤丸合人参汤化裁温阳散寒、止痛救逆，兼以针灸治疗后胸痛缓解，脉象转缓，后期以生脉散与赤丸（以附子易乌头）益气养阴、散寒止痛，3个月后得以康复。

3. 王付教授用赤丸治疗血管闭塞性脉管炎案

郑某，男，32岁，郑州人。2008年初诊，主诉：3年前出现间歇性跛行，夜间足部疼痛加重，经检查，诊断为血栓闭塞性脉管炎，先经西医治疗，效果不明显，又经中医、中西医结合治疗，仍未达到治疗目的，近因病情加重前来诊治。刻下：间歇性跛行，夜间卧床时疼痛加重，两足冰冷，因冷加重，伴有麻木，时有刺痛，舌质淡，苔白腻，脉沉。辨为阳郁寒饮证，治当逐寒散饮、通阳和中，以赤丸加味：茯苓12g，制川乌6g，姜半夏12g，细辛3g，干姜10g，红参10g，炙甘草10g。6剂，水煎服，每日分3服。二诊：两足怕冷略有好转，夜间疼痛未有减轻，以前方制川乌改为生川乌6g，加生草乌6g，6剂，煎药由30分钟增为50分钟。三诊：疼痛较前减轻，麻木基本解除，以前方6剂继服。四诊：病情稳定，以前方治疗60余剂，诸症悉除。之后，以前方变汤剂为散剂，每次3g，每日3次，治疗3个月，经复查，病已痊愈。随访1年，一切正常。

按语：《金匮要略》原文曰："寒气，厥逆，赤丸主之。"王付教授根据病证表现之两足冰冷，因冷加重，颇似"寒气，厥逆"，而选用赤丸，方中以川乌逐寒通阳；细辛温阳化饮；茯苓健脾益气，渗利湿浊；姜半夏醒脾燥湿化痰；干姜助川乌、细辛温阳散寒；人参益气祛邪；炙甘草助人参益气，并缓和生川乌之峻性。二诊加用草乌，增长了煎药时间以减毒，方药相互用，以增强治疗作用；病情稳定后，变汤剂为散剂。另外，综合以上三则病案，可见丸剂急救时宜煎，且急危重症也有中药的用武之地。

参考文献

［1］马先造.半夏、贝母不反乌头［J］.上海中医药杂志，1983（11）：39.

［2］贺念曾.《金匮》方治胸痹三则［J］.河南中医，1988，8（4）：26.

［3］王付，王帮众.经方运用半夏配乌头（附子）的探索与实践［J］.中国实验方剂学杂志，2011，17（9）：284-285.

（弓雪峰　撰）

乌头煎

【仲景方论】《金匮要略·腹满寒疝宿食病脉证治第十》："腹痛，脉弦而紧，弦则卫气不行，即恶寒，紧则不欲食，邪正相搏，即为寒疝。寒疝绕脐痛，若发则白津出，手足厥冷，其脉沉紧者，大乌头煎主之。"

【注家方论】

（1）徐忠可《金匮要略论注·腹满寒疝宿食病脉证治第十卷》：此寒疝之总脉证也。其初亦止腹满，而脉独弦紧，弦则表中之卫气不行而恶寒，紧则寒气痹胃而不欲食，因而风冷注脐，邪正相搏而绕脐痛。是卫外之阳，胃中之阳，下焦之阳，皆为寒所痹。因寒脐痛，故曰疝。至发而白津出，寒重故冷涩也，手足厥冷，厥逆也，其脉沉紧，是寒已直入于内也。故以乌头一味，合蜜顿服之，此攻寒峻烈之剂，即后人所谓霹雳散也。

（2）魏荔彤《金匮要略本义·腹满寒疝宿食病脉证治第十》：平素阳虚阴盛，积寒在里，以召外寒，夹杂于表里而为患者也。表里之寒邪既盛，而正阳与之相搏，寒邪从下起，结聚于至阴之分而寒疝成矣。寒疝既成，伏于少腹，绕脐痛苦，发止有时，发则白津出，津似汗而非汗也，此津本下部虚寒，阴邪逼迫外越，故以白津二字形容之，理至微也。及阴寒积久而发，四肢厥冷，脉得沉紧，何非寒厥之气为患也耶？乌头辛热，逐寒邪，开阴闭，专用建功，单刀直入，竟趋虎穴，此取效之最径捷者也；惟恐燥烈伤阴，故于服法又分弱强人，并申一日不可再服之戒也。

（3）吴谦《医宗金鉴·订正仲景全书金匮要略注·腹满寒疝宿食病脉证治第十》：疝病犯寒即发，故谓寒疝也。其病发则绕脐少腹急痛，恶寒汗出，手足厥冷，不欲食，脉弦而紧，主急主痛，此寒疝应有之脉证也。主之乌头煎者，是专以破邪治标为急，虚实在所不论，故曰强人服七合，弱人服五合也。

（4）刘渡舟《金匮要略诠解·腹满寒疝宿食病脉证治第十》：本病由于寒结于内，聚而不散，犯寒即发，谓之寒疝。此证初起，腹满而脉弦紧。弦紧脉皆属阴，但弦之阴从内生，紧之阴从外得。弦则卫气不行即恶寒，阴出而痹在外之阳；紧则不欲食，阴入而痹其胃内之阳。卫阳与胃阳两衰，而内寒与外寒交盛，于是，阴反无畏而上冲，阳反不治而下伏，则谓"邪正相搏，即为寒疝，寒疝绕脐痛"。若发作之时，阴寒内动，疼痛剧烈，而使人汗出，手足厥冷；若并见沉紧之脉，则沉主里，紧主寒、主痛、主实，故急以大乌头煎散寒破结以救阳气。

【经典配方】乌头（大者五枚，熬去皮，不咬咀），上以水三升，煮取一升，去滓，纳蜜二升，煎令水气尽，取二升，强人服七合，弱人服五合。不瘥，明日更服，不可一日再服。

【经典方证】 腹痛，脉弦而紧，弦则卫气不行，即恶寒，紧则不欲食，邪正相搏，即为寒疝。寒疝绕脐痛，若发则白津出，手足厥冷，其脉沉紧者。

【推荐处方】 制川乌 6～12 g，蜂蜜 200 mL，水煎服 1～2 小时。

【方机概述】 专治沉寒痼冷所致腹痛肢厥。腹痛而见弦紧之阴脉，主寒邪凝结，其中弦主内寒，里阳亏虚，阳气不能行于外而恶寒；紧主外寒，外寒抑遏胃阳，则不欲食；寒邪内结于三阴经所过脐部，正气犹能与邪气相搏，从而发为以绕脐痛为主症的寒疝。由此可见寒疝是以素体阳虚阴盛为发病的根据，外感寒邪为发病的诱因，内外皆寒为其病机特点。以脉象由弦紧转成沉紧为关键，说明里阳在与阴寒相搏的过程中进一步耗伤，以致气机闭塞，阴阳之气难以顺接，迫使虚阳外浮，卫气失固。

【方证提要】 腹痛剧烈伴腹部拘急，绕脐剧痛，得温缓解，遇冷加剧，小便清长，大便不成形，甚则四肢逆冷、冷汗淋漓等。一般尚应兼见唇青面白，舌淡苔白等。

【适用人群】 适用于沉寒痼冷的实寒病机人群，年老体弱者应酌情减量。外感风寒日久或久居冷地，导致寒凝气滞，痼冷阻塞，经脉受阻，不通则痛，而见腹痛剧烈伴腹部拘急，绕脐剧痛，得温缓解，遇冷加剧，小便清长，大便不成形，甚则四肢逆冷，冷汗淋漓，唇青面白，舌淡苔白，脉弦紧。

【适用病症】

（1）治疗体内寒重的胃肠神经官能症、急性肠梗阻、急性胃肠痉挛等。

（2）以痛痹为主的风湿性关节炎、类风湿关节炎等。

【合方与加减】

1. 合方

（1）腹中冷痛，身体疼痛，恶寒恶风，即兼有表寒证者，可合用桂枝汤，成为乌头桂枝汤。

（2）腹中隐痛，间断发作，喜温喜按，即兼有里寒证者，可合用理中汤。

（3）腹痛暴急，寒邪内阻者，可合用良附丸。

（4）腹中雷鸣切痛，胸胁逆满，呕吐，辨为寒气上逆者，可合用附子粳米汤。

（5）少腹拘急冷痛，寒凝肝经者，合用暖肝煎。

（6）腹痛拘急，大便不通，寒实积聚者，合用大黄附子汤。

2. 加减

（1）若寒重，可考虑川乌、草乌同用，内服、外洗同用。

（2）若兼有寒凝瘀血，可加桃仁 10 g，红花 10 g。

（3）若腹胀明显，加厚朴 10 g，莱菔子 10 g，苏梗 10 g。

（4）若食欲减退，消化不良，加焦神曲 6 g，炒谷芽 15 g，炒麦芽 10 g。

（5）若气滞明显，加佛手 6 g，陈皮 10 g，绿萼梅 6 g。

（6）若情绪不稳定，加柴胡 10 g，木香 5 g，香附 10 g，薄荷 5 g。

（7）若抑郁眠差，加合欢花 12 g，合欢皮 30 g，香橼 10 g，玫瑰花 10 g，贯叶金丝桃 10 g。

【注意事项】

（1）治当起沉寒，缓急痛，方用大乌头煎。乌头大辛大热有毒，散沉寒痼冷而止痛；佐白蜜以制约乌头之毒烈，且润燥养血，缓急止痛。方中蜂蜜选用宜辨寒热，槐花蜜偏凉，枣花蜜偏温，根据患者体质选用合适的蜂蜜。

（2）本方属于辛热峻剂，生品内服宜慎。不宜与贝母类、半夏、白及、白蔹、天花粉、瓜蒌类同用。心动过速者禁用。

（3）乌头有毒，必须久煎。方后注云"强人服七合，弱人服五合""不可一日再服"，可知本方药力峻烈，理宜慎用。川乌把握内服用量，先煎半小时到 1 小时，充分煎煮减毒。临床运用注意用量和服法，以防中毒。如服后出现呼吸、心跳加快、脉搏不规律，甚至昏迷等中毒反应，急当抢救。

（4）另外，《外台秘要》所记载的解急蜀椒汤，主治大约与大乌头煎相似，由蜀椒、附子、干姜、半夏、粳米、甘草、大枣组成，但药性、药力均相对和缓，可供临床参考运用。

【医案分析】

1. 吉益东洞用大乌头煎治疗疝瘕案

京师界街贾人井筒屋播磨家仆，年70余。自壮年患疝瘕，十日五日必一发，壬午秋大发，腰脚挛急，阴卵偏大，欲入腹，绞痛不可忍，众医皆以为必死，先生诊之，作大乌头煎使饮之，斯臾，眩瞑气绝，又顷之，心腹鸣动，吐出水数升，即复故，尔后不复发。

按语：日本吉益东洞先生记载了一位老年家仆，疝瘕经常发作，根据"腰脚挛急，阴卵偏大，欲入腹，绞痛不可忍"的描述，类似于现代医学的腹股沟斜疝，出现了厥逆之急危重症。吉益氏用大乌头煎峻逐阴寒，复阳止痛，于《类聚方广义》言此方可治"寒疝，腹中痛，叫呼欲死，面色如土，冷汗淋漓，四肢拘急，厥冷烦躁，脉弦迟者"，催吐水数升，即恢复如初。

2. 魏龙骧用大乌头煎治疗腹痛案

沈某，50余岁。1973年6月初诊。有多年宿恙，为阵发性腹痛，因旧病复发，自外地来京住院。1959年曾在某院做阑尾炎手术，术后并无异常。此次诊为胃肠神经官能症。自述每发皆与寒凉、疲劳有关。其症：腹痛频作，痛无定位，唯多在脐周围，喜温可按，痛甚以致汗大出。舌质淡，苔薄腻而滑，脉沉弦。曾投理中汤，药力尚轻，药不胜病，非大乌头煎不可，故先小其量以消息之。乌头用4.5g，以药房煎不便，盖蜜煎者缓其毒也，权以黑豆、甘草代之。3剂后，腹痛未作，汗亦未出，知药证相符，乌头加至9g。四剂后复诊，腹痛已止，只腹部微有不适而已。后见腻苔已化，舌转嫩红，弦脉缓和，知沉寒痼冷，得乌头大热之品，涣然冰释矣。病者月余痊愈出院。

按语：本案患者与前案不同，表现为阵发性腹痛，痛无定位，喜温可按，痛甚以致汗大出，多在脐周围发作，每发皆与寒凉、疲劳有关，既往阑尾炎病史，但术后并无异常，诊为胃肠神经官能症，属于功能性病变。舌质淡，苔薄腻而滑，脉沉弦，符合寒气内结、阳气不运之象，为沉寒痼冷所致腹痛。寒则凝注，热则流通。"寒者热之"为正治法则，魏龙骧用理中汤温里散寒，但无效，遂用小剂量大乌头煎加黑豆、甘草减毒，逐渐加大乌头用量，祛除沉寒痼冷，最终治愈此疾。

3. 仝小林院士用大乌头煎治疗雷诺病案

丁某，女，36岁。主诉：雷诺现象4年。现病史：4年前因情志因素出现面肿及手指末端的雷诺现象，入当地医院检查，诊断为未分化结缔组织病，间断服用中西药物。2007年10月（3年前）入院诊断为结缔组织病相关性肺动脉高压（轻度），给予吸入用前列腺素溶液治疗，出院后病情平稳。2009年4月心导管检查示毛细血管前肺动脉高压，右心功能代偿期。8月超声心动图检查示肺动脉高压（轻度），二、三尖瓣少量反流。11月查MRI示轻度脑栓塞，颈动脉供血不足。月经周期紊乱，时提前10余天，2012年曾停经3个月，无痛经，经色正常，量可，有血块，已婚未育。刻下：手脚发冷、畏寒、畏风、雷诺现象，手面浮肿，周身皮肤干燥，自觉心慌、心跳时快，左侧肢体肌肉有麻木感，纳眠可，大便偏稀，每日2~3次，无夜尿。舌淡苔白，脉细弱，西医诊断：雷诺病，中医诊断：厥逆（血虚寒厥证），治宜温阳散寒、养血通脉。方用大乌头煎合黄芪桂枝五物汤加减：制川乌60g（先煎2小时），黄芪60g，桂枝45g，白芍45g，鸡血藤60g，羌活30g，炙甘草15g，生姜5片。二诊：服上药7剂后仍手脚凉，雷诺现象未除；自觉心慌、心跳加快，怕冷加重，手面浮肿，颈前及胸部出现小红斑，左侧头部疼痛、肢体发木，3天前突发面麻至全身发麻，3小时后缓解。舌淡、底瘀闭，脉细弱。方药：制川乌30g（先煎2小时），黄芪45g，当归15g，桂枝30g，白芍30g，鸡血藤30g，炙甘草15g，生姜5片。三诊：服上药14剂后仍手脚凉，雷诺现象减轻30%，心慌、心跳加快，乏力，手脸浮肿，怕冷甚，颈前及胸部小红斑未消失，左侧头痛及肢体麻木好转60%，左脸麻木，近两日出现腰痛，入夜尤甚。舌苔白，舌底瘀闭，脉沉细弦数。方药：前方制川乌加至 120 g，先煎 8 小时，加桂枝 45 g。四诊：服上方 1 个月，手脚凉好转，雷诺现象减轻 50%，心悸明显，左侧肢体麻木好转，头痛好转 80%，皮肤发硬现象缓解。自觉双下肢发沉，腰痛时作，纳眠可，二便调。舌淡底瘀，脉沉弱，苔薄白。方药：前方鸡血藤加至 60 g。随访半年，在原方基础上加减，症状改善。

按语：本病案患者的雷诺病是由于寒冷、情绪激动引起的发作性手指、足趾苍白、发紫，然后变为潮红的一组综合征。患者以出现雷诺现象、手足发冷等症状为主诉，在中医属"寒厥""手足厥冷"范畴。《伤寒论·辨厥阴病脉证并治》曰："厥者，手足逆冷是也。"《素问·厥论》谓："阳气衰于下，则为寒厥。"患者平素畏寒、恶风，月经延后，皆提示阳气不足，且有皮肤干燥、心悸、肌肉麻木等血虚失养的表现，阳气不足，推动气血无力，致气血运行不畅，加之气血本已虚弱，无法温养远端四肢。仝小林院士治疗时抓住其主症，辨证为血虚寒厥，治以温阳散寒、养血通脉，以大乌头煎合黄芪桂枝五物汤为基础方。制川乌为君以散寒止痛，辛热走窜，扶助少阴与太阴之阳气；认为临床出现疼痛的症状，如属一派寒象，尤其病邪久羁，深入骨髓，为沉疴痼疾者，非川乌、草乌而不能治。正如《长沙药解》言："乌头，温燥下行，其性疏利迅速，开通关腠，驱逐寒湿之力甚捷。"针对雷诺病的特点，仝小林院士运用黄芪桂枝五物汤以补气温阳、活血通络。黄芪补气养血，桂枝、白芍调和营卫，鸡血藤活血通利经脉（亦为方和谦国医大师喜用之品），以羌活引诸药入上半身经络。现代药理研究表明，黄芪、桂枝等活血温阳药有促进血管扩张、降低血管通透性和血管阻力、解除平滑肌痉挛及改善和恢复微循环的功能。二诊时，患者手足冰冷与指端颜色变化的症状未改变，颈前、胸前出现小红斑，全身发麻，恐药物不良反应，故在维持原辨证基础上药物减量；三诊时，患者主症稍有减轻，且用药后并未出现任何不良反应，安全性得以确保，仝院士不改变治疗靶向，而是加大主药剂量，重剂起沉疴，将川乌用量增到 120 g，可谓药专力宏，再次证明只要用之得当，三因制宜，灵活调整剂量，用药安全可得到保证，所谓"有故无殒，亦无殒也"。纵观全方，谨守病机，辨证准确，并结合现代医学对疾病的认识，以消除患者主症为靶点，用药合理，虽顽疾、重疾，毒峻药使用得当，可成为治病利器。

参考文献

［1］陈存仁．皇汉医学丛书：建殊录［M］．上海：上海中医学院出版社，1993.

［2］魏龙骧．续医话四则［J］．新医药学杂志，1978（12）：14-16.

［3］逄冰，赵锡艳，彭智平，等．仝小林应用大乌头煎验案举隅［J］．中国中医基础医学杂志，2013，19（1）：101-103.

（弓雪峰　撰）

乌头桂枝汤

【仲景方论】《金匮要略·腹满寒疝宿食病脉证治第十》："寒疝腹中痛，逆冷，手足不仁，若身疼痛，灸刺、诸药不能治，抵当乌头桂枝汤主之。"

【注家方论】

（1）徐忠可《金匮要略论注·腹满寒疝宿食病脉证治第十卷》：起于寒疝腹痛而至逆冷，手足不仁，则阳气大痹，加以身疼痛，荣卫俱不和，更灸刺、诸药不能治，是或攻其内，或攻其外。邪气牵制不服，故以乌头攻寒为主，而合桂枝全汤以和荣卫，所谓七分治里，三分治表也。如醉状，则荣卫得温而气胜，故曰知。得吐则阴邪不为阳所客，故上出，而为中病。

（2）程林《金匮要略直解·腹满寒疝宿食病脉证治第十》：寒淫于内，则腹中痛。寒胜于外，则手足逆冷，甚则至于不仁，而身疼痛，此内外有寒也。乌头煎，热药也，能散腹中寒痛。桂枝汤，表药也，能解外证身痛。二方相合，则能达脏腑而利荣卫，和血气而播阴阳。其药势翕翕行于肌肉之间，恍如醉状，如此则外之凝寒以行，得吐则内之冷结将去，故为中病。

（3）吴谦《医宗金鉴·订正仲景全书金匮要略注·腹满寒疝宿食病脉证治第十》：以桂枝汤五合解之者，溶化也。令得一升，谓以乌头所煎之蜜五合，加桂枝汤五合，溶化令得一升也。不知，不效也。其知者，已效也。

（4）刘渡舟《金匮要略诠解·腹满寒疝宿食病脉证治第十》：乌头桂枝汤证。本证为阴寒凝聚腹中，经脉痉挛，故腹中绞痛；风寒乘虚而入，急速内犯，入攻五脏，故拘急不得转侧；阳虚阴盛，不能温养四肢，则手足厥逆；寒主收引，故阴缩。近人门纯德用此方治寒性脉管炎而疼痛难忍者，服之效应如神。

（5）王洙《金匮玉函要略述义》：按乌头煎证，寒气专盛于里，此条证，表里俱寒壅，是所以有须于桂枝。灸刺、诸药不能治，是言病势之剧，套法不能得治，不言灸刺、诸药之误措。徐氏以为是或攻其内，或攻其外，邪气牵制不服，似欠稳帖。案如醉状也，得吐也，乃乌头之瞑眩使然。

【经典配方】

乌头，上一味，以蜜二斤，煎减半，去滓，以桂枝汤五合解之，令得一升后，初服二合，不知，即服三合，又不知，复加至五合。其知者如醉状，得吐者为中病。

桂枝汤方：桂枝（三两，去皮），芍药（三两），甘草（二两，炙），生姜（三两），大枣（十二枚）。上五味，以水七升，微火煮取三升，去滓。

【经典方证】寒疝腹中痛，逆冷，手足不仁，若身疼痛。

【推荐处方】川乌6~12g，桂枝9g，芍药9g，炙甘草6g，生姜9g，大枣3个，水煎服。

【方机概述】寒疝兼有表证的证治，病机在于寒实内结，兼有表证。寒疝主症为腹痛，由阴寒内结而引起，寒盛则阳衰。阳气不行，经脉不通则痛，阳气不能通达于四肢，则手足逆冷，甚则麻木不仁，腹痛剧烈而伴见手足逆冷，此为寒疝发作时所常见。阴寒内盛，又有外寒束表，表里皆寒而内外俱病。

【方证提要】腹痛，手足厥冷而不仁，伴身疼痛。唇青面白，舌淡苔白，脉浮弦而紧。

【适用人群】寒实内结，兼有表证的腹痛患者。由于环境寒冷或冒雨受寒，寒邪侵袭，导致寒实内结，兼有表证，表现为腹痛剧烈伴腹部拘急，得温痛减，遇冷痛甚，恶寒身蜷，手足厥冷，小便清长，大便不成形，唇青面白，舌淡苔白，脉浮弦而紧。

【适用病症】

（1）用于以腹痛为表现，辨证为寒实内结，兼有表证的疾病，如胃肠痉挛、不完全性肠梗阻、腹膜炎、肠易激综合征、功能性消化不良等疾病。

（2）用于以关节痹痛为表现，辨证为寒实内结，兼有表证的疾病，如类风湿关节炎、骨性关节炎、强直性脊柱炎等疾病。

（3）可用于腹股沟部位疼痛及生殖器疼痛，辨证为寒实内结，兼有表证的疾病的辅助治疗，如腹股沟斜疝、睾丸扭转、睾丸炎、附睾炎、盆腔炎、异位妊娠等疾病。

【合方与加减】

1. 合方

（1）气滞明显者，合用天台乌药散（乌药15g，木香6g，小茴香6g，青皮6g，高良姜10g，巴豆1g，川楝子8g，槟榔8g，黄酒50mL）。

（2）肾阳虚甚者，合用肾气丸（地黄24g，山药、山茱萸各12g，泽泻、茯苓、牡丹皮各9g，桂枝、炮附子各3g）。

（3）湿热蕴结者，合用二妙散（苍术10g，黄柏6g）。

（4）气虚明显者，合用六君子汤（陈皮10g，清半夏8g，党参10g，炒白术10g，茯苓10g，炙甘草6g）。

（5）中虚脏寒者，合用小建中汤（饴糖20g，桂枝10g，白芍20g，炙甘草6g，生姜6g，大枣6g）。

（6）瘀血阻滞者，合用少腹逐瘀汤（当归10g，川芎10g，赤芍10g，蒲黄10g，五灵脂10g，没药6g，延胡索6g，小茴香10g，肉桂6g，干姜6g）。

2.加减

（1）下元虚寒、肾阳虚者，加胡桃仁15g，牛膝10g，淫羊藿10g。

（2）乳腺结节、甲状腺结节者，加连翘10g，浙贝母10g，郁金10g，王不留行10g。

（3）气滞呈走窜痛者，加木香6g，香附10g，乌药10g。

（4）小便困难者，加金钱草10g，车前子10g，瞿麦10g。

（5）脾胃虚弱者，加炒白术10g，怀山药10g。

（6）腹胀气滞者，加木香6g，莱菔子10g，焦槟榔6g。

【注意事项】

（1）服用乌头煎剂与丸剂，都要非常谨慎，应注重两点：一是先服用小剂量，然后视病情酌情加大用量；二是服用间隔的时间要适当，以免造成蓄积中毒。所谓"以知为度""其知者，如醉状，得吐者为中病"，即出现眩晕如喝醉酒状，或呕吐者，此乃乌头中毒的表现，"不可一日再服"。如此看来，古人用乌头可谓胆大而心细，认识到该药非用到一定"火候"，才能达到最佳疗效。

（2）"本太阳病，医反下之，因而腹满时痛者，属太阴也，桂枝加芍药汤主之；大实痛者，桂枝加大黄汤主之。"与桂枝加大黄汤相比，两方均有腹痛症状，乌头煎为寒疝兼有身痛等表证，阴寒内盛，外寒束表；桂枝加大黄汤为腹痛剧烈，大便难，属腑实且痛，伴鼻塞、流涕、恶寒等表证，腑实内结，外寒袭表，两者可相鉴别。

（3）本方温里解表，祛寒止痛，为表里双解的推荐方剂。

（4）关于桂枝，病位偏于肢体经络时，用桂枝；病位偏于躯干脏腑时，可用肉桂。

【医案分析】

1.赵锡武先生用乌头桂枝汤治疗腹痛案

患者韩某，男性，50余岁。因寒疝发病2年半，曾去河南、山东等地治疗不效，诊之舌苔薄白，脉象弦细，每日发作下腹急痛，坚硬，两腿强直，四肢逆冷，身出冷汗，先予抵当乌头桂枝汤，一剂见效，但连服二三十剂不愈，以后改服当归生姜羊肉汤多剂而愈。

按语：此案描述中老年男性因寒疝而腹痛，屡治无效，发作时下腹急痛，坚硬，两腿强直，四肢逆冷，身出冷汗，为寒实内结、寒凝气结、阳气不通，导致腹内气机不通作痛，外则寒邪束表，痹阻肌肤，营卫失和，表现为兼有四肢逆冷、全身冷汗的表证，赵锡武先生用乌头桂枝汤表里双解，一剂见效，"但连服二三十剂不愈"是因后期应补养温煦缓图，因而改用当归生姜羊肉汤养血散寒、药食双补，多剂获愈。

2.周连三先生用乌头桂枝汤治疗睾丸疼痛案

杨某，男，32岁。1965年3月10日诊治。因寒涉水，兼以房事不节，诱发睾丸剧痛，多方诊治无效而就诊。症见面色青黑，神采困惫，舌白多津，喜暖畏寒，睾丸肿硬剧烈疼痛，牵引少腹，发作则小便带白，左睾丸偏大，肿硬下垂，少腹常冷，阴囊汗多，四肢厥冷，脉象沉弦，止乃阴寒凝聚，治宜温经散寒。处方：炮附子（先煎）、白芍、桂枝、炙甘草、生姜各 30 g，黄芪 60 g，大枣 12 枚。十二剂。兼服，当归 120 g，生姜 250 g，羊肉 1000 g。上方服后，阳回痛止，参加工作。

按语：此案为青年男性因遇寒冷外界刺激与房事不节诱发睾丸剧痛，表现为睾丸肿硬剧烈疼痛，牵引少腹，发作则小便带白，左睾丸偏大，考虑睾丸扭转急性发作，属于泌尿生殖系统的急危重症。周连三先生分析其面色青黑，神采困惫，喜暖畏寒，少腹常冷，阴囊汗多，四肢厥冷，舌白多津，脉象沉弦，一派阴寒凝聚、里阳虚馁之象，因此选用乌头桂枝汤合当归生姜羊肉汤温经散寒、救急止痛，立竿见影。

3. 刘殿生先生用乌附桂枝汤治疗风寒湿痹案

王某，工人，男，36 岁。1985 年 9 月 10 日初诊。患者 1973 年秋末冬初自觉腰腿疼痛，后十余年经常发作，虽经各医院治疗，始终未愈。发作期腰腿麻木，重着无力，屈伸不利，关节肿胀，行走困难，皮肤不红不肿，脉沉细，舌淡红、白腻苔。血沉 36 mm/h，抗链球菌溶血素 O 试验 1∶1250。综合脉症为风寒湿痹，寒邪为重。以乌附桂枝汤加减：附子 15 g，炙川乌 10 g，桂枝 25 g，当归 20 g，防风 15 g，黄芪 15 g，防己 10 g，薏苡仁 30 g，苍术 20 g。服 12 剂后关节活动正常，疼痛明显减轻。原方加牛膝 20 g，杜仲 20 g，全蝎 3 g，又进 6 剂，自觉疼痛消失，血沉 12 mm/h，抗链球菌溶血素 O 试验 1∶500 以下。后又巩固治疗月余，1986 年初恢复工作，1 年后随访无复发。

按语：患者发作期腰腿麻木，重着无力，屈伸不利，关节肿胀，行走困难，严重影响生活质量，血沉快，抗链球菌溶血素 O 试验异常，辨为风寒湿痹，寒邪为重，提示风湿性关节炎急性发作。《金匮要略直解》言："寒淫于内，则腹中痛。寒胜于外，则手足逆冷，甚则至于不仁，而身疼痛，此内外有寒也。"此患者腰腿麻木，重着无力，屈伸不利，腰腿疼痛，舌淡红苔白腻，脉沉细，考虑内外均有寒邪侵扰。刘殿生先生用乌附桂枝汤温通经络，关节疼痛消失，功能活动正常，血沉正常，抗链球菌溶血素 O 试验改善，印证该方疗效确切。

参考文献

［1］中医研究院西苑医院.赵锡武医疗经验［M］.北京：人民卫生出版社，1980：83.

［2］周连三，唐祖宣.寒疝、臌胀、大汗亡阳案［J］.新医药学杂志，1978（12）：17.

［3］刘殿生，付多茹，马彩霞."乌附桂枝汤"治疗风寒湿痹98例临床观察［J］.黑龙江中医药，1989（4）：20-21.

（弓雪峰　撰）

旋覆花汤

【仲景方论】

《金匮要略·五脏风寒积聚病脉证并治第十一》："肝着，其人常欲蹈其胸上，先未苦时，但欲饮热，旋覆花汤主之。"

《金匮要略·妇人杂病脉证并治第二十二》："寸口脉弦而大，弦则为减，大则为芤，减则为寒，芤则为虚，寒虚相搏，此名曰革，妇人则半产漏下，旋覆花汤主之。"

【注家方论】

（1）尤在泾《金匮要略心典·五脏风寒积聚病脉证并治第十一》：肝脏气血郁滞，着而不行故名肝着。然肝虽着，而气反注于肺，所谓横之病也……旋覆花咸温下气散结，新绛活其血，葱叶通其阳，散结通阳，血气以和而肝着愈。

（2）李彣《金匮要略广注·五脏风寒积聚病脉证并治第十一》：肝主疏泄，着则气郁不伸，常欲人蹈其胸上以舒其气。

（3）唐容川《金匮要略浅注补正·五脏风寒积聚病脉证并治第十一》：盖肝主血，肝着即是血黏着而不散也。血生于心而归于肝，由胸前之膈膜，以下入胞室，今着于胸前膈膜中，故欲人蹈其胸上以通之也。

《医林改错》言其曾治一女，常欲足蹈其胸，用通窍活血汤而愈，乃与古肝着之方证暗合……故用葱白以通胸中之气，如胸痹而多用葱白之例，用旋覆以降胸中之气，如胸满噫气而用旋覆花之例也。惟新绛乃茜草所染，用以破血，正是治肝经血着之要药，通窍活血汤，恰合此方之意，故用之有效。

（4）高学山《高注金匮要略·五脏风寒积聚病脉证并治第十一》：肝以阳气为贵……着者留滞之义。脏中阳虚，而阴寒之气不能融和舒畅，且肝络从少阳之胁而上贯于胸，则胸中常有似板似紧之候。

（5）周扬俊《金匮玉函经二注·五脏风寒积聚病脉证并治第十一》：肝主疏泄，言其用也，倘郁抑不舒，势必下乘中土，土必弱而时满，气必结而不开，故喜人之按之揉之也。

（6）魏荔彤《金匮要略方论本义·五脏风寒积聚病脉证并治第十一》：肝着者，风寒湿合邪如痹病之义也……以气邪而凝固其血，内着于肝，则为肝着也。

【经典配方】 旋覆花三两，葱十四茎，新绛少许。上三味，以水三升，煮取一升，顿服之。

【经典方证】 肝着，其人常欲蹈其胸上，先未苦时，但欲饮热。寸口脉弦而大，弦则为减，大则为芤，减则为寒，芤则为虚，寒虚相搏，此名曰革，妇人则半产漏下。

【推荐处方】 旋覆花 12～15 g（包煎），葱 3 根，茜草 10 g，水煎服。

【方机概述】 阴寒邪气留滞于肝经，导致肝经经脉气血郁滞。肝经布胁肋、贯胸膈，若阴寒邪气留着于肝经，导致阳气痹结，就会影响经脉气血的运行，引起气郁血滞，从而在肝经所过的胸胁等部位出现痞闷、窒塞，甚或胀满刺痛等，故"其人常欲蹈其胸上"，即试图通过叩击、按揉、捶打等手段达到振动胸部的目的，使胸中气机舒展，气血得以畅行，从而缓解其痛苦。肝着既成，气郁渐累及血滞，肝经经脉随之气血郁滞。

【方证提要】 胸闷气短，左前胸憋闷疼痛，劳累后加重，甚或向左臂内侧放射，或心痛彻背、心悸时发，或头晕、头痛，舌暗苔薄，脉涩或结代。

【适用人群】 多用于气滞血瘀证见胸胁疼痛的中青年患者。胸闷气短，左前胸憋闷疼痛，劳累后加重，甚或向左臂内侧放射，或心痛彻背，心悸时发，或头晕、头痛，舌暗苔薄，脉涩或结代。

【适用病症】

（1）以肝经经脉气血郁滞为病机，以胁痛为主要表现的胸部疾病，如带状疱疹后遗神经痛、肋间神经痛、结核性胸膜炎、胸腔积液、外伤后胸痛、乳糜胸、肺栓塞轻症等。

（2）以肝经经脉气血郁滞为病机，以胃痛、胸胁痛为主要表现的消化系统疾病，如慢性胃炎、胃食管反流、慢性肝炎、慢性胆囊炎、肝硬化、肝癌等。

（3）以肝经经脉气血郁滞为病机，以胸胁痛为主要表现的冠状动脉粥样硬化性心脏病，尤其是稳定型心绞痛、变异型心绞痛、慢性心力衰竭等。

（4）以胸胁痛为主要表现的心理疾病，如神经官能症、抑郁症、焦虑发作等。

（5）此方化裁还可治以肝经气血郁滞为病机的积聚、喘咳、月经不调等病症。

【合方与加减】

1. 合方

（1）若是慢性萎缩性胃炎属痰瘀阻络证，合温胆汤：枳实 10 g，竹茹 10 g，清半夏 8 g，茯苓 10 g，陈皮 10 g，炙甘草 6 g，生姜 5 片，大枣 1 枚。

（2）若是风寒入侵肝经，阳气郁滞之肝着，则应合方《圣济总录》蹈胸汤：枳实 12 g，陈皮 10 g，桔梗 10 g，炙甘草 6 g。

（3）若是胸部憋闷，情绪烦躁，抑郁不舒，舌质偏暗，可伴瘀点，舌下络脉迂曲青紫或偏暗，则应合方血府逐瘀汤：当归 10 g，生地黄 10 g，桃仁 10 g，红花 10 g，枳壳 10 g，赤芍 10 g，川芎 6 g，桔梗 10 g，牛膝 10 g，柴胡 6 g，甘草 6 g。

2. 加减

（1）若瘀滞较明显，症见胸胁刺痛，病程较久，舌质偏暗，脉涩不利者，则应加强祛瘀之力，可加入郁金 10 g，丹参 10 g，当归 10 g，桃仁 10 g，红花 10 g 等。

（2）若瘀象更明显，舌下络脉迂曲，可配以少量虫类药如䗪虫 8 g，地龙 10 g，蜈蚣 8 g 等。

（3）若胁下可触及癥块，可加三棱 10 g，莪术 10 g，连翘 10 g，土鳖虫 10 g 等。

（4）若瘀血日久化热，酌加牡丹皮 10 g，炒栀子 10 g 等。

（5）若久瘀气虚，加黄芪 15 g，党参 10 g。

（6）若疼痛剧烈，加延胡索 10 g，郁金 10 g，川楝子 6 g。

【注意事项】

（1）方中之"葱"，后世医家有用葱白者，有用葱管者，《伤寒论》白通汤所用为"葱白"。张寿颐言："若单用青葱茎，则以疏通肝络之郁窒"，根据本证的病机，此处应用葱管。

（2）新绛，因诸本草书籍均无记载，故通常学界有两种观点。一是将绯帛——即已染成鲜红色的丝织品，用红花、茜草或猩猩血染色所用的染料；二是如陶弘景等所认为，新绛即茜草。根据本证病机，临证可酌用茜草、红花、苏木、郁金等代之。

（3）旋覆花汤行气活血、通阳散结，是治疗络瘀肝着的要方。"肝着"一证，各家争鸣，众说纷纭：外邪为患、内伤所致均可为病因，病位与肝相关，包括肝之经脉、络脉及肝脾、肝肺、膈膜等，由阳虚寒凝，肝气郁滞，血着膈膜，肝郁乘肺，肝郁乘脾，风寒湿合邪着肝等病机导致。

【医案分析】

1. 丁甘仁先生用旋覆花汤加减治疗胁痛案

黎右。胁乃肝之分野，肝气入络，胁痛偏左，转侧不利，胸闷纳少，甚则泛恶，自冬至春，痛势有增无减，先哲云，暴痛在经，久痛入络，仿肝着病例治之。旋覆花 4.5 g（包），真新绛 2.5 g，大白芍 6 g，金铃子 6 g，左金丸 2 g（包），橘白络各 3 g，炒竹茹 3 g，春砂壳 4.5 g，当归须 4.5 g，丝瓜络 6 g，川郁金 4.5 g，紫降香 1.2 g。

按语：丁甘仁先生为近代名医，孟河医派代表人物，认为医有两大法门，一为《伤寒》六经之病，二是《金匮》之杂病。本案从病历到处方，既效法仲景，又私淑天士，可谓学贯古今。丁甘仁先生运用旋覆花汤去葱，以旋覆花通络行气，真新绛活血化瘀，加金铃子、左金丸疏肝泄热，白芍缓急止痛，橘白络、炒竹茹、春砂壳理气化痰，当归须、丝瓜络、川郁金、紫降香活血化瘀、通络止痛。如此学验俱丰者，虽不自谈疗效，但效果不言而喻。

2. 刘渡舟先生用旋覆花汤加味治疗胁痛案

刘某，女，24 岁。素来情怀抑郁不舒，患右胁胀痛、胸满有 2 年之久，迭经医治，屡用逍遥、越鞠等疏肝解郁之药而不效。近几日胁痛频发，势如针刺而不移动，以手击其痛处能使疼痛减缓。兼见呕吐痰涎，而又欲热饮，饮后暂时心胸为之宽许。舌质暗、苔薄白，脉来细弦。刘老诊为"肝着"之证，投旋覆花汤加味。处方：旋覆花 10 g（包煎），茜草 12 g，青葱管 10 g，合欢皮 12 g，柏子仁 10 g，丝瓜络 20 g，当归 10 g，紫降香 10 g，红花 10 g。服药 3 剂，疼痛不发。

按语："肝着"为肝失疏泄，气血郁滞，肝络瘀积不通所致。辨识本证当着眼于以下两点：一是"其人常欲蹈其胸上"，二是"但欲饮热"。本案患者胁痛欲以手击其胁间，且热饮后胸胁暂宽，符合"肝着"病之证候特点，故用旋覆花汤加味治疗。原方由旋覆花、新绛、葱白三味组成，功专下气散结，疏肝利肺，活血通络。新绛为茜草所染，药店无售，临床常以茜草或红花代之。本案加降香以助旋覆花下气散结；加当归、丝瓜络以助茜草活血化瘀通络；加合欢皮、柏子仁既能疏肝郁以理气，又能养肝血以安神。诸药合用，俾使肝升肺降，气机调和，血络通畅，则诸症可解。清代叶天士先生所用"通络法"，其基本方即为"旋覆花汤"，他言该方"治病程久，其症有消瘦、目黄、痞块、失血、咳嗽、气喘、胁痛、脘痛"，临床用于"久病入络"之证，每取良效。

3. 何任先生用旋覆花汤加味治疗胁痛案

于某，男，36岁。1980年6月23日初诊。病家自诉强力负重后，出现左侧胸胁疼痛如刺，痛处不移，且入夜更甚，夜寐不安，以手按揉稍舒，咽喉略燥，喜热饮，舌质偏暗，脉沉涩。拟活血祛瘀，疏肝通络。旋覆花（包）18g，茜草根6g，当归尾、郁金各9g，青葱5支。服药3剂后，胸胁疼痛大减，夜寐随之亦转安宁。续用原方3剂，巩固治之而愈。

按语：患者青年男性，负重后导致外伤，考虑软组织损伤，左侧胸胁疼痛如刺，痛处不移，病在血分，为瘀血疼痛之特点，且入夜更甚，夜寐不安，咽喉略燥，喜热饮，舌质偏暗，脉沉涩，为瘀血阻滞津液濡润，符合肝经经脉气血郁滞的病机特点，何任先生运用旋覆花汤（重用旋覆花）加当归尾、郁金增强活血行气之用，胁痛大减。

参考文献

［1］沈庆法.丁甘仁医案点评［M］.北京：中国医药科技出版社，2020.

［2］陈明，刘燕华，李芳.刘渡舟临证验案精选［M］.北京：学苑出版社，1996：80.

［3］何若苹.中国百年百名中医临床家丛书：何任［M］.北京：中国中医药出版社，2013：206.

（弓雪峰　撰）

麻子仁丸

【仲景方论】《金匮要略·五脏风寒积聚病脉证第十一》："趺阳脉浮而涩，浮则胃气强，涩则小便数，浮涩相搏，大便则坚，其脾为约，麻子仁丸主之。"

【注家方论】

（1）吴谦《医宗金鉴·订正仲景全书金匮要略注·五脏风寒积聚病脉证第十一》：趺阳胃脉也，若脉涩而不浮，脾阴虚也，则胃气亦不强，不堪下矣。今脉浮而涩，胃阳实也，则为胃气强，脾阴亦虚也。脾阴虚而不能为胃上输精气，水独下行，故小便数也。胃气强约束其脾，不化津液，故大便难也。以麻子仁丸主之，养液润燥，清热通幽，不敢恣行承气者，盖因脉涩终是虚邪也。

（2）徐忠可《金匮要略论注·五脏风寒积聚病脉证第十一卷》：脾约病用丸不作汤者，取其缓以开结，不取骤伤元气也，要知人至脾约，皆因元气不充，津液不到所致耳。

（3）程林《伤寒抉疑》：《内经》曰：燥者濡之，润以麻子仁、芍药、杏仁；结者攻之，下以大黄、枳实、厚朴；其成润下之剂。

（4）刘渡舟《伤寒论十四讲》：麻子仁丸是治疗脾约证的。阳明与太阴相表里，脏腑之气相通，脾为胃行其津液，而使燥湿相济，以维持脏腑的阴阳平衡。若阳明胃气强，而太阴脾阴弱，则由相互平衡合作而变成相互凌劫，则胃之强阳反凌脾之弱阴，使脾阴受约而不能为胃行其津液；津液不能还入胃中，胃肠失于润濡而发生干燥，大便因此成硬；胃气既强，燥热迫津偏渗而从下夺，故小便反数多。这种证候，多见于习惯性便秘患者，所以不能用承气汤泻下，而当以麻子仁丸润肠燥和脾阴，兼泄阳明之实，其病方愈。麻子仁丸用大黄、厚朴、枳实（即小承气汤）以泄阳明胃气之强；用麻子仁润肠滋燥；杏仁润燥通幽；芍药养阴和血；蜜制为丸，每服10丸，取其缓上润下之意。

（5）刘渡舟《金匮要略诠解·五脏风寒积聚病脉证第十一》：由于胃气强盛，故趺阳脉浮。脾脏津液不足，故趺阳脉涩滞而不流利。胃气强，伤于脾，脾阴弱，能食而不能运化，津液不能敷布，不能还入胃中，而反被迫下渗，则小便反数。胃燥而脾阴不濡，故大便难。胃强而脾弱，这是脾约证的病理特点。治以麻子仁丸，泄热润燥，利气通便。

【经典配方】麻子仁二升，芍药半斤，枳实一斤，大黄一斤，厚朴一尺，杏仁一升。上六味，末之，炼蜜和丸梧子大，饮服十丸，日三，以知为度。

【经典方证】趺阳脉浮而涩，浮则胃气强，涩则小便数，浮涩相搏，大便则坚，其脾为约。

【推荐处方】

汤剂：麻子仁15～20g，芍药10～15g，枳实6～10g，大黄3～8g，厚朴6～12g，杏仁6～10g，水煎服。

中成药制剂：麻仁润肠丸（火麻仁、苦杏仁、大黄、木香、陈皮、白芍，辅料为赋形剂蜂蜜）、麻仁滋脾丸、麻仁软胶囊等，一次1～2丸，一日2次。

【方机概述】脾约证。胃强脾弱，约束津液使其不能正常输布，肠腑失濡，但输膀胱，导致小便数、大便硬，而致脾约。使用的核心病机是脾约。

【方证提要】小便频多，大便秘结，排便困难，脘腹胀满，舌苔白厚或黄厚，舌质干，脉细涩或浮涩或沉滑。

【适用人群】常用于体质虚弱、中老年患有肠燥便秘、习惯性便秘、产后便秘、术后便秘、前列腺增生或痔疮，辨证属于胃强脾弱的人群。因素体阳盛，或饮酒过多，或进食辛辣厚腻之品，或误服温燥之药，导致肠胃积热，胃强脾弱，约束津液，而见大便干结，腹中胀满，口干口臭，面红身热，心烦多汗，欲冷饮食，小便短赤，舌红干，苔黄燥甚至芒刺，脉滑数或弦数。

【适用病症】

（1）以便秘为表现的疾病，凡辨证属于胃强脾弱皆为本方所宜，如习惯性便秘、产后便秘、术后便秘、痔疮、肛周脓肿、功能性消化不良等。

（2）以小便多为表现的疾病，凡辨证属于胃强脾弱皆为本方所宜，如小便失禁、儿童遗尿、前列腺增生、肾小球肾炎、肾病综合征、老年性膀胱过度活动症、慢性肾衰竭、尿道综合征。

（3）以哽噎不顺为表现的疾病，凡辨证属于胃强脾弱皆为本方所宜，如贲门痉挛、急慢性咽炎、幽门梗阻等疾病。

【合方与加减】

1. 合方

（1）汗出恶风，面色㿠白，舌淡苔薄白，脉浮虚。合用玉屏风散：生黄芪15～30g，白术10g，防风10g。

（2）症见头痛目赤，胁痛口苦，耳聋、耳肿，属于肝胆实火上扰；或症见阴肿阴痒，筋痿阴汗，小便淋浊，妇女湿热带下，属于肝胆湿热下注。合用龙胆泻肝汤：龙胆草6g，黄芩9g，山栀子9g，泽泻12g，木通9g，车前子9g，当归8g，生地黄20g，柴胡10g，生甘草6g。

（3）中老年人习惯性便秘，大便数天不通，粪质干燥坚硬或解而不畅，甚则腹部胀痛难忍，合用增液汤：生地黄12 g，玄参12 g，麦冬10 g。

2. 加减

（1）小便清长、自汗、面色苍白浮肿者，加金樱子12 g，茯苓15 g，冬瓜皮10 g；外伤手术者，加桃仁10 g，当归10 g，三七3 g，白及6 g；产后便秘者加熟地黄10 g，当归10 g，柏子仁10 g，首乌10 g；习惯性便秘者，加郁李仁10 g，肉苁蓉10 g；痔疮者加槐角10 g，槐花6 g。

（2）根据病机，气滞者加木香、香附各10 g；血虚者加当归9 g，首乌15 g；肝经郁热者加龙胆草、栀子各6 g，黄芩9 g。

（3）便血者，或便秘伴有便中带少量血或手纸带血，加槐花、地榆炭各10 g。

（4）噎膈者，改厚朴为君药（15～20 g），加旋覆花10 g，代赭石12 g。

（5）兼有口疮者，加金银花10 g，连翘10 g，白花蛇舌草10 g，莲子心6 g，竹叶6 g。

（6）兼有口渴者，加北沙参10 g，麦冬10 g，石斛6 g。

【注意事项】

（1）麻子仁丸泄热润燥，利气通便。方中大黄泄热通便，治胃气之强；芍药、麻子仁滋阴润燥，治脾阴之弱；枳实、厚朴理脾肺之气，以行津液；杏仁润燥，而利肺气，以通幽导便。全方润泄兼施，用以治疗胃热津伤，肠道津亏之便秘疗效良好。

（2）从六经辨证而言，本方为正阳阳明用方，与太阳阳明、少阳阳明相鉴别。

（3）禁用于急腹症、肠梗阻、消化道出血等危急症。禁用于气虚导致排便无力的便秘患者。

【医案分析】

1. 刘渡舟先生用麻子仁丸治便秘案

刘某，男，28岁。大便燥结，五六日一行。每次大便困难异常，往往因用力太过而汗出如雨。口唇发干，以舌津舐之则起厚皮如痂，撕则唇破血出。其脉沉滑，舌苔干黄，是属胃强脾弱之脾约证。因脾荣在唇，故脾阴不足，则唇燥干裂。为疏麻子仁丸一料，服之而愈。

按语：脾约证是因胃中燥热加于脾阴之虚，以致脾为燥热约束，不能输津于胃，胃中愈燥遂发便秘。本案青年男性便秘，五六日一行，兼见唇干，苔干黄、脉沉滑，而无潮热谵语、腹满硬痛等症，当属胃强脾弱，故刘渡舟先生投麻子仁丸润肠燥和脾阴，兼泄阳明之实，以大黄、厚朴、枳实泄阳明胃气之强，以麻子仁润肠滋燥，杏仁润燥通幽，芍药养阴和血，全方合用，泄热润下而建功。据报道，本方对急性便秘、习惯性便秘及肛门术后便秘等证均有良效。

2. 吴小波教授用麻子仁丸治尿频症案

周某，男，70岁。1983年2月16日初诊。尿频数3载余，屡用常规方法无效。经某医院检查，排除器质性病变；多次小便常规检查，基本正常，间有少量白细胞。近几个月，尿频加重，达每小时5次之多，色黄。大便常干结，已2天未解。腹满，口苦而干，舌红苔微黄，脉弦数。证属胃中燥热，脾阴不足。方选麻子仁丸加味：火麻仁15 g，杏仁9 g，生白芍9 g，生大黄6 g，厚朴5 g，枳壳5 g，黄芩10 g，生地黄15 g，覆盆子15 g。服药4剂后，大便通润，尿频改善，每小时排尿2次。前方获效，毋庸更张，原方续服5剂，尿频已止。再予原方3剂，以巩固其效。观察半年未见复发。

按语：该医者"凡见尿频并经常规方法治疗而不效者，便试用麻仁丸治疗，竟每每获愈"，运用麻子仁丸加固摄之品如覆盆子、桑螵蛸或龙骨而获愈。医家常因津液下行于前后二阴，治疗泄泻时采取利小便以实大便的方法。本医案反其道而行之，运用通大便以利小便的方法，以麻子仁丸与覆盆子等固精缩尿之药治疗尿频，取得良好疗效。

3. 张立山教授用麻子仁丸案

陈某，男，52岁。2012年5月8日初诊。大便秘结3年余。患者长年夜班，大便秘结，常服牛黄解毒片、果导片、三黄片等，就诊时大便秘结，3日一行，腹胀，少腹明显，四肢冷，面色青黄，口干，小便正常，纳可，舌胖淡红、苔薄腻，脉细弦。阳明证，麻子仁丸证，少腹胀，四肢冷，合用四逆散。麻子仁15g，枳实10g，厚朴10g，生大黄6g，杏仁10g，白芍10g，柴胡10g，炙甘草10g，天花粉12g，7剂。2012年5月15日二诊：服药后大便较前通畅，2日一行，腹胀缓解，仍口干，舌脉如前。前方继服。

按语：《伤寒论》有言："趺阳脉浮而涩，浮则胃气强，涩则小便数，浮涩相搏，大便则硬，其脾为约，麻仁丸主之。"麻子仁丸历来被视作胃强脾弱之方，胃强则津液伤，脾弱则津不布，因此小便数而大便难。方中枳实、厚朴、大黄与小承气汤药物相同，麻子仁、杏仁、白芍均有润下之用。该患者大便秘结，但热象不著，且病程较久，服麻子仁丸以泄热润燥，缓通润下，使症状缓解。后经治两个月，中间曾去大黄，改以桃仁、生白术等，大便复结，后再改回大黄，大便再次得通，且患者腹胀亦解。

参考文献

［1］刘渡舟．伤寒论通俗讲话［M］．北京：人民卫生出版社，2013：96．

［2］吴小波．麻仁丸治疗尿频症［J］．海中医药杂志，1985（2）：36．

［3］张立山．六经八纲用经方［M］．北京：中国中医药出版社，2019：113．

（弓雪峰　撰）

甘草干姜茯苓白术汤

【仲景方论】《金匮要略·五脏风寒积聚病脉证并治第十一》："肾着之病，其人身体重，腰中冷，如坐水中，形如水状，反不渴，小便自利，饮食如故，病属下焦。身劳汗出，衣里冷湿，久久得之。腰以下冷痛，腹重如带五千钱，甘姜苓术汤主之。"

【注家方论】

（1）尤在泾《金匮要略心典·五脏风寒积聚病脉证并治第十一》：肾受冷湿，着而不去，则为肾着。身重，腰中冷，如坐水中，腰下冷痛、腹重，如带五千钱，皆冷湿着肾而阳气不化之征也。不渴，上无热也。小便自利，寒在下也。饮食如故，胃无病也，故曰：病属下焦，身劳汗出，衣里冷湿，久久得之。盖所谓清湿袭虚，病起于下者也。然其病不在肾之中脏，而在肾之外府，故其治法，不在温肾以散寒，而在煖土以胜水，甘姜苓术辛温甘淡，本非肾药，名肾着者，原其病也。

（2）徐忠可《金匮要略论注·五脏风寒积聚病脉证并治第十一卷》：药以苓、术、甘扶土渗湿为主，而以干姜一味温中去冷，谓肾之元不病，止在肾之外府，故治其外之寒湿，而自愈也。若用桂附，则反伤肾之阴矣。

（3）刘渡舟《金匮要略诠解·五脏风寒积聚病脉证并治第十一》：肾被寒湿之邪滞着为病，由于身劳汗出，腠理开泄，衣里冷湿，寒湿之邪因而留着于肾之外府，所以腰中冷痛，其状如坐水中，或腰肿如水状，身体沉重，腹重如带五千钱。其人反不渴，小便自利，饮食如故，是说明此病为寒湿所着，滞而不去，是湿非水，而与水证鉴别。

（4）于俊生《〈金匮要略〉方证解析与应用》："肾着"是仲景订立的一个病名。原文指出肾着的成因是"身劳汗出，衣里冷湿，久久得之"。"身劳汗出"则阳气易虚，经常"衣里冷湿"便会导致寒湿留着。寒湿留着于肾经和腰部，阳气痹着不行，故"其人身体重，腰中冷，如坐水中，形如水状"。由于寒湿着于肾之外府，没有影响脏腑的气化功能，故表现为"反不渴，小便自利，饮食如故"。肾着之病，感于寒湿，病在下焦肾之外府，故治宜散寒除湿、温行阳气。仲景取"燠土以胜水"之治法，用甘草干姜茯苓白术汤主之。方用干姜散寒祛湿，茯苓、白术健脾除湿，而甘草与干姜相伍又能温运脾阳，合而用之，使寒湿得去，阳气温行，"腰中即温"，肾着得愈。

【经典配方】甘草、白术各二两，干姜、茯苓各四两。上四味，以水五升，煮取三升，分温三服，腰中即温。

【经典方证】肾着之病，其人身体重，腰中冷，如坐水中，形如水状，反不渴，小便自利，饮食如故，病属下焦。身劳汗出，衣里冷湿，久久得之。腰以下冷痛，腹重如带五千钱。

【推荐处方】甘草 10 g，白术 10 g，干姜 10 g，茯苓 20 g，水煎服。

【方机概述】肾虚受寒湿之肾着证。因为"身劳汗出"日久，必伤阳气，经常"衣里冷湿"，肾虚受寒湿，便会导致寒湿留着。寒湿留滞于腰部经络肌肉之中，致阳气痹着不行，"肾着"因腰为肾之外府，可知病在腰部。

【方证提要】腰部重倦，有冷痹感，伴两侧髋关节痛，行动拘急，俯仰困难，四肢倦怠，脉沉紧或沉迟。

【适用人群】肾虚受寒湿（尤其是腰以下重痛）的中老年人群，患者多有腰凉症状，且阴天时明显。由于久居冷湿之地；或涉水冒雨，湿衣裹身；或汗出后受风受寒，而致寒湿入侵，留着腰部，症见腰部重倦，有冷痹感，伴两侧髋关节痛，行动拘急，俯仰困难，四肢倦怠，表现为舌质淡，苔白腻，脉沉紧或沉迟。

【适用病症】

以下病症符合上述人群特征者，可以考虑使用本方。

（1）肾虚受寒湿的肾着病症，如腰椎间盘突出症、腰肌劳损、腰椎管狭窄症等。

（2）脾阳不足、寒湿内盛的汗出、身冷、畏寒症状，如更年期综合征、甲状腺功能减退等。

（3）肾虚寒湿为病机的痹证，如类风湿关节炎、膝骨关节炎、闭塞性静脉炎等。

（4）肾虚寒湿为病机的腹泻，如功能性消化不良、溃疡性结肠炎、肠易激综合征、抗生素相关性腹泻等。

（5）肾虚寒湿为病机的泌尿生殖系统疾病，如白带量多、月经紊乱、遗尿、勃起功能障碍、遗精滑精、少弱精子症、绝经前后诸证、卵巢功能衰退、糖尿病肾病、慢性肾功能不全等。

【合方与加减】

1. 合方

（1）脾胃虚寒者，可合用理中汤。

（2）肝肾亏虚者，可合用吕仁和国医大师脊瓜汤（狗脊 15 g，续断 10 g，牛膝 20 g，桑寄生 10 g，木瓜 10 g）。

（3）失眠、遗精严重者，可合用桂甘龙牡汤或金锁固精丸。

（4）经络痹阻者，可合用黄芪桂枝五物汤或补阳还五汤。

2. 加减

（1）肝肾两虚者，加续断 10 g，补骨脂 10 g，怀牛膝 10 g，枸杞子 10 g。

（2）脾气虚者，加白扁豆 10 g，山药 15 g，炒薏苡仁 15 g。

（3）下肢酸冷者，加附子 6 g（先煎）、细辛 3 g，当归 10 g，川牛膝 10 g。

（4）兼见风邪，加防风 10 g，秦艽 10 g。

（5）寒邪偏盛，加附子 6 g，桂枝 10 g。

（6）湿邪偏盛，加薏苡仁 15 g，厚朴 10 g，陈皮 6 g。

（7）水湿眩晕者，加姜半夏 8 g，吴茱萸 8 g（水洗）。

【注意事项】

（1）甘草干姜茯苓白术汤方证是寒湿留着于腰部，治宜温中散湿、健脾利水。方中干姜、甘草温中散寒，以补脾阳之衰；茯苓、白术祛湿外出，健脾胜湿。全方共奏散寒除湿、温行阳气之功。

（2）肾着未必是着于肾本脏，主症为腰以下重痛，常为湿邪着于肾之分野或肾之外府。《金匮要略心典》对此分析透彻，谓："其治法，不在温肾以散寒，而在燠土以胜水。甘姜苓术，辛温甘淡，本非肾药，名肾着者，原其病也。"此是舍病名而从病因的仲景先师遣方用药之灵活变通处。

（3）唐代医家孙思邈《备急千金要方》将甘草干姜茯苓白术汤收录，并根据肾着的病名更名为"肾着汤"。并在本方基础上，加桂心、泽泻、牛膝、杜仲，合成"肾着散"，亦治疗寒湿腰痛。肾着散中干姜与桂心相合，利于温阳；桂心与茯苓、泽泻同用，通阳利水；以牛膝引血、火下趋；配杜仲又同有补肾强腰之效。

（4）六经辨证而言，本方为太阴方。

【医案分析】

1. 邓铁涛先生用甘草干姜茯苓白术汤治疗腰痛案

杨某，男，50 岁。患腰酸脚软，肌肤麻木，屈伸不利，行走不便已 1 年余。伴大便溏烂，每日 2 ~ 10 次，小便频而量少，双膝怕冷，舌淡红，脉细濡。诊断：寒湿腰痛。处方：（肾着汤加味）干姜 12 g，茯苓 30 g，炙甘草 6 g，白术 30 g，桂枝 30 g，黄芪 30 g。服 3 剂后，腰酸膝冷明显减轻，下肢麻木无力也减。续用上方加减（加法半夏、防风、炮附子、荜茇等），连服 50 余剂，诸症大减，但仍觉腰部重着时有冷感，转用甘草附子汤以温经散寒。连服 5 剂而愈。

按语：本例诊为寒湿着于腰肾，主要根据腰酸脚软、有麻木感、大便溏烂、膝部冷、舌淡、脉濡细等临床表现。寒湿之邪留着，痹阻经络，气血不畅，因寒性收引，湿邪重着，导致腰酸脚软，双膝怕冷；寒湿之邪停滞，导致脾阳不振，健运失司，无以实四肢，因此下肢麻木无力。邓铁涛先生用甘草干姜茯苓白术汤散寒除湿，温经通络，加桂枝温通经脉，黄芪益气固表，此为暖土胜湿法，使寒去湿化，诸症缓解。后因怕冷阳虚，加炮附子、防风温里固表，法半夏燥湿，荜茇下气止痛。但因病程较长，不易速愈，所以守方连服 50 余剂方获效。邓老纵观患者病变全程，针对腰部重着时有冷感的遗留症状，以甘草附子汤温经散寒收功。

2. 印会河先生用甘草干姜茯苓白术汤治疗带下案

某女，四旬左右。1980 年初夏初诊。主诉：带下量多年久，加重 2 年余。头裹方巾，前来求诊。白带已年久，近二三年加重，量多清稀，无恶臭。尚有全身酸困、腰疼少腹坠胀等症状（此等症状在妇女最常见于白带病患者）。六脉涩细，舌淡苔白。据谓病自二年多以来，一直连绵不断地怕冷，即使盛夏亦不例外。医药屡屡，从未一效。西医内科做过多种检查，未发现任何阳性体征，故而最后认为是"神经官能症"，未进一步干预。中医曾多次用人参、附子、鹿角胶、肉桂等助阳扶正药物，但畏冷依然。当即诊为脾肾阳虚、寒湿下注，发为湿淫白带，投肾着汤加味。方用：茯苓 30 g，干姜 6 g，白术、甘草、川续断、补骨脂、黑荆芥、白芷各 10 g。令服五剂。据患者复诊时所述，上方仅服完 2 剂，恶寒即除，5 剂服毕，白带基本消止。续服 5 剂，患者即不复来诊，询门诊护士，则谓已霍然矣。

按语：印会河老先生出自孟河医派，自江南至北京中医药大学执教以来，勤于临床实践，积累了丰富的临床经验，力倡中医西医相结合，走中医现代化的道路。这则医案中，该中年妇女诉白带量多年久，加重 2 年余，加之持续畏寒，诊为脾肾阳虚、寒湿下注。因前医曾多次用人参、附子、鹿角胶、肉桂等助阳扶正药物，但畏冷依然，印老考虑除寒蠲湿之力不足，予甘草干姜茯苓白术汤加川续断、补骨脂、黑荆芥、白芷以散寒除湿，其中白术、甘草、黑荆芥等有完带汤之意，化湿温阳，补肾疏肝，调理冲任，取得速效。

3. 张立山教授用甘草干姜茯苓白术汤治疗腰冷案

蒋某，男，73 岁，延庆人。2008 年 3 月 31 日初诊。腰冷 10 年，无腰痛，膝盖凉，便干，夜尿 2～3 次，舌淡暗、苔薄腻，脉弦沉取无力。腰冷，膝凉，脉沉取无力，为太阴病，予甘草干姜茯苓白术汤合《金匮》肾气丸，并合肉苁蓉温阳通便。甘草 6 g，干姜 6 g，茯苓 15 g，白术 10 g，熟地黄 12 g，山茱萸 10 g，牡丹皮 10 g，泽泻 10 g，肉桂 6 g，附片 6 g，肉苁蓉 30 g，7 剂。2008 年 4 月 10 日二诊：便通，腰冷好转，舌脉如前。便通，腰冷好转，效不更方，以杜仲易肉苁蓉，加薏苡仁强壮除痹。前方去肉苁蓉，加杜仲 15 g，薏苡仁 30 g，7 剂。2008 年 4 月 21 日三诊：腰凉明显好转，膝盖凉好转，足冷，舌脉如前。前方加细辛 3 g，桑寄生 30 g，7 剂。

按语：该患者为老年农民，常年劳作，腰冷膝凉，夜尿频，舌淡暗、苔薄腻，脉弦沉取无力，考虑为太阴病，腰部以凉为主，故采用甘姜苓术汤温散寒湿，配合肾气丸强壮温阳，其大便干燥不考虑阳明，仍考虑因太阴虚寒引起，故加肉苁蓉强壮通便，疗效明显。胡希恕先生认为该方可合用当归芍药散治疗血虚患者，与该患者合肾气丸以温肾阳祛寒饮有异曲同工之妙。

参考文献

［1］邓铁涛. 中国百年百名中医临床家丛书：邓铁涛［M］. 北京：中国中医药出版社，2011.

［2］印会河. 对《金匮》"二着"新的认识［J］. 新中医，1986（11）：54-57.

［3］张立山. 六经八纲用经方［M］. 北京：中国中医药出版社，2019：134-135.

（弓雪峰　撰）

苓桂术甘汤

【仲景方论】

《金匮要略·痰饮咳嗽病脉证并治第十二》："心下有痰饮，胸胁支满，目眩，苓桂术甘汤主之。""夫短气有微饮，当从小便去之，苓桂术甘汤主之。"

【注家方论】

（1）徐忠可《金匮要略论注·痰饮咳嗽病脉证并治第十二卷》：心下有痰饮，心下非即胃也，乃胃之上，心之下，上焦所主，唯其气挟寒湿阴邪，冲胸及胁，而为支满，支着，撑定不去，如痞状也，阴邪抑遏上升之阳，而目见玄色故眩。苓桂术甘汤正所谓温药也，桂、甘之温化气，术之温健脾，苓之平而走下，以消饮气，茯苓独多，任以君也。

（2）李彣《金匮要略广注·痰饮咳嗽病脉证并治第十二》：胸胁支满者，痰饮停滞于中也。目眩，阻碍阳气不升也。茯苓淡渗以利水饮，桂枝宣导以行阳气，白术祛湿健脾，甘草和中益气，同为补土制水之剂。

（3）尤在泾《金匮要略心典·痰饮咳嗽病脉证并治第十二》：气为饮遏则短，欲引其气必蠲其饮。饮，水类也，治水必自小便去之，苓桂术甘益土气以行水，肾气丸养阳气以化阴，虽所主不同，而利小便则一也。

（4）王子接《绛雪园古方选注·和剂》：此太阳、太阴方也。膀胱气钝则水蓄，脾不行津液则饮聚。白术、甘草和脾以运津液，茯苓、桂枝利膀胱以布气化。崇土之法，非但治水寒上逆，并治饮邪留结，头身振摇。

（5）丹波元简《金匮玉函要略辑义》：按《医门法律》云：苓桂术甘汤主饮在阳，呼气之短。肾气丸主饮在阴，吸气之短。盖呼者出心肺，吸者入肾肝，此说甚凿矣。盖苓桂术甘，治胃阳不足，不能行水，而微饮停于心下以短气。肾气丸治肾虚而不能收摄水，水泛于心下以短气，必察其人之形体脉状而为施治，一证两方，各有所主，其别盖在于斯也。

【经典配方】茯苓四两，桂枝、白术各三两，甘草二两。上四味，以水六升，煮取三升，分温三服，小便则利。

【经典方证】心下有痰饮，胸胁支满，目眩；短气有微饮。

【推荐处方】茯苓15~20g，桂枝5~10g（或肉桂3~6g），白术10~15g，炙甘草6~10g，水煎服。

【方机概述】脾阳虚，水停心下证。心下属脾之部位，饮凌于脾，致脾弱不能制水，则生痰。胸为阳气往来之路，饮邪弥漫于胸、盈满于胁，蔽心阳，溢支络，故胸胁支满。动则水气荡漾，变态无常，或头旋转，或目眩，或心动悸等，皆随其发作。心阳振，脾气旺，转输速，则使水有下行之势，而无上凌之患。

【方证提要】以心下悸，头眩，小便不利，气上冲，舌淡苔白滑，脉弦或滑为辨证要点。主要症状为心下部位坚满或疼痛，胃脘部有振水音，恶心或呕吐清水痰涎，背冷如手掌大，或起则眩晕，平卧则已，头晕眼花，不耐久视，久视则昏暗不清晰，或生云翳，或赤痛多泪；气上冲胸，气短胸闷；身为振振摇，平素无畏寒，舌质淡，或舌体胖大，舌苔白滑，脉沉紧或沉滑，或脉弦，或兼浮。

【适用人群】常用于眩晕待查、脂肪肝患者，这类患者属于水饮内停的体质类型，偏于消化、代谢系统功能紊乱。其人不论体形胖瘦，大都呈黄肿外貌，肌肉松软，眼睑易浮肿，清晨尤甚。进食后易腹泻，高热量餐后症状更明显。舌体胖大而淡，或有齿痕，苔水滑。体格检查：冲击触诊上腹部，可闻及振水音。

【适用病症】常用于梅尼埃病、良性阵发性眩晕、良性位置性眩晕、颈椎病、短暂性脑缺血发作、慢性胸膜炎、高血压、结膜炎、足癣、冠心病、神经官能症、慢性支气管炎、银屑病、慢性胃炎、胃大部切除术后等属于饮停中焦者。有呕吐、便秘、泄泻、消渴、惊悸、流涎等症状。

【合方与加减】

1. 合方

（1）肝郁脾虚者，合用柴胡疏肝散：陈皮10g，柴胡10g，川芎6g，香附6g，枳壳（麸炒）6g，芍药10g，炙甘草3g。

（2）胸腔积液属于饮停胸胁者，合用葶苈大枣泻肺汤：葶苈子10g，大枣5个（掰开）。

（3）慢性心力衰竭属于水饮内停者，气短乏力、四肢寒冷明显，舌淡脉弱，可合参附汤：人参10~20g，附子6~10g（先煎），亦可合真武汤或附子汤。

（4）治贫血所致之呼吸困难、心悸、颜面水肿，可合四物汤：熟地黄15~20g，当归10~12g，川芎6~10g，白芍10~15g。

（5）治高血压引起之气上冲、肩酸痛、眩晕、头痛，心动悸、便秘等，合应钟散（吉益东洞方）：川芎10g，大黄5g。

（6）伴有贫血者，合当归芍药散：当归9g，白芍30g，川芎15g，茯苓12g，白术12g。

（7）伴呕吐者，可据证合用小半夏汤（清半夏9g，生姜6~9g）。

2. 加减

（1）畏寒肢冷、面色㿠白、证见肾阳虚者，加附子6~9g（先煎），肉桂3~6g。

（2）眩晕严重、视物旋转、痰饮内停者，加泽泻10g，天麻10g。

（3）恶心呕逆者，加半夏6g，生姜6g。

（4）脘腹痞满、有顶膈感者，加厚朴 6 g，陈皮 6 g，砂仁 6 g。

（5）觉头重脚轻、冲逆诸症重者，加龙骨 15 g，牡蛎 15 g，天麻 10 g。

（6）头目昏蒙，舌苔白腻者，加陈皮 10 g，清半夏 8 g，僵蚕 10 g，石菖蒲 10 g。

（7）寒战发冷、手足厥逆、脉微细者，加附子 6～10 g，细辛 3 g。

【注意事项】

（1）此方温中降逆，化饮利水。方中茯苓健脾利水；桂枝振奋心阳；白术健脾，脾健则能运化水液，输布津液；甘草健运脾气，交通上下。

（2）六经辨证而言，此方为太阴方，善治太阴虚寒、内有停饮之证。适合水气上冲之证，具有利水之能，使水饮从小便而出。

【医案分析】

1. 赵明锐先生用苓桂术甘汤治疗眩晕病案

郭某，女，48 岁。患头晕 1 年多，每于饮食不适，或者受风寒时发作。头晕时目眩，耳鸣，脘闷，恶心，欲吐不得，食欲减退，不喜饮水，甚时不能起床，脉缓，舌淡、苔白。证属脾胃阳虚，中气虚衰，致水气内停，清阳不得上升，浊阴不得下降。治以苓桂术甘汤 2 剂后，头晕、烦满、恶心皆有好转。后宗此方制成散剂，日服四钱，服 1 个月痊愈，以后未复发。

按语：眩晕为临床常见症状之一，病因多端，病机复杂，本例因痰饮停于中焦，致升降失司，清阳不升，浊气不降，痰浊上蒙清阳，遂致"起则头眩"而晕，故用苓桂术甘汤治疗获效。此外，本方还可以治疗痰厥头痛、头晕。这种头痛头晕的特点是：痛时目眩、耳鸣、烦闷、恶心，甚则呕吐，得吐则头痛能稍微缓解，从表现的这一系列症状而言，似现代医学的梅尼埃病。以苓桂术甘汤为主，酌加半夏、天麻之类治之，常获捷效。

2. 周凤梧先生用苓桂术甘汤治疗便秘病案

陈某，女，52 岁。大便秘结，五六日一行，坚如羊屎，伴有口干渴，但又不能饮，自觉有气上冲，头晕，心悸，胸满。每到夜间则上冲之势明显，头目昏眩更甚，周身轻度浮肿，小便短少不利，面部虚浮，目下色青，舌胖质淡，舌苔水滑。治法：温通阳气，伐水降冲。方药：茯苓 30 g，桂枝 9 g，白术 9 g，炙甘草 6 g。服 2 剂头晕、心悸与冲气均减，此为水饮得温药之运化而减轻。乃于上方更加桂枝 3 g，助阳以消阴；泽泻 12 g，利水以行津。服 2 剂，口干去，大便自下，精神转佳，冲气进一步好转。转方：桂枝 9 g，茯苓 24 g，猪苓 9 g，生姜 9 g，附子 9 g，白芍 9 g。服至 3 剂，诸症皆除，面色转红，从此痊愈。

按语：患者为阳虚水停，阳气虚衰，肠道传送无力，故而大便秘结，五六日一行，坚如羊屎；阳虚无以温煦，水饮停滞，津液无法上承于口，所以伴有口干渴，但又不能饮。周先生认为"此证为心脾阳虚，水气上乘阳位，水气不化，津液不行，则大便秘结而小便不利；水气上冲，阴来阳搏而心悸，眩晕，胸满；水饮流溢，浩浩莫御，则身面浮肿。"仲景先师在《金匮要略》有利小便以实大便之法，如"下利气者，当利其小便"，本案则是利小便以通大便。便秘的常规治法为通下，实秘以清热润肠、顺气导滞为法，虚秘以益气养血、温通开结为治。本案运用温阳利水之法，以苓桂术甘汤及后期五苓散合真武汤加减治疗便秘，巧思独具，获得良效，可见中医治法，奥妙无穷。

3. 刘渡舟先生用苓桂术甘汤治疗胸痛医案

陆某，男，42 岁。形体肥胖，患有冠心病、心肌梗死而住院，治疗 2 月余，未见功效。现症：心胸疼痛，心悸气短，多在夜晚发作，每当发作之时，自觉有气上冲咽喉，顿感气息窒塞，有时憋气而周身出冷汗，有死亡来临之感。颈旁之血脉又随气上冲，心悸而胀痛不休。视其舌水滑欲滴，切其脉沉弦，偶见结象。刘老辨为水气凌心，心阳受阻，血脉不利之水心病。处方：茯苓 30 g，桂枝 12 g，白术 10 g，炙甘草 10 g。此方服 3 剂，气冲得平，心神得安，心悸、胸痛及颈脉胀痛诸症明显减轻。但脉仍带结，犹显露出畏寒肢冷等阳虚见症。乃于上方加附子9g，肉桂6g，以复心肾阳气。服3剂手足转温，而不恶寒。然心悸气短犹未全瘳，再于上方中加党参、五味子各10g，以补心肺脉络之气。连服6剂，诸症皆瘥。

按语：刘渡舟先生善用苓桂剂治疗痰饮水湿痞塞上冲之证，他提出"苓桂作用有四，甘淡利水，养心安神，行肺之治节，补脾厚土"。刘老总结心阳虚衰，坐镇无权，水气因之上冲，表现为胸痛，心悸、气短等心病证候，称为"水心病"。多见面色黧黑，此为"水色"；病重者，在额、颊、鼻柱、唇围、下颏等处，或皮里肉外出现类似"色素沉着"之黑斑，名为"水斑"；舌质淡嫩，苔水滑欲滴；脉或弦，或沉，或沉弦并见，病重时见脉结代或沉伏不起。本案患者为陈旧性心肌梗死，其冠心病发作时水气上冲致心胸疼痛、心悸气短、自觉有气上冲咽喉、顿感气息窒塞、有濒死感，刘老运用苓桂术甘汤温阳下气而治心悸胸满，利小便以消水阴而治痰饮咳逆，后逐步加温肾助阳之药，手足转温、心悸气短未愈时，加补气养阴之药以收功。

4. 张立山教授用苓桂术甘汤治疗喘证医案

杨某，男，61岁。2013年5月27日初诊。主诉：动则气喘4年。4年前动则气喘，于北大医院行肺增强CT，同位素诊为肺栓塞、肺动脉高压、低氧血症、肺心病，后先后于阜外医院、朝阳医院就诊，予利尿剂及补钾片、西地那非、波生坦，效果不佳，后辗转于多位中医处服汤药，症状逐渐加重，现动则气喘，走路困难，脚踝肿，右脚明显，午后重，晨起黄痰，时有气上冲感，饮水后心下痞塞，大便溏，耳鸣，小便少，靠服利尿剂氢氯噻嗪，每日2片利尿维持。舌胖暗、苔薄腻，脉寸关弦滑、尺沉。2013年5月20日朝阳医院辅助检查：肺动脉高压重度，右心增大，右心室肥厚。处方：苓桂术甘汤合枳术丸、泽泻汤，加茜草、红花：茯苓15g，桂枝10g，炒白术10g，炙甘草6g，泽泻15g，茜草15g，红花6g，炒枳实10g，7剂。2013年6月17日二诊：服药7剂后自觉症状减轻，活动能力增强，心下痞塞消失，足踝肿减轻，后自行减利尿剂1片，足踝复肿，现痰量较前稀，夜间3：30后痰稠，白天无痰，既往时有咳嗽，现咳嗽止，大便正常。舌脉如前。药已见效，加车前子、杏仁加强利水之力。茯苓15g，桂枝10g，炒白术10g，炙甘草6g，泽泻15g，茜草15g，红花6g，炒枳实10g，车前子10g，杏仁10g，7剂。2013年6月24日三诊：因减利尿剂后足踝复肿，患者疑炙甘草不利于利水，自行减去炙甘草，现活动量较前改善，痰少质黏，大便日一行，大便不成形，纳食改善。舌暗红、苔薄，脉寸关滑、尺沉。足踝肿，水饮仍在，5月27日方去甘草加猪苓，取五苓散之意。5月27日方去炙甘草加猪苓10g，9剂。2013年7月3日四诊：痰变稀，量减少，足踝肿减轻，大便初成形后溏，纳食好，无冲逆感，无心下痞，活动能力较前改善，夜尿2~3次，舌暗、苔薄腻，脉寸关滑、尺沉。足肿减轻、大便有时成形，继予前方，加《金匮》肾气丸加强温阳利水、强壮补益之力。前方7剂。加《金匮》肾气丸晚服。

按语：该患者饮水后心下痞，足踝肿，小便不利，为水饮之象，病在太阴；气上冲，耳鸣，有水气上冲之象，张立山教授辨为典型的苓桂术甘汤证。昔日刘渡舟先生对此方论述颇为详细，认为该方气上冲胸，可以出现对应的临床表现，用此方治疗心脏病得心应手，且自创苓桂茜红汤、苓桂杏苡汤等。该患者肺栓塞后肺心病、肺动脉高压严重，尝试了各种西药，效果不理想，中医亦遍寻了多位专家，治疗棘手，此案辨证时考虑苓桂术甘汤证，而据其舌暗又合刘渡舟先生之苓桂茜红汤，即茯苓、桂枝、茜草、红花，药后立即取效，其水气冲逆感改善明显，水肿亦不同程度改善，经过治疗其活动能力得以提高。

参考文献

［1］赵明锐.经方发挥［M］.太原：山西人民出版社，1982.

［2］周凤梧.周凤梧方剂学［M］.济南：山东科学技术出版社，2005.

［3］陈明，刘燕华，李芳．刘渡舟临证验案精选［M］．北京：学苑出版社，1996：7.

［4］张立山．六经八纲用经方［M］．北京：中国中医药出版社，2019：131-133.

（弓雪峰　撰）

甘遂半夏汤

【仲景方论】《金匮要略·痰饮咳嗽病脉证并治第十二》：病者脉伏，其人欲自利，利反快，虽利，心下续坚满，此为留饮欲去故也，甘遂半夏汤主之。

【注家方论】

（1）尤在泾《金匮要略心典·痰饮咳嗽病脉证并治第十二》：脉伏者有留饮也，其人欲自利，利反快者，所留之饮从利而减也。虽利心下续坚满者，未尽之饮，复注心下也。然虽未尽，而有欲去之势，故以甘遂半夏汤固其势而利导之。甘草与甘遂相反而同用之者，盖欲一战而留饮尽去，因相激而相成也。芍药白蜜不特安中，抑缓药毒耳。

（2）程林《金匮要略直解·痰饮咳嗽病脉证并治第十二》：留者行之，用甘遂以决水饮。结者散之，用半夏以散痰饮。甘遂之性直达，恐其过于行水，缓以甘草、白蜜之甘，收以芍药之酸。虽甘草甘遂相反，而实有以相使，此约之法也。

（3）魏荔彤《金匮要略方论本义·痰饮咳嗽病脉证并治第十二》：病者脉伏，为水邪所压混，气血不能通，故脉反伏而不见也。其人欲自利，利反快，水流湿而就下，以下为暂泄其势，故暂安适也。然旋利而心下续坚满，此水邪有根蒂以维系之，不可以顺其下利之势而为削减也，故曰此为留饮欲去故也。盖阴寒之气立其基，水饮之邪成其穴，非开破导利之不可也。主之以甘遂半夏汤，甘遂以祛邪为义，半夏以开破为功，而俱兼燥土益阳之治；佐以芍药收阴，甘草益胃，更用蜜半升和药汁，引入阴分，阴邪留伏之处而经理之，八合顿服之，求其一泄无余也。

（4）刘渡舟《金匮要略诠解·痰饮咳嗽病脉证并治第十二》：留饮，指饮邪留于心下不解，饮留则气滞而脉道不利，故脉则伏。若正气拒饮欲从下去，故其人欲自利，因利则心下坚满而反快，可知饮有下解之势。但留饮已有巢穴可据，不能得下即去，故又心下续坚满。治宜因势利导，采通因通用之法，以甘遂半夏汤泻下而除。

（5）于俊生《〈金匮要略〉方证解析与应用·痰饮咳嗽病脉证并治第十二》：对于原文顺序，吴谦《医宗金鉴·订正仲景全书金匮要略注·痰饮咳嗽病脉证并治第十三》认为"此为留饮欲去故也"这句话，当在"利反快"之下。留饮在肠间，脉伏，"其人欲自利，利反快"，是因为体内留积饮邪随大便而去，郁阻的气机暂时得以舒展的缘故。而"虽利，心下续坚满"，意指虽然大便溏泄或泻下，但心下仍然续坚满。说明留饮之邪，根深蒂固，难以自去，亟须借助药物以帮助，故用甘遂半夏汤以主治之。甘遂半夏汤由甘遂、半夏、芍药、甘草、蜂蜜组成。

【经典配方】甘遂大者，三枚；半夏十二枚，以水一升，煮取半升，去滓；芍药五枚；炙甘草如指大一枚。上四味，以水二升，煮取半升，去滓，以蜜半升，和药汁煎取八合，顿服之。

【经典方证】病者脉伏，其人欲自利，利反快，虽利，心下续坚满。

【推荐处方】甘遂3~6g，清半夏6~9g，白芍6~12g，甘草3~6g，白蜜20mL，水煎服。

【方机概述】邪实在内的留饮。本证由于饮邪久留，深结在里，阻遏血脉，故见脉伏。"欲自利者，不由外感内伤，亦非药误"等原因而出现大便溏泄，或泻下。若脾肾虚寒下利，当下利清谷，泻后必然神疲体倦，而本证未见下利清谷，且泻后反觉周身畅快。这是因为体内留积饮邪随大便而去，郁阻的气机暂时得以舒展的缘故。虽然大便溏泄或泻下，但心下仍然感觉坚实痞满，此为饮留不去，且邪实正未虚，尚有驱邪外出之势，故宜因势利导，逐饮开结。

【方证提要】以痰饮久留于心下为主要病机的病证。症见心下坚满，脉弦滑，苔滑腻。

【适用人群】饮邪久留，深结在里的留饮患者。胃肠留饮，日久郁而化热，导致脘腹坚满或灼痛，烦躁，口干口苦，舌燥，大便秘结，小便赤涩，舌红苔黄腻，或薄黄腻，或偏燥，脉弦滑或弦滑数。

【适用病症】

（1）治疗以留饮为病机的痰湿证患者，包括头痛、胃脘痛、腹胀满、泄泻等症。

（2）治疗慢性肾炎急性发作、泌尿系统结石与泌尿系统感染导致的肾积水、肾炎、尿毒症等肾内科疾病以留饮为病机者。

（3）治疗以留饮为病机的小儿百日咳，包括阵发性、痉挛性咳嗽，以咳后有特殊的吸气吼声为特征。

（4）治疗以留饮为病机的肺心病、心包积液、心力衰竭等。

（5）治疗以留饮为病机的由肝硬化、肝癌等导致的腹水。

【合方与加减】

1. 合方

（1）伴气脱者，合生脉饮（红参10g，麦冬15g，五味子10g）。

（2）伴水饮咳喘者，合苓甘五味姜辛汤（茯苓15g，甘草6g，五味子6g，干姜6g，细辛3g）。

（3）伴腹水时，可合五皮饮（陈皮9g，茯苓皮20g，生姜皮6g，桑白皮9g，大腹皮9g）。

2. 加减

（1）气虚者，加党参10g，茯苓10g，炒白术10g。

（2）伴瘀血疼痛者，加延胡索10g，五灵脂10g。

（3）小便不利，加荆芥穗12g，石韦10g，车前子10g，泽泻12g。

（4）咽喉不利，加桔梗10g，连翘10g。

（5）腰膝酸软沉重者，加黄芪30g，牛膝15g。

（6）少腹坚满者，加木香6g，厚朴10g。

（7）大便不通，加大黄3g（后下），芒硝10g。

【注意事项】

（1）本方属于中药配伍禁忌"十八反"的范畴，即甘草与甘遂相反，为"十八反"之一。现代动物实验表明：甘遂与甘草配伍，如甘草的用量与甘遂相等或少于甘遂，则无相反作用，有时还能减轻甘遂的不良反应；但如甘草的用量大于甘遂，则有相反作用，且配伍的甘草越多，毒性越大。其机理可能是甘草的甘缓作用（大量用甘草可造成水钠潴留）虽然缓和了甘遂的峻下之性，但同时也使甘遂的毒性不能随泻下排出体外而潴留于体内，故发生中毒反应。甘草与甘遂相反，临床运用应科学、合理评估患者基础耐受力，酌情调整药味及剂量。

（2）古代医家对于甘遂与甘草同用的问题，观点不一。一种是"相反相成"说，认为是借二药相反之性加强攻饮之力。如徐大椿《神农本草经百种录》"甘遂甘草同用，下饮尤速"；尤在泾《金匮要略心典》"盖欲其一战而留饮尽去，因相激而相成也"；徐忠可《金匮要略论注》"甘草反甘遂而加之，取其战克之力也"。另外一种是缓解毒性说，认为此处用甘草之目的是取甘草之缓，恐泄利太过，护胃气，防甘遂峻猛伤正。如赵以德《金匮方论衍义》"甘草缓甘遂之性，使不急速，徘徊逐其所留，入蜜也此意也"。

（3）甘遂半夏汤方中甘遂攻逐水饮，通利二便；半夏散结除痰；芍药敛阴液，祛除水气；白蜜、甘草缓中解毒，安中和胃。甘草与甘遂相反，合而用之，可增加攻逐水饮之力。

（4）全方攻守兼备，因势利导，为权宜攻邪之方剂，中病即止，不可过用久用。

（5）治疗后期应多以扶正养津为法收功。

【医案分析】

1. 赵守真用甘遂半夏汤治疗留饮案

张女小菊，14岁。前以伤食胀满作痛，服平胃散加山楂、神曲、谷麦芽之类得愈。未期月，胃又胀痛而呕，有上下走痛感觉，但便后可稍减，再服前方不验，辗转半年未愈。夏月不远百里来治，且曰："绵绵无休止，间作阵痛，痛则苦不堪言，手不可近。服破血行气药不惟不减，且致不饮食，是可治否？"问曰："痛处有鸣声否？"则曰："有之。"此病即非气血凝滞，亦非食停中焦，而为痰疾作痛，即《金匮》之留饮证也。盖其痰饮停于胃而不及胸胁，则非十枣汤所宜。若从其胃胀痛，利反快而言，又当以甘遂半夏汤主之。服后痛转剧，顷而下利数行，痛胀遂减，再剂全瘳。

按语：本案少女伤食后出现胀痛而呕，有上下走痛感觉，且痛处有鸣声，是因饮热互结，留居胃肠；饮邪结热，腑气不通，浊气上逆则食欲下降，便后可稍减也印证了通腑有效。赵守真先生通过"痛处有鸣声"的特殊症状，鉴别食积与留饮，运用甘遂半夏汤清热逐饮，认为"是方半夏温胃散痰，甘遂逐饮，又恐甘遂药力过峻，佐白蜜、甘草之甘以缓其势，复用芍药之苦以安中。虽甘草、甘遂相反，而实则相激以相成，盖欲其一战而逐留饮也"。赵先生以该方治疗后，少女腹痛更加剧烈，泻下多次后痛、胀方缓解，正如《金匮要略》所言："夫诸病在脏，欲攻之，当随其所得而攻之"，可见从下窍除痰饮之关键，在于将痰饮随糟粕而出，达到开门逐寇之效。

2. 衣正安用甘遂半夏汤治疗久泻案

高某，女，32岁。1968年5月，因产后体弱缺乳，自用民间方红糖、蜂蜜、猪油各四两，合温顿服，由于三物过腻，勉强服下2/3，其后即患腹泻。医院诊为神经性腹泻，中西医多方治疗未效。1971年3月4日初诊。面色苍白无华，消瘦羸弱，轻度浮肿，体倦神息，晨起即泻，日三五行。腹泻时无痛感。心下满痛，辘辘有声，短气，口干不饮，恶心不吐，身半以上自汗，头部尤著。脉沉伏，右脉似有似无，微细已极，右脉略兼细滑之象，苔白滑，当时误以为此证久泻脱阴伤阳，即用六君子汤加减，重用人参，以为中气复健，证或可挽，不料服后转甚。复诊：药后心下满痛益增。腹泻加剧。达日十余行。细询患者，泻后反觉轻松，心下满痛亦得略减，继则复满如故。如此反复作痛。痛苦非常。乃根据《金匮要略·痰饮咳嗽病脉证并治第十二》中"病者脉伏，其人欲自利，利反快，虽利，心下续坚满，此为留饮欲去故也，甘遂半夏汤主之"，定峻下留饮一法，用甘遂半夏汤：甘草10 g，半夏10 g，白芍15 g，甘遂3.5 g，蜂蜜150 g，1剂。先煎甘草、半夏、白芍，取汤100 mL合蜜，将甘遂研末兑入，再微火煎沸，空腹顿服。三诊：药后腹微痛，心下鸣响加剧，两小时后连泻7～8次。排出脓水样便，泻后痛楚悉去，自觉三年来从未如此轻松。后竟不泻，调养一个月康复。

按语：此病案起初因其短气，口干不饮，恶心不吐，身半以上自汗，脉沉等虚象，分析为脾气虚，予六君子汤后心下满痛加重。后判断为留饮致泻，其根据有五：一则其正虽虚，然必有留饮未去，故补其正，反助其邪，所谓虚不受补也；二则心下满痛拒按，是留饮结聚属实；三则口虽干不欲饮，属饮阻气化，津不上潮；四则身半以上自汗，属蓄饮阻隔，阳不下通，徒蒸于上；五则脉沉伏而左兼细滑，是伏为饮阻，滑为有余，里当有所除。衣正安根据《金匮要略·痰饮咳嗽病脉证并治第十二》中"病者脉伏，其人欲自利，利反快，虽利，心下续坚满，此为留饮欲去故也，甘遂半夏汤主之"，确定峻下留饮一法，用甘遂半夏汤后腹微痛，心下鸣响加剧，连泻7～8次，排出脓水样便，从而治愈。

3. 张鸣用甘遂半夏汤治疗心包积液案

谷某，男，50岁，干部。1978年5月10日初诊。于1978年4月28日突然出现晕厥，胸闷，忧虑不安，频繁呃逆，哕声响亮，吞咽困难，脉搏微弱，心率加快，心音遥远，深呼吸时收缩压下降2.0 kPa

（15 mmHg）。西医诊断为心包积液。以强心、利尿、解痉等西药治疗2周后，病情仍不缓解，遂请中医治疗。患者形体丰盛，面色黧黑，哕声频繁而响亮，头昏目眩，神疲，耳鸣，吞咽困难，胸腹坚满，大便自利，利则胸腹坚满稍减，舌体肥大占满口腔，苔白滑，口腔内有腐败味，脉沉弦。此乃痰饮留伏胃肠之间，治以攻逐利导，拟《金匮》甘遂半夏汤加味：甘遂9g，半夏12g，白芍24g，甘草6g。上4味研末为散，晨起以药末3g许，姜汁3滴，竹沥10滴，水30 mL兑服，频频咽下，服后仅25分钟，患者觉胸前发热，腹部空荡，少腹坠胀，少顷泻下恶臭物两痰盂，全身汗出似油状，全身变爽，哕逆平息，胸腹已无坚胀感。泻后，患者出现嗜睡，息促，懒言无力，乃以人参9g，五味子3g，麦冬10g，频频咽下，救其气阴。1978年5月13日二诊：舌淡、苔白滑，脉沉细，四肢欠温，畏寒，纳谷不香。此为攻导后，阳气尚未振复之候，方以附子理中汤加减：红参9g，白附片15g，白术15g，干姜9g，甘草3g。服3剂，患者已出院。几个月后在门诊相见，除大便偶尔不畅，易患感冒外，其余均正常。

按语：患者在一过性晕厥并诊为心包积液的情况下，就诊时哕声频繁而响亮，头昏目眩，神疲，耳鸣，舌体肥大，舌苔白滑，属于留饮阻碍津液正常输布，上逆扰神。舌体肥大、舌苔白滑、脉沉弦亦是脾虚生痰饮之重要征象。张鸣运用甘遂半夏汤加味，以甘遂攻逐水饮，半夏、生姜汁降逆止哕，竹沥豁痰涤饮，重用白芍酸甘和中，甘草健脾调和，以奏攻逐利导之功。患者用药后泻下恶臭物两痰盂，印证了痰饮留伏胃肠之间的病机。后期治疗，以生脉饮益气养阴，以附子理中丸温中健脾，养正气，清余邪。回顾此病案，我们推测：临床运用甘遂半夏汤，除应具备符合留饮病机的心下坚满、脉伏、利反快、虽利、心下续坚满等症外，还可能有哕逆、头重、耳鸣、心悸等痰饮冲逆的表现。

参考文献

［1］赵守真.治验回忆录［M］.北京：人民卫生出版社，1962：32.

［2］黄晓晔，王淑卿，衣正安.久泻、急痧及瘀血发狂等症治验［J］.上海中医药杂志，1980（3）：17-19.

［3］张鸣.甘遂半夏汤治验一则［J］.成都中医学院学报，1988（2）：29.

（弓雪峰　撰）

十枣汤

【仲景方论】

《伤寒论·辨太阳病脉证并治》："太阳中风，下利呕逆，表解者，乃可攻之。其人漐漐汗出，发作有时，头痛，心下痞硬满，引胁下痛，干呕短气，汗出不恶寒者，此表解里未和也。十枣汤主之。"

《金匮要略·痰饮咳嗽病脉证并治十二》："病悬饮者，十枣汤主之。"

《金匮要略·痰饮咳嗽病脉证并治十二》："咳家，其脉弦，为有水，十枣汤主之。"

《金匮要略·痰饮咳嗽病脉证并治十二》："夫有支饮家，咳、烦、胸中痛者，不卒死，至一百日或一岁，宜十枣汤。"

【注家方论】

（1）吴谦《医宗金鉴·订正仲景全书伤寒论注·辨太阳病脉证并治上篇》：仲景治水之方，种种不同，此其最峻者也。凡水气为患，或喘，或咳，或悸，或噎，或吐，或利，病在一处而止。此则水邪留于中，心腹胁下痞满硬痛，三焦升降之气阻隔难通。此时表邪已罢，非汗散之法所宜，里饮实盛，又非淡渗之品所能胜，非选逐水至峻之品，以直折之，则中气不支，束手待毙矣。甘遂、芫花、大戟三味，皆辛苦气寒而禀性最毒，并举而用之，气味相济相须，故可直攻水邪之巢穴，决其渎而大下之，一举而患可平也。然邪之所凑，其气必虚，以毒药攻邪，必伤及脾胃，使无冲和甘缓之品为主宰，则邪气尽而大命亦随之矣。然此药最毒至峻，参术所不能君，甘草又与之反，故选十枣之大而肥者以君之。一以顾其脾胃，一以缓其峻毒，得快利后，糜粥自养，一以使谷气内充；一以使邪不复作，此仲景用毒攻病之法，尽美又尽善也。昧者惑于甘能中满之说而不敢用，岂知承制之理乎！

（2）危亦林《世医得效方·卷第一·通治》：太阳中风，下利呕逆，表解者，乃可攻之。其人漐漐汗出，发作有时，头痛，心下痞硬满，引胁下痛，干呕短气，汗出不恶寒者，此表解里未和也，宜服。方见痰饮类。

（3）柯琴《伤寒附翼·太阳方总论》：治太阳中风，表解后里气不和，下利呕逆，心下至胁痞满硬痛，头痛短气，汗出不恶寒者。仲景利水之剂种种不同，此其最峻者也。凡水气为患，或喘或咳或利或吐，或吐利而无汉，病一处而已。此则外走皮毛而汗出、内走咽喉而呕逆，下走肠胃而下利，水邪之泛溢者，既浩洁莫御矣。且头痛短气，心腹胁下皆痞硬满痛，是水邪尚留结于中，三焦升降之气，拒隔而难通也。表邪已罢，非汗散所宜；里邪充斥，又非渗泄之品所能治。非选利水之至锐者以直折之，中气不支，亡可立待矣。甘遂、芫花、大戟，皆辛苦气寒，而秉性最毒，并举而任之，气同味合，相须相济，决渎而大下，一举而水患可平矣。然邪之所凑，其气已虚，而毒药攻邪，脾胃必弱。使无健脾调胃之品主宰其间，邪气尽而元气亦随之尽。故选枣之大肥者为君，预培脾土之虚，且制水势之横，又和诸药之毒，既不使邪气之盛而不制，又不使元气之虚而不支。此仲景立法之尽善也。用者拘于甘能缓中之说，岂知五行承制之理乎？张子和制浚川、禹功、神佑等方，治水肿痰饮，而不知君补剂以护本，但知用毒药以攻邪，所以善全者鲜。

（4）陈修园《金匮方歌括·痰饮咳嗽方》：脉沉主里，弦主饮，饮水凝结，悬于胸膈之间，致咳引内痛也。悬饮既成，缓必滋蔓，急用十枣直达病所，不嫌其峻。意谓始成而即攻之，使水饮下趋而无结痛之患，所谓毒药去病者是也；若畏其猛而不敢用，必迁延而成痼疾矣。

（5）张斌《张斌伤寒论气化学说通俗讲话》：本方是攻下水饮停蓄的逐水剂，用治悬饮。悬饮即水饮停蓄于胁内，上下攻审。伤寒而素有悬饮，必中上二焦气机不利、升降失常，因而也会造成心下痞硬而满，牵引胁下亦痛，而且干呕短气，下利头痛，漐漐汗出，发作有时，皆水饮攻审，与阳气相技所致，故以十枣汤逐水。方中芫花、甘遂、大戟三味皆逐水峻药，性味皆苦寒有毒，唯其效能各有偏重。古人体会，芫花长于逐胸胁之水，故可作为本方之主药；甘遂则善行经隧之水，且泻下力最强；而大戟又长于逐脏腑之水，使不留余邪。三药共同配合，可相得益彰。辅以大枣甘温补中、扶土制水，一以固护正气，缓和上三药之力，以免伤正；一以补脾养胃，使水难再蓄，以绝后患。这样，就构成了邪去正复、水行气健的逐水要方。据临床经验，本方可治疗一切慢性痰饮蓄积怪病，作为较长时间连续服用的方剂，亦有益而无害。

（6）尤在泾《伤寒贯珠集》：太阳中风，下利逆。表解者，乃可攻之。其人漐漐汗出，发作有时，头痛，心下痞硬满，引胁下痛，干呕短气，汗出不恶寒者，此表解里未和也。十枣汤主之。此外中风寒，内有悬饮之证。下利呕逆，饮之上攻而复下注也。然必风邪已解，而后可攻其饮。若其人漐漐汗出，而不恶寒，为表已解；心下痞硬满，引胁下痛，干呕短气，为里未和。虽头痛而发作有时，知非风邪在经，而是饮气上攻也，故宜十枣汤下气逐饮。

【经典配方】芫花（熬）、甘遂、大戟，大枣（擘）十枚。上三味，等分，各别捣为散，以水一升半，先煮大枣肥者十枚，取八合，去滓，内药末，强人服一钱匕，羸人服半钱，温服之，平旦服。若下少病不除者，明日更服，加半钱，得快下利后，糜粥自养。

【经典方证】悬饮，胁下有水气，症见咳唾，胸胁引痛或胸背掣痛不得息，舌苔滑，脉沉弦等；或鼓胀腹肿属于实证者。

【推荐处方】

（1）"枣肉为丸法"，即大枣蒸熟后取枣肉，再将甘遂、大戟、芫花各等分与之混合（1~2g），以枣泥为丸，再以大枣十枚煎汤送服。此法不良反应小，取效稳妥。

（2）"枣汤煎服法"，即大枣煎取枣汤200 mL左右，将十枣汤3味药末等分混合均匀后（1~2g）加入枣汤中煎煮1~2分钟，连渣温服之。此法作用较为峻猛，需谨慎使用。

（3）"先服枣汤法"，大枣煎取枣汤300 mL，于早晨空腹先饮150 mL以顾护胃气，5分钟之后再用剩余枣汤送服3味药末等分混合药散，每服0.5~1g。

（4）"枣肉夹粉法"，取大枣10枚去枣核，将十枣汤3味药末等分混合均匀后分装于枣内，再用面粉包裹，置于草木灰中烧黄，服用时除去面粉用开水送服。甘遂、大戟、芫花最好制备生药研末吞服，效力更强，并主张应遵从仲景书"强人服一钱匕，羸人服半钱"，即强人2g，虚人1g，从小剂量开始，作用不明显，次日加大剂量。

（5）十枣汤制成贴膏，外用贴敷于病变部位治疗胸腔积液，发现能明显减少胸腔积液并有效改善患者临床症状。此法不良反应小，见效快，方便使用，且药物不经口服，可避免因刺激胃肠道而影响患者食欲，值得临床推广应用。现多将药末装入胶囊，每服0.5~1g，每日1次，以枣汤送服。

【方机概述】水停胸胁，肺气不利，则咳唾引胸胁疼痛、短气；饮邪上扰清阳，则头痛目眩；饮邪犯胃，胃失和降，则心下痞硬、干呕；饮停气滞，内蓄而不下行，则腹胀、二便不利；饮溢肌肤，则一身悉肿；舌苔滑，脉沉弦，皆为水饮之征。治当攻逐水饮。

【方证提要】悬饮，咳唾胸胁引痛，心下痞硬，干呕短气，头痛目眩，胸背掣痛不得息，舌苔白滑，脉沉弦；水肿，一身悉肿，尤以身半以下肿甚，腹胀喘满，二便不利。

【适用人群】诸症由水邪壅盛，充斥泛溢所致者皆可应用。恶性胸腔积液、癌性腹水、肝硬化腹水、胸膜炎、肺系疾病、妇科疾病及其他患患者群。

【适用病症】

以下病症符合上述人群特征者，可以考虑使用本方。

（1）辨治胸膜炎、腹膜炎、恶性胸腔积液、盆腔积液等。在其演变过程中出现疼痛，舌质淡，苔白腻且符合十枣汤辨治要点者。

（2）辨治心脏病水肿、肾脏病水肿、内分泌水肿、脑囊虫病等。在其演变过程中出现肢体水肿或肿胀，舌质淡，苔腻且符合十枣汤辨治要点者。

（3）辨治肥胖症、皮质醇增多症等。在其演变过程中出现肥胖，肿胀，舌质淡，苔腻且符合十枣汤辨治要点者。

【合方与加减】

（1）《外台秘要》引《深师方》朱雀汤，即本方调整用量：甘遂、芫花各一分，大戟三分，大枣十二枚。大枣用量加重，意在增强其顾护胃气之功，治"久病癖饮，停痰不消，在胸膈上液液，时头眩痛，苦挛，眼睛、身体、手足、十指甲尽黄；亦疗胁下支满饮，辄引胁下痛。"

（2）《三因极一病证方论》之控涎丹，以十枣汤去芫花、大枣，加白芥子，用量三药各等分，为末，糊丸如桐子大，食后临卧，淡姜汤下五七丸至十丸。方用白芥子者，取其辛散开泄，温通滑利，善祛皮里膜外、胸膈经络之痰涎，与甘遂、大戟配伍应用，则长于祛痰逐饮。改汤为丸，意在峻药缓投；生姜汤送下，温胃和中，使下不伤正。主治痰涎水饮停于胸膈，胁肋引痛，舌苔黏腻，脉弦滑；或水肿形气俱实者。但本方所治，仍重在痰涎停滞胸膈。

（3）《黄帝素问宣明论方》卷八以本方去大枣，加大黄、牵牛子、轻粉，为末，滴水为丸，名三花神丸。张璐评曰："此方守真本仲景十枣汤加牵牛、大黄、轻粉三味。较十枣倍峻，然作丸缓进，则威而不猛。"（《张氏医通》）其适用范围亦有所拓展，功能宣通气血、消酒进食，用于治疗水湿停留，肿满腹胀，喘嗽淋泌；痰饮入络，肢体麻痹，走注疼痛；痰饮停胃，呕逆不止，风痰涎嗽，头目眩晕；疟疾不已，癥瘕积聚，坚满痞闷；酒积食积；妇人痰湿侵入胞宫，经行不畅，带下淋漓；伤寒湿热，腹满实痛。《张氏医通》称为神祐丸，治阳水肿胀，大小便秘者。

（4）《丹溪心法》将本方煮枣肉捣和药末为丸，冠名十枣丸，治水气、四肢浮肿、上气喘急、大小便不利者。改汤为丸，是"治之以峻，行之以缓"之法，在服用时亦更为方便。

（5）《古今医统大全》引《三因极一病证方论》小胃丹，即以本方去大枣，加大黄、炒黄柏，研末，粥为丸。清热攻下之力增强，"上可去胸膈之痰，下可利肠胃之痰"，主治膈上热痰、风痰、湿痰，肩膊诸痛，食积痰实及哮喘。

（6）《袖珍方》引《太平圣惠方》舟车丸，于十枣汤中去大枣之甘缓，加牵牛子、大黄、槟榔、青皮、陈皮、轻粉等攻逐破滞之品，研末水糊为丸。逐水之中并能行气，其攻逐之力较十枣汤更峻，然诸药制为丸剂，则有峻药缓投，威而不猛之意。用治水热内壅，气机阻滞，水肿水胀而见大腹胀满，二便不利者。根据"肺与大肠相表里""上病治下"的理论，现代临床以本方制成散剂（名"肺炎散"），用时以大枣十枚煎汤送服，治疗小儿肺炎，有通腑泄热、祛痰止咳之良效。

【注意事项】本方作用峻猛，只可暂用，不宜久服。若精神胃纳俱好，而水饮未尽去者，可再投本方；若泻后精神疲乏，食欲减退，则宜暂停攻逐；若患者体虚邪实，又非攻不可者，可用本方与健脾补益剂交替使用，或先攻后补，或先补后攻。使用本方应注意四点：一是三药为散，大枣煎汤送服；二是于清晨空腹服用，从小量开始，以免量大下多伤正，若服后下少，次日加量；三是服药得快利后，宜食糜粥以保养脾胃；四是年老体弱者慎用，孕妇忌服。

【医案分析】

1. 曹颖甫用十枣汤案

恙起于半载之前，平日喜运动蹴球，恒至汗流浃背，率不易衣，嗣两胁作胀，按之痛，有时心悸而善畏，入夜室中无灯炬，平卧则气促，辗转不宁，当夜深人静之时，每觉两胁之里，有水声辘然，振荡其间，脉来双弦。遂作饮治，用十枣汤。炙芫花五分，甘遂五分，大戟五分，同研细末，分作二服，先用黑枣十枚，煎烂，去渣，入药末，略煎和服。病者于夜七时许，未进夜饭，先服药浆，（如上服法，乃煮大枣十枚，得汤去渣，分之为二，入药末一半）遂觉喉中辛辣，甚于胡椒，张某素能食辣，犹尚畏之，则药性之剧可知。并觉口干，心中烦，若发热然，九时起，喉哑不能作声，急欲大便，不能顷刻停留，所下非便，直水耳，其臭烦甚，于是略停，稍进夜饭，竟得安眠，非复平日之辗转不宁矣。夜二时起，又欲大便，所下臭水甚多，又安眠，六时又大便，所下臭水益增多，又睡至十时起床，夜之喉哑者，今乃愈矣。且不料干呕，嗳气，心悸，头晕诸恙均减，精神反佳，今竟得速效如此，乃不禁叹古方之神奇。次日中午，喉间完全复原，下午七时夜膳如常，九时半进药枣汤，即前日所留下者，药后胃脘甚觉难堪，胃壁似有翻转之状，颇欲吐，一面心烦，觉热，喉哑，悉如昨日，但略差耳。至夜深一时，即泄水，较第一夜犹多，翌晨，呕吐出饭食少许，并带痰水，又泄臭水，但不多矣。至午，喉复原，能中膳如常，嗳气大除，两胁之痛大减矣。

2.《经方临证实践录：伤寒篇》水肿案

张某，男，23岁。1961年6月某日会诊。浮肿数月，住院数月，确诊为肾炎，经多方治疗无效，日见增重。现尿蛋白（++++），周身肿亮，皮肤裂口、渗水，小便几乎闭塞不通。为了防止感染，在皮肤破裂处涂以紫药水。内服消炎利尿药物均不应。症见周身肿亮不能下床，腹及腿处多有皮裂渗水，体重98 kg，小便点滴皆无，食欲尚存，食量极少，脉伏于骨，舌苔白腻。此为水肿病后期脾肾两虚之证。

由于水势过重，采取标本齐治之法，给以十枣汤面，峻药缓投。芫花、大戟、甘遂等分，共为细面，每次3g，空腹服，3日1次，枣汤送下，晚服汤药，切忌甘草。间服真武汤加味，处方：附子10g（先煎），白术12g，茯苓12g，白芍12g，干姜6g，桂枝10g，泽泻12g，党参15g。水煎，日1剂，分2次服。半月水势已减，小便量稍增。继则体重大减，小水通利，后停十枣汤面。守方继服3个月后，体重降至45kg。小便化验：尿蛋白（++）。动员出院休养。嘱其忌盐百日。

按语：水肿病的治则是：初期治肺宜发汗，中期治脾宜利尿，后期治肾宜复肾阳。此病属于中后期。由于病势较重，故采取标本并治的办法，一边下水，一边健脾，三补一攻，逐水而不伤正。肾主二便、司开阖，肾脏功能得阳则开，得阴则合，阳少而阴多，合而不开，故水势过重，是命火衰微，不能化气上腾而为雾露，脾阳不能运化水湿，所以愈停愈多。又加肾无阳则不开，关门闭塞，水无去路，积渐而成灾患。所以必先使水道畅通无阻，顺势下流。十枣汤面急下缓用，取得满意效果，实即张景岳所说的"微则分利，甚则推逐"之法。真武汤健脾壮命门之火，水得火化，阳气蒸腾，脾受补益而能健运，脾肾功能恢复，其病自愈。十枣汤的方义是逐水气从大小便去；甘遂性味苦寒，能泄经隧之水湿，性猛烈而迅速，能直达；大戟性味与甘遂相同，能泄脏腑之水湿，且能控制再生；芫花性味苦温，能破水饮窠囊，且能破癖；三味得枣而不损脾。此证用面，取峻药缓投之意。真武汤是镇摄水府之剂，能温中扶阳，引水归。

3. 颜德馨用十枣丸医案

祁某，男，28岁。患者以发热恶寒、咳嗽、咽痛，胸透示右下肺片状模糊阴影，拟诊为"右下肺炎"而入院。入院后症见神昏谵语，手足躁动，经投人参白虎汤和牛黄至宝丹益气生津、清热开窍，病情渐趋稳定，但胸痛剧烈，不能忍受，超声检查为右肺包裹性胸膜炎。此水湿与痰浊胶着，予十枣丸法。甘遂、芫花、大戟等分研末，取1g，枣肉作丸。每日1次，红枣汤送下。2天后疼痛锐减，1周后胸透复查，积液明显吸收，共调治2周而愈。

按语：胸膜炎有咳嗽、胸胁痛、干呕短气等临床特点，一般将其归属中医学"悬饮"范畴。《金匮要略》云："病悬饮者，十枣汤主之。"十枣丸乃丹溪本仲景十枣汤意而作，方中甘遂善行经隧水湿，大戟善泄脏腑水湿，芫花善攻胸胁痰饮，三味药逐水虽同，各有所长，合而用之，攻逐经隧、脏、胸胁积水之力甚著。十枣改汤为丸，有两层含义：①"治之以峻，行之以缓"。②三物与枣同煎，服后当出现呕吐、脘腹彻痛等强力不良反应，而且不能与其他药物配伍使用，限制了辨证加减，"得快下后，糜粥自养"又不利于病体恢复，故颜老主张用丸代汤，凡遇有痰热互结、恶寒发热、干咳少痰、胸胁疼痛者，可加黄芩、瓜蒌、桔梗、杏仁、葶苈子以清化痰热；痰饮聚而不退、咳嗽气短、胸满痛者，可加茯苓、桂枝、橘络、半夏、白芥子温肺化饮；低热延绵之属阴虚者，加银柴胡、鳖甲、白薇、青蒿、地骨皮以育阴泄热，使十枣汤的临床运用得以拓展。颜老尝曰："读古人书，不得执死方以治活病，用古人法而不必拘其法，用古人方而不必泥其方，方有所得。"此乃颜老博学、运用巧妙之处。

参考文献

[1]阎钧天.《金匮要略》经纬［M］.北京：中国科学技术出版社，2019.

[2]吴大真，李剑颖，杨建宇.国医大师经方临证实录［M］.北京：中国医药科技出版社，2014.

（刘光辉　撰）

大青龙汤

【仲景方论】《金匮要略·痰饮咳嗽病脉证并治第十二》："病溢饮者，当发其汗，大青龙汤主之，小青龙汤亦主之。"

【注家方论】

（1）朱世增《李聪甫论金匮·"青龙""白虎"辨》：大青龙汤以治风寒之邪侵袭太阳经脉不解，邪将入里化热，表寒里热，其脉浮紧，其身疼痛，发热恶寒无汗，本属麻黄汤证。由于烦躁之甚，外寒不解而热郁胸中，故麻桂并用，因无汗而去芍药之敛营，因而烦躁而增石膏之寒降，共取兴云致雨之义，得汗出而热解。

（2）沈明宗《沈注金匮要略》：此出溢饮之方也。溢饮者，风寒伤于胸膈，表里气郁不宣，则饮水流行，归于四肢。皮肤肿满，当汗出而不汗出，身体疼痛，此表里风寒两伤，偏于表寒多者，故以麻桂二汤去芍药加石膏，为大青龙汤，并祛表里之邪，石膏清风化之热，使阳气通而邪从汗解，饮从下渗。

（3）曹颖甫《金匮发微·痰饮咳嗽病脉证并治第十二》：溢饮一证，以水气旁溢四肢而作，识其病之所从来，便可知病之所由去，所谓解铃需问系铃人也。盖肺主皮毛，肺脏呼吸，即周身毛孔为之张弛，殆有堂上一呼、堂下百诺之意。皮毛闭塞于外，即内脏之呼吸不灵，发为喘咳，皮毛一日不从汗解，即咳逆一日不平，水气流溢于四肢者一日不去，此病溢饮者，所以宜大、小青龙汤也。但大青龙汤方治，为表汗里热而设，即麻杏石甘汤加桂枝、姜、枣耳，溢饮发汗用此方，或用小青龙汤，其旨安在？盖脾主四肢，胃亦主四肢，中脘有热，逼内脏之水旁溢四肢者，故主以大青龙汤；水饮太甚，内脏不能相容，自行流溢四肢者，故主以小青龙汤，要其为发汗则已也。

（4）尤在泾《金匮要略心典·痰饮咳嗽病脉证并治第十二》：水气流行，归于四肢，当汗出而不汗出，身体重痛，谓之溢饮。夫四肢阳也，水在阴者宜利，在阳者宜汗，故以大青龙发汗去水，小青龙则兼内饮而治之耳。

（5）吴谦《医宗金鉴·订正仲景全书金匮要略注·痰饮咳嗽病脉证并治第十三》：溢饮者，饮后水流行，归于四肢，当汗出而不汗出，壅塞经表，身体疼重，即今之风水、水肿病也。

【经典配方】麻黄六两（去节），桂枝二两（去皮），甘草二两（炙），杏仁四十个（去皮尖），生姜三两（切），大枣十二枚，石膏如鸡子大（碎）。上七味，以水九升，先煮麻黄，减二升，去上沫，纳诸药，煮取三升，去滓，温服一升，取微似汗，汗多者，温粉粉之。

【经典方证】病溢饮者；太阳中风，脉浮紧，发热恶寒，身疼痛，不汗出而烦躁者；伤寒脉浮缓，身不疼，但重，乍有轻时，无少阴证者；溢饮者，四饮之一，此水气溢于表者，其变，或有肿如风水者，或有痛类痛风者；喘及咳嗽，渴欲饮水，上冲或身痛，恶风寒者；其他溢饮或肺胀，其脉浮大，表证盛者。

【推荐处方】生麻黄 20 g，桂枝 10 g，炙甘草 10 g，杏仁 15 g，生姜 15 g，大枣 20 g，生石膏 50 g，以水 1200 mL 先煎麻黄 20 分钟，再入他药，煮沸后调至文火再煎煮 30 ~ 40 分钟，取汤液 300 mL，分 2 ~ 3 次温服。

【方机概述】溢饮。水饮去到表位流行、荡溢，流到四肢百骸体表的位置。水邪凝滞在表，导致表位津液不利，不能敷布荣养机体，则会引起身体的疼痛，同时水饮阴邪聚集在表会引起身体沉重的症状。病位在四肢表位，水饮为阴邪，病性以寒为主。病机特点为水饮绝对有余，阻滞在肌表。

【方证提要】饮水流行，归于四肢，当汗出而不汗出，身体疼重。

【适用人群】大多是体格强健的中青年，肌肉发达，面部有轻度浮肿样貌。发热恶寒，身体疼痛，皮肤发热发烫，而按之往往干燥而无汗；烦躁；脉轻按即得，按之有力，心肺功能较好。常用于流感、流行性脑脊髓膜炎、肺炎、急性肾炎、眼目疼痛、烂睑风、急性结膜炎、急性关节炎、丹毒、进行性皮肤病性浮肿、崩漏、卒中闭证、汗腺闭塞症等属于风寒外束，表实无汗，里有郁热者。

【适用病症】

以下病症符合上述人群特征者，可以考虑使用本方。

（1）以发热恶寒、无汗烦躁为表现的疾病，如感冒、外感风寒、伤寒等。

（2）以咳喘、咳嗽伴见发热烦躁无汗为表现的疾病，如哮喘、咳嗽、肺炎、支气管炎等。

（3）以胸闷为表现的疾病，如胸闷、肺心病等。

（4）以水肿为表现的疾病，如急性肾炎、四肢浮肿等。

（5）以排便困难、无汗、心烦为表现的疾病，如便秘。

（6）以关节发热疼痛、无汗、烦躁为表现的疾病，如风湿性关节炎等。

（7）以头疼、头晕伴无汗烦躁为表现的疾病，如头晕、头疼等。

（8）以发热恶寒为表现的疾病，如流行性脑脊髓膜炎、伤寒、流行性乙型脑炎、病毒性肝炎等。

（9）以经血过多、过少、经期不准伴发热烦躁为表现的疾病，如崩漏、闭经、月经先后不定期等。

（10）以流鼻涕伴发热恶寒、无汗烦躁为表现的疾病，如鼻炎、过敏性鼻炎、鼻渊等。

（11）以皮肤瘙痒、水疱伴发热恶寒、无汗烦躁为表现的疾病，如隐疹、湿疮、环形红斑、痤疮、斑疹、无汗症等。

【合方与加减】

1. 合方

（1）胸闷憋气，哮喘咳嗽，太阳、阳明合病合大柴胡汤、葛根汤。

（2）小儿时行感冒合银翘散。

2. 加减

（1）外感高热，发热无汗：①口渴欲饮加柴胡、葛根；②咽红，便干加牛蒡子、瓜蒌仁；③扁桃体肿大，多核细胞增多加蒲公英、金银花、蚤休；④淋巴细胞增多加射干；⑤高热惊惕，烦躁不安加蝉蜕、双钩；⑥纳呆加神曲；⑦食滞加莱菔子；⑧咳嗽有痰加前胡；⑨挟湿邪加茯苓。

（2）急性肾炎：①颜面浮肿甚加苏叶、生姜皮；②双下肢肿甚加猪苓、茯苓、泽泻、大腹皮；③血尿甚者倍白茅根，加败酱草、仙鹤草、蒲黄；④咽喉疼痛加金银花、连翘、牛蒡子；⑤蛋白尿显著者重用黄芪，加鹿衔草、柿叶、玉米须；⑥皮肤有化脓感染加赤芍、赤小豆、土茯苓、蒲公英；⑦纳差加焦三仙、鸡内金；⑧浮肿消退后逐渐减麻黄、桂枝、石膏用量，合用玉屏风散。

（3）过敏性鼻炎：①体虚者加黄芪、百合；②鼻塞不通加细辛、路路通；③头痛加白芷、川芎。

【注意事项】

（1）脉微弱，汗出，恶风寒者，或虽无汗，而皮肤潮润者，皆忌之。

（2）有严重器质性心脏病或接受洋地黄治疗的患者，可引起心律失常。

（3）本方发汗猛烈，年老体弱、产妇、久病、大病、肺结核低热者，均不宜使用。

（4）误服大青龙汤导致的心悸、多汗、虚脱等，可用真武汤、桂枝甘草龙骨牡蛎汤救治，或饮用甘草红枣生姜红糖浓汤。

【医案分析】

1. 刘渡舟用大青龙汤治溢饮案

某女，32岁。患两手臂肿胀，沉重疼痛，难于抬举，经过询问得知，冬天用冷水洗衣物后，自觉寒气刺骨，从此便发现手臂肿痛，沉重酸楚无力。诊脉时颇觉费力。但其人形体盛壮，脉来浮弦，舌质红绛，苔白。此证属于水寒之邪郁遏阳气，以致津液不得流畅，形成气滞水凝的溢饮证。虽然经过多次治疗，但始终没有用发汗之法，所以缠绵而不愈。

麻黄10g，桂枝6g，生石膏6g，杏仁10g，生姜10g，大枣10枚，炙甘草6g。

服药一剂，得汗出而解。

按语：大青龙汤治疗溢饮，在《伤寒论》及《金匮要略》中均有述及。本案患者冬日以冷水洗衣，手臂受寒，水邪浸渍经脉，郁遏阳气，故发肿痛、沉重无力。脉浮弦，为寒邪闭表之象，舌红绛、苔白，为寒邪郁闭化热之征，符合大青龙汤证外寒内热之机，故投一剂便汗出而愈。

2. 张锡纯用大青龙汤治伤寒烦躁案

曾治一人，冬日得伤寒证，胸中异常烦躁，医者不识为大青龙汤证，竟投以麻黄汤，服后分毫无汗，胸中烦躁益甚，自觉屋隘莫能容，诊其脉洪滑而浮，治以大青龙汤，为加天花粉八钱，服后五分钟，周身汗出如洗，病若失。

按语：本案示大青龙汤证不可误以麻黄汤证来治疗。患者伤寒后胸中烦躁益甚，此乃寒邪闭表，郁热扰心，可知大青龙汤证备矣，然医者终不识此证，误认为是麻黄汤证。麻黄汤虽为祛寒解表之剂，其发汗之力虽有，但终不如大青龙汤发汗力强，况其更无清内热之功，故患者服后汗终不出，其烦躁更甚。此正如《伤寒论》所说太阳伤寒日久，服用麻黄汤后未解，其人发烦目瞑，剧者必衄，而后从衄而解。只不过本证未出现鼻衄，邪无出路，故烦躁以至屋隘莫能容。投以大青龙汤后汗出邪去热除，故病若失。

3. 闫云科教授用大青龙汤案

张某，女，13岁。自幼夜夜尿床，从未有缺。初，偏方、正方用过不少，皆不验。以其形丰体壮，活泼好动，知无大碍，未再寻医。眼看将读初中，住宿学校，被褥何以晾晒，始求诊焉。某明眸皓齿，靥窝可掬。言及尿床，赫颜彻颈，高若成人，殊少病容。舌淡红润，尖红赤，苔薄白微腻。询知胃纳甚佳，饥不择食，尤喜冷饮，大便日一行。切得脉象缓滑有力，腹诊亦未有获。若茫茫沧海，莫窥其际，辞以技穷。其母曰："二百公里赶来，竟然如此。"语毕珠泪沾睫，余亦颇不自安。窃思水液代谢，脾肺肾三脏责无旁贷，若从肾主水及二阴、中气不足溲便为之变着眼，此儿纳化有序，骨骼丰隆，显非脾肾之过。遂鞭指水之上源，果有时鼻塞，着凉易感冒，微见咳嗽等症。由是观之，此风寒外袭，肺气郁闭，不能通调水道，令膀胱开合失度也。治当宣散风寒，复以舌尖红、思冷之内热证伍以清热。大青龙汤为外有风寒、内有郁热之治方，然属发汗之剂，原量投之肯定有误，遂师其意而小量与之。

麻黄4.5g，桂枝3g，杏仁6g，甘草3g，石膏12g，生姜1片，红枣2枚。二剂药后再未遗尿。其外祖母冠心病就诊知也。

按语：遗尿一证，多从肺脾肾论治。盖肺主宣发肃降、通调水道，脾主运化水液，肾主水、司脏腑之气化也。本案患者遗尿多载，前所服之方皆未效，盖未得其要害也。此次就诊，医者以纳化有序、骨骼丰隆排除脾肾之过也。除此二脏，唯剩肺也。细究其因，果有鼻塞、易感、微咳之症，加之又有舌之尖红等内热之证，至此，方豁然开朗，此为风寒外闭，郁热由生，肺之通调水道之功失调也。故拟大青龙汤方，小其量而用之，二剂果效。此案之治法，用思颇精，启示至深也。

参考文献

［1］刘渡舟.经方临证指南［M］.天津：天津科学技术出版社，1993：25.

［2］张锡纯.医学衷中参西录［M］.太原：山西科学技术出版社，2009：566.

［3］闫云科.经方躬行录［M］.北京：学苑出版社，2009：145-146.

（刘光辉　撰）

小青龙汤

【仲景方论】

《金匮要略·痰饮咳嗽病脉证并治第十二》："病溢饮者，当发其汗，大青龙汤主之，小青龙汤亦主之。"

《金匮要略·痰饮咳嗽病脉证并治第十二》："咳逆倚息不得卧，小青龙汤主之。"

《金匮要略·妇人杂病脉证并治第二十二》："妇人吐涎沫，医反下之，心下即痞，当先治其吐涎沫，小青龙汤主之。"

《金匮要略·肺痿肺痈咳嗽上气病脉证治第七》："肺痈，胸满胀，一身面目浮肿，鼻塞清涕出，不闻香臭酸辛，咳逆上气，喘鸣迫塞，葶苈大枣泻肺汤主之。"（方见上。三日一剂，可至三四剂，此先服小青龙汤一剂乃进，小青龙方见咳嗽门中。）

【注家方论】

（1）喻嘉言：风寒挟水饮上逆，津液不下行，故不渴，渴则可知其津液不逆，为寒去欲解之征也，乃用小青龙汤，大率以轻剂助其欲解之势尔。

（2）徐忠可：溢饮者，水已流行归四肢，以不汗而致身体疼重。盖表为寒气所侵而疼，肌体着湿而重，全乎是表。但水寒相杂，犹之风寒两伤，内有水气，故以大青龙、小青龙主之。然大青龙合桂、麻，而去芍加石膏，则水气不甚而挟热者宜之。倘咳多而寒伏，则必以小青龙为当。盖麻黄去杏仁，桂枝去生姜，而加五味、干姜、半夏、细辛，虽表散，而实欲其寒饮之下出也。观仲景论太阳中暍，谓身热疼重，而脉微弱，乃夏月伤冷水，水行皮中所致，一物瓜蒂汤主之。然曰发其汗，则恶寒甚，而此独主二汤，发表为急。岂非以溢饮所犯，其源非中暍，且腠理稍固，不若夏月之易汗乎？彼在夏月，腠理本疏，又中暍在先，故主吐。然则夏月身不热，非中暍而得是证，其亦宜二汤可知也。

（3）徐忠可：此即支饮的证也，不用十枣汤，而用小青龙汤，必以其挟表也。然此必病发于未然而不得卧，则势亦孔亟，故暂以桂枝治表，姜、半治饮尔。

（4）《太平惠民和剂局方》：小青龙汤，治形寒饮冷，内伤肺经，咳嗽喘急，呕吐涎沫。

（5）张璐《张氏医通》：冬月咳而发寒热，谓之寒嗽，小青龙汤加杏仁。水肿脉浮自汗，喘咳便秘，小青龙汤加葶苈、木香。

（6）孙思邈《备急千金要方·膀胱腑方·霍乱第六》：小青龙汤，治霍乱呕吐方。

（7）张三锡《医学六要》：脚气、上气喘息，初起有表邪者，小青龙汤加槟榔。

（8）《医宗金鉴》：小青龙汤，用于杂病之肤胀水肿证，以发汗而利水。

（9）刘渡舟《伤寒贯珠集》：按《说文》云：龙之为灵，能幽能明，能大能小，或登于天，或入于川，

225

布雨之师，亦行水之神也。大青龙合麻、桂而加石膏，能发邪气，除烦躁，小青龙无．石膏，有半夏、干姜、芍药、细辛、五味子，能散寒邪，行水饮，而通谓之青龙者，以其有发汗蠲饮之功，如龙之布雨而行水也。夫热闭于经，而不用石膏，汗为热隔，宁有能发之者乎！饮伏于内，而不用姜、夏，寒与饮抟，宁有能散之者乎！其芍药、五味子，不特收逆气而安肺气，抑以制麻、桂、姜、辛之势，使不相惊而相就，以成内外协济之功耳。

（10）刘渡舟《伤寒论十四讲》：小青龙汤治疗伤寒又兼挟水饮之证。《伤寒论》把它的病机概括为"伤寒表不解，心下有水气"。"伤寒表不解"，是说有恶寒、发热、无汗、身疼、腰痛等太阳伤寒表证存在；"心下有水气"，是指素有水饮内停犯胃，胃气不降则上逆作呕；外寒内饮，上射于肺，肺失宣降则咳喘。由于水邪变动不居，可随气机升降到处为患，故可见水寒停于下的小便不利，少腹满；水寒壅滞于上，阻碍气机的噎；水饮内停，气不化津的口渴等或见之证。因属寒饮为病，所以脉弦、苔白而润滑。如从痰上辨证：多咳吐清稀泡沫样痰，落地成水；或痰寒而亮，如鸡蛋清状。这些脉症对本证的辨别有重要意义。治用小青龙汤，外解风寒、内散水饮。方中用麻黄发散风寒，平喘利水；配桂枝，可增强通阳宣散的功能；干姜、细辛能散寒化饮；半夏去痰降逆；炙甘草扶正和中。恐辛散太过，反耗伤正气，故用五味子酸收，以保肺肾之气，又以芍药酸苦微寒，敛营阴而防动血。如此配伍，可使邪去而正气不伤。小青龙汤在临床上并不限于治疗表寒内饮证，即使没有表证，但只要属于寒饮咳喘，就可加以使用。若寒饮有化热趋势的表现，如见烦躁而喘的，可在方中加生石膏。只要辨证准确，临床使用本方多可收效。但因它不仅能发散阳气，还能伤阴动血，虽有五味子、芍药之护正，仍不宜久服，对某些心脏病、肺结核的咳喘，更应慎用。

【经典配方】麻黄三两（去节），芍药三两，五味子半升，干姜三两，甘草三两（炙），细辛三两，桂枝三两（去皮），半夏半升（汤洗）。上八味，以水一斗，先煮麻黄，减二升，去上沫，纳诸药，煮取三升，去滓，温服一升。

【经典方证】病溢饮者；咳逆倚息不得卧；妇人吐涎沫，医反下之，心下即痞者。

【推荐处方】生麻黄10 g，桂枝10 g 或肉桂6 g，细辛10 g，干姜10 g，生甘草10 g，白芍10 g，五味子10 g，姜半夏10 g。然后以水1100 mL，煮沸后调文火再煎煮30分钟，取汤液300 mL，分2～3次温服。

【方机概述】太阳伤寒，兼水饮内停。外寒内饮证：以咳喘，呕哕，气上冲，挛急，痰多稀白为辨证要点。主要症状为恶寒，发热，无汗，头项痛，身痛，干呕，咳喘，或渴，或利，或噎，或小便不利，少腹满，舌苔水滑，脉弦。外有表寒，内有里饮，水寒射肺而致咳喘。

【方证提要】常用于闭经、霍乱呕吐、遗尿、心肌劳损、湿性胸膜炎、流感、急性肾炎、关节炎、结膜炎、吐唾不止、水肿、浮肿、抽搐、癫痫、胬肉攀睛、百日咳、急慢性支气管炎、支气管哮喘、肺炎、肺心病、眼科疾病、过敏性鼻炎、中耳炎等属于表有寒邪、里有水饮者。

【适用人群】本方主治证多为素有水饮之人，由复感风寒之邪、寒水相搏导致。外感风寒，则恶寒发热、无汗、身体疼痛；寒饮犯肺，肺失宣降，故喘咳、痰多而稀；水饮内停，阻滞气机，故胸痞；饮邪犯胃，胃气上逆，故干呕；饮溢肌肤，故浮肿身重；舌苔白滑，脉浮，是为外寒里饮之征。治当解表散寒，温肺化饮。

【适用病症】

以下病症符合上述人群特征者，可以考虑使用本方。

（1）患者有水色、水斑、水气、水苔出现。水色：面部青色或黧黑，或下眼睑处青暗；水斑：患者面部出现对称性的色素沉着；水气：面部虚浮，眼睑微肿；水苔：舌苔水滑。

（2）咳嗽，喘息，痰多呈白色泡沫样（落地成水），或是咳吐冷痰，自觉痰凉如粉，痰色似蛋清样半透明，且连续不断。

（3）冬季寒冷时则发作加重，天气暖和时病情缓解。

（4）其他见症诸如气短、憋闷、窒息感；重者则咳逆倚息不得平卧，甚则咳喘时涕泪俱出；更甚者，可因水气上冲而突然昏厥。脉弦，舌苔水滑。

（5）以支气管炎、支气管哮喘等肺系疾病为主，亦可治疗肺病及心所致肺心病、心力衰竭等，或由痰饮导致的其他病症。

【合方与加减】

1. 合方

（1）儿童变应性鼻炎：合苍耳子散加减。

（2）咳嗽变异性哮喘：合三子养亲汤或二陈汤。

（3）腹泻型肠易激综合征：合真武汤。

（4）鼻炎：合辛夷散。

（5）过敏性哮喘：合射干麻黄汤。

（6）肺心病急发期咳喘：合瓜蒌薤白半夏汤。

2. 加减

（1）若微利，去麻黄，加芫花如鸡子大，熬令赤色。微利者，水渍入胃也。下利者，不可攻其表，故去麻黄之发表，而加芫花之行水。

（2）若渴，去半夏，加瓜蒌根三两。渴者，津液不足，故去半夏之辛燥，而加瓜蒌之苦润。若饮结不布而渴者，似宜仍以半夏流湿而润燥也。

（3）若噎，去麻黄，加附子一枚，炮。噎者，寒饮积中也。附子温能散寒，辛能破饮，故加之。麻黄发阳气，增胃冷，故去之。

（4）若小便不利、小腹满，去麻黄，加茯苓四两。小便不利，小腹满，水蓄于下也，故加茯苓以泄蓄水，不用麻黄，惑其引气上行，致不下也。

（5）若喘，去麻黄，加杏仁半升，去皮尖。

（6）小青龙汤加味法临床应用：①小青龙加附子汤：若治脾肾阳虚、水湿泛溢，上见喘息咳嗽，下见尿少水肿，外见四肢厥逆、恶寒蜷卧、脉沉细之症，则应加附子以补肾阳，才能化寒饮、消水肿、止咳喘。考附子辛热力宏，峻补元阳，益火之源，《神农本草经》谓其"主风寒咳逆邪气"，为治疗命门火衰、下元虚冷、咳嗽喘息的要药。所以小青龙加附子汤用于水饮迫肺之咳喘，属脾肾阳虚者，每获显效。②小青龙加黄芪汤：有患支饮者，水饮伏肺，咳喘日久，脾肺俱虚，表气不固，风寒之邪最易乘虚而入，与肺寒相合，引发宿疾。据此，加黄芪，助阳益气，方为合拍。③小青龙加石膏汤：此为寒饮化热，肺胀咳喘的治法。详见《金匮要略·肺痿肺痈咳嗽上气病脉证治第七》。④小青龙加葶苈子汤：《开宝本草》谓葶苈子"疗肺壅上气咳嗽，定喘促，除胸中痰饮"。因此，以小青龙汤加葶苈之辛苦寒，标本兼顾，寒热并投，温寒化饮，泻肺祛痰。⑤小青龙加大黄汤：《素问·咳论》云"肺咳不已则大肠受之。"咳嗽日久，肺失肃降，大肠传导失司，可致大便秘结；腑气不通，又加剧肺气上逆，如此咳逆更甚。故施治之时既要化饮散寒，宣降肺气，又需泻肠通腑，上下并治，方取捷效。

（7）小青龙汤减味法临床应用：小青龙汤，不但可随证灵活加味，而且可随证灵活减味。例如：支饮咳喘日久，脾肾阳虚者，则不仅应加附子，而方中麻黄之辛散、白芍之阴柔均当少用或不用；脾肺气虚，卫气不固者，不仅应加黄芪，而麻黄、细辛等发表药当少用或不用。此外，小青龙汤虽为外寒内饮之主方，但外邪为重者，则方中五味子不用或少用。李东垣说过："治嗽必用五味子为君，然有外邪者骤用之，恐闭住其邪气，必先发散之而后用之可也。"

【注意事项】

（1）方中麻黄配桂枝，升散之峻也。若喘甚，去麻黄易杏仁，谨防与细辛协合而辛散太过，且加杏仁降逆气而平喘，故后世叶天士治喘，麻黄、细辛很少同用。

（2）小青龙汤不可长期连用。久服伤阴动阳则生他变，故治咳喘时，当以小青龙汤救其急，苓桂之剂善其后（如酌选苓桂术甘汤、苓桂味甘汤、苓桂杏甘汤等）。小青龙汤有发越下焦阳气、拔肾气之虑，凡脉沉、微喘、气短不足以息的虚喘，皆不宜服。发越阳气的具体征象：面色如有热状，心慌心跳，喘促憋气，有时动血而鼻衄，甚者虚脱。老弱及婴幼之体，尤其是患有心肾疾病者，也应慎用本方，以防伤阴动阳之弊。

【医案分析】

1. 曹颖甫先生用小青龙汤医案

张某，住五洲大药房。10月18日初诊。暑天多水浴，因而致咳，诸药乏效，遇寒则增剧，此为心下有水气。小青龙汤主之。

净麻黄钱半，川桂枝钱半，大白芍二钱，生甘草一钱，北细辛钱半，五味子钱半，干姜钱半，姜半夏三钱。

佐景按：张君志明为余之好友，尝患疔毒。自以西药治之，增剧，因就余以中药治愈，乃叹中药之神。自后恙无大小，每必垂询。顾余以事冗，居恒外出，致常相左。某晨，君又贲临，曰："咳嗽小恙耳，何中医久治不瘥？"并出方相示，则清水豆卷、冬桑叶、前胡、杏仁、赤苓、枳壳、桔梗、竹茹、牛蒡、贝母、瓜蒌皮、冬瓜子、枇杷叶之属。因询之曰："君于夏月尝习游泳乎？"曰："然。""君之咳遇寒则增剧乎？"曰："然。"余乃慰之曰："此证甚易，一剂可愈，幸毋为虑。"因书上方与之。越二日，来告曰："咳瘥矣，何中医亦有，上下床之别也。"余笑而颔之，并徇其请，书下方调理焉。

10月20日二诊：咳已痊愈，但觉微喘耳，此为余邪，宜三拗汤轻剂，夫药味以稀为贵。净麻黄六分，光杏仁三钱，甘草八分。

佐景按：张君之尊甫颇精医理，颐居四明。闻君久咳未愈，惧其伤肺，乃买舟来视。及至，则恙已瘥矣。欣喜之余，极赞经方之妙。余屡用本方治咳，皆有奇效。顾必审其咳而属于水气者，然后用之，非以之尽治诸咳也。水气者何？言邪气之属于水者也。如本案张君因习游泳而得水气，其一例也；又如多进果品冷饮，而得水气，其二例也；又如远行冒雨露，因得水气，其三例也；更如夙患痰饮，为风寒所激，其四例也。凡此种水气之咳，本汤皆能优治之。顾药量又有轻重之分，其身热重，头痛恶寒甚者，当重用麻、桂；其身微热，微恶寒者，当减轻麻、桂，甚可以豆豉代麻黄，苏叶代桂枝；其痰饮水气甚者，当重用姜辛半味，因此四者协力合作，犹一药然。吾师用五味尝多至三钱，切勿畏其酸收。其咳久致腹皮挛急而痛者，当重用芍、草以安之。否则，轻用或省除之，奏效如一。

要之小青龙证，在里为水气，在表为咳（咳之前喉间常作痒），其表证之重轻，初可勿拘，其舌苔亦不必限于白腻。遑论其他或喘或渴或利或噎哉？此皆经验之谈，不必泥于书本者也。本年夏，友好多人皆习游泳，耽之不倦，虽雨天不已。一个月前后，十九患咳，余悉以本汤加减愈之。人每誉我为治咳圣手，孰知我之妙药，不过仲圣之一轻方而已哉！朱阜山先生医案云："刘聘贤孙六岁，住刘行乡南潘泾宅。11月下旬，夜间随祖父牖水捕鱼，感冒风寒，咳嗽痰黏，前医投旋覆代赭汤，咳嗽陡止，声音嘶哑，涎壅痰鸣，气急鼻煽，肩息胸高，烦躁不安，大小便不利，脉右伏，左弦细。乃予仲圣小青龙汤原方：桂枝六分，杭白芍五钱，仙半夏五钱，北细辛五分，炙麻黄四分，炙甘草七分，干姜五分，五味子五分。一剂而喘平，再剂咳爽，而咯痰便利矣。"

然则本汤证之误治转剧者，本汤亦能救其逆。曹颖甫曰予近日治丁姓妇十年痰饮，遇寒即剧，日晡所恶寒而喘，亦用此方。方用麻黄三钱，细辛二钱，干姜三钱，白术三钱，半夏三钱，桂枝四钱。服经二剂，咳喘略减，而无汗恶寒如故。再加麻黄二钱，合五钱，细辛加一钱，合三钱，外加杏仁四钱，炮附子四钱，效否待明日方知。然则姜生治张君，两用轻剂而即效者，实由本年新病，不同宿疾之未易奏功也。若《国医杂志》所载，治刘孙案尤不足道矣。（《经方实验录》）

2. 李一明教授用小青龙汤治过敏性鼻炎案

患者，女，53岁。2年前无明显诱因出现鼻塞、流涕症状，前往地方医院耳鼻喉科就诊，诊断为"过敏性鼻炎"，予氯雷他定、孟鲁司特钠等抗过敏治疗。平素怕冷，鼻塞、流涕间断发作。7天前因天气变冷，鼻塞、流涕再次发作，打喷嚏，晨起时发作，遇寒冷加重，流清涕，无发热恶寒，纳可，二便调，寐一般，舌淡红，苔白，脉浮细。查体：双肺呼吸音清，未闻及干湿啰音。

组方：麻黄10g，桂枝15g，白芍15g，干姜10g，细辛5g，甘草5g，法半夏15g，五味子5g，辛夷10g，蝉蜕5g，黄芪20g，党参15g，炒僵蚕15g，防风10g，炒白术15g。中药6剂，1剂／日，水煎服。

二诊：患者服用6剂之后，打喷嚏、咳嗽之症明显改善，发作时间大幅缩短，但时有鼻塞、畏风、自汗症状未得到显著改善。经查鼻腔黏膜苍白水肿，咽后壁存在淋巴增生，扁桃体肿大不明显，舌体淡胖，舌苔红，脉弦细。

组方：桂枝10g，麻黄10g，五味子5g，茯苓15g，炒白术15g，干姜5g，苍耳子10g，辛夷10g，细辛6g，甘草5g，黄芪20g，党参15g，防风10g。中药7剂，1剂／日，水煎服。

三诊：患者服用7剂后各项症状明显减轻。

按语：患者平素怕冷，素体气虚、阳虚。7天前外感风寒，伤及肺脏，肺气虚则不能固表，导致喷嚏。加之素体阳气亏虚、水饮内停，引动饮邪上犯鼻窍，发为鼻塞、流涕。饮邪的形成，在于阳虚水液运行不畅、停聚为饮，此外，肺、脾、肾功能失调可影响三焦水道通利，继而成饮。治法上当以益气温阳、散寒化饮为宜。首诊以小青龙汤为基础，解表散寒，温肺化饮。患者有气虚不固之象，故加玉屏风培固正气、固表止汗。加用辛夷，可祛风散寒，通利鼻窍止涕。加用党参可补中益气，调和脾胃，利于津液输送。加炒僵蚕可祛风化痰，驱散风邪。二诊患者喷嚏、咳嗽之症明显改善，故去除小青龙汤中的半夏。鼻塞、畏风、自汗症状未得到显著改善，故加苍耳子，可祛风散寒，通鼻窍；继续加玉屏风固表止汗。舌体淡胖，舌苔红，脉弦细，合并肺热、气血亏虚之象。加茯苓，可补益脾气，调和脾胃。

3. 贾新华副教授用小青龙汤治哮喘案

王某，女，15岁。2016年11月14日初诊。症见喘咳气短，痰多质稀，咳嗽早、晚加重，遇冷空气敏感，遇寒则发，咳喘气短不得续，同时伴有胸闷、心悸，甚则不能平卧。形胖，纳差，颜面稍浮，胖大舌，苔白滑，脉沉滑数。中医诊断：哮喘，寒饮凌心肺证。予以小青龙汤加减：清半夏24g，桂枝9g，白芍9g，炙甘草9g，干姜9g，细辛6g，五味子9g，杏仁9g，砂仁6g，枳壳9g，茯苓12g，水煎服；日1剂。4剂后诸症皆减，效不更方，守方继进4剂而愈。

按语：患者素体虚寒，内有素饮，加之冬季寒气较甚，寒邪从口鼻而入，内外合邪则发病，致使肺气失宣，邪闭于内，寒饮相搏，凌心射肺，气逆于上而咳嗽、胸闷、心悸、气短；方中清半夏用量独大，以燥湿化饮、降逆肃肺；砂仁宣通中焦气机，同时醒脾化湿，且助半夏燥湿化饮之力；佐以茯苓健脾淡渗利湿，使水道通畅湿去有路；桂枝、干姜、细辛相配，辛温化饮兼发散寒邪；五味子敛肺以防发散太过；枳壳宽中下气；诸药相配能散寒化饮，宽中下气，止咳，使寒去饮化，气道畅，胸闷除，咳嗽平。

参考文献

［1］谢振民，黄禾生.应用小青龙汤治疗咳喘的体会［J］.云南中医杂志，1982（6）：49-50，58.

［2］吕志杰.金匮杂病论治全书［M］.北京：中医古籍出版社，1995：685.

［3］邹燕，李一明.李一明教授应用小青龙汤加味治疗过敏性鼻炎的经验总结［J］.中国社区医师，2022，38（26）：61-63.

［4］王维，孙吕斌，贾新华.贾新华副教授运用小青龙汤经验举隅［J］.世界最新医学信息文摘，2018，18（2）：248.

（刘光辉　撰）

小青龙加石膏汤

【仲景方论】《金匮要略·肺痿肺痈咳嗽上气病脉证治第七》："肺胀，咳而上气，烦躁而喘，脉浮者，心下有水，小青龙加石膏汤主之。"

【注家方论】

（1）刘渡舟《金匮要略诠解》：小青龙加石膏汤既散寒化饮，又清热除烦，其功介于越婢汤与大青龙汤之间，寒热并进，两不相碍。主治小青龙汤证内生郁热而烦躁者。

（2）《医宗金鉴》：心下有水，麻黄、桂枝发汗以泄水于外，半夏、干姜、细辛温中以散水于内，芍药、五味子收逆气以平肝，甘草益脾土以制水，加石膏以去烦躁，兼能解肌出汗也。

（3）喻昌：前一方，麻黄汤中以桂杏易石膏，以脉大有热而加姜枣则发散之力微而且缓也，后一方，小青龙汤中加入石膏，以证兼烦躁，虽宜汗散寒饮，犹防助热伤津也，越婢方中有石膏半夏二物，协力建功，石膏清热，借辛热，亦能豁痰；半夏豁痰，借辛凉亦能清热，前麦门冬汤方中下气止逆，全借半夏入生津药中，此二方又借半夏入清温剂中，仲景加减成方，无非化裁后学矣。

（4）《退思集类方歌》：小青龙汤治水气，喘咳不渴呕利慰。凡水停心下之证，多喘咳而不渴，此要诀也。其余下利与小便不利，或然或不然也。姜桂麻黄芍药甘，细辛半夏兼五味，备举辛温散水寒，兼病属有形，非一味发散所能除，故备举辛温以散水，兼用酸苦以安肺，于麻、桂二汤内，不但留白芍之酸收，拘其发散之猛，再复五味、干姜摄太阳之气，监制其逆，细辛、半夏温散水寒，从阴出阳，庶几水从汗解而不伤阴，此发汗散水之圣方也。溢饮水肿服之奇，发汗散水此所谓。溢饮者，水肿也。水饮外溢于肌肤，旁流于四肢，故一身悉肿。然亦必有喘咳见证，用此发汗散水，其效乃奇。肺胀烦躁加石膏，寒温并进斯为贵。肺胀咳喘，多因水饮，而烦躁则夹热邪，故于小青龙汤加石膏，寒温并进，水热俱蠲，于法尤为密矣。

（5）尤在泾《金匮要略心典》注："此外邪内饮相搏之证而兼烦躁，则挟有热邪。麻、桂药中，必用石膏，如大青龙之例也。心下寒饮，则非温药不能开而去之，故不用越婢加半夏，而用小青龙加石膏，温寒并进，水热俱蠲，于法尤为密矣。"尤在泾从病机的角度分析了小青龙加石膏汤与大青龙汤都有外邪内饮相搏而兼烦躁，所以都用麻、桂、石膏。但其解释有值得商榷之处，越婢加半夏汤与小青龙加石膏汤之别，应在于：越婢加半夏汤用麻黄六两，石膏半斤；小青龙加石膏汤用麻黄三两，石膏二两，是以越婢加半夏汤证是"其人喘，目如脱状"，可见其喘的情况远严重于小青龙加石膏汤证，所以麻黄的用量两倍于小青龙加石膏汤。石膏的用量也四倍于小青龙加石膏汤。

（6）陆渊雷《金匮要略今释》注："麻杏甘石汤、厚朴麻黄汤、越婢加半夏汤、小青龙加石膏汤，麻杏甘石最为平缓，以次递峻，至小青龙加石膏汤，最峻矣。用麻黄为喘咳，协石膏则逐饮，协桂枝则发表，喘咳之证，水饮为主。虽有身热，多非表候，故四方之中，协石膏者三，协桂枝者一而已。比而论之，射干麻黄汤喘咳而痰多，厚朴麻黄汤喘咳而上气胸满，越婢加半夏汤喘咳而睛突鼻扇，小青龙加石膏汤喘咳而表候剧，此其辨也。"陆渊雷比较了麻杏甘石汤、厚朴麻黄汤、越婢加半夏汤和小青龙加石膏汤，但似乎有些欠妥之处，越婢加半夏汤证"其人喘，目如脱状"，应为最峻；麻杏石甘汤证"汗出而喘"，应次之；厚朴麻黄汤再次之；小青龙加石膏汤最为平缓。从药量来看，四方麻黄、石膏的用量亦可窥其证轻重之别。

（7）张锡纯《医学衷中参西录》：愚用小青龙汤治外感咳喘，屡次皆效。然必加生石膏，或七八钱，或至两余，若畏石膏不敢多用，即无效验。

【经典配方】

麻黄，芍药，桂枝，细辛，甘草，干姜各三两，五味子，半夏各半升，石膏（二两）。

上九味，以水一斗，先煮麻黄，去上沫，纳诸药，煮取三升，强人服一升，羸者减之，日三服，小儿服四合。

【经典方证】 肺胀，咳而上气，烦躁而喘，脉浮者，心下有水。

【推荐处方】 麻黄、芍药、细辛、干姜、炙甘草、桂枝各9 g，五味子12 g，半夏15 g，石膏30～60 g。然后以水1100 mL，煮沸后调文火再煎煮30分钟，取汤液300 mL，分2～3次温服。

【方机概述】

本方功能解表化饮，清热除烦。方中以小青龙汤外散风寒，内化水饮。加石膏清热除烦，与麻黄相协，可发越水气。本方证是以外感风寒，内有水饮，饮郁化热为主要病机的病证。症见恶寒发热，无汗，咳喘，咳痰量多，微烦，舌苔白或微黄，脉浮而滑。

素有水饮内伏，复感风寒而诱发肺胀。水饮犯肺，肺气失于宣降，故喘咳上气、胸胁胀满；饮邪郁而化热，热扰心神，故烦躁；风寒袭表，故脉浮。本证病机为外寒内饮夹热，治当解表化饮，清热除烦，方用小青龙加石膏汤。

【方证提要】

小青龙汤证兼烦躁者，外邪内饮兼有热壅气逆的证候。咳而上气肺胀，其脉浮，心下有水气，胁下痛引缺盆，设若有热，必躁，其常倚伏，小青龙加石膏汤主之。又麻黄汤治肺胀，咳嗽上气，烦躁脉浮，心下有水气，于本方内去甘草、干姜加生姜。（《千金方》）

小青龙加石膏汤，之所以加小量石膏，是因为内热兼有烦躁症，而石膏量的大小，可以结合内热的程度、烦躁的程度及原来的病情，综合考虑。大、小青龙汤石膏的用量不是主要的，要综合考虑，都是小量的，因为它不作为主要药，要根据是否发热和热与烦躁的程度来考虑。

【适用人群】 外寒内饮兼有上热，咳嗽、吐痰、咽痛，支气管炎患者。

【适用病症】

以下病症符合上述人群特征者，可以考虑使用本方。

（1）咳嗽。

（2）肺气肿。

（3）病毒性肺炎或小儿肺炎。

（4）支气管哮喘。

（5）过敏性鼻炎。

（6）寒饮素盛，因气候变化而诱发者。

【合方与加减】 小青龙汤与小青龙加石膏汤：小青龙汤证是外寒内饮证，而小青龙加石膏汤证是外寒内饮化热证，故而是在小青龙汤证的基础上伴有心烦、口渴等热证。

1. 合方

慢性支气管炎，证属外寒内饮夹热者：合《千金》苇茎汤。

2. 加减

小青龙汤与小青龙加石膏汤：小青龙汤证是外寒内饮证，而小青龙加石膏汤证是外寒内饮化热证，故而是在小青龙汤证的基础上伴有心烦、口渴等热证。临证也可加黄芩、连翘、鱼腥草以清热化痰。

（1）若表证较轻，去桂枝、白芍；喘甚者加杏仁。

（2）外感已解，而咳喘未除，去桂枝以减缓发散之力，麻黄用蜜炙以偏重宣肺平喘。

（3）如因外感引发，饮邪郁而化热重者，去细辛、姜、桂加桑白皮、黄芩、知母，石膏量加重，以清化热痰。

【注意事项】

（1）方中麻黄配桂枝，升散之峻也。若喘甚，去麻黄易杏仁，谨防与细辛协合而辛散太过，且加杏仁降逆气而平喘，故后世叶天士治喘麻黄、细辛很少同用。

（2）小青龙加石膏汤不可长期连用。久服伤阴动阳则生他变，故治咳喘时，当以小青龙加石膏汤救其急，苓桂之剂善其后（如酌选苓桂术甘汤、苓桂味甘汤、苓桂杏甘汤等）。小青龙加石膏汤有发越下焦阳气，拔肾气之虑，凡脉沉、微喘、气短不足以息的虚喘，皆不宜服。发越阳气的具体征象：面色如有热状，心慌，喘促憋气，有时动血而鼻衄，甚者虚脱。老弱及婴幼之体，尤其是患有心肾疾病者，也应慎用本方，以防伤阴动阳之弊。

【医案分析】

1. 蒲辅周医案

小儿咳喘。冯某，女，6岁。1961年3月14日会诊。腺病毒肺炎住院3周，发热，咳嗽气喘，发憋，面青白，下利，舌淡、苔灰黑，脉滑数，肺部啰音较多。属内饮兼感，治宜宣肺。处方：麻黄1.5 g，干姜0.9 g，细辛0.9 g，五味子（打）10枚，法半夏3 g，桂枝1.5 g，生石膏6 g，炙甘草1.5 g，杏仁10枚，白芍1.5 g，大枣2枚。以300 mL水煎，分3次温服。3月16日复诊：身微热，面红润，喉间有痰，胃口好些，大便次数已减少。舌淡、苔灰黑已减，脉滑微数。治宜调和脾胃，理肺化痰。处方：法半夏3 g，橘红2.4 g，炙甘草1.5 g，紫菀2.4 g，五味子（打）10枚，细辛0.9 g，苏子（炒）3 g，前胡1.5 g，生姜2片，大枣2枚。3月17日三诊：热退，喘憋减，精神转佳，食纳好，脉缓，舌淡苔减。继服前方而愈。

原按：腺病毒肺炎，亦有属伤寒范畴的。此例患儿，据脉症属内饮兼感，先宜小青龙加石膏汤发散风寒、温化寒饮。药后肺气得宣，病情好转。继宜调和脾胃、兼化痰湿。采取了先宣后降的治疗原则。三诊热退，喘憋均减，精神转佳，食纳较好，病愈而康复。

2. 刘渡舟医案

孙某，女，46岁。时值炎夏，夜开空调，当风取凉，因患咳嗽气喘甚剧。西医用进口抗肺炎之药，不见效果。又延中医治疗亦不能止。马君请刘老会诊：脉浮弦，按之则大，舌质红绛苔则水滑。患者咳逆倚息，两眉紧锁，显有心烦之象。辨为风寒束肺，郁热在里，为外寒内饮，并有化热之渐。为疏：麻黄4 g，桂枝6 g，干姜6 g，细辛3 g，五味子6 g，白芍6 g，炙甘草4 g，半夏12 g，生石膏20 g。仅服2剂，则喘止人安，能伏枕而眠。（《刘渡舟临证验案精选》）

按语：刘老认为，本方有寒热兼顾之能、燥而不伤之优。凡小青龙汤证的寒饮内留，辨郁而化热而见烦躁或其他热象，如脉滑、口渴，或舌红、苔水滑者，用之即效。

3. 朱宗元医案

患儿，男，10岁，2015年1月15日就诊。

病史：患儿咳嗽气喘3日，曾于外院就诊，诊断为"急性喘息性支气管肺炎"，予以静脉滴注红霉素、阿糖腺苷、甲泼尼龙，雾化布地奈德气雾剂、沙丁胺醇气雾剂、丙酸氟替卡松吸入剂，口服盐酸异丙嗪、沙丁胺醇、氨茶碱等住院治疗1周余，症状缓解不明显，反而有加重趋势。昨日夜间患儿突然发热，体温38.9℃，伴有剧烈咳嗽、呼吸急促、气喘明显、不能平卧。查体：精神稍烦躁，心率

126 次 / 分钟，呼吸 40 次 / 分钟，三凹征明显，双肺可闻及大量喘鸣音，肺底部在吸气末可闻及中量细湿啰音，右肋下缘可触及肝脏，下肢可见轻度水肿（+）。急转重症监护予以治疗，重症监护初步诊断为重症肺炎合并早期心力衰竭，予以镇静、强心、利尿、扩容、补液、抗感染等治疗后，患儿基本生命体征平稳，然刻诊仍见低热、呼吸急促、气喘明显、咳嗽有痰、痰液清稀、下肢轻度水肿、四肢发凉、未进食、小便量少不利，大便未见明显异常。舌淡红、苔厚腻、苔心稍黄，脉浮滑数。

予以小青龙加石膏汤合真武汤加味：炙麻黄 9 g，桂枝 6 g，炙甘草 3 g，干姜 6 g，细辛 4 g，石膏 45 g（打碎先煎），五味子 12 g，法半夏 12 g，苦杏仁 12 g，白芍 12 g，茯苓 10 g，白术 10 g，生姜 10 g，附子 15 g（先煎），青黛 6 g，海蛤壳 6 g，生寒水石 10 g，人参 15 g（冲末另服）。3 剂，水煎服，每天 1 剂，鉴于患儿幼小，分数次频服。

二诊：服上方药物后，患儿未再发热，咳嗽明显减轻，精神未见烦躁，气喘略减，亦无呼吸急促、张口抬肩，但仍不能平卧，小便量逐渐增多，可稍稍纳食，下肢不再水肿，四肢发凉程度减轻，脉象逐渐转为浮滑，舌苔转白厚腻。前方去麻黄、青黛、海蛤壳、生寒水石，加苍术 10 g，厚朴 10 g，陈皮 12 g，桔梗 12 g，白前 12 g。3 剂，水煎服。

三诊：患儿体温平稳，痰量减少，气喘明显减轻，已可平卧，可下地活动，活动后轻度气喘，舌红，苔厚腻程度逐渐减轻，脉浮滑。经过 2 次诊治，患儿咳喘程度已大大减轻、精神食欲转佳，遂以金匮肾气丸合四君子汤加蛤蚧 10 余剂善后，患儿未再气喘，诸症皆平，顺利出院。随访 2 个月余，未见复发。

按语：朱老分析本案虽为重症肺炎合并早期心力衰竭，但其表在心、其本仍在肺，故不可舍本求末从心论治，重点仍要从肺论治。从全身证候来看，低热、呼吸急促、气喘明显、咳嗽有痰，痰液清稀肺部病机仍属《伤寒论》"心下有水气"所论述的水饮内停、干犯肺胃。水饮内停，饮犯肺卫，肺失宣降、肺气上逆则咳嗽气喘；水饮流溢于四肢，故见下肢水肿；痰饮内停，瘀久化热，热邪聚扰于胸中，故见精神烦躁；热邪盛而格阴，四肢失于阳气濡养，故见四肢发凉。方中炙麻黄辛温发汗平喘而利水气，配桂枝加强通阳宣散；桂枝配白芍调和营卫；细辛、干姜配伍辛温散寒化饮；五味子味酸而敛肺止咳；因患儿伤寒日久故重用石膏以兼清里热，配以青黛、海蛤壳、生寒水石以加强清热化痰力度。《伤寒论》第 82 条载："太阳病发汗，汗出不解，其人仍发热，心下悸，头眩，身瞤动，振振欲擗地者，真武汤主之"；《伤寒论》第 316 条载："少阴病……其人或咳，或小便利，或下利，或呕者，真武汤主之"。朱老认为，"仍发热"在此可以理解为虚阳浮散，故见低热、四肢逆冷；"头眩"不仅为头目晕眩，而是以头部精神症状为主症的一类证候，对于本案则为精神烦躁之证候。真武汤是温阳利水的代表方，方中炮附子温肾阳、化水气；茯苓、白术健脾益气利水邪；生姜辛温宣散，佐附子助阳，于主水中有散水之意；白芍，《神农本草经》载其有"利小便"之功，且可益阴和营，使利水而不伤阴。在此与小青龙加石膏汤共奏温肺散饮、宣肺平喘、利水强心之功效，最后以一味人参以顾护胃气，调动人体正气。二诊患儿热减、咳嗽气喘明显减轻，故去青黛、海蛤壳、生寒水石等，防止过于苦寒伤胃；加桔梗、白前、陈皮入肺经，开宣肺气，理气化痰；其中桔梗仍为舟楫之佐使药，引药上行，厚朴、苍术为舟桨之佐使药，调动诸多药物之力以贯通表里，健脾行气。患儿疾病后期，尤其为咳喘过后，朱老考虑从补益肺肾、健脾化饮入手以善后治其本，故用金匮肾气丸合四君子汤加蛤蚧以根治其本，善后调理，帮助患儿恢复肺部正常生理功能。

参考文献

[1] 付剑楠，付建霆. 朱宗元运用小青龙加石膏汤加味治疗小儿重症肺炎验案 2 则 [J]. 湖南中医杂志，2016，32（1）：98-99.

（刘光辉　撰）

木防己汤

【仲景方论】《金匮要略·痰饮咳嗽病脉证并治》："膈间支饮，其人喘满，心下痞坚，面色黧黑，其脉沉紧，得之数十日，医吐下之不愈，木防己汤主之。虚者即愈，实者三日复发，复与不愈者，宜木防己汤去石膏加茯苓芒硝汤主之。"

【注家方论】

（1）曹颖甫《金匮发微·痰饮咳嗽病脉证并治第十二》：饮邪留于膈间，支律无已，肺气伤于水，太阳阳气不得外达则喘；胸中阳痹，水液内停则满；由胸及于心下，则心下痞坚；寒湿在上，阻遏三阳之络，血色不荣于面，故其色黧黑，此与湿家身色如熏黄同；水盛于上，血分热度愈低，故其脉沉紧。得之数十日，病根渐深，医以为水在上也，而用瓜蒂散以吐之；吐之不愈，又以心下痞坚，而用泻心汤以下之；若仍不意，医者之术穷矣。不知寒湿久郁别生里热，胃热合胆火上抗，因病喘逆，饮邪留积不去，则上满而下痞坚，故宜苦寒之防己以泄下焦，甘寒体重之石膏以清胃热，又以心阳之不达也，用桂枝以通之；以津液之伤于吐下也，用人参以益之，此仲师用木防己汤意也，但此证胃中无宿垢，但有胃热上冲，阻水饮下行之路，而喘满病坚者为虚，故但于方剂中用石膏以清同热，中脘已无阻碍，盖即阳明虚热用白虎汤之义也，若胃中有宿垢，虽经石膏清热，上冲之气稍平，但一经复发，此方即无效力，故必去清虚热之石膏，加茯苓以利水道，芒硝以通腑滞，膈间支饮，乃得由胃中下走小肠、大肠，而一泄无余，盖即阳明实热用大承气汤之义也，此虚实之辨也。

（2）李金庸《李金庸金匮要略讲稿·痰饮咳嗽病脉证并治第十二》：①膈间支饮……沉紧：膈间有支饮，阻碍肺胃之气下行，则三焦窒塞不通，遂为喘满，为心下痞坚；水饮深结，阻碍阳气运行，血不华色，而水色外现，故面色黧黑，亦胃足阳明经"颜黑"之病证；寒饮邪实，故其脉沉紧。②得之数十日……主之：实证虽可吐下，而其饮邪之实，不仅在上焦或中焦与下焦，而是黏滞缠绵于三焦，固非专吐专下所能愈，宜其得之数十日医吐下之而不愈。木防己汤通腠理、利九窍以行水气、助正气清郁热以降肺胃。木防己、桂枝辛开苦降行水散结，方用石膏，当为伏饮化热而证有烦躁，人参则为吐下后而设。方中木防己，今通用汉防己。

（3）张家礼《张家礼金匮要略讲稿·痰饮咳嗽病脉证并治第十二》：本条分为两部分来讲述，第一部分为正虚邪盛的证治。因有"膈间支饮"，肺气受阻，心阳不布，故"其人喘满"。此乃第2条支饮"咳逆倚息，短气不得卧"的互辞。水饮内结，脾不散津而为郁热，故见"心下痞坚"（心下，亦指膈膜或胃上脘）。日本医家谓此为瘀血性肝大及类似症状，心下部隆起如同吞下一个大盘子，有板硬感等（《汉方治疗百话摘编》）。"面色黧黑"者，本意为黑而晦黄，唐代慧琳《一切经音义》："黧，色黑而黄也。"《难经·二十四难》曰："本少阴气绝则脉不通……血不流则色泽去，故面色黑如黧。"徐大椿《难经经释》注曰："黧，黑黄色也。"考"黧"字，《古汉语常用字字典》谓"黑中带黄的颜色"，《韩非子·外储说左上》谓"手足胼胝，面目黧黑，劳有功者也"（胼胝：手脚上长的老茧），黧，又写作"黎"。乃膈间阴凝水饮上浮，营卫运行不利，阴乘阳位，水之黑色出现于面部，日本医家谓"即面颊部瘀血和发绀的状态"；王渭川经验，左眼上下灰黑（如煤烟），属寒饮。说明为脾气失运，饮邪上泛与郁热上蒸所致。"其脉沉紧"未言浮紧，非属外寒，因沉主水，紧为寒，说明水饮留伏，内结于里。

【经典配方】木防己汤：木防己、桂枝各三两，人参四两，石膏如鸡子大二枚（一本十二枚）。上四味，以水六升，煮取二升，分温再服。

【经典方证】咳嗽喘满，心下痞胀坚硬，面色黧黑晦暗，脉沉紧，甚者可见小便不利，其形如肿，为虚实夹杂的支饮重证。

【推荐处方】木防己 9 g，石膏 50 g，桂枝 6 g，人参 12 g。上四味，以水 1.2 L，煮取 400 mL，分二次温服。

【方机概述】饮邪留于胸膈，肺胃均受影响，肺主气而朝百脉，胃为水谷之海，营卫生化之源，故肺胃为饮邪所伤，则见气喘、胸部或胃脘部胀满不适，营卫气血运行不利，则见面色黧黑、脉沉紧等。证属正气虚弱，但又有饮邪内停，虚中有实，虚实夹杂，故用吐、下等法均非所宜。

【方证提要】饮邪停留于胸膈之间，阻遏肺气，患者气喘而胸满。水气积聚影响胃，故心下痞满坚硬，营卫运行不利故面色青黑。

【适用人群】本方可以行水散结，补虚清热，适用于胸胁间有水、不能平卧、常常憋喘、脸色发黑等人群。

【适用病症】膈间支饮，其人喘满，心下痞坚，面色黧黑，其脉沉紧，得之数十日，医吐下之不愈，属虚者。常用于治疗难治性慢性疾病，如风湿痹证、冠状动脉粥样硬化性心脏病、心力衰竭、脑血栓后遗症等疾病。

【合方与加减】

（1）风湿痹痛，加薏苡仁 20 g，滑石 20 g，通草 10 g，杏仁 12 g。

（2）皮水，去石膏、人参，加黄芪 9 g，茯苓 18 g，甘草 6 g。

（3）消渴，加茯苓 10 g，牡蛎 6 g。

（4）热食咳，去人参、桂枝，加杏仁 10 g，茯苓 15 g。

【注意事项】

（1）对于木防己汤中石膏的用量，争议颇多。应是"石膏鸡子大一枚"（约 60 g）。

（2）木防己汤方中的石膏，其用量"十二枚鸡子大"，疑有误，寒凉太过，恐饮邪不去，阳气反损，预后难测，临证宜减其量而用之。方中木防己，今通用汉防己。

【医案分析】

1. 木防己汤治疗心悸验案

患者，男，20 岁，在校大学生，2019 年 5 月 26 日于北京弘医堂中医医院郭华诊室就诊。主诉：阵发性心悸 2 月余。现病史：2 个月来心悸发作频率与持续时间不定，无诱发、加重与缓解的因素，发作时不伴有胸闷、胸痛、憋气、头晕、恶心。2019 年 3 月 25 日患者曾于北京某三甲医院心内科就诊，心脏无器质性病变，仅 24 小时动态心电图提示室性期前收缩。西医诊断为功能性心律失常，予酒石酸美托洛尔片等，无明显改善。后曾于别处就诊 2 次，服用 1 月余疏肝宁心方（具体不详）、柴胡桂枝干姜汤等均不效。既往有脂肪肝病史。刻下：就诊当日心悸发作 2 次，性质同前，颈项拘紧，常自汗，白天口渴，易上火，纳可，眠差，小便略黄，大便臭秽稀黏，便后肛门灼热。舌尖略红，边有齿痕，苔薄黄，脉沉略滑。中医诊断为心悸病，证属湿热内蕴，治以清热利湿，予葛根芩连汤加减。处方：葛根 20 g，黄芩 10 g，黄连 6 g，炙甘草 5 g，丹参 15 g，赤芍 10 g，桂枝 5 g，五味子 3 g，北沙参 15 g，天花粉 15 g，生龙骨（先煎）20 g，生牡蛎（先煎）20 g，茯苓 15 g，茯神 15 g，7 剂，水煎服。嘱患者勿食辛辣、肥甘厚味。

2019 年 6 月 2 日二诊：患者述服药后颈项拘紧缓解，大便成形，肛门灼热消失，但心悸、口渴、眠差未见缓解，舌脉如前。仔细询问，发现患者平日喜食热辣和冰水，结合其饮食偏好、舌尖红、苔薄黄和脉象滑辨证为饮热郁滞膈间，治以消饮泄热，予木防己汤加减。处方：粉防己 10 g，生石膏（先煎）20 g，桂枝 10 g，北沙参 15 g，生姜 10 g，大枣 12 g，茯苓 15 g，茯神 15 g，7 剂，水煎服。

2019 年 6 月 12 日三诊：患者线上复诊，述服药后白天小便量骤增，3 剂后心悸、眠差、口渴均好转，二便正常，但颈项拘紧复作，咳黄黏脓痰，苔由薄黄转为白腻，脉象未及。证属痰热互结，寒热错杂兼有太阳经脉不利，治以清热化痰，平调寒热兼以疏利太阳经。予小陷胸汤、半夏泻心汤合桂枝加葛根汤加减。处方：全瓜蒌 15 g，法半夏 10 g，黄连 5 g，葛根 20 g，桂枝 10 g，赤芍 15 g，生姜 6 g，大枣 12 g，炙甘草 5 g，干姜 5 g，黄芩 10 g，北沙参 15 g，7 剂，水煎服。

2019 年 9 月 26 日四诊：上次治疗效果不显，患者自行服用二陈丸、六君子丸等不效。患者情绪低落，喉间痰阻加重，痰少色黄质硬黏，午睡憋气，夜寐尚可，厌食油腻，二便调，舌红苔薄白，脉沉弱。证属气机不畅，痰热闭肺，治以疏利三焦气机兼以透热化痰，予小柴胡汤合四逆散、栀子豉汤加减。处方：柴胡 10 g，黄芩 10 g，法半夏 10 g，炒栀子 6 g，淡豆豉 10 g，北沙参 15 g，赤芍 12 g，生姜 10 g，炙甘草 5 g，海浮石 10 g，生牡蛎（先煎）15 g，炒枳壳 12 g，桔梗 10 g，7 剂，水煎服。药后诸症均除。

后追访至 2020 年末，其心悸与咳痰均未再作，复查 24 小时动态心电图一切正常。

2. 加减木防己汤治疗湿热痹案

患者，女，64 岁。主因"左肩臂疼痛 3 日"于 2019 年 8 月 14 日就诊。患者 3 日前乘坐公交车，因公交车空调温度低，当时即觉左肩不适，于当日晚间突觉左肩臂疼痛难忍，影响睡眠。次日就诊于骨科医院，无明确诊断，行理疗、激光照射，效果不佳，仍肩臂疼痛。刻下：患者左肩臂疼痛拒按，用右手扶左胳膊，不能抬臂，伴头痛，呈跳痛，大便正常，小便色黄，口中和，舌体胖、质暗，苔薄黄腻，右脉细滑。患者素有胃脘灼热、泛酸、尿急、尿道灼热感，有支气管哮喘病史。辨证为触冒风寒入里化热，湿热闭阻经络，治以清热利湿通络。方用加减木防己汤：木防己 10 g，生石膏 30 g，桂枝 10 g，茯苓 12 g，生薏苡仁 15 g，北沙参 10 g，海桐皮 10 g，滑石 10 g，通草 6 g，竹叶 10 g，白豆蔻 6 g，姜黄 10 g，7 剂，水煎服，2 次 / 日。二诊时，患者诉服药 1 剂前臂即能抬起，次日手可够头，疼痛明显减轻，活动后有气喘，静息不喘，大便正常，小便黄，口干，舌体胖、质暗，苔薄，右脉细滑。守方加杏仁 10 g，14 剂，水煎服，2 次 / 日。现胳膊活动自如。

3. 经方合方治疗慢性肺心病急性发作期案

患者，女性，68 岁，患慢性支气管炎 10 年余，肺心病 5 年余，近 3 年反复住院治疗，医院每次均以抗炎、解痉、吸氧、控制心力衰竭，症状很快好转，但不久症状再次出现，不得已再次住院。本次发病，因不能前来，应邀我出诊。现症状：面色黧黑，颜面浮肿，半卧床倚被喘息，神疲纳呆，颜面、口唇、爪甲青紫，舌下静脉怒张瘀紫，双下肢浮肿，腹部胀满，心悸，口舌干燥，大便秘结，尿少，舌苔白腻，脉弦紧而数。听诊，心率 98 次 / 分钟，血压 155/95 mmHg，给予粉防己 30 g，桂枝 15 g，党参 30 g，石膏 60 g，茯苓 30 g，生白芍 30 g，赤芍 15 g，牡丹皮 12 g，丹参 15 g，炒桃仁 12 g，葶苈子 30 g，生枳实 15 g，全瓜蒌 30 g，浙贝母 15 g，广地龙 12 g，炙甘草 10 g，大枣 6 枚，5 剂。

二诊，喘息稍减，尿量增加，颜面、下肢浮肿见消，大便两日一行。心率 92 次 / 分钟，血压 150/90 mmHg，粉防己减至 20 g，全瓜蒌减至 15 g，其他药量不变，再进 5 剂。

三诊，现患者夜几经能够安稳睡觉，喘息不甚明显，口唇、爪甲青紫改善，尿量增加，腹部已无胀满，纳可，颜面、下肢浮肿已经不甚明显，舌苔薄白，脉弦紧而不数。心率 85 次 / 分钟，血压 140/85 mmHg，调整处方如下：防己 15 g，桂枝 12 g，党参 30 g，石膏 50 g，茯苓 20 g，生白芍 30 g，赤芍 12 g，牡丹皮 12 g，炒桃仁 10 g，葶苈子 15 g，生枳实 15 g，全瓜蒌 10 g，浙贝母 15 g，广地龙 12 g，炙甘草 10 g，大枣 6 枚，5 剂。

四诊，该患者已经能够来本诊所就诊，诸症状都已经消失，已无咳、痰、喘等症状；现在该患者已经基本生活自理，能够正常操持家务。观察半年后，未复发，也未因此病反复住院治疗。

参考文献

［1］张津铖，初华.木防己汤治疗心悸验案思考［J］.环球中医药，2021，14（6）：1141-1142.

［2］陈苗苗.加减木防己汤治疗湿热痹2例［J］.中国社区医师，2021，37（1）：62-63.

［3］张凯华，张哲，殷丽丽.经方合方治疗慢性肺心病急性发作期41例临床体会［J］.世界最新医学信息文摘，2018（27）：171，177.

（刘光辉　撰）

木防己去石膏加茯苓芒硝汤

【仲景方论】《金匮要略·痰饮咳嗽病脉证并治第十二》："虚者即愈，实者三日复发，复与不愈者，宜木防己汤去石膏加茯苓芒硝汤主之。"

【注家方论】

（1）李金庸《李金庸金匮要略讲稿·痰饮咳嗽病脉证并治第十二》：虚者即愈……主之：虚者饮邪坚结不甚，服此方自当即愈；若饮邪坚结而为实，浊唾滞塞窍隧，三日复发，复与木防己汤而不愈者，则非石膏所能清解，必易芒硝软坚而化滞，茯苓利水而泄湿。木防己汤方中的石膏，其用量"十二枚鸡子大"，疑有误，寒凉太过，恐饮邪不去，阳气反损，预后难测，临证宜减其量而用之。

（2）刘献琳《金匮要略·语释附翼》：膈间有支饮，阻碍肺气，故气喘胸满。水饮波及于胃，故心下痞坚。寒饮内停，故脉象沉紧。水饮结聚，营卫运行不利，故面色黧黑。发病数十日，曾经吐、下诸法治疗，病仍不愈，这是支饮的重证，而且病情虚实错杂，故用木防己汤以补虚散结，清热利水。如饮邪属于虚结的，服之即愈。如属于实结的，则服药后心下续坚满，因此不能用原方治疗，所以减去不能治饮邪实结的石膏，加芒硝咸寒以治心下痞坚，加茯苓以导水下行，方能符合病情。

（3）张家礼《张家礼金匮要略讲稿·痰饮咳嗽病脉证并治第十二》："证得之数十日"，病程较长，正气易虚，由于饮在膈间，更非积食。病位不以肠胃为主，故不宜吐下法治之，若误用吐下则饮不得去，津气两伤，故曰"医吐下之不愈"。以上说明患者素体阳虚，心肺气弱，膈间支饮郁久化热，故其总的病机是气虚、饮热互结的膈间支饮重证。治以补虚清热（因郁热较盛），通阳利水（使膈间支饮从小便而去），方用木防己汤。关于方义，我们放在后面与木防己去石膏加茯苓芒硝汤来对比讲述。本条第二部分是讲邪实为主、正虚为次的治法。"虚者即愈，实者三日复发。"此处虚者和实者主要是指"心下痞坚"这一症状变虚软或结实而言（亦有认为指正气虚或邪气实者，个人认为欠当）。因为"心下痞坚"而变虚软，《金匮要略·水气病脉证并治第十四》枳术汤证云"心下坚，大如盘，边如旋盘，水饮所作，枳术汤主之。"后云"腹中软即当散也"，当与此条"虚者即愈"互参，说明里无结聚，饮热互结渐散。"水去气行而愈"（尤氏语），实则取效于木防己汤。若"心下痞坚"不完全软化，结实仍在，说明饮邪凝结，里实有物，服木防己汤后，阳气虽暂行而饮邪复聚，故曰"实者三日复发"。若"复与"木防己汤而"不愈"者，说明经过"试探"观察，患者木防己汤证的病情发生了变化，故当随证加减。我在《金匮辩证法与临床》第六章"《金匮》的治疗学"中谈到"透过现象看本质的观点",涉及"试探法"的应用,即将本条作为巧用观察试探法之范例。这一部分的病机为饮热交结之实证(比木防己汤为重)而兼气虚,治以通阳利水、软坚补虚。由于水饮太盛,但郁热已不重,加之有痞坚结实证,故将前方之木防己汤去其辛凉重坠、清解郁热但不长于散结的石膏(赵以德谓石膏有降逆气、定喘之功),而易以芒硝咸寒软坚破结,因燥屎积结,故选芒硝不专攻下,尚可软坚;加茯苓、防己益脾利水宁心;茯苓、桂枝通阳化气,增强导水下行之力;仍用人参益气补虚。此为攻补兼施之剂。名曰木防己汤者,因木防己能疏通全身体液的瘀滞和瘀血,善通全身十二经和膈膜间水饮(肺气喘咳、水肿等病证皆与十二经有关,肺朝百脉也),故为主药,以之名方。

【经典配方】木防己去石膏加茯苓芒硝汤:木防己、桂枝各三两,茯苓四两,人参四两,芒硝三合。上五味,以水六升,煮取二升,去滓,内芒硝,再微煎,分温再服,微利则愈。

【经典方证】木防己汤祛邪扶正,服药之后,可令水去气行,结聚消散,痞坚虚软,即条文所说:"虚者即愈。"若数日之后,仍为心下痞闷坚实,是水停气阻,饮邪结聚未散,宜用木防己去石膏加茯苓芒硝汤。

【推荐处方】木防己 6 g,桂枝 6 g,人参 12 g,芒硝 10 g,茯苓 12 g。上五味,以水 600 mL,煮取 200 mL,去滓,下芒硝,再微煎,分二次温服。

【方机概述】方中防己、桂枝通阳行水散结,人参补虚益气,石膏降饮清郁热。如服药后仍觉胃脘胀满,是饮结气滞较重的表现,可于本方去石膏,加茯苓、芒硝以散水结。

【方证提要】患者虚证,服用本汤以后水去气行而好转,如果是中实者,那么药力行到时暂时缓解,不出二三天又聚复如故,这样在治法上就要变更,应将本防己汤除去石膏,加茯苓芒硝进治,因为中实的患者,必有坚定的饮邪结在里面,所以会既散而复聚,芒硝咸寒,可以软痞坚,茯苓甘淡,可以渗痰饮,石膏则已没有用在本方里的必要,故除去之。

【适用人群】本方可以行水散结,补虚清热,适用于胸胁间有水、不能平卧、常常憋喘、脸色发黑等人群。

【适用病症】气喘,胸部或胃脘部胀满不适,营卫气血运行不利,则见面色黧黑、脉沉紧等。服用木防己汤后仍觉胃脘胀满,是饮结气滞较重的表现。

【合方与加减】暑湿痹,加石膏 18 g,杏仁 12 g,滑石 12 g,通草 6 g,薏苡仁 9 g。

【注意事项】服药之后,如心下痞坚变为虚软,是水去气行,结聚消散,疾病向愈。若仍痞坚结实,虽其他症状有所缓解,终由水停气阻,"三日复发"。这时再用上方,已不能胜任,应于原方加减,用木防己去石膏加茯苓芒硝汤。

【医案分析】

1. 木防己汤加减治疗癌性胸腔积液案

患者,男,32 岁。2015 年 6 月 29 日初诊。主诉:化疗期间乏力倦怠,喘息气短 1 月余。西医诊断:前纵隔恶性肿瘤;左侧大量血性胸腔积液。化疗方案:顺铂第 1、第 2、第 3 天 40 mg,第 4、5 天 30 mg;依托泊苷第 1、第 3、第 5 天 200 mg;博来霉素第 2、第 9、第 16 天 15 mg,21 天。胸部 CT 扫描(2015 年 6 月 26 日)示:左前纵隔肿物,大小约 13.6 cm×9.4 cm。刻下:乏力倦怠,喘息气短,平卧时尤甚,咳吐黏涎,甚则如拉丝样,食欲不振,大便量少,小便可,上肢及颈部肿胀,消瘦明显。舌淡红齿痕重、苔白稍有剥脱,脉沉。中医诊断:悬饮;水饮停聚胸胁,正气已虚,急则治其标,先以消水为主;予木防己汤加减。处方:防己 30 g,桂枝 15 g,生石膏 30 g,党参 20 g,黄芪 30 g,葶苈子 25 g,干姜 20 g,炙甘草 12 g,大枣 35 g,益母草 40 g,牛膝 12 g,厚朴 12 g,法半夏 12 g,鸡内金 20 g。3 剂,每日 1 剂,水煎服。

2015 年 7 月 1 日二诊:上肢及颈部肿胀缓解,咳出大量黑色黏痰,大便通畅,舌淡苔白。原方加桑寄生 30 g，炮附片 6 g，熟地黄 30 g，黄芪改为 40 g，生石膏减为 20 g。5 剂，每日 1 剂，水煎服。

2015 年 7 月 7 日三诊：上肢及颈部肿胀完全消退，偶咳无痰，口干。上方加蜂房 9 g，干姜改为 15 g，黄芪改为 60 g。14 剂，每日 1 剂，水煎服。

2015 年 7 月 20 日三诊：肿瘤较前缩小，诸症改善，饮食二便可，舌胖质嫩、苔水滑。上方去牛膝、生石膏，加仙鹤草 30 g，炒薏苡仁 30 g，当归 15 g，炮附片加至 12 g。后续随证加减，继续服药 3 个月余，肿瘤缩小，身体不适症状逐渐消失。胸部 CT 扫描（2015 年 8 月 5 日）：左前纵隔肿物较前缩小，约 10.1 cm×8.3 cm；胸部 CT 扫描（2015 年 9 月 23 日）：左前纵隔肿物，较前缩小，约 7.1 cm×8.7 cm。

按语：患者水饮内停，喘憋、多黏涎，把握水饮停聚、正气不足、肺中冷的病机，治宜温阳化饮，以木防己汤和甘草干姜汤两方合用为基础。后续治疗过程中逐渐出现口干的症状，当是阳气渐复，饮邪去、津液上承的表现，遂减干姜用量。患者在治疗中多次吐出大量黏痰、大便通利后，明显感觉症状改善，提示饮邪有出路的重要性。

2. 何庆勇应用木防己汤治疗顽固性水肿案

患者，男性，65 岁，2014 年 9 月 9 日初诊。主诉：双下肢反复水肿 5 年，加重 1 个月。患者 5 年前出现双下肢水肿，就诊于当地某医院，查尿蛋白（+），入院治疗（具体不详），症状改善。出院后患者双下肢水肿反复发作，多次就诊于多家医院，而水肿如故，未见寸效。近 1 个月，患者双下肢水肿加重，喘憋甚，不能平卧，遂前往我处寻求诊治。刻下：喘憋、气促，不能平卧，夜间时有憋醒，周身重度水肿，以双下肢水肿为甚，严重口干，多饮，全身怕热，腹部胀满发硬，纳眠差，尿少，大便偏干，平素 2～3 日 1 次，严重时大便呈羊粪球状，夜尿 5～6 次，小便淋漓不尽。查体：面色黑略红，口唇发绀，体形偏胖，腹部膨隆，舌淡暗，根部苔黄浊，脉沉紧。辅助检查：肌酐 128 μmol/L，尿素氮 6.5 mmol/L。既往史：2 型糖尿病病史 10 余年，现口服阿卡波糖片、皮下注射诺和灵 30 R 控制血糖；患者 2011 年 11 月于首都医科大学安贞医院行左颈人工血管成形术，2012 年 2 月于中日友好医院行右颈动脉剥脱术，左肾动脉支架 3 年。中医诊断：水肿，气血亏虚、饮热互结、肺胃津伤证。西医诊断：①慢性肾衰竭（CKD3 期）；糖尿病肾脏病；②2 型糖尿病；③左颈人工血管成形术后，右颈动脉剥脱术后；④左肾动脉支架术后。治则：补气养血、清热化饮、生津润燥。方用木防己汤合当归贝母苦参汤合瓜蒌牡蛎散：防己 15 g，生石膏 20 g，桂枝 10 g，党参 20 g，当归 15 g，浙贝母 15 g，苦参 15 g，滑石块 12 g，天花粉 30 g，煅牡蛎 30 g。水煎服，每日 1 剂，分 2 次早晚服用，4 剂服后，患者喘憋、心下痞坚，双下肢水肿，气促，小便淋漓不尽，口干均痊愈，未见不适。

3. 加减木防己汤治疗风湿性滑膜炎案

张某，女，26 岁，1999 年 5 月 7 日初诊。患者 5 个月前无明显诱因出现双腕关节肿胀疼痛，服用吲哚美辛、双氯氛酸钠肠溶片及祛风散寒类中药效果欠佳，病情进行性加重，连及双膝、踝、肘及手足小关节，晨起僵硬。检查见：四肢多关节肿胀压痛，肿痛处皮温较高，双膝浮髌征（+），关节活动受限。舌质红，苔黄腻，脉滑数。化验：ESR 62 mm/h，RF（+）。X 线片：双手及腕关节周围软组织肿胀，骨质疏松。诊断为类风湿性滑膜炎。服用加减木防己汤 20 剂，关节肿痛明显减轻，活动好转。继续巩固治疗 1 个月，肿痛及僵硬感消失，关节活动恢复正常而痊愈。随访 2 年，未见复发。

参考文献

[1] 叶霈智，冯利，秦子舒，等. 木防己汤加减治疗癌性胸腔积液 [J]. 中医杂志，2018（3）：251-253.

[2] 钟小雪，赵桂芳，何庆勇. 何庆勇副主任医师应用木防己汤治疗顽固性水肿的经验 [J]. 中国中医急症，2015，24（3）：447-449.

［3］李现林.加减木防己汤治疗类风湿性滑膜炎［J］.四川中医，2004，22（5）：57.

（刘光辉　撰）

泽泻汤

【仲景方论】《金匮要略·痰饮咳嗽病脉证并治第十二》："心下有支饮，其人苦冒眩，泽泻汤主之。"

【注家方论】

（1）徐忠可《金匮要略论注·痰饮咳嗽病脉证治第十二卷》：支饮在心下，虽不正中而近心，则心火为水气所蚀，心者君火，为阳气之宗，所谓火明外视，阳气有权也。饮气相蚀，阴气盛而清阳阻抑，又适与气道相干，故冒眩。冒者如有物蒙之也，眩者，目见黑也。肾为水之源，泽泻味咸入肾，故以之泻其本而标自行；白术者，壮其中气，使水不复能聚也。然以泽泻泻水为主，故曰泽泻汤。

（2）程林《金匮要略直解》：《内经》曰"清阳出上窍"，支饮留于心膈，则上焦之气浊而不清，清阳不能走于头目，故其人苦眩冒也。白术之甘苦，以补脾则痰不生，泽泻之甘咸，以入肾则饮不蓄。小剂之治支饮之轻者。

（3）陈修园《金匮方歌括·痰饮咳嗽方》：夫心下有支饮，则饮邪上蒙于心，心阳被遏不能上会于巅，故有头昏目眩之病。仲师特下一"苦"字，是水阴之气荡漾于内，而冒眩之苦有莫可言传者，故主以泽泻汤。盖泽泻气味甘寒，生于水中，得水阴之气而能利水，一茎直上，能以下而上，同气相求，领水阴之气以下走。然犹恐水气下而复上，故用白术之甘温，崇土制水者以堵之，犹治水者必筑堤防也。

（4）尤在泾《金匮要略心典·痰饮咳嗽病脉证并治第十二》：水饮之邪，上乘清阳之位，则为冒眩。冒者，昏冒而神不清，如有物冒蔽之也，眩者，目眩转而乍见玄黑也。泽泻泻水气，白术补土气以胜水也。高鼓峰云：心下有水饮，格其心火不能下行，而但上冲头目也。亦通。

（5）张璐《张氏医通·诸气门下·痰饮》：支饮阻其阳之升降，郁久化火，火动风生而冒眩也。故用泽泻开关利水以泄支饮，白术和中燥湿，则阳自升而火自熄矣。

（6）尾台榕堂《类聚方广义》：支饮冒眩证，其剧者昏昏摇摇，如居暗室，如坐舟中，如步雾里，如升空中，居室床褥，如回转而走，虽瞑目敛神，亦复然，是非此方不能治。

（7）周扬俊《金匮玉函经二注·痰饮咳嗽病脉证治第十二》：《伤寒》之冒眩以阳虚，中风亦有眩冒，乃风之旋动也。《原病式》以昏冒，由气热冲心也；目暗黑，亦火热之气郁。二论曰虚、曰风、曰火，各一其说。三者相因，未始相离，风火不由阳虚则不旋动；阳虚不由风火则不冒眩。盖伤寒者以寒覆其阳，阳郁化火，火动风生故也。风火之动，散乱其阳，则阳虚。湿饮者亦如伤寒之义。虽然，阳虚风火所致，然必各治其所主，寒者治寒，湿者治湿，察三者之轻重，以药佐之。此乃支饮之在心者，阻其阳之升降，郁而不行，上不充于头目，久则化火，火动风生而作眩运，故苦冒眩也。利小便以泄去支饮，和其中焦，则阳自升而风火自息。

【经典配方】泽泻五两、白术二两，上二味，以水二升，煮取一升，分温再服。

【经典方证】饮停心下、头晕目眩、胸中痞满和咳逆水肿等证。

【推荐处方】泽泻 15 g，白术 6 g，水煎服。

【方机概述】本方证为脾虚水湿内停所致。脾主运化水湿，脾虚不运则湿停，湿停则水积，外溢肌肤则水肿、内阻气机则胀满，水饮上凌清窍则头目昏眩；舌淡胖，苔白滑，脉沉弦均为水湿内停之象。

治宜利水健脾。

【方证提要】 梅尼埃病、良性阵发性位置性眩晕、椎基底动脉供血不足等眩晕病，以及高血压、高脂血症、中耳炎、头痛、怔忡、喜唾、体虚、感冒等。

【适用人群】 常用于脾胃虚弱的老年人群，症见呕吐、下利、口渴、尿少、胃中有振水音、头晕目眩、耳鸣、恶心欲吐、心悸、心下痞满、舌体胖大、苔白或滑、脉沉弦。

【适用病症】

以下病症符合上述人群特征者，可以考虑使用本方。

（1）以耳鸣、眩晕为表现的疾病，如梅尼埃病、中耳炎、耳源性眩晕、中耳积液等。

（2）以尿频、尿急为表现的疾病，如急性肾炎、泌尿系结石、肾炎性水肿等。

（3）以恶心、呕吐、腹泻为表现的疾病，如肝硬化腹水、慢性胃炎、习惯性便秘、胃肠功能紊乱等。

（4）以心悸为表现的疾病，如肺源性心脏病。

（5）以头晕目眩为表现的疾病，如脑积水、高血压病、高脂血症、颈椎病、鼻炎。

【合方与加减】

1. 合方

（1）头晕、头痛者，合半夏白术天麻汤。

（2）耳鸣，听力有碍，鼓膜内泛红、混浊、内陷者，合通气散、龙胆泻肝汤。

（3）梅尼埃病、妊娠眩晕等病，合吴茱萸汤、小半夏加茯苓汤。

（4）缺血性眩晕、椎基底动脉供血不全等病，合用通窍活血汤、四逆散。

（5）高血压、眩晕症等病，合用温胆汤、柴胡加龙骨牡蛎汤、苓桂术甘汤。

2. 加减

（1）腹胀纳少者，加焦三仙各 15 g。

（2）伴恶心呕吐剧烈者，加姜半夏 9 g，竹茹 12 g。

（3）伴贫血者减少者，加阿胶 15 g，水牛角 9 g。

（4）眩晕甚者，加菊花 10 g，草决明 10 g。

（5）头痛，加川芎 10 g。

（6）失眠，加合欢皮 15 g，首乌藤 15 g。

（7）腰膝酸痛者，加淫羊藿 12 g，川续断 12 g。

（8）尿血者，加白茅根 9 g，仙鹤草 12 g。

（9）小便涩痛者，加琥珀 10 g，萹蓄 10 g。

【注意事项】 忌长期使用，肾虚、精滑、无湿热者慎用。

【医案分析】

1.《经方实验录》泽泻汤证医案

管某，住南阳桥花场，9 月 1 日咳吐沫，业经多年，时眩冒，冒则呕吐，大便燥，小溲少，咳则胸满，此为支饮，宜泽泻汤。泽泻一两三钱，生白术六钱。

按语：本案病者管妇年三十余，其夫在上海大场蔚花为业。妇素有痰饮病，自少已然。每届冬令必发，剧时头弦，不能平卧。师与本汤，妇服之一剂，既觉小溲畅行，而咳嗽大平。续服五剂，其冬竟得安度。明年春，天转寒，病又发。师仍与本方，泽泻加至二两，白术加至一两，又加苍术以助之，病愈。至其年冬，又发。宿疾之难除根，有如是者！以上自小青龙汤至泽泻汤凡五证，皆治痰饮。小青龙汤以心下有水气为主，射干麻黄汤以喉中水鸣声为主，苓桂五味加姜辛半夏杏仁汤以吐涎沫为主，皂荚丸以胶痰为主，泽泻汤以眩冒为主，此其大较也。

2.《刘渡舟论伤寒》泽泻汤医案

1967 年在湖北潜江县，治一朱姓患者，男，50 岁，因病退休在家，患病已两载，百般治疗无效。其所患之病，为头冒目眩，终日昏昏沉沉，如在云雾之中。且两眼懒，两手发颤，不能握笔写字，颇以为苦。切其脉弦而软，视其舌肥大异常，呈白滑，而根部略腻。

辨证：此证为泽泻汤的冒眩证。因心下有支饮，则心阳被遏，不能上煦于头，故见头冒目眩，正虚有饮，阳不充于筋脉，则两手发颤；阳气被遏，饮邪上冒，所以精神不振，懒于睁眼。至于舌大脉弦，无非是支饮之象。

治法：渗利饮邪，兼崇脾气。

处方：泽泻 24 g，白术 12 g。

方义：此方即泽泻汤。药仅两味，而功效甚捷。清人林礼丰认为："心者阳中之阳，头者诸阳之会。人之有阳气，犹天之有日也。天以日而光明，犹人之阳气会于头，而目能明视也。夫心下有支饮，则饮邪上蒙于心，心阳被遏，不能上会于巅，故有头冒目眩之病……故主以泽泻汤。盖泽泻气味甘寒，生于水中，得水阴之气，而能制水；一茎直上，能从下而上，同气相求，领水饮之气以下走。然犹恐水气下而复上，故用白术之甘温，崇土制水者以堵之，犹治水者，必筑堤防也。"他的话反映了泽泻汤证的病机和治疗的意义。或问，此证为何不用苓桂术甘汤之温药以化饮？盖泽泻汤乃单刀直入之法，务使饮去而阳气自达；若苓桂术甘汤，嫌其甘缓而恋湿，对舌体硕大，而苔又白腻，则又实非所宜，此故仲景之所不取。若服泽泻汤后，水湿之邪已减，而苓桂术甘之法，犹未可全废，而亦意在言外矣。

患者服药后的情况，说来亦颇耐人寻味。他服第一煎，因未见任何反应，乃语其家属曰：此方药仅两味，吾早已虑其无效，今果然矣。熟料第二煎服后，覆杯未久，顿觉周身与前胸后背汗出，以手拭汗而有黏感，此时身体变爽，如释重负，头清目亮，冒眩立减。又服两剂，继续又出些小汗，其病从此而告愈。

3.《赵清理心得验案辑》医案

沙某，女，19 岁，知识青年。患者于 1974 年下乡，在农村劳动期间，曾多次汗后用冷水洗头，以致头痛绵绵不休。久治不愈，于 1976 年 9 月回郑来治。自幼体弱，食欲欠佳。现面黄肌瘦，头痛如裹，肢困乏力，舌淡苔白脉弱无力。证属脾虚湿遏所致之头痛。素体脾虚，又受外湿，欲用发散之品以止其痛，但湿尚存，加之脾虚不运，湿何能祛、病焉能止？故治当健脾祛湿，拟泽泻汤加川羌活，甘以治之。

处方：泽泻 15 g，白术 15 g，川羌活 9 g，甘草 3 g，三剂，水煎服。

二诊时头痛减，嘱其再进三剂。三诊时头痛止，但虑其脾不强健，恐湿聚而再发头痛，故用参苓白术散调补脾胃，以杜生湿之源。

参考文献

［1］赵安业，罗华云，赵体浩.赵清理临证心得选［J］.河南中医杂志，1982（2）：25-28.

（刘光辉　撰）

厚朴大黄汤

【**仲景方论**】《金匮要略·痰饮咳嗽病脉证并治第十二》："支饮胸满者，厚朴大黄汤主之。"

【注家方论】

（1）黄竹斋《金匮要略方论集注·痰饮咳嗽病脉证治第十二》：支饮而胸满者实邪也。饮有何实，饮之所停必裹痰涎，涎沫结久为窝囊，所以为有形之邪，以厚朴大黄汤主之，以治实邪，为有故无殒之义也。

（2）陈修园《金匮要略浅注·痰饮咳嗽病脉证并治第十二》：上节言心下支饮用补土镇水法，不使水气凌心则眩晕自平。此节指支饮在胸，进一步立论，云胸满者胸为阳位，饮停于下，下焦不通，逆行渐高，充满于胸故也，主以厚朴大黄汤者。是调其气分，开其下口，使上焦之饮顺流而下。厚朴性温味苦，苦主降，温主散，枳实形圆味香，香主舒，圆主转，二味皆气分之药，能调上焦之气，使气行而水亦行也。继以大黄之推荡直通地道，领支饮以下行，有何胸满之足患哉。

（3）曹颖甫《金匮发微·痰饮咳嗽病脉证并治第十二》：此承上加茯苓、芒硝而别出其方治也。水在心下，静则为心悸，动则为冒眩，欲遏水邪之上泛，为木防己汤加茯苓所不能治，仲师因别出泽泻汤，所以抉泛滥之水而厚其堤防也。胃中燥热，逼水上逆，则病胸满，木防己汤加芒硝所不能治，仲师因别出厚朴大黄汤方，所以破中脘之阻隔、开水饮下行之路也。

（4）周扬俊《金匮玉函经二注·痰饮咳嗽病脉证论治第十二》：凡仲景方，多一味，减一药，与分两之更重轻，则异其名，异其治，如有转丸者。若此三味，加芒硝则谓之大承气，治内热腹实满之甚；无芒硝，则谓之小承气，治内热之微甚。厚朴多，则谓之厚朴三物汤，治热痛而闭。今三味以大黄多，名厚朴大黄汤，而治是证。上三药皆治实热而用之。

（5）张璐《张氏医通·诸气门·痰饮》：此即小承气汤，以大黄多，遂名厚朴大黄汤。若厚朴多，则必厚朴三物汤。此支饮胸满者，必缘其人素多湿热，浊饮上逆所致，故用荡涤中焦药治之。

（6）吴谦《医宗金鉴·订正仲景全书金匮要略注》：支饮胸满之胸字当是腹字，若是胸字，无用承气汤之理，是传写之讹。支饮胸满，邪在肺也，宜用木防己汤、葶苈大枣汤；支饮腹满，邪在胃也，故用厚朴大黄汤，即小承气汤也。

（7）黄树曾《金匮要略释义》：饮为阴邪，胸为阳位，支饮胸满，是饮塞胸中，为阴邪距阳位。阳气因而凝滞不行，故用厚朴行气消饮为君，又此证与大结胸证均系饮邪聚而致满，地道不通，故亦如大陷胸汤用大黄六两，直决地道，俾饮邪得顺流而下出。惟此证非心下至腹硬满而痛，故不用甘遂、芒硝。

【经典配方】厚朴一尺，大黄六两，枳实四枚，上三味，以水五升，煮取二升，分温再服。

【经典方证】支饮胸满者（《金匮要略》）；腹痛，脉数，应下之症（《症因脉治》）。

【推荐处方】厚朴15 g，大黄18 g，枳实9 g，上三味，以水一升，煮取200 mL，分二次温服。

【方机概述】肠胃水饮结实，支撑上逆胸膈。支饮乃四饮之一，多因脾胃虚弱，过于饮水，水饮不消，停于胃肠，饮性澹荡，泛溢影响胸肺而致如"夫患者饮水多，必暴喘满，凡食少饮多，水停心下，甚者则悸，微者短气""咳逆倚息，短气不得卧，其形如肿，谓之支饮"，明确地阐述了支饮的成因与病证。其中，食少饮多，水停心下，是支饮形成的先决条件。由于饮水停留，气机运行受阻，上则肺失宣肃，而咳喘、短气、胸满下则胃气不降，腑气失运而便秘因饮停气滞非热积燥屎内结，虽有便秘之症而无腹满胀痛之苦。阳明与太阴互为表里，两者互相影响，当饮停阻气，阳明腑气不通则势必影响太阴肺气，腑气不通则浊气不能排出，而势必上逆，引起胸满、咳嗽等。正如《素问·阴阳应象大论》"浊气在上，则生膜胀"，鞭辟入里地阐明了此理反之，腑气通顺，浊气外出，太阴肺气也可自调，所以，因饮停腑气不通之胸满，运用厚朴大黄汤釜底抽薪，通便以降浊气，不仅可行，而且切合支饮病机。

【方证提要】支饮胸满者。阳明热结支饮证，胸脘腹胀满疼痛，短气，不得卧，或气喘，大便不通，舌红，苔黄腻，脉滑。饮邪壅肺，兼胃肠实热内结之证，其证除见咳喘、短气不得卧、咳痰清稀量多、胸中憋闷外，必然有腹胀、大便秘结，其舌苔白或黄腻，脉弦有力。

【适用人群】阳明热结支饮证及西医临床中的急性和慢性胃炎、肠梗阻、肠麻痹等患者。还可辅助治疗结核性胸膜炎、结核性腹膜炎、急性支气管肺炎、慢性支气管炎、肺气肿等患者。

【适用病症】以下病症符合上述人群特征者，可以考虑使用本方：腹满，大便秘结，舌红苔黄，脉弦滑，腹中满，呼吸不利。

【合方与加减】

1. 合方

（1）对于痰饮腹实、慢性支气管炎并感染者，合苓甘五味姜辛夏仁汤。

（2）对于渗出性胸膜炎者，合柴胡陷胸汤。

2. 加减

（1）热盛者，加连翘、蒲公英。

（2）饮邪盛者，加陈皮、半夏。

（3）胸胁满者，加佛手、木香。

（4）食少便秘症者，去大黄，加白术、半夏曲、陈皮、甘草。

（5）腹痛泄泻者，加诃子、木香、黄连、炙甘草。

（6）下痢频数、里急后重、苔黄者，加槟榔、芍药、生姜。

【注意事项】脾胃虚弱证、阴虚证者慎用本方。

【医案分析】

1. 王占玺慢性支气管炎并感染（痰饮夹腹实）医案

韩某，女，60岁。患者自20年前即患咳喘，每年冬季加重，于10天前开始因家务劳累汗出着凉，咳喘加重，终日咳吐稀痰，量多。近二三天来，痰量增加，胸满憋加重，并兼见腹胀，大便三日未排，不能进食，难以平卧，邀余诊治，患者面部似有浮肿，但按之并无压痕，呈咳喘面容，舌苔薄黄，脉象弦滑有力。两肺满布干啰音，两肺底有少许湿啰音。肝脾未触及，下肢无凹陷性水肿。随诊为"慢性支气管炎合并感染"。证属痰饮腑实，遂以厚朴大黄汤合苓甘五味姜辛夏仁汤。

处方：厚朴18g，大黄10g，枳实10g，茯苓14g，甘草6g，五味子10g，干姜6g，细辛5g，半夏12g，杏仁10g。

上方服1剂后，大便得通，腹胀胸闷，咳喘症状明显减轻，服用4剂后，胸憋腹胀消失，咳喘已减大半，且可平卧，舌苔转为薄白，脉象仍滑，遂改用二陈汤加减治其痰。

2. 刘伟哮喘急性发作医案

何某，男，71岁，村民。1988年5月22日下午3:00初诊。反复咳喘27年。10天前因逢气候变冷而受凉，初起咳嗽，吐痰清稀、量多，继则气喘，胸部满闷如窒，不能平卧，全身浮肿、心悸、小便短少、纳差乏力，在当地卫生院经中西药物治疗罔效，遂转诊于我院。诊见：端坐呼吸、张口抬肩、喘息气粗、精神疲惫、面目浮肿、面色青紫、口唇发绀、颈脉怒张，虚里搏动应手急促，双下肢按之没指，舌淡红、舌苔白，脉弦数，病系支饮，证属痰饮壅迫肺胸，治予宣通肺气，逐饮祛痰。投厚朴大黄汤：厚朴30g，生大黄16g，枳实4枚。1剂。

次日复诊。患者诉昨日下午6时煎服中药1次（量约150 mL）。前半夜胸满渐止，喘促大减，并解水样大便5次，量约三痰盂，余症减轻，后半夜能平卧入睡。诊见：面转喜色，精神欠佳，面目微浮，呼吸平稳，双下肢按之稍没指，舌淡红、苔薄白，脉缓微弦。此饮去大半，肺气已通，已非原方所宜，乃转住院部改服六君子汤加减健脾和胃，杜绝痰饮之源，调治2周，症状消失出院。

3. 刘俊士哮喘医案

郑某，男，40岁。1986年11月26日来诊。主诉：咳喘时发时愈已20年，最近咳喘半月余，咳嗽，痰稀薄无味，夜间最重，且有胃脘胀满，大便日有一次，大便干，检查肺部听诊两肺有散在性喘鸣音，舌红，两脉滑数。证属痰饮咳喘，胃气不降，厚朴大黄汤加味。厚朴9g，大黄3g，枳壳9g，细辛

3 g，五味子 9 g，法半夏 9 g，葶苈子 30 g，苏子 9 g，白芥子 9 g，炒莱菔子 15 g，生甘草 9 g，大枣 5 枚，3 剂。1986 年 11 月 29 日二诊，喘咳及胃脘胀满均见减，食欲增加，肺部听诊，仅左肺尚有少许喘鸣音。原方 6 剂。1986 年 12 月 5 日三诊，两肺听诊阴性，病愈。原方加减 6 剂以善其后。

参考文献

［1］王占玺.金匮要略临床研究［M］.北京：科学技术文献出版社，1994：351-352.

［2］刘伟.《金匮要略》厚朴大黄汤证辨识［J］.北京中医学院学报，1989，12（1）：23.

［3］刘俊士.古妙方验案精选［M］.北京：人民军医出版社，1991：186-187.

（刘光辉　撰）

小半夏汤

【仲景方论】

《金匮要略·痰饮咳嗽病脉证并治第十二》："呕家本渴，渴者为欲解，今反不渴，心下有支饮故也，小半夏汤主之。"（《千金》云：小半夏加茯苓汤）

《金匮要略·黄疸病脉证并治第十五》："黄疸病，小便色不变，欲自利，腹满而喘，不可除热，热除必哕。哕者，小半夏汤主之。"

《金匮要略·呕吐哕下利病脉证治第十七》："诸呕吐，谷不得下者，小半夏汤主之。"

【注家方论】

（1）李今庸《李今庸金匮要略讲稿·痰饮咳嗽病脉证并治第十二》：痰涎宿食上溢而呕，必伤津液，自当作渴，故曰呕家本渴。渴则病从呕去，谓之欲解，少少与饮之令胃气和则愈。今反不渴，则是心下有支饮停蓄，上逆而呕，故呕而不渴。自当治饮，与小半夏汤散结蠲饮，降逆止呕。本方有蠲饮降逆作用，为止呕要方，临床上多用。黄疸病，为湿热瘀结而成。其主要证候为"一身面目尽黄"。根据其致病因素不同，将黄疸病分为谷疸、酒疸、女劳疸三种。兼哕者，用小半夏汤为治。小半夏汤证除有呕吐、谷不得下外，当还有短气、心下悸、目眩、不渴等。如小便不利，则可加茯苓而为小半夏加茯苓汤逐饮邪从小便出。

（2）张家礼《张家礼金匮要略讲稿·痰饮咳嗽病脉证并治第十二》：治痰饮，胃阳虚而水饮上逆，当区别饮邪停滞的新久而选方。新病而饮积胃脘者，当以小半夏汤温胃降逆，治支饮或痰饮。久病而饮邪较甚者，则用小半夏加茯苓汤导饮下行。因此本证的主要病机是支饮滞留心下（膈间及胃），采用蠲饮降逆、和胃止呕的治法，小半夏汤主之。方用半夏、生姜蠲饮散结而开痞，又能降逆以止呕，二药是以开宣上中二焦之阳气，祛寒痰宿饮为其所长，故支饮去而呕自止。

（3）尤在泾《金匮要略心典·痰饮咳嗽病脉证治第十二》：呕家本渴，渴者为欲解，今反不渴，心下有支饮故也，小半夏汤方主之。此为饮多而呕者言。渴者饮从呕去，故欲解，若不渴，则知其支饮仍在，而呕亦未止。半夏味辛性燥，辛可散结，燥能蠲饮，生姜制半夏之悍，且以散逆止呕也。

（4）邓铁涛《金匮临证举要·第十二章痰饮咳嗽病》：饮停胃脘并向上冲逆的支饮。支饮停于胸膈，常引起胃气上逆。而出现呕吐，若呕吐后出现口渴想饮水，是胃中饮邪随呕而除、阳气恢复的表现，若呕后不渴，是饮邪还在胃中。治宜和胃降逆，散饮止呕，用小半夏汤。

邓铁涛《金匮临证举要邓铁涛·第十五章黄疸病》：无论哪种黄疸病，若色黄晦暗不鲜、腹胀满喜按、大便溏烂、短气、脉迟无力等，是脾胃虚弱、寒邪内郁的表现，治疗不能再用清热的方法。若误作实热证用了清热药，会更加损伤胃气，发生呃逆变证。治疗这种呃逆证宜和胃止呃逆，用小半夏汤。

（5）连建伟《连建伟金匮要略方论讲稿·痰饮咳嗽病脉证治第十二》：患者经常呕吐，故称"呕家"。呕吐的原因，是"心下有支饮"。支饮停留在心下，也就是在胃，导致胃气上逆而呕吐。水饮随着呕吐排出体外，水饮吐完以后，就会伤津液，出现口渴。"渴者为欲解"，口渴说明水饮已经排完，是病情好转的表现。"今反不渴"，说明还有水饮在体内，可以用小半夏汤来治疗。小半夏汤一共两味药，半夏祛痰燥湿，降逆止呕，生姜能解半夏毒。在张仲景那个年代，半夏不是现在的姜半夏，那时不讲究炮制，把生半夏洗洗干净就入药。张仲景的方，往往半夏、生姜同用，生姜解半夏毒，而且能够帮助半夏和胃降逆，祛除水饮。本方是止呕的祖方。所谓祖方，就是最早的处方。凡是治疗呕吐的处方，大多含有小半夏汤，如小柴胡汤、大柴胡汤、半夏泻心汤等。这些方剂的主治证都有呕吐，小柴胡汤证是"心烦喜呕"，大柴胡汤证是"呕不止"，半夏泻心汤证是"呕而肠鸣，心下痞"。另外还有《伤寒论》的旋覆代赭汤，这些方都能止呕，都有半夏、生姜，所以小半夏汤是止呕的祖方，是老祖宗，后世的止呕方都是在这个方的基础上加减变化而来的。后世的二陈汤（半夏、陈皮、茯苓、甘草、生姜、乌梅）是止呕的，温胆汤（半夏、陈皮、茯苓、甘草、生姜、大枣、枳实、竹茹）也是止呕的，都是在小半夏汤的基础上加味的。

（6）刘献琳《金匮要略语释附翼·痰饮咳嗽病脉证治第十二》呕吐伤耗津液，应当作渴。若饮邪呕吐后而口渴，这是饮随呕去，胃阳已复，为病欲解之象。今呕吐后反而不渴，这说明饮邪未去，水饮仍停留在胃中，而呕吐亦必不能止，故用小半夏汤以降逆止呕、散邪涤饮。

（7）刘献琳《金匮要略语释附翼·黄疸病脉证治第十五》黄疸之属于湿热的，小便必黄赤，或不利，今则小便色不变，且有泄泻的倾向，则知是脾胃虚寒，寒湿内盛之阴黄。此腹满而喘，是脾虚不运、中气不足所致，只可用理中、四逆辈加茵陈，温化寒湿以退黄。若误认为实热，用栀子大黄、茵陈蒿等以除热，则胃阳被寒药遏抑，胃气上逆，则发生呃逆。此时应用小半夏汤温胃止咳，咳止之后，再根据情况进行治疗。

【经典配方】 半夏（一升），生姜（半斤）。右二味，以水七升，煮取一升半，分温再服。

【经典方证】 呕家本渴，渴者为欲解，今反不渴，心下有支饮。黄疸病，小便色不变，欲自利，腹满而喘，不可除热，热除必哕。哕者，诸呕吐，谷不得下。

【推荐处方】 半夏一升（20 g），生姜半斤（10 g）。以水七升，煮取一升半，分温再服。

【方机概述】 痰饮停于心下，胃气失于和。痰饮停于胃，胃失和降则呕吐，谷不得下。呕多必津伤致渴，渴者为饮随呕去，故为欲解；若呕反不渴，是支饮仍在心下之故。治宜化痰散饮，和胃降逆。方中用半夏辛温，燥湿化痰涤饮，又降逆和中止呕，是为君药。生姜辛温，为呕家之圣药降逆止呕，又温胃散饮，且制半夏之毒，是臣药又兼佐药之用。二药相配，使痰祛饮化，逆降胃和而呕吐自止。小半夏汤施用的核心病机是痰饮内停，胃气失和。

【方证提要】 痰饮呕吐。呕吐痰涎，口不渴，或干呕呃逆，谷不得下，便自利，舌苔白滑。呕家本渴，今反不渴，心下有支饮。黄疸病，小便色不变，欲自利，腹满而喘。诸呕吐，谷不得下。

【适用人群】 以频吐清水涎沫而不渴为其特征（需注意此与吐酸苦为肝胆之火上冲者不同），且多兼头眩、眉棱骨疼痛、口淡、舌质淡、脉缓滑等。此外，亦可见支饮主症（咳逆倚息之类）。神经性呕吐、化疗后呕吐、胃手术后排空障碍、幽门不全梗阻、慢性支气管炎等属痰饮内停者。血管性头痛、呕吐、慢性胃炎、幽门梗阻、胃神经官能症、慢性胆囊炎、胸膜炎患者。视物旋转，头晕目眩，呕吐痰涎、纳少胸闷。急慢性支气管炎、肺炎、哮喘、咽炎等呼吸道疾病患者。痰壅涎嗽，久不已者。肺胃虚弱，好食酸冷，寒痰停积，呕逆恶心，涎唾稠黏，或积吐，粥药不下，手足逆冷，目眩身重者；又治伤寒时气，欲吐不吐，昏愦闷乱；或饮酒过多，中寒停饮，喉中涎声，干哕不止者。水饮喘逆而无火者。

【适用病症】

以下病症符合上述人群特征者，可以考虑使用本方。

（1）以痰饮内停为主要表现的疾病，如神经性呕吐、化疗后呕吐、胃手术后排空障碍、幽门不全梗阻、慢性支气管炎等属痰饮内停者。

（2）以咳嗽痰多、胸满恶心为主要表现的疾病如急慢性支气管炎、肺炎、哮喘、咽炎等呼吸道疾患。

（3）以呕吐为主要表现的疾病如妊娠恶阻、梅尼埃病、神经性呕吐、贲门痉挛、溃疡病并发幽门梗阻、先天性肥厚性幽门狭窄、胃扭转、胃痛、胃炎，胃次全切除术后、胰腺炎、胆囊炎、尿毒症。

（4）以内耳眩晕为主要表现的疾病如视物旋转，头晕目眩，呕吐痰涎、纳少胸闷。

（5）因感染、水电解质紊乱等原因引起的胃炎或胃肠炎、胃溃疡以及幽门螺杆菌感染。

【合方与加减】

1. 合方

（1）妊娠恶阻：合橘皮汤、黄芩加半夏生姜汤。

（2）血管性头痛、呕吐、慢性胃炎、幽门梗阻、胃神经官能症、慢性胆囊炎、胸膜炎：加苓桂术甘汤。

（3）厥阴肝寒、胃气上逆型头痛：合吴茱萸汤。

2. 加减

（1）寒盛加丁香、吴茱萸；热加黄连；便秘加大黄。

（2）干呕噫气，哕而手足厥属气滞加橘皮；似呕不呕，似喘不喘，似吃不吃，心中愦愦然无奈者，为饮停胸胃，将生姜捣汁，冲入小半夏汤内。

（3）如干呕，吐涎沫，此为寒甚，干姜易生姜以温胃散寒。

（4）如见舌赤心烦、呕吐不止，痰湿化热，胃气上逆，则去生姜，再加竹茹、黄连、枳实。

（5）尿频而白带多：用小半夏汤加猪苓15g，泽泻15g。如果痰多，加茯苓15g，陈皮15g。

（6）内耳眩晕：视物旋转，头晕目眩，呕吐痰涎，纳少胸闷，舌胖大，苔白腻而滑。诊断为心下有支饮，阳气被遏，饮邪上犯。半夏12g，生姜12g，泽泻20g，白术15g，茯苓10g，五味子9g。

（7）慢性肾衰引发的呕吐：属于水气内停，肾阳虚衰。一般是降水逆，化浊阴，让人体阳气起复。半夏12g，生姜12g，茯苓15g，伏龙肝20g。调中燥湿，土胜水负。

【注意事项】

（1）半夏有三禁，即渴家、汗家、血家禁用。

（2）忌羊肉汤。

（3）不宜与乌头类药材同用。其性温燥，阴虚燥咳、血证、热痰、燥痰应慎用。

（4）古籍记载半夏为妊娠所禁用，但从古今临床证明，半夏用于妊娠呕吐，不但未见明显不良反应，而且止呕疗效肯定。生半夏有毒，内服须经炮制，炮制后，特别经明矾处理后，已无明显毒性。

【医案分析】

1. 清代名医叶天士用小半夏汤案

王某，27岁。脉沉，短气，咳甚，呕吐饮食，便溏泄，乃寒湿幽痹渍阳明胃，营卫不好，胸痹如闭，无非阳不眩晕，夜阴用事，浊泛呕吐矣。庸医治痰顺气，治肺论咳，不思《内经》胃咳之状，咳逆而呕耶！小半夏汤加姜汁。（《临证指南医案》）

按语：《素问·咳论》云："胃咳之状，咳而呕，呕甚则长虫出。"本案咳而兼呕，乃胃中水饮上逆于肺所致。因水饮内停，故见脉沉、短气。用小半夏汤又加生姜汁以温散胃中水饮，饮去则咳、呕自止。

2. 廖子松教授用小半夏汤案

李某，女，34岁，农民。患者有胃病史，时发时止，近来经常食后倒饱，嗳气，胸闷不舒，呕吐痰涎，食后半日即吐，或朝食暮吐，久吐不止，气怯神疲，口燥唇干，大便秘结，舌红，脉细，诊为气虚津伤。处方：半夏、生姜各20g，人参12g，广木香、丁香、竹茹、旋覆花各9g，代赭石、白蜜各30g（兑服）。服4剂，呕吐大减，大便恢复正常。守前方，再加川朴9g，当归12g。服3剂，呕吐、疼痛基本消失，二便正常，六脉和缓。

按语：本病多因饥饱不常，或嗜食生冷，或忧思劳倦太过，或服寒凉药物太多，导致脾胃受伤，中阳不足，寒从内生，运化无力，以致谷物入胃，停而不化，逆而吐出。治宜温中降逆，益气生津。

3. 胡希恕教授用小半夏汤案

陈某，女，25岁，学生。1965年10月16日初诊。四五个月来头晕、目眩、恶心、心慌、不能进食、不能看书，西医诊断为梅尼埃病，服西药治疗无效，查血压正常，口干不思饮，思睡，乏力，但行动自如，月经后期量少，舌苔白根腻，脉沉细弦。证属血虚水盛，治以养血利水，予以当归芍药散合小半夏汤加吴茱萸：当归9g，白芍9g，川芎6g，苍术9g，泽泻15g，茯苓9g，半夏15g，生姜12g，吴茱萸9g。

结果：上药服3剂，证已。（《胡希恕医论医案集粹》）

按语：当归芍药散，主在肝虚气郁，脾虚血少，肝脾不和之证，重用白芍以敛肝止痛，白术、茯苓健脾益气，合小半夏汤泽泻淡渗利湿，佐当归、川芎调肝养血。诸药合用，共奏肝脾两调、补虚渗湿之功。

4. 刘渡舟教授用小半夏汤案

李某，女，23岁。2009年5月8日来诊。妊娠2个月，呕吐不食20天，虽经多次输液支持治疗，仍呕吐不止，经人介绍，来本所就诊。刻下：患者经人搀扶来诊，面黄肌瘦，眼眶凹陷，精神萎靡，少气无力，不时泛吐清水痰涎，诊其舌质淡水滑、苔薄白、脉弦细无力。诊为痰饮内停之恶阻。治以小半夏汤以化痰蠲饮。生半夏（打碎）30g，生姜30g，赭石粉30g。1剂。水煎30分钟后，滤出药液，加蜂蜜50mL，每次1口，频频呷服。

按语：《金匮要略》说："诸呕吐，谷不得下者，小半夏汤主之。"所谓"诸呕吐"，是泛指一切呕吐证候，因为呕吐都是胃气不降反而上逆所发作的，且其呕吐之势剧烈。"谷不得下者"，因胃主受纳水谷，今寒饮停于胃，饮气上逆，阻碍了水谷入胃的道路。这是寒饮上逆的呕吐证，所以用散寒蠲饮、和胃降逆之法主治。关于本方，陈灵石曰："……胃虚饮逆，非温不能散其寒，非辛不能降其逆，用半夏涤饮降逆，生姜温中散寒，使胃气温和而呕吐自平"。其病位不在喉，不在胸，而在膈下胃中。

参考文献

［1］张科卫，蒋征，王茜茜，等.小半夏汤研究进展［J］.中成药，2012，34（3）：542-545.

［2］许瑶，许尤琪.小半夏汤加减治疗肿瘤止痛药所致呕吐的经验［J］.中医药导报，2017，23（11）：68，75.

（刘光辉　撰）

己椒苈黄丸

【仲景方论】《金匮要略·痰饮咳嗽病脉证并治第十二》："腹满，口干舌燥，此肠间有水气，己椒苈黄丸主之。"

【注家方论】

（1）邓铁涛《中医自学丛书金匮临证举要·痰饮咳嗽病》：饮邪结聚肠间，阻滞肠间气机，使之不能化水生津，上乘于口，故见腹部胀满，口干舌燥，腹内有沥沥作响的水动声；治疗应分消水饮，用己椒苈黄丸。

（2）李今庸《金匮要略讲稿·痰饮咳嗽病脉证并治第十二》：肠间有水气，治宜己椒苈黄丸疗湿除水，消满泻闭；方中以防己利小便，除下焦湿热，以椒目利小便，消腹水胀满，二者辛苦相济，善能导水下行，通前阴利小便；葶苈子泻肺行水，破坚逐邪，通利水道；大黄荡涤肠胃，泻诸实热不通，两者相合，泻可去闭，逐肠间肠胃积滞、水气，四药相合，通行二便，使水热尽去，诸症自除。

（3）黄竹斋《金匮要略方论集注·痰饮咳嗽病脉证治》：痰饮留于中则腹满；水谷入于胃。但为痰饮而不为津液；故口舌干燥也。上证曰水走肠间辘辘有声。故谓之痰饮；此肠间有水气，亦与痰饮不殊，故用此汤以分消水饮；尤在泾曰，水既聚于下则无复润于上，是以肠间有水气而口舌反干燥也；后虽有水饮之入，祗足以益下趋之势，口燥不除而腹满益甚矣。

（4）张家礼《张家礼金匮要略讲稿·痰饮咳嗽病脉证并治第十二》：饮热交结于肠，气机不利之实证。治以己椒苈黄丸荡热涤饮，前后分消，或曰苦寒通降，利气泻水。方中防己"苦以泄之"善于渗透肠间隔膜孔窍，斡旋中焦水气，椒目"辛以散之，熏蒸水津上朝口舌"，且除"心腹留饮"，故教材云"防己、椒目辛宣苦泄，导肠间水气从小便而去，苦寒之葶苈破坚逐邪，通利水道"，凡水气坚留一处有碍肺降者，宜之。

（5）《金匮要略语释附翼·痰饮咳嗽病脉证治第十二》：由于水饮停于肠间，故腹满。水饮内停，气不化津，津液不能上承，故口舌干燥。宜用己椒苈黄丸以分消水分，使饮邪从大小便而去，则诸症自愈。

【经典配方】防己、椒目、葶苈（热）、大黄各一两。上四味，末之，蜜丸如痞子大，先食欲服一丸，日三服，稍增，口中有津液。渴者加芒硝半两。

【经典方证】腹满，口干舌燥，此肠间有水气。

【推荐处方】防己 12 g，椒目 5 g，葶苈子（炒）10 g，大黄 10 g。

【方机概述】水饮积结肠间，脾肺运化敷布津液功能障碍；脾失运化，水饮内走流注肠间，壅滞不通，故腹满，肠间有水气流注声；饮邪内结，水气不化，脾不能转输津液上承，肺不能布散津液，故口舌干燥。

【方证提要】水饮积聚脘腹，肠间有声，腹满便秘，小便不利，口干舌燥，脉沉弦。

【适用人群】常用于症见腹胀膨隆、下肢水肿、乏力，朝食暮吐，腹痛，呕吐，皮肤弹性差，口渴，眼眶凹陷，舌红、苔黄燥的患者；也可用于呼吸困难、乏力和体液潴留等心脏疾病患者；见喘息、胸闷、气急、咳嗽的患者；以及大便秘结，脘腹胀满，兼有渴而不多饮或喜热饮，小便不利或水肿，舌苔白滑的患者。

【适用病症】

以下病症符合上述人群特征者，可以考虑使用本方。

（1）以心下痞满、呕吐清涎痰水、腹中肠鸣为表现的疾病，如幽门梗阻、泄泻、胃肠神经官能症等。

（2）以咳唾引痛、喘息不能平卧为表现的疾病，如肺源性心脏病、心功能不全、慢性心力衰竭、肺心病等。

（3）以头面、下肢或全身浮肿，乏力为表现的疾病，如肾病综合征等。

【合方与加减】

1. 合方

（1）心痛、胸闷、下肢水肿者，合炙甘草汤。

（2）肝硬化腹水、腹胀、不能进食者，合防己茯苓汤。

（3）肾病综合征、慢性肾炎水肿者，合猪苓汤。

2. 加减

（1）水饮犯肺，兼见喘咳，加麻黄 4 g，杏仁 12 g。

（2）痰涎壅盛，加苏子 12 g，莱菔子 10 g。

（3）气滞较甚，腹满较重，加川朴 12 g，槟榔 10 g。

（4）久病体虚、中气不足者，加人参 10 g（另炖服），白术 15 g，黄芪 24 g。

【注意事项】

（1）本方药峻，逐饮于大小便，只用于形证俱实。

（2）脾胃虚弱、水饮内停者应慎用。

（3）使用攻下逐水之法，暂不可久，以免攻逐太过，损伤正气。

【医案分析】

1. 清代名医叶天士用己椒苈黄丸案

患者，39 岁，瘀血壅滞，腹大如鼓，有形无形之分；温通为政法，非肾气汤、丸治阴水泛滥；桃仁、肉桂、制大黄、椒目，陈香橼二两煎汤泛丸。

按语：患者应有腹水，此并非阴水肾气丸证，而是瘀血壅滞，水气不行；治须攻逐下焦瘀血，方用制大黄、椒目，为简化己椒苈黄丸法，以驱逐肠间水气；用桃仁、肉桂、制大黄，为变通桃仁承气汤，以逐蓄血；两法合用，构成祛瘀逐水之法。

2. 王晞星用己椒苈黄丸治疗幽门梗阻案

患者，男，45 岁。2016 年 6 月 7 日初诊。主诉：上腹部胀痛、呕吐半个月，加重 4 日。现病史：患者近半个月来自觉脘腹不适，伴嗳酸呕吐，自行口服法莫替丁后略有好转；4 日前出现饮水即吐，呃逆，呕吐频繁。刻下症：朝食暮吐，形体消瘦，上腹饱满拒按，大便秘结，小便短涩，舌燥苔黄，脉弦。查体：中上腹明显膨隆，胃内有振水音，肠鸣音活跃。既往史：十二指肠球部溃疡病史 4 年余；结合患者病史、症状及体征考虑为幽门梗阻。处方：防己 10g，花椒 10 g，葶苈子 30 g，生大黄 10 g（后下），旋覆花 12 g，枳实 30 g，清半夏 10 g，厚朴 30 g，茯苓 10 g，莪术 10 g，蒲公英 30 g，白花蛇舌草 30 g，生姜 10 g，甘草片 6 g，7 剂。上方水煎取 200 mL，每日 1 剂。2016 年 6 月 14 日二诊：服上方后，自诉精神好转，呕吐较前好转，腹痛减轻，大便稍通畅，舌红，苔薄黄，脉弦。上方生大黄减为 3 g，枳实减为 10 g，去莪术、旋覆花、生姜，加白术 30 g，7 剂，煎服法同前。2016 年 6 月 21 日三诊：诸症较前明显好转，舌红，苔薄白，脉弦细。上方去大黄、枳实、厚朴，加陈皮 10 g，7 剂，煎服法同前。后联合六君子汤加减调理 2 月余，随访 1 年至今未复发。

按语：患者既往有十二指肠球部溃疡病史 4 年，久病脾不运化，则生痰、生瘀，痰瘀互结于幽门，故初诊予以己椒苈黄丸加减治疗，并配清半夏、旋覆花降逆止呕，莪术活血化瘀；二诊时，诸症略有减轻，将大黄、枳实减量，并予以白术益气健脾；三诊患者诸症较前明显好转，则去枳实、厚朴等破气除满之药，加陈皮理气健脾；因本病致病之本为脾胃虚弱，本着缓则治其本的原则，后联合六君子汤加减健脾和胃。

3. 己椒苈黄丸在慢性心力衰竭热瘀水结证中的应用

郝某，女，78岁，体型偏胖。2011年10月24日初诊。慢性咳嗽病史8年，每于季节交替时发作，喘憋劳累及平卧位加重；症见喘憋，大汗出，夜间不能平卧，口干口苦，咳嗽，痰黏稠，喉中痰鸣，腹胀，纳呆，大便干，3～4日1次，夜寐欠安。爪甲青紫，口唇发绀，双下肢水肿（++），舌暗红，苔黄厚，脉滑数。查体：面色晦暗，颈静脉怒张，心率106次/分钟，律齐，双肺底可闻及少量干、湿啰音，肝肋下2 cm，血压17.0/13.0 kPa（130/100 mmHg）。

西医诊断：慢性心力衰竭；肺源性心脏病。

中医诊断：喘证，证属热瘀水结。

治宜清热活血，泻肺利水；方投己椒苈黄丸加减，药物组成：汉防己15 g，川椒目9 g，葶苈子30 g，大黄12 g，黄芩12 g，鱼腥草30 g，茯苓30 g，白术15 g，桑白皮30 g，车前子30 g，泽泻15 g，白花蛇舌草30 g，半边莲15 g；日1剂，水煎2次取汁300 mL，分早晚2次服，服7剂；2011年11月1日二诊，喘憋减轻，偶有咳嗽，小便量少，大便干。黄厚苔未减，双下肢水肿（+）。血压16.0/11.0 kPa（120/80 mmHg）；初诊方大黄、黄芩增至15 g。继服7剂；2011年11月8日三诊，患者静息状态下无明显喘憋，偶有气短、乏力，唇甲发绀，双下肢水肿明显消退；二便尚可，舌暗红，苔薄黄。二诊方加丹参30 g，黄芪30 g，继服6剂；此后，继服该方10余剂，以巩固治疗。

按语：慢性心力衰竭急性期常表现为咳、喘、痰、瘀、肿、悸等症，临床表现为虚实夹杂，邪盛正虚，寒热互见，为难治性危急重症。痰、热、水、瘀互结是该病常见证候，遵守辨证论治原则，以清热化痰、利水行瘀为治疗法则，选用己椒苈黄丸加减治疗为主；该患者素体偏胖，痰湿积聚，脾失健运，壅滞胃肠，阻遏气机，气血运行不畅，瘀血内停，瘀久化热而致本病，证属慢性心力衰竭急性期热瘀水结证，治疗以己椒苈黄丸加减，方中葶苈子辛苦寒，祛痰定喘，泻肺行水；汉防己苦辛寒，善走下行，利水消肿；川椒目苦辛寒，化气行水，引诸药下行；大黄利水泄浊，活血通脉。加桑白皮泻肺平喘，茯苓、白术、泽泻、车前子、半边莲利水消肿，白花蛇舌草、黄芩、鱼腥草清热解毒，活血利水；全方共奏活血利水、清热解毒、泻肺平喘之功。二诊时黄厚苔不退、大便干，热像未减，故于初诊方基础上增加大黄、黄芩剂量以加强其清热泻火之力；三诊偶有气短、乏力症状，唇甲仍发绀，故加丹参、黄芪活血化瘀，益气固本。该方切中慢性心力衰竭痰热水瘀互结之病机，加减诸药以增强其化痰平喘、行气活血、利水消肿之力，诸药合用，宣上和中渗下，诸脏宣通，标本兼顾，扶正而不留邪，祛邪而不伤正。阴阳调和，升降周流，则脏腑畅达，病易向愈。

参考文献

［1］徐立军，毛云龙.己椒苈黄丸加味治疗肝硬化腹水临床观察［J］.四川中医，2012，30（11）：103-104.

［2］董晓斌，孔立.慢性心力衰竭的中医病机演变探讨［J］.环球中医药，2011，4（3）：201-203.

（刘光辉　撰）

五苓散

【仲景方论】

《金匮要略·痰饮咳嗽病脉证并治第十二》："假令瘦人脐下有悸，吐涎沫而癫眩，此水也，五苓散主之。"

《金匮要略·消渴小便利淋病脉证并治第十三》："脉浮，小便不利，微热消渴者宜利小便、发汗，五苓散主之。"

《金匮要略·消渴小便利淋病脉证并治第十三》："渴欲饮水，水入则吐者，名曰水逆，五苓散主之。"

【注家方论】

（1）邓铁涛《中医自学丛书金匮临证举要·痰饮咳嗽病》：饮邪停于下焦，故患者觉脐下部位有跳动感，浊饮之邪上逆，则见吐涎沫，头晕眼花，治宜化气利水，使水饮之邪从小便而出，用五苓散。

（2）徐忠可《金匮要略论注·痰饮咳嗽病脉证治第十二卷》：瘦人则腹中原少湿也，然而脐下有悸，悸者，微动也，此为伤寒发汗后，欲作奔豚者；有脐下悸，或心气伤者，劳倦则发热，当脐跳，今内无积湿，外无表陷，又非心气素伤，而忽脐下悸，论理，上焦有水，不宜证见于脐，乃上仍吐涎沫，甚切癫眩，明是有水在中间，故能上为涎沫，为癫眩；下为脐下悸，盖心为水逼，肾乘心之虚，而作相陵之势，故曰：此水也，因以桂、苓伐肾邪，猪苓、泽泻、白术泻水而健胃，比痰饮之苓桂术甘汤去甘草，加猪苓、泽泻，彼重温药和胃，此则急于去水耳，且云饮暖水，汗出愈，内外分消其水也。

（3）吴昆《医方考·霍乱门》：霍乱，热多欲饮水者，阳邪也，此方主之，邪在上焦则吐，邪在下焦则泻，邪在中焦则既吐且泻，名曰霍乱。霍乱责之里邪，里邪责之水谷，是方也，桂能建中，术能安谷，茯苓、泽泻能安水，水谷得其安，则霍乱自止矣，此五苓治霍乱之意也，正考见伤寒门。

水寒射肺而成咳者，此方主之；上焦有火，渴饮凉水，水为火格，不得润下，停留于膈，水寒射肺，故令人咳，淡足以渗水，故用茯苓、猪苓、泽泻、白术；辛温足以散寒，故用桂心，向非水寒为患，则五苓非所宜矣。

（4）周扬俊《金匮玉函经二注·痰饮咳嗽病脉证治第十二》：人瘦有禀形，有因病瘦者，金、土、水形之人肥，火、木形之人瘦；今云瘦人者，必非病瘦，乃禀形也；朱丹溪云：肥人多虚，瘦人多热，盖肥人气不充形，故虚多，瘦人由气实，故热多；肥人不耐热者，为热复伤气；瘦人不耐寒者，为寒复伤形，各损其不足故也。

（5）《诸病源候论》：邪入于阴则癫，瘦人火、木之盛为水邪抑郁在阴，不得升发，鼓于脐下作悸，及至郁发，转入于阳，与正气相擎，在头为眩，在筋脉为癫、为神昏，肾液上逆为涎沫吐出，故用五苓散治之；茯苓，味甘淡渗，泄水饮内蓄，故为君；猪苓味甘平，故为臣；白术味甘温，脾恶湿，水饮内蓄，则脾气不治，益脾胜湿，故为佐；泽泻味咸寒，为阴，泄泻导溺，必以咸为助，故为使；桂味辛热，肾恶燥，水蓄不利，则肾气燥，以辛润之，故亦为使；多饮暖水，令汗出愈者，以辛散水气，外泄得汗而解也。

（6）张家礼《张家礼金匮要略讲稿·痰饮咳嗽病脉证并治十二》：一般而言，瘦人阳常有余，阴长不足，少有水饮内停，"假令"者，启示医者常中有变，即本有留饮或狭义痰饮的患者，肌肤不充，"其人素盛今瘦"；尤在泾云"瘦人不应有水，而脐下悸，则水动于下亦"，吐涎沫则水逆于中亦，甚而癫眩，则水且犯于上矣"；简明扼要地阐明了本条的主要病机：水饮积结于下焦和中焦，泛于上焦；由于膀胱气化不行，下窍不通而水无去路，胃中之水又不得脾气之转输，故水饮上下泛溢成为水逆眩晕证，所以治用五苓散化气行水之功，方后注云"多饮暖水、汗出愈"，一则补充水津，增益汗源，二则扶助胃阳，温行水气；说明本方又有发汗作用，使水从内外分消，防止水气泛溢肌肤而发展成水肿病。

（7）《金匮要略语释附翼·痰饮咳嗽病脉证并治十二》：由于脾胃亏虚，健运失权，水谷不能变化为精微，充养肌肤，而变为痰饮，故其人素盛而今瘦；水饮停积于下，故脐下悸；水饮逆于胃，则吐涎沫，水饮上泛清阳之位，蒙蔽清窍，故呈颠倒旋转眩晕，不能认为形体瘦而怀疑非水饮为病，故云"此水也"；当用五苓散气化行水，是水饮从小便而出，水饮去则吐涎沫癫眩等症自愈。

【经典配方】泽泻（一两一分）、猪苓（三分，去皮）、茯苓（三分）、白术（三分）、桂（二分，去皮），上五味，为末，白饮服方寸匕，日三服，多饮暖水，汗出愈。

【经典方证】瘦人脐下有悸，吐涎沫而癫眩，脉浮，小便不利，微热消渴者，渴欲饮水，水入则吐者，名曰水逆。

【推荐处方】茯苓9g，泽泻15g，猪苓9g，肉桂12g，白术（炒）9g。

【方机概述】痰饮内停：三焦气化失职，肺、脾、肾三脏的气化功能失调，水谷不得化为精微输布周身，津液停积，变生痰饮；水液的运行与脾、肺、肾三脏有关，三脏功能失调，肺之通调涩滞，脾之转输无权，肾之蒸化失职，则三者互为影响，导致水液停积为饮，五苓散施用的核心病机为痰饮内停。

【方证提要】小便不利，头痛发热，烦渴欲饮，甚则水入即吐，舌苔白，脉浮，水肿，泄泻；脐下动悸，吐涎沫而头眩，而短气而咳。

【适用人群】常用于外有表证、内停水湿、头痛发热、烦渴欲饮或水入即吐、小便不利、苔白脉浮者，以及水湿内停、水肿身重、霍乱吐利、泄泻者；水饮停积，脐下动悸，吐涎沫而头眩，或短气而咳者。瘟疫、瘴疟烦渴；下部湿热疮毒，小便赤少；通治诸湿腹满，水饮水肿，呕逆泄泻；水寒射肺，或喘或咳；中暑烦渴，身热头痛；膀胱积热，便秘而渴；霍乱吐泻，湿疟，身痛身重者。

【适用病症】
以下病症符合人群特征者，可以考虑使用本方。

（1）以小便不利为主要表现的疾病：急慢性肾盂肾炎、急性膀胱炎、输尿管结石、手术后膀胱麻痹、前列腺增生、尿潴留等以及夜尿增多、多尿症等。

（2）以烦渴多饮为主要表现的病症：尿崩症、小儿多饮症、糖尿病、周期性分泌过多症、精神性多饮多尿症、高温环境、利尿药、减肥药等的副作用等。

（3）以水肿、体液停留为主要表现的疾病：急慢性肾小球肾炎、肾病综合征早期、肾功能不全、特发性水肿、心源性水肿、阴囊水肿、肝硬化腹水、心包积液、胸腔积液、脑积水、颅内压增高症、视网膜水肿、肾积水、青光眼、内耳迷路水肿、血管性水肿、胃潴留、关节腔积液、羊水过多等。

（4）以呕吐为主要表现的疾病：急性单纯性胃炎、感冒性呕吐症、幽门梗阻不完全或幽门黏膜水肿、酒后呕吐、食物中毒性呕吐、误食毒品、小儿自家中毒症、妊娠呕吐等。

（5）以腹泻为主要表现的疾病：如婴幼儿轮状病毒肠炎、急性肠炎、流行性腹泻、消化不良、饮酒吃肉等导致的腹泻出现口渴、小便不利或肠鸣等。

（6）以头晕、头重为主要表现的病证：如梅尼埃病、中暑、癫痫、一氧化碳中毒症、眼睛屈光不良、假性近视，以及晕车船、晕飞机等的晕动病等。

（7）以疼痛为主要表现的疾病：各种头痛如偏头痛、顽固性头痛、慢性头痛、颅内压增高性头痛、醉酒头痛、脑膜炎、青光眼头痛、颅内肿瘤、硬膜下血肿、感冒或流感引起的发热头痛等及带状疱疹的皮肤神经痛、牙痛、三叉神经痛、腹痛、经行腹痛、关节痛、坐骨神经痛等。

【合方与加减】

1. 合方

（1）肿瘤化疗期间及以后的体质调养合小柴胡汤。

（2）皮肤干燥、小腹压痛、腰酸腿肿等瘀血证候合桂枝茯苓丸。

（3）小腿抽筋或腰腿颈肩酸痛、胁痛等合芍药甘草汤。

2. 加减

（1）矫味的作用是便于服用，加姜枣。

（2）用于出现腰酸、腰痛、腿肿或痛风者加牛膝10 g。

（3）治疗头痛、颈项、肩背不适或血压高、嗜酒者加葛根10 g。

（4）主治淋巴结肿大或烦热汗出者加连翘10 g。

（5）肝病检查发现胆红素增高或者出现黄疸时加茵陈蒿10 g。

【注意事项】

（1）本方使用前必须接受医生的诊查和指导符合以上的方证、疾病谱和体质的人群最为适用。

（2）儿童使用的时候一定要有家长的照看，特别是散剂和胶囊。

（3）本方曾用于治疗妊娠呕吐和妊娠浮肿，在尚未得到确定的对胎儿无影响的研究结果的情况下建议妊娠期间不要服用，特别是妊娠的前3个月内。

（4）本方虽然有纠正脱水的作用，但对于重度脱水及伴有严重电解质紊乱的情况不能单纯依靠本方，必须结合补液等纠正水电解质紊乱的措施。

【医案分析】

1. 经方临证指南

王某，男，18岁。患癫痫病，屡用苯妥英钠等抗癫痫药物不能控制其发作；自述每次发作前感觉有一股气从小腹往上冲逆，至胃则呕，至心胸则烦乱不堪，上至则晕厥而不知人事，少顷，其气下移而苏醒，素常小便短少频数不利，大便正常，舌质淡嫩苔薄，脉沉滑，此水蓄膀胱，上逆而冒蔽清阳之证；《金匮要略·痰饮咳嗽病脉证并治》说："吐涎沫而癫眩者，此水也，五苓散主之。"

处方：泽泻18 g，茯苓12 g，猪苓10 g，白术10 g，桂枝10 g，肉桂3 g。

服药3剂后，小便畅利，而后病发次数减少，方药与病症相合，而癫痫发作得以控制。

按语：五苓散中用桂枝、猪苓、茯苓、泽泻发汗利水，以利小便为主；白术补脾气制水气以运输水湿；桂枝辛温通阳，外能解肌，内能气化津液，消阴以行水；全方以利水通阳为主，治疗重点在于水蓄膀胱，而膀胱气化不利。临床辨证以微热、消渴小便不利等为着眼点。

2. 刘渡舟临证验案精选

金某，女，52岁。1992年1月15日就诊。主诉下肢浮肿，按之凹陷不起，时轻时重，小便不利，色如浓茶，排尿时足跟麻木，口渴，胸闷，气上冲咽，腰酸，困倦乏力，时发头晕等。舌体胖大、苔白，脉弦无力。刘老辨为气虚受湿、膀胱气化不利、水湿内蓄之证，治应补气通阳，化湿利水。

处方：茯苓30 g，猪苓20 g，白术10 g，泽泻20 g，桂枝12 g，党参12 g。

服3剂，小便畅利，下肢之浮肿随之消退，口渴与上冲之症皆愈；转方党参加至15 g，又服5剂，肿消溲利，诸症若失。

按语：《素问·灵兰秘典论》曰："膀胱者，州都之官，津液藏焉，气化则能出矣。"气化不及，水蓄于州都，则上不能润而口渴，下不能通而小便不利。水气内蓄，代谢不利，导致下肢浮肿。方用五苓散洁净府以通足太阳之气，甚利水湿从小便而出；加党参者，补益脾肺之气，复振气化之机，则水能化气，输布津液于周身。

3. 侯振民教授治疗老年患者小便不利案

患者，男，78岁。2020年9月3日初诊。

患者既往有前列腺增生病史10年余，长期口服非那雄胺片［生产厂家：MSD International GmbH（Puerto Rico Branch）LLC（波多黎各）（杭州默沙东制药有限公司分装）；批准文号：国药准字J20150142；规格：5 mg］，但疗效欠佳，平素仍排尿困难，尿滴沥，尿等待，排尿不尽，2020年8月于当地医院复查，前列腺彩超提示仍有前列腺肥大及膀胱积水（具体数值不详），家属为求进一步治疗，于9月3日来侯振民教授门诊就诊。症见：排尿困难，尿滴沥，尿等待，排尿不尽，腰不困，曾有尿失禁，夜尿多，每晚3～4次，口微干，饮水一般，腹微胀，纳眠可，大便正常，舌淡红稍暗，舌体胖大，苔白腻，脉沉滑。西医诊断：前列腺增生，膀胱积水；中医诊断：癃闭（水湿内停证）。治法：通阳化气，利水渗湿。处方：茯苓30 g，猪苓15 g，泽泻15 g，桂枝9 g，白术10 g，煅鱼脑石（先煎）30 g，赤芍10 g，牡丹皮10 g，桃仁10 g。5剂，水煎服，每日1剂，早晚分服。2020年9月10日二诊，患者自述服上方后夜尿次数减少，排便较前通畅，舌体胖大，苔白腻，精神一般，纳眠可，脉沉滑。

处方：茯苓30 g，猪苓15 g，泽泻15 g，桂枝9 g，白术10 g，石菖蒲10 g，益智仁10 g。

7剂，水煎服，每日1剂，早晚分服。

按语：患者为老年男性，阳气匮乏而影响膀胱的气化功能，排尿困难、尿失禁及夜尿较多的病史提示肾阳虚衰、膀胱气化失司。患者舌体胖大、苔白腻、脉沉滑提示脾胃虚弱，湿邪内阻，重用茯苓，以加强健脾化湿之力。"膀胱者，州都之官，津液藏焉，气化则能出矣"，给予五苓散以通阳化气、利水渗湿、健脾助运，5剂后患者夜尿次数减少，排尿较前好转。患者癃闭病史10余年，舌淡红稍暗，考虑到患者病久瘀血阻络，故初诊中加用桃仁、赤芍、牡丹皮活血化瘀以通络。又予煅鱼脑石通淋化浊以祛膀胱实邪。二诊时患者精神一般，加以石菖蒲以醒神开窍、化湿开胃。同时予益智仁温补脾肾，固本培元。后与患者联系，患者病情渐好，继予本方7剂，暂未复发。

参考文献

［1］闫璞，张宁.《伤寒论》小便不利证治探微［J］.环球中医药，2020，13（8）：1391-1393.

［2］李佳欣，陈思琦，吴鑫宇，等.泽泻现代药理学研究［J］.辽宁中医药大学学报，2019，22（2）：43-146.

（刘光辉　撰）

文蛤散

【仲景方论】《金匮要略·消渴小便利淋病脉证并治第十三》："渴欲饮水不止者，文蛤散主之。"

【注家方论】

（1）刘献琳《金匮要略·语释附翼》：热邪蓄积于内，消耗津液所致，故用文蛤散以咸凉润下，生津止渴。

（2）吕志杰《张仲景方剂学·利水剂》：本方功能清热润燥，生津止渴。方中文蛤咸寒，可育阴清热、生津止渴。吴谦认为："文蛤即今吴人所食花蛤，性寒味咸，利水胜热，然屡试而不效。尝考五倍子亦名文蛤，按法制之名百药煎，大能生津止渴，故尝用之，屡试屡验也。"（《医宗金鉴·订正仲景全书金匮要略注》）本方证是以热盛津伤为主要病机的病证，症见烦热口渴、饮水不止、舌红少津、脉细数等。

（3）吴仪洛《成方切用·润燥门》：《金匮》于小溲微觉不利，早用文蛤一味治之。方书从不录用，讵知软坚之品，非劫阴即伤阴，独此一种平善无过，兼可利水，诚足宝乎！按：《伤寒论》用此，治误以水噀人面，肌肤粟起之表证。今消渴里证亦用之，盖取其功擅软坚，且利水彻热尔。

（4）曹颖甫《金匮发微·消渴小便不利淋病脉证治第十三》：此条见"太阳篇"病在阳节下，而微有不同，彼以太阳标热及水气为冷水所遏，太阳寒水与标热停顿心下，意欲饮水而反不渴者出其方治，特用咸寒之文蛤标本同治，使热随水泄而渴当止，此为渴欲饮水、水入渴不止者言之。盖以水能去阳明实热，不能去太阳标热，加以屡渴屡饮，其水必停，标热熏灼，蕴成湿痰，水更黏滞。文蛤散用蛤壳杵细，开水和服，若今日之砂漏然，隔其渣滓使水清，易利又不独咸寒清热已也。

（5）艾华《金匮要略辞典》：本方证属阴虚燥热所致口渴，故用文蛤咸凉润下，益水润燥而导热下行，使津生渴止。

（6）黄竹斋《金匮要略方论集注·消渴小便不利淋病脉证治》：赵以德曰：文蛤散治伤寒冷水噀若灌，其热不去，肉伤粟起，意欲饮反不渴者，此治表之水寒。今不言表而曰饮不止属里者亦用之，何也？尝考本草文蛤、海蛤治浮肿，利膀胱，下小便，则知内外之水皆可用之。其味咸冷，咸冷本于水则可益水，其性润下，润下则可行水，合咸冷润下则可退火。治热证之渴饮不止，由肾水衰少不能制盛火之炎燥而渴。今益水治火一味两得之。《内经》曰：心移热于肺传为膈消者，尤宜以咸味，切于入心也。尤在泾曰：热渴饮水，水入不得消其热而反为热所消，故渴不止。文蛤味咸性寒，寒能除热，咸能润下，用以折炎上之势而除热渴之疾也。

"济阳纲目"陈无择以文蛤为五倍子。

（7）李克光《金匮要略讲义·消渴小便不利淋病脉证并治第十三》：本条指出渴欲饮水不止的治法。渴欲饮水，然水入不能消其热，而反转为热所消，所以渴饮不止，但没有停水呕逆与小便不利的证候。故用文蛤散以咸凉润下，生津止渴。本条亦见于《伤寒论》，不属消渴病的范畴，应予区别。

（8）陈修园《金匮要略浅注·消渴小便不利淋病脉证治第十三》：太阳病应发汗，而以水噀之，外寒制其内热，以致渴欲饮水不止者，非味咸质燥，不能渗散其水气，以文蛤散主之。此更与真消渴证相隔霄壤也。此言外寒制其内热而为渴，又与真消渴不同也。

（9）尤在泾《金匮要略心典·消渴小便不利淋病脉证治第十三》：热渴饮水，水入不能消其热，而反为热所消，故渴不止。文蛤味咸性寒，寒能除热，咸能润下，用以折炎上之势，而除热渴之疾也。

（10）刘渡舟《金匮要略诠解·消渴小便不利淋病脉证并治第十三》：本条是论述阴虚燥热消渴的辨证论治。由于肾阴虚少，虚火上炎，移热于肺，肺燥阴伤，故饮水不止。虽然渴饮不止，但犹不能以制燥渴，故其人饮水不止。治以文蛤散，益水行水以治消渴。文蛤咸凉，有润下退火、益水行水之功，故治上消的渴饮。

此条接五苓散证之后，亦行水清热、调治津液之法，此条与《伤寒论》的文蛤散证，可以对比发明。

【经典配方】文蛤五两，上一味，杵为散，以沸汤五合，和服方寸匕。

【经典方证】渴欲饮水不止。

【推荐处方】文蛤150g，杵为散，用开水调服，每次服用方寸匕。文蛤，捣为散，每次3～5g，温水送服，每日2～3次。

【方机概述】阴虚燥热。水入不能消其燥渴，故饮水不止。文蛤散施用的核心病机为阴虚燥热。

【方证提要】消渴病口渴明显，饮水不能缓解。

【适用人群】常用于阴虚燥热糖尿病患者。症见口渴多饮、多尿、腰酸腿软、头晕耳鸣、失眠多梦、舌红苔少、脉细数等。

【适用病症】以口渴为主要表现的疾病，凡辨证属于肾阴亏损、虚火内燔者皆为本方所宜，如糖尿病等。

【合方与加减】

（1）肾阴虚明显者，合六味地黄丸、左归丸。

（2）骨蒸潮热明显者，酌情加用龟板 15 g，牡蛎 30 g 等。

【注意事项】

（1）仲景之消渴非现代糖尿病，当以辨证为主，不拘泥于"专病专方"。

（2）脾胃虚寒者忌用。

【医案分析】

1. 现代医家吴积海用文蛤散案

患者，男，67 岁，1999 年 1 月 3 日诊。患糖尿病 1 年余。现症：口干渴，多饮，多尿，腰膝酸软，头晕多梦，舌红少苔，脉细数。查空腹血糖 17.3 mmol/L，尿糖（++++）。诊断：消渴病（肾阴亏损，虚火内燔）。处方：文蛤散合三才汤化裁。海蛤粉 60 g，生地黄 30 g，天冬 30 g，人参 10 g，玄参 30 g，石斛 15 g。日 1 剂，水煎服。1 月 11 日二诊：上方服 7 剂，诸症减轻，查尿糖（+）。效不更方，继服 7 剂。后以原方加减，共服 30 余剂而愈。并制丸剂以善其后。

按语：此案病属消渴，症见口干渴、多饮、多尿、腰膝酸软、头晕多梦、舌红少苔、脉细数，辨其证属肾阴不足、虚火内燔。以仲景文蛤散加补肾养阴之品生地黄、天冬、玄参、石斛等，文蛤为君，具有咸凉、润下退火之功，诸药合奏，肾阴得补，虚火得消，则诸症得减。

2. 现代医家王忠山用文蛤散案

顾某，男，67 岁，2009 年 10 月 3 日诊。患糖尿病 11 年余，现症：口干渴喜冷饮，日饮水达 2~3 热水瓶，汗出，多尿，腰膝酸软，头晕多梦，五心烦热，舌红少苔，脉细数，查空腹血糖 16.3 mmol/L。诊断：消渴病（肺胃肾燥热内盛，虚火内燔津伤）。治宜清热益气，生津止渴。处方：白虎加人参汤合文蛤散化裁。生石膏（先煎）100 g，知母 15 g，天花粉、粳米各 30 g，甘草 10 g，党参 15 g，黄连 10 g，海蛤粉 60 g，生地黄 30 g，天冬 30 g，玄参 30 g，石斛 15 g。日 1 剂，水煎服。10 月 10 日二诊：上方服 7 剂，口干舌燥、渴欲饮水明显减轻，效不更方，继服 7 剂。后以原方随证加减，共服 30 余剂，血糖接近正常，嘱常服六味地黄丸以善其后。

按语：病属消渴，病机属肺胃肾阴津不足、虚火内燔，以白虎加人参汤清热益气，此案患者口渴喜饮明显，合用文蛤散，文蛤咸寒之性，根据《内经》"热淫于内，治以咸寒"之旨，得润下除热、益水治火之功，具有除热止渴之效，诸药合用，清热益气，生津止渴，病证得消。

参考文献

［1］吴积海，刘利敏.张仲景治疗消渴病方证探讨［J］.河南中医，2000，20（4）：5-6.

［2］王忠山.《金匮要略》杂疗方在消渴病证中的运用［J］.四川中医，2012，30（2）：45-46.

（李昌玲　撰）

瓜蒌瞿麦丸

【**仲景方论**】《金匮要略·消渴小便利淋病脉证并治第十三》："小便不利者，有水气，其人苦渴，瓜蒌瞿麦丸主之。"

【**注家方论**】

（1）吕志杰《张仲景方剂学·利水剂》：本方功能润燥生津，化气利水。方中瓜蒌、薯蓣生津润燥，以治其渴；瞿麦、茯苓渗湿行水，以利小便；炮附子一味，温阳化气，使津液上蒸，水气下行。"本方的配伍特点，是寒凉温燥、淡渗补益相互并用，使寒凉滋燥不伤阳气，温阳暖寒不损阴津，淡渗伐水助阳救阴不伤津气，诸药相伍攻补兼施，阴阳并调，寒热杂投，各达病所，所谓并行而不悖。"本方证是以肾阳不足、下寒上燥为主要病机的病证。症见小便不利、口渴、腹中冷等。本证与肾气丸证均有口渴症状，其病机同为肾阳不足，气化无权，但本证下寒上燥，因于寒水积结于下，肾虚不能蒸津行水，津液不能上承，燥气盛于上导致，口渴与小便不利并见。后者口渴欲饮，小便反多，饮一斗，溲一斗，是因肾虚，不能蒸津摄水所致。瓜蒌瞿麦丸方实为肾气丸之变制，方后注云"以小便利，腹中温为知"，说明服药前当有小腹冷，小便不利；水气内停，外溢肌肤，必见水肿、脉沉等。

（2）吴仪洛《成方切用》：《金匮》治小便不利而淋且渴者用之。以其胃中有热，腹中有寒，故变八味丸之制为此丸。见其人趺阳脉数，即胃中有热，胃热必消谷引食，大便必坚，小便必数，是其淋而且渴，为胃热中消明矣，故用瓜蒌以清胃热；茯苓、瞿麦以利小水；然肾中寒水之气，上入于腹，则腹中必冷，故用附子以胜其寒。方下云：以小便利、腹中温为知，制方之义，可绎思也。

（3）曹颖甫《金匮发微·消渴小便不利淋病脉证治第十三》：天时阳热则生湿，土膏发于地，云气上于天，然后雷雨作而沟渠通；阴寒则生燥，风霜日紧，潦水不降，于是蒸气消而溪涧塞。人但知苦热易于生燥，而不知苦寒之尤易生燥也。知此意者，然后可与论瓜蒌瞿麦丸方治，证曰小便不利，有水气而渴，此水胜血负，水寒不能化气之证也。三焦水道，以肾为关键，肾寒则水停蓄于下而阳气不升，阳气不升，则肺阴亏于上而津液不降。方用瓜蒌根以润肺而止渴，瞿麦以导膀胱而利小便，薯蓣、茯苓以扶脾阳而抑心下水气，要惟以炮附子一枚为方中主要。观"小便利、腹中温为知"八字，其义自见，盖未服药时，腹中必然冷痛也。

（4）范永升《金匮要略·消渴小便不利淋病脉证并治第十三》：本条论述下寒上燥的小便不利证治。肾主水而司气化，肾与膀胱相表里。肾阳虚，不能蒸化津液，津不上承，上焦反生燥热，故其人口渴，饮水不止。阳虚不化，水滞不行，故小便不利，也可以出现腰以下有水肿的现象。从方后"以小便利，腹中温为知"及"有水气"三字来看，推知本证有腹中冷、小便少，或腰以下浮肿等下焦虚寒之证。治以瓜蒌瞿麦丸润燥生津，温阳利水。瓜蒌根润燥生津而止渴；山药甘淡益脾而制水；茯苓、瞿麦淡渗以利水；附子温肾阳而化气，使肾阳复而气化有权，气化行则水道利，津液上达，诸症即平。本方的配伍特点是寒凉温燥、淡渗补益相互并用，虽寒凉滋燥但不伤阳气，温阳暖寒不损阴津，淡渗利水助阳救阴不伤津气，诸药相合攻补兼施，阴阳同调，各达病所。

肺、脾、肾三脏兼顾，蜜丸递进，实为肾气丸之变制。然两方温阳化气之功虽同，但本方重在滋阴润燥，蒸津利水，而肾气丸旨在蒸津摄水，各有所长。

（5）黄竹斋《金匮要略方论集注·消渴小便不利淋病脉证治》：尤在泾曰：此下焦阳弱气冷，而水气不行之证，故以附子益阳气，茯苓瞿麦行水气。观方后云腹中温为知，可以推，其人苦渴，则是本寒偏结于下而燥火独聚于上，故更以薯蓣瓜蒌根除热生津液也。夫上浮之火非滋不熄，下积之阴非暖不消，而寒润辛温并行不悖，此方为良法矣。欲求变通者，须于此三复焉。陈修园曰：此言小便不利求之膀胱，然膀胱之所以能出者气化也，气之所以化者不在膀胱而在肾。故清上焦之热、中焦之虚、行下焦之水，各药中加附子一味，振作肾气以为诸药之先锋。方后自注腹中温三字，为大眼目，即肾气丸之变方也。

（6）李克光《金匮要略讲义·消渴小便不利淋病脉证并治第十三》：本条论述小便不利、下寒上燥的证治。肾主水而司气化，假若肾气不化，则小便不利而水气内停；气不化水，则津不上承而上焦燥热，故其人苦渴。治宜化气、利水、润燥，三者兼顾，可用瓜蒌瞿麦丸，方中瓜蒌、薯蓣生津润燥，以治其渴；瞿麦、茯苓渗泄行水，以利小便；炮附一味，能温阳化气，使津液上蒸，水气下行，亦肾气丸之变制。然必其人脉沉无热，用之始为恰当。

方后云"腹中温为知"，这是里阳不足的反证，从而可知炮附一味，当为方中主药。

从本条所叙证候来看，似乎较简略，尤其下焦阳虚之证候未明；但从方后"以小便利，腹中温为知"的附注，以及"有水气"三字来看，可知本证原来有腹中冷，或有浮肿等症。

（7）陈修园《金匮要略浅注·消渴小便不利淋病脉证治第十三》：膀胱为通身之水道，今小便不利者，为膀胱之气不化，便知其有停而不行之水气，设令不渴，则病止在于膀胱也。其人若渴，是中焦土弱，津液不能布散于上，而转输于下，且上焦有热而干涸，其气化不达于州都也。以瓜蒌瞿麦丸主之。

此言小便不利，求之膀胱，然膀胱之所以能出者，气化也，气之所以化者，不在膀胱而在肾。故清上焦之热，补中焦之虚，行下焦之水，各药中加附子一味，振作肾气，以为诸药之先锋。方后自注"腹中温"三字，为大眼目，即方肾气丸之方也。

（8）尤在泾《金匮要略心典·消渴小便不利淋病脉证治第十三》：此下焦阳弱气冷，而水气不行之证，故以附子益阳气，茯苓、瞿麦行水气。观方后云"腹中温为知"可以推矣。其人若渴，则是水寒偏结于下，而燥水独聚于上，故更以薯蓣、瓜蒌根，除热生津液也。夫上浮之炎，非滋不熄，下积之阴，非暖不消，而寒润辛温，并行不悖，此方为良法矣。欲求变通者，须于此三复焉。

（9）曹其旭、陶汉华《金匮要略选释·消渴小便不利淋病脉证并治第十三》：肾主水而司气化，肾气虚衰，则气化失职，小便不利而水气内停。气不化水，津不上承而上焦燥热，故其人苦渴。治疗当温阳化气，利水，润燥止渴。用瓜蒌瞿麦丸。

瓜蒌根、薯蓣生津润燥止渴，茯苓、瞿麦渗泄行水而利小便，炮附子温肾助阳，化气行水。从方后注"以小便利、腹中温为知"一句分析，患者本有少腹冷及脉沉等症，为肾阳虚失于温煦所致。服药后肾阳振奋，气化有权，诸症自愈。

本方补泻兼施，温凉并用，为肾气丸之变方。服法以蜜丸，由小剂量而逐渐增大，目的以充分发挥药物的疗效。

（10）陶葆荪《金匮要略易解·消渴小便不利淋病脉证并治》：此方用性味苦寒、最能清热生津止渴的瓜蒌根作总领，再以大清湿热、最能利湿的瞿麦为辅，更以长于气化的茯苓为佐，那小便不利与苦渴，皆可直接解决了；然后用滋脾的淮山，佐天花粉来恢复津液的上奉，用温肾的附子，佐茯苓以恢复气化的下行，尤可以间接收治病和善后的功能，真是标本并治、虚实兼顾的好方子，远出五苓、文蛤之上；其次制作丸剂，来缓和药力的早发和速下，且用递进法，以免药过病所，可知皆是旨在中焦；至于"腹中温为知"，这分明暗示水停中焦了。所以释说中焦有水气停蓄，并非无据。

此方应付在虚实标本错综夹杂之同，恰到好处，倘能深入领会制方精神，善于加减变化，则治消渴固可，治淋病也无不可，故后世治消渴和淋病方子虽多，无不从此发展出来，可知只问吾人能否领会和变化，又岂能就消渴和淋病有症无方。

【经典配方】瓜蒌根二两，茯苓三两，薯蓣三两，炮附子一枚，瞿麦一两，上五味，末之，炼蜜丸梧子大，饮服三丸，日三服。不知，增至七八丸。以小便利，腹中温为知。

【经典方证】小便不利，其人苦渴。

【推荐处方】

瓜蒌根 60 g，茯苓 90 g，薯蓣 90 g，炮附子一枚，瞿麦 30 g，上五味为细末，炼蜜丸梧子大，饮服三丸，日三服。不知，增至七八丸。以小便利，腹中温为知。

天花粉 12 g，茯苓 15 g，山药 15 g，熟附子 6 g，瞿麦 9 g，水煎服。

【方机概述】肾阳虚衰，水湿内停。肾阳不足，膀胱气化失司，小便不利，水气内停。真阳不足，亦不能蒸化津液上乘，上焦燥热，以渴为苦。瓜蒌瞿麦丸施用的核心病机为肾阳亏虚、水湿内停。

【方证提要】小便不利，其人苦渴，腹中冷。

【适用人群】常用于肾阳虚衰的人群，症见小便不利、腰以下肿、少腹冷、口渴、脉沉。或者上有喘咳气逆、下有小便癃闭不通、肢体浮肿、舌质淡、脉迟弱等。

【适用病症】

（1）以小便不利为表现的疾病，凡辨证属于肾阳虚者皆为本方所宜，如慢性肾炎等。

（2）以腰以下浮肿或者全身浮肿为表现的疾病，如肾病综合征、尿毒症、心源性水肿等。

（3）以小便频数、口干渴为表现的疾病，凡辨证属于肾阳不足者皆为本方所宜，如糖尿病肾病等。

【合方与加减】

（1）兼见纳食不佳，辨证为脾肾阳虚者，加用补骨脂 9 g，白术 15 g，桂枝 6 g。

（2）全身浮肿明显，或兼见喘咳气逆者，加用椒目 3 g，沉香 3 g，车前子 15 g 等。

（3）兼见血虚者，加用鹿角胶 6 g 等。

（4）若口渴严重，可重用天花粉 30 g，山药 30 g，并加用芦根 15 g，五味子 3 g 等以润燥止渴。

【注意事项】

（1）消渴者，当以下消为主。仲景之消渴非现代糖尿病，当以辨证为主，不可拘泥于"专病专方"。

（2）孕妇忌服。

【医案分析】

1. 现代名医王廷富用瓜蒌瞿麦丸案

刘某，女，40 岁，重庆建设银行职工。1964 年 12 月 20 日初诊。水肿，小便不利一年许，口渴增剧，水肿加重 2 个月左右。现症：全身水肿，口渴引饮，腰冷腿软，精神萎靡不振，纳差，每餐约一两米饭，小便不利，短小而淡黄，尿无热感，大便 2～3 天一次，不结燥，面色浮白，唇淡、舌质淡、无苔乏津，脉沉细。西医诊断为慢性肾小球肾炎，经服中西药，治疗 1 年左右疗效不显。近 2 个月来，病情加剧，其人苦于渴饮，水肿愈增，小便淡黄短少，于是前来重庆市第二中医院就诊。诊断为水肿，病机肾阳不足，水液泛滥，拟以润燥生津温阳利水主治，方用瓜蒌瞿麦汤（丸剂改用汤剂）加鹿胶以填补精血。方药：瓜蒌根 30 g，怀山药 30 g，茯苓 15 g，瞿麦 15 g，制附片 15 g（另包先煎 2 小时），鹿胶 12 g（另包蒸化对服）。1964 年 12 月 23 日二诊：上方服 2 剂，口渴大减，饮水量减少一半，每天喝水约 5 kg，水肿亦大减，小便量增多而畅利，饮食增加。（《金匮要略指难》）

按语：病属水肿，辨病机为脾肾阳虚，水湿内停。此系肾阳不足，气化紊乱，形成上燥下寒之渴肿、小便不利证。以仲景瓜蒌瞿麦丸治之，用温肾助阳之附子，滋阴润燥之瓜蒌根、山药配伍淡渗利水之茯苓、瞿麦，诸药合用，肾阳得温，膀胱气化有权，水道通调，苦渴可解，水肿得消。

2. 程昭寰用瓜蒌瞿麦丸案

患者余某，年 72 岁，患小便点滴不通。曾用八正、五苓及西药利尿，导尿诸法均不效。患者拒手术。经友入介绍余诊。症见：口渴甚苦而不欲饮，以水果自憩之，小便点滴不通，少腹胀急难忍，手足微凉，舌质淡胖有齿痕，苔黄腻偏干，脉沉细而数。诊为老年癃闭。投瓜蒌瞿麦丸加车前、牛膝：天花粉 12 g，瞿麦 10 g，茯苓 12 g，山药 12 g，牛膝 12 g，车前子 12 g（包煎），熟附子 10 g。药服一剂，小便渐通，胀急略减，再三剂病去若失。

按语：此案患者高年癃闭，小便点滴不通，少腹胀急难忍，手足微凉，舌质淡胖有齿痕，苔黄腻偏干，脉沉细而数，括其病机属肾阳不足、上有虚热之证，投以瓜蒌瞿麦丸加用车前子、牛膝，全方温阳不伤津，润燥不碍阳，淡渗不劫阴，温润利并行不悖，具有温补肾阳、引火下行、通利小便之效，则小便渐通。

3. 现代医家张守琳用瓜蒌瞿麦丸案

患者于某，女，75 岁，双下肢及眼睑浮肿，口渴，腰背疼痛，腰软，怕冷，偶有咳嗽，头晕、头痛明显，心烦易怒，双小腿凉，乏力，纳少，眠可，夜尿 2 次，尿量少，大便干，3～4 日一行。查体：双下肢轻度浮肿，舌质淡暗，苔白，脉沉弱无力。既往糖尿病病史 21 年；高血压病病史 19 年；冠心病病史 12 年；双眼底出血病史 5 年；查肾功：肌酐 224 μmmol/L，尿酸 410 μmmol/L，尿素 11.3 mmol/L。中医诊断：水肿；西医诊断：糖尿病肾病。诊疗措施：处以补肾填精，健脾通络中药，天花粉、山药、草决明、生牡蛎（先煎）各 30 g，瞿麦、砂仁各 10 g，茯苓、葛根各 60 g，熟地黄 40 g，大黄、杏仁、桂枝各 15 g，桃仁、郁李仁、当归各 20 g，10 剂，水煎服。二诊时上述症状明显好转，双下肢及眼睑无浮肿，口渴改善，怕冷，双小腿凉，乏力，纳增，入睡困难，多梦，夜尿 2～3 次，尿量少，大便干，2～3 日一行。查体：双眼睑及双下肢无水肿，舌质淡暗，苔白，脉沉弱无力。查肾功：肌酐 165 μmol/L，尿素 13.4 mmol/L，尿酸 381 μmol/L。处置：上药减葛根至 30 g，加炮附子（先煎）15 g，土茯苓 60 g，积雪草 30 g，泽泻 20 g，黄芪 60 g，地龙 15 g，10 付，水煎服。后继续服用本方加减化裁 1 年，患者双下肢基本恢复正常，肾功：肌酐波动于 120～140 μmol/L，尿素波动于 9～11 mmol/L，尿酸 300～380 μmol/L。

按语：此案病名消渴、水肿，证属脾肾阳虚。小便不利与口渴并见，证属仲景瓜蒌瞿麦丸证，在瓜蒌瞿麦丸温补肾阳、通利小便的基础上，配伍滋肾健脾、活血通络之桃仁、郁李仁、当归，诸药合用，补肾健脾，通阳利水，活血养阴，患者水肿得消，诸症遂减。

参考文献

［1］程昭寰．谈《金匮》瓜蒌瞿麦丸证［J］．山东中医杂志，1983（2）：8.

［2］丁宁，崔巍，张守琳．张守琳教授应用瓜蒌瞿麦丸治疗水肿验案 2 则［J］．中西医结合心血管病杂志（电子版），2019，7（4）：166-167.

（李昌玲　撰）

蒲灰散、滑石白鱼散、茯苓戎盐汤

【仲景方论】

《金匮要略·消渴小便利淋病脉证并治第十三》："小便不利，蒲灰散主之、滑石白鱼散、茯苓戎盐汤并主之。"

《金匮要略·水气病脉证并治第十四》："厥而皮水者，蒲灰散主之。"

【注家方论】

（1）吕志杰《张仲景方剂学·利水剂》：蒲灰散方功能凉血消瘀，通利小便。方中蒲灰，《千金》载为"蒲黄"，可凉血、化瘀、消肿；滑石清热利湿。本方证是以水湿内停、郁而化热、湿热下注为主要病机的病证。症见小便不利，溲时茎中疼痛，或小腹急痛，舌苔黄腻，或水肿，手足厥冷，脉沉者。

滑石白鱼散方功能凉血止血，消瘀利小便。方中滑石清热利湿；白鱼消瘀行血，治"小便不利"（《本经》），"疗淋堕胎"（《别录》）；乱发止血消瘀利尿，"主五淋，大小便不通"（《别录》）。本方证是以湿热瘀结、下注膀胱、迫血妄行为主要病机的病证。症见小便不利，小腹胀痛，或有血尿，茎中刺痛等。

茯苓戎盐汤方功能益肾清热，健脾利湿。方中茯苓渗利水湿；白术健脾利湿；戎盐即青盐，性味咸寒润下。本方证是以中焦脾虚湿盛，下焦肾虚有热，膀胱气化受阻为主要病机的病证。症见小便不利，茎中轻微刺痛，尿后余沥不尽，或有少量尿血或白浊。

上述三方，同治小便不利，有轻重虚实之异，需辨证准确，方能运用恰当。

（2）曹颖甫《金匮发微·消渴小便不利淋病脉证治第十三》：小便不利，证情不同，治法亦异。所谓蒲灰散主之者，湿胜热郁之证也。肾脏当寒水下行之冲，水胜则肾阳被遏，由输尿管下结膀胱而小便不利，用咸寒泄水之蒲灰，合淡渗清热之滑石，则水去而热亦除矣。所谓滑石白鱼散、茯苓戎盐汤并主之者，滑石白鱼散，为水与血并结膀胱之方治也，水以寒而易泄，故称太阳寒水，水蓄于下，与胞中血海混杂，乃生里热，热郁则水道不通，故渗之以滑石，佐以善导血淋之发灰，白鱼俗名蠹鱼，喜蚀书籍，窜伏破书中，不见阳光，虽性味不可知，大约与土鳖子、鼠妇相等，善于攻瘀而行血者，盖瘀与热俱去，而小便自通矣；茯苓戎盐汤，为膏淋、血淋阻塞水道通治之方也，茯苓、白术以补中而抑水，戎盐以平血热、泄瘀浊，而小便乃无所窒碍矣，此又小便不利兼有淋证之治也。

《金匮发微·水气病脉证并治第十四》："厥而皮水者，蒲灰散主之。"蒲灰散一方，今人不用久矣，世皆论蒲灰为蒲黄，其实不然，即钱太医以厥而皮水之厥为皮水溃烂，以水伤阳气而厥冷，尤为悖谬。此"厥"字即上文"身肿而冷"之"冷"，《伤寒论》《金匮要略》中从未有以厥为溃烂者，此陈修园之盲从，不可为训者也。蒲灰即溪涧中大叶菖蒲，味咸能降，味辛能开。前数年予在家乡治谢姓小儿，茎及睾丸，明若水晶，令制而服之，一夕得小便甚多，其肿即消，惟腹满不减，继以姜、辛、术、附，后以急于赴沪，不复知其究竟，甲戌十一月，闻此儿已十四岁矣。庚午秋，治海潮寺路宋姓小儿水肿亦用之，但其人手足不冷，小便清，内服麻黄附子细辛汤，佐以五苓、冬葵子、车前子，外敷蒲灰散，早夜调服一钱，五日而肿全消，每一日夜，小溲十七八次云。

（3）范永升《金匮要略·消渴小便不利淋病脉证并治第十三》：本条论述小便不利的三种治法。引起小便不利的原因有很多，当辨证施治。蒲灰散由蒲灰、滑石组成。具有凉血化瘀、泄热利湿之功，所治小便不利，是湿热瘀结、膀胱气化不行所致。临床症状有小便不利，或短赤，或有血尿，溲时茎中艰涩疼痛如刺，少腹拘急，痛引脐中等。滑石白鱼散由滑石、乱发、白鱼三味组成。可凉血化瘀，清热利湿，用于热性的小便不利兼有少腹胀满之证，即后世所述血淋。茯苓戎盐汤由戎盐、茯苓、白术三味组成。具有益肾清热、健脾利湿之功，用于中焦脾虚湿盛，下焦肾虚有热的小便不利。临床症状可有溲时轻微刺痛，或尿后余沥不尽，或少量血尿等。该方是通中兼补之剂。蒲灰散中的蒲灰当以蒲黄为是，蒲黄凉血消瘀，通利小便；滑石清利湿热。全方具有凉血化瘀、利湿泄热之功。滑石白鱼散中的白鱼即衣鱼，又名蠹鱼，乃衣帛、书纸中的蠹虫，具有消瘀行血、利小便之功，现少用；乱发，有止血消瘀、利小便的作用；滑石清利湿热。全方共奏止血化瘀、清热利湿之功。茯苓戎盐汤中的戎盐，即青盐，咸寒润下渗利，能助水、益精气；茯苓、白术健脾利湿。全方具有健脾利湿益肾之功。

蒲灰、乱发、白鱼、戎盐，非一般通利之品，考《千金要方》《外台秘要》治淋之方，亦多用滑石与上述诸药配伍，可知该条三方亦可用治淋病。且三方用药，除滑石、茯苓、白术为气分药外，余皆为血分药，示人治小便不利当在行气利水与活血化瘀中求之。

病同证异则当同病异治，即使证候相同，但有程度差异者，也应异治。本条小便不利，共出三方，就是说明这一问题。三方虽都能治疗小便不利，但其证候有轻重虚实之异。滑石白鱼散和蒲灰散，均能泄热化瘀利窍，但前者重在消瘀止血，后者利湿通尿作用较强，茯苓戎盐汤健脾益肾、渗湿清热，是通中兼补之剂。

《金匮要略·水气病脉证并治第十四》：厥而皮水者，蒲灰散主之。方见消渴中。本条论述皮水湿盛阳郁的证治。皮水见厥，厥为手足逆冷。此与阳虚内寒者不同，为水湿停聚，湿热内壅，阳气阻隔，不达四肢所致。故治疗用蒲灰散清利湿热，通利小便。如水湿排除，阳气得伸，则厥冷也可自愈。后世叶天士有"通阳不在温，而在利小便"之说，也可作为本条的注释。

本方证除见身肿、按之没指、手足逆冷外，另当见不恶风寒，小便短少或色黄，或见舌苔黄腻等症。

（4）黄竹斋《金匮要略方论集注·消渴小便不利淋病脉证治》："金鉴"无表里他证小便不利而渴者，消渴水邪病也。小便不利不渴者，小便癃闭病也。盐为渴者之大戒。观用戎盐则不渴可知也。魏念庭曰：小便不利者所因有不同，治法亦不一。仲师并列三方，以俟主治者，择其善而从之。

《金匮要略方论集注·水气病脉证治》：厥而皮水者，蒲灰散主之。赵以德曰：厥者逆也。由少阴经肾气逆上入肺，肺与皮毛合，故逆气溢出经络。经络之血泣与肾气合化而为水，充满于皮肤，故曰皮水。用蒲黄消经络之滞、利小便为君；滑石开窍通水以佐之，小便利则水下行，降气逆。与首章皮水二条有气血虚实之不同。只此可见仲景随机应用之治矣。尤在泾曰：厥而皮水者，水邪外盛隔其身中之阳，不行于四肢也。此厥之成于水者，去其水则厥自愈，不必以附子桂枝之属，助其内伐之阳也。

案皮水主之以蒲灰散者，即论所论腰以下肿当利小便之法也，厥谓水邪上逆而蔽其阳，故用此以决其下流之壅塞，则滔天之祸可免也。金鉴云：水在皮肤，浸淫日久，必然腐溃而出水，当以蒲灰散从外敷之以燥水，此数恐非。

《千金》治痔方，以蒲黄水服方寸匕，日三，良妙。竹外台云：治肠痔，每大便常有血者。

《千金》蒲灰散治产后苦闷方。蒲黄一味，以东流水和服方寸匕，极良。治小冠重舌，舌生疮涎出方，以蒲黄敷舌上，不过三度愈。

《济阳纲目》蒲灰散。内经曰：大怒则气绝，而血菀于上使人薄厥，宜此方主之。蒲黄一两炒黄色，又用清酒十爵沃之，温服愈。

（5）李克光《金匮要略讲义·消渴小便不利淋病脉证并治第十三》：本条论述小便不利的三种治法。小便不利是一个症状，可见于多种疾病，故其发生的原因亦很多。这里仅言主证，并列三方，至于如何运用，从药测证，可作如下理解。

蒲灰散，由蒲灰、滑石两味组成。蒲灰（生用）功能凉血、化瘀、消肿，滑石善于清热利湿，合用具有化瘀利窍泄热之功。如因湿热引起的小便不利，尿道疼痛，小腹急痛的亦可用之。

滑石白鱼散，由滑石、乱发、白鱼三味组成。白鱼（亦名衣鱼、蠹鱼），《别录》谓其能"疗淋堕胎"；"乱发主五淋，大小便不通"，白鱼消瘀行血，乱发止血消瘀，可知本方证即后世所谓血淋，病属热性小便不利兼有少腹胀满之症。

茯苓戎盐汤中之戎盐，即青盐，性味咸寒，疗尿血、吐血，助水脏，益精气；茯苓、白术健脾利湿。本方具有健脾利湿益肾之功。可知本方证是中焦脾虚、下焦湿甚的小便不利之证。曹颖甫谓"此方为膏淋、血淋、阻塞水道，通治之方"，可供参考。

蒲灰散中之蒲灰，有用香蒲烧灰者，有用败蒲席灰者，有用蒲黄粉者，均有清利下焦湿热的作用。从《千金要方》载蒲黄、滑石二味组方治"小便不利，茎中疼痛、小腹急痛"来看，蒲灰当以生蒲黄为是。

考此三方，都以利小便为主，又能兼治淋和尿血，可知三者病机大多是肾与膀胱有热所致，和前条瓜蒌瞿麦丸证为下焦阳虚者完全不同。但三方主治，亦有轻重虚实之异。蒲灰散和滑石白鱼散化瘀利窍泄热，通尿作用甚强；茯苓戎盐汤健脾渗湿益肾，是通中兼补之剂。总之，本条所出利小便三方，虽未详见证，但其精神在于示人随证审用，故不能因其文简而有所忽视。

（6）陈修园《金匮要略浅注·消渴小便不利淋病脉证治第十三》：若无水气而渴，只是小便不利，其证不杂，共方亦不必求深，审系湿热，蒲灰散主之。若系血分，即用滑石白鱼散，若欲祛除阴分之水湿，茯苓戎盐汤并主之。

此为小便不利并出三方，听人之随证择用也。

（7）尤在泾《金匮要略心典·消渴小便不利淋病脉证治第十三》：蒲，香蒲也。宁原云香蒲去湿热、利小便，合滑石为清利小便之正法也。《别录》云：白鱼开胃下气，去水气，血余，疗转胞，小便不通，合滑石为滋阴益气，以利其小便者也。《纲目》：戎盐即青盐，咸寒入肾，以润下之性，而就渗利之职，为驱除阴分水湿之法也。仲景不详见证，而并出三方，以听人之随证审用，殆所谓引而不发者矣。

（8）曹其旭、陶汉华《金匮要略选释·消渴小便不利淋病脉证并治》：小便不利是一个症状，可见于多种疾病，故其发生原因复杂。此条只言主证，并列三方，以药测证，可作如下理解。

蒲灰散，由蒲黄、滑石两味组成。蒲黄生用功能凉血、化瘀，消肿，滑石善于清热利湿和化瘀利窍泄热。适宜于因湿热引起的小便不利、尿道疼痛、小腹急痛等证。

滑石白鱼散，由滑石、乱发、白鱼组成。白鱼又名衣鱼、蠹鱼，能消瘀行血，乱发烧后即为血余炭，能止血化瘀；滑石清湿热利小便，适宜于热性出血的小便不利。

茯苓戎盐汤由茯苓、白术、戎盐组成。茯苓、白术健脾利湿；戎盐又名青盐，性味咸寒，疗尿血、吐血，益精气助水脏。适宜于脾肾两虚的小便不利。

蒲灰散中之蒲灰，有认为是香蒲烧灰：有认为是败蒲席灰：有认为是蒲黄。《千金要方》载蒲黄、滑石二味治"小便不利，茎中疼痛、小腹急痛"，由此看来，蒲灰当是蒲黄。

以上三方均治小便不利，以方测证，蒲灰散适宜于湿热淋，滑石白鱼散宜于治血淋，茯苓戎盐汤宜于治劳淋。

（9）陶葆荪《金匮要略易解·消渴小便不利淋病脉证并治》：蒲灰散用入血清热的蒲灰（可能是蒲黄）、入气利水的滑石，来清源导流，是治小便不利的最扼要、最全面的方法，但稍偏于清热方面。

滑石白鱼散与前方同义，但以乱发易蒲灰，再加入清湿热、利水的白鱼（即衣鱼、书蠹），它的功效又稍偏于益阴方面。

茯苓戎盐汤用白术、茯苓行水化气，用戎盐（即青盐）咸走血，寒清热，以及它润下的特性来帮助软坚积，清血结，以通利小溲，又稍偏于行脾湿、润肾燥方面。

以上三方的主治，虽然同是治小便不利，但与一般行水化气、开窍利尿的治疗方法稍有不同，因为三方都注意血分，实则精神所在，仍是环绕在淋病方面，盖淋病湿热积聚，而血分又受到相当损害，是水血交病的重候，所以这三条方都用水血交清的药，比一般清热渗湿、只从气分一边着力的利尿剂有所不同。但是仲景何以不直接将其作为治淋病的主治方剂？这大抵由于淋病类型颇多，湿热极度，里面还有气虚或血虚、水亏或火亏等的区别，是不能够仅执三条方来应付的，因此不如启示大法，俾学者能掌握原则，分别辨证论治，岂不更得到灵活而确切的处理？况这三方所治的小便不利，从以方测证来看，只不过淋病的稍轻者，和淋病的前驱，在淋的将成未成之间，就以小便不利来赅括它，有何不可？吾人应该根据它的用药实际来决定治疗目的，不应该死于"小便不利"的命下，作为是一般的治方。

（10）刘献琳《金匮要略语释·消渴小便不利淋病脉证并治第十三》：指出原因不同小便不利的三种治法。

小便不利的原因很多，应根据不同病因和其兼证，辨证施治。如由于热瘀内阻，而致小便不利，茎中疼痛者，用蒲灰散以化瘀利窍清热。出于下焦湿热，伤及血络，而致小便不利，小腹胀痛，有血尿者，用滑石白鱼散，以清湿热止血。由于水蓄下焦，而致小便不利，小腹胀满，口不渴者，用茯苓戎盐汤，以淡渗利尿。

《金匮要略语释·水气病脉证治第十四》：厥而皮水者，蒲灰散主之。指出皮水兼手足厥冷的治法。

皮水患者，内有湿热，外有水肿，阳气被阻，不能达于四肢，故手足厥冷。治宜用蒲灰散清湿热，利小便，使水去肿消，阳气得伸，则厥逆自止。

【经典配方】

蒲灰散方：蒲灰七分，滑石三分，上二味，杵为散，饮服半寸匕，日三服。

滑石白鱼散方：滑石二分，乱发二分、烧，白鱼二分，上三味，杵为散，饮服半钱匕，日三服。

茯苓戎盐汤方：茯苓半斤，白术二两，戎盐弹丸大一枚，上三味，先将茯苓、白术煎成，入戎盐再煎，分温三服。

【经典方证】小便不利；厥而皮水者。

【推荐处方】

蒲灰散方：蒲灰21g，滑石9g，上二味，杵为散，半寸匕，温水调服，每日3次。

滑石白鱼散方：滑石6g，乱发碳6g，白鱼6g，上三味，杵为散，半钱匕，温水调服，每日3次。

茯苓戎盐汤方：茯苓240g，白术60g，戎盐弹丸大一枚，上三味，茯苓、白术水煎，戎盐后煎，每日3服。

蒲灰散方：蒲黄12g，滑石6g，上药共研粗末，每服3g，日服3次。

滑石白鱼散方：滑石6g，乱发炭6g，白鱼6g，上药共研粗末，每服1.5g，日服3次。

茯苓戎盐汤方：茯苓24g，白术6g，戎盐4g，水煎服，戎盐后下，每日2次。

【方机概述】小便不利、湿热挟瘀，或小便不利、脾肾亏虚者。蒲灰散亦可用于阳郁厥逆的皮水患者。

【方证提要】小便不利，蒲灰散亦可用于厥而皮水者。

【适用人群】常用于小便不利、淋沥涩痛、痛引少腹的人群。蒲灰散主治小便不利，或短赤，或有尿血，溲时尿道灼热刺痛，少腹拘急疼痛者，即热淋；亦可用于皮水症见四种肿胀，伴四肢不温者。滑石白鱼散主治小便不利、血尿、小便时尿道灼热疼痛者，即血淋。茯苓戎盐汤主治中焦脾虚、下焦湿甚得小便不利者，可治疗劳淋、膏淋。

【适用病症】

（1）以上三方常结合使用，用于治疗泌尿系疾病，如急性肾盂肾炎、尿路感染、肾结石、膀胱结石等。

（2）蒲灰散还可以用于四肢肿胀，不恶风寒，四肢厥逆，同时伴见小便短少、舌苔黄腻者。如急性黄疸型肝炎证属湿热夹瘀者。

【合方与加减】

（1）尿血、涩痛明显者，加车前子15g，生地黄15g，金银花12g，小蓟9g，栀子9g等。

（2）尿时涩痛明显，或伴有黏液、脓液者，加黄连6g，黄柏9g，土茯苓15g，蒲公英30g等。

（3）膀胱结石、肾结石患者加用金钱草18g，海金沙6g，鸡内金6g等。

【注意事项】孕妇忌用。

【医案分析】

1. 王一仁用蒲灰散案

王一仁在广益医院治病，有钱姓男子，腹如鼓，股大如五斗瓮，臂如车轴之心，头面皆肿，遍体如冰，气咻咻若不续，见者皆曰必死。一仁商于刘仲华，取药房中干菖蒲一巨捆，炽炭焚之，得灰半斤，随用滑石和研，用麻油调涂遍体，以开水调服 3 g，日 3 服。明日肿减大半，一仁见有效，益厚涂之，改服 6 g，日 3 服。3 日而肿全消，饮食谈笑如常人。乃知经方之妙，不可思议也。(《金匮发微》)

按语：此证乃因水邪阻遏、阳气不能达于四皮所致，去其水邪，阳气得伸，诸恙自愈。正如叶香岩所谓"通阳不在温，而在利小便"是出。曹颖甫《金匮发微》指出："蒲灰散一方，今人不用久矣。世皆谓蒲灰为蒲黄，其实不然……蒲灰乃溪涧中大叶菖蒲，味咸能降，味辛能开。"并引王一仁医案加以验证。可见曹氏之说全凭临床实践，而非随文演绎。

2. 贺昌用茯苓戎盐汤、滑石白鱼散案

文某某，男，49 岁，务农。1958 年 7 月来诊。自诉从 3 月起，小便微涩，点滴而出，至 4 月上旬时疼痛，痛引脐中，前医投以五淋散连服，五帖无效。诊其脉缓，独尺部细数，饮食正常，余踌躇良久，急记《金匮要略》淋病篇有云淋之为病，小便如粟状，痛引脐中等语，但有症状未立治法，又第二节云苦渴者瓜蒌瞿麦丸主之。但此病不渴，小便频数，经查阅余无言《金匮新义》不渴者茯苓戎盐汤主之，滑石白鱼散并主之。遂将二方加减变通，处方如下：茯苓八钱，白术二钱，戎盐二钱，化滑石六钱，去发灰、白鱼，鸡内金二钱，冬葵子三钱。嘱患者连服八剂，日服一剂，每剂二煎，每次放青盐一钱，煎成一小碗，每碗二次分服，忌鱼腥腻滞辛辣之物……据患者自述吃完八剂后，中午时忽觉小便解至中途突有气由尿道中冲射出，尿如涌泉，遂痛止神爽，病即若失。再诊其脉已缓和，尺部仍有弦数，此系阴亏之象，继以猪苓散(汤)合芍药甘草汤育阴利小便而愈。

按语：病属淋证，症见小便微涩，点滴而出，疼痛，痛引脐中。辨其证属肾虚不足，湿热下注，膀胱气化失调。以茯苓戎盐汤合滑石白鱼散化裁治之，青盐，味咸性寒，有助水脏、益精气之功，诸药合用补益脾肾、清湿热、利小便。

参考文献

[1] 贺昌. 膀胱结石三例治验 [J]. 江西中医药，1959（10）：30.

（李昌玲 撰）

猪苓汤

【仲景方论】

《金匮要略·消渴小便利淋病脉证并治第十三》："脉浮发热，渴欲饮水，小便不利者，猪苓汤主之。"

《金匮要略·脏腑经络先后病脉证第一》："夫诸病在脏欲攻之，当随其所得而攻之，如渴者，与猪苓汤。余皆仿此。"

【注家方论】

（1）刘献琳《金匮要略语释·消渴小便不利淋病脉证并治第十三》：由于热与水结，气不化津，热盛阴伤，故渴欲饮水，小便不利。热水互结，阴津受伤，内热外越，故脉浮发热。所以用猪苓汤利水滋阴，水去则热无所附，阴复则口渴自止。

（2）吕志杰《张仲景方剂学·利水剂》：本方功能养阴清热利水。方中猪苓、茯苓、泽泻甘淡渗湿以利水，阿胶甘平育阴以润燥，滑石清热祛湿通窍以利小便。本方证是以水热互结于下焦、兼有阴伤为主要病机的病证。症见发热，渴欲饮水，小便不利，或兼有心烦不眠，或兼咳嗽，呕吐，下利，脉浮

等。本方与五苓散皆用于小便不利，五苓散证为表邪入腑，膀胱气化失职，水蓄下焦，故除了烦渴、小便不利外，尚可兼有表证，或见渴欲饮水，水入即吐的水逆证；本方证为阴伤有热，水与热结之候。

（3）吴仪洛《成方切用·润燥门》：热上壅，则下不通，下不通，热益上壅。又湿郁为热，热蒸更为湿。故心烦而呕渴，便秘而发黄也。淡能渗湿，寒能胜热，茯苓甘淡，渗脾肺之湿；猪苓甘淡，泽泻咸寒，泄肾与膀胱之湿；滑石甘淡而寒，体重降火，通行上下之湿；阿胶甘平润滑，以疗烦渴不眠。要使水道通利，则热邪皆从小便下降，而三焦俱清矣。吴鹤皋曰：以诸药过燥，故又加阿胶以存津液。（王好古曰：滑石为至燥之剂。徐之才曰：燥可去湿，桑白皮、赤小豆之类是也，盖皆以行水之药为燥也。）

（4）王子接《绛雪园古方·下剂》：五者皆利水药，标其性之最利者名之，故曰猪苓汤，与五苓之用，其义天渊。五苓散治太阳入本，利水兼以实脾守阳，是通而固者也。猪苓汤治阳明少阴热结，利水复以滑窍育阴，是通而利者也。盖热邪壅闭劫阴，取滑石滑利三焦。泄热、救阴、淡渗之剂，唯恐重亡其阴，取阿胶即从利水中育阴，是滋养无形以行有形也。故仲景云：汗多胃燥，虽渴而里无热者，不可与也。

（5）曹颖甫《金匮发微·消渴小便不利淋病脉证治第十三》：此二条并见伤寒"阳明篇"，为汗下温针救逆之方治。阳不外越，津液内伤，因病口干舌燥；浮热在表，水湿内蕴，因病渴欲饮水。小便不利，津液伤，则以清热生津主治，方治宜白虎加人参者，为其热伤气分也；里水郁，故以导水邪清血热主治，方治宜猪苓汤，用阿胶者，为其湿伤血分也，此卫与营之辨也。

（6）范永升《金匮要略·消渴小便不利淋病脉证并治第十三》：本条论述水热互结伤阴的小便不利证治。脉浮发热，并非病邪在表，而是由于客热内入，里热郁蒸于皮毛所致。热盛伤阴，水与热结，膀胱气化不行，则渴欲饮水、小便不利。故用猪苓汤滋阴润燥，利水除热。方中猪苓、茯苓入肾、膀胱二经，猪苓甘淡微苦，苦能下降直达少阴，甘淡能渗利水湿，茯苓淡渗利水，泽泻宣泄肾浊，滑石甘寒而滑，善清下焦之邪热而利小便，阿胶甘咸，滋阴润燥。五药合用，使水气去，邪热清，阴液复，诸症自解。但总以渗利为主，清热养阴为辅。

本条与《伤寒论》阳明病篇第223条同。猪苓汤证与五苓散证，同有小便不利、口渴饮水、脉浮发热等症，以及水邪互结的病机，均用猪苓、茯苓、泽泻利小便，但脉因证治又各有特点。前者系素体阴虚，伤寒阳明证下后阴液损伤，余热未清，累及上、中、下三焦病位，乃热入久与水结而阴已伤；后者系素体阳虚，伤寒太阳病表邪未尽，影响膀胱气化不利，寒与水结而阴未伤的太阳蓄水证。其证候特点，前者小便黄热或见尿血，舌质红，苔少乏津，脉浮数或细数；后者小便不黄，多无热象，舌质淡，苔薄白，脉多浮缓。其治疗用药，前者重在清热滋阴利水，故用阿胶滋养阴液、滑石清热利水以治热胜；后者重在温阳化气行水，故用桂枝化气行水、白术健脾燥湿以治湿胜。

猪苓汤以猪苓、茯苓、泽泻、滑石渗利清热，用阿胶益阴润燥，利水不伤阴，滋阴不敛邪是其配伍特点。

（7）黄竹斋《金匮要略方论集注·消渴小便不利淋病脉证治》："金鉴"此与上五苓散条，交同义异。交同者，脉浮，小便不利，发热微热，渴欲饮水，消渴也。而义异者，一以五苓散利水发汗，一以猪苓汤利水滋阴也。审其所以义异之意，必在有汗无汗之间也。何以知之？一以发汗为主，其因无汗可知。一以滋阴为主，其因有汗可知。故文同而义异，病同而治别也。

柯韵伯曰：脉证全同五苓。彼以太阳寒水利于发汗，汗出则膀胱气化而小便行，故利水之中仍兼发汗之味。此阳明燥土最忌发汗，汗之则胃亡津液而小便更不利，所以利水之中仍用滋阴之品。二方同为利水，太阳用五苓者，因寒水在心下，故有水逆之证。桂枝以散寒，白术以培土也。阳明用猪苓者，因热邪在胃中，故有自汗证。滑石以滋土，阿胶以生津也。散以散寒，汤以润燥，用意微矣。

尤在泾曰：此与前五苓散，病证同而药则异。五苓散行阳之化，热初入者宜之。猪苓汤行阴之化，热入久而阴伤者宜之。又曰渴欲饮水，本文共有五条。而脉浮发热小便不利者，一用五苓为其水与热结故也。一用猪苓为其水与热结，而阴气复伤也。其水入则吐者亦用五苓，为其消热而水停也。渴不止者则用文蛤，为其水消而热在也。其口干燥者则用白虎加人参，为其热甚而津伤也。此为同源而异流者。治法亦因之各异如此，学者所当细审也。

（8）李克光《金匮要略讲义·消渴小便不利淋病脉证并治第十三》：本条论述水热互结、郁热伤阴的小便不利证治。脉浮发热、渴欲饮水、小便不利者，是水热互结、郁热伤阴之候，故用猪苓汤利水滋阴。方中二苓、泽泻、滑石淡渗利水兼以清热，阿胶滋阴润燥，使水去则热无所附，津复则口渴亦止。

本条亦见于《伤寒论》阳明篇，是病在阳明、水热互结、伤阴胃燥的小便不利证治。但临证时不必拘泥于此。如热伤阴分的淋病亦可选用。

本条与前五苓散证俱有小便不利、渴欲饮水、脉浮发热的证候，但其病机则不相同，前者是热初入与水结而阴未伤；本条是热入久，水热互结而阴已伤。故前者以化气利水为主；本条以滋阴利水为主。凡此皆属同病异治之例。

（9）陈修园《金匮要略浅注·消渴小便不利淋病脉证治第十三》：且胃热为脉浮，为热，为渴，为小便不利，与太阳五苓散证不同。阳明之脉大而浮，肌肉上蒸蒸发热，渴则欲饮冷水，小便因热甚液干而不利者，与太阳五苓散证，发汗利水，两解其表里者迥别，故不用五苓散，而以猪苓汤主之。

此因脉浮发热，小便不利二句，与五苓节文同，故又分别为猪苓汤之方治，并二证二汤，毫厘千里，学者不可不细心研究。

（10）曹其旭、陶汉华《金匮要略选释·消渴小便不利淋病脉证并治第十三》：外感热病，循经入腑，影响膀胱的气化功能，故小便不利而形成蓄水。郁热伤阴故口渴欲饮水。里热外蒸故脉浮有力，身发热。

茯苓、猪苓、泽泻淡渗利水，滑石利窍泄热，阿胶滋阴润燥，水去则热随下泻，津复则口渴自止。

此条亦见于《伤寒论》阳明病篇。为阳明热邪下移膀胱，水饮蓄结膀胱并伤阴津。引于此，主要与消渴病及前五苓散证鉴别。

猪苓汤证与五苓散证俱有小便不利、渴欲饮水、脉浮发热证候，但其病机不同。猪苓汤证是热久深入膀胱，蓄水而阴伤，故治疗以利水滋阴为主；五苓散证是表邪未尽，热初入而阴未伤。治疗以化气利水兼以解表。

【经典配方】猪苓去皮一两，茯苓、阿胶、滑石、泽泻各一两，上五味，以水四升，先煮四味，取二升，去滓，纳胶烊消，温服七合，日三服。

【经典方证】脉浮发热，渴欲饮水，小便不利。

【推荐处方】

猪苓 30 g，茯苓 30 g，滑石 30 g，泽泻 30 g，上五味，水煎，去滓，阿胶 30 g，分次烊服，每日2次。

猪苓 10 g，茯苓 10 g，泽泻 10 g，滑石 10 g，水煎服，阿胶 10 g，分两次烊化。

【方机概述】水热互结、郁热伤阴证的治疗。

【方证提要】小便不利，口渴欲饮水、发热。

【适用人群】常用于治疗证属水热互结伤阴的小便不利患者。症见小便不利，口渴欲饮水、发热，小便黄热或见尿血，舌质红、苔少乏津，脉浮数或细数。

【适用病症】凡证属水热互结伤阴的泌尿系统疾患皆可应用，如肾积水、泌尿系结石、各种血尿、泌尿系感染、尿潴留等。

【合方与加减】

（1）治疗热淋，加车前子 15 g，瞿麦 12 g，萹蓄 12 g 等。

（2）治疗血尿，加白茅根 18 g，大蓟 9 g，小蓟 9 g 等。

（3）治疗结石，加用金钱草 15 g，海金沙 12 g，鸡内金 9 g，石韦 9 g 等。

【注意事项】无水湿者忌用。

【医案分析】

1. 近代医家章次公用猪苓汤案

夏某，男，此下焦湿热，其热弛张起伏，小溲如浊涕，兼有红色，但不痛，舌红，脉细数。处方以猪苓汤为骨干。陈阿胶 24 g（烊冲），猪苓 9 g，赤茯苓 9 g，泽泻 9 g，飞滑石 12 g，马鞭草 9 g，瞿麦穗 9 g，冬青子 9 g，墨旱莲 9 g，杭白芍 12 g，生侧柏叶 30 g。二诊，药后小溲之红白黏液，始则增多，继则减少，起伏之热亦不若往日之剧。再以清利湿热之剂，亦尿道消毒之意。柴胡 9 g，生侧柏叶 30 g，苦参片 6 g，黄柏 4.5 g，生苍术 9 g，怀牛膝 12 g，白芍 9 g，紫花地丁 12 g，马鞭草 15 g，凤尾草 15 g，荜澄茄 9 g，生甘草 3 g。（《章次公医案》）

按语：病属淋证，症见热弛张起伏，小溲如浊涕，兼有红色，但不痛，舌红，脉细数。辨其证属水热互结，郁热伤阴。以猪苓、泽泻、茯苓、滑石淡渗利水，阿胶、白芍滋阴润燥，瞿麦、墨旱莲、侧柏叶止血，全方合用，使郁热清，阴津复，尿血止。

2. 现代医家刘渡舟用猪苓汤案

边某，女，23 岁。1967 年曾患左肾积水而经大同市某医院手术治疗。至 1975 年，右肾区常常疼痛，经北京市某医院同位素扫描后发现右肾内梗阻并有轻度积水。现症：腰痛，小便不利，大便不爽，口咽发干，伴有痛经。舌质红绛，苔水滑，脉沉细弦。辨为阴虚有热而与水相结。猪苓 10 g，泽泻 15 g，茯苓 18 g，滑石 18 g，阿胶 10 g，瓜蒌皮 12 g，紫菀 10 g，青皮 10 g，麦冬 24 g。服五剂，小便利，大便正常，腰痛减轻。上方加杏仁、枇杷叶各 10 g，又服五剂疼痛亦止。（《经方临证指南》）

按语：此案病为腰痛，细辨证属阴虚有热而与水相结，投以猪苓汤加减。猪苓汤是治疗少阴阴虚水停、水热互结的代表方，肾阴亏虚，水火既济失常，水热互结，此案投以猪苓汤加减滋阴清热利水，诸症得解，体现了猪苓汤异病同治的特点，凡证属阴虚水热互结者皆可应用，比如腰痛、尿血、头痛等。

3. 现代医家岳美中用猪苓汤案

高某，女。患慢性肾盂肾炎，因体质较弱，抗病能力减退，长期反复发作，经久治疗不愈。发作时有高热，头痛，腰酸腰痛，食欲不振，尿意窘迫，排尿少，有不快与疼痛感。尿常规检查发现脓细胞，上皮细胞，红、白细胞等；尿培养示大肠杆菌。辨证：湿热侵及下焦，属淋证范畴。治宜清利下焦湿热，选用猪苓汤：猪苓 12 g，茯苓 12 g，滑石 12 g，泽泻 18 g，阿胶 9 g（烊化兑服）。服六剂后，诸症消失。（《岳美中医案集》）

按语：此案病属淋证，辨证为下焦湿热，湿热日久肾阴耗伤，形成水热互结伤阴之证，投以治疗阴虚水热互结代表方猪苓汤，茯苓、猪苓、泽泻淡渗利水，滑石利窍泄热，阿胶滋阴润燥，诸药合用，清利湿热养阴，水去则热随下泻，津复则口渴自止，诸症得消。

（李昌玲　撰）

防己黄芪汤

【仲景方论】

《金匮要略·水气病脉证并治第十四》："风水脉浮，身重，汗出恶风者，防己黄芪汤主之。腹痛加芍药。"

《金匮要略·痉湿病脉证治第二》："风湿脉浮，身重，汗出，恶风者，防己黄芪汤主之。"

【注家方论】

（1）刘献琳《金匮要略语释·水气病脉证并治第十四》：因风水病邪在表，故脉浮。水湿在表，故身重。由于卫阳不振，表气不固，故汗出恶风，所以用防己黄芪汤实卫固表，祛除水湿。腹痛者，加芍药以缓急止痛。

《金匮要略语释·痉湿暍病脉证第二》：风邪在表，故脉浮；湿邪在表，故身重；表虚不固，卫阳不振，故汗出恶风。这是风湿在表、表虚的证候，所以用防己黄芪汤，以扶表逐湿。

（2）吕志杰《张仲景方剂学·利水剂》：本方功能补卫固表，利水除湿。方中防己祛风行水，黄芪补虚固表，利水消肿，白术、甘草健脾去湿，生姜、大枣调和营卫。尤在泾说："风湿在表，法当以汗而解，乃汗不待发而自出，表尚未解而已虚，汗解之法不可守矣。故不用麻黄出之皮毛之表，而用防己驱之肌肤之里。服后如虫行皮中，及从腰下如冰，皆湿下行之征也。然非芪、术、甘草，焉能使卫阳复振，而驱湿下行哉？"（《金匮要略心典》）本方证是以水湿在表、卫阳不固为主要病机的病证。症见汗出恶风，身体疼重或浮肿，小便短少，舌淡苔白，脉浮缓。据《金匮》载，本证包括风湿表虚证和风水表虚证。

（3）吴仪洛《成方切用·燥湿门》：防己大辛苦寒，通行十二经，开窍泄湿，为治风肿、水肿之主药；黄芪生用达表，治风注肤痛，温分肉，实腠理；白术健脾燥湿，与黄芪并能止汗为臣；防己性险而捷，故用甘草甘平以缓之，又能补土制水为佐；姜、枣辛甘发散，调和营卫为使也。

去白术、姜、枣，加茯苓（为君）、桂枝，名防己茯苓汤（《金匮》），治水在皮肤，四肢聂聂而动，名皮水。（防己行经络，茯苓善渗泄，黄芪达皮肤，桂枝走肢节。按：五水，脉浮悉风，骨节疼痛，名风水；脉浮胕肿，按之没指，其腹如鼓，不恶风不渴，名皮水，当发其汗。又云恶寒不渴，名风水；不恶寒而渴，名皮水，假令皮水不渴，亦当发汗。脉沉迟，自喘，名正水；脉沉，腹满不喘，水积胞中，坚满如石，名石水；脉沉迟，发热，胸满身肿，汗如柏汁，名黄汗。）

（4）贾波《方剂学·祛湿剂》：本方证病机为肺脾气虚，表卫不固，风湿之邪伤于肌表，水湿之邪郁于肌腠所致。肺脾气虚，卫气亦亏，卫外失固，则汗出恶风；风湿或水湿郁于肌腠、肌肉，客于关节、筋骨，则身体沉重、肢节疼痛，或水肿；水湿内停，蓄而不行，则小便不利；舌淡苔白，脉浮，为正虚湿停，邪气在表之象。风湿在表，法当解表，但表虚之体，发汗则反伤表，故治宜益气固表与祛风行水并施。

方中防己祛风利水，除湿止痛；黄芪益气固表，行水消肿，共为君药。白术补气健脾以资黄芪益气固表之力，燥湿化浊以助防己祛湿行水之功，为臣药。甘草健脾和中、可调和诸药，是为佐使。煎加姜、枣健脾和胃。祛风除湿与益气固表并用，邪正兼顾，使祛风除湿而不伤正，益气固表而不恋邪。

（5）曹颖甫《金匮发微·水气病脉证治第十四》：此条与风湿同，脉浮为风，身重为湿，湿甚即为水；汗出恶风，表虚而汗泄不畅也。按：此亦卫不与营和之证，防己以利水，黄芪固表而托汗外出，白术、炙甘草补中以抑水，而风水可愈矣。所以腹痛加芍药者，芍药味甘微苦，其性疏泄，能通血分之瘀，伤寒桂枝汤用之以发脾脏之汗而达肌理者也。脾为统血之脏，腹为足太阴部分，腹痛则其气郁于脾之大络，故加芍药以泄之，妇人腹痛用当归芍药散，亦正以血分凝瘀而取其疏泄，若以为酸寒敛阴，则大误矣。

《金匮发微·痉湿暍病脉证第二》：脉浮为风，身重为湿，汗出恶风，为表气虚而汗泄不畅，此亦卫不与营和之证。防己泄热，黄芪助表气而托汗畅行，白术、炙甘草补中气以胜湿，此亦桂枝汤以助脾阳，俾汗出肌腠之意也。（按：本条方治下所列如虫行皮中云云，殊不可通，此证本非无汗，不当云服药后令微汗瘥，谬一。本方四味俱和平之剂，非责汗猛剂，何以服之便如虫行皮中？且何以腰下如冰冷，谬二。且阳明久虚无汗，方见虫行皮中之象，为其欲汗不得也，何以服汤后反见此状？谬三。此必浅人增注，特标出之。）

（6）范永升《金匮要略·水气病脉证治第十四》：本条提出风水表虚的证治。风水起病于风邪袭表，故见脉浮。身重为水泛肌表，此处的汗出恶风，是表卫气虚不固所致，所以治疗用防己黄芪汤益气固表，利水除湿。方中防己利水，黄芪益气固表，白术健脾化湿，生姜、大枣调和营卫，甘草和中。

异病可以同治，本方也用于风湿的治疗。原文与痉湿暍病篇第22条仅"水"与"湿"一字之差。风湿在表，以全身关节疼痛肿重为主症；风水犯表，以一身面目肿、按之凹陷不起为主症。二者病虽不同，但表虚卫气不固的病机相类，故可同用一方治之。

（7）黄竹斋《金匮要略方论集注·水气病脉证治》：《外台》防己黄芪汤治风水。脉浮写在表，其人或头汗出，表无他病。病者但下重，从腰以上为和。腰以下当肿及阴，难以屈伸。方见风湿中"脉经"其人下有能食二字，无或字，头下有痛字，但下有言字，《外台》引深师作水防己汤，云此本仲景伤寒论方。

赵以德曰：头汗者风，腰以下肿者水。甚于风，故表无他病，当治腰下为要。然是汤前条治风水在表，此可治风水在下之病，何也？盖本草防己疗风水肿手脚拘急，李东垣亦治腰下及足湿热肿甚。脉浮头汗，虽曰表无他病，然与表同故可通治。沈明宗曰：此乃湿从下受，湿多风少，故用黄芪实表，使水不得上溢，以防己驱除风湿，甘草健脾，姜枣以俾荣卫和而湿自除矣。

（8）尤在泾《金匮要略心典·痉湿暍病脉证第二》：风湿在表，法当以汗而解，乃汗不待发而自出，表尚未解而已虚，汗解之法不可守矣。故不用麻黄出之皮毛之表，而用防己驱之肌肤之里。服后如虫行皮中，及以腰下如冰，皆湿下行之征也。然非芪、术、甘草，焉能使卫阳复振，而驱湿下行哉？

（9）陈修园《金匮要略浅注·水气病脉证治第十四》：兹试为各证补其言未及，而并出其方。风水，其脉必浮而其为本证之确据者，则在身重，又合之汗出恶风及前后论列诸证，或兼或不兼者，一见身重脉浮，汗出恶风，其为风水内挟湿气无疑矣，以防己黄芪汤主之。若胃中不和，兼见腹痛者加芍药，以泻之。

按此节即太阳病，脉浮汗出恶风者，中风症也。盖以太阳为寒水之经，病则水不行，水不行，则必化湿，而生胀满矣，故名曰风水。其证身重脉浮者，内挟湿气无疑矣，故以防己黄芪汤治之。张隐庵云：防己生汉中，纹如车辐，主通气行水；芪术解肌散湿，助决渎之用；姜枣草和营卫补中央，交通上下之气，使气行而水亦行矣。腹痛者，胃不和也。加芍药以泄之。湿气篇云：胃不和者，加芍药三分，可知耳。徐注谓为补脾之虚，误矣。

（10）陶葆荪《金匮要略易解·水气病脉证并治》：风水的主要症状具备，又诊得本病应有的浮脉和身体尤其下肢重着，加上表虚的自汗出，因汗出表虚而怕风吹更甚的，应用固表并能祛风邪、消水肿的防己黄芪汤来作主治。若果兼有腹痛的，就加入和脾定痛的芍药。

此节是风水属于表虚的，与第四节风水的末句"恶寒者，此为极虚，发汗得之"互相发明，并提治疗方作原则启发。

又本节用这个方子的条件，和前第二章风湿证的条文，如出一辙，或者又以为是错简，编者不敢同意，因为风湿与风水各自有它的主要见症，实在不容混淆，岂可因彼此条文见症差不多，便以为重复？要知条文首提风湿，当然已具有其本身的主要症状和脉象，不过认为不必重复的可以不再提吧！那么本节首提风水，则肢节疼痛，面目浮肿虽未说及，但已在"风水"两字包起来了。如"太阳病"或"太阳证备"等，则头项强痛谁说不在其中？以此例彼，何独不然。至于防己黄芪汤用来两治风湿与风水，也自有它"逾淮化枳"的妙处。盖拿来治风湿方面，病邪与药性相吸，则芪、防又起另有的重要功能。分开来固收到同而不同的治效，合起来以和中固表的芪、草主持其中，则救治表虚自汗，依然一致。此仲景运用方剂的灵活处，就是吾人所应特别学习《金匮要略》这本经典著作处，也是现在内科学和方剂学所未能并及的，原书像这类的甚多，不可不特加研究。

【经典配方】 防己一两，甘草半两（炒），白术七钱半，黄芪一两一分（去芦），上锉麻豆大，每抄五钱匕，生姜四片，大枣一枚，水盏半，煎八分，去滓，温服，良久再服。喘者加麻黄半两，胃中不和者加芍药三分，气上冲者加桂枝三分，下有陈寒者加细辛三分。服后当如虫行皮中，从腰下如冰，后坐被上，又以一被绕腰下，温令微汗，瘥。

【经典方证】 风湿、风水脉浮，身重，汗出恶风。

【推荐处方】

防己30 g，炙甘草15 g，白术22.5 g，黄芪30 g，去芦，上锉麻豆大，每剂15 g，生姜四片，大枣一枚，水盏，温服，良久再服。喘者加麻黄15 g，胃中不和者加芍药3 g，气上冲者加桂枝3 g，下有陈寒者加细辛3 g。服后当如虫行皮中，从腰下如冰，后坐被上，又以一被绕腰下，温令微汗，瘥。

防己12 g，炙甘草6 g，白术9 g，黄芪30 g，生姜4片，大枣1枚，水煎服，每日2次。

【方机概述】 风湿表虚、风水表虚证的治疗。

【方证提要】 脉浮，身重，汗出，恶风。

【适用人群】 常用于治疗证属表虚水湿的患者。症见汗出恶风、小便不利、身重、肢节疼痛、舌淡苔白、脉浮。

【适用病症】 凡证属表虚水湿内停者皆可应用，如风湿性关节炎、慢性肾炎、肾病综合征、心力衰竭等。

【合方与加减】

（1）脾胃虚弱，血脉不和所致腹痛，加芍药；水湿伤肺作喘加麻黄；水寒伤冲加桂枝；下有陈寒积冷加细辛。

（2）肢节疼痛明显者，加桂枝6 g，白芍12 g等。

（3）畏寒怕冷明显者，加附子6 g，细辛3 g等。

（4）浮肿明显者，加茯苓15 g，泽泻6 g等。

【注意事项】

（1）服本方后，注意保暖取微汗出为度。

（2）水湿壅盛肿甚者，非本方所宜。

（3）阴虚无湿热者，非本方所宜。

（4）本方所用防己为汉防己，注意鉴别。

【医案分析】

1. 现代医家刘渡舟用防己黄芪汤案

李某，女，32岁。周身浮肿已1年多，两腿按之凹陷成坑，小便不利，食欲不振，神疲体乏，望其面色黄白虚浮，舌质淡而体胖，脉沉缓无力。初用五苓散加苍术、附子，服2剂后略有所效，改用防己黄芪汤治疗。黄芪30 g，防己10 g，白术60 g，生姜10 g，炙甘草10 g，泽泻15 g，茯苓15 g，肉桂6 g，车前子18 g，大枣7枚。用6大碗水，煎药成2大碗，分温4次服完。再煎时，用3大碗水，煎成2碗，分温3次服，1剂药后，小便畅利而肿消。（《经方临证指南》）

按语：病属水肿，症见小便不利，食欲不振，神疲体乏，面色黄白虚浮，舌质淡而体胖，脉沉缓无力。辨其证属水湿内停伴气虚。投以防己黄芪汤益气固表，利水除湿，然本案肿势明显，合用《石室秘录》的"分水丹"法，构成三补一泻之法，且制大其剂，使其迅速奏效。

2. 清代名医叶天士用防己黄芪汤案

李某某，小弱，当长夏四肢痹痛一止之后，筋骨不甚舒展，此卫阳单薄，三气易袭。先用阳明流畅

气血方。黄芪、生白术、汉防己、川独活、薏苡仁、茯苓。(《临证指南医案》)

按语：本案当长夏四肢痹痛一止之后，筋骨不甚舒展，脉小弱。此卫阳单薄，风寒湿三气外袭经络。方用汉防己、黄芪、生白术、茯苓，为防己黄芪汤法，固卫气，补阳明，除风湿；另加川独活祛风胜湿，薏苡仁除痹。此案体现了防己黄芪汤对证属表虚风湿性关节炎的有效应用。

3. 现代医家岳美中用防己黄芪汤案

傅某，男，40岁，患风水证，久而不愈，于1973年6月25日就诊。主诉下肢沉重，胫部浮肿，累则足跟痛，汗出恶风，舌质淡白有齿痕，脉浮虚而数，尿蛋白(++++)，红细胞(+)，诊断为慢性肾炎。防己黄芪汤主之。汉防己18g，生黄芪24g，白术9g，炙甘草9g，生姜9g，大枣4枚。坚持服药10个月，检查尿蛋白(+)，又持续服2个月，尿蛋白基本消失，一切症状消退。(《岳美中医案集》)

按语：证属风水表虚，投以防己黄芪汤，益气祛风、健脾利水。此案属于防己黄芪汤的经典应用，效不更方，因痼疾难愈，守方经年而愈。

(李昌玲　撰)

越婢汤（越婢加术汤、越婢加半夏汤）

【仲景方论】

《金匮要略·水气病脉证并治第十四》："风水恶风，一身悉肿，脉浮，不渴，续自汗出，无大热，越婢汤主之。"

《金匮要略·中风历节病脉证并治第五》："《千金方》越婢加术汤：治肉极，热则身体津脱，腠理开，汗大泄，疬风气，下焦脚弱。"

《金匮要略·水气病脉证并治第十四》："里水，越婢加术汤主之，甘草麻黄汤亦主之。"

《金匮要略·水气病脉证并治第十四》"里水者，一身面目黄肿，其脉沉，小便不利，故令病水。假如小便自利，此亡津液，故令渴也。越婢加术汤主之。"

《金匮要略·肺痿肺痈咳嗽上气病脉证治第七》："咳而上气，此为肺胀，其人喘，目如脱状，脉浮大者，越婢加半夏汤主之。"

【注家方论】

(1) 刘献琳《金匮要略语释·水气病脉证并治第十四》：由于风水是内有水气，外合风邪，属肺属表，故脉浮恶风，水湿潴留于肌表，故一身悉肿。由于内挟热邪，迫津外泄，故口渴自汗出。无大热是表无大热，由于续自汗出之故，与麻杏石甘汤之"汗出而喘，无大热"同一病机。所以用越婢汤发越水气，兼清里热。

皮水是水气潴留于皮肤之中，故一身面目黄肿。由于水湿过重，浮肿太甚，故脉沉。皮水的形成与脾肺的功能失调有关，脾虚不能运化水湿，肺气不宣，不能通调水道，下输膀胱，故小便不利，所以用越婢加术汤以发越水气，行表里之湿。如小便自利，口渴，则表示津液受伤，就不能再用此方治疗。

《金匮要略语释·肺痿肺痈咳嗽上气病脉证治第七》：咳嗽而喘，这是肺胀的主症，故云"咳而上气，此为肺胀"。由于水饮热邪，壅塞于肺，肺气不利，故喘；风热上壅，憋气严重，故眼球胀突犹如脱出之状；饮热郁肺，肺主皮毛，其病在表，故脉浮大。应用越婢加半夏汤以宣肺平喘，清热蠲饮降逆。

（2）吕志杰《张仲景方剂学·利水剂》：本方功能发越水气，兼清郁热。方中以麻黄配生姜宣散水气；石膏清肺胃郁热；甘草、大枣补益中气。如果水湿过盛，可加白术健脾除湿，增强消肿之功；汗多易伤阳，恶风者可加附子温经复阳止汗。本方证是以风水挟热为主要病机的病证。症见周身浮肿，小便不利，脉浮，自汗，恶风，或咳嗽、口渴等。

越婢加半夏汤：本方功能宣肺清热，降逆平喘。方中重用麻黄、石膏辛凉配伍，可发越水气，兼清里热；生姜、半夏散水降逆；甘草、大枣安中以调和诸药。本方证为素有内饮痼疾，复感外邪，饮热郁肺为主要病机的病证。症见咳甚喘急，目如脱状，肺胀（即肺气肿，呈桶状胸）满网，舌红苔黄，脉浮大。本方与前述小青龙加石膏汤、射干麻黄汤、厚朴麻黄汤4方，均主治外寒内饮所致的"咳而上气"（喘）等症。惟射干麻黄汤证尚未化热，其余3个方证都已化热，故均以石膏辛甘寒清热散邪。

越婢加术汤：本方功能发肌表之邪，清内蓄之热，健脾除湿。方中"麻黄通痹气，石膏清气分之热，姜、枣以和营卫，甘草、白术以理脾家之正气。"（徐忠可《金匮要略论注》）本方证是以肺病不能通调水道、脾病不能运化水湿、水邪泛滥周身为主要病机的病证。症见周身肿甚，小便不利，脉沉，舌苔白滑或薄黄。《千金》以本方治疗肉极变热证候。本方与越婢加半夏汤均为越婢汤之加味方，但一治咳嗽上气病，一治水气病，这也体现了异病同治之大法。

（3）吴仪洛《成方切用·燥湿门》：风水在肌肤之间，用麻黄之辛热以泻肺；石膏之甘寒以清胃；（肺主通调水道，胃主分别水谷）甘草佐之，使风水从毛孔中出；又以姜、枣为使，调和营卫，不使其太发散耗津液也。（胃为十二经之主，脾治水谷，为卑脏，若婢。经曰：脾主为胃行其津液，是方名越婢者，以发越脾气，通行津液。《外台》一名越脾汤，即此义也。）

（4）曹颖甫《金匮发微·水气病脉证治第十四》：犹是风水之证，恶风脉浮与前证同，惟身重则病在肌肉，一身悉肿则病在皮毛，不渴则胃中无热，续自汗出者，风主疏泄故也。但风为阳邪，当得发热，观中风证便知。今病者无大热而但有微热，则皮毛不开，阳气不得发越之象，故用越婢汤内扶脾阳，外开皮毛肌腠，使风随汗液外解，而其肿自消，所谓因势利导也。

越婢加术汤：黄汗之始病，四肢面目皆肿，而其脉沉迟；里水则四肢面目黄肿，而其脉亦沉。所以别于黄汗者，特暮夜无盗汗耳。夫水气外泄为汗，下行为小便，今外既无汗，小便复不利，水乃郁于皮毛之里而病黄肿。若小便自利，黄肿当减；乃黄肿如故，而反见渴者，以水湿隔塞于上，胃中津液不得上承也。此证胃中必有郁热，观外证之黄肿自见。不见夫造酱曲者乎？乘热而覆盖之水湿与热合并，蕴蒸不三日而发黄矣。仲师用越婢加术汤，解表与清里同治，使水湿与热悉从汗解，则肿退而渴止矣。

《金匮发微·肺痿肺痈咳嗽上气病脉证治第七》：咳而上气，为心下有水，为咳嗽吸引而上冲，不咳之时，则其气如平，与咳逆上气之全系燥热不同，前条已详辨之。惟水气所从来，则起于太阳失表，汗液留积胸膈间，暴感则为肺胀，寝久即成痰饮，使其内脏无热，则虽不免于咳，必兼见恶寒之象，惟其里热与水气相搏，乃有喘咳、目如脱状或喘而并见烦躁。要之脉浮者当以汗解，浮而大，则里热甚于水气，故用越婢加半夏汤，重用石膏以清里而定喘。

（5）范永升《金匮要略·水气病脉证治第十四》：本条提出风水夹热的证治。风水之病，因风致水，来势急而病在于表，故病初可见脉浮、恶风等表证。水为风激而泛溢周身，故见全身肿胀。口渴，为邪已化热之端倪。继而汗出无大热，为风热之邪，性偏开泄。与风寒之邪束表不同，故见汗出，因汗出热泄而体表暂无灼手之感。本条所述之证，虽有汗出面表邪尚未解除，外无大热面里热仍旧郁滞，故治疗用越婢汤散邪清热，发越水气。方中重用麻黄，配生姜以宣散发越，石膏辛凉以清内郁之里热，甘草、大枣和中以助药力。风水若肿势较甚者，可加白术健脾除湿，麻黄、白术相配，并行表里之湿，可增强利水退肿之效。恶风者加附子，此恶风为汗多伤阳所致，故用附子温经回阳止汗。

越婢加术汤：本条论述皮水夹热的证治。皮水的形成，与肺失通调，脾失健运有大。水液不循常道输布，故一身面目肿甚，脉沉，小便不利。水郁于内而化热，故用越婢汤发汗散水，兼清郁热，配白术以加强除湿之效。"越婢加术汤主之"一句以接在"故令病水"之后为顺。本条"假如小便自利，此亡津液，故令渴也"一句属插笔，意在强调若见小便自利而渴，此为津液已有亡失，不宜再用发汗散水之法。

《金匮要略·肺痿肺痈咳嗽上气病脉证治第七》：本条论述饮热迫肺的肺胀证治。肺胀多为素有伏饮，复加外感，内外合邪而为病。外感风热之邪与内在水饮相合，饮热交阻，壅塞于肺，致肺气胀满，逆而不降，故上气喘咳，则憋胀，胸满气促，两目胀突如脱；浮脉主表，亦主在上，大脉主热，亦主邪实，风热夹饮上逆，故脉浮大有力。治当宣肺泄热，化饮降逆。方用越婢加半夏汤。麻黄宣肺平喘，石膏泄肺热，二者相配，辛凉清解，宣降肺气；生姜、半夏散饮降逆；甘草、大枣安中补脾。

（6）黄竹斋《金匮要略方论集注·水气病脉证治》：沈明宗曰：此风多水少之证也。风多伤表外应肌肉、内连及胃，故恶风一身悉肿。胃气热蒸其机外向，不渴而续自汗出无大热者，则知表有微热而为实也。故以麻黄通阳气而散表，石膏入胃能治气强壅逆风化之热，甘草姜枣以和营卫。若恶风者阳弱而为卫虚，故加附子。录验加术，并祛湿矣。徐忠可曰：上节身重则湿多，此节一身悉肿则风多。风多气多热亦多，且属急风，故欲以猛剂铲之。尤在泾曰：脉浮不渴句，或作脉浮而渴，渴者热之内炽，汗为热逼与表虚出汗不同，故得以石膏清热，麻黄散肿，而无事兼固其表耶。

越婢加术汤：魏念庭曰：此在表则风寒杂合，而在里则湿热杂合之证也。主之以越婢汤。方中无治水之药者，散邪清热，补中益胃，无非治水也。外感寒内伤水之风水证，亦此法治之。恶风甚者加附子一枚，而壮阳正所以除湿。且用其流走之烈性以治周身之肿。凡正阳所行之地，岂水湿之邪可留之区乎。此亦不专治水而治水之法也。加术治风水者，必风邪轻而水气重，但治其表不足以行水，加术以助水之堤防，水由地中行而奏绩矣。

《证治大还》越婢汤治脉浮在表及腰以上肿，宜此发汗。兼治勇而劳甚肾汗出，汗出遇风，内不得入脏腑，外不得越皮，客于玄府，行与皮里，俱为浮肿。本之于肾，名曰风水。其证恶风，一身悉肿，脉浮不渴，续自汗出。风水证少气时热，从肩背上至头，汗出苦渴，小便黄，目下肿，腹中鸣，身重难行，正卧则咳，烦而不能食。

《巢源》妇人脚气候，若风盛者宜作越婢汤加术四两。

《千金》越婢汤治风痹脚弱方，于本方中加白术四两、大附子一枚。注云。胡洽方只五味。若恶风者，加附子一枚，多淡水者，白术四两。

（7）陈修园《金匮要略浅注·水气病脉证治第十四》：风水证、身重则为湿多，而此则恶风，一身悉肿，则为风多；脉浮不渴，病在表而不在里也；身原无汗，而续偶见其自汗出，身无大热，其微热不去，为表实也。以越婢汤主之。

徐忠可云：上节身重则湿多，此节一身悉肿则风多，风多气多热亦多，且属急风，故欲以猛剂铲之。恶寒为卫虚，加附子。古今录验加术，并驱湿矣。

一身面目黄肿，谓去里水，乃风水深入肌肉、非脏腑之表里也，腠实无汗，胃热内向，欲迅除其热，越婢加术汤主之。欲迅发其汗，甘草麻黄汤亦主之。此为里水证出其方治也。

（8）陶葆荪《金匮要略易解·水气病脉证并治》：风水主要症状的恶风已具备，而不单是身重，且一身都发现浮肿，又诊得本病应有的浮脉，尚不发渴，是风水证已具了。在理应该发汗而愈，但本证竟然断续自汗出而病不除，体表又无高烧，这分明是风水外感、肌肉内热、迫液自出所致。应用散风、化水兼解热的越婢汤来作主治。此方用麻黄解表祛风，宣通卫阳的被郁，使阳气行，风邪散，水无所附，随风气自化。更用重镇的石膏来控制麻黄的过升，兼收解肌清热的作用，以抑敛失常的续自汗出。再加生姜、大枣调和被伤的荣卫。真是能使矛盾归于统一的良方，最应寻绎。

越婢加术汤：此方是治里水一身面目皆黄、小便不利的主剂，故主要用越婢汤方。但是里水一身面目皆黄，已涉及脾所主的膏油肌肉方面，所以要加入补脾燥湿的白术来协助去黄消肿。

（9）李克光《金匮要略讲义》：本条论述风水挟热的证治。风水之病，来势急剧，是因风致水，病在于表，故有恶风表证；水为风激则泛滥四溢，故身悉肿。脉浮而口渴，是风邪已有化热之机。风性疏散，固有续自汗出之症；由于陆续汗出，故外表便无大热。但风水相搏之证，虽汗出而表证不解，外无大热然郁热仍在，故治宜越婢汤发越阳气，散水清热。方中以麻黄配生姜宣散水湿，配石膏清肺胃郁热而除口渴，配甘草、大枣以补益中气。若水湿过盛，再加白术健脾除湿，表里同治，以增强消退水肿的作用。恶风者加附子，以汗多阳伤，附子有温经、复阳、止汗之力。

越婢加术汤：本条论述皮水的证治。由于脾虚不能运化水湿，肺气不宣，不能通调水道，下输膀胱，因此，全身及面目肿大，脉沉，小便不利。肺主皮毛，水湿既不能从皮毛而外泄，又不能下行从小便而排出，结果郁于脾胃而化热，所以用越婢汤发汗行水，兼清内热，加白术以除肌表之湿。如小便自利而渴，表示津液已伤，不宜再用此方治疗。

（10）曹其旭、陶汉华《金匮要略选释·水气病脉证治第十四》：风邪外袭，肺卫失宣，通调失职，水湿滞留于肌表，故一身悉肿。风邪袭表，故恶风发热、脉浮，风邪化热伤津故口渴；热蒸于内，迫津外泄，故续自汗出；由于陆续汗出，体表热度并不高，证属风热在表之风水，治当疏风清热，行水消肿。方用越婢汤。

方中重用麻黄既发汗解表，又利尿消肿，配生姜宣散水湿。石膏清热除渴，并能制约麻黄，以防过于温散，甘草、大枣补益中气以扶正。恶风严重者，为汗多伤阳，可加附子温经助阳而止汗。水湿过盛，而加白术健脾祛湿，以增强消水之功。

越婢加术汤：论述皮水兼郁热的证治。皮水是水气潴留皮肤之里、肌肉之中，故又称里水。面目及全身浮肿，小便不利，脉沉，为脾肺功能失调，脾不能运化水湿，肺不能通调水道，水气潴留泛滥肌肤所致。肺气不宣，卫阳郁滞可化热。治疗当宣散水气，消肿清热，方用越婢加术汤，假如小便自利而口渴，说明津液有亏，不宜用此方。

麻黄辛温发散，发汗而利小便，配生姜宣散水气。白术健脾，祛皮间水气，石膏清郁热。甘草、生姜、大枣调和营卫，健脾气。服药后恶风者是卫阳虚，加附子助阳除湿。

《金匮要略选释·肺痿肺痈咳嗽上气病脉证治第七》：论述饮热郁肺的咳喘证治。本条为素有停饮，复加外感，内外合邪而为病。外感风热之邪与内在水饮相合，饮热交阻，壅塞于肺，致肺气胀满，逆而不降，故上气喘咳，甚则憋胀，胸满气促，目突如脱；浮脉主表，亦主在上，大脉主热，亦主邪实，风热挟饮上逆，故脉浮大有力。治当宣肺平喘，清热降逆，方用越婢加半夏汤。

麻黄宣肺平喘，石膏清泄肺热，二者相配，辛凉清解，发越水气，兼清里热；生姜、半夏散饮降逆；甘草、大枣安中补脾以杜痰饮之源。

《金匮要略心典》：外邪内饮，填塞肺中，为胀，为喘，为咳而上气。越婢汤散邪之力多，而蠲饮之力少，故以半夏辅其未逮；不用小青龙者，以脉浮且大，病属于阳热，故利辛寒，不利辛热也。目如脱状者，目睛胀突，如欲脱落之状，堕气使然也。

【经典配方】

越婢汤：麻黄六两，石膏半斤，生姜三两，甘草二两，大枣十五枚，上五味，以水六升，先煮麻黄，去上沫，纳诸药，煮取三升，分温三服。

越婢加术汤：麻黄六两，石膏半斤，生姜二两，甘草二两，白术四两，大枣十五枚，上六味，以水六升，先煮麻黄，去上沫，纳诸药，煮取三升，分温三服。

越婢加半夏汤：麻黄六两，石膏半升，生姜三两，大枣十五枚，甘草二两，半夏半升，上六味，以水六升，先煮麻黄，去上沫，纳诸药，煮取三升，分温三服。

【经典方证】

越婢汤：风水恶风，一身悉肿，脉浮，不渴，续自汗出，无大热。

越婢加术汤：治肉极，热则身体津脱，腠理开，汗大泄，疠风气，下焦脚弱。里水，一身面目黄肿，其脉沉，小便不利。

越婢加半夏汤：咳而上气，此为肺胀，其人喘，目如脱状，脉浮大者。

【推荐处方】

越婢汤：麻黄 180 g，石膏 240 g，生姜 90 g，甘草 60 g，大枣十五枚，上五味，以水六升，先煮麻黄，去上沫，纳诸药，煮取三升，分温三服。

越婢加术汤：麻黄 180 g，石膏 240 g，生姜 60 g，甘草 60 g，白术 120 g，大枣十五枚，上六味，以水六升，先煮麻黄，去上沫，纳诸药，煮取三升，分温三服。

越婢加半夏汤：麻黄 180 g，石膏 240 g，生姜 90 g，大枣十五枚，甘草 60 g，半夏 50 g，上六味，以水六升，先煮麻黄，去上沫，纳诸药，煮取三升，分温三服。

越婢汤：麻黄 12 g，石膏 18 g，生姜 9 g，甘草 6 g，大枣五枚，水煎，先煮麻黄，每日 2 次。

越婢加术汤：越婢汤加白术 18 g。

越婢加半夏汤：越婢汤加半夏 9 g。

【方机概述】越婢汤主治风水夹热证；越婢加术汤主治皮水挟热证；越婢加半夏汤主治饮热郁肺证。

【方证提要】

越婢汤：恶风，一身悉肿，脉浮，不渴。

越婢加术汤：肉极，热则身体津脱，腠理开，汗大泄，疬风气，下焦脚弱。里水，一身面目黄肿，其脉沉，小便不利。

越婢加半夏汤：咳而上气，喘，目如脱状，脉浮大者。

【适用人群】常用于治疗证属水湿内停、水热互结的水肿病患者。症见全身水肿，汗出恶风，小便不利，或咳喘，舌淡苔白，脉浮。

【适用病症】

（1）急性肾炎症见水肿、恶寒发热等，可给予越婢汤、越婢加术汤应用。

（2）支气管哮喘、支气管炎、肺气肿等病急性发作而见饮热迫肺证时可给予越婢加半夏汤应用。

【合方与加减】

（1）痰热内盛，黏痰不易咳出者，加鱼腥草 18 g，瓜蒌 12 g，海蛤粉 12 g，海浮石 12 g 等；痰鸣喘息，不得平卧，加射干 9 g，葶苈子 6 g 等；痰热郁结，胀满便秘者，加大黄 6 g，芒硝 9 g 等；热邪伤体，口舌干燥者，加天花粉 12 g，知母 12 g，芦根 12 g 等。

（2）恶风明显者，加用附子 6 g。

（3）喘明显者，加杏仁 9 g。

（4）水肿明显时合用五苓散。

【注意事项】

（1）阴虚者慎用。

（2）麻黄先煎。

【医案分析】

1. 顾处真用越婢汤案

陆某，年逾四旬，务农。1954 年 6 月，病风水，时当仲夏，犹衣棉袄，头面周身悉肿，目不能启，腹膨若瓮，色光亮，恶风发热无汗，口微渴，纳呆溺少，咳嗽痰多，气逆喘促，不能正偃，倚壁而坐，前医迭进加减饮，并配西药治疗，非惟无效，且见恶化，乃邀余往诊，一望显属风水重症，因审《金匮》辨水肿症之脉，谓风水脉浮，此症寸口脉位肿甚，无从辨其脉之为浮为沉，然据其主诉及临床表现，则属风水，即仿《金匮》越婢汤加味。净麻黄六钱，生石膏五钱，粉甘草二钱，飞滑石四钱（分二次送服），鲜姜四片，大枣十二枚。嘱服后厚覆取汗，服后约一小时许，周身皆得透汗，三更内衣，小便亦多，气

机渐和，寒热消失，身肿腹胀随消十之八，病果顿挫。（《金匮名医验案精选》）

按语：病属水肿之风水，风水发病先肿头面，后及周身，为阳水，其治宜用发散之法，且本案肿势明显，证属风水表虚，越婢汤加用滑石增加利水之功，使其迅速奏效。

2. 李洪全用越婢加半夏汤案

刘某之母，年龄72岁。患哮喘病20余年，经年发作不能动作，于1958年12月10日来诊治疗，此方连服2剂病愈。症状：咳嗽、气短、心悸、吐黏痰色时黄时黑、咽喉如烟燎状而痒，一旦生气上火感冒，病势就更加严重，烟呛亦重，每年夏天轻冬天重。处方：麻黄21g，石膏150g，生姜30g，大枣30g（去核），甘草21g，半夏30g。用水五碗先煎麻黄、石膏约半小时许，吹去上沫再入诸药同煎，煎成三茶碗，晚饭后温服一碗，至半夜温服一茶碗，至早饭前再服一碗。该患者连服此方两剂而哮喘痊愈。

按语：本案病为哮喘，辨其病机证属痰热郁肺，投以仲景之越婢加半夏汤，方中麻黄宣肺平喘，石膏清泄肺热，二者相配，辛凉清解，发越水气，兼清里热；生姜、半夏散饮降逆；甘草、大枣安中补脾以杜痰饮之源。诸药合用，清热化痰、化饮降逆，病证得消。

3. 清代名医叶天士用越婢汤案

潘某，28岁，咳嗽在先肺病，近日凉风外受，气闭声音不出，视舌边绛赤有黄苔，寒已变为热。越婢法加米仁、茯苓。（《叶天士先生方案真本》）

按语：本案先有咳嗽，复感时邪凉风，致肺气郁闭而声音不出，舌边绛赤、苔黄，为风寒化热、肺热郁闭。方用越婢汤，方中麻黄配生姜宣散水湿，配石膏清泄郁热，配甘草、大枣以补益中气，全方疏透郁闭，清泄肺热，另加薏苡仁止咳，茯苓利湿。

参考文献

［1］李洪全.越婢加半夏汤治哮喘病疗效介绍［J］.辽宁医学杂志，1960（4）：41.

（李昌玲　撰）

防己茯苓汤

【仲景方论】《金匮要略·水气病脉证并治第十四》："皮水为病，四肢肿，水气在皮肤中，四肢聂聂动者，防己茯苓汤主之。"

【注家方论】

（1）刘献琳《金匮要略语释·水气病脉证并治第十四》：皮水是内有水气，外合湿邪，水走皮肤，症状为脉浮、不渴、无汗、不恶风、腹大浮肿、按之没指；或渴而不恶寒、身肿而冷等。由于水溢于皮肤之中，故四肢肿。水气潴留于四末，壅遏卫气不行，故四肢肌肉微微跳动，所以用防己茯苓汤畅营卫以逐皮间水气。

（2）吕志杰《张仲景方剂学·利水剂》：本方功能通阳化气，利水消肿。方中重用茯苓甘淡健脾利水。"防己、茯苓善驱水气，桂枝得茯苓，则不发表而反行水，且合黄芪、甘草助表中之气，以行防己、茯苓之力也。"（尤在泾《金匮要略心典》）本方证是以水气壅盛、阳郁不宣为主要病机的病证。症见四肢浮肿较甚，肌肉聂聂瞤动，口不渴，不恶风，或腹如鼓等。本方与防己黄芪汤均为治疗水肿病的常用方剂，本方重用茯苓，利水消肿之力较强，故用于浮肿较重之皮水病。而防己黄芪汤多用于风水病表气虚证。

（3）王子接《绛雪园古方》：汉防己，太阳经入里之药，泄腠理，疗风水，通治风湿、皮水二证。《金匮》汗出恶风者，佐白术；水气在皮肤中聂聂动者，佐桂枝。一以培土，一以和阳，同治表邪，微分标本。盖水湿之阳虚，因湿滞于里而汗出，故以白术培土，加姜枣和中，胃不和再加芍药。皮水之阳虚，因风水袭于表，内合于肺，故用桂枝解肌散邪兼固阳气，不须姜枣以和中也。黄芪汤方下云：服药当如虫行皮中，从腰下如冰。可知其汗仅在上部，而不至于下，即用白术内治其湿，尤必外用被围腰下，接令取汗，以通阳气也。余治太阳腰髀痛，审症参用两方，如鼓应桴，并志之。

（4）曹颖甫《金匮发微·水气病脉证治第十四》：肺主皮毛，皮水之为肺病，此固不言可知。按：本篇提纲曰其脉亦浮，外证浮肿，按之没指，不恶风，其腹如鼓，不渴，当发其汗，其为越婢加术汤证无可疑者。然何以有防己茯苓汤证？曰：此为渴者言之也。寒水在下，不受阳热之化，则津液不得上承，而咽喉为燥，自非利小便以泄水，则渴将不止，防己茯苓汤，此固利小便之方治也。太阳水气，本当作汗外泄，为表寒所遏，则皮毛之气悉化为水，而水气在皮肤中；所以在皮肤中者，由皮毛而渐渍肌肉也；水渍肌肉，则脾阳不达四肢而四肢肿，肿之不已，阳气被郁，因见筋脉跳荡，肌肉寒颤，如风前木叶，聂聂动摇（聂，尺涉切，音习，木叶动貌）。故方中用黄芪以达皮毛，桂枝以解肌肉，使皮毛肌肉舒畅，不至吸下行之水；更加甘草以和脾，合桂枝之温，使脾阳得旁达四肢，但得脾精稍舒，而肢肿当消；所以用黄芪不用麻黄者，此亦痰饮病形肿以其人遂痹故不内之之例也。

（5）范永升《金匮要略·水气病脉证治第十四》：本条论述皮水气虚阳郁的证治。皮水为病，以水液留滞于皮肤之中为主，见症也主要是四肢肿，肿甚则阳气郁滞也甚，水气阻遏，阳气欲伸，两相交争，则见四肢聂聂动。治疗用防己茯苓汤通阳化气，分消水湿。方中防己、黄芪相配益气利水，桂枝、茯苓相配通阳利水，黄芪、桂枝相协，又有温通表阳、振奋卫气之功。

防己茯苓汤与防己黄芪汤均有防己、黄芪，都有益气通利之功，但二者仍有不少相异之处，学习时当细加体察，现列表归纳（表1）。

表1 防己茯苓汤证与防己黄芪汤证鉴别表

鉴别点	防己茯苓汤证	防己黄芪汤证
主症	四肢肿，聂聂动，小便不利	脉浮身重，汗出恶风
病机	水气壅盛于肌肤，阳气郁滞	水湿停滞于肌肤，卫表不固
治法	益气通阳，化气利水，表里分消	益气固表，利水化湿
药物	防己、黄芪各三两，茯苓六两，桂枝三两，甘草二两	防己一两，黄芪一两一分，白术三分，甘草半两，大枣一枚，生姜四片

（6）黄竹斋《金匮要略方论集注·水气病脉证治》：沈明宗曰：此邪在皮肤而肿出。风入于卫，阳气虚滞则四肢肿，皮毛气虚受风而肿，所谓水气在皮肤中。邪正相搏，风虚内鼓，故四肢聂聂瞤动，是因表虚也。盖肺与三焦之气同入膀胱而行决渎，今水不行则当使小便利而病得除，故防己茯苓汤除湿而利水。以黄芪辅卫而实表，表实而邪不能容；甘草安土而制水邪；桂枝以和荣卫，又行阳化气而实四末，俾风从外出水从内泄矣。徐忠可曰：前皮水所注证皆不列，谓挈皮水二字即概之也。又特揭言四肢肿聂聂动，以申明水气在皮肤中之状，而后皮字义晓然矣。药亦用防己黄芪汤但去术加桂苓者，风水之湿在经络近内，皮水之湿在皮肤近外，故但以苓协桂渗周身之湿，而不以术燥其中气出，不用姜枣湿不在上焦之荣卫，无取乎宣之耳。

"巢源"水分候，水分者言肾气虚弱不能制水，令水气分散流布四肢，故云水分。但四肢皮肤虚肿聂聂而动者，名水分也。"辑义"此条证据巢源，即水分也。

（7）尤在泾《金匮要略心典·水气病脉证并治第十四》：皮中水气，浸淫四末，而壅遏卫气，气水相逐，则四肢聂聂动也。防己、茯苓善驱水气，桂枝得茯苓，则不发表而反行水，且合黄芪、甘草，助表中之气，以行防己、茯苓之力也。

（8）陶葆荪《金匮要略易解·水气病脉证并治》：此方用擅专逐水于皮肤的防己为一方的领药，更用擅于通络宣阳的桂枝和擅于壮气透表的黄芪来助成温通宣化作用。更重用独具渗化膀胱水气的茯苓，既助成外逐的功能，又兼顾内渗的遗灾。再加上和中护津并可调剂各药的甘草，决胜机先，预图善后，使作医当是名医，使作将当是名将。

此方治皮水反用苓桂，前节治风水的防己黄芪汤反不用主治风寒的桂枝，殊出常理。学者能于此等处深入研究，自得到配方用药的奇而不奇、变而非变了，因为不论怎样变化，自有它的一定规律。

（9）李克光《金匮要略讲义》：本条论述皮水的证治。脾主四肢，脾病则水潴留于四肢皮肤，故皮水患者四肢浮肿。肿则阳气被郁，邪正相争，故肌肉有轻微跳动。治用防己茯苓汤，通阳化气、表里分消。方中防己、黄芪走表祛湿，使皮水从外而解；桂枝、茯苓通阳化水，使水气从小便而去；同时，桂枝与黄芪相协，又能通阳行痹，鼓舞卫阳；甘草调和诸药，协黄芪以健脾，脾旺则可制水，并可预防肾水泛滥，以免加重水肿。

防己茯苓汤，即防己黄芪汤去白术加桂枝茯苓而成，比较两方中药物的分量，防己黄芪汤中防己一两，黄芪一两一分；而防己茯苓汤的防己、黄芪各三两，显然本方证肌表之水特重，其祛除皮水的作用亦特强。

（10）曹其旭、陶汉华《金匮要略选释·水气病脉证治第十四》：脾主四肢肌肉，脾病水气潴留于皮肤肌肉之中，故四肢浮肿，水气阻滞，阳气被郁，阳气欲通不能，邪正相争，故肌肉有轻微跳动。治疗原则应通阳化气，行水消肿，方用防己茯苓汤。

防己、茯苓利小便，行水消肿。桂枝、甘草辛甘化阳，助黄芪益气通阳，桂枝又通阳化气行水。茯苓、黄芪、桂枝、甘草四药并能健脾益气助阳，有较强的祛皮间水气之作用。

防己茯苓汤即防己黄芪汤去白术，加桂枝茯苓而成，比较两方药物用量，防己黄芪汤轻用防己、黄芪、白术、甘草，以益气固表、祛风除湿为主，防己茯苓汤药量较重，重在利水消肿。

【经典配方】防己三两，黄芪三两，桂枝三两，茯苓六两，甘草二两，上五味，以水六升，煮取二升，分温三服。

【经典方证】四肢肿，水气在皮肤中，四肢聂聂动。

【推荐处方】

防己90g，黄芪90g，桂枝90g，茯苓180g，甘草60g，上五味，以水六升，煮取二升，分温三服。

防己9g，黄芪9g，桂枝9g，茯苓18g，甘草6g，水煎服，每日2次。

【方机概述】皮水属脾虚阳郁、水气不行者。

【方证提要】四肢肿，四肢聂聂动。

【适用人群】常用于治疗证属阳气不宣、水气泛滥的水肿病患者。症见四肢肿胀，且肿势明显，按之没指，肌肤轻微颤动，小便不利。

【适用病症】凡证属阳气不宣、水气泛滥的水肿病，皆可应用，比如慢性肾脏病、肝硬化腹水、营养不良性浮肿、肺心病等。

【合方与加减】

（1）水肿明显时可合用五苓散。

（2）喘满者加干姜6g，五味子6g。

（3）腰以下肿胀者，合用牡蛎泽泻散。

【注意事项】

（1）阴虚者慎用。

（2）此方防己为汉防己。

【医案分析】

1. 清代名医叶天士用防己茯苓汤案

章某，伏饮阴浊上干，因春地气主升而发，呕吐不饥。自然脾胃受伤，六君子宣补方法未尝不妙。今诊得吸气甚微，小溲晨通暮癃，足跗浮肿，其腑中之气开阖失司，最虑中满。太阳司开，阳明司合，浊阴弥漫，通腑即是通阳，仿仲景开太阳一法。牡蛎、泽泻、防己、茯苓、五味、干姜。（《临证指南医案》）

按语：本案症见呕吐不饥，吸气甚微，小溲晨通暮癃，足跗浮肿。此太阳经腑之阳不通，水气不行。方用防己、茯苓，为防己茯苓汤法利水逐湿；用牡蛎、泽泻，为牡蛎泽泻散以利水；用五味子、干姜，为小青龙汤法以开太阳。

2. 清代名医叶天士用防己茯苓汤案

倪某，阳伤湿聚，便溏足肿。粗桂枝、生白术、木防己、茯苓、泽泻。又，脉紧，足肿便溏，阳微湿聚，气不流畅，怕成单胀。照前方加茵陈。又，晨泄肢肿。生白术、桂枝木、淡附子、茯苓、泽泻。（《临证指南医案》）

按语：本案症见便溏足肿。此湿聚伤阳。方用粗桂枝、木防己、茯苓，为减味防己茯苓汤以通阳逐湿；用泽泻、生白术，合桂枝、茯苓，为五苓散法以开太阳、利水湿。二诊仍足肿便溏，脉紧，此阳微湿聚，气不流畅。于前方加茵陈以加强逐湿。三诊见晨泄肢肿，说明一、二诊治方温阳之力不足，故改用真武汤法以淡附子、生白术、茯苓，温阳逐湿；合五苓散法加桂枝木、泽泻通阳利水。

3. 近现代医家秦伯未用防己茯苓汤案

男，28岁。病浮肿1年，时轻时重，用过西药，也用过中药健脾、温肾、发汗、利尿法等，效果不明显。当我会诊时，全身浮肿，腹大腰粗，小便短黄，脉象弦滑，舌质嫩红，苔薄白，没有脾肾阳虚的症状。进一步观察，腹大按之不坚，叩之不实，胸膈不闷，能食，食后不作胀，大便每天1次，很少矢气，说明水不在里而在肌表。因此考虑《金匮要略》上所说的"风水"和"皮水"，这两个证候都是水在肌表，但风水有外感风寒症状，皮水则否。所以不拟采用麻黄加术汤和越婢加术汤发汗，而用防己茯苓汤行气利尿。诚然，皮水也可用发汗法，但久病已经用过发汗，不宜再伤卫气。处方：汉防己、生黄芪、带皮茯苓各15g，桂枝6g，炙甘草3g，生姜2片，红枣3枚。用黄芪协助防己，桂枝协助茯苓，甘草、姜、枣调和营卫，一同走表，通阳气以行水，使之仍从小便排出。服2剂后，小便渐增，即以原方加减，约半个月症状完全消失。（《谦斋医学讲稿》）

按语：本案此水不在里，而在肌表，属皮水，投以防己茯苓汤，方中防己、黄芪走表祛湿，使皮水从外而解；桂枝、茯苓通阳化水，使水气从小便而去；同时，桂枝与黄芪相协，又能通阳行痹，鼓舞卫阳；甘草调和诸药。全方通阳化气、表里分消。终得通阳行水，小便渐增，诸症渐消。

（李昌玲　撰）

甘草麻黄汤

【仲景方论】《金匮要略·水气病脉证并治第十四》："里水，越婢加术汤主之，甘草麻黄汤亦主之。"

【注家方论】

（1）吴谦《医宗金鉴·订正仲景全书金匮要略注·水气病脉证并治第十四》：皮水表虚有汗者，防己茯苓汤固所宜也；若表实无汗有热者，则当用越婢加术汤；无热者，则当用甘草麻黄汤发其汗，使水外从皮去也。

（2）陈修园《金匮要略浅注·水气病脉证并治第十四》：一身面目黄肿，谓之里水，乃风水深入肌肉，非脏腑之表里也。腠实无汗，胃热向内，欲迅除其热，越婢加术汤主之；欲迅发其汗，甘草麻黄汤亦主之。

（3）魏荔彤《金匮要略方论本义·水气病脉证并治第十四》：里水之治，仲景主之以越婢加术汤，又主之以甘草麻黄汤。用越婢加术之义，亦为湿热相杂于内而言治也，阳虚者，加附子可知矣，余谓气虚者加术，更加参芪，又可推矣。用甘草麻黄汤者，益中气、散风湿也，为水气在内，无热可挟，而风寒之邪亦郁于表者出治也。且其人但见邪盛，不见正虚，故以此治邪，而甘草即为补正也。服法义在汗出必谨风寒。可见甘草麻黄汤一方，非专为里有水而无风寒外感者言也。即越婢汤一方，内用麻黄，亦微有此意也。虽云水气病当发汗而愈，然全无外证，则固有利小便一法矣，何用发汗乎？此等处俱宜于仲景所曾言者参错而师其法，方可有得于语言文字之外耳。

（4）吕志杰《仲景方药古今应用·第二章麻黄汤类——发汗解表祛邪剂》：本方功能发汗散水消肿。方中剂量为麻黄倍于甘草，取"辛甘发散为阳"之义，以发汗散水消肿。本方证是以水湿浸渍于肌里，阳气郁阻为主要病机的病证。症见皮水无汗，口不渴，小便不利，苔白滑，脉沉。

（5）刘渡舟《金匮要略诠解·水气病脉证并治第十四》：本条是论述里水一证两方的治法。里水是由于脾阳虚不能运化水湿，肺气虚不能通调水道，水湿停留，泛于肌表而成。里水湿郁滞化热，一身面目黄肿者，可用越婢加术汤健脾宣肺而清郁热。若水湿停于肌表，无热而身肿者，可用甘草麻黄汤，内助脾气，外散水湿，使腰以上肌表寒水从汗而去。

【经典配方】甘草二两，麻黄四两，上二味，以水五升，先煮麻黄，去上沫，内甘草，煮取三升，温服一升，重复汗出，不汗，再服，慎风寒。

【经典方证】里（皮）水表实无热无汗。

【推荐处方】甘草6g，麻黄12g，水煎服。

【方机概述】皮水表实无汗，里热不明显。风寒束表，肺失宣通，停水外溢，但无郁热，无汗者，可用甘草麻黄汤，辛甘相伍，发汗宣肺，散水和中，治皮水腰以上浮肿较显著。甘草麻黄汤的核心病机为内无郁热，肺气失宣，脾失健运，里水外溢。

【方证提要】一身面目浮肿，小便不利，无汗，恶寒，口不渴，苔白滑，脉浮者。

【适用人群】常用于患水肿病的人群，见一身面目浮肿、小便不利、无汗、口不渴、咳喘、脉浮者。

【适用病症】

（1）对肾小球肾炎初期，慢性肾盂肾炎属外有风寒，肺气郁滞之水气病证等有效。

（2）风寒感冒证。

（3）以喘息为主症者，如支气管哮喘。

【合方与加减】

1. 合方

（1）周身恶寒怕冷，四肢不温者，合四逆汤。

（2）脘腹冷痛者，合附子理中丸。

2. 加减

（1）打喷嚏、流清涕频发不止者，加荆芥10 g，辛夷花10 g，苍耳子10 g，白蒺藜15 g，夜交藤15 g，桔梗10 g。

（2）水肿而脉沉者，加附子9 g。

（3）寒湿腹胀，身重身冷无汗者，加桂枝9 g。

【注意事项】

（1）脾胃虚寒者禁用。

（2）脾胃阴虚证、湿热蕴结证，慎用本方。

（3）药后注意避免风寒。

（4）老人、虚人不可轻用。

【医案分析】

1. 方舆輗用甘草麻黄汤案

往年，一男子六十余岁，患上证（谓皮水此方证也）。余诊之，即与甘草麻黄汤服之，一夜汗出，烦闷而死。后阅《济生方》曰：有人患气促，积久不瘥，遂成水肿者，服之而效。但此药发表，于老人、虚人不可轻用。余当弱冠，方药未妥，逮读《济生》而大悔昨非。（《皇汉医学》）

按语：此为服甘草麻黄汤致死案。该方为汗剂，就是用之不妥，一般也不至于"汗出烦闷而死"。发生此种后果，或患者病情已很危重，或患者为体质特殊，不宜用麻黄。据杂志报道，有个别患者对个别中药过敏，甚至致死，不可不知。

2. 顾兆农用甘草麻黄汤案

患者王某，男，3岁，1983年10月27日由儿童医院转来本院。患儿1周前发热、咽痛，经治热退，因汗出过多，其母用凉毛巾揩之，次日下午，患儿面目出现浮肿，到某院确诊为"急性肾炎"。用西药效微，转本院中医诊治。症见脸如卧蚕，全身浮肿，头面、下肢尤甚，其睾丸肿大如小杯，尿二日来几闭，不欲饮食，呼呼作喘，病属《金匮》所云"气强则为水""风气相击"之证候。治以"启上闸开下流"之法，气行则水去矣。处方：麻黄15 g，甘草15 g。水煎，频频而少喂。患儿家长每十几分钟喂一匙，半剂尽，尿道口尿液淋漓，半小时后，第一次排尿约300 mL，又隔45分钟，第二次排尿约700 mL，此时喘促减，余嘱尽剂，夜间服5~6次，次日清晨，其肿大消，身渍渍汗出，改培土利湿剂善后。

按语：处方为二味药的单方小剂，如同单刀直入，切中要害，此古人神奇之法。具体此案，其巧妙之处，在于对尿闭水肿小儿，采用"启上闸开下流"法，亦即"提壶揭盖"法。患儿幼小，少量频服，拨动气机，通调水道，尿利则水消。

参考文献

[1] 顾兆农. 提壶揭盖法治疗风水、关格[J]. 中医药研究杂志，1984（1）：22.

（杨梅　撰）

麻黄附子汤

【仲景方论】《金匮要略·水气病脉证并治第十四》："水之为病，其脉沉小，属少阴；浮者为风；无水虚胀者为气；水，发其汗即已。脉沉者宜麻黄附子汤；浮者宜杏子汤。"

【注家方论】

（1）尤在泾《金匮要略心典·水气病脉证并治第十四》：水气脉沉小者属少阴，言肾水也；脉浮者为风，即风水也。其无水而虚胀者，则为气病而非水病矣。气病不可发汗，水病发其汗则已。然而发汗之法，亦有不同。少阴则当温其经，风水即当通其肺，故曰脉沉者宜麻黄附子汤，脉浮者宜杏子汤，沉谓少阴，浮谓风也。

（2）王子接《绛雪园古方选注·上卷汗剂麻黄附子甘草汤》：少阴无里证，欲发汗者，当以熟附固肾，不使麻黄深入肾经，劫液为汗。更妙在甘草缓麻黄，于中焦取水谷之津为汗，则内不伤阴，邪从表散，必无过汗亡阳之虑矣。

（3）陈修园《金匮要略浅注·水气病脉证并治第十四》：水之为病，其脉沉小，属少阴，即为石水，彼夫浮者为风，即是风水，其内无水，而为虚胀者，其病不为水而为气，气病不可发汗，水病发其汗即已。然而发汗之法，各有不同，若脉沉者，水在少阴，当温其经，宜麻黄附子汤；脉浮者，水在皮毛，当通其肺，宜杏子汤。此为石水证出其方也。而并言及风水与气肿，从反面掉出正旨，时又有借宾定主之法，汉文已开之。

（4）吕志杰《仲景方药古今应用·第二章麻黄汤类——发汗解表祛邪剂》：本方功能温经助阳，发汗解表。方由麻黄细辛附子汤去细辛之辛散，加炙甘草甘缓和中。功用较麻黄细辛附子汤缓和。《伤寒论》用于治疗少阴太阳两感证，其病机、主症参见"麻黄附子甘草汤证"条。《金匮》麻黄附子汤与本方药同量异，用于治疗水气病脉沉者。

（5）刘渡舟《金匮要略诠解·水气病脉证并治第十四》：本条是论述正水、风水与虚胀的鉴别，以及正水与风水的治法。正水病由于少阴肾阳不足，不能温化水气，水气停蓄于中，故腹满。水气上逆于肺，故喘息。肾阳不足，故脉沉小。治宜麻黄附子汤。方中麻黄宣肺发汗，祛水平喘；甘草健脾制水，附子温阳化湿。

风水病由于风邪侵袭肌表，故脉浮而恶风。肺失通调之职，水湿停滞，留于体表四肢关节，故头面浮肿，骨节疼痛。治以杏子汤。方中麻黄开宣肺气，散风湿；杏仁开肺气，利水湿；甘草和中。虚胀病由于肺气郁而不行，气郁而胀。虚胀病无水而有气，故治以补肺行气。

【经典配方】麻黄三两，甘草二两，附子一枚（炮），上三味，以水七升，先煮麻黄，去上沫，内诸药，煮取二升半，温服八分，日三服。

【经典方证】肾阳不足、水气内停、上犯射肺引发的水气病，遗尿，阳虚感冒等。

【推荐处方】麻黄9g，炮附子3g，炙甘草6g，水煎服。

【方机概述】肾阳不足，水气内停，上犯射肺。水肿病，脉沉小，与少阴肾有关，属正水；脉浮者，与肺有关，属风水。两者皆可用发汗的方法治疗。没有水而虚胀者是"气"，虽与水病有相似之处，但属气病而非水病，就不可用汗法。正水脉沉，宜用麻黄附子汤温经发汗；麻黄附子汤施用的核心病机为肾阳亏虚，水气内停，上犯射肺。

【方证提要】 全身浮肿、腹满而喘、畏寒怯冷、脉沉细等。

【适用人群】 阳虚而四肢肿者；阳虚易感冒者。

【适用病症】 常用于急慢性肾炎水肿、冠心病心律失常等属阳虚而四肢肿者。

【合方与加减】

1. 合方

（1）全身水肿较甚者，合五苓散或济生肾气丸。

（2）平素易患感冒者，合玉屏风散。

2. 加减

（1）小便不利者，加桂枝 9 g，茯苓 12 g。

（2）水肿甚者，加白茅根 12 g，浮萍 9 g，防己 12 g。

（3）体虚易感冒者，加细辛 6 g。

【注意事项】 实热病证、津液亏虚者不宜使用。

【医案分析】

1. 吴鞠通用麻黄附子汤案

甲寅二月初四日，陈，三十二岁。太阴所至，发为䐜胀者，脾主散津，脾病不能散津，土曰敦阜，斯胀矣。厥阴所至，发为䐜胀者，肝主疏泄，肝病不能疏泄，木穿土位，亦䐜胀矣。此症起于肝经郁勃，从头面肿起，腹固胀大，的系蛊胀，而非水肿。何以知之？满腹青筋暴起如虫纹，并非本身筋骨之筋，故知之。治法以行太阳之阳、泄厥阴之阴为要。医者误用八味丸，反摄少阴之阴，又重加牡蛎涩阴恋阴，使阳不得行，而阴凝日甚，六脉沉弦而细，耳无所闻，目无所见，口中血块累累续出，经所谓"血脉凝泣"者是也。势太危急，不敢骤然用药，思至阳而极灵者，莫如龙，非龙不足以行水，而开介属之禽，惟鲤鱼三十六鳞能化龙，孙真人曾用之矣。但孙真人千金原方去鳞甲用醋煮，兹改用活鲤鱼大者一尾，得六斤，不去鳞甲，不破肚，加葱一斤，姜一斤，水煮熟透，加醋一斤，任服之。服鲤鱼汤一昼夜，耳闻如旧，目视如旧，口中血块全无，神清气爽，但肿胀未消。

初五日，经谓病始于下，而盛于上者，先治其下，后治其上；病始于上而盛于下者，先治其上，后治其下。此症始于上肿，当发其汗，与《金匮要略》麻黄附子甘草汤：麻黄（去节）二两，熟附子一两六钱，炙甘草一两二钱。煮成五饭碗，先服半碗，得汗止后服，不汗再服，以得汗为度。

此方甫立，未书分量，陈颂帚先生一见云："断然无效"。予曰："此方在先生用诚然不效，予用或可效耳。"王先生名谟，忘其字，云："吾甚不解，同一方也，药止三味，并无增减，何以为吴用则利，陈用则否？岂无知之草木，独听吾兄使令哉？"余曰："盖有故也。陈先生之性情忠厚，其胆最小，伊恐麻黄发阳，必用八分，附子护阳，用至一钱以监麻黄，又恐麻黄、附子皆懔悍药也，甘草平，遂用一钱二分，又监制麻黄、附子，服一帖无汗，改用八味丸矣。八味阴柔药多，乃敢大用，如何能效？"陈荫山先生入室内，取二十八日陈颂帚所用原方，分量一毫不差。在座六七人皆哗然，笑曰："何吴先生之神也？"余曰："余常与颂帚先生一同医病，故知之深矣。"于是麻黄去净节用二两，附子大者一枚，得一两六钱，少麻黄四钱，让麻黄出头，甘草用一两二钱，又少附子四钱，让麻黄、附子出头，甘草但坐镇中州而已。众见分量，又大哗曰："麻黄可如是用乎？"颂帚先生云："不妨，如有过差，吾敢保。"众云："君用八分，未敢足钱，反敢保二两之多乎？"颂帚云："吾在菊溪先屯处治产后郁冒，用当归二钱，吴兄痛责，谓当归血中气药，最能窜阳，产后阴虚阳越，例在禁条，岂可用乎？夫麻黄之去当归，奚啻十百，吾用当归，伊责之甚，岂伊用麻黄又如是之多，竟无定见乎？"余曰："人之所以畏麻黄如虎者，为其能大汗亡阳也。未有汗不出而阳亡于内者，汤虽多，但服一杯或半杯，得汗即止，不汗再服，不可使汗淋漓，何畏其亡阳哉？但此症闭锢已久，阴霾太重，虽尽剂未必有汗，余明日再来发汗。"病家始敢买药，而仙芝堂药铺竟不卖，谓钱字想是先生误写两字，主人亲自去买方得药。服尽剂，竟无汗。

初六日，众见汗不出，金谓汗不出者死，此症不可为矣。予曰："不然，若竟系死症，鲤鱼汤不见效矣。"余化裁仲景先师桂枝汤，用粥发胃家汗法，竟用原方分量一剂，再备用一帖，又用活鲤鱼一尾，得四斤，煮如前法。服麻黄汤一饭碗，即接服鲤鱼汤一碗，汗至眉上；又一次，汗至上眼皮；又一次，汗至眼下皮；又一次，汗至鼻；又一次，汗至上唇。大约每一次汗出寸许。二帖俱服完，鲤鱼汤一锅，合一昼夜亦服尽。汗至伏兔而已，未过膝也。脐以上肿俱消，腹仍大。

初七日，经谓汗出不至足者死，此症未全活。虽腰以上肿消，而腹仍大，腰以下，其肿如故。因用腰以下肿当利小便例，与五苓散，服至二十一日，共十五天，不效，病亦不增不减。陈荫山云："先生前用麻黄，其效如神，兹小便涓滴不下，奈何？祈转方。"余曰："病之所以不效者，药不精良耳。今日先生去求好肉桂，若仍系前所用之桂，明天予不能立方，方固无可转也。"

二十二日，陈荫山购得新鲜紫油安边青花桂一枝，重八钱，乞余视之。予曰："得此桂，必有小便，但恐脱耳。"膀胱者，州都之官，气化则能出焉。气虚亦不能化，于是五苓散二两，加桂四钱，顶高辽参三钱。服之尽剂。病者所睡是棕床，余嘱其备大盆二三枚，置之床下，溺完被湿不可动，俟明日予亲视挪床。其溺自子正始通，至卯正方完，共得溺三大盆有半。予辰正至其家，视其周身如空布袋，又如腐皮，于是用调理脾胃，百日痊愈。（《吴鞠通医案·肿胀门》）

按语：本案用麻黄附子汤治疗，属方证相对，然前医胡为不效？关键在于用量，本方用药比例当是麻黄最重，附子次之，甘草最少。否则，甘草甘缓，必掣麻、附之肘也，病不能愈。然像吴氏之用量，殊为少见，若非胆大心细，行方智圆之人，莫之为也。此外，本案先用麻黄附子汤，后用五苓散，充分体现出仲景"腰以下肿，当利小便；腰以上肿，当发汗乃愈"之治水大法，值得效法。

2.曹颖甫用麻黄附子汤案

小儿麻疹阳虚感冒：余尝治上海电报局高君之公子，年五龄，身无热，亦不恶寒，二便如常，但欲寐，强呼之醒，与之食，食已，又呼呼睡去。按其脉，微细无力。余曰：此仲景先圣所谓少阴之为病，脉微细，但欲寐也。顾余知治之之方，尚不敢必治之之验，请另乞诊于高明。高君自明西医理，能注射强心针，顾又知强心针仅能取效于一时，非根本之图，强请立方。余不获已，书：熟附片八分，净麻黄一钱，炙甘草一钱。与之，又恐其食而不化，略加六神曲、炒麦芽等消食健脾之品。次日复诊，脉略起，睡时略减。当与原方加减。五日，而痧疹出，微汗与俱。疹密布周身，稠逾其他痧孩。痧布达五日之久，而胸闷不除，大热不减，当与麻杏甘石重剂，始获痊愈。一月后，高公子又以微感风寒复发嗜寐之恙，脉转微细，与前度仿佛。此时，余已成竹在胸，不虞其变，依然以麻黄附子甘草汤轻剂与之，四日而瘥。（《经方实验录》）

按语：麻黄能开肺气，附子能强心脏，甘草能安肠胃，三者合则为麻黄附子甘草汤，能治虚人之受邪，而力不足以达邪者……曹颖甫曰：予治脉微细但欲寐者，往往以四逆汤取效。然姜生所治高姓小儿，实由太阳表证内伏少阴。故非麻黄不能奏功，断非四逆汤所能治。盖四逆汤仅能由少阴外达肌腠，以干姜炙草能温脾胃，脾胃固主肌肉也。若改干姜为麻黄，方能由少阴直达肺部，而皮毛为之开泄，以肺主皮毛故也。观其证治三变，而始终不脱麻黄，其用心之细密，殆不可及。况身热而不恶寒，似无用麻黄之必要，此证竟毅然用之，其识解尤不可及乎。盖呼之则醒，听其自然则寐，有蒙蔽之象，故可决为非少阴本病，而为太阳内陷之证。且以小儿纯阳之体，不当有此少阴病故也。

3.柴浩然用麻黄附子汤案

赵某，女，40岁。患者2个月前头面上身水肿，西安某医院诊为"急性肾小球肾炎"，经治疗未见好转。返里后复请当地中医，辄投越婢汤、五苓散、真武汤等方，肿势无减，病情日渐加重，遂来我处诊治。就诊时，头面肿胀特甚，五官失相难以辨识，两臂、胸腹、腰背肿胀异常，按之凹陷不起，并见无汗身重、微恶风寒、小便不利等症，舌质淡，舌体胖大，苔白而润，脉沉细而弦。详审病程与治疗经过，咎其用药不效之故，辨证为阳虚表闭之重症风水，方用《金匮》麻黄附子汤。疏方：麻黄60 g（先煎去上沫），熟附子45 g，甘草24 g。1剂，水煎2次，共取药汁1250 mL，分5次热服，每小时服1次，约250 mL，嘱其以汗出为度。一服药后无明显感觉，二服身体渐有热感，三服周身润潮似有汗出，四服遍身微汗，故停五服。停药后微汗持续5小时左右方减，小便量同时递增，水肿明显消退。至翌日水肿消退十之八九，嘱其饮食调养，静息1日。9月2日复诊，水肿消退，食欲增加，但时觉汗出，恶风，神疲身重，改为益气固表、通阳利水之法，方用《金匮》防己茯苓汤善后。疏方：汉防己12 g，生黄芪15 g，桂枝9 g，茯苓12 g，甘草6 g，2剂。药后诸证悉除，体力渐复而告。

按语：关于本方用量，柴老体会在辨证准确的前提下，用量相对要大，加之本方证阳虚表闭病机以表闭为主，更应突出麻黄用量，一般掌握在麻黄45~60 g，熟附子30~45 g，甘草18~24 g为宜。由于一剂分数次服用，每次用量与现代常用量相距不大，尤其对麻黄的用量，柴老引《吴鞠通医案·肿胀门》麻黄附子汤案为证，认为吴氏所谓："人之所以畏麻黄如虎者，为其能大汗亡阳也。未有汗不出而阳亡于内者，汤虽多，但服一杯或半杯，得汗即止，不汗再服，不可使汗淋漓，何畏其亡阳哉？"实为学验有得之谈，值得借鉴。

参考文献

［1］柴瑞霁，柴瑞霭.柴浩然运用麻黄附子汤治疗重症风水的经验［J］.中医药研究，1989（2）：29-30.

（杨梅　撰）

杏子汤

【仲景方论】《金匮要略·水气病脉证并治第十四》："水之为病，其脉沉小，属少阴；浮者为风；无水虚胀者为气；水，发其汗即已。脉沉者宜麻黄附子汤；浮者宜杏子汤。"

【注家方论】

（1）张璐《张氏医通·水肿》：此论少阴正水之病，其脉自见沉小，殊无外出之意。若脉见浮者，风发于外也；无水虚胀者，手太阴气郁不行也。风水之病，发其汗则自已耳。即脉沉无他证者，当仿《伤寒》少阴例用麻黄附子甘草汤，荡动其水以救肾；若脉浮者，其外证必自喘，知水气之在上而不在下，即于前方除去附子而加杏仁，发散其邪以救肺。此治金水二脏之大法也。

（2）陈修园《金匮要略浅注·水气病脉证并治第十四》：杏子汤方，阙，恐是麻黄杏仁甘草石膏汤。

（3）高学山《高注金匮要略》：脉浮为风水，风为木邪，肺气起而能盛之，故宜麻黄发汗于外，配杏仁以利肺者，是欲以金胜木，而尤欲以燥化胜也。佐以甘草者，不特取甘浮为汗剂之助，且所以厚土力而障狂澜之意云尔。

（4）魏荔彤《金匮要略方论本义》：浮者为风，仲景自言其证矣。杏子汤之方内水湿而外风寒，其夹热者，可以用麻杏甘石汤也；如不夹热，莫不妙于前言甘草麻黄汤加杏子，今为之三拗汤矣。

（5）吴考槃《金匮要略五十家注·卷十六水气病》：金匮杏子汤方缺，诸家注说疑是麻杏甘石汤，医宗金鉴订正仲景全书载此方，杏仁五十个，麻黄四两，甘草二两，右三味，以水七升，先煮麻黄减二升去上沫，纳诸药，煮取三升，去滓，温服一升，得汗止服。必别有所本。姑录之以存参。

（6）吕志杰《仲景方药古今应用·第二十五章其他内服杂疗方剂》：本条论述风水与正水的不同治法。水肿病，脉沉小，与少阴肾有关，属正水；脉浮与肺有关，属风水。两者皆可用发汗的方法治疗。其无水而虚胀者是"气"，虽与水病有相似之处，但属气病而非水病，就不可用汗法。正水脉沉，宜用麻黄附子汤，温经发汗，兼顾肾阳；风水脉浮，宜用杏子汤，此方未见，疑为麻杏甘石汤或前条甘草麻黄汤再加杏仁。

（7）周珍、陶庆春等《对〈金匮要略〉水气病篇"杏子汤"的思考》：观夫原文麻黄附子汤和杏子汤二方，皆为发汗散水之剂。故仲景于此处特借助脉象之浮沉，阐明二者之别，以发明表里虚实对比之意。沉主里、浮主表，两方一用附子、一用杏仁，以分别治其表里。因此，杏子汤之组成当与麻黄附子汤相参错。换而言之，将麻黄附子汤之附子换为杏仁，即为杏子汤之组方。总而言之，杏子汤用麻黄、杏仁、甘草三物已足。麻黄、杏仁宣肺气以散水气，再佐以甘草和中缓急。三药合用，既宣肺发汗散水力强，达杏子汤证之义，又合乎原文前后逻辑联系及张仲景用药配伍讲求精简易行的特点。所以此说更为极当。

（8）孙彦波、黄政德等《黄政德教授临床运用加味三拗汤治疗咳嗽验案三则》：三拗汤原名"还魂汤"，出自《金匮要略》，系由《伤寒论》麻黄汤去桂枝而成，麻黄为君，杏仁为臣，甘草为佐使，主治风邪外感、鼻塞声重、咳嗽痰多等外感风寒咳嗽证。

【经典配方】麻黄四两，杏仁五十个，甘草（炙）二两，上三味，以水七升，先煮麻黄，减二升，去上沫，内诸药煮取三升，去滓，温服一升，得汗止服。

【经典方证】水之为病，其脉沉小，属少阴；浮者为风；无水虚胀者为气；水，发其汗即已。脉沉者宜麻黄附子汤；浮者宜杏子汤。

【推荐处方】麻黄 9 g，杏仁 12 g，炙甘草 6 g，水煎服。

【方机概述】风邪袭表，卫阳被困，肺气失宣。肺气不宣，通调失职，水气逆行而肿。麻黄、杏仁宣肺气以散水气，再佐以甘草和中缓急，三药合用，宣肺发汗散水。杏子汤施用的核心病机为肺气失宣。

【方证提要】头面浮肿、骨节疼痛、咳嗽气喘等属肺气失宣，水湿逆行于肌表者。

【适用人群】

（1）以头面浮肿、骨节疼痛、恶风脉浮为表现的疾病，凡辨证属于肺气失宣、水气逆行而肿者皆为本方所宜。

（2）以咳嗽气喘、鼻塞声重、胸满气短为表现的疾病，凡辨证属于伤风伤冷、肺气失宣者皆为本方所宜。

【适用病症】以咳嗽、哮喘为主要表现的呼吸系统疾病；以头面浮肿、骨节疼痛、脉浮、恶风等表现的水肿病。

【合方与加减】

1. 合方

（1）咳喘痰多、清稀色白易咳、胸闷脘痞者，合二陈汤。

（2）气喘较甚者，合三子养亲汤。

（3）风寒咳嗽，合止咳散。

（4）风热咳嗽，合桑菊饮。

（5）老年阴虚痰喘、舌红少苔者，合金水六君煎。

2. 加减

麻黄、杏仁、甘草三味药基础上加入蝉蜕、川贝母成加味三拗汤。

（1）有大便不通者，加生大黄3g。

（2）因受凉诱发咳嗽，喉中有痰，咳白色泡沫痰，量多，鼻塞流清涕，咽痒，无发热头痛，纳寐可，二便调，舌淡苔薄白，脉略缓，加蝉蜕6g，川贝母9g，桔梗10g，细辛3g，黄芪6g。

（3）咳嗽剧烈，甚上腹部牵扯痛，咳黄痰，量多质稀，偶见血丝，摄纳少，寐可，小便黄，大便偏稀。舌红苔薄黄，脉弦细，加蝉蜕5g，川贝母5g，法半夏5g，陈皮10g，前胡10g，茯苓10g。

（4）咳嗽，无痰，咳声短促，夜间及晨起加重，神疲，夜寐差，饮食可，二便调，舌红少苔，脉弦细，加蝉蜕5g，川贝母6g，百部10g，桔梗10g，麦冬10g。

（5）咳喘，畏寒，嗜睡，身肿，小便少，脉沉，苔白腻，加茯苓9g，白术9g，附子6g。

【注意事项】久咳损伤肺阴，用药切忌辛燥之品，宜顾护阴津，润肺平喘。

【医案分析】

姜春华教授用杏子汤加减方三案

（1）韩某，男，61岁。哮喘已15年，近年来转重，现咳喘正发，畏寒、嗜睡，腹胀身肿，小便少，脉沉，苔白腻。以麻黄汤去桂枝加附片及苓、术。附片6g，麻黄、杏仁、茯苓、白术各9g，甘草3g。方5剂。药后咳喘减轻，肿胀渐消，续原方5剂治愈。

按语：本案辨证少阴寒喘，兼见水肿，治则温阳利水，故以麻黄汤去桂加附子，麻黄配附子、甘草用于少阴寒喘，俾日照当空，阴霾自散，佐以苓、术利水消肿，终获痊愈。

（2）陈某，男，53岁。咳嗽、哮喘10年以上，冬夏均发，现正发作咳剧，脉滑苔薄腻，以三拗汤加味。麻黄、前胡、款冬各9g，大贝、杏仁各6g，甘草3g。方3剂，药后喘平咳减。麻黄、前胡各9g，杏仁、甘草各6g，大贝1.5g，方3剂。喘平咳停，嘱服七味都气丸，续服2个月防哮喘发作。

按语：本案哮喘多年，本"哮喘发作时治肺，平时治肾"之说。用三拗汤加味宣肺止咳，后常服七味都气丸补肾防哮喘之发作，实为先标后本治喘之良法。

（3）裘某，男，59岁。咳喘已8年，但无痰，有时咯血，舌红中间光剥，脉细弦。以三拗汤加味。麻黄、北沙参、麦冬、蛤粉、百部、杏仁各9g，鲜生地30g，甘草3g。方7剂。

按语：姜老说："本案咳喘多年，久咳损伤肺阴，用药切忌辛燥之品，宜润肺平喘。"本案用北沙参、麦冬、鲜生地、百部即是循此原则。

参考文献

［1］周珍，陶庆春，赵京博，等.对《金匮要略》水气病篇"杏子汤"的思考［J］.中医药导报，2022，28（3）：199-201.

［2］孙彦波，黄政德，彭瑾珂，等.黄政德教授临床运用加味三拗汤治疗咳嗽验案三则［J］.湖南中医药大学学报，2017，37（11）：1258-1260.

［3］戴克敏.姜春华教授运用麻黄汤变化验案［J］.中医药学报，1988（2）：25-26.

（杨梅　撰）

黄芪芍桂苦酒汤

【仲景方论】《金匮要略·水气病脉证并治第十四》"问曰：黄汗之为病，身体肿（一作重），发热汗出而渴，状如风水，汗沾衣，色正黄如药汁，脉自沉，何从得为之？师曰：以汗出入水中浴，水从汗孔入得之，宜芪芍桂酒汤主之。"

【注家方论】

（1）尤在泾《金匮要略心典·水气病脉证并治第十四》：黄汗之病。与风水相似，但风水脉浮，而黄汗脉沉，风水恶风，而黄汗不恶风为，其汗沾衣色正黄如柏汁，则黄汗之所独也。风水为风气外合水气。黄汗为水气内遏热气，热被水遏。水与热得，交蒸互郁，汗液则黄。黄芪、桂枝、芍药行阳益阴，得酒则气血和而行愈周。盖欲使营卫大行，而邪气毕达耳。云苦酒阻者，欲行而未得遽行，久积药力，乃自行耳。故曰服至六七日乃解。

（2）赵以德《金匮方论衍义·水气病脉证并治第十四》：汗本津也，津泄则卫虚。水血同类阴也，水入则荣寒；寒则气郁，郁则发热；水热相搏于分肉，则身肿。荣出中焦，荣之郁热内蓄于脾，津液不行而渴；卫虚腠理不固则汗出；脾土发热则黄色见于汗如檗汁也。所以补卫为要，黄芪益气，入皮毛肥腠理，退热止汗之功尤切，故为君；桂枝理血入荣散寒，通血脉解肌肉，用之调荣以和卫，故为臣；荣气因邪所阻不利于行，芍药能收阴气，故佐桂枝一阴一阳以利其荣；苦酒醋也，用之使引入血分以散滞。

（3）徐忠可《金匮要略论注·水气病脉证并治第十四卷》：此段正言黄汗病因与治法也。谓身肿似皮水，发热汗出而渴如风水，则脉不宜沉而自沉，使非风湿相搏，何以有此？故问所从得。度有不止于风者也，所以仲景答汗出水中浴，水从汗孔入得之。盖汗出则腠疏，客水之气，从毛孔而伤其心，故水火相蒸而色黄，水气搏结而脉沉。此证亦有从酒后汗出当风所致者，盖虽无外水所出之汗，因风内反，亦是水也。但此只就入水浴者言之，其理当参会耳。药用芪芍桂酒，盖桂芍乃驱风圣药，得芪酒而遍走肌肉，不治湿而湿去，风能胜湿也。然心得补气热药当暂烦，病去方解。故曰当心烦至六七日乃解，然非增病故，但曰苦酒阻故也。

（4）魏荔彤《金匮要略方论本义》：黄汗之为病，身体肿发热，汗出而渴，状如风水，此黄汗之与风水挟湿热者证有相同也。但所出之汗，沾衣则色正黄如柏汁，则非风水证所同也，诊之其脉不浮而沉，风水挟热，脉必浮数，今独见沉。又与风水证不同也。何从得之？师曰：以汗出入水中浴，水从汗孔入得之，是寒湿伤于血分，而非风邪伤于气分也。汗属血，为水湿之寒邪所郁，则内变热而色黄。如伤寒论所言湿热内瘀，则发黄也。然彼湿热内瘀，又不专在血分。其湿热内瘀者里分也，而发黄者表分也。在里则气血兼有，而在表必营卫兼有也。今黄汗之证，专在血分，故汗出之色黄而身不黄，又与发黄之证不同也，更与风水皮水风寒外感之气分大不同也。仲景主之以芪芍桂酒汤，用黄芪补气固表，芍药、苦酒治在血分，引桂枝入营驱其水湿之邪。一方而专血分兼表里，其义备矣。服后心烦，仍服勿疑。以苦酒湿热，未免与湿邪相阻，然非此无以入血而驱邪，所谓从治之法也。至六七日湿邪渐除，苦酒之湿无所阻，而心烦自止矣。此又用方之神圣也，非仲景指出，谁能不淆惑哉。

（5）张璐《千金方衍义》：水湿从外渐渍于经，非桂之辛温，无以驱之达表。既用桂芍内和营血，即以黄芪外壮卫气，以杜湿邪之复入，犹恐芪芍固复不逮。更用苦酒收敛津液，不使随药外泄，然服药后每致心烦，乃苦酒阻绝阳气、不能通达之故。须六七日稍和，心下方得快然，非若水煎汤液之性味易过也。

（6）陈修园《金匮方歌括》：桂枝行阳，芍药益阴，黄芪气味轻清、外皮最厚。故其达于皮肤最捷。今煮以苦酒，则直协苦酒之酸以止汗，但汗出于心，止之太急，反见心烦。至六七日正复邪退，烦必自止，而不止者，以苦酒阻其余邪未尽故耳。

（7）吴谦《医宗金鉴·订正仲景全书金匮要略注·水气病脉证并治第十四》云：黄芪桂枝，解肌邪以固卫气。芍药、苦酒，止汗液以摄营卫，营卫调和，其病已矣。

【经典配方】黄芪五两，芍药三两，桂枝三两，上三味，以苦酒一升，水七升，相和，煮取三升，温服一升，当心烦，服至六七日乃解。若心烦不止者，以苦酒阻故也（一方用美酒醯代苦酒）。

【经典方证】 黄汗之为病，身体肿（一作重），发热汗出而渴，状如风水，汗沾衣，色正黄如柏汁，脉自沉。

【推荐处方】 黄芪15 g，白芍9 g，桂枝9 g，醋60 mL，水煎服。

【方机概述】 表虚湿遏，卫郁营热。汗出入水中，水湿之邪从汗孔浸淫肌腠，水湿内蕴，阻遏阳气，导致营卫不畅，日久营郁化热，湿热交蒸而成黄汗。芪芍桂酒汤施用的核心病机为表虚湿遏、卫郁营热。

【方证提要】 汗出色黄沾衣、发热、口渴、身肿、脉沉等。

【适用人群】 汗出色黄沾衣属卫郁营热者。

【适用病症】 慢性肾小球肾炎、甲状腺功能亢进、内分泌紊乱等不明原因的浮肿；急性黄疸型肝炎见黄汗者；偏于表虚的多汗症等。

【合方与加减】

1. 合方

（1）汗出者，合玉屏风散。

（2）夹热者，合栀子柏皮汤。

（3）夹寒湿者，合甘姜苓术汤。

2. 加减

（1）汗出者，加浮小麦12 g，龙骨9 g，牡蛎9 g。

（2）气虚甚者，加党参12 g，黄精15 g。

（3）肿甚者，加车前子9 g，茯苓12 g。

（4）小便不利、色黄，加金钱草9 g，虎杖12 g。

（5）烦热，加栀子9 g，黄柏9 g。

【注意事项】 阴虚火旺者，慎用本方。

【医案分析】

1. 董汉良用芪芍桂酒汤医案

丁某，女，55岁，农民。患者素体尚健，夏月田间劳动，经常汗出入水中，以贪图一时之快，于求诊前1周发现汗出色黄，如山栀子色，整件白衬衫黄染成黄衬衫。汗出时用毛巾擦之亦同样黄染。因汗出色黄，持续不愈，恐患黄疸病（指黄疸型肝炎之类）而来院求治。据诉：自出黄汗以来，自觉全身骨节酸痛，尤以腰背为甚。容易烦躁，无故发怒，胸闷烦热，而风吹之又觉畏寒，伴头晕目眩，心悸怔忡，口淡无味，纳谷不馨，脉细带数，舌淡红少苔。查其衣衫汗渍，色正黄如黄柏汁。检查：尿胆质阴性。血常规正常。肝脾未及，心肺正常。辨证为气阴两亏伴湿热内蕴，属《金匮》黄汗病。选用芪芍桂酒汤加味：黄芪30 g，白芍20 g，桂枝10 g，黄酒1匙（冲），牡蛎30 g，青蒿10 g。5剂。服药后，汗出已无黄染。至今未再发。

按语：从患者症状看，与《金匮》第4条记述相似；从病因看，与第28条记载一致，故用芪芍桂酒汤试治。原方用苦酒（历家指为醋），现易黄酒代之，取其以类相从之意，并能鼓舞气血，托邪外出：若用酸收之醋，恐有收敛碍邪之弊。本例收效甚著，足见仲景经验之宝贵。

2. 刘景祺用芪芍桂酒汤案

周某，女，48岁，1979年6月初诊。去年深秋，劳动结束后在小河中洗澡，受凉后引起全身发黄浮肿，为凹陷性，四肢无力，两小腿发凉怕冷，上身出汗，汗色发黄，内衣汗浸后呈淡黄色，下身无汗，腰部经常窜痛，烦躁，午后低热，小便不利，脉沉紧，舌苔薄白。服芪芍桂酒汤：黄芪30 g，桂枝18 g，白芍18 g，水2茶杯，米醋半茶杯，头煎煮1杯，二煎时加水2杯，煮取1杯，与头煎液合在一起，分为2份，早晚各1份，共服6剂，全身浮肿消退，皮肤颜色转正常，纳增。

按语：黄汗证，明代龚廷贤认为属黄疸，为五疸之一，尤在泾则认为与风水相似。今人秦伯未及上海中医药大学则认为并非黄疸。作者根据临床观察，以水肿为重，黄疸为轻，且不像黄疸的发病。本证在发病原因方面，仲景认为是汗出入水中浴，水从汗孔入得之。该病例的发病原因恰相似。作者同意李升玺的见解，"按汗出入水，亦是偶举一端言耳。大约黄汗由脾、胃湿久生热，积热成黄，湿热交蒸汗出。"黄汗证其主要症状为全身浮肿，全身无力，有沉重感，上身出汗多，下身少汗或无汗，汗液发黄，两小腿发凉，腰髋部窜痛，有的下午低烧、心烦口渴等。在临床上并非罕见。采用芪桂芍苦酒汤治疗，确能收到较好的疗效。

3. 胡希恕用芪芍桂酒汤案

李某，女，30岁，本市工人。因长期低烧来门诊治疗，屡经西医检查未见何器质性病变，经服中药未效。症见口渴，出黄汗，恶风，虚极无力，下肢肿重，舌苔薄白，脉沉细，查黄疸指数正常，身体皮肤无黄染。此为黄汗表虚津伤甚者，拟黄芪芍桂苦酒汤。生黄芪15 g，芍药10 g，桂枝10 g，米醋30 g。上药服6剂，诸症尽去。

按语：黄汗因表虚汗出，汗出而津伤，但因津伤不重，又兼内有寒湿，故其证不见口渴。若病久汗出多，津液大伤，则可见口渴。本例即属于此，故治疗重用黄芪益气固表，复以桂枝、芍药调其营卫。又特用米醋敛汗救液。因方药对证，使二年不愈之证得以治愈。

参考文献

［1］董汉良.黄汗治验案［J］.上海中医药杂志，1984（1）：6.

［2］刘景祺.黄汗三例［J］.山东中医学院学报，1980（2）：55-56.

［3］胡希恕.黄汗刍议［J］.北京中医，1983（4）：6-8.

（杨梅　撰）

桂枝去芍药加麻辛附子汤

【仲景方论】《金匮要略·水气病脉证并治第十四》："气分，心下坚大如盘，边如旋杯，水饮所作，桂枝去芍药加麻辛附子汤主之。"

【注家方论】

（1）尤在泾《金匮要略心典·水气病脉证并治第十四》：气分，即寒气乘阳之虚，而结于气者，心下坚大如盘，边如旋盘，其势亦已甚矣。然不直攻其气，而以辛甘温药，行阳以化气，视后人之袭用枳朴香砂者，工拙悬殊矣。云当汗出如虫行皮中者，盖欲使既结之阳，复行周身而愈也。

（2）黄元御《金匮悬解·卷十·内伤杂病》：气分清阳之位，而浊气痞塞，心下坚大如盘，边如旋杯，此下焦阴邪逆填阳位，必缘土败而水侮也。桂甘姜枣麻附细辛汤，甘枣培其土虚，附子温其水寒，麻黄泄其滞气，姜桂细辛降其浊阴也。

（3）巢元方《诸病源候论·卷十三·气病诸候》：夫气分者，由水饮搏于气，结聚所成。气之流行，常无壅滞。若有停积，水饮搏于气，则气分结而住，故云气分。

（4）徐忠可《金匮要略论注》：此言气分病而大气不转，心下坚大如盘者，其证实心肾交病，不止如黄汗之专在下焦矣。盖心下固属胃口之上，宜责上焦；然肾为胃关，假使肾家之龙火无亏，则客邪焉能凝结胃上而坚且大耶？边如旋杯，乃形容坚结而气不得通，水饮俱从旁漉转状如此也。唯真火不足，君火又亏，故上不能降，下不能升，所以药既用桂甘姜枣以和其上，而复用麻黄附子细辛少阴之剂以治其下，庶上下交通而病愈。所谓大气一转，其气乃散也。

（5）唐容川《金匮要略浅注补正·水气病脉证并治第十四》：此证是心肾交病，上不能降，下不能升，日积月累，如铁石之难破。方中用麻黄桂枝生姜以攻其上，附子细辛以攻其下，甘草大枣补中焦以运其气，庶上下之气交通，而病可愈，所谓大气一转，其结乃散也。

（6）邹澍《本经疏证》：《金匮》桂甘姜枣麻辛附子汤所治之气分，为寒着于何所耶？然其在内者，曰心下坚，大如盘，边如旋杯；其在外者，曰手足逆冷，腹满胁鸣，身冷骨疼。其脉在寸口曰迟涩，在趺阳曰微迟，则其寒为与胸腹之津液相搏矣。是病也，上则心阳不舒，下则肾阳难达。是故桂枝汤畅心阳之剂也；麻黄附子细辛汤鼓肾阳之剂也，二方诸味分数皆与《伤寒论》无异，惟细辛则多用一两，与小青龙汤同；麻黄较之小青龙少用六两，是则其中有故矣：夫补上治上制以缓，补下治下制以急。小青龙汤其治在上，则此汤其治在下，可知矣。且肾主分布五液于五脏，寒邪之依津液者，虽在上在下不同，然其本莫不根于肾。细辛本入肾能提散依附津液之邪，安得不重之耶？是证之解耶，仲景着其义曰"阴阳相得，其气乃行，大气一转，其气乃散"，又着其状曰服药后当汗出"如虫行皮中"。夫欲其阳回阴戢，诸味所能也；欲其阴阳相得，非细辛不能也。欲其汗出亦诸味所能也，惟然则聊二方而重细辛，非无故矣。

（7）陈修园《时方妙用·卷二·肿》：消水圣愈汤治水肿第一方，然必两手脉浮而迟，足趺阳脉浮而数，诊法丝毫不错，一服即验，五服痊愈，否则不可轻用。此秘方也，即本方加知母，以天雄代附子，水盛者，加防己。

【经典配方】桂枝三两，生姜三两，甘草二两，大枣十二枚，麻黄二两，细辛二两，附于一枚（炮）。上七味，以水七升，煮麻黄，去上沫，内诸药，煮取二升，分温三服，当汗出，如虫行皮中，即愈。

【经典方证】气分，心下坚大如盘，边如旋杯，水饮所作。

【推荐处方】桂枝9g，生姜9g，甘草6g，大枣4枚，麻黄6g，细辛6g，附子（炮）6g，水煎服。

【方机概述】阳虚阴凝、水饮内结引起的气分病。由于阳虚阴凝、大气不转、水饮停聚，导致气分病，桂枝去芍药加麻辛附子汤施用的核心病机为阳虚阴凝。

【方证提要】心下坚满，按之有形，如盘如杯，手足逆冷，腹满肠鸣，骨节疼痛或四肢不仁，恶寒身冷等。

【适用人群】不论心肺脾肾阳虚还是心肺脾肾气虚，凡属虚过甚、失于温煦、寒湿凝滞所致诸疾，如呼吸科、妇科、神经内科、心内科的患者群，皆可运用，属异病同治。

【适用病症】凡符合阳虚阴凝、水饮内结而致的水肿、痰饮、臌胀、胃痛、痹证、喘证、感冒、心悸等病，如慢性气管炎、肝硬化腹水、肝肾综合征、充血性心力衰竭等。

【合方与加减】

1. 合方

（1）水肿严重者，合济生肾气丸。

（2）腹水严重，青筋暴露者，合五苓散。

2. 加减

（1）下肢浮肿较甚者，加黄芪9g，防己9g，椒目3g。

（2）腹部胀满、按之软者，加椒目3g。

（3）腹大如鼓、小便短少者，加丹参30g，白术10g，三棱6g。

【注意事项】里热实证、阴虚火旺证禁用。

【医案分析】

1. 刘渡舟用桂枝去芍药加麻辛附子汤案

丁某，男，43 岁。胁痛 3 年，腹满臌胀 3 个月，经检查诊为"肝硬化腹水"，屡用利水诸法不效。刻下：腹大如鼓，短气撑急，肠鸣辘辘，肢冷便溏，小便短少。舌质淡、苔薄白，脉沉细。诊为阳虚气滞，血瘀水停。处方：桂枝 10 g，生麻黄 6 g，生姜 10 g，甘草 6 g，大枣 6 枚，细辛 6 g，熟附子 10 g，丹参 30 g，白术 10 g，三棱 6 g。服药 30 剂，腹水消退，诸症随之而减，后以疏肝健脾之法，做丸善后。（《刘渡舟临证验案精选》）

按语：臌胀的基本病机为肝、脾、肾三脏功能失调，导致气滞、血瘀、水裹，积于腹内而成。早在《内经》就已论述了本病的证候及治疗方药，《素问·腹中论》说："有病心腹满，且食则不能暮食……名为胀……治之以鸡矢醴，一剂知，二剂已"。臌胀是以心腹大满为主要临床表现，其治疗方法繁多，本案所用方药为张仲景"桂枝去芍药加麻辛附子汤"加味。

2. 朱良春用桂枝去芍药加麻辛附子汤案

一妪，61 岁，夙患肺源性心脏病，3 个月前，因咳喘、心悸、腹水而住院治疗月余，诸恙均已平复。近因受寒、劳累，诸恙复作，咳喘较剧，夜难平卧，心下坚满，按之如盘如杯，腹大如鼓，下肢浮肿，小便不多，面色灰滞。舌质暗紫，苔薄，脉沉细。心阳不振，大气不运，水邪停聚不化。予桂枝去芍药加麻黄附子细辛汤原方。连进 5 剂，咳喘遂平，心下坚满已软，腹水稍退，但下肢依然浮肿。继予原方加黄芪、防己、椒目。连进 8 剂，腹水退净，下肢浮肿亦消十之七八。再以温阳益气、调补心肾之剂善其后。

按语：此条所述之气分证，并非一般寒邪凝聚、气滞不通之候，实基因于心阳式微，心气内结，在肺源性、风湿性等心脏病发作期最易发生。凡心阳不振引起的饮停心下（胃脘部），用一般健胃消痞剂无效，必须强心利水，始克奏功，而桂枝去芍药加麻黄附子细辛汤的主要作用即在于此。这种审因论治的方法，乃是仲景学说的特色之一。

3. 胡国俊用桂枝去芍药加麻辛附子汤案

陈某，男，35 岁，1984 年 4 月 2 日初诊。素体阳虚，常罹感冒。入春以来，感冒月余未愈，迭进感冒灵、酚氨咖敏片、速效伤风胶囊及疏风解表之中药煎剂，未效。转诊余时已四十余日，乃感头身疼痛，终日洒淅恶寒，无汗，四末不温，咳痰清稀，纳谷欠佳，溲频色白且长。舌淡润、苔薄白，脉浮弱。此乃肾阳亏虚、卫外失固、寒邪外袭而留恋不解也，亟宜温助肾阳、辛甘发散为治。方投桂枝去芍药加麻黄细辛附子汤：桂枝 10 g，麻黄 4.5 g，细辛 3 g，制附片、炙甘草各 6 g，生姜 5 片，红枣 3 枚。3 剂。二诊时恶寒减，四末温，药中肯綮，原方继服 2 剂即愈。

按语：太阳为六经藩篱，主一身之表，若阳虚失固，藩篱稀疏，风寒之邪易侵入而留恋不去。阳虚感风寒之证，若徒疏风发散，非但外邪不解，且有损阳伤正、虚表失卫之嫌。麻黄附子细辛汤虽为太少两感所设之方，如遇阳虚过甚，感寒尤重及兼夹他症时，施治此方尚嫌温阳解表之力不足，且麻黄少桂枝生姜之配伍，只专宣肺止咳平喘，而乏解表散寒、通络止痛之功；而附子、细辛得大枣、甘草之辅助，非但能助不足之少阴，更有温养脾肾微阳之力。综合全方诚为温阳益肾以固其本、解表散寒以治其标之标本兼顾的佳方，故阳虚感寒之疾，施予本方化裁可获良效。

参考文献

［1］朱良春. 对《金匮》两个方证之我见［J］. 江苏中医杂志，1982（5）：33-35.

［2］胡国俊. 桂枝去芍药加麻黄细辛附子汤的临床运用［J］. 新中医，1987（4）：41-42.

（杨梅 撰）

枳术汤

【仲景方论】《金匮要略·水气病脉证并治第十四》："心下坚大如盘，边如旋盘，水饮所作，枳术汤主之。"

【注家方论】

（1）赵以德《金匮方论衍义·水气病脉证并治第十四》：心下，胃上脘也。胃气弱则所饮之水入而不消，痞结而坚，必强其胃乃可消痞。白术健脾强胃；枳实善消心下痞，逐停水散滞气。喻嘉言曰：仲景于气分心下坚大如盘者，两出其方，一方治阴气结于心下，用桂枝去芍药加麻黄附子细辛汤；一方治阳气结于心下，用枳术汤。

（2）潘楫《医灯续焰》：旋，圆也。上"盘"字当据《肘后》作"碗"。盖碗高于盘，盘大于碗，谓其坚大如碗，其边如盘圆，文意始通；若仍旧文或从徐下"盘"字为"杯"，则其义竟难解焉。

（3）张志聪《侣山堂类辩·卷下》：枳术汤治水饮所作，心下坚大如盘。盖胃为阳，脾为阴，阳常有余而阴常不足，胃强脾弱则阳与阴绝矣；脾不能为胃行其津液，则水饮作矣。故用术以补脾，用枳以抑胃，后人不知胃强脾弱用分理之法，咸谓一补一消之方。

（4）李彣《金匮要略广注·水气病脉证并治第十四》：枳实消胀，苦以泄之也；白术去湿，苦以燥之也。后张元素治痞用枳术丸，亦从此汤化出，但此乃水饮所作，则用汤以荡涤之；彼属食积所伤，则用丸以消磨之。一汤一丸，各有深意，非漫无主张也。张路玉曰：枳术二味开其痰结，健其脾胃，而阳分之邪解之自易易耳。人但知枳实太过而用白术和之，不知痰饮所积皆由脾不健运之故，苟非白术豁痰利水，则徒用枳实无益耳。陈古愚曰：言水饮所以别于气分也，气无形以辛甘散之，水有形以苦泄之。方中取白术之温以健运、枳实之寒以消导，意深哉！此方与上方互服，亦是巧法。

（5）王贶《全生指迷方·卷三·痰饮》：若心下盘旋，欲吐不吐，由饮癖停留不散，枳术汤主之。

（6）张元素《洁古家珍》：枳术丸治痞消食强胃，久服令人食不停也。枳实麦炒黄色去穰一两，白术一两（黄壁土炒过，去土）。上同为极细末，荷叶里饭烧熟，捣和丸如梧子大，每服五十丸，白汤下无时。王好古曰：非白术不能去湿，非枳实不能除痞，故洁古制枳术丸以调脾胃。

（7）张元素《保命集·卷下》：孕妇束胎丸：白术、枳壳（麦炒）等分为末，烧饭丸梧子大，一月一日每食前，温水下三十丸，胎瘦则易产也。

（8）《难经·五十六难》载：脾之积，名曰痞气，在胃脘，覆大如盘。久不愈，令人四肢不收，发黄疸，饮食不为肌肤。

（9）吴谦《医宗金鉴》：上脘结硬如盘，边旋如杯，谓时大时小，水气所作，非有形食滞也。用枳实以破结气，白术以除水湿，温服三服，则腹软结开而硬消矣。此方君枳实，是以泻为主也。然一缓一急，一补一泻，其用不同，只此多寡转换之间耳。

【经典配方】

《金匮》枳术汤：枳实七枚，白术二两，上二味，以水五升，煮取三升，分温三服，腹中软，即当散也。

《内外伤辨惑论》枳术丸：白术二两，枳实一两，同为极细末，荷叶裹烧饭为丸，每服五十丸，白汤下，奏治痞、消食、强胃之功。

【经典方证】 心下坚，大如盘，边如旋盘，水饮所作；治痞，消食，强胃。

【推荐处方】

（1）枳实 15 g，白术 6 g，水煎服。

（2）白术 60 g，枳实 30 g，水丸，每次 6 g，每日 2 次。

【方机概述】 气分脾虚气滞。由于脾虚气滞，转输失职，以致水饮内聚，痞结于心下，见心下坚、边如圆盘、痞胀脘痛等症。枳术汤施用的核心病机为脾虚气滞，水饮痞结于心下。

【方证提要】 心下坚满或硬，大如盘，脘腹部痞塞胀满，或伴纳呆、便溏等。

【适用人群】 多用于脾胃虚寒、气滞水停的人群。

【适用病症】 胃下垂、慢性胃炎、消化不良、胃溃疡、脱肛等消化系统疾病，属气滞水停者。

【合方与加减】

1. 合方

（1）肝胃气滞者，合用四逆散。

（2）脾虚气滞者，合用香砂六君子汤。

（3）中焦虚寒者，合理中汤。

2. 加减

（1）宿食未消、便秘腹胀者，加大黄 15 g，黄连 9 g，神曲 9 g，茯苓 9 g，泽泻 6 g。

（2）脾湿停痰及伤冷食者，加半夏 9 g。

（3）淋者，加泽泻 12 g。

（4）饮食不消、气滞痞闷者，加橘皮 12 g 或木香 12 g。

（5）内伤饮食或泄泻者，加神曲、麦芽各 12 g。

（6）伤肉食、辛热味厚之物，满闷烦乱不快者，加炒黄连、黄芩、大黄、炒神曲、橘红各 12 g。

（7）停饮胸满呕逆者，加茯苓 15 g，干姜 18 g。

（8）脾虚气滞而体质衰弱者，加人参 12 g，陈皮 12 g。

（9）食欲不振者，加神曲 12 g，炒谷芽 12 g，炒麦芽 12 g。

【注意事项】

（1）饮食宜清淡，忌酒及辛辣、生冷、油腻食物。

（2）不宜在服药期间同时服用滋补性中药。

（3）本方消补兼施，食积内停化热者忌用；阴虚火旺者忌用。

【医案分析】

1. 何任用枳术汤案

谢某，男，48 岁，农民。1990 年 10 月初诊。近年来脘腹胀满，食后为甚，自觉心窝下按之有坚实感，时有肠鸣，大便或艰或稀。苔白，脉细涩。当地医院 X 线钡餐检查诊为慢性浅表性胃炎，胃下垂。诊毕，何老认为：脾胃虚弱，水饮痞结。盖心下胃也，胃气虚弱，升降乏力，运化失司，遂致水饮痞结于心下所致。

病与《金匮要略·水气病脉证并治第十四》"心下坚大如盘，边如旋盘，水饮所作，枳术汤主之"方证相合。治宜行气消痞，健脾化饮。枳术汤主之：枳实 15 g，土炒白术 20 g。服药 7 剂，症状减轻。28 剂后，病已十去其九。再予原方加补中益气丸 30 g（包煎），继服半个月而收全功。（《何任医案实录》）

按语：何老认为，用经方欲得效者，大致不出三方面：一是按仲景原旨，辨证准确，方证相合；二是方证即对而药味、用量不随便增损，以免离开原方原旨；三是对仲景用药之药性的真正领悟。有此三项，用仲景方自多捷效。故每于临诊疗疾，一经辨证确切，凡方证相符者，何老多予仲景原方取效。

2. 李鲤用枳术汤案

患者冯某，女，50岁。1973年4月10日初诊。心下坚满如大盘已4年。视其局部皮色不变，而略高于四周腹壁，触之聂聂而动，面无病色，月经尚正常，脉沉滑。脉沉主里，滑为水气内停。据脉证拟用《金匮》枳术汤，行气散结，健脾消水。处方：炒枳实12 g，白术12 g。4剂。4月14日复诊：已觉心下舒软，与四周腹壁平。继服上方4剂，病瘥。

按语：脾胃居中焦，为后天之本，其用以升降调和为顺，欲使降者必有升，欲使升者必有降，升降相因方为正常。若水气痞结胃脘，则心下坚满不舒。枳实不但可以使胃气下行，且降中有升，白术可健胃祛湿，药味虽少而效佳。

3. 王吉善用枳术汤案

李某，男，10岁。1981年5月5日初诊。患儿素体较差，2个月前患腹泻，跑步时发生脱肛。现每次大便时或稍微运动脱肛即发，不能自收，需用手托回，感下腹窘迫，坠痛难忍。令其大便，视之肛脱出10 cm许，红肿充血。面色㿠白，腹胀纳差，大便稀薄，舌淡、苔薄腻，脉濡。曾服补中益气丸2盒，反致肛出坠痛加重，可能是补益升提太过、湿滞中焦不化之故。思其枳实大剂量可治内脏下垂，又能行气消痞，若配以健脾化湿之白术，升陷之升麻，正合脾气下陷、湿滞中焦之病机。处方：枳实20 g，白术15 g，升麻3 g，水煎服。

二诊：上方服后，频频矢气，腹胀大减，下腹及肛周坠痛感消失，脱肛次数减少。效不更方，改汤为散：枳实、土炒白术各120 g，升麻10 g，研细，日3次，每次6 g，开水送服。1个月后随访，脱肛泄泻均愈，食量增加，恢复如常。

按语：脾胃同居中焦，为升降之枢纽，脾之升，胃之降，相反相成，升降相因。若胃气不降，可致脾气不升；反之，脾气不升，亦可致胃气不降。本案患者素弱，又患腹泻，按证应为脾气不升，然用补中益气汤何故不效？概因升脾有余，降胃不足，不能升降相因也。用枳术汤加升麻而倍用枳实，正所谓欲升先降也。俾欲降者降、欲升者升，大气一转，其气乃运，则脱肛自愈。

4. 王自立教授枳术汤治疗便秘案

岳某，女，49岁。2013年9月12日初诊。患者自述于1年前行结肠息肉手术，术后腹部隐痛不适，大便稀，每天2～3行，食生冷及受凉后加重，经中药调理治疗后痊愈。2周前饮食不慎后出现便秘，大便干结，排出困难，2～3天1行，腹胀，矢气少，舌淡暗、苔薄微腻，脉沉细。诊为便秘，证属脾肾阳虚，肠失温润。治宜健脾助运，温肾润肠。投以枳术汤加味。处方：白术、枳壳、肉苁蓉各30 g。7剂，每天1剂，水煎，分2次服。9月17日二诊：腹胀较前缓解，矢气增多，大便硬，仍2～3天1行，但排便困难明显好转，舌淡红、苔薄白少津，脉沉细。原方加厚朴10 g以下气宽中，继服7剂。9月26日三诊：大便调，腹胀除，舌淡红、苔薄白，脉细。上方加炙甘草10 g以益气补中，再服7剂，隔天1服，以巩固疗效。

按语：便秘与大肠传导有关，正如《素问·灵兰秘典论》说："大肠者，传导之官，变化出焉。"便秘发生多涉及脾胃及肾。本案患者正值七七之年，阳气渐衰，且因手术耗伤气血，阳虚不能蒸化津液，温润肠道，气虚则传导无力，血虚则津枯失润而秘结。治疗应用枳术汤，方中炒枳壳，理气宽中，行滞消胀，以走大肠而行气散结；白术既能燥湿实脾，又能缓脾生津，健食消谷，且温性较弱，与枳壳同用，使气得周流而津液生；加入质地油润而无燥性的肉苁蓉，甘温补中，因中为阴之守，且甘温润滑，能滋元阴之不足，使三阴精气充足，且入肾经血分，补命门相火，滋润五脏，益髓强筋，亦补肾阳兼润肠通。后加厚朴以下气宽中。药证相符，故病自愈。

参考文献

［1］金国梁.何任研究和运用仲景方一席谈［J］.江苏中医，1994（7）：3-4.

［2］李鲤.学用仲景方治验四则［J］.河南中医，1982（1）：43-44.

［3］王吉善.枳术汤临床新用［J］.陕西中医，1989（3）：123-124.

［4］田苗，王煜，王自立.王自立教授治疗便秘验案4则［J］.新中医，2014，46（7）：224-225.

（杨梅　撰）

茵陈蒿汤

【仲景方论】《金匮要略·水气病脉证并治第十四》："谷疸之为病，寒热不食，食即头眩，心胸不安，久久发黄为谷疸，茵陈汤主之。"

【注家方论】

（1）徐忠可《金匮要略论注·黄疸病脉证并治第十五卷》：谷疸之名似乎谷为病也，然其原仍由外感，故前首章虽不言发热，特揭风寒相搏四字，而寒热者亦有之。不食，食即头眩，是言头眩为谷疸第一的据也。谷疸虽为胃病，心胸在胃口上，浊气上熏，则心胸不安矣。但病未甚，则热亦不甚，郁久则热甚而偏于肌表，故曰久久发黄为谷疸。药用茵陈、栀子、大黄，乃以开郁解热为主，非发表亦非攻里也。盖茵陈性苦辛寒，善开肌肉之郁；栀子轻浮性凉，能解内郁而降屈曲之火，大黄虽为攻下之品，然从栀子茵陈，则取其相佐以开郁解热；所以茵陈最多而大黄少也。前第一段论谷疸，不言寒热，而有小便不通。第二段论谷疸，不言心胸不安，而有小便必难。此独不言及小便，盖谷疸证亦有微甚不同。前所云小便不通，此势之甚急者也。所云阳明病脉迟，小便必难，乃既见阳明证。而因脉迟挟虚，以致不运，此表病中之间有者也。若此云寒热，则非二三日之病矣。不食，食即头眩，则虽眩而食未尝断可知矣，故曰久久发黄。见迟之又久，乃相因为病，其势渐而缓，则小便亦未至不通耳。然观方下注云一宿腹减，此亦必小便不快，而腹微胀可知，但不必专责之耳。谷疸三症止出一方，盖阳明病一至发黄，则久暂皆宜开郁解热，故此方实为主方。若阴黄，后人以附子合茵陈，乃方之变也。

（2）尤在泾《金匮要略心典·黄疸病脉证并治第十五》：谷疸为阳明湿热瘀郁之证。阳明既郁，荣卫之源壅而不利，则作寒热；健运之机窒而不用，则为不食。食入则适以助湿热而增逆满，为头眩心胸不安而已。茵陈、栀子、大黄苦寒通泄。使湿热从小便出也。

（3）黄元御《金匮悬解·卷十二》：谷疸之病，湿盛而感风寒郁其荣卫，则病寒热。湿土郁满，不甘饮食，食下不消，浊气上逆，即头目眩晕而心胸不安。久而谷气瘀浊化而为热，热流膀胱，发为谷疸。茵陈利水而除湿，栀黄泄热而清烦也。

（4）陈修园《金匮方歌括·黄疸病方》：太阴湿土也，阳明燥土也。经云：谷入于胃，游溢精气，其上输下传，藉脾气之能也。谷疸者，食谷入胃，脾气不输，湿与热并，久则熏蒸成黄。黄成则荣卫流行之机，为之阻而不利，故有寒热不食之病。《经》云：食入于阴，长气于阳。食即头眩，心胸不安者：谷入于胃，挟浊气以上干也。茵陈蒿汤主之。

（5）程林《金匮要略直解·黄疸病脉证并治第十五》：茵、栀以导之，则湿热行矣。大黄以下之，则宿谷去矣。

（6）成无己《伤寒明理论》：王冰曰：小热之气，凉以和之；大热之气，寒以取之。发黄者，热之极也，非大寒之剂，则不能彻其热。茵陈蒿味苦寒，酸苦涌泄为阴，酸以涌之，苦以泄之，泄其热者，必以苦为主，故以茵陈蒿为君。心法南方火而主热，栀子味苦寒，苦入心而寒胜热，大热之气，必以苦寒之物胜之，故以栀子为臣。大黄味苦寒，宜补必以酸，宜下必以苦，推除邪热，必假将军攻之，故以大黄为使。苦寒相近，虽甚热大毒，必祛除，分泄前后，复得利而解矣。

（7）方有执《伤寒论条辨》：茵陈逐湿郁之黄，栀子除胃家之热，大黄推壅塞之瘀，三物者，苦以泄热，热泄则黄散也。

（8）柯琴《伤寒论注》：茵陈禀北方之色，经冬不凋，受霜承雪，故能除热邪留结。栀子以通水源，大黄以调胃实，令一身内外之瘀热，悉从小便出，腹满自减，而津液无伤，此茵陈汤为阳明利水之妙剂也。

【经典配方】 茵陈蒿六两，栀子十四枚，大黄二两，上三味，以水一斗，先煮茵陈，减六升，内二味，煮取三升，去滓，分温三服。小便当利，尿如皂角汁状，色正赤。一宿腹减，黄从小便去也。

【经典方证】

（1）《金匮》：谷疸之为病，寒热不食，食即头眩，心胸不安，久久发黄为谷疸。

（2）《伤寒论》：阳明病，发热汗出，此为热越，不能发黄也。但头汗出，身无汗，剂颈而还，小便不利，渴引水浆者，此为瘀热在里，自必发黄。

伤寒七八日，身黄如橘子色，小便不利，腹微满者。

【推荐处方】 茵陈30g，栀子10g，大黄6g，水煎服。

【方机概述】 湿热内蕴。饮食不节，湿热蕴积脾胃，影响脾胃运化，日久湿热波及血分则发为谷疸。茵陈蒿汤的核心病机为湿热内蕴的阳黄。

【方证提要】 身目发黄为橘子色，腹满而痛，口渴欲饮，发烦，食则头昏目眩，小便短黄不利，大便秘结或黏腻不爽，舌红苔黄腻，脉滑数等。

【适用人群】 湿热内蕴的阳黄者。

【适用病症】 急性肝炎；慢性肝炎，肝硬化出现黄疸者；急性胆囊炎、胆结石可作为辅助治疗；乙肝复发无黄疸亦可用；上述病证属湿热内蕴者可用。

【合方与加减】

1. 合方

（1）往来寒热，胸胁苦满，口苦呕恶者，合小柴胡汤。

（2）胁痛较重者，合柴胡疏肝散。

（3）高热，烦躁，甚则神志不清、抽搐、出血者，合犀角地黄汤。

2. 加减

（1）湿重于热者，加茯苓12g，泽泻9g，猪苓9g。

（2）热重于湿者，加黄柏9g，龙胆草9g。

（3）胁痛明显者，加柴胡12g，川楝子6g。

【注意事项】

（1）本方宜加药不宜减药。

（2）服药后大便应2~3次，使湿热之邪从大便排出。

（3）湿热黄疸茵陈与大黄同用效果最为理想，茵陈用量可15~30g，大黄不论有无便秘均可应用，便秘者10~15g，大便正常者3~6g，大黄利胆作用明显。大黄是一味不可缺少的药物，急性黄疸型肝炎、胆结石用大黄后迅速退黄。

（4）方中大黄为苦寒泻下药，久用或大量应用易伤正气。阴黄证不宜用本方。孕妇慎用。

【医案分析】

1. 章次公用茵陈蒿汤案

戴女。寒热罢，吐止，呕血亦不再作，而胃部按之仍痛，两目发黄，痛即因黄而来。茵陈 15 g，黑栀子 12 g，生大黄 6 g，芒硝 12 g（分 2 次冲），广郁金 2.4 g（研末分 2 次吞），黄柏 9 g，桃仁 18 g，芦根 30 g，竹叶 12 g。（《章次公医案》）

按语：此案按语仍引原书，未加修改。《章次公医案》按云：此患者虽曾有呕吐、呕血，胃病病史，但从寒热退后、两目发黄来看，病属黄疸无疑。因黄疸而肝胆受损，其痛固属意中事。方用茵陈蒿汤合栀子柏皮汤加味，着重于清利湿热；郁金、桃仁，能疏肝祛瘀，活络止痛。

2. 刘渡舟教授用茵陈蒿汤案

孙某，男，55 岁。1992 年 4 月 21 日初诊。3 年前，洗浴之后汗出为多，吃了两个橘子，突感胸腹之中灼热不堪，从此不能吃面食及鸡鸭鱼肉等荤菜，甚则也不能饮热水，如有触犯，则胸腹之中顿发灼热，令人烦扰为苦，必须饮进冷水则得安，虽属数九隆冬，只能饮凉水而不能饮热水。去医院检查，各项指标未见异常，多方医治无效，专程由东北来京请刘老诊治。经询问，患者素日口干咽燥，腹胀，小便短黄，大便干，数日一行。视其舌质红绛、苔白腻，切其脉弦而滑。据脉证特点，辨为"瘅热之病，《金匮》则谓：谷疸"。乃脾胃湿热蕴郁，影响肝胆疏通代谢之能为病。治法：清热利湿，以通六腑，疏利肝胆，以助疏泄。处方：柴胡茵陈蒿汤。柴胡 15 g，黄芩 10 g，茵陈 15 g，栀子 10 g，大黄 4 g。服药 7 剂，自觉胃中舒适，大便所下秽浊为多，腹中胀满减半。口渴欲饮冷水，舌红、苔白腻，脉滑数等症未去，此乃湿热交蒸之邪，仍未祛尽，转方用芳香化浊、苦寒清热之法：佩兰 12 g，黄芩 10 g，黄连 10 g，黄柏 10 g，栀子 10 g。连服 7 剂，口渴饮冷已解，舌脉恢复正常，胃开能食，食后不作胸腹灼热和烦闷，瘅病从此而愈。（《刘渡舟临证验案精选》）

按语：本案为"瘅热病"，为脾胃素有湿热，因饮食不节而发。脾湿胃热，湿热交蒸，导致肝胆疏泄不利，进而又影响脾胃的升降纳运，使木土同病，湿热并存。瘅，通"疸"，说明湿热郁蒸日久，小便不利，可发为黄疸。《内经》对此病早有论述，《素问·玉机真脏论》说：肝传之脾，病名曰脾风，发瘅，腹中热，烦心出黄。本案见症与《内经》所言较为符合，其病与脾土关系最为密切，因脾脉入腹属脾络胃，上膈挟咽，连舌本散舌下。其支者，又复从胃别上膈注心中，故湿热困脾，则见胸腹灼热、心烦、口干、腹胀、小便短黄、舌苔白腻等症。这也就是张仲景在《金匮要略》所说的"谷疸之为病，寒热不食，食即头眩，心胸不安，久久发黄为谷疸"。心胸不安，即是对胸中烦热一类症状的描述，食后能助长脾胃湿热之气而加重了这些症状。故使人"不食，或不敢饮食"。"谷疸"当用茵陈蒿汤治疗。刘老结合本案有咽干、脉弦，而加柴胡、黄芩，取小柴胡汤之意清利湿热而又调达气机。其第二方则以黄连解毒汤清热泻火，火去则湿孤；加佩兰以芳香醒脾化湿而除陈腐，《内经》即对湿热困脾的"脾瘅病"而有"治之以兰，除陈气"之说。

3. 周丹用茵陈蒿汤案

李某，男，18 岁。1989 年 10 月 14 日初诊。颜面起粉刺反复发作 2 年。2 年前颜面开始起小疹子，用手挤压可挤出豆渣样物，此起彼伏，反复发作。近月来皮疹增多，并起脓疱及囊肿，经内服四环素、外搽水硫洗剂而罔效，伴口渴，尿少，便秘。查颜面见群集黑头粉刺，粟米大红色丘疹，散在小脓疱，黄豆大小囊肿。舌质红、苔黄腻，脉濡数。诊为痤疮。治以清热利湿，投茵陈蒿汤：茵陈 60 g，栀子 9 g，大黄 9 g。每日内服 1 剂；并用颠倒散（硫黄、大黄等分为末）酒调外搽。半个月后复诊，皮疹消退，二便通畅，守原方去大黄加枇杷叶 9 g、桑白皮 9 g，续服 10 剂。三诊未见新起的皮疹，基本痊愈，嘱患者常用茵陈泡茶内服，以资巩固。

按语：以上所举病例，虽病名不同，但脏腑内蕴之湿热熏蒸于皮肤的病机则一，茵陈蒿汤具清热利湿之功，颇切所举病例的病机，故能收异病同治之功。使用本方应掌握一定的辨证要点：在局部皮疹，每见水疱、脓疱、丘疱疹、斑丘疹或风团（糜烂、渗出、结痂）等，在伴随症状，常有发热、口渴、纳差、小便短少、大便秘结等，至其舌脉，多见苔白腻或黄腻，脉濡数或滑数。在使用本方内治同时，可选用适宜外用药辅助治疗，标本兼顾，疗效更佳。

4. 于慧卿用茵陈蒿汤医案

孙某，女，51 岁。1989 年 6 月初诊。患者口腔广泛性溃烂 3 个月，灼热疼痛，尤以舌体为甚。屡经治疗效果欠佳来诊。察其舌体紫暗、肿胀，患者尚有头胀痛，心烦易怒，咽干口燥，大便秘结，舌质暗，苔黄厚、根部腻，脉滑。证属湿热毒邪蕴结于里。治宜泄热利湿为主。茵陈蒿汤加味：茵陈蒿 15 g，大黄 6 g，栀子 12 g，牡丹皮 10 g，生地黄 10 g，薏苡仁 15 g。3 剂后患者舌体肿胀明显好转，溃疡面缩小，原方继服 12 剂痊愈。

按语：湿热邪毒，蕴结于里，上蒸于口，见口腔糜烂，用茵陈蒿汤清热利湿为主，加牡丹皮、生地黄、薏苡仁，以凉血解毒。

参考文献

[1] 周丹.茵陈蒿汤在皮肤科的应用 [J].国医论坛，1990（6）：17.

[2] 于慧卿，尚广恒.茵陈蒿汤临床新用举隅 [J].河北中医，1992，14（5）：16.

（杨梅　撰）

栀子大黄汤

【仲景方论】《金匮要略·黄疸病脉证并治第十五》："酒黄疸，心中懊憹或热痛，栀子大黄汤主之。"

【注家方论】

（1）赵以德《金匮方论衍义·黄疸病脉证并治第十五》：酒热内结，心神昏乱作懊憹，甚则热痛。栀子香豉皆能治心中懊憹，大黄荡涤实热，枳实破结逐停去宿积也。《伤寒论》阳明病，无汗小便不利，心中懊憹者，身必发黄，是知热甚于内者皆能成是病，非独酒也。

（2）尤在泾《金匮要略心典·黄疸病脉证并治第十五》：酒家热积而成实，为心中懊憹，或心中热痛。栀子、淡豉彻热于上，枳实、大黄除实于中，亦上下分消之法也。

（3）黄元御《金匮悬解·卷十二·内伤杂病》：酒疸，心中懊憹，或生热痛，全是湿热熏冲，宫城郁塞。栀子、香豉清热而除烦，枳实、大黄泄满而荡瘀也。

（4）徐忠可《金匮要略论注·黄疸病脉证并治第十五卷》：前酒疸正条，尚有不能食欲吐。后各变证，如小便不利，足下热，腹满不一。此独举心中懊憹，为酒疸第一的据也，热而至痛更甚矣。药用栀子大黄汤，盖酒热气血两伤，欲速逐之，故以枳实佐大黄，气下而血分之热解；以豆豉佐栀子清膈，而使气分之热散。酒必挟湿，因其阴大伤，故不用燥药以耗其津，亦不用渗药以竭其液，谓热散则湿不能留也。则凡治病之湿热而兼燥者，于此可悟矣。汤本求真曰：酒黄疸者，为嗜酒者患黄疸之意；热痛，谓肝脏或胆囊部有热、有疼痛之义。

（5）程林《金匮要略直解·黄疸病脉证并治第十五》：酒有质有气，其气则热，其质则饮，热蒸则为懊憹，饮留则为热痛，故用通泄之剂，以分消之也。

（6）喻昌《医门法律·卷六·黄疸门》：此治酒热内结，昏惑懊憹之剂。然《伤寒论》中有云"阳明病，无汗，小便不利，心中懊恼者，身必发黄"，是则诸凡热甚于内者，皆足致此，非独酒也。

（7）张璐《张氏医通·卷九》：此即枳实栀子豉汤之变名也。大病后劳复发热，服枳实、栀子、豉三味，覆令微汗，使瘀热从外而解；若有宿食则加大黄，从内而解。此治酒瘅之脉沉弦者，用此方以下之，其脉浮当先吐者则用栀子豉汤，可不言而喻矣。

【经典配方】栀子十四枚，大黄一两，枳实五枚，豉一升，上四味，以水六升，煮取二升，分温三服。

【经典方证】酒黄疸，心中懊恼或热痛。

【推荐处方】栀子9g，大黄3g，枳实12g，豆豉10g，水煎服。

【方机概述】湿热黄疸热重于湿。酒性湿热，饮酒太过，在上熏于心；在中湿热蕴积脾胃，升清降浊失常；在下湿热下注于足；日久入血分，瘀热以行，而见黄疸诸证。栀子大黄汤的核心病机为湿热蕴结，热重于湿。

【方证提要】酒黄疸，心中懊恼或热痛，身黄鲜明，便秘小便不利，身热，烦躁者；伤寒懊恼，又兼心下热痛，发黄。

【适用人群】湿热黄疸偏于热重者。

【适用病症】

热重湿轻之肝胆疾患或心经郁热者。

（1）黄疸型肝炎（甲肝）、无黄疸型肝炎（乙肝）均可应用，湿热蕴结，以热盛为主者。

（2）亦可与茵陈蒿汤合用治疗湿热黄疸（发热较重，还可加柴胡、黄芩）。

【合方与加减】

1. 合方

（1）胸胁胀满者，合柴胡疏肝散。

（2）呕吐较甚者，合小半夏汤。

（3）黄疸明显者，合茵陈蒿汤。

（4）大便秘结者，合枳实导滞丸。

2. 加减

（1）腹胀满者，加郁金9g，大腹皮9g，香附9g，川楝子6g。

（2）恶心呕吐者，加橘皮12g，法半夏9g，竹茹12g。

（3）恶热甚、苔黄厚者，加黄柏9g，黄芩9g。

（4）心烦失眠、衄血者，加侧柏叶12g，牡丹皮9g。

（5）便通热减，舌苔渐化者，加白术9g，茯苓9g等，并酌减苦寒清热之药，以防脾阳损伤而转为阴黄。

【注意事项】黄疸属虚寒者禁用，阴虚火旺者慎用。

【医案分析】

1. 国医大师熊继柏教授用栀子大黄汤案

患者，女，22岁。2006年6月6日初诊。诉长期口舌生疮，面颧部红肿，大便秘结，近1个月来出现红汗，以腋下为甚。诊见舌红苔黄，脉数。辨证为心火兼胃火。方用犀角地黄汤合栀子大黄汤加减，方药组成：水牛角片30g，生地黄30g，赤芍10g，牡丹皮15g，栀子10g，生大黄5g。10剂，水煎服。2006年10月4日再诊，诉服上方10剂后红汗全止，口舌生疮亦未发，于是停药数月，近日红汗复作，但较前明显减轻，伴口舌生疮，面颧部略见红肿，喉中多痰，大便秘，小便短黄，舌红，苔薄黄腻，脉数。予泻黄散合泻心汤加减，处方：藿香15g，防风10g，栀子15g，黄连10g，黄芩15g，生大黄10g，黄柏15g，砂仁10g，甘草10g，熊胆粉15g，生石膏20g，浙贝母40g。1剂，因患者畏药苦难食，故研末，装胶囊，服1个月。服上方后电话告曰：红汗、口舌生疮，面颧红肿、大便秘均已消失，但手足心热，伴腰酸疼、小便黄，予知柏地黄丸加川牛膝、车前子合二至丸以善后。

按语：红汗，又名血汗。《素问·五藏生成》云："诸血者，皆属于心。"《医宗必读》又云："汗者心之液也。"因此，血汗与心关系密切。此患者长期舌疮，兼红汗，是心火亢盛之征；又因脾胃开窍于口，阳明经循行于面，故口疮、便秘、面颧发红是阳明火旺之象，治宜清心火、泻胃火。唐容川《血证论·卷三》针对汗血的治疗亦指出："血者，心之液也……治法宜清心火……胃火亢甚，亦能汗血。"故选用犀角地黄汤清心凉血、清热解毒，栀子大黄汤泄阳明实热，则诸症皆平。

2. 陆守昌、谢光用栀子大黄汤案

张某，女，51岁。1997年7月5日初诊。3年前患口腔黏膜溃疡后即反复发作，其间曾服用中药及多种维生素并外用溃疡膜，虽治疗期间略有好转，但不久即又行发作，反复迁延不愈已3年。刻诊可见口颊黏膜、软腭及舌面散在分布黄豆大小溃疡多处，溃疡表面覆盖有黄色假膜，周缘充血明显而形成环状红晕，灼痛难忍，难以进食，大便干燥难解，心烦口渴，夜卧不宁。舌红、苔黄腻，脉滑数。给予栀子大黄汤加味内服，处方：栀子10 g，枳实10 g，大黄（后下）6 g，黄芩10 g，青黛（包煎）3 g，合欢皮10 g，麦冬10 g，石菖蒲10 g，乌梅10 g，甘草5 g。同时予以0.5%的普鲁卡因50 mL，令其每日饭前以10 mL含漱3分钟。经上述方法治1个疗程，溃疡全部愈合。为巩固疗效，守方继续治疗2个疗程，随访至今未见复发。

按语：从病例证候分析，其口腔溃疡均为实火所致，故方中重用苦寒清热泻火之品如栀子、黄芩、大黄、青黛等为主，大黄清实火以治本，其中，大黄除了清热泻火之外，还兼有泻下里实、保持大便通畅之功。这一点，对复发性口腔溃疡的治疗甚为重要，因大便通畅可减轻症状，加速溃疡愈合，火盛则易伤阴，故辅以麦冬、乌梅，甘酸化阴以补充火邪所伤之阴，石菖蒲通达气机，合欢皮安神定志兼活血消肿止痛，均有利于减轻症状，加速溃疡的愈合。综观全方，既有泻火清热以治本之功，又有通便、滋阴、安神、止痛而治标之效，饭前使用普鲁卡因含漱，可减轻患者进食时的痛楚，从而增加进食，补充营养，有利于溃疡的愈合。如此清补兼施，标本同治，收到了良好的治疗效果。此外，在本病治疗过程中，如辅以心理疏导，令患者少怒少忧，保持心情愉快，并忌食烟酒及辛辣食物，可提高临床疗效。

3. 秦书礼用栀子大黄汤案

吴某，男，45岁，工人。1971年8月5日就诊。病者心中懊憹，发热身黄已2周。自述25年来嗜酒成癖，酒后多少食或不食。上月中旬，酒后心中烦扰热闷，小便不爽。次日身热瘙痒，腹满，恶心，继而发现全身微黄，经市医院诊断为急性传染性肝炎（黄疸期）。因西药过敏而求助中药治疗。现症：巩膜、周身皮肤黄染如橘子色，大便秘结，小便不利，舌红、苔黄腻，脉沉弦。体温38.2 ℃，血压160/110 mmHg。血检：白细胞21 000，肝功能和黄疸指数均有明显改变。据证诊为酒疸。治以清泄实热，方用栀子大黄汤加味：栀子15 g，大黄10 g，枳实15 g，豆豉10 g，黄芩15 g，葛花5 g。服上方17剂，大便通，小便利，热降黄退，思食神安。继以上方加减服用35剂，诸症悉除，肝功能基本恢复正常。嘱其断酒自养。

按语：本案为典型的酒黄疸，加黄芩以清肝胆之热，加葛花以解酒毒，皆为特色用药。

里热亢盛，脏腑诸火，均宜清热泻火。如酒疸热邪内郁，积于心下胃脘，扰于三焦，以栀子大黄汤清泄实热，除烦退黄，心火炽盛，迫血妄行，吐衄心烦，治以泻心汤，苦寒清泄，直折其热，使火降血止。

参考文献

［1］聂娅. 熊继柏教授辨治汗证的经验［J］. 中医研究，2008，21（2）：55-56.

［2］陆守昌，谢光. 栀子大黄汤治疗复发性口腔溃疡30例［J］. 甘肃中医学院学报，1999，16

（4）：37-38.

［3］秦书礼，冯军.《金匮要略》清法临证运用举隅［J］.江苏中医杂志，1987（2）：8-9.

（杨梅　撰）

猪膏发煎

【仲景方论】

《金匮要略·黄疸病脉证并治第十五》："诸黄，猪膏发煎主之。"

《金匮要略·妇人杂病脉证并治第二十二》："胃气下泄，阴吹而正喧，此谷气之实也，膏发煎导之。"

【注家方论】

（1）赵以德《金匮方论衍义·黄疸病脉证并治第十五》：此方乃治血燥者也。诸黄所感之邪，与所变之脏虽不同，然至郁成湿热则悉干于脾胃。胃之阳明经，更属于肺金，金主燥，若湿热盛则愈变枯涩，血愈耗干，故诸黄起于血燥者，皆得用之。考之本草。猪脂利血脉，解风热，润肺痿热毒。五疸身肿不得卧者，非燥之在上欤；胃中黄衣干屎，非燥者在中者欤；少腹满，小便难，非燥之在下欤。三焦之燥，皆将猪脂润之，而燥在下小便难者，又须乱发消瘀，开关格，利水道，故用为佐。

（2）魏荔彤《金匮要略方论本义·黄疸病脉证并治第十五》：猪膏、乱发皆入阴分之药也，久煎发消，阴从阳用，且导阳入阴，俾小便得利，而湿热得消，亦诸黄却邪而不伤正，更兼补阳益阴之美也。所以能利小便者，以其滑故利耳。

（3）程林《金匮要略直解·黄疸病脉证并治第十五》：扁鹊有黄经明堂，有烙三十六黄法，皆后人所未见，惟《圣济总录》载三十六黄方论详明法治始备。今猪膏发煎能治诸黄，当是黄之轻者，可从小便而去。至若阴黄女劳之属，岂猪膏发煎所能治乎，医者审之。

（4）尤在泾《金匮要略心典·黄疸病脉证并治第十五》：《本草》猪脂，利血脉，解风热。乱发消瘀，开关格，利水道。故曰病从小便出。

（5）陈修园《金匮要略浅注·黄疸病脉证并治第十五》引沈目南：此黄疸血分通治之方也。寒湿入于血分，久而生热，郁蒸气血不利，证显津枯血燥，皮肤黄而暗晦，即为阴黄。当以猪脂润燥，发灰入血和阴，俾脾胃之阴得其和，则气血不滞，而湿热自小便去矣。盖疸皆因湿热郁蒸、相延日久，阴血必耗，不论气血二分，皆宜兼滋其阴，故云诸黄主之。

（6）徐忠可《金匮要略论注·黄疸病脉证并治第十五卷》：此为黄疸之谷气实者设也。仲景于妇人胃气下泄，阴吹而正喧者，亦用此方。《注》曰：此谷气之实也。予友骆天游黄疸腹大如鼓，百药不效，用猪膏四两，发灰四两，一剂而愈，仲景岂欺我哉？

（7）黄元御《金匮悬解》：前阴气吹而正喧鸣，此谷气之实，后窍结塞而不通也。猪膏发煎，猪膏、乱发利水而滑大肠，泄湿而通膀胱也。

【经典配方】猪膏半斤，乱发如鸡子大三枚，上二味，和膏中煎之，发消药成，分再服。病从小便出。

【经典方证】黄疸津亏便秘及阴吹证。

【推荐处方】猪膏250 g，乱发如鸡子大3枚，将猪脂煎化，入血余，待血余焦化即成，分二次温服之。

【方机概述】 燥结血瘀萎黄。各种黄疸病后期，湿热已去，津枯血瘀，胃肠燥结之萎黄证。猪膏发煎施用的核心病机为肠燥津亏血瘀。

【方证提要】 肌肤萎黄而且无光泽，饮食不消，少腹急满，大便秘结，小便黄赤等。

【适用人群】 各种黄疸病后期，湿热已去，津枯血瘀者。

【适用病症】 病毒性肝炎、慢性盆腔炎、肝硬化腹水、慢性附件炎、老年性便秘等病属津亏燥热、瘀血发黄者。

【合方与加减】

1. 合方

（1）阳黄者，合茵陈蒿汤。

（2）阴黄者，合茵陈术附汤。

2. 加减

（1）气虚者，加蜜炙黄芪 9g，黄精 12g，制首乌 9 g。

（2）血虚者，加当归 9g，赤芍 12 g。

（3）心力衰竭重者，加人参 15 g。

【注意事项】 湿热及寒湿黄疸禁用。

【医案分析】

1. 徐忠可用猪膏发煎案

予友骆天游，黄疸，腹大如鼓，百药不效，用猪膏四两，发灰四两，一剂而愈（《金匮要略论注》）。

按语：《成方切用》云："肾为胃关，胃家谷气实，则气闭而肾燥，故以猪膏润肾燥，发灰利阴血，合而服之，则胃燥和而郁解"，"百药不效"，而终用"猪膏发煎"取效，可见其功效卓著。

2. 黄竹斋用猪膏发煎案

彭某，女，22 岁，干部。患者于 1955 年 5 月产后得阴吹病，日常阴户中有大量气体排出，并带有响声，如矢气之状，簌簌有声，在工作时，需转动体位，方能解除。至 1957 年冬季，上述症状加剧，住某医院治疗五十日未效，于 1958 年 9 月 22 日入本院。为制猪膏发煎二剂，每剂用猪板油四两，切炼去渣，入净发四钱烊化，倾入碗内，候冷，分四次服，每晨空腹服一次。共服 8 次，三年余的阴吹病获得痊愈（《伤寒杂病论集注》）。

按语：阴吹之病，多为津液枯燥、脏气不通、气机紊乱所致。本病于健康本无大碍，但往往给患者带来一定的精神痛苦。猪膏发煎本为仲景治黄疸而兼大便燥结者所设。然《金匮》妇人杂病篇又云："胃气下泄，阴吹而正喧，此谷气之实也，膏发煎导之。"此处之"膏发煎"，清人尤在泾认为即是猪膏发煎。

黄老赞同前人之观点，选用猪膏发煎治疗阴吹之病，患者仅服药 8 次，即告痊愈。足见经方之用甚广，值得进一步开发。

3. 彭履祥用猪膏发煎案

林某，女，40 岁，营业员。自诉有肺结核病史。近 1 年来，经常喘咳，大便秘结及阴道排气。感冒则诸症加剧。服中药 1 年，喘咳鲜有发作，但阴吹不减，反有加重，多随大便秘结程度而起伏，甚则频发不已，旁人亦可闻及。自认为"怪病"，不愿就医，常服大黄一类泻下药物，偶尔大便得通，阴吹缓解，一旦停药，症复如故，以致行走坐卧，阴吹不已，方来就诊。所述除便秘及阴吹之外，余无所苦。察其舌质、舌苔均属正常，脉细而数。宗仲景阴吹论治，予以膏发煎：生猪板油 250 g，净人发 15 g。制法：将人发用肥皂水洗去油污，再以清水漂洗待净，干后备用。生猪板油切碎，如日常炼油之法，待出油后捞去油渣，纳入发，浸没油中，微火慢炼，至发溶解为度。若火候掌握不恰当，或发未完全浸没油中，不能尽溶，而油已见黄时，终止再炼，将残发捞出，冷后杵细，再拌入油中，即可服。用法：每日

3 次，每次约 20 mL，服后用开水净口。该患者如法服 3 日，便秘缓解，阴吹次数减少。至服 1 周，大便畅快，阴吹停止。随访 3 年，病未复发。

按语：阴吹的形成，虽然多种，究其病变的核心，贵在中焦。但有中气实与中气虚之别。若中气实，则病在阳明。阳明为燥热之经，邪气实必损耗津血，津血耗损，燥气愈甚，故治宜膏发煎。以发乃血之余，取其养血润燥而不伤正。溶于猪膏中，更加增强生津润燥之力。

4. 刘炳凡用金匮猪膏发煎方治疗黄疸案

在醴陵县兰桥出现了 18 例蚕豆黄小儿。西医抢救 5 天，死亡了 5 例，卫生部门要求有关部门进行大力抢救，专家们拿不出好办法，于是请中医参与抢救。刘老应邀参加。患儿的共同特征是：黄疸显著，眼睑唇舌俱淡，尿血如苋菜汁，精神疲乏，声低气馁。刘老先以红参、龙眼肉蒸汤分服。继而采取《金匮要略》的猪膏发煎，即用乱发洗净，入铜瓢内熬化成水，以阿胶代猪膏等分烊化和匀，加入少量白糖分饲患儿，二方交替使用。3 日血尿止，5 日尿增长，黄疸开始消退。再辨证施治，舌红、烦啼者犀角地黄汤，舌淡嗜卧者归脾汤。其后病例无 1 例死亡。

按语：猪膏发煎治蚕豆黄这一经验后被收入《刘炳凡临证秘诀》。《金匮要略》云："诸黄，猪膏发煎主之""此黄疸血分通治之方"。《医门法律·黄瘅门》云："猪膏煎借血余之力，引入血分，而润其血之燥，并借其力开膀胱瘀血。"原方用猪膏，作用在于润燥滑窍，方中阿胶即具发膏之功，又能养血滋阴，且"精不足补之以味"，配合消瘀利水之乱发，共奏止血之功。刘炳凡老先生先用红参、龙眼肉固护正气，益气养血，补虚挽疾。

5. 万和义用金匮猪膏发煎方治疗银屑病案

杜某，男，30 岁，患银屑病年余，久治不愈，昼轻夜重。前医所用方药，皆荆防玄参之属。症见全身瘙痒，起白色如鲤鱼鳞甲状之鳞屑，刮去鳞屑可见发亮薄膜，去掉薄膜，即现出血斑点，肌肤甲错，体温 37.8 ℃，面色无华，舌质红，少津，脉象细涩微数，诊为银屑病（红皮症型）。中医谓之白疕，乃血瘀燥热所致。治宜清热润燥、活血养血。拟方：柴胡 15 g，黄芩 9 g，潞党参 30 g，甘草 6 g，川黄连 6 g，生地黄 15 g，当归 9 g，赤芍 9 g，牡丹皮 9 g，天花粉 30 g，红花 9 g。水煎服。另辅以猪膏发煎不拘形式，频频食服前后共服汤药 6 剂，银屑全部脱落，生出红嫩皮肤。后将原方于猪膏发煎中制成丸药巩固疗效，随访迄今未复发。（猪膏发煎制法：取妇人乱发如鸡子大四团，用猪板油一斤炸焦，去渣即成。）

按语：银屑病血瘀燥热之证，正合猪膏发煎润燥滑窍、养血滋阴之功效。本案采用《金匮》猪膏发煎配合原方，虽为佐助之用，却有奇效之功。

参考文献

［1］何国坚.彭履祥验案解惑记要（四）阴吹 4 例［J］.成都中医学院学报，1980（1）：26-28.

［2］毛以林.猪膏发煎救治蚕豆黄［N］.大众卫生报，2009-03-31（10）.

［3］万和义，杜传太.顽固性银屑病治疗一得［J］.湖北中医杂志，1984（5）：11.

（杨梅 乔云 撰）

茵陈五苓散

【仲景方论】《金匮要略·黄疸病脉证并治第十五》:"黄疸病,茵陈五苓散主之。"

【注家方论】

(1)沈明宗《沈注金匮要略·卷十五》:此黄疸小便闭塞、气分实证通治之方也。胃中湿热相蒸则一,但有气血风寒之分,故后人有阴黄、阳黄之别。盖胃为水谷之海,营卫之源,风入胃家气分,风湿相蒸是为阳黄。湿热流于膀胱,气郁不化,则小便不利,当用五苓散宣通表里之邪,茵陈开郁而清湿热,则黄自退矣。

(2)陈修园《金匮方歌括》:五苓散功专发汗利水,助脾转输,茵陈蒿功专治湿退黄,合五苓散为解郁利湿之用也。盖黄疸病由热湿瘀郁重蒸成黄,非茵陈蒿推陈致新不足以除热退黄,非五苓散转输利湿,不足以发汗行水,二者之用,取其表里两解,为治黄之良剂也。

(3)曹颖甫《金匮发微·黄疸病脉证并治第十五》:黄疸从湿得之,此固尽人知之;治湿不利小便非其治,此亦尽人知之。五苓散可利寻常之湿,不能治湿热交阻之黄疸;倍茵陈,则湿热俱去矣。先食饮服者,恐药力为食饮所阻故也。

(4)吴谦《医宗金鉴·订正仲景全书金匮要略注·黄疸病脉证并治第十五》:黄疸病之下,当有小便不利之五字,茵陈五苓散方有着落,必传写之遗。黄疸病脉沉,腹满在里者,以大黄硝石汤下之;脉浮无汗(当为有汗)在表者,以桂枝加黄芪汤汗之;小便不利者,不在表里,故以茵陈五苓散主之。

(5)连建伟《连建伟金匮要略方论讲稿·黄疸病脉证并治第十五》:茵陈五苓散,就是茵陈蒿加上五苓散一起用。"先食饮方寸匕",把茵陈蒿研成碎末,然后把五苓散也研成散剂,合在一起,在饭前服用,因饭前服有利于诸药走下焦以利水湿。这种服药方法与茵陈蒿汤有所不同。茵陈蒿汤是湿热并重,以热为主,而此方是湿重于热,以湿为主,所以茵陈五苓散主要目的是利湿,再兼以清热。方中茵陈苦寒清热,是利湿退黄的专药;再配合五苓散化气行水。此方所针对的病,除了黄疸以外,还兼有小便不利,而且食量相对减少,因为湿重伤了脾胃。另一方面,患者的舌苔比较厚腻,苔白或白中带黄,这也说明此病以湿为主,故用茵陈五苓散来治疗。临床上一般都是将茵陈蒿汤与五苓散合用,就是茵陈蒿汤的茵陈、栀子、大黄,与五苓散的猪苓、茯苓、白术、泽泻等药合用。至于桂枝一味,大多改成车前子,因为桂枝比较温热,此药通阳利水,但毕竟黄疸病属湿热者多,按照现代医学的说法,黄疸大多是肝病。肝藏有相火,故温热药宜少用。车前子既能利尿又能清肝,龙胆泻肝汤里用车前子,就是因此药能清热利湿,这是选择以车前子代替桂枝的原因。

运用茵陈蒿汤与五苓散合方,一定要先辨清病是热重于湿呢,还是湿重于热?热与湿各占多少,比例并不容易掌握。一般来说,患者舌苔黄腻,而且脉象比较有力时,就用此合方,若只用茵陈五苓散,清热的作用不够;仅用茵陈蒿汤,利尿的效果不足,仲景言诸病黄家,但利其小便,使湿邪得以从小便排出。这两个方合在一起用,在临床上取得很好的效果。

(6)王廷富《金匮要略指难·黄疸病脉证并治第十五》:茵陈五苓散的配伍,茵陈用量为五苓散的 2 倍，可见本方是主治黄疸，面目黄、小便黄不利、苔黄腻、脉濡数等脉症，为本方所宜。临证运用时，方中桂枝辛温，有燥血之弊；白术甘温燥湿，有满中之患，可易薏苡仁，加郁金、丹参，以益脾利湿，疏肝化瘀，其效更佳。本方功用，注家多认为是表里双解，我认为方中的五苓散，在痰饮篇中主治脐下有悸、吐涎沫、癫眩等症，多饮暖水，以取微汗，才是表里双解法。此处的五苓散，分量极小，借其化气利水，与大量的茵陈配伍，利湿清热之功用多，助热之弊弱矣。但茵陈清热之功用小，所以，方中之术、桂，尤其是桂枝不适宜。

（7）张家礼《张家礼金匮要略讲稿·黄疸病脉证并治第十五》：茵陈五苓散介乎阴黄与阳黄之间者，可适当加减，湿重配平胃散，积水配己椒苈黄丸，寒湿配四逆汤，气滞配四逆散，血瘀配桃仁、虎杖，热重配栀子柏皮汤，食滞不化而大便尚通，加枳实、神曲；胃浊上逆呕逆，加半夏、陈皮。本方加减可治痛风。痛风病多发生于中老年体胖者，中医认为"胖人多虚""胖人多痰"。"虚"指脾虚不运，"痰"是湿凝而成。本病主要与脾虚不运、湿浊内生、凝而成痰有关，湿浊之邪，属于体内水液代谢失调，病理性代谢产物积聚而成，其性质重浊黏滞，存于体内，势必导致血液受污，混浊不清。痛风石沉积的表现，类似于中医的湿浊凝聚，久郁成痰，痰浊流注凝结成核的"痰核"病证。痰核阻于经络，郁结日久而易于化热，且痰湿之邪重浊趋下，导致足趾等关节局部红肿发热，疼痛剧烈，可按照"湿热下注"来辨治。方中重用土茯苓 30～60 g，重用茯苓、猪苓、泽泻、茵陈、滑石、白茅根各 15～30 g，意在利尿除湿，助脾恢复转输功能，使湿热痰浊之邪从小便排出，再用防己 10～15 g 利水消肿，兼能止痛，用之能加强上述诸药的作用。本病病程较长，湿浊凝聚，病久入络，血行必然受阻，因此还加入丹参 30 g，牛膝 15～20 g，延胡索 12～15 g 养血活血、散瘀通络，合入芍药甘草汤和血散瘀、缓急止痛，而且芍药甘草汤酸甘化阴、养阴护阴，可预防上述诸药伤津耗液，另用黄芪 20～30 g，一则健脾益气，促使脾运利湿行水，二则补气行血以助血行，散瘀通脉。

【经典配方】茵陈蒿末十分，五苓散五分。上二物和，先食，饮方寸匕，日三服。

【经典方证】黄疸。

【推荐处方】茵陈 60 g，猪苓 9 g，茯苓 9 g，白术 9 g，泽泻 15 g，桂枝 6 g，水煎服。

【方机概述】肝胆湿热，湿重于热。肝喜条达，主升发，恶抑郁，肝的疏泄是保证机体多种生理功能正常发挥的重要条件，胆主储藏与排泄胆汁，胆性通降，肝胆失于疏泄，气机郁滞，胆汁外溢或上逆，循经扰动，牵涉其他脏腑，症见繁杂。茵陈五苓散施用的核心病机为肝胆湿热，湿重于热。

【方证提要】胸胁胀痛，腹胀厌食，胸闷纳呆，口苦泛恶，小便短赤或黄，大便不调，或身目发黄。

【适用人群】常见于肝胆湿热的人群，症见肢重腰酸、神疲头昏、腹胀便秘，身热烦躁，口干口苦。黄疸的幼儿，症见食欲减退、厌油乏力、上腹不适、恶心呕吐、尿色加深、皮肤黄染、小便黄赤、大便溏泄、舌红苔黄、脉滑数。

【适用病症】

以下病症符合上述人群特征者，可以考虑使用本方。

（1）以黄疸为表现的疾病，如急性病毒性肝炎、慢性乙型肝炎、肝硬化、非酒精性脂肪性肝病、药物性肝损伤、妊娠期肝内胆汁淤积症等。

（2）以胁肋不适为表现的疾病，如胰腺炎、胆道感染、胆石症、胆道蛔虫、慢性胆囊炎、结石性胆囊炎、梗阻性黄疸等。

（3）以皮肤瘙痒为表现的疾病，如过敏性皮炎、荨麻疹、湿疹、痤疮、带状疱疹、酒渣鼻等。

（4）以便秘、多汗、肥胖为表现的疾病，如 2 型糖尿病、单纯性肥胖、脂肪肝、痛风、高脂血症等。

（5）以畏光、视力模糊为表现的疾病，如玻璃体混浊、视盘水肿、中心性浆液性视网膜炎等。

（6）以小便黄赤为表现的疾病，如泌尿系感染、早期肾功能不全，前列腺肥大等。

【合方与加减】

1. 合方

（1）低热、淋巴结肿大、胸闷恶心、食欲不振者，合小柴胡汤。

（2）腹胀、嗳气、咽喉异物感者，合半夏厚朴汤。

（3）伤湿停食、脘腹胀闷、小便短少者，合平胃散。

（4）黄疸、身热、皮肤痒者，合栀子柏皮汤。

（5）胆道感染、腹痛、腹胀者，合大柴胡汤。

（6）皮肤瘙痒剧烈、小便黄赤者，合麻黄连翘赤小豆汤。

2. 加减

（1）足肿痛，加怀牛膝10 g。

（2）烦渴引饮，加滑石15 g。

（3）小便短少，加车前子15 g。

（4）体痛发热，加羌活6 g。

（5）关节红肿，加黄柏6 g。

【注意事项】

（1）黄疸色如烟熏，属寒湿阴黄者忌用。

（2）方中含有利水渗湿之品，有碍胎气，孕妇慎用。

（3）面色萎黄、神疲乏力，贫血，食欲不振，容易腹泻，心肾功能不全者慎用。

（4）服药期间饮食宜用清淡易消化之品，忌酒，忌食辛辣油腻之品。

【医案分析】

1. 清代名医叶天士用茵陈五苓散案

某人，舌白目黄，口渴，溺赤，脉象呆钝，此属湿郁。绵茵陈三钱、生白术一钱、寒水石三钱、飞滑石三钱、桂枝一钱、茯苓皮三钱、猪苓三钱、泽泻一钱。

按语：叶氏遵仲景治法，以此方治黄疸，本案见目黄，口渴，溺赤。此为湿热蕴郁三焦。方用茵陈、生白术、桂枝、茯苓、猪苓、泽泻，为茵陈五苓散之法，利湿退黄，寒水石、滑石，为桂苓甘露饮变通方，三石汤清利三焦湿热。清代医家吴鞠通认为黄疸加上小便短少，为茵陈五苓散的方证特征。（《叶天士医案大全》）

2. 班秀文教授用茵陈五苓散案

马某，女，30岁，已婚，农民。平时带下量多，色白或黄，质稠秽，近日因田间劳动，复为暴雨淋湿，现腰脊酸胀欲折，肢节烦痛，带下量多，质如涕而有臭秽之气，小便短涩，脉缓，苔白黄厚腻，舌质如平，证属湿热下注，兼有外邪，仿太阳蓄水证之法为治。绵茵陈20 g，桂枝5 g，土茯苓20 g，白术9 g，泽泻12 g，猪苓12 g，防风5 g，独活5 g。每日水煎服1剂，连服3剂。

按语：素有带下量多，内湿为重；复淋暴雨，外湿所侵。内外湿合，下注冲任，而致腰脊酸胀，带下加重，非去水湿不能愈此证也。故用茵陈五苓散以利内湿；加防风、独活，以去外湿也。内外合治，表里双解，湿无藏匿之所，则带下自止。

3. 赖宇教授用茵陈五苓散案

患者，男，50岁。2020年10月9日初诊。主诉：双手湿疹4年。每年换季即发，双手如树皮样皲裂、脱皮、发红、痒痛难忍，平素小便黄。苔黄腻。脉弦滑，按之濡，略急。西医诊断：慢性湿疹。中医诊断：手部湿疮。辨证属湿热痹阻，病机为卫气失调，水湿不布，络失畅达。治以清热化湿，疏络生肌。给予茵陈五苓散加减。处方：茵陈40 g，茯苓20 g，麸炒苍术20 g，猪苓20 g，泽泻24 g，桑枝30 g，荷叶24 g，黄柏30 g。3剂，水煎服，每2日1剂。

2020年10月16日二诊：服药后湿疹明显改善，双手干裂、脱皮、痒痛症状明显改善。脉弦滑濡。处方：地榆30g，玉竹40g，茵陈40g，茯苓20g，麸炒白术20g，猪苓20g，泽泻24g，桑枝30g，荷叶24g，黄柏30g。3剂，水煎服，每2日1剂。2020年10月23日三诊：服药后湿疹逐步改善。脉弦滑濡，略急。处方：生槐花30g，地榆30g，茵陈40g，茯苓20g，麸炒白术20g，猪苓20g，泽泻24g，桑枝30g，荷叶24g，黄柏30g。3剂，水煎服，2日1剂。2020年10月30日四诊：服药后湿疹基本消失，手部皮肤逐渐恢复，无干裂脱皮，痒痛基本消失，小便仍黄，继续以茵陈五苓散加减巩固治疗。处方：苦参15g，茵陈40g，茯苓20g，麸炒白术20g，猪苓20g，泽泻24g，荷叶24g，生黄柏30g，薏苡仁30g。3剂，水煎服，每2日1剂。

按语：该患者为卫气与邪气相搏于分肉之间，卫气失调，故皮肤瘙痒；双手皮肤干裂、脱皮、疼痛为经络不通，肌不得养，津液不布，化热伤津，故用茵陈五苓散健脾助水湿布散；脉偏急，故去桂枝防其发散。桑枝入肝经，通上肢经络至手，荷叶辅助苍术燥湿和胃；黄柏泄热利尿，清下焦湿热。二诊时加地榆入肝凉血，使木不至于过旺伤土；玉竹助肺胃布津，使皮毛润泽；患者得病日久，且湿已祛大半，恐苍术过燥，故换用白术补虚健脾。三诊时加槐花入肝，与地榆相使为用。四诊时加苦参、薏苡仁清热燥湿，祛风止痒。

参考文献

［1］陈明.金匮名医验案精选［M］.北京：学苑出版社，1999：105-107.

［2］朱颖超.茵陈五苓散加减治疗湿疹临床体会［J］.中国民间疗法，2021，29（22）：93-95.

（娄政驰　撰）

大黄硝石汤

【仲景方论】《金匮要略·黄疸病脉证并治第十五》："黄疸腹满，小便不利而赤，自汗出，此为表和里实，当下之，宜大黄硝石汤。"

【注家方论】

（1）喻昌《医门法律·黄疸门诸方》：湿热郁蒸而发黄，其当从下夺，亦须仿治伤寒之法，里热者始可用之，重则用大黄硝石汤荡涤其湿热，如大承气汤之例；稍轻则用栀子大黄汤清解而兼下夺，如三黄汤之例；更轻则用茵陈蒿汤清解为君，微加大黄为使，如栀豉汤中加大黄如博棋子大之例。是则汗出固不敢轻用，下法亦在所慎施，以疸证多挟内伤，不得不回护之耳。

（2）曹颖甫《金匮发微·黄疸病脉证并治第十五》：凡热邪内壅阳明，小便必短赤，而其宗筋内痛，时出白物，又甚则筋牵右髀而痛，此固审为大承气证矣。腹满，小便不利而赤，虽证属黄疸，其为阳明里实，则固同于伤寒。自汗出则为表和，病气不涉太阳，故宜大黄硝石汤，以攻下为主。疸病多由胃热上熏，故用苦降之栀子，宜生用。湿热阻塞肾膀，故加苦寒之黄柏。或加栀子、黄柏。染布皆做黄色，仲师用此，欲其以黄治黄。是说也，予未之信。

（3）徐忠可《金匮要略论注·黄疸病脉证并治第十五卷》：此为黄疸之有里无表者言之。谓疸色黄，见于表矣，乃腹满小便不利，且赤，里热可知。黄疸最难得汗，乃自汗，则表从汗解，故曰此为表和里实。实者邪也，有邪则宜去，故主大黄硝石汤。大黄、硝石解气血中之实热。黄柏苦寒，主下焦，栀子虽轻浮在上，然能使里热从上而下，故以为使，且轻浮，则与郁结相宜也。

（4）吴谦《医宗金鉴·订正仲景全书金匮要略注》：腹满小便不利而赤，里病也，自汗出，表和也。里病者，湿热内甚，用栀子清上焦湿热，大黄泄中焦湿热，黄柏泄下焦湿热，硝石则于苦寒泄热之中而有燥烈发散之意，使药力无所不至，而湿热悉消散矣。

（5）连建伟《连建伟金匮要略方论讲稿·黄疸病脉证并治第十五》：此方由大黄、黄柏、硝石、栀子四味药组成。在《脉经》和《备急千金要方》里作"大黄黄柏栀子芒硝汤"，组成也有大黄、黄柏、栀子三味药，但另一味药不是硝石，而是芒硝。我认为还是用芒硝较合适，因为硝石的药量不好掌握。大黄与芒硝，等于大承气汤组成的一半，或是调胃承气汤减去甘草，能泄实润燥；栀子能利小便，黄柏以助清热。所以如果里热重，有腹满、大便不通及小便不利而赤等现象，就可用大黄硝石汤来清热通便，利湿退黄。

（6）王廷富《金匮要略指难·黄疸病脉证并治第十五》：本条应当掌握的重点第一是方义，方中黄柏、栀子以清上下焦之热邪；大黄以泄胆胃之瘀热而除中焦之滞；硝石寓于苦寒泄热之中，以逐瘀消坚，使三焦之热邪从大便而出，为泄下之重剂。第二方剂对比，茵陈五苓散为主治湿甚于热之阳黄，症见头昏头重，精神欠佳，倦怠少食，恶油，便溏，舌淡、苔黄腻，脉象缓滑等脉症；茵陈蒿汤为主治湿热俱盛之阳黄，症见胃纳欠佳，恶油，头昏而热，心胸烦闷，小便短赤，大便不畅，舌红、苔黄微腻，脉象滑数等脉症；栀子大黄汤和大黄硝石汤，为主治热甚于湿之阳黄，症见心中烦热，足下热，或口渴，小便短黄，精神尚佳，大便秘结，舌红、苔黄燥，脉数有力等脉症，胃中热痛者，栀子大黄汤；大便不通者，大黄硝石汤所宜。茵陈蒿汤泄热除黄，优于其他三方，除烦和胃泄热，栀子大黄汤强于茵陈蒿汤；泄热逐瘀通便，大黄硝石汤为最峻，利湿运脾，又为茵陈五苓散。

【经典配方】 大黄四两，黄柏四两，硝石四两，栀子十五枚，右四味，以水六升，煮取二升，去滓，内硝，更煮取一升，顿服。

【经典方证】 黄疸，腹满，小便不利而赤，自汗。

【推荐处方】 黄柏、大黄、硝石（后下）各 12 g，栀子 15 g，水煎服。

【方机概述】 湿热弥漫三焦。湿热合邪，阻于中，逆于上，侵于下，弥漫三焦，而至上焦清肃，中焦升降，下焦排泄功能失常，热出湿中，湿蕴生热，湿热交混，阻遏气机，症见纷纭。大黄硝石汤施用的核心病机为湿热弥漫三焦。

【方证提要】 身目发黄，腹部胀满，胁痛不移，小便不利，汗出，大便干，心中烦。

【适用人群】 体格壮实，面宽、肩宽、颈短，腹部饱满，肌肉僵硬，腹部饱满，食欲不振、嗳气、恶心呕吐、反酸烧心，口苦口臭，伴有发热，便秘，营养过剩的中年人，舌暗红、有瘀点，苔黄厚，脉弦涩。

【适用病症】

以下病症符合上述人群特征者，可以考虑使用本方。

（1）以黄疸为表现的疾病，如急性黄疸型肝炎、新生儿黄疸、急性胆囊炎、胆结石等。

（2）以上腹部胀满疼痛为表现的疾病，如胰腺炎、胃食管反流症、胆汁反流性胃炎、胃及十二指肠溃疡、厌食、消化不良等。

（3）以便秘、腹痛为表现的疾病，如肠梗阻（粘连性、麻痹性）、习惯性便秘等。

（4）以咳嗽气喘为表现的疾病，如支气管哮喘、肺部感染等。

（5）以头痛、头昏、便秘为表现的疾病，如高血压、脑出血、高脂血症、肥胖症、脑萎缩、精神病、抑郁症、焦虑症、老年性痴呆等。

（6）以下部感染为表现的疾病，如盆腔炎、阴道炎、膀胱炎、尿路感染等。

（7）以局部充血、分泌物黄黏为表现的五官科疾病，如结膜炎、睑腺炎、虹膜炎、慢性鼻炎等。

（8）以皮肤渗液异常为表现的皮肤病，如湿疹、毛囊炎、疖、丹毒等。

【合方与加减】

1. 合方

（1）高血压、高脂血症、代谢综合征，上腹充实压痛者，合大柴胡汤。

（2）痤疮、高血压、高黏血症，面油暗红便秘者，合三黄泻心汤。

（3）胃食管反流、支气管哮喘、腹胀多痰，咽喉异物感者，合半夏厚朴汤。

（4）肺部感染、乳房疾病，胸痛痰黄黏、便秘者，合小陷胸汤。

（5）黄带淋漓、尿频、尿急、尿痛者，合猪苓汤。

2. 加减

（1）烦躁、心下痞、出血倾向，加黄连 5 g。

（2）脉滑、口干、多汗，加生石膏 15 g。

（3）焦虑、腹满胀气，加栀子 15 g，厚朴 15 g。

（4）胸痛、痰黄，加瓜蒌 15 g。

【注意事项】

（1）适用人群不必多症具备，但见一二症即可。

（2）体力衰弱，食欲不振，易恶心、腹泻者及孕妇慎用。

【医案分析】

1. 日本汉方医家汤本求真用大黄硝石汤案

获原辨藏，患黄疸，更数医，累月不见效，发黄益甚，周身如橘子色，无光泽，带暗黑，眼黄如金色，小便短少，色如黄柏汁，呼吸迫促，起居不安。享和癸亥 7 月，求治于予。以指按胸胁上，黄气不散，此为疸证之极重者，仍用茵陈蒿汤合大黄硝石汤，作大剂，日服三四剂，30 日许，黄色始散，小便清利而痊愈。（《皇汉医学》）

按语：黄疸腹满，小便不利而赤，此为里实热盛；自汗出，为表和里热，与《伤寒论》阳明里实、身热汗出同理，故可用泄热祛实之法。方用栀子、黄柏清热燥湿，大黄、硝石攻下瘀热，合用起清热通便、利湿退黄之效。但必须患者腹部满大而坚，二便不利，脉滑数有力，方可使用本方。此方荡涤瘀热，药性之峻猛，《金匮》治黄疸之方，无有出其右。本案患者发黄甚剧，小便短少如黄柏汁，乃阳黄重症，用大黄硝石汤加茵陈，增强其退黄利湿之效。日本医家重视腹诊，凡察疸证之轻重，以指重按病者之胸胁，放指后黄散迹白，而忽黄者，轻证易治，按重，黄不少散者重证，当用大黄硝石汤。日本汉方医学家的经验，值得我们重视，并付诸临床实践，加以检验。

2. 李哲夫教授用大黄硝石汤案

郭某，男，48 岁，工人。患者开始发热、恶寒、头眩恶心，继而但热不寒，唯头汗出，心下烦闷，口干渴欲饮，下腹胀满，两胁下胀拒按，大便 4 日未解，一身面目尽黄，光亮有泽，小便短小，如橘子汁，脉滑数有力。实验室检查：黄疸指数 52 单位，硫酸锌浊度 22 单位，谷丙转氨酶 480 单位。病属热盛里实之阳黄，治宜通腑泄热。方用大黄硝石汤加减：茵陈 18 g，栀子 18 g，大黄 9 g，黄柏 9 g，芒硝 9 g，云茯苓 18 g，白扁豆 18 g。5 剂，水煎服。服 5 剂后，大便通利，小便转淡黄，腹部微胀及其他病情亦有好转。肝功能化验检查：黄疸指数 7 个单位，硫酸锌 15 单位，谷丙转氨酶 185 单位。治疗以上方稍作加减，去攻下通便之芒硝、大黄，加柴胡 6 g，龙胆草 5 g 以平肝泄热，而勿伤脾土，续服 17 剂。

按语：患者以目黄、身黄、小便黄为主要表现，病属黄疸无疑，且身黄光亮有泽、小便短少如橘子汁，兼见头汗出、下腹胀满、两胁下胀拒按、大便不通、脉滑数有力等腑实证的表现，当辨为热盛里实之黄疸。患者感受外邪，浸淫肌肤，故始见发热恶寒等表证；由表入里，郁而不达，内阻中焦，脾胃运化失常，清阳不升，故头眩；胃失和降，故见恶心；湿郁化热，郁于血分，故一身面目尽黄、光亮有泽；湿热熏蒸，故头汗出；湿热内扰，气机郁滞，故心下烦闷，下腹胀满；肝胆枢机不利，故两胁下胀拒按；湿热下注，故小便短少色黄；热盛伤津，故口干渴欲饮；湿热里实，腑气不通，故大便不解；脉滑数有力为湿热内盛之象。其病机为表邪入里，邪热未解而里热成实。以栀子、大黄、芒硝清热而攻下实邪；茵陈、黄柏利湿退黄，云茯苓、白扁豆淡渗利湿健脾。

3. 王晓萌教授用大黄硝石汤案

罗某，男，31岁。1979年12月2日初诊。患者间歇发热，头痛甚剧。自觉头及胸中为热气充塞，烦闷胀迫不堪，喘促气逆，胸痞欲呕，昏冒酩酊；甚则反复颠倒，呼叫如狂。继而身胸头摇，大汗涌出而热退神清。如此反复发作，已月余。唇焦，鼻黑，目赤，渴不欲饮，腹硬满，大便难，小便黄浊不利，足下恶风，舌质深红，有裂纹，苔黄厚腻而燥，中有黑苔，脉沉滑数。曾服西药，无效。辨证：内热泄而复壅，必是气机有所抑遏，不得宣畅。喘呕烦热诸证，可随汗出而减，知肺气未致闭塞，病根不在上焦。腹满便难，是中焦腑实之象；郁冒战汗，乃壅热蓄极而达之兆；渴不欲饮，胸痞苔腻，小便不利，属湿浊内蕴之候，此阳明湿热壅盛、结聚成实之证。实邪中阻则升降气郁，致热闭于上而足下恶风。湿热胶结黏滞，难以随汗外散，故汗、热起伏。辗转发作。汗多伤津，可使燥结益坚；腑实不除，势必遏气化热，更使汗溢津耗。患者唇焦鼻黑舌裂，已濒肺胃津涸，病从燥化之境，非峻下急夺，荡其瘀垢，不足以泄热存津，解其困厄。《金匮》曰："黄疸腹满，小便不利而赤，自汗出，此为表和里实，当下之，宜大黄硝石汤。"此证虽无身黄症状，但病机与之相同，故治法亦可相通。

处方：大黄12g（后下），硝石12g（后下），黄柏12g，生山栀子12g。急煎顿服。

服药2剂，得下利，质稠恶息，中有黑色粪块若干。烦热除，腹满去，喘呕定，汗止神安。改用栀子柏皮汤合猪苓汤方。服6剂，小便畅行，身热尽除。再书方：芦根30g，天花粉15g，淡竹叶9g，浮小麦30g，生甘草12g。煎服代茶。逾四个月随访，患者云：已遵嘱戒酒，远肥甘厚味，病未再复。

按语：古人言，阳明若市，万物所归，是指阳明中焦既是藏污纳垢之处，又是酿热化火之乡。湿浊中阻则胃气不舒，胃热蒸动则湿更弥漫。湿热交蒸互郁，传结淤积成实。此时唯有釜底抽薪，先攻其积，待腑气通降后，再行利水之法。所谓对盛大之敌，必先拔其中坚，而后能散其众属是也。患者汗出已多，再用攻下渗利之剂，肺胃津液难保无伤。故以甘淡生津之品调养善后。一可续清肺胃中余蕴之热，二可避免湿热实火方退而胃燥虚火复炽之变。此即所谓"甘守津还"之法。

参考文献

［1］李哲夫.黄疸湿热辨［J］.湖北中医杂志，1981（6）：277.

［2］王晓萌.大黄硝石汤临床应用举例［J］.河南中医，1985（3）：16.

（娄政驰　撰）

硝石矾石散

【仲景方论】《金匮要略·黄疸病脉证并治第十五》："黄家日晡所发热，而反恶寒，此为女劳得之；膀胱急，少腹满，身尽黄，额上黑，足下热，因作黑疸，其腹胀如水状，大便必黑，时溏，此女劳之病，非水也。腹满者难治。硝石矾石散主之。"

【注家方论】

（1）尤在泾《金匮要略心典·黄疸病脉证并治第十五》：黄家日晡所本当发热，乃不发热而反恶寒者，此为女劳肾热所致，与酒疸、谷疸不同。酒疸、谷疸热在胃，女劳疸热在肾，胃浅而肾深，热深则外反恶寒也。膀胱急，额上黑，足下热，大便黑，皆肾热之征。虽少腹满胀，有如水状，而实为肾热而气内蓄，非脾湿而水不行也。惟是证兼腹满，则阳气并伤，而其治为难耳。硝石咸寒除热，矾石除痼热在骨髓，骨与肾合，用以清肾热也。大麦粥和服，恐伤胃也。

（2）吴谦《医宗金鉴·订正仲景全书金匮要略注·黄疸病脉证并治第十五》：此详由女劳疸之为病。黄疸日晡所发热，乃阳明热症，当不恶寒也；而反恶寒者，非阳明热症，此或为女劳得之也。女劳得之疸证，虽膀胱急，少腹满，而小便自利；身虽尽黄，而额上则黑，虽发热，惟足下甚。此少阴热因作黑疸也。故腹胀如水状，而大便必黑，时溏，知非水胀病，乃为女劳得之疸胀病也。时溏黑色者，亦藏病及血之征也。血病者颜必变，岂有色黑而血不病者乎？女劳疸腹满者为难治，以其脾肾两败也。以硝石入血消坚，矾石入气胜湿，然此方治标固宜，非图本之治。世久书讹，姑辨其理也。

（3）曹颖甫《金匮发微·黄疸病脉证并治第十五》：硝石，即芒硝之成块者。矾石，即皂矾，能化粪为水。女劳用此方治，亦"急下存阴"之义，为上文"腹如水状"言之。皮水，其腹如鼓，外证浮而中空。日晡所发热，证情似属阳明。阳明当不恶寒，而反恶寒者，则以肾阴亏则阳明更燥，观少阴三急下证可知。相火败则表阳更虚也。观虚劳证手足逆寒可知。燥则发热，虚则恶寒。仲师所谓女劳得之者，为其阴虚而阳越也。膀胱不得温和之气，故急；虚气膨于少腹，故满；肾亏则脑虚，故脑气不荣额上而见黧色；胆胃之火，下陷涌泉，故足下热，《伤寒论》所谓谷气下流也，伤及血海，故便血，大便色黑者，瘀血之象也，脾肾俱虚，故湿陷大肠而时溏。方用硝石以去垢，矾石以化燥屎，和以大麦粥汁，以调胃而疏肝，使病从大小便去。此亦在下者引而竭之之例也。

（4）徐忠可《金匮要略论注·黄疸病脉证并治第十五卷》：此详辨女劳疸症，其初亦未遽黑，故与诸黄相类曰黄家；但日晡所发热而反恶寒，谓彼骤然表证，或发热恶寒并见，而无定时。至于疟则发热即不恶寒，恶寒即不发热，亦无定时。脾胃劳热，则但热不恶寒，每于日晡时。若此独专于日晡，日晡即申时，此时气血注膀胱，然前曰薄暮，此曰日晡，乃统申酉时言之。酉时气血注肾也。以发热知阴虚生热，以恶寒知肾中虚极不任客寒，以日晡所发知卫气并肾与膀胱，而肾虚又不任热，故曰此为女劳得之。

（5）连建伟《金匮要略方论讲稿·黄疸病脉证并治第十五》：硝石矾石散是治标的，而不是治本的。由于房事过伤，产生的血瘀结于少腹，故"膀胱急、少腹满"。女劳疸病，若有血瘀结在膀胱少腹时，一定要先祛瘀血，然后才可补肾。这也就是"急则治标"的道理，既有本虚又有邪实，当先治标，所以用硝石矾石散。硝石矾石散中的硝石，又叫火硝，《神农本草经》记载"味苦寒"，能入血分，消瘀活血；矾石，性味酸寒，能够去湿，这两味药配在一起能消瘀逐浊，能够把瘀血、湿浊赶出去。但这两味都是金石类药物，能够伤胃，所以用大麦粥汁调服，而且调服的量很少，"方寸匕"，约合今2g，目的在于保养胃气。"小便正黄，大便正黑，是候也"，意思是说本方能通过消瘀逐浊的作用，让瘀血湿浊随大小便排出体外。

（6）谭日强《金匮要略浅述·黄疸病脉证并治第十五》：硝石矾石散，硝石即火硝，性味苦寒，功能消瘀泄满，矾石即皂矾，性味酸寒，功能入血除湿；大麦粥甘平养胃，并以缓消矾之刺激，故主治之。服后小便正黄，为湿热下出的现象；大便正黑，有两种情况，一是原来消化道出的血，二是服药后皂矾所染，使大便变成黑色。又皂矾煅赤，名绛矾，小量能止血补血，燥湿除满，治黄肿；过服能涌吐，入药用绛矾，忌与茶同服，宜注意及之。

（7）王廷富《金匮要略指难·黄疸病脉证并治第十五》：方中硝石味苦寒咸、入血分，以消坚，专攻瘀热之结；矾石味腥咸，入血分以胜湿，且有补血之功；用大麦粥和服，取谷气以固胃气，使瘀热湿邪从二便出。本方制法，硝石熬黄，矾石烧红，其中矾石越烧红越好。一般用铁锅久炒，研细炒红，以除铁腥味；如果未炒红，服下胃中极不适，胃气弱者，多致呕吐。女劳疸究属何病，从方药测病证，若属于钩虫病，上方加榧子、槟片、使君子肉、薏苡仁、党参、当归、茵陈等，共为细末成丸，名为煅红丸。能驱出钩虫、蛔虫，一般服药两个月左右而康复。凡属血虚夹湿夹瘀均有效。

【经典配方】 硝石，矾石，烧，等分。上二味，为散，大麦粥和服，方寸匕，日三服，病随大小便去，小便正黄，大便正黑，是其候也。

【经典方证】 额上黑，身尽黄，日晡所发热而反恶寒，足下热，大便必黑，时溏，小便自利，膀胱急，少腹满，腹胀如水。

【推荐处方】 硝石，矾石等分，上药为末，每服 1.5 g，每天 3 次。

【方机概述】 肝胆瘀血湿热证。肝胆一身气机枢纽，是气血生理活动的物质基础。肝胆气郁，其疏泄、升发、藏血等功能异常，气入血分，瘀血湿热导致脏腑功能失常，变生诸证，硝石矾石散施用的核心病机为瘀血湿热内阻。

【方证提要】 胁痛固定不移，疼痛难忍，入暮尤甚，身目小便黄，日晡潮热，腹胀满如水状，膀胱急，少腹满，肢冷，额上色暗，足心热，便血呕血，肌肤瘀点。

【适用人群】 常用于肝气郁结日久的人群，见体形消瘦、骨骼细长、面色晦暗、肌肤甲错、两目暗黑、眼圈发黑、舌暗而腻、脉弱、关部涩细。

【适用病症】

以下病症符合上述人群特征者，可以考虑使用本方。

（1）以消瘦腹满为表现的疾病，如慢性肝炎、肝大、脾大、肝硬化等。

（2）以少腹满为表现的疾病，如前列腺肥大、泌尿系感染、泌尿系结石等。

（3）以肌肤色暗为表现的疾病，如银屑病、结节性红斑、局限性硬皮病、痤疮、酒糟鼻、黄褐斑、毛囊炎、扁平苔藓、鱼鳞病、皮肤黑变病等。

（4）以肢冷、皮肤感觉障碍为表现的血栓性疾病，如血栓栓塞性肺动脉高压、血栓性脉管炎、血小板增多症、下肢深静脉血栓、静脉曲张等。

（5）以身目黄、胁痛为表现的疾病，如胆囊炎、胆结石静止期、胆绞痛等。

（6）以腹部膨隆、大便异常为表现的疾病，如高血压、血脂异常等。

（7）以囊肿与肿瘤为表现的疾病，如皮脂腺瘤、肝脓肿、肺脓肿、肛周囊肿、牙周囊肿、阑尾脓肿等。

（8）以漏下、腹痛为表现的妇产科疾病，如盆腔炎、子宫肌瘤、卵巢囊肿、盆腔囊肿、不全流产等。

【合方和加减】

1. 合方

（1）腹痛拒按者，合大黄牡丹皮汤。

（2）胆道感染、腹痛腹胀者，合大柴胡汤。

（3）吐血者，合泻心汤。

（4）口干、舌燥、多汗者，合白虎汤。

2. 加减

（1）月经不畅、肌肤甲错，加水蛭 6 g。

（2）腹满胀气，加厚朴 10 g。

（3）面暗红、腹痛、便秘，加大黄 5 g，怀牛膝 10 g。

（4）为使药味可口，可加大枣 5 g。

【注意事项】

（1）体弱及孕妇均忌服硝石。

（2）儿童禁用硝石。

（3）不宜与硫黄同用硝石。

（4）硝石需置阴凉干燥处，防火防潮。

（5）本方见效后，可减量或间断性服用。

【医案分析】

1. 清代医家张璐用硝石矾石散案

伶人黑疸，投以硝石矾石散作丸，晨夕各进5丸，服至4日，少腹攻绞，小便先下瘀水，大便继下溏黑，至11日瘀尽，次与桂、苓、归、芍之类，调理半月而安。（《张璐医学全书》）

按语：张仲景在本方方后注释，病随大小便去，小便正黄，大便正黑，是其候也，观张璐此案，正合此候。盖小便黄，正为瘀热下泄之，佳兆，大便正黑，系服药后皂矾所染，非是便血也。患者如神思困倦，头昏且重，脾气不运，大便不实者，可加四君汤配合服用。

2. 民国医家张锡纯用硝石矾石散案

王某，32岁，于秋季得黄疸证。病因：出外行军，夜宿帐中，勤苦兼受寒凉，如此月余，遂得黄疸证。证候：周身黄色甚暗似兼灰色，饮食减少，肢体酸懒无力，大便每日2次，似完谷不化；脉象沉细，左部更沉细欲无。诊断：此脾胃肝胆两伤之病也，为勤苦寒凉过度，以致伤其脾胃，是以饮食减少，完谷不化，伤其肝胆，是以胆汁凝结于胆管之中，不能输肠以化食，转由胆囊渗出，随血流行于周身而发黄。此宜用《金匮》硝石矾石散以化其胆管之凝结，而以健脾胃补肝胆之药煎汤送服。处方：用硝石矾石散所制丸药，每服6g，每日服2次，用后汤药送服。汤药：生箭芪18g，白术12g（炒），桂枝9g，生鸡内金6g（黄色的，捣），甘草6g。共煎汤1大盏，送服丸药1次，至第二次服丸药时，仍煎此汤药之渣送之。

复诊：将药连服5剂，饮食增加，消化亦颇佳良，体力稍振，周身黄退弱半，脉象亦大有起色。俾仍服丸药，每次服4.5g，日2次，所送服之汤药宜略有加减。汤药：生箭芪18g，白术9g（炒），当归9g，生麦芽9g，生鸡内金6g（黄色的，捣），甘草6g。共煎汤1大盏，送服丸药1次，至第二次服丸药时，仍煎此汤药之渣送服。将药连服6剂，周身之黄已退十分之七，身形亦渐强壮，脉象已复其常。将丸药减去1次，将汤药中去白术加生怀山药15g，再服数剂以善其后。

按语：张氏力主中西汇通，以中为体，以西为用，取彼之长，补己之短，以弘扬国医，并借鉴西医学说阐明中医理论，解释黄疸时，认为伤其肝胆，胆汁凝结于胆管之中，不能输肠以化食，转由胆囊渗出，随血流行于周身而发黄，张氏对黄疸的病机解释，兼采中西之说，用心可谓良苦。临床在使用硝石矾石散攻邪之时，善于攻补兼施，配合黄芪白术滋补，又配伍鸡内金消化瘀积，补益与宣通并用，相得益彰。

3. 张谷才教授用硝石矾石散案

薛姓，男，32岁。去夏患黄疸型肝炎，经用清热利湿药治疗黄疸消退，病后失调导致肝区胀痛，常服疏肝理气药，疼痛稍轻。至冬再度出现黄疸，仍用中药调治。久服清热利湿退黄诸药，黄疸始终不退，有时虽退亦不尽。今春黄疸加深，经某医院检查，确诊为早期肝硬化。用西药治疗一个时期，症状未见减轻，面色灰滞而黑，巩膜黄染，食少，便溏，有时呈灰暗色，脘腹胀满，肝区胀痛不舒；有时牙龈出血。舌质右边有紫斑，舌苔白腻。此《金匮》之女劳疸。病因湿热内蕴，熏蒸为黄疸，黄疸日久不愈，邪由气分进入血分，血瘀湿滞内郁为病。治当化瘀燥湿。仿硝石矾石散法汤散并进，以希速效。若见腹水则不可治。

处方：明矾3g，硝石3g，研细胶囊装，分3次服，大麦粥汤送下。柴胡6g，鳖甲15g（先煎），白芍 10 g，桃仁 6 g，红花 6 g，白术 12 g，茯苓、牛膝各 10 g，茵陈 12 g。1 日 1 剂，连服 15 剂，黄疸渐退，面色灰黑渐转灰滞，脘腹胁部胀痛减轻，饮食增多。瘀湿有消退之机，脾气有来复之象。原方既效，当加减继服，再进 20 剂，黄疸基本消退，面色灰滞，渐转红润，腹胁胀痛轻微，大便正常，食欲如常。血瘀湿滞，渐化将尽，脾气健运，病情日趋稳定，改用鳖甲煎丸与硝石矾石散常服，以善其后。

按语：肝炎反复出现黄疸，日久难愈，见面目灰滞暗黑、肝脾大。病属湿热内蕴，气滞血瘀，当硝石矾石散治疗，病重者用之多疗效不显，此方性燥，破瘀力差，必须在方中配以鳖甲、柴胡、桃仁、白芍、茯苓、牛膝等活血软坚，方可有效。

参考文献

［1］张锡纯．医学衷中参西录［M］．石家庄：河北人民出版社，1972：270-271.

［2］张谷才．硝石矾石散的临床应用［J］．辽宁中医杂志，1980（7）：12-14.

（娄政驰　撰）

桂枝救逆汤

【仲景方论】《金匮要略·惊悸吐衄下血胸满瘀血病脉证治第十六》："火邪者，桂枝去芍药加蜀漆牡蛎龙骨救逆汤主之。"

【注家方论】

（1）徐忠可《金匮要略论注·惊悸吐衄下血胸满瘀血病脉证治第十六卷》：此方治惊，乃治病中之惊狂不安者，非如安神丸、镇惊丸等之镇心为言也。奔豚篇中，有惊怖等四部病，皆从惊恐得之句，然病由虚声所惊，可以镇浮而愈。若因炙且热且惊，以致邪结胸中，惊狂不安，则必驱散其胸中之邪为主，故标之为火邪者，见胸中者，清阳之所居，乃火劫亡阳致神明散乱。故以桂甘美枣，宣其上焦之亢阳，则焰火自熄，惊则必有瘀结，故加常山苗蜀漆破血，疗胸中结邪，而以龙骨之甘涩平，牡蛎之酸咸寒，一阳一阴，以交其心肾，而宁其散乱之神，若桂枝汤去芍药，病不在肝脾，故嫌其酸收入腹也。

（2）尤在泾《金匮要略心典·惊悸吐衄下血胸满瘀血病脉证并治第十六》：此但举火邪二字，而不详其证。按《伤寒论》云：伤寒脉浮，医以火追劫之。亡阳，必惊狂，起卧不安。又曰：太阳病，以火熏之，不得汗，其人必躁，到经不解，必圊血，名为火邪。仲景此条殆为惊悸下血备其证欤。桂枝汤去芍药之酸，加蜀漆之辛，盖欲使火气与风邪一时并散，而无少有留滞，所谓从外来者，驱而出之于外也。龙骨、牡蛎则收敛其浮越之神与气尔。

（3）曹颖甫《金匮发微·惊悸吐衄下血胸满瘀血病脉证治第十六》：此条大旨，与火劫发汗同。火劫发汗，或为惊狂，或圊血、吐血，要以惊狂为最剧。故《伤寒论》太阳篇于火劫亡阳一证，出救逆方治。方用龙、牡以收上浮之阳，加蜀漆以去痰。按火邪之为病，因火熏灼毛孔，汗液外泄，卫气太强，肌肉之营气，不与卫和。故用桂枝、姜、枣，扶脾阳外达，使与在表之卫气，融洽一片，外浮之阳气，乃与里气相接。所以去芍药者，不欲过泄其营气故也。

（4）魏荔彤《金匮要略方论本义·惊悸吐衄下血胸满瘀血病脉证治第十六》：此乃去芍药加蜀漆者，去其酸寒而得益以辛温也。火邪上逆，挟血妄行，遇寒而凝滞于胸肺，必生他变，易以蜀漆之辛温，行血救逆而无克伐破耗之虞，法至善也。其桂枝汤本方之用，无非升阳气，和营卫。加龙骨牡蛎之涩，以治水逆之法治血逆，变而不变者也。且妙在桂枝散邪而非伤阳之物，更能助阳；蜀漆行血而非耗阴之物，更能滋阴；龙骨牡蛎制逆上之血而无走血驱邪之猛厉。所以为治火邪之良方也。

（5）连建伟《连建伟金匮要略方论讲稿·惊悸吐衄下血胸满瘀血病脉证治第十六》：这个方剂能够把惊狂不安安定下来，因为这时候病比较重，惊狂、卧起不安比较重，要通过这个方剂把患者挽救过来，所以叫救逆汤。这个处方叫桂枝去芍药加蜀漆牡蛎龙骨救逆汤，方名很长，因为这个病已经治坏了，已经是坏证了，再要救过来，所以叫救逆汤，简称就是桂枝救逆汤。这个病是比较重的，所以主要是温心阳、镇心神，重可镇怯。桂枝救逆汤首先就是用了桂枝、甘草，桂枝和甘草这两味药是温心阳的，其作用就类似《伤寒论》的桂枝甘草汤。由于心阳损伤，故用桂枝甘草来温心阳，为什么要去芍药？因为心阳虚，就要用温药，而不能用养阴的药、阴柔的药，所以就把芍药给去掉，而用了桂枝、甘草。姜、枣主要是补气血、调营卫，再加龙骨、牡蛎，所谓"重可镇怯"，因为这个人惊狂不安，卧起不安，心惊胆怯，所以要加龙骨、牡蛎，重可镇怯。再加上蜀漆，为什么要加蜀漆？主要是心阳虚了以后，往往痰浊影响心，所以加蜀漆是祛痰、涤痰。蜀漆就是常山的苗，现在药房里也不一定有蜀漆，把蜀漆改成茯苓，茯苓本身能够化痰，而且又能宁心安神。

（6）万晓刚《读金匮·惊悸吐衄下血胸满瘀血病脉证治第十六》：今曰火邪而治以桂枝去芍药加蜀漆牡蛎龙骨救逆汤者，当以方测证，并结合《伤寒论》太阳病中篇原文第112条所述，如此方能全面理解。《伤寒论》太阳病中篇原文第112条言"伤寒脉浮，医以火迫劫之，亡阳，必惊狂，卧起不安"，乃表证误用火法，过汗伤阳，心神失于温养，无以自主，或惊惕不安，或狂乱错语，不可偏执。大凡狂躁谵语多属阳证，故每多清下之治。此条另出一端，意在揭示，阳盛阴竭或阳虚阴盛，皆可致狂，不得执一而论。治以桂枝汤法，加龙牡镇惊安神，类于虚劳病篇之桂枝加龙骨牡蛎汤。然去芍药，意在温通阳气。更加蜀漆以涤痰，如此则知其阴邪碍阳，不能宣通，胸闷短气；脉促或沉弱，舌淡苔滑，诸症自然可见。以此而知，本条所论，乃火法误用，导致心阳虚损，兼夹寒痰，心神不宁之惊悸证。

（7）王廷富《金匮要略指难·惊悸吐衄下血胸满瘀血病脉证治第十六》：此条为火邪致惊的救逆治法。所谓火邪，是指误用艾灸、温针等致病。根据《伤寒论》太阳病篇说："伤寒脉浮，医以火迫劫之，亡阳，必惊狂，起卧不安者，桂枝去芍药加蜀漆牡蛎龙骨救逆汤主之。""太阳伤寒者，加温针必惊也。"从以上所论和篇名看，本证是惊，其病理在于体质阳虚，火劫发汗，损伤心阳，心脾阳虚，运化不足，易于生痰，痰饮为患，扰乱心神而为惊恐、起卧不安等症。此为心脾阳虚、痰扰心神之惊证，故用通阳祛痰、安神平惊之法主治。本条需要弄清楚的有两点，第一辨病证，惊和狂是两种截然不同之病证。一般来说，惊恐多属虚或虚中夹痰，狂证多属热，稍久多属阴虚夹痰，决不可混淆。第二方义和适应证，方中桂枝、甘草辛甘化阳，以温通心阳；姜枣之甘温和中以资其化源；蜀漆辛温以祛痰，牡蛎、龙骨镇惊以安神，共达中阳健运而痰饮去，心阳不虚而痰邪不扰。则神自宁，于是惊恐可愈。本方只能用于心脾阳虚夹痰之惊证或悸证，绝不能用于心火旺盛之狂证。其次方中蜀漆不仅有截疟之功，而且有祛痰之效，但有涌吐之弊，必须用生姜先煮，可制约其涌吐之弊，且可和胃散饮。

【经典配方】桂枝三两（去皮），甘草二两（炙），生姜三两，牡蛎五两（熬）龙骨四两，大枣十二枚，蜀漆三两（洗去腥），右为末，以水一斗二升，先煮蜀漆，减二升，内诸药，煮取三升，去滓，温服一升。

【经典方证】惊狂，起卧不安。

【推荐处方】桂枝9g，炙甘草6g，生姜9g，牡蛎15g，龙骨12g，大枣12枚，蜀漆9g，上7味，以水1200 mL，先煮蜀漆，煮至200 mL，纳诸药，煮取300 mL，去滓，温服。

【方机概述】心阳虚惊狂证。心主血脉，又主神明，血能正常营运，有赖心阳推动，神志所以明静，亦赖心阳温煦，调摄不慎，感受寒邪，伤损心阳；病中误治，发汗过多，阳随汗泄，而使心阳虚衰，无力鼓运血流，元神失其温养，呈心悸、惊狂、面色苍白、短气自汗等病症。气候改变，情绪激动，心脉挛急，心区可见憋闷绞痛，桂枝救逆汤施用的核心病机为心阳虚衰。

【方证提要】 心悸喜按，叉手自冒心，心中空悬，自觉惕怵，如人捕之，怕风怕冷，胸满，卧起不安，易惊吓，不能独行，不能独卧，烦躁不宁，失眠多梦，甚者癫狂惊狂。

【适用人群】 体格偏瘦，面色白，缺乏光泽，表情淡漠，性格内向，疲倦貌者。心悸心烦、胸闷胸满，多梦噩梦，身体燥热，易惊如狂，容易焦虑，卧起不安，汗出短气，自觉症状多，怕冷耳鸣者。儿童发育不良，消瘦肤白，夜惊啼哭。男子早泄遗精，女子带下多。多有先天不足，后天营养不良，缺钙缺锌，光照不足，运动少，过汗，睡眠不足者。舌质淡湿润，舌苔白厚腻，脉浮滑。

【适用病症】

以下病症符合上述人群特征者，可以考虑使用本方。

（1）以精神障碍为表现的疾病，如精神分裂症、老年性痴呆、脑萎缩、小儿大脑发育不良等。

（2）以惊恐动悸为表现的疾病，如心脏神经症、房颤、期前收缩、风湿性心脏病、心脏瓣膜病、病毒性心肌炎、冠心病心绞痛、心律失常、低血压等。

（3）以失眠自汗为表现的疾病，如更年期综合征、神经衰弱、焦虑症等。

（4）以汗出异常、脱发抽搐为表现的小儿疾病，如儿童缺钙、癫痫、脑瘫、大脑发育不良等。

【合方与加减】

1. 合方

（1）亡阳者，合参附汤。

（2）呕吐、大便溏泄者，合桂枝加附子汤。

（3）遗精者，合黄芪建中汤。

（4）产后郁冒者，合甘麦大枣汤。

（5）暑病不知饥者，合乌梅丸。

2. 加减

（1）心动过速者，加柏子仁 10 g。

（2）惊恐不寐者，加远志 10 g，桂圆肉 5 g。

（3）遗精者，加益智仁 15 g。

（4）多汗者，加浮小麦 20 g。

（5）失眠者，加酸枣仁 15 g，磁石 10 g。

（6）心烦急躁者，加知母 10 g。

（7）气喘者，加五味子 10 g，山萸肉 15 g。

（8）食欲不振者，加山药 30 g。

【注意事项】

（1）痰火扰心发狂证者，禁用。

（2）心热证、心阴虚证者，慎用本方。

（3）使用本方，龙骨、牡蛎、蜀漆的药量比非常重要。

（4）煎煮本方，先煮蜀漆，减其毒性及燥烈之性，未能先煎煮蜀漆，会引起呕吐、恶心。

（5）本方宜汤剂不宜散剂，散剂导致腹胀、食欲不振。

【医案分析】

1. 清代名医叶天士用桂枝救逆汤案

张茜泾，37 岁，三疟已十三个月，汗多不解，骨节痛极，气短嗳噫，四肢麻木，凡气伤日久，必固其阳。人参、炒蜀漆、生左牡蛎、桂枝、淡熟川附子、生龙骨、老生姜、南枣肉。（《叶天士医案大全》）

按语：叶氏此案疟已十三个月，症见汗多不解，骨节痛极，气短嗳噫，四肢麻木，此为疟久伤阳。

方用桂枝救逆汤去甘草，加人参、淡熟川附子温补心肾之阳，益气镇逆固涩，兼可调和营卫。细品叶氏医案，常在桂枝救逆汤的基础上加人参，治疗阳虚气津欲脱，兼有营卫不和的病证。或者合参附汤法，加人参、附子，治疗疟邪内陷伤阳、温邪损伤阳气、产后阳气损伤等原因导致阳气大虚，汗出不固，神不守舍，或兼营卫不调、寒热不解的病证。如阴液也伤者，则不去白芍，用桂枝汤原方加龙、牡、参、附补阴阳气血，镇摄固脱，调和营卫。

2. 王廷富教授用桂枝救逆汤案

何某，男，35岁，巴中县甘泉公社农民。1958年3月因患病卧床3个月左右，邀吾诊治。3个月前因感冒，先恶寒后恶风，经治疗恶寒解，恶风仍在，常惊恐如人将捕之状，心下悸动不宁，卧床不能起，偶尔起卧不安，倦怠乏力，不能下床行走。纳差，面色浮白，舌淡苔白腻，脉缓滑无力。此心脾阳虚、饮留心下、痰扰心神之惊悸证，以通阳祛痰、镇惊化饮之法主治。方用：桂枝9g，生姜9g，大枣15g，龙骨12g，牡蛎12g，甘草3g，常山9g（另包，生姜水先炒）。嘱服2剂。由于家属不识字，药房又嘱咐不清，将常山两剂18g，不仅没有依法炮制，反而一剂煎服。患者服后半小时左右，发生剧烈呕吐，吐出痰涎500mL左右，并出微汗。因此患者即急邀复诊。呕吐已止，自觉全身舒适，惊恐、心下悸已减大半，要求进食，别无他羔。嘱将另一剂（无常山）服后再诊。3日后复诊：患者服上方后，精神倍增，恶风消失，惊恐、心下悸基本消失，胃纳基本正常，已能行走，舌脉同上。拟以健脾通阳、祛痰化饮之法主治。方用：茯苓15g，桂枝9g，白术12g，生姜12g，法半夏12g，制南星12g。嘱服2剂。3日后来诊：患者服上方2剂后，饮食正常，惊悸消失，面色亦趋正常，仅精神稍差，舌淡苔少津润，脉象和缓。患者心阳已复，痰饮将尽，拟以六君子汤健脾祛痰，以善其后。

按语：患者体质阳虚，外感风寒，汗后寒邪虽解，风邪仍滞营卫，营气不足，故恶寒去而恶风仍在。同时汗后不仅损伤心阳，脾胃亦受其累，脾阳失运，心脾阳虚，阳气不化，聚湿生痰，痰饮停留心下，故出现一派心脾阳虚夹痰饮的证候。第一次服药后，呕吐大量痰涎，并出微汗，寒饮去风邪解，故而当即病减大半。由于抓住心脾阳虚、痰饮为患之本，故用通阳祛痰、健脾化饮而获效。由于吐出痰涎，故收效很快，可见吐法之重要性。由于心阳复、留饮去，正气尚虚，故用补脾益气祛痰之法，以全其功。

3. 顾宁教授用桂枝救逆汤案

王某，女，53岁。2018年6月14日初诊。主诉：胸痛、心悸6年。患者6年前因汗蒸、大汗后出现胸痛、心悸时作，情绪激动后明显，月经紊乱，自觉心中烦躁难安，或胆怯害怕，或悲伤欲哭，睡眠差，常梦涉水，时有幻听。曾至医院住院治疗，发作时心电图示广泛前壁T波倒置。行冠脉造影示未见明显异常。曾于外院精神科诊断为神经官能症，予口服舍曲林治疗，心中烦躁、胆怯、悲伤有所缓解。但受刺激后胸痛、心悸仍作。刻下：时处6月，仍裹衣缩被，轮椅推入诊室。诉胸痛、心悸时作，心中惕惕、烦闷不适，难以自控，自觉悲伤，眩晕，饮食喜热厌凉，眠差，噩梦连连，常涉大水，二便不调，月经紊乱，舌淡、苔白腻，脉弦滑寸浮。西医诊断：心脏X综合征，神经官能症；中医诊断：胸痹心痛。辨证为心阳虚损、寒痰留扰胸膈。治宜温心阳，化痰饮，安心神。方拟桂枝去芍药加蜀漆牡蛎龙骨救逆汤之意加减。处方：桂枝15g，生龙骨30g（先煎），生牡蛎30g（先煎），清半夏9g，茯苓15g，茯神15g，石菖蒲10g，炙甘草6g，生姜3片，大枣4枚。3剂。每日1剂。早晚分服。2018年6月18日二诊：服药后诉胸痛、心悸缓解，精神抑郁状况有所缓解，小便利而大便下涎沫数次，心胸通畅。遂予前方，继服7剂，心胸诸症皆解。嘱患者节制饮食，保持心情舒畅，适度运动，培养兴趣爱好。半年后随访，时值寒冬，患者诉胸痛、心悸少作，已不畏寒，夜间手脚皆暖。

按语：心脏X综合征又称微血管性心绞痛，患者具有典型劳力性心绞痛或有心绞痛样不适的症状、心电图和（或）活动平板心电图运动试验阳性（ST段下降>1 mm），而冠状动脉造影正常，可排除冠脉痉挛和除外微血管障碍有关的心脏或全身疾病的临床综合征。西医治疗心脏X综合征，多予硝酸酯类、钙通道拮抗剂等药物治疗，单纯西药治疗缺乏针对药物，疗效不理想。此病属于中医"胸痹心痛"范畴。患者素体羸弱，大汗后阳随汗脱，心阳大损，心神浮越，所谓"主明则下安，主不明则十二官危"，五脏六腑失其温煦，寒痰不化，留扰心神。心阳大损，神气浮越，自觉心中烦躁难安，胆怯害怕，悲伤欲哭，切不可见烦躁而误用苦寒之剂，否则变证迭起；君火不主，温煦失司，寒痰不化，留饮上冲，阻遏胸阳，有心中惕惕、胸痛、眩晕；饮食喜热厌凉，为阳气虚损，引热自救，故以桂枝去芍药加蜀漆牡蛎龙骨救逆汤加减。桂枝温通心阳，合甘草、大枣辛甘化阳，佐生姜振奋中焦营卫生化之源，龙骨、牡蛎水族而固重者，敛浮散之阳，引逆上之火、泛滥之水归其宅。半夏配石菖蒲，共奏涤痰之功，茯苓、茯神同用，健脾补心安神，经方大师胡希恕也常以半夏、茯苓代蜀漆，取经方之意，不拘经方之规。可知，治病求本，是中医最主要的优势之一，也是目前现代医学发展的方向之一，西医在缓解症状上确有长处，中医要发展就须扬长避短。只有治病求本，方能缩短病程、减少复发，五脏调和，神气安泰。

参考文献

［1］王廷富.金匮要略指难［M］.北京：人民卫生出版社，2017：305-307.

［2］徐贺.基于"坎离交济"运用桂枝汤类方治疗心脏 X 综合征临证心得［J］.江苏中医药，2020，52（3）：63-65.

（娄政驰　撰）

半夏麻黄丸

【仲景方论】《金匮要略·惊悸吐衄下血胸满瘀血病脉证治第十六》："心下悸者，半夏麻黄丸主之。"

【注家方论】

（1）曹颖甫《金匮发微·惊悸吐衄下血胸满瘀血病脉证治第十六》：太阳寒水内陷，水气凌心则心下悸，此非可漫以镇心之治也。皮毛不开，则水气之在表者不去；浊阴失降，则水气之在里者不出。半夏麻黄丸用生半夏以去水，生麻黄以发汗，不治悸而悸当自定，所以用丸者，欲其缓以攻之。盖因水气日久，化为黏滞之湿痰，非如暴感之证，水气尚清，易于达毛孔而为汗。

（2）尤在泾《金匮要略心典·惊悸吐衄下血胸满瘀血病脉证治第十六》：此治饮气、抑其阳气者之法，半夏蠲饮气、麻黄发阳气，妙在作丸与服，缓以图之。则麻黄之辛甘，不能发越津气，而但升引阳气。即半夏之苦辛，亦不特蠲除饮气，而并和养中气。非仲景神明善变者，其孰能与于此哉。

（3）陈念祖《金匮要略浅注·惊悸吐衄下血胸满瘀血病脉证治第十六》：此为悸证出其方也。但悸病有心包血虚火旺者，有肾水虚而不交于心者，有肾邪凌心者，有心脏自虚者，有痰饮所致者，此则别无虚证，惟饮气之为病欤？

（4）周扬俊《金匮玉函经二注·惊悸吐衄下血胸满瘀血病脉证治第十六》：悸者，心中惕惕然动，怔忡而不安也。悸有三种，伤寒有正气虚而悸者，又有汗下后，正气内虚、邪气交击而悸者，病邪不同，治法亦异。正气虚者，小建中汤，四逆散加桂治之。饮水多而悸者，心属火而恶水，不自安而悸也。汗下后正气内虚，邪气交击而悸者，与气虚而悸又甚焉，治宜镇固，或化散之，皆须定其气浮也……欲究心悸之邪，则非一言可尽也，或因形寒饮冷得之，夫心主脉，寒伤营则脉不利，饮冷则水停，水停则中气不宣，脉不利，由是心火郁而致动，用麻黄以散营中寒，半夏以散心下水耳。首论以脉弱为悸，而用此汤治者，其脉必不弱，非弦即紧。岂脉弱心气不足者，犹得用此药乎。

（5）连建伟《连建伟金匮要略方论讲稿·惊悸吐衄下血胸满瘀血病脉证治第十六》：用半夏麻黄丸，半夏是阳明经的降药，心下就是指阳明胃，半夏能够蠲饮降逆，麻黄能发散水寒之气，在此用量很小，因为此病不是表证，不需要用它的解表作用，麻黄大量能够解表，而小量则能发散水寒之气。把这两味药研末，再加入蜂蜜，做成小豆大的丸药，每一次只吃三丸，一天吃三次。藉小量的丸剂宣发阳气，使水饮得以消除，如此心下悸就能缓解。本条说明了心悸不一定完全是由气血亏虚所引起，水寒之邪也可造成心悸。

（6）王廷富《金匮要略指难·惊悸吐衄下血胸满瘀血病脉证治第十六》：悸证的鉴别，如水饮之心下悸，与血虚之心中悸不同。血虚之心中悸，每兼怔忡不宁，面色萎黄或苍白、脉象虚弱；心脾气虚而夹血瘀之心中悸，或心胃阴虚而夹血瘀之心中悸，心中悸动不宁，行走则气短心慌，或胸闷，两颧常紫赤，甚则下肢浮肿，脉象多结或促；气虚之心中悸，有气短神倦，精神不振，脉象多虚缓；水饮之心下悸，其兼症不同，脉象多缓滑。方中半夏降逆祛痰，麻黄散寒平喘，共达温肺散饮、和胃止呕之效。用蜜为丸，意在缓图。同时蜂蜜善制麻黄之辛散，麻黄得蜜不仅温而发，而且有敛汗之功，足使肺气得温，胃气得和，饮消痰去而悸可除，此治病求因之法也。此方是寒饮为患，以致肺胃不和，除心下悸外，尚有喘呕之症者宜之。

【经典配方】半夏、麻黄，等分，上二味，末之，炼蜜和丸小豆大，饮服三丸，日三服。

【经典方证】心下悸。

【推荐处方】半夏、麻黄各30 g，磨为末，炼蜜为丸，如小豆大，服三丸，日三服。

【方机概述】水饮凌心。寒饮内盛，阳气闭郁，不能蒸化水液，上凌于心。痰饮为病，随气而升，无处不到，症见繁杂，半夏麻黄丸施用的核心病机为水饮凌心。

【方证提要】心悸怔忡，胸闷气短，小便不利，头目昏眩，咳喘痰稀，恶心呕吐，形寒肢冷，胸脘痞满，心下痞塞，渴而不欲饮。

【适用人群】体形消瘦，轻度浮肿，眼袋明显，神倦，面色黧黑，其色暗滞，呕吐痰涎，胃有水声，口渴不多饮，小便少，易腹胀者。老人见怕冷明显，背胸部尤甚，疲倦身重，不喜动，动则气促，无汗常见，舌胖大齿痕，舌质淡嫩，脉滑。

【适用病症】

以下病症符合上述人群特征者，可以考虑使用本方。

（1）以痰液清稀为表现的疾病，如慢性支气管炎、支气管哮喘、慢性阻塞性肺气肿等。

（2）以鼻涕、眼泪清稀量多为表现的疾病，如花粉症、过敏性鼻炎、病毒性结膜炎、泪囊炎等。

（3）以局部水肿为表现的疾病，如特发性水肿、声带水肿、分泌性中耳炎、肺水肿等。

（4）以心悸为表现的疾病，如心动过速、心律不齐、心肌炎、风湿性心脏病等。

（5）以恶心、呕吐为表现的疾病，如贲门痉挛、幽门水肿、急慢性胃炎、慢性胆囊炎等。

（6）以眩晕为表现的疾病，如耳源性眩晕、神经性眩晕、低血压、椎基底动脉供血不足等。

【合方与加减】

1. 合方

（1）呕吐剧烈、烦躁头痛者，合吴茱萸汤。

（2）胸闷痛者，合桂枝枳实生姜汤。

（3）肾功能不全、浮肿、面黄者，合黄芪桂枝五物汤。

（4）腹胀、嗳气、咽喉异物者，合半夏厚朴汤。

2. 加减

（1）吐水苔腻者，加苍术10 g。

（2）恶心者，加半夏10 g。

（3）便秘者，加生白术 20 g。

（4）消瘦、心悸者，加红枣 15 g。

【注意事项】

（1）肝肾阴虚，肝阳上亢所致的头痛、眩晕忌用。

（2）服药期间忌食生冷油腻及海鲜类食物。

（3）舌红、苔干燥者，有出血倾向者，咽干口燥者，干咳无痰者，身热多汗者，误用本方，易引起头痛、动悸、大汗、失眠、出血等副作用，加以注意。

【医案分析】

1. 清代名医张聿青用半夏麻黄丸案

钟某，心下虚悸，脉细濡而右关滑，此由痰水积聚于胸中，阴湿涨漫于下，则心阳浮越于上，长沙独得其旨，故《玉函经》中，一则曰心下悸者为水气，再则曰水停心下，则心下悸，近医每以心阳不足目之，未知圣训耳。制半夏、炒杏仁、云茯苓、橘皮、薤白头、瓜蒌仁炒研、生姜汁冲。（《张聿青医案》）

按语：仲景治疗心下悸用半夏麻黄丸者，既非心气虚之悸，亦非失血或惊之悸，乃因水饮而心下悸，系实邪为患。悸者，筑然跳动也。案中细濡而右关滑，断其为痰水积聚于胸中。方用半夏燥湿下气蠲饮，茯苓温阳利水，杏仁降肺气，薤白温阳通气，功同麻黄而无峻汗之力，配合姜汁，肺胃同治，合用治悸，妙在通阳，现代用本方治疗窦性心动过缓者。

2. 周建国教授用半夏麻黄丸案

喻某，女，47 岁。自述病已 2 个月，食少，腹胀，胃脘痞满不适，曾在院外服药 10 余剂，未见明显好转，即来我处求治。诊见形体偏胖，脘痞不舒，得食加剧，按之软，时呕清水，气短息促，二便正常，舌质淡红，苔薄白，脉沉缓。此为饮邪内阻、脾阳不运之证。方用半夏麻黄丸加味：半夏 10 g，麻黄 9 g，茯苓 15 g，白术 12 g，炮干姜 9 g，炙甘草 6 g，服 2 剂，脘痞减轻，呕吐已止，余证同前。前方加炒白扁豆 12 g，炒麦芽 12 g，炒谷芽 12 g，又服 2 剂，基本痊愈。前方加陈皮 12 g，党参 15 g，砂仁 6 g，6 剂共为末，炼蜜为丸，早晚各服 10 g。2 个月后追访，病已痊愈。

按语：本方为水饮内停致悸之证治。临证多伴见胸脘满闷、咳吐清痰涎沫等脾胃虚弱、饮停于胃之证。现临床多用于治疗水邪上逆引起的心脏病等。治疗心悸苓桂术甘汤常用，两方区别苓桂术甘汤以阳虚水停为主，而半夏麻黄丸证以阳郁饮逆为主；苓桂术甘汤证在温运，半夏麻黄丸证重通降；苓桂术甘汤尚有头眩冲逆等，半夏麻黄丸证有咳、喘、呕、哕等症。临床中，悸证不一定全是倦怠乏力、舌质淡白、脉弱无力的气血亏虚之证，亦有实证可见。

3. 何任教授用半夏麻黄丸案

顾某，男，58 岁。患者素有慢性支气管炎，入冬以来，自感心窝部悸动不宁，久不减轻，心电图检查尚属正常。脉滑苔白，宜蠲饮治之。姜半夏、生麻黄各 30 g。上两味各研末和匀，装入胶囊中。每次服 2 丸，蜜糖冲水吞服，1 日 3 次。胶丸服完后，心下悸动已瘥。又续配一方，以巩固之。

按语：半夏麻黄丸主治心悸的病因是脾不健运、寒饮内停心下、水气上凌于心所致，同时存有上闭肺气、中停胃中的喘息短气、头晕目眩、呕吐、心下痞等症。半夏与麻黄，一宣一降，前者和胃降逆，以蠲寒饮，后者宣通肺气，以散水邪，阳气通，饮邪除则心悸可愈。

参考文献

［1］周建国.《金匮》半夏麻黄丸的体会［J］.成都中医学院学报，1987（3）：32.

［2］何若平.半夏麻黄丸的临床应用［J］.上海中医药杂志，1984（12）：178.

（娄政驰 撰）

柏叶汤

【仲景方论】《金匮要略·惊悸吐衄下血胸满瘀血病脉证治第十六》："吐血不止者，柏叶汤主之。"

【注家方论】

（1）徐忠可《金匮要略论注·惊悸吐衄下血胸满瘀血病脉证治第十六卷》：此重"不止"二字，是谓寒凉止血药皆不应矣。吐血本由阳虚不能导血归经，然血止而阴亏，故以柏叶之最养阴者为君，艾叶走经为臣，而以干姜温胃为佐，马通导大便下为使。马通乃马屎绞汁，如干屎以水和之，愚意无马通童便亦得。

（2）魏荔彤《金匮要略方论本义·惊悸吐衄下血胸满瘀血病脉证并治第十六》：柏叶性轻质清，气香味甘，治上部滞腻之圣药也。血凝于胸肺方吐，开斯行，行斯下注不上越矣；佐以姜艾之辛温，恐遇寒而又碍也，合以马通汁破宿血，养新血吐衄有专攻，是有血热妄行之治也。

（3）尤在泾《金匮要略心典·惊悸吐衄下血胸满瘀血病脉证治第十六》：血遇热则宣行，故止血多用凉药，然亦有气虚挟寒，阴阳不相为守，营气虚散，血亦昏行者，此干姜、艾叶之所以用也。而血既上溢，其浮盛之势，又非温药所能御者，故以柏叶抑之使降，马通引之使下，则妄行之血顺而能下，下而能守也。

（4）吴谦《医宗金鉴·订正仲景全书金匮要略注·惊悸吐衄下血胸满瘀血病脉证治第十六》：吐血之病，热伤阳络，当清其热；劳伤阳络，当理其损。今以柏叶汤温散之品，而治吐血不止者，则必是热伏阴分，用此宣发，使热行阳分，血不为热所迫，则自止也。

（5）张璐《张氏医通》：血逆不止，当责之于火旺，故用柏叶治其旺气，即兼姜、艾之辛温散结，使无留滞之患，更加马通导之下行，非近世专用柏叶、棕灰、血余之属可比。

（6）张家礼《张家礼金匮要略讲稿·惊悸吐衄下血胸满瘀血病脉证治第十六》：原文"吐血不止"并非势如泉涌而吐血不止，而是患吐血病程较久，或过用清热凉血法而血仍未止。可见吐血日久不止，多不是热盛，每为中气虚寒，荣气不敛，阴血不能内守，血不归经而妄行，故简称为虚寒吐血证。治疗时，当然不能清热养阴，或纯用止血之药，若强止其血，则易致瘀血停留。应遵吴鞠通《温病条辨·治血论》"善治血者，不求之有形之血，而求之无形之气。盖阳能统阴……气能生血……"所述"气为血帅"之意治之。立温中摄血之法，使气能统血，则血不妄行。用柏叶汤主治，侧柏叶微苦涩，主吐血、衄血、痢血，益气，能养阴滋肺，善清降折其逆上之势，而又能收敛以止血，临床报道单味侧柏叶汤或注射剂，对肺结核各类型和支气管扩张及咯血有效，药理研究证实其可缩短出血与凝血时间，可见在复方侧柏叶汤中主要起收敛止血作用；马通汁"微温"而引血下行，亦善止血，《神农本草经》主妇人崩中、吐下血、鼻衄、金创血，干姜温胃和中以运脾气而摄血，艾叶温经止血，姜艾二药使阳气振奋而能摄血，引血归经，吐血自止。后世四生丸即从柏叶汤化裁而来，用于阴虚血热吐衄，疗效颇著。

（7）尉中民《听名师讲金匮要略·惊悸吐衄下血胸满瘀血病脉证治第十六》：柏叶汤，温阳逐寒，引血归经。干姜、艾叶，温阳守中，振奋阳气，使气摄血。干姜，辛热，入肺、脾、胃三经，热能散寒。炮姜炭，温中，和胃止逆，炮黑则守而不走，更能入血分，温其欲绝之脉。艾叶炭，性温，气味俱重，入血，行血中之气，温经敛血，以姜为佐，既济其温暖之功，复援其入血之用。血既上溢，其浮盛之势又非温药所能御者，以柏叶降之，马通汁下之。柏叶，苦、涩、微寒，性轻质清，气香味甘，清降止血，是治上部滞腻之圣药，既能折其逆上之势，又能收敛以止血，而且有反佐作用，使干姜、艾叶等温药深入下焦虚寒之地，使姜、艾得行。马通汁，即马尿，现用13岁以下儿童的尿液代替，苦凉，有活血化瘀、止血的作用，以浊导浊，导火使上逆之血下行。《本草经疏》言，惟其苦凉，所以能疗诸血热证。人尿，味咸气臊，性寒，入胃、心经，可清心泻火，退热除烦。入胃经，随脾气上归于肺，通调水道，下输膀胱，故能清肺导火下行，且与血同类，味咸走血，为滋阴降火、消瘀止血之品。

本条并非势如涌泉而吐血不止，而是指吐血时多时少，病程较久或用寒凉止血而仍不止。吐血不止，失血必多，热随血去，阳气亦虚。阳虚气寒，不能摄血，而又吐血不止，形成恶性循环。本证病机为失血过多，中气虚寒，营气不敛，阴血不能内守。

【经典配方】柏叶、干姜各三两，艾三把，上三味，以水五升，取马通汁一升，合煮，取一升，分温再服。

【经典方证】吐血不止。

【推荐处方】柏叶9g，干姜9g，艾叶9g，童便1杯，上3味，以水1000mL，煮取200mL，童便兑入煎成的药汁中，温服，每日2次。

【方机概述】中气虚寒。中气虚寒，不能统摄，脾统血，阳虚血失其统，脏腑辨证，病在中焦，八纲辨证，属中气虚寒，出血是血分病变。此为最早的止血专方。

【方证提要】吐血不止，血色清稀暗淡，吐血，鼻衄，龈衄。呕吐腹泻。多涕多涎。

【适用人群】常用于脾胃虚寒的人群，症见消瘦，面色黄，肤色暗，无光泽、食口味淡，或呕吐，或腹胀，或腹部冷痛，得暖则舒；大便溏泄不臭，唾、涕、尿、痰、胃酸、胆汁、肠液、白带等分泌物清稀量多。虚寒出血者，小儿虚热不退，慢惊风，消化不良，口疮，精神萎靡，面色萎黄，舌淡、脉虚数不胜按。

【适用病症】

以下病症符合上述人群特征者，可以考虑使用本方。

（1）以腹痛、腹泻为表现的病症，凡辨证属于中气虚寒皆为本方所宜。如慢性胃肠炎、消化性溃疡、功能性消化不良、肠易激综合征、慢性结肠炎慢性痢疾等。

（2）以出血量少为表现的病症，如鼻衄、血小板减少紫癜、牙龈出血、慢性鼻炎等。

（3）以儿童胃肠功能异常为表现的病症，如儿童慢惊风、小儿消化不良等。

（4）以痰涕多且清稀为表现的病症，如慢性支气管炎、哮喘、肺炎、肺不张、鼻炎、花粉症等。

【合方与加减】

1. 合方

（1）小便不利者，合五苓散。

（2）女子贫血者，合胶艾汤。

（3）呕吐、心下痞者，合半夏泻心汤。

（4）吐血且血色暗黑者，合理中汤。

（5）夹郁者，合四逆散。

2. 加减

（1）心悸、腹痛者，加肉桂10g。

（2）口疮、腹泻者，加黄连6g。

（3）脉微弱、精神萎靡者，加附子10g。

（4）严重消瘦、食欲不振者，可用人参10g。

【注意事项】

（1）阴虚内热，血热妄行者忌用。

（2）柏叶性寒而燥，伤胃气，止血宜炒黑。艾叶中的挥发油是其有效成分，也是艾叶的有毒成分，可引起皮肤黏膜灼热、潮红，口服后对胃肠道有刺激作用，剂量不宜过大。大于20g，易引起中毒。

【医案分析】

1. 近代岭南著名伤寒派医家易巨荪用柏叶汤案

同邑吕叔骏，明经，通医学，其长女适郑孝廉玉山之子丙戌五月在外家，忽患吐血，每吐则盈盆盈斗，气上冲不得息、眩晕无胃，举室仓惶，其三婿梁镜秋茂才荐予往诊。予曰："冲任脉起于血海，挟脐而上，冲气上逆故血随而上逆也。"拟旋覆代赭汤以炮姜易生姜，以五味子易大枣，嘱其连服2剂，复以柏叶汤一剂睡时先服，是晚气顺血止。（《集思医案》）

按语：易巨荪与专研仲景经方之新会陈伯坛、顺德黎庇留、南海谭星缘合称为"四大金刚"。他读仲景书，着重领会其精神，临证治病于无字无方处阐述发挥；又对金元四大家时方有所长者融汇吸收，可见他的治学态度严谨且又客观，医案继承了历代中医病案体例优良传统，又具有鲜明岭南地方特色，对仲景经方运用非常灵活，有胆有识。易巨荪所治病证，主要有两大类：一是危重病证，二是急性流行性传染疾病（主要是鼠疫）。细观易氏治疗吐血证，包括咯血，多以旋覆代赭汤与柏叶汤合用，《金匮要略》云："吐血不止者，柏叶汤主之。"而瘀热之吐血（包括咯血）证，多用大黄黄连泻心汤，《金匮要略》亦有云："吐血衄血，泻心汤主之。"运用经方既要遵循先哲要旨，又要灵活多变。

2. 近代名医蒲辅周用柏叶汤案

段某，男，38岁，干部。有胃溃疡病，并有胃出血史，前20日大便检查隐血阳性，近因过度疲劳，加之出逢大雨受冷，饮葡萄酒一杯后，突然发生吐血不止。精神萎靡，急送某医院检查为胃出血，经住院治疗2日，大口吐血仍不止，恐导致胃穿孔，决定立即手术，迟则将失去手术机会，而患者家属不同意，半夜后请蒲老处一方止血，蒲老曰：吐血已两昼夜，若未穿孔，尚可以服药止之。询其原因，由受寒饮酒致血上溢，未可以凉药止血，宜用《金匮要略》侧柏叶汤，温通胃阳，消瘀止血。

处方：侧柏叶9g，炮姜6g，艾叶6g。浓煎取汁，兑童便60mL，频频服之。

次晨往诊，吐血渐止，脉沉细涩，舌质淡，无苔，原方再进，加西洋参12g，益气摄血，三七（研末吞）6g，止血消瘀，频频服之。次日复诊，血止，神安欲寐，知饥思食，并转矢气，脉两寸微，关尺沉弱，舌质淡无苔，此乃气弱血虚之象，但在大失血之后，脉证相符为吉，治宜温运脾阳，并养营血，佐以消瘀，主以理中汤，加归芍补血，佐以三七消瘀。服后微有头晕耳鸣，脉细数，此为虚热上冲所致，于前方内加入地骨皮6g，藕节9g，浓煎取汁，仍兑童便60mL续服。

按语：吐血日久，复因受寒饮酒而发，神疲气弱，中焦虚寒可知。不可以凉血止血，直取柏叶汤温中摄血。若误用寒凉，则祸不旋踵。蒲辅周先生善用童便，认为主治阴虚发热，劳伤咯血、吐血、衄血、产后血晕、血瘀、跌打损伤、血瘀作痛，对外感热性病尤有妙用，其清心泻火、退热除烦之力较强，治乙脑流行，加之为引，清热不伤正。临床中，肺炎后余热未尽，阵发性头部抽掣作痛，一味童便即效。有的医家用童便或取童便制药（如制香附），治大吐血盈碗，予童便一盏趁热饮之，血立止。侧柏叶汤可治吐血、溃疡病出血、鼻衄，面色萎黄，苔薄润，舌淡，精神萎靡，血色清淡，属中焦虚寒或寒凝血滞的出血证。教材中将柏叶、干姜、艾，三药炒炭应用，则变辛温为苦温，温而不散，摄而不凝，使温经摄血之力更强。

3. 湖南名医谭日强教授用柏叶汤案

彭某，男，43岁。患支气管扩张，咯血，并有结核病史。一般来说，此类患者多属阴虚血热之体，治宜养阴清肺，但此患者咳痰稀薄，形寒畏冷，舌苔白薄，脉象沉缓。前医用四生丸加白芍、白及、仙鹤草之类，反觉胸闷不适，食纳减少，此肺气虚寒、不能摄血所致。拟温肺摄血，用柏叶汤：侧柏叶

12 g，干姜炭 5 g，艾叶 3 g，童便一杯兑，服两剂，咯血已止，仍咳稀痰，继用六君子汤加干姜、细辛、五味子，服三剂，咳嗽减轻，食欲转好。

按语：此中所用马通，即马粪用水化开，以布绞汁澄清入药，如无马通，可用童便代替，其效亦佳，童便能够滋阴降火，有止血的作用。一般要十二三岁以下，若是第二性征发育了的孩子，其小便就不能用了。童便还可治疗结核病咯血、支气管扩张出血、大出血、溃疡病内出血，有清热消炎、凉血止血行瘀的作用，但不宜煎，应兑服，本方只适宜于阳虚气寒不能摄血者，若阴虚火盛迫血妄行者，则非所宜。

参考文献

［1］高辉远．蒲辅周医案［M］.北京：人民卫生出版社，1979：186-187.

［2］谭日强．金匮要略浅述［M］.北京：人民卫生出版社，1981：241-243.

（娄政驰 撰）

泻心汤

【仲景方论】

《金匮要略·惊悸吐衄下血胸满瘀血病脉证治第十六》："心气不足，吐血，衄血，泻心汤主之。"

《金匮要略·妇人杂病脉证并治第二十二》："妇人吐涎沫，医反下之，心下即痞，当先治其吐涎沫，小青龙汤主之；涎沫止，乃治痞，泻心汤主之。"

【注家方论】

（1）尤在泾《金匮要略心典·惊悸吐衄下血胸满瘀血病脉证治第十六》：心气不足者，心中之阴气不足也。阴不足则阳独盛，血为热迫，而妄行不止矣。大黄、黄连、黄芩泻其心之热而血自宁。

（2）魏荔彤《金匮要略方论本义·惊悸吐衄下血胸满瘀血病脉证治第十六》：火邪有余，壮火食气，心气遂觉不足，因而吐衄或兼见或专见，应先治其火邪之盛以愈标病，而本病之虚实，方可徐审而图之。主之以泻心汤，纯用苦寒，以泄实热之邪，火邪得消而气自足，少火又能生气矣。此乃治邪盛而正分阴阳俱未甚虚者，方可服也。

（3）邹汉璜《金匮要略解·惊悸吐衄下血胸满瘀血病脉证治第十六》：热在胸中，则心气为所伤而不足，邪除则心气自调。

（4）张志聪《金匮要略注·卷四》：心气不足，则火有余矣。心火有余，则相火亦盛，火性炎上，是以血妄行而上溢也。一水不能制二火，故宜用苦寒之药以泻之。黄连形如连珠，中通带赤，一茎三叶，经冬不凋，益得阴气以养心而泻火者也。黄芩一名腐肠，内空而黑，肉如肌理，外覆生皮，主滋养肺金，而清相火者也。用大黄之开导，泻心下之热，从肠胃而出焉。盖心气不足，则邪热有余，故用苦以补之，而以苦泻之也。夫心属阳而主血脉，如火邪伤阳，则血散脉中。心气不足，则力吐为衄。是以首提惊悸，未结心气，当知诸血妄行，皆属于心也。夫阳亡而血不归经者。用干姜、附子之热；邪热盛者，用芩、连、大黄之寒。治血之大法，已悉具于此矣。

（5）张家礼《张家礼金匮要略讲稿·惊悸吐衄下血胸满瘀血病脉证治第十六》：心藏神，主血脉，心火亢盛，扰乱心神于内，所谓"壮火食气"，故见"心气不定"据《千金要方》，火邪迫血妄行，血溢于上，所以心烦不安、吐血、衄血。临床多见暴病新病，心中烦热而痛，虽吐血而精神不衰，面红、唇红、舌质红，脉实有力者，证属火热上冲，治当以苦寒泄热，降火止血，方用泻心汤。

（6）胡希恕《胡希恕精方精义笔录·里证》：本方治吐血、衄血如神，不过必须于热亢的情况下用之乃验。心气不定，即其要征。由于心气不定的为治，则失眠、癫痫、惊狂及神经官能症等亦均有应用的机会。本方用于治疗高血压的实证，亦有验。本方既名泻心汤，当然亦可治热结的心下痞。

（7）庞鹤《金匮要略讲稿·惊悸吐衄下血胸满瘀血病脉证治第十六》："心气不足"是指心阴不足。本条论述热盛而失血的证治。本病因心阴不足，邪热亢盛，迫血妄行而上溢，故见吐血、衄血。由于是邪热亢盛所致，故可兼见心烦不安、面赤舌红、烦渴便秘、脉数有力等症。治以泻心汤，清热泻火。方中芩、连、大黄苦寒清泄，直折其执且引之下行，气火下降，血行亦趋宁静，从而达到止血的效果。此即前人所说的"泻心即是泻火，泻火即是止血""釜下抽薪，而釜中之水自无沸腾之患"之意。

（8）刘渡舟《金匮要略诠解·惊悸吐衄下血胸满淤血病脉证治第十六》：由于心阴不足，心火亢盛，迫血妄行而上溢，故见吐血、衄血。邪热亢盛，故有心烦不安、面赤舌红、烦渴便秘、脉数等症。治以泻心汤，清热泻火。方中黄芩、黄连清热降火，泻心经热，心血自宁；大黄苦泻，引血下行，使气火下降，则血静而不妄行。此即前人所说"泻心即泻火，泻火即止血"之意。

【经典配方】大黄二两，黄连、黄芩各一两，上三味，以水三升，煮取一升，顿服之。

【经典方证】吐血，衄血。心下痞。

【推荐处方】大黄 10 g，黄连、黄芩各 5 g。上药三味，以水 800 mL，煮取 250 mL，顿服之。

【方机概述】心肝热炽。迫血妄行。病在肺胃，血液贮藏于肝脏，运行于心脉，心肝热炽，肝热则血不藏，心热则血横溢，热血沸腾，胃中络破，则为吐血，肺窍络损，则为衄血。施用的核心病机为心肝热盛。

【方证提要】吐血衄血、烦躁不安，心动过速、心悸亢进，心下痞者。

【适用人群】

（1）常用于出血上火人群，体型壮实，面色潮红有油光，易鼻衄、齿衄、吐血、皮下出血，易头面及皮肤感染，易情绪激动，心慌心悸，心动过速，舌苔黄腻。

（2）常用于"三高"的人群，血压、血脂、血液黏稠度高，易头痛头昏，胸闷烦躁，焦虑失眠，颅内出血，唇红舌红。

（3）常用于腹部不适人群，腹部饱胀，烧灼，隐痛，食欲不振，大便干结或便秘，便血。

【适用病症】

以下病症符合上述人群特征者，可以考虑适用本方。

（1）以血小板异常引起出血为表现的疾病，凡证属心肝热炽者皆为本方所宜，如血小板减少症、血小板增多症、血小板功能缺陷病、特发性血小板减少性紫癜、继发性血小板减少性紫癜，以及蛛网膜下腺出血、脑出血、眼底出血、子宫出血、痔疮出血、肠出血等。

（2）以头面部炎症为表现的疾病，如疖肿、眼眶蜂窝织炎、毛囊炎、痤疮、结膜炎、睑板腺囊肿、上呼吸道感染、扁桃体脓肿、牙周炎、牙周脓肿、扁平苔藓、复发性口腔溃疡等。

（3）以血液高凝状态为表现的疾病，如高血压、高脂血症、动脉硬化、脑卒中、脑梗死、中风昏迷、蛛网膜下腺出血等。

（4）以胃肠不适为表现的疾病，如胃炎、胃溃疡、胃食管反流、反流性食管炎、结肠炎、十二指肠溃疡、出血性胃炎等。

（5）以头痛、烦躁情志异常为表现的疾病，如躁狂抑郁性精神病、精神分裂症、神经症。

【合方与加减】

1. 合方

（1）伴有胰胆疾病，上腹部不适、胀痛者，合大柴胡汤。

（2）烦躁、神昏、舌红苔黄腻，合黄连解毒汤。

（3）心下痞、呕吐、肠鸣，合半夏泻心汤。

（4）高血压、糖尿病、腹泻，合葛根芩连汤。

（5）口腔糜烂、便秘烦躁者，合黄连解毒汤。

（6）痤疮、毛囊炎，合桂枝茯苓丸。

2. 加减

（1）恶心、呕吐，加竹茹 9 g，旋覆花 9 g。

（2）头晕、汗出、心悸，加党参 15 g，麦冬 10 g，五味子 3 g。

（3）心烦、急躁易怒，加牡丹皮 10 g，栀子 10 g。

（4）上消化道出血，加白及 15 g，乌贼骨 15 g，生地榆 30 g。

（5）目赤肿痛、耳疖，加大青叶 6 g，竹叶 3 g。

（6）血瘀，加红花 10 g，赤芍 10 g。

（7）头痛，加菊花 10 g，川芎 10 g。

（8）痤疮，加知母 10 g，黄柏 10 g。

（9）囊肿，加夏枯 15 g，皂角刺 10 g，牡丹皮 10 g。

（10）脓疱，加野菊花 20 g，连翘 12 g。

【注意事项】

（1）体质虚弱、精神萎靡、消瘦、贫血、脉弱者慎用。

（2）妊娠慎用，哺乳期妇女使用此方，须停止哺乳。

（3）服后有恶心、腹痛、腹泻、便秘、食欲不振、头晕等不良反应。

（4）长期服用有导致大肠黑变病的可能。

（5）出血重用黄芩，便秘重用生大黄，烦躁不眠、口苦口干重用黄连。

（6）服后以大便不超过日 3 次为度，如腹泻严重，可以减量或停药。

【医案分析】

1. 清代名医吴鞠通用泻心汤案

史某，50 岁。酒客大吐狂血成盆，六脉洪数。面赤，三阳实火为病。与大黄六钱、黄连五钱、黄芩五钱，泻心汤，一剂而止，二剂脉平。后七日又发，脉如故，又二剂。（《吴鞠通医案》）

按语：此为苦寒泻火泻心汤加减，心为君火，化生血液，火升故血升，火降即血降也。知血生于火，火主于心，则知泻心即是泻火，泻火即是止血，阳明之气下行为顺，所以逆上者，以其气实故也，方名泻心实则泻胃，胃气下泄，则心火有所消导，而胃中之热气亦不上壅，气顺而不逆也、方中黄连直泻心火，黄芩泻肺与大肠之火，更得力大黄一味逆折而下，得此猛降之药，不敢不顺，火之升者，不敢不降，火降气顺，吐衄自止，此方为治吐血之著名方剂，服用后，服本方血止之后，应用甘淡之品培补中气，本方尚可用于感染性疾病的治疗，对急性感染性疾病随证化裁，疗效较好。此方还可用于高血压症，见颜面潮红、便秘、鼻衄、眼结膜出血实证表现者。

2. 现代医家黄煌教授用泻心汤案

毕某，72 岁，退休干部。乙肝多年，近两年查出肝硬化、脾大，近半年血常规检查血小板持续性减少，伴眼红、齿衄、口腔溃疡反复发作，曾多个省级大医院寻医治疗，血小板一直无法维持，准备行脾切除手术。处方：1 方：黄芩 15 g，白芍 15 g，生甘草 5 g，红枣 20 g；2 方：生大黄 5 g，黄连 5 g，黄芩 10 g，沸水泡服，每天 1 杯，两方隔日交替服用，嘱先服 1 个月。患者停用其他治疗药物，遵医嘱服药。1 个月后到医院复查血常规，血小板完全正常，甚至达到了参考值的上限，血、肝功能、肾功能检查均正常。眼红明显减轻，齿衄完全消失，口腔溃疡未再发生，大便不干不稀，患者自己感觉没有任何不适，非常感激。并请求进一步治疗肝硬化，在原方基础上加了牡蛎 20 g，制鳖甲 20 g，软坚散结，嘱继服 1 个月后检查肝脏彩超。

按语：泻心汤适合患者为面赤，急躁，多为酒客，脉洪数，尤其是寸关脉浮数，甚至超出关上，但脉象深按力不足，多为表现虚阳上浮的患者，所以泻心汤的方证，脉象非常关键，故《金匮要略》总结为"心气不足""其脉关上浮者"。泻心汤用于慢性病的治疗，应注意辨识患者的体质，泻心汤治疗的是一种热性体质和实性体质，以出血、烦躁不安、脉滑数、面红油光、脐腹部动悸为特征，多见于有高血压、高血糖、肥胖、焦虑以及血液病患者。平素精神萎靡、喜热畏冷、贫血、虚弱、便溏浮肿、面色黄白、肌肉松柔、舌淡胖、苔白滑润者，是不适宜使用泻心汤的。本方还可适用于口腔复发性溃疡，症见局部黏膜充血、糜烂、疼痛及口干、口苦、口臭、便秘、肛门灼热疼痛者。

3. 经方大师刘渡舟教授用泻心汤案

姜某，男，68 岁。左身偏废，左手拘急难伸，不能活动，血压 200/120 mmHg，头目眩晕，心烦，不寐，性情急躁易怒，大便秘结，小便色黄。舌体向左歪斜，舌质红绛少津，舌苔黄而干，脉来滑数。此火动伤阴，兼有动风之证。治当泻火清热，息风活血。处方：大黄 5 g，黄芩 10 g，黄连 10 g。服药 5 剂，大便畅通，头目清爽，心中烦乱顿释，血压降至 170/100 mmHg。复诊时，不用家人搀扶，腿脚便利。然左手之挛急未解，转方用芍药甘草汤，加羚羊角粉 1.8 g 冲服而愈。

按语：本案为火动伤阴、血不柔肝、动风伤津之证。《素问·生气通天论》有"阳强不能密，阴气乃绝"之说，本证大便秘结、小便色黄、舌苔黄、脉来滑数，反映了阳热内盛；心烦不寐则为阴气内虚、水火不济之象。阴不胜阳，阳亢化风，故见血压升高、头目眩晕。火淫血脉，血被火煎耗，煽动内风，而见手挛舌歪，半身不遂。《素问·至真要大论》说："诸热瞀瘛，皆属于火。"本证之半身不遂形似中风，其实为"火中"之证，若误用燥药祛风，则失之千里。刘老采用泻火清热、釜底抽薪之法，泻心汤苦寒之剂，妙在大黄一味，既能通降胃中火热，又能活血逐瘀，推陈致新。若本证大便不燥而小便赤涩不利者，则改用黄连解毒汤为好。目前临床，西医学所谓高脂血症、脑血栓、脑梗死、脑出血等病，均可使人肢体偏废，手足不仁，甚则突然昏倒，不省人事，中医辨识为"火中"范围，治当通泻火热为主，用三黄泻心汤或黄连泻心汤为中肯，如滥用温燥祛风之品，则如火上浇油而越治越重。由于现今人们工作紧张，竞争激烈，五志易化火，饮食结构转变为以肉食为主，嗜酒者也愈益增多，容易导致胃肠积热。从临床实际考察，火证可见心烦急躁、口苦口臭、疗疖疮疡、头痒、头皮出油、脱发、身痒体臭、口秽喷人、火郁阳痿、火郁早泄等。特征表现有舌红赤，苔黄，烦躁，口苦口臭，便秘尿赤。

参考文献

［1］李小荣，梅莉芳．黄煌经方医案［M］．北京：人民军医出版社，2013：90-91.

［2］陈明，刘燕华．刘渡舟验案精选［M］．北京：学苑出版社，2008：45-46.

（娄政驰　撰）

吴茱萸汤

【仲景方论】

《金匮要略·呕吐哕下利病脉证治第十七》:"呕而胸满者,吴茱萸汤主之。"

《金匮要略·呕吐哕下利病脉证治第十七》:"干呕吐涎沫,头痛者,茱萸汤主之。"

【注家方论】

(1)唐容川《金匮要略浅注补正·呕吐哕下利病脉证治第十七》:仲景治头痛如破,用吴茱萸者,以此物速降,性不上头,且能降肝胃之寒,使不上冲于头,此为治脏腑而经脉自治也。厥阴之脉,循喉咙之后,上入颃颡,连目系,上出额,与督脉会于巅顶,亦有头痛,经曰:干呕吐涎沫,吴茱萸汤主之是矣。据此而观,则巅顶痛与额痛,皆可从吴茱萸汤法治之矣。

(2)许宏《金镜内台方议·卷八》:干呕,吐涎沫,头痛,厥阴之寒气上攻也;吐利,手足逆冷者,寒气内甚也;烦躁欲死者,阳气内争也;食谷欲呕者,胃寒不受食也。此以三者之症共用此方者,以吴茱萸能下三阴之逆气,为君;生姜能散气,为臣;人参、大枣之甘缓,能和调诸气者也,故用之为佐使,以安其中也。

(3)王子接《绛雪园古方选注·温剂》:吴茱萸汤,厥阴阳明药也。厥阴为两阴交尽,而一阳生气实寓于中,故仲景治厥阴以护生气为重。生气一亏,则浊阴上干阳明,吐涎沫、食谷欲呕、烦躁欲死,少阴之阳并露矣,故以吴茱萸直入厥阴,招起垂绝之阳,与人参震坤合德,以保生气。仍用姜枣调其营卫,则参萸用之以承宣中下二焦,不治心肺,而涎沫得摄,呕止烦宁。

(4)罗东逸《古今名医方论·吴茱萸汤》:盖人身厥阴肝木,虽为两阴交尽,而九地一阳之真气,实起其中,此为生阳。此之真气大虚,则三阴浊气直逼中上,不唯本经诸症悉具,将阳明之健运失职,以至少阴之真阳浮露,且吐利厥逆,烦躁欲死,食谷欲呕,种种丛生矣。吴茱萸得东方震气,辛苦大热,能达木郁,又燥气入肝,为能直入厥阴,招其垂绝不升之生阳以达上焦,故必用以为君。

(5)李培生《柯氏伤寒论注疏正·吴茱萸汤证》:吴茱萸为厥阴暖肝散寒主药,并能温中和胃而化寒饮;协同生姜,更具有降逆气、止呕吐的效用;人参、大枣,益气补中,中焦温暖,逆气得降,则呕吐自止,涎沫可除,厥冷可回矣。本方是治厥阴肝寒主方,并治阳明中寒,下焦阴寒气逆而出现干呕、吐逆等证,不论有无头痛,皆可使用。

(6)万晓刚《读金匮·呕吐哕下利病脉证治第十七》:本条亦见于《伤寒论》厥阴病篇原文第378条。前有痈脓致呕者,有虚寒而呕者,此条之呕,与前条同中有异。其同者,证属虚寒;其异者,彼为胃虚寒逆,此则肝胃同病。病位有别,征象不同,然其治疗,则是遵循异象同理而同治之原则。干呕者,胃气上逆也,胃降则和,胃逆则反。干呕之后,其吐涎沫者,似属自主而为,并非冲逆难抑之象。意其口中涎沫淫溢,不得不吐之也。此与《伤寒论》瘥后劳复病篇原文第396条之喜唾,义理无二,当是脾胃虚寒、津液不摄所致。本证脾胃虚寒,治以吴茱萸汤而非理中汤者,一者胃反呕逆为主,而非脾陷下利;一者尚兼肝寒冲逆,此以方测证,推理而知。若夫平脉辨证,文中所言依据不足,面青、脉弦、肢厥、囊缩之类,未及一症。而其头痛一症,六经皆有,不足为其定位之证。后世以巅顶为辨者,未免拘泥。盖巅顶之位，非厥阴独行之处，更有督脉太阳诸经，经营其地。故此本证肝寒之辨，前述诸象当有所见，方可断之。而吴茱萸汤所主，或肝寒，或胃寒，或二者俱见，皆属其类，不必限于肝胃合病也。然其窍要，与理中四逆相较，寒甚虚少，呕重利轻，是其辨矣。

（7）张家礼《张家礼金匮要略讲稿·呕吐哕下利病脉证治第十七》：以上两条论述肝胃虚寒、寒饮上逆的呕吐证治。主症以呕吐而胸满，或干呕、吐涎沫、头痛为特征。第 8 条以胃阳不足、寒饮内停、胃气上逆为主，胃气虚而阳不足，寒饮内停，"虚寒之气上逆"则"呕"，阴寒之邪上乘胸之阳位，胸阳不布，寒气凝滞则"胸满"；第 9 条除了第 8 条的病机外，还有厥阴寒气犯胃的现象，干呕头痛就是肝经寒气上犯所致。第 8 条的症状虽然略有不同，但阴寒之气上逆、胃气虚的病机是相同的，所以都可以用茱萸汤益气补虚散寒降逆，阴气散，逆气降，胃气复，浊阴得降，清阳得升，则呕、满、吐涎沫、头痛等症皆平。本方也体现了《素问·至真要大论》"寒淫于内治以甘热，佐以苦辛"的经义。方中大辛大温兼苦的吴茱萸与生姜同用，以散寒降逆、温通阳气而消阴霾之阴气；再用人参、大枣之甘温补中益气。整个组方是补而不滞，温而不燥。中气复，阴寒散，则诸症自解。本方临床可应用于慢性胃炎、溃疡病、神经性头痛、神经性呕吐、幽门痉挛性呕吐、梅尼埃病、妊娠呕吐、高血压等病，但其病机必须属于中下二焦虚寒、厥阴肝寒犯胃，症见干呕或呕吐清水涎沫，口淡不渴，胃脘有冷感，下利，手足逆冷，烦躁欲死，头项冷痛，舌质淡，苔细白而滑润，脉沉迟或沉弦等，方可运用（这里要注意的是，如症见头项热痛、自觉热气上冲、唇红面赤、吐稠黏涎沫，属脾胃热盛，肝阳偏亢，则应忌用）而当治以镇肝潜阳。临床应用本方，胃痛配乌贼骨，泄泻配苍白术，呕吐加半夏、茯苓或加炒香附，头痛加川芎、当归。

（8）林盛进《经方直解·吴茱萸汤》：吴茱萸汤之药理，该方用吴茱萸苦温、生姜辛温以温胃阳，人参助血运，大枣补胃液。若兼见肠有热象者，可酌加黄连，如黄连汤之用法也；若兼见水郁不通致胸满胁痛、咳喘等，则又可合四逆散桔梗汤等以治之；如胃痉挛或神经痉挛、支气管痉挛所致之喘息，则与延年半夏汤之方义相近。余临床运用本方，治胃极寒致头晕、呕吐、遍身汗出时，又每合桂枝汤或小半夏汤用之。且使用本方时，人参每用红参，其与用党参相比，效果更佳。吴茱萸一药，味苦辛辣，能刺激胃黏膜，使其运动、分泌、吸收功能亢进，即能大温胃阳而止痉挛，故可治胃寒致呕而胸满等，是以岳美中先生云：吴茱萸一药，在临床经验上，其治咽头至胃之黏液样白沫壅盛，有殊效。因吴茱萸过于燥烈，用时宜先用开水洗七遍，以减其燥烈之性，且只宜暂用，不可久用。病见好转后，当改用半夏、干姜之属调治之。吴茱萸极苦，若药煎成后趁热而服，胃受刺激则每可致呕吐也，是以余临床运用，吴茱萸仅用 6～12 g，且嘱其药煎成后稍冷方服。又吴茱萸一药，研末醋调外敷涌泉穴，降逆止呕之功极佳。呕剧不能进汤药者，以之外敷，即可见捷效也。又有报道，谓本药醋调外敷涌泉穴，能治高血压病及口舌生疮，亦有谓本药研末置神阙穴（肚脐），治高血压及小儿腹泻。

（9）王廷富《金匮要略指难·呕吐哕下利病脉证治第十七》：吴茱萸、生姜降逆散寒，温阳宣饮，人参、大枣益气补虚，培养脾胃，吴茱萸、生姜之大辛大温，与人参、大枣甘润同伍，以达温而不燥、补而不滞之功，是本《素问·至真要大论》中"寒淫于内，治以甘热，佐以苦辛"之义。此方适应证，症见口淡，干呕，或吐清水，或唾清冷涎沫，胃脘自觉有冷感或冷痛，头顶冷痛，舌淡、苔细白，脉沉缓或弦滑无力等虚寒证脉者宜之。

【经典配方】吴茱萸一升，人参三两，生姜六两，大枣十二枚，以上四味，以水五升，煮取三升，温服七合，日三服。

【经典方证】干呕，吐涎沫，头痛。呕而胸满。

【推荐处方】吴茱萸 10 g，人参 9 g，生姜 18 g，红枣 9 g，水煎服。

【方机概述】肝胃虚寒，浊阴上逆。足厥阴经脉与督脉会于巅顶，病在厥阴肝经，可见巅顶疼痛；病在阳明胃府，可见脘腹疼痛、恶心呕吐，此为脏腑经络辨证，干呕、吐涎，均系津液凝聚、浊阴上逆之象，若从气血津液辨证，病在气分，故按八纲辨证，病性属于虚寒。所治诸证为肝胃虚寒，浊阴上逆使然。

【方证提要】头痛目眩，呕吐清涎，口淡面白，胸满烦躁，胃脘冷痛，手足逆冷，腹泻怕风等。

【适用人群】

（1）手脚冰冷者。患者体力较弱，面色苍白，缺乏红光，手足冰冷，或腰背冷痛，虽用热敷亦无暖感，易生冻疮。

（2）疼痛烦躁者。患者有头痛、腹痛、牙痛、关节痛等，尤以头痛为多，痛势剧烈，如裂如锥扎，呻吟不止，以手打头，或欲撞墙，眉头紧皱，畏光畏声，难以入睡，多梦易醒，辗转反侧，不得安宁。

（3）呕吐腹泻者。症见恶心呕吐，或吐酸水，或吐痰涎白沫，腹泻遇冷加剧，胃内发冷，有振水声，口水特别多，口淡乏味。有饮食生冷或过服寒冷药物史。

【适用病症】

以下病症符合上述人群特征者，可以考虑使用本方。

（1）以头痛为表现的疾病。凡辨证属于肝胃虚寒者，皆为本方所宜。如习惯性头痛、偏头痛、高血压脑病、颅内压增高性头痛、结核性脑膜炎、血管神经性头痛、腰椎穿刺术后头痛、颅内血肿、梅尼埃综合征、癫痫，以及眼病的急性结膜炎、青光眼、急性视神经乳头炎等患者。多伴有呕吐、烦躁等症状，痛势剧烈，其痛在两侧太阳穴，眉棱骨、眼眶胀痛。

（2）以呕吐为表现的疾病。如神经性呕吐、急慢性胃炎、消化性溃疡、食管癌、贲门痉挛、幽门痉挛、幽门梗阻、慢性胆囊炎、妊娠恶阻、更年期顽固性呕吐者。

（3）以口水多为表现的病症。如中风后遗症、帕金森病、运动神经元疾病等见吞咽困难、口水分泌量多者。

【合方与加减】

1. 合方

（1）吐水，眩晕，合小半夏加茯苓汤。

（2）头晕，头痛，胃部胀满，有振水声，合苓桂术甘汤。

（3）胃阳虚见胃痛、寒疝，合大乌头汤。

（4）腹胀属寒湿者，合术附汤。

（5）呕吐属寒热痞结者，合半夏泻心汤法。

（6）呃逆明显，合丁香柿蒂汤法。

2. 加减

（1）阳虚恶寒者，加附子9g，肉桂6g。

（2）血虚者，加当归12g。

（3）呕吐甚者，加半夏10g。

（4）腹胀者，加白豆蔻9g。

（5）吞酸者，加瓦楞子15g。

（6）胃寒痛者，加高良姜6g，香附10g。

（7）头晕、头痛较甚，加半夏9g，川芎10g。

（8）呕吐甚，加沙参12g，麦冬15g。

【注意事项】

（1）吴茱萸有毒，大剂量使用要慎重，煎煮时间要长。

（2）吴茱萸味道苦，入煎时宜先用热水冲洗数次。

（3）服用吴茱萸汤易出现肝功能异常和皮疹者。

【医案分析】

1. 南宋伤寒家许叔微用茱萸汤案

有人病伤寒数日，自汗，咽喉肿痛，上吐下利。医作伏气。予诊之曰：此证可疑，似是之非，乃少阴也，其脉三部俱紧，安得谓之伏气？伏气脉必浮弱，谓非时寒冷，着人肌肤，咽喉先痛次下利者是也。近虽有寒冷不时，然当以脉证为主，若误用药，其毙可待。予先以吴茱萸汤救之，次调之诸药而愈。（《许叔微医学全书》）

按语：许叔微的《伤寒九十论》是许氏治伤寒的医案集，也是中国医学史上第一部伤寒医案专著。记载伤寒医案九十篇，其辨证、方治及论说皆本于《伤寒论》。每论先叙治疗经过，再以《内经》《难经》《伤寒论》为根据，结合自己的诊疗经验，阐发机制和用药心得，后附按语说明。医案中所用之方，既有仲景原方，也有根据仲景制方之义灵活变通之方。许氏伤寒医案的学术价值，正如清俞震《古今医案按》曰"仲景《伤寒论》，犹儒书之《大学》《中庸》也。文辞古奥，理法精深，自晋迄今，善用其书者，惟许学士叔微一人而已。所存医案数十条，皆发明，可为后学楷模。"许氏辨证重视八纲，按症类证来研究《伤寒论》，此案仲景论伏气病，有咽喉痛证，但脉微弱。今脉不微弱而三部俱紧，又复吐利并作，乃脾胃阳虚寒盛之候，咽喉疼痛，为虚阳上扰所致，故以吴茱萸汤温中散寒而愈。

2. 近代名医胡希恕用茱萸汤案

李某，男，26岁。1966年1月5日初诊。头痛2年，盖因中学读书引起。素有胃病，现已渐趋平静，仅偶尔胃灼热感、吞酸，但时有心下停饮、心下振水声。平时整天头昏、晕沉，头脑不清楚，并时头痛，眉间沉紧，下午常有热胀上冲头面之感。有时头痛为刺痛，如电由项部上蹿入脑，或偏左，或在巅顶，或在后脑，发作时，须以手按之一两分钟始能缓解，如此一日发作二三次，长期忍受头痛之苦，影响学习和工作，最使人恐怖者，似脑生异物，曾到各医院诊治，多谓神经衰弱，整天吃药而不见效，反而不良反应明显，时有恶心或腹痛，睡眠不好。亦曾找中医诊治，以养血息风安神等法，服天麻钩藤饮、镇肝息风汤等加减，效不明显。舌苔白根腻，脉沉细弦。予以吴茱萸汤加苓归芎：吴茱萸9g，党参9g，生姜9g，大枣4枚，当归6g，川芎6g，茯苓12g。

按语：方证乃肝胃虚寒，浊阴上逆所致。肝胃虚寒，胃失和降，浊阴上逆，故食后泛泛欲吐，或呕吐酸水，或干呕，或吐清涎冷沫；厥阴之脉夹胃属肝，上行与督脉会于头顶部，胃中浊阴循肝经上扰于头，故巅顶头痛；浊阴阻滞，气机不利，故胸满脘痛；肝胃虚寒，阳虚失温，故畏寒肢冷；脾胃同居中焦，胃病及脾，脾不升清，则大便泄泻；舌淡苔白滑、脉沉弦而迟等均为虚寒之象。治宜温中补虚，降逆止呕。

吴茱萸味辛苦而性热，归肝、脾、胃、肾经。既能温胃暖肝以祛寒，又善和胃降逆以止呕，一药而两擅其功，是为君药。重用生姜温胃散寒，降逆止呕，用为臣药。吴茱萸与生姜相配，温降之力甚强。人参甘温，益气健脾，为佐药。大枣甘平，合人参以益脾气，合生姜以调脾胃，并能调和诸药，是佐使之药。四药配伍，温中与降逆并施，寓补益于温降之中，共奏温中补虚、降逆止呕之功。

经方中用吴茱萸有四个方证，其用宗于《神农本草经》："吴茱萸，味辛温。主温中，下气止痛，咳逆、寒热，除湿血痹，逐风邪，开腠理。"后世认为其性味苦辛，温。经方取其温中祛寒、下气正痛之功，主治太阴里虚寒证，症见腹痛、头痛、呕吐、手足厥冷、脉细者。常与生姜、干姜、附子、巴豆、人参等相伍，治疗呕吐、下利、头痛、心腹痛，如吴茱萸汤、九痛丸等；又常与桂枝、生姜配伍治疗太阳太阴合病，如当归四逆加吴茱萸生姜汤；以其能温下寒，故配伍生地黄、麦冬等清上热而治厥阴证，如温经汤方证。后世医家在继承《本经》《伤寒》的基础上有所发挥，如朱丹溪喜用吴茱萸配伍黄连（左金丸）治上热下寒的腹嘈杂、呕吐吞酸、口苦舌红、脉弦数者。明代医家李时珍认为茱萸辛热，能散能温，苦热，能燥能坚。故其所治之证，皆取其散寒温中、燥湿解郁功而已。

3. 姜建国教授用茱萸汤案

高某，男，35岁。1982年11月15日初诊。患者于8年前饮酒后遂罹眩晕病，经医院检查诊为高血压。以后经常复发，每发则眩晕头痛，头重脚轻，耳如蝉鸣，手指麻木。每于冬季加重，夏季减轻。查舌淡、苔薄白滑，左脉滑，右脉沉弦细，血压150/100 mmHg。因舌苔白滑，诊为肝胃寒独上逆、清阳不升之眩晕证，治以吴茱萸汤加减：吴茱萸12 g，党参12 g，生姜5片，大枣4枚，葛根10 g，杜仲15 g，菟丝子20 g。服上方3剂，眩晕、头痛、耳鸣三症若失，唯血压未降。药已中病，续服3剂，血压降至140/94 mmHg。先后服药12剂，血压降至130/90 mmHg。随访2个月未再复发。

按语：吴茱萸汤之治三见于《伤寒论》："食谷欲呕者，属阳明。""少阴病，吐利，手足逆冷，烦躁欲死。""干呕，吐涎沫，头痛。"三者分经不同，见症各别，而病机则一，即肝寒夹胃浊上逆。此案见白滑寒浊之苔，肝寒之机显然，故治以温寒降浊的吴茱萸汤效应桴鼓。此例证治说明，辨证的正确与否，是十分重要的。目前有一种把西医的高血压与中医之肝阳上亢等同视之的现象，对本病之治往往按图索骥，皆以平肝潜阳。确是肝阳上亢者自然有效，非属肝阳上亢者（如寒浊上逆、清阳下陷、湿痰内郁等），则其治必然适得其反，越是"平肝"，肝越不"平"，越是"潜阳"，"阳"反上亢。这种教训是不少的，应当引起重视。概念务必分清，临证首在辨证，本治即是证明。

参考文献

［1］胡希恕.伤寒论方证辨证［M］.北京：中国中医药出版社，2018：94-96.

［2］姜建国.伤寒一得［M］.北京：中国中医药出版社，2015：461.

（娄政驰　撰）

半夏泻心汤

【仲景方论】《金匮要略·呕吐哕下利病脉证治第十七》："呕而肠鸣，心下痞者，半夏泻心汤主之。"

【注家方论】

（1）尤在泾《金匮要略心典·呕吐哕下利病脉证治第十七》：邪气乘虚，陷入心下，中气则痞；中气即痞，升降失常，于是阳独上逆而呕，阴独下走而肠鸣。是虽三焦俱病，而中气为上下之枢，故不必治其上下，而但治其中。黄连、黄芩苦以降阳，半夏、干姜辛以升阴，阴升阳降，痞将自解。人参、甘草则补养中气，以为交阴阳通上下之用也。

（2）王子接《绛雪园古方选注·和剂》：方名半夏，非因呕也。病发于阴，而反下之，因作痞。是少阴表证误下之，寒反入里，阻君火之热化，结成无形气痞，按之自濡。用干姜开痞，芩、连泄热，未能治少阴之结。必以半夏启一阴之机，人参、甘草、大枣壮二阳生气，助半夏开辟阴寒，使其热化痞解。

（3）吴谦《医宗金鉴·订正仲景全书金匮要略注·呕吐哕下利病脉证治第十七》：［注］呕而肠鸣，肠虚而寒也。呕而心下痞，胃实而热也。并见之，乃下寒上热，肠虚胃实之病也，故主之半夏泻心汤，用参、草、大枣以补正虚，半夏以降客逆，干姜以胜中寒，芩、连以泄结热也。

［集注］程林曰：呕而肠鸣、心下痞者，此邪热乘虚而客于心下，故用芩、连泄热除痞，干姜、半夏散逆止呕。《内经》曰：脾胃虚则肠鸣。又曰：中气不足，肠为之苦鸣。人参、大枣、甘草，用以补中而和肠胃。

（4）陈修园《金匮要略浅注·呕吐哕下利病脉证治第十七》：阳不下交而上逆，则呕，阴不上交而独走则肠鸣，其升降失常无非由于心下痞所致者，以半夏泻心汤主之。

此为呕证中有痞而肠鸣者出其方也。此虽三焦俱病，而中气为上下之枢，但治其中，而上呕下鸣之证俱愈也。

（5）曹颖甫《金匮发微·呕吐哕下利病脉证治第十七》：上膈寒湿下陷于胃，胃底胆汁不能相容，则病呕逆，此属寒，宜用吴茱萸者也。胃中浊热合胆火上奔，则亦病呕逆，此属热，宜用黄连者也。二证寒热不同，故降逆之药品亦因之而异（近人不辨寒热，合萸、连用之，模糊之见耳），此节征象为呕而肠鸣，为心下痞，郁热在上，寒水在下，为伤寒胸中有热、胃中有邪、腹中痛欲呕吐之黄连汤证略同。故半夏泻心汤方治所用半夏、干姜、甘草、人参、黄连、大枣，皆与黄连汤同，惟彼以寒郁太阴而腹痛，用桂枝以达郁；此为气痞在心下，热邪伤及肺阴，兼用黄芩以清水之上源，为不同耳。又按：《伤寒论》太阴篇云，但满而不痛者，此为痞，柴胡汤不中与之，宜半夏泻心汤。知此方原为治痞主方，所以不与腹中雷鸣下利之证同用生姜泻心者，亦以水气不甚，不用生姜以散寒也。

（6）连建伟《连建伟金匮要略方论讲稿·呕吐哕下利病脉证治第十七》：本条症状，上面可见到呕吐，有声有物谓之呕，下面可听到肠子鸣响，有肠鸣音，而在中间胃里，即心下有痞满的感觉，是胀胀的、闭塞的感觉。上有呕吐，下有肠鸣，中有痞满，治疗上就是"上下交病治其中"。治中就是治胃，关键在于中焦升降失常，所以中间痞满，上有呕吐，下有肠鸣或下利（在《伤寒论》里还有下利症状）。所以叫"上下交病治其中"，就是治胃。把胃的升清降浊功能恢复了，症状就会好转，所以用半夏泻心汤。泻心就是泻胃、泻心下的疾病。亦即把心下的疾病排除，故叫泻心，实际上就是泻胃。本方是由三组药物组成：半夏、干姜是一组，黄芩、黄连是一组，人参、甘草、大枣是一组。历代注解《伤寒论》《金匮要略》的注家都认为，这是寒热互结在中焦，所以产生了心下痞，又导致了升降失常，胃气上逆则呕，脾不能健运则肠鸣。要把中焦寒热互结之邪祛除，这里的"寒"，实际上是一种寒湿邪气，指的是阴邪、寒湿之气，所以用干姜、半夏。干姜、半夏两味药，是温中、祛寒湿的。因为有热，所以用黄芩、黄连清热。针对寒热互结，两组药一组祛寒湿，一组清热，而且黄芩、黄连也能祛湿，这类患者的舌苔往往都比较偏厚腻。但是中焦为什么会寒热互结呢？关键还在于胃气虚，所以用了人参、甘草、大枣。因"邪之所凑，其气必虚"。本方按照《方剂学》的分类，属于和解剂，称为"调和肠胃""调和寒热"。因为它既有热药，又有凉药，既有祛邪药，又有补气药，所以称为"和"。"寒热并用谓之和，补泻合剂谓之和"，这就是和解剂的定义。如果患者以湿热为主，胃气不太虚，临床上可以去掉人参、甘草、大枣。

我20岁学医时，有位老先生对我很关心，他把其珍藏的一部书《张聿青医案》给我学。张聿青是清代末年江苏无锡的一位名医。这部医案老先生保存得很好，他知道我喜欢学医，就把《张聿青医案》借给我看。《张聿青医案》治疗湿温证，往往就是用四味药：半夏、干姜、黄芩、黄连。因为湿温证，湿为阴邪，热为阳邪，湿热合在一起，光祛湿不行，光清热也不行。湿热在体内，影响中焦脾胃的升降，往往心下痞满、饭吃不下、胸闷、舌苔腻而黄，所以用半夏、干姜、黄芩、黄连这些药物。我看了以后，有点启发，但还是不太敢用。后来在农村当医生的时候，有个患者跑来门诊，诉心下有块，胀胀的，很硬。我想，这个可能就是心下痞。患者舌苔虽然有点黄，但是舌苔不干燥，是水滑的，上面口水很多。我考虑是寒热互结在中焦，就用这四味药：半夏、干姜、黄芩、黄连，再配伍理气药物，如枳壳、厚朴之类。结果服了3剂，心下痞就消失了，就觉得心下不硬了。这些都是古人的经验，我们刚学医的时候，就知道寒病用热药，热病用寒药，想不到寒药与热药如何结合运用。这要等到你学习到一定程度，才会运用。当然也要好好考虑寒热两方面的因素。湿为阴邪，热为阳邪，湿和热合在一起，就是寒热互结，所以这四味药就是针对寒热互结、湿热病邪的。对于湿温病，后世医家治得比较好，也是脱胎于张仲景，慢慢地再加入了他们的一些经验。

【经典配方】半夏半升（洗），黄芩、干姜、人参各三两，黄连一两，大枣十二枚，甘草三两（炙），上七味，以水一斗，煮取六升，去滓，再煮，取三升，温服一升，日三服。

【经典方证】呕而肠鸣，心下痞者。心下痞，但满而不痛者。老少下利，水谷不消，肠中雷鸣，心下痞满，干呕不安。

【推荐处方】半夏9g，黄芩9g，干姜9g，人参9g，黄连3g，大枣15g，炙甘草9g，水煎服。

【方机概述】寒热错杂。脾胃为气机升降之枢纽，寒热互结于中焦脾胃，致气机升降失常，虚实并见，故症见心下痞满、呕吐下利等。半夏泻心汤施用的核心病机为中焦寒热错杂。

【方证提要】上腹部满闷不适，按之无抵抗感，恶心呕吐，肠鸣，腹泻，食欲不振等。

【适用人群】常用于营养状况较好的人群，以青壮年为主，常伴有胸脘痞满、上腹部不适或胃中隐痛、纳呆气逆、恶心呕吐、嗳气、泛酸、烧心、肠鸣下利等消化系统症状，舌质红或暗红，苔腻微黄，或白腻，或黄腻，脉弦滑或滑数；有焦虑倾向，大多伴有睡眠障碍，情绪多急躁，或心悸、期前收缩、胸闷等。

【适用病症】

以下病症符合上述人群特征者，可以考虑使用本方。

（1）以呕吐、腹泻等脾胃症状为主要表现的疾病，如急慢性胃炎、消化性溃疡、十二指肠球炎、胃食管反流病、功能性消化不良、溃疡性结肠炎、幽门螺杆菌相关性胃炎、幽门梗阻、贲门痉挛、胃肠神经症、食管炎、胆汁反流性胃炎、慢性胆囊炎、慢性胰腺炎、胃黏膜脱垂症、肠易激综合征、小儿暑泻、小儿消化不良等。

（2）以呕吐为主要表现的其他疾病，如肾病综合征、肾衰竭呕吐症、糖尿病胃轻瘫、妊娠恶阻、梅尼埃病等。

（3）中焦寒热错杂引起的心系疾病，如高血压病、病毒性心肌炎、心律失常、焦虑症、睡眠障碍等。

【合方与加减】

1. 合方

（1）心下按之痛，舌苔黄腻者，合小陷胸汤。

（2）心下痞痛者，合芍药甘草汤。

（3）兼有泛酸者，合左金丸。

（4）慢性胃病、胃脘痞满、食而不化者，合枳术丸。

（5）复发性口腔溃疡者，合封髓丹。

（6）消化性溃疡，烧心、吞酸、胃脘隐痛、口中流涎者，合乌贝散。

（7）兼胁胀、胸闷、情绪低落等症者，合四逆散。

2. 加减

（1）心下痞硬、干噫食臭、腹中雷鸣下利者，干姜减为3g，加生姜12g，即生姜泻心汤。

（2）兼见气虚、下利完谷不化者，甘草加至12g，即甘草泻心汤。

（3）胃火盛者，加蒲公英30g，重用黄连12g。

（4）伴头痛、失眠者，加夏枯草15g。

（5）口中黏腻、纳谷不馨者，加藿香10g，佩兰10g，砂仁6g。

（6）胃食管反流所致咳嗽者，加百部15g，黄芩12g。

（7）伴心肌缺血、胸闷，舌质暗淡者，加丹参15g，赤芍12g，降香3g。

（8）脾胃湿热所致牙龈肿痛者，加牡丹皮9g，生栀子9g。

（9）消化性溃疡，胃脘隐痛、烧心或有黑便，身体消瘦者，加生黄芪30g，三七粉3g（冲）。

（10）大便秘结者，加生白术30g，苦杏仁12g，火麻仁30g。

（11）小儿或老人消化不良者，加鸡内金12 g，鸡矢藤30 g。

（12）上消化道出血、舌苔黄腻、腹胀腹痛、大便不畅者，加制大黄12 g。

（13）腹胀多气、叩之如鼓者，加厚朴9 g。

（14）胃病日久、舌质不红、面色黄、消瘦者，加肉桂6 g。

（15）咽痛充血、胸闷身热者，加山栀9 g，连翘9 g。

（16）食少者，加神曲12 g，香附9 g。

（17）湿邪阻滞者，加苍术9 g，川芎9 g。

（18）脘腹疼痛者，加延胡索9 g，川楝子9 g。

（19）纳呆者，加茯苓12 g，陈皮9 g。

（20）气虚下陷，加黄芪20 g，白术15 g，升麻9 g。

（21）湿热发黄者，加茵陈15 g，茯苓15 g，白术15 g。

（22）胃脘痛较甚者，加细辛3 g，川椒9 g，三七3 g（冲）。

（23）中脘嘈杂者，加焦栀子9 g，竹茹9 g。

（24）胃脘痞闷、呃逆嗳气者，加代赭石15 g，莱菔子9 g。

（25）便溏或泄泻者，加焦山楂9 g。

【注意事项】

（1）半夏泻心汤适用于虚实互见之证，如脾虚气滞及饮食积滞所致之心下痞满等证，则不宜施用本方。

（2）半夏泻心汤证多见痞满、呕吐、下利，若大便不通而致痞满、呕吐之证不宜使用。

（3）半夏泻心汤为调和之剂，煎药时宜按原书中所倡的去滓再煎法煎药，进一步将药液浓缩，当可提高疗效。

（4）凡胃痞、胃痛、恶心、呕吐、反胃、泛酸等脾胃病证，经过常规治疗不效时，即使没有明显寒热错杂的表现，亦可施用本方，或可取得意外之效。

【医案分析】

1. 现代名医刘渡舟用半夏泻心汤案

张某，男，素嗜酒。1969年发现呕吐、心下痞闷，大便每日两三次而不成形。经多方治疗，效不显。其脉弦滑，舌苔白，辨为酒湿伤胃，郁而生痰，痰浊为邪，胃气复虚，影响升降之机，则上见呕吐，中见痞满，下见腹泻。治以和胃降逆、去痰消痞为主。拟方：半夏12 g，干姜6 g，黄芩6 g，黄连6 g，党参9 g，炙甘草9 g，大枣7枚。

服1剂，大便泻下白色胶涎甚多，呕吐十去其七。又服1剂，则痞利皆减。凡4剂痊愈。

按语：本案病证与《金匮要略》"呕而肠鸣，心下痞者，半夏泻心汤主之"条文之主证，甚为相合。刘老在辨证时抓住心下痞而确定为泻心汤证，根据恶心呕吐、腹泻及有嗜酒生痰的病史而确立为痰气痞，根据脉证结合体质，分析病机，说理透彻，故用半夏泻心汤治之，药与证情相合，故效如桴鼓。值得注意的是，患者服药后，从大便泻出许多白色痰涎而愈。可见古人所谓半夏泻心汤治疗"痰气痞"这一说法并非虚妄。

2. 近代名医岳美中用半夏泻心汤案

徐某，男性，42岁，军人。病程较久，1958年8月起，食欲不振，疲乏无力，大便每日2～4次，呈稀糊状，腹胀多矢气，曾在长春某医院诊断为慢性肝炎，治疗10个月出院。此后因病情反复发作，5年中先后4次住院，每次均有明显之肠胃症状，1964年1月住入本院，8月7日会诊，经治医师谓：肝功能谷丙转氨酶略高，在150～180，其他项目均在正常范围内。惟消化道症状，八个月来多次应用乳酶生、复方氢氧化铝、消胀灵、薄荷脑、碱式碳酸铋、黄连素、酵母片、四环素等健胃、消胀、止泻与制菌剂治疗，终未收效；现仍食欲不振，口微苦，食已胃脘满闷腹胀，干噫食臭，午后脘部胀甚，矢气不畅，甚则烦闷懒言，大便溏，每日2~4次，多至5次，无腹痛及下坠感，精神疲惫，不欲出屋活动，睡眠不佳，每夜3~4小时，少至2小时，肝区时痛。望其体形矮胖，舌苔白润微黄，脉沉有力，右关略虚，为寒热夹杂、阴阳失调、升降失常的慢性胃肠功能失调病症，取用仲景半夏泻心汤，以调和之。处方：党参9 g，清半夏9 g，干姜4.5 g，炙甘草4.5 g，黄芩9 g，黄连3 g，大枣4枚（擘），以水500 mL煎至300 mL，去滓再煎取200 mL，早晚分服，日1剂。

药后诸症逐渐减轻，服至40余剂时，患者自作总结云：月余在五个方面均有明显改善，食欲增进，食已脘中胀闷未作，腹胀有时只轻微发作，此其一；精力较前充沛，喜欢到院中散步或做些其他活动，时间略长也不觉疲劳，此其二；大便基本上一日一次成形，消化较好，大便时能随之排出多量气体，甚畅快，此其三；肝区疼痛基本消失，有时虽微微发作，但少时即逝，此其四；睡眠增加，夜间可5~6小时，中午亦可睡半小时许，此其五。多年久病，功效有进展。后因晚间入睡不快，转服养心安神之剂。

1965年2月5日再次复诊时，前症复作，仍处半夏泻心汤，10余剂后，效验不著，改服附子理中汤，7剂后，诸症不惟不减，反心下胀闷加剧，大便次数增多，又用半夏泻心汤加茯苓，20余剂，获得显效，后来大便不实次数多及心下痞满，虽有因饮食或其他原因，时有反复，而在服用甘草泻心汤、半夏泻心汤的调理下，逐渐疗效巩固，于11月出院。

按语：本病例为一肝炎所致的肠胃功能失调，病程日久，反复发作，住院以来，虽曾迭用西药治疗，均未获得满意效果。食欲不振，烦闷懒言，大便溏，每日2~4次，多至5次，无腹痛及下坠感，精神疲惫，不欲出屋活动，此为寒象；口微苦，午后脘部胀甚，烦闷，午后脘部胀甚，矢气不畅，肝区时痛等属热象；故为寒热错杂之证。故予半夏泻心汤治之，因病程较长，坚持服药月余而症状大为改善，可见中药对调整肠胃功能有一定作用。后期之治，初服泻心10余剂不效，认为以往长期应用芩连之苦寒，阳明之邪热已清，惟余太阴虚寒，忽略了心下属胃与口苦胀闷为胃邪犹在之征，改投附子理中汤，适助其热，致病情加剧，后改泻心，又奏卓效。二方之治，一在脾，一在胃，一在温中补虚，一在和解寒热，应用时当注意。

3. 现代名医李克绍用半夏泻心汤案

李某，女性，年约六旬。1970年春，失眠症复发，屡治不愈，日渐严重，竟至烦躁不食，昼夜不眠，每日只得服安眠药片，才能勉强略睡一时。当时我院在曲阜开门办学，应邀往诊。按其脉涩而不流利，舌苔黄厚黏腻，显系内蕴湿热。因问其胃脘满闷否？答曰：非常满闷。并云大便数日未行，腹部并无胀痛。我认为，这就是"胃不和则卧不安"。要使安眠，先要和胃。处方：半夏泻心汤原方加枳实。

傍晚服下，当晚就酣睡了一整夜，满闷烦躁，都大见好转。接着又服了几剂，终致食欲恢复，大便畅行，一切基本正常。

按语：半夏泻心汤在《伤寒论》中并未提到有安眠的作用，李老根据患者"舌苔黄厚腻""胃脘满闷"，认为失眠的病机为胃家湿热。因中焦脾胃为气机升降、阴阳出入之枢，湿热积滞壅遏胃脘，气机升降失常，阴阳不能交泰，故而失眠，此即《内经》所谓"胃不和则卧不安"也。李老用半夏泻心汤辛开苦降，消散湿热，加枳实泄热导滞，舒畅气机，俾湿热去，气机畅，故胃和而卧安。李老根据病机用方，扩大了经方的应用范围，可为后人效法。

参考文献

[1] 刘渡舟. 新编伤寒论类方 [M]. 北京：人民卫生出版社，1984：93.

[2] 中国中医研究院. 岳美中医案集 [M]. 北京：人民卫生出版社，2005：57-58.

[3] 李克绍. 伤寒解惑论 [M]. 济南：山东科学技术出版社，1978：144.

（温昊天　撰）

黄芩加半夏生姜汤

【仲景方论】《金匮要略·呕吐哕下利病脉证治第十七》："干呕而利者，黄芩加半夏生姜汤主之。"

【注家方论】

（1）尤在泾《金匮要略心典·呕吐哕下利病脉证治第十七》：此伤寒热邪入里作利，而复上行为呕者之法；而杂病肝胃之火，上冲下注者，亦复有之。半夏、生姜散逆于上，黄芩、芍药除热于里；上下俱病，中气必困，甘草、大枣合芍药、生姜，以安中而正气也。

（2）王子接《绛雪园古方选注·和剂》：太、少合病，独治阳明者，热邪入里僭逆，当从枢转出阳明。用甘草、大枣和太阴之阳，黄芩、芍药安太阴之阴，复以半夏、生姜宣阳明之阖，助太阳之开，上施破纵之法，则邪无容着，呕止利安。

（3）吴谦《医宗金鉴·订正仲景全书金匮要略注·呕吐哕下利病脉证并治第十七》：［注］干呕者，胃气逆也，若下利清彻，乃肠中寒也。今下利浊黏，是肠中热也，故用黄芩汤以治其利，合半夏生姜汤，以治干呕也。

［集注］程林曰：中焦不和，则气逆于上而作呕，迫于下而为利，故用半夏、生姜，入上焦而止呕；甘草、大枣，入中焦而和脾；黄芩、芍药，入下焦而止利。如是则正气安而邪气去，三焦和而呕利止矣。

魏荔彤曰：此呕为热逆之呕，利为协热之利。

（4）曹颖甫《金匮发微·呕吐哕下利病脉证治第十七》：太阳寒水内薄，胃底胆汁不能相容，则为干呕；寒水太多，脾不能胜，协标热下趋，即为自利。二者均为脾胃不和，方用黄芩汤以治协热利，其功用在清胆火而兼能扶脾；合小半夏汤以止呕，其功用不惟降胃逆，而并能去水，此二方合用之大旨也（方及证治并见"太阳下篇"）。

（5）张家礼《张家礼金匮要略讲稿·呕吐哕下利病脉证治第十七》：本条论述热利干呕并见的证治。本条见于《伤寒论》第172条："太阳与少阳合病，自下利者，与黄芩汤；若呕者，黄芩加半夏生姜汤主之。"热迫于肠则下利，所以用黄芩汤清肠热、止下利为主；热扰于胃，胃气上逆则干呕或呕，所以再加半夏、生姜和胃降逆以止呕。5版《伤寒论》分析方义："黄芩苦寒，清解少阳、阳明在里之热；芍药酸寒，泄热敛阴和营，并于土中伐木而缓急止痛；甘草、大枣益气滋液，顾护正气。若胃气上逆而呕者，则加半夏、生姜以和胃降逆止呕。"以药测证，本方证干呕必不渴，下利黏浊、腹痛以及里急后重的症状并不显著，讲义认为"又可治干呕而下利脓血的热痢"，但只能用于轻证，如果湿热过盛，不会导致干呕，但下利脓血以及里急后重的症状会比较显著，此时生姜、半夏不宜使用，但是若单用黄芩汤则病重药轻，应当用白头翁汤或香连丸。临床常用本方治疗急慢性肠胃炎、噤口痢、妊娠恶阻、胰腺炎等疾病。

（6）连建伟《连建伟金匮要略方论讲稿·呕吐哕下利病脉证治第十七》：上部见到干呕，即呕而无物，又见到下利，说明胃肠俱病。下利是热迫大肠所致的，所以用黄芩；热扰于胃，则干呕。这个病重点是在大肠，以下利为主症，所以患者往往还有腹痛、舌苔黄。正因为是热利，所以用黄芩汤。黄芩汤是黄芩、芍药、甘草、大枣，而且重用黄芩清大肠热。黄芩有两种，"枯泻肺火，子清大肠"（《药性歌括四百味》）。一种称为"枯芩"，枯芩的中间有点空，主要能清肺热；而"子芩"，很结实，中间是不空的，主要是清大肠热。本方重用黄芩清大肠热，清热、祛湿、止利。仲景省略了症状，实际上有腹痛。因为热利有腹痛，所以用了芍药、甘草缓急止痛，大枣调和诸药。还有干呕，所以配伍了半夏、生姜。半夏、生姜就是小半夏汤，治疗胃气上逆的呕吐。本方实际上是黄芩汤加小半夏汤，治疗干呕而利。关键还是在利，兼有干呕，所以用黄芩汤加了半夏、生姜。

【经典配方】黄芩三两，炙甘草二两，芍药二两，半夏半升，生姜三两，大枣十二枚。上六味，以水一斗，煮取三升，去滓，温服一升，日再，夜一服。

【经典方证】干呕而利者。太阳少阳合病，下利，呕者。胆咳，咳而呕苦水者。

【推荐处方】黄芩9g，炙甘草6g，芍药6g，半夏9g，大枣15g，水煎服。

【方机概述】湿热内蕴，郁阻胃肠。湿热浊邪蕴于胃肠，胃气上逆则干呕，湿热下迫大肠，传导失司则下利。黄芩加半夏生姜汤施用的核心病机为胃肠湿热。

【方证提要】下利热臭或排便不畅，里急后重，脘腹作胀，肠鸣腹痛，身热口苦，恶心呕吐，纳少。

【适用人群】体型中等偏瘦、肌肉较坚紧、食欲旺盛者，以青壮年多见。症见腹部皮肤较热，易腹痛、腹泻，大便黏滞不爽，肛门灼热，伴见口苦，呕恶者，舌红，苔薄黄或黄，或微黄而腻，脉沉弦或弦数。月经先期，经血多鲜红而质地黏稠，或崩或漏，或痛经，多有子宫肌瘤、子宫腺肌病等。

【适用病症】

以下病症符合上述人群特征者，可以考虑使用本方。

（1）以呕吐、腹泻或二者并见为主要表现的疾病，如急慢性胃肠炎、胃及十二指肠溃疡、胃肠神经官能症、神经性呕吐、慢性胆囊炎、慢性肝炎、胰腺炎、热痢初起、赤白痢、阿米巴痢疾、细菌性痢疾、噤口痢、妊娠恶阻等。

（2）以子宫出血为主要表现的妇科疾病，如子宫内膜炎、盆腔炎、附件炎、月经过多、先兆流产等。

【合方与加减】

1. 合方

（1）急性细菌性痢疾，合用白头翁汤。

（2）湿食交阻之痢疾初起，尿短者，去大枣，合胃苓汤。

2. 加减

（1）腹痛拒按者，加制大黄10g。

（2）腹泻、烦热者，加黄连5g。

（3）出血多者，加阿胶10g，生地黄30g。

（4）月经量少、皮肤干黄者，加当归10g。

（5）关节肿痛，或带下黄者，加黄柏10g。

（6）发热不退，或皮肤过敏，或怕冷怕风者，加柴胡20g。

【注意事项】

（1）该方中黄芩、芍药偏寒，半夏、生姜偏热，故一切单纯属寒或属热的吐利之证均不宜使用本方。

（2）本方以治疗实证为主，若属虚证，倦怠，脉沉缓者慎用本方。

（3）腹泻严重者；食欲不振、肝功能异常者；脸色发青、眼圈发黑者，均不宜使用本方。

【医案分析】

1. 现代名医门纯德用黄芩加半夏生姜汤案

付某，男，6个月。患儿发热十余日，体温39.5℃，咳嗽、喘。住院诊断为：支气管肺炎，菌群失调综合征。连续9天出现绿色稀水样便，进乳即吐，腹部胀满，昏睡不醒，呼吸浅促，经用多种抗生素、输液、给氧等病势日进，邀余会诊。诊见：患儿高热，意识障碍，面色苍白，唇青发绀，鼻翼扇动，额头冷汗，脘腹胀满如鼓，水便自流，肛门发红，四肢厥逆，指纹淡紫直透三关，此证为热毒内陷，正气欲脱。急当扶正，兼以清解。处方：红参3g，黄芩3g，生白芍3g，半夏2g，茯苓6g，甘草2g，生姜3g，红枣1枚。两剂，每日一剂，日服三次。

二诊：神清热解，能少量进乳，下利稍歇，病势已安，但腹胀如故。治以健脾、祛湿、解毒，药用黄芩3g，生姜3g，红枣1枚，煎汤冲服参苓白术散1.5g，日二服，夜一服，三剂。

三诊：体温恢复正常，利止胀消，乳食渐增，神色倦怠，宗前方减黄芩，调治数日，痊愈出院。

按语：此案患儿初系外感，邪热壅肺，失治而成下利。邪热上扰，则神昏嗜睡；热邪下迫，则自利不止；热邪燔炎日久，阴精阳气欲脱。此时已病势危笃，若纯用苦寒除热之剂，则邪未去而正先亡。门老独具慧眼，辨证精准，投以黄芩加半夏生姜汤清其热邪，红参扶助正气，茯苓利湿止泻，故能扭转其邪盛正衰之危局，收到良效。二诊掺入参苓白术散健脾利湿以培其脾土，三诊减黄芩以防苦寒伤及脾胃之气，均可见门老用药之精炼老到。

2. 现代名医刘渡舟用黄芩加半夏生姜汤案

王某，男，28岁。初夏迎风取爽，而头痛身热，医用发汗解表药，热退身凉，头痛不发，以为病已愈。又三日，口中甚苦，且有呕意，而大便下利黏秽，日四五次，腹中作痛，且有下坠感。切其脉弦数而滑，舌苔黄白相杂。辨为少阳胆热下注于肠而胃气不和之证。处方：黄芩10g，白芍10g，半夏10g，生姜10g，大枣7枚，甘草6g，服3剂而病痊愈。

按语：本案以邪郁少阳为主。少阳有邪，则胆气郁滞，郁而化热，木气乘土，横犯肠胃，胆热上逆于胃则口苦、呕吐，下迫于肠则下利黏秽。少阳疏泄不利，气机不畅，则腹痛，里急后重，肛门灼热，舌苔黄白相杂，脉弦滑而数，均为郁热之象，正合黄芩加半夏生姜汤之证机，故刘老投以原方，三剂而愈，收效捷矣。此外，前医在治疗时只看到太阳表邪已解，而未细察少阳郁热征兆，致使病情发生变化，也值得引以为戒。

3. 张伟、郭媛媛用黄芩加半夏生姜汤案

患者孙某，男，47岁，公务员。2009年5月21日初诊。患者自述右上腹疼痛不适3年余，近1个月因劳累、生气、饮酒后加重。同时，疼痛向右肩背部放射，胁肋胀满，食欲不振，恶心欲吐，饮酒或进食油腻食物后疼痛加重，大便黏腻不爽，舌质暗红，苔黄厚腻，脉弦滑。体检：右上腹有明显的压痛和反跳痛，墨菲征阳性。辅助检查：B超显示胆囊大小7.8cm×3.5cm，胆囊壁毛糙增厚。西医诊断为慢性胆囊炎。中医辨证为肝胆气郁化火，湿热内蕴，肝木乘伐脾土，伤及脾胃，致使脾胃运化失司，气机升降失常。故治宜清肝利胆，和胃止呕。予黄芩加半夏生姜汤加味治之。处方如下：黄芩15g，白芍30g，半夏12g，炙甘草9g，延胡索15g，枳壳12g，佛手12g，焦三仙各15g，生姜15g，大枣10枚。每日1剂，水煎2次，共煎取药汁约600mL，分早、中、晚饭后半小时温服。连服7剂，疼痛大减，饮食增进。

二诊原方去延胡索，加绿萼梅15g。再服7剂，胀痛基本已经消失，饮食、二便正常。续服10剂而诸症皆愈，嘱节饮食、畅情志、适寒温，随访1年未复发。

按语：胆囊炎属于中医"胁痛""胆胀""呕吐"等病的范畴。本病多因郁怒伤肝、过食肥甘油腻之品、饮酒过度等因素，致使肝胆疏泄失常而发病。本病病位在肝胆，亦涉及脾胃。肝胆气郁化火，湿热内蕴，肝木乘伐脾土，伤及脾胃，致使脾胃运化失司，气机升降失常。故治宜清肝利胆，和胃止呕。方中黄芩苦寒入肝胆，苦能燥湿，寒以清热；白芍养血柔肝，缓中止痛；白芍与甘草相伍，取《伤寒论》芍药甘草汤之意，酸甘化阴，缓急止痛；半夏与生姜配伍，取《金匮要略》小半夏汤之意，和胃降逆止呕；大枣味甘性温，补中益气养血。诸药合用，可收清肝利胆、和胃止呕之效。该方之治，与胆囊炎病机正相合拍，故用之而收良效，加延胡索、枳壳、佛手、焦三仙等可增强疏肝理气、和胃止痛之功。

参考文献

［1］门纯德.门纯德中医临证要录（附：名方广用）［M］.北京：人民卫生出版社，2010：234-235.

［2］陈明，张印生.伤寒名医验案精选［M］.北京：学苑出版社，1998：98.

［3］张伟，郭媛媛.黄芩加半夏生姜汤加味治疗胆囊炎53例临床观察［J］.北方药学，2013，10（4）：33.

（温昊天　撰）

猪苓散

【仲景方论】《金匮要略·呕吐哕下利病脉证治第十七》："呕吐而病在膈上，后思水者，解，急与之。思水者，猪苓散主之。"

【注家方论】

（1）尤在泾《金匮要略心典·呕吐哕下利病脉证治第十七》：病在膈上，病膈间有痰饮也；后思水者，知饮已去，故曰欲解。即先呕却渴者，此为欲解之义。夫饮邪已去，津液暴竭，而思得水；设不得，则津亡而气亦耗，故当急与。而呕吐之余，中气未复，不能胜水，设过与之，则蓄饮方去，新饮复生，故宜猪苓散以崇土而逐水也。

（2）吴谦《医宗金鉴·订正仲景全书金匮要略注·呕吐哕下利病脉证并治第十七》：［注］此详申上条饮呕，以明其治也。呕吐病后，则伤膈上津液，若思水者，急与饮之，不复呕吐者，是病去胃和自解也。思水者，与饮之而仍呕吐者，是病未除而有水饮也。主之猪苓散者，利水以止呕吐也。

［集注］程林曰：上章言先呕却渴，此为欲解；今呕吐而病在膈上，后思水者解，亦与上证不殊，故急与之以和胃。然思水之人，又有得水而贪饮，则胃中热少不能消水，更与人作病，故思水者，用猪苓散以散水饮。

魏荔彤曰：呕吐而病在膈上，后思水者，欲解之征也，即论中所言，先呕后渴，此为欲解之义也。急与之，呕吐后伤津液，水入而津液可复也。若夫未曾呕吐即思水者，即论中所言，先渴却呕之证也，是为水停心下，应治其支饮，而渴方愈也。主以猪苓散，利水补土，以治湿邪者，治渴而即以治上逆之呕吐也。

（3）曹颖甫《金匮发微·呕吐哕下利病脉证治第十七》：水气在心下则甚，在膈上则微，呕吐而病在膈上，则倾吐易尽；设渴而思饮，则水气已尽，其病当解，急与水以滋其燥，而此外更无余病，《伤寒论》作为少少与之愈也。若水气在心下而呕吐思水者，则当通下焦，特于五苓散中去桂枝、泽泻以利小便，使下焦通，而在上之水气得以下行，上承之津液乃不为所阻，而渴饮自止矣，此亦《伤寒》"太阳篇"渴者宜五苓散之意也。

（4）张家礼《张家礼金匮要略讲稿·呕吐哕下利病脉证治第十七》：本条论述呕吐后因饮水多而致停饮的防治。"呕吐而病在膈上"，是膈上有病而出现呕吐，与痰饮病篇第30条小半夏加茯苓汤治"膈间有水"的机制相类似，是水停膈胃，也就是先因膈热而饮水，但脾胃阳气虚，不能运水、消水，膈热与水饮相搏结，病邪在上，有因势上越外出的趋势，所以上逆而发为呕吐。"后思水者，解"，是说呕吐

343

后伤津液，渴欲饮水，水入则津液可得到恢复，提示饮邪去，阳气复，也就是本篇第2条"先呕却渴者，此为欲解"的意思，所以说"呕吐而病在膈上"可"解"。"急与之"，是指立即"少少与饮之，另胃气和则愈"，《伤寒论》太阳病篇第71条也提到"太阳病，发汗后，大汗出，胃中干，烦躁不得眠，欲得饮水者，少少与饮之，令胃气和则愈"。"思水者"，是指饮水并未"少少与饮之"，而是尽量饮水，贪饮而新饮复聚，旧饮又未能尽"解"，与前文"后思水者，解"不同。但与本篇第2条"先渴却呕者，为水停心下，此属饮家"的精神实质相同。这是脾虚不行胃津，水饮上逆膈间所导致的呕吐，所以用健脾利水法治疗，以防新饮再留，方用猪苓散，之所以用猪苓命名，《本经》谓其"利水道"，故为君药，再用茯苓散饮利水，白术健脾运湿，制成散剂，是因为"散者散也"，水饮得散，脾阳得运，气化水行，则渴呕自止。猪苓散可用于"'思水'而不多饮，无烦渴，舌质淡，苔薄，脉虚缓"。临床用于肠套叠，症见呕水、便秘者有效。

（5）连建伟《连建伟金匮要略方论讲稿·呕吐哕下利病脉证治第十七》：患者呕吐有声有物，这个病是在膈上，也就是说膈上有水饮。正因为胸膈之上有水饮停留，所以导致了呕吐。呕吐完后，"思水者解"。呕吐完后，想喝水，说明病有欲解之势。本篇第二条"先呕却渴者，此为欲解"。先是呕吐，呕吐完后觉得渴，说明水饮通过呕吐排出了。所以饮去后，就想喝水，这是病解的表现。"急与之"，就是赶快给其喝水。但是有些人喝水，不知道注意，又拼命喝得很多。喝得多后，又有水饮停在膈上，所以说"思水者，猪苓散主之"。如果想喝水，喝得多，因为本有水饮病，虽然水饮刚去，但又大量喝水后，水化不掉。旧饮刚去，新饮又停留在膈上，所以用猪苓散来治疗。

猪苓散就用三味药，猪苓、茯苓、白术。猪苓散和五苓散差不多，就是五苓散多加了桂枝、泽泻。为什么用这三味药？我考虑了饮在膈上，膈的位置比较高，所以不需要用泽泻利下焦之水，因为泽泻主要利下焦，茯苓、猪苓是利中焦以上的水湿，也不用桂枝温下焦膀胱之气化。这也说明患者的水饮确实是在上面，没有小便不利的情况，所以用猪苓散三味药就可以了。这些见解书上是没有的，是我自己悟出的。猪苓散和五苓散差不多，为什么不用桂枝、泽泻，因为病在膈上。它给你点明了病的部位比较高，所以不用泽泻利下焦之水，也不用桂枝温下焦膀胱之气。病位不在膀胱，在胸膈之上。

【经典配方】猪苓，茯苓，白术，各等分，上三味，杵为散，饮服方寸匕，日三服。

【经典方证】呕吐而病在膈上，思水者。

【推荐处方】猪苓、茯苓、白术各15g，制成散剂，每取6g，温水送服，每日三次。

【方机概述】脾虚水停。膈热脾虚，失于运化，不能为胃行其津液，则饮停心下，胃气上逆而呕，呕后思水虽可提示心下之饮随呕而去，但也表明体内水精不能四布，津液不能上承，虽有饮入之水，但恐复停为饮。猪苓散施用的核心病机为脾虚水停。

【方证提要】呕吐，吐后口渴思饮，小便不利或短少，或伴有心下悸。

【适用人群】本方适用人群以小儿为多见，亦可用于成人，体型不一，胖瘦均有，平素易呕吐，吐后口干欲饮，常伴有小便不利或小便短少，舌苔白腻，或苔薄少津，脉象虚缓。

【适用病症】

以下病症符合上述人群特征者，可以考虑使用本方。

（1）以小便不利为主要表现的泌尿系疾病，如慢性肾盂肾炎、急性膀胱炎、泌尿系感染、泌尿系结石、前列腺炎、肾炎、肾积水、产后尿潴留、乳糜尿等。

（2）以呕吐、腹泻为主要表现的疾病，如肝硬化、单纯性消化不良、婴幼儿湿热伤阴腹泻、小儿肠炎水泻、胃下垂、胃肌迟缓、胃扩张、肠套叠、妊娠恶阻等。

（3）符合上述特征的外感疾病，如重感冒、钩端螺旋体病后遗症、流行性出血热休克伴少尿、黄疸、狐惑、时病狂躁等。

（4）符合上述特征的其他疾病，如口腔干燥症、神经性疾病、眩晕、经期浮肿等。

【合方与加减】

1. 合方

无。

2. 加减

（1）兼见发热、小便不利、脉浮者，加泽泻 15 g，桂枝 9 g，即五苓散。

（2）泌尿系感染者，加生薏苡仁 15 g。

（3）肾积水者，加续断 15 g，怀牛膝 15 g，金钱草 30 g，车前子 30 g，甘草 9 g。

（4）癃闭者，加白茅根 15 g。

（5）继发性干燥综合征者，加天花粉 15 g，天仙藤 9 g。

（6）小儿单纯性消化不良，加半枝莲 15 g。

【注意事项】

（1）方中主药猪苓利水作用较强，故无水湿的呕吐思水等症不宜使用本方。

（2）有水湿者，若兼见津液亏虚或肾虚，亦不宜使用本方。

（3）使用本方时宜按仲景原书用法，作散剂服用，若改为汤剂则会降低疗效，甚至无效。

【医案分析】

1. 赵志壮老中医用猪苓散案

刘某，男，26 岁。忽然患腹痛如刀割，腹胀如鼓，大便不通，大渴，床头用壶盛茶水，每饮一大勺，饮下不久即呕出，呕后再饮，寝室满地是水。据西医诊断是肠套叠，须大手术。病延三日，医皆束手，危在旦夕。余诊其脉沉紧而滑。药用：白术、茯苓、猪苓各 15 g。服 1 剂，呕渴皆除，大便即通。继用附子粳米汤，腹痛、腹胀等证亦渐愈。

按语：从本例病史、脉症来看，当属急腹症无疑，参考西医诊断，似可从胃家实而投承气类方，赵老不囿于西医肠套叠之病名，而主要抓住大渴、频呕这两大关键症状，加之脉沉紧而滑，为水饮内阻中焦所致，遂投以猪苓散改煎服，不想竟获奇效。赵老小剂重用，不失为获效原因之一。若因其饮水即吐而施以吐法，必然加剧气阴耗伤而变为虚阳上越之候；若因其便秘而误用承气等方，又势必败伤脾胃阳气，加重寒饮内结之势，甚或招致亡阳之逆变。

2. 马大正教授用猪苓散案

谢某，27 岁，2005 年 4 月 11 日就诊。妊娠 42 天，进食后立即恶心呕吐 4 天，吐出食物，口淡多涎，喜冷饮，饮入则舒，腰酸。舌淡红，苔薄腻，脉细滑。治法：健脾温胃化饮。方剂：猪苓散加味。药物：猪苓 12 g，白术 12 g，茯苓 12 g，肉桂 4 g，杜仲 10 g，3 剂。

2005 年 4 月 14 日复诊：恶阻消失，腰痛减轻，无不适，舌脉如上。中药守上方续进 4 剂。

2005 年 4 月 18 日三诊：吃水果之后口淡、恶心 4 天，舌脉如上。中药守上方加吴茱萸 3 g，3 剂。

2005 年 4 月 21 日四诊：口淡，进食之后即觉恶心，无嗳气，大便溏软。舌淡红，苔薄白，脉细。治法：温胃清热，健脾化饮。方剂：猪苓散合半夏泻心汤加味。药物：猪苓 12 g，白术 12 g，茯苓 12 g，半夏 12 g，炒黄芩 5 g，炒黄连 3 g，干姜 5 g，炙甘草 6 g，党参 12 g，大枣 6 个，炒粳米 30 g，5 剂。服药之后恶阻消失。

按语：马老擅用经方治疗妊娠恶阻之疾患，该例患者表现为呕吐痰涎，而同时喜冷饮，少少予之则舒，苔薄腻则为胃有停饮之象，与猪苓散之方证相符，虽为妊娠恶阻，亦可用之治疗，此为中医异病同治之体现，亦可说明经方应用范围之广。

3. 马鸿斌用猪苓散案

患者，女，51 岁。2011 年 6 月 15 日就诊。8 年多前无明显诱因出现晨起恶心，干呕，纳差，劳累久站后出现双下肢水肿，休息后可缓解，伴皮肤瘙痒。曾被诊断为"慢性肾衰尿毒症期"。近 1 个月伴头痛、咳嗽，咳黄白黏痰，反复恶心呕吐，纳差，倦怠乏力，腰膝酸困，畏寒，劳累久站后易出现下肢水肿，小便量少，色淡黄，夜尿 1~2 次，大便正常，舌质淡，苔黄厚微燥，脉浮滑。中医诊断：关格，证属脾肾亏虚，浊邪内蕴。西医诊断：慢性肾功能衰竭 5 期，肾性贫血，肾性高血压；上呼吸道感染。以四君子汤和苏叶黄连汤加减治疗后，患者诸证不减，进食及药物俱吐不能入。遂以猪苓散为主方：猪苓 30 g，茯苓 30 g，白术 30 g。研末，每次 6 g，温水冲服，每日 3 次。

二诊：恶心明显减轻，能进食，但仍纳差，倦怠乏力，头痛，咳嗽，咳痰，黄白黏痰，腰膝酸困，畏寒，劳累久站后易出现下肢水肿，小便量少，色淡黄，夜尿 1~2 次，大便正常，舌质淡，苔黄厚微燥，脉浮滑。以苏叶黄连汤合四君子汤加减，健脾益肾、降逆化浊为主。方药：党参 12 g，麸炒白术 9 g，茯苓 15 g，苏叶 9 g，黄连 6 g，炙甘草 6 g，砂仁 6 g，清半夏 9 g，干姜 10 g，陈皮 10 g。7 剂，每日 1 剂，水煎分 2 次服。

三诊：恶心及呕吐消失，饮食好转，仍感倦怠乏力，偶发头痛，无咳嗽、咳痰，腰膝酸困，小便量可，色淡黄，夜尿 1~2 次，大便正常，舌质淡，苔白腻，脉濡滑。复查肾功能，血肌酐降至 718 μmol/L，因经济原因要求出院，遂带药出院。

按语：猪苓散由茯苓、猪苓、白术各等份组成，为散剂，主治脾虚饮停、水气不利之水逆证。该例初诊时根据辨证结果，先处以四君子汤合苏叶黄连汤加减不效，细察其证，虽无明显渴饮，但易出现下肢水肿，亦可辨为饮停之象，故改投猪苓散，按散剂之法服用而呕吐止，后再投四君子汤合苏叶黄连汤加减以治其脾虚兼痰浊之本而取效。门纯德先生擅用猪苓散治疗尿毒症所致关格呕吐，观马氏此案亦可相互印证。原按谓：本方一定要遵循仲景原旨，以散剂口服，若改成汤剂必定无效。有一定道理。

参考文献

［1］陈明，张印生.伤寒名医验案精选［M］.北京：学苑出版社，1998：458-459.

［2］马大正.经方治疗妊娠恶阻验案 6 则［J］.河南中医，2007，12（27）：11-12.

［3］马鸿斌.经方临床活用举隅［J］.中国中医药信息杂志，2012，19（11）：83.

（温昊天　撰）

四逆汤

【仲景方论】

《金匮要略·呕吐哕下利病脉证治第十七》："呕而脉弱，小便复利，身有微热，见厥者难治。四逆汤主之。"

《金匮要略·呕吐哕下利病脉证治第十七》："下利腹胀满，身体疼痛者，先温其里，乃攻其表。温里宜四逆汤，攻表宜桂枝汤。"

【注家方论】

（1）尤在泾《金匮要略心典·呕吐哕下利病脉证治第十七》：脉弱便利而厥，为内虚且寒之候。则呕非火邪，而是阴气之上逆；热非实邪，而是阳气之外越矣，故以四逆汤救阳驱阴为主。然阴方上冲，而阳且外走，其离决之势，有未可即为顺接者，故曰难治；或云呕与身热为邪实，厥利脉弱为正虚，虚实互见，故曰难治。四逆汤舍其标而治其本也，亦通。

（2）王子接《绛雪园古方选注·温剂》：四逆者，四肢逆冷，因证以名方也。凡三阴一阳证中，有厥者皆用之。故少阴用以救元海之阳，太阴用以温脏中之寒，厥阴薄厥，阳欲立亡，非此不救。至于太阳误汗亡阳亦用之者，以太、少为水火之主，非交通中土之气，不能内复真阳，故以生附子、生干姜彻上彻下，开辟群阴，迎阳归舍，交接于十二经。反复以炙草监之者，亡阳不至于大汗，则阳未必尽亡，故可缓制留中，而为外召阳气之良法。

（3）吴谦《医宗金鉴·订正仲景全书金匮要略注·呕吐哕下利病脉证并治第十七》：[注]呕而心烦，心中懊憹，内热之呕也。今呕而脉弱，正气虚也；小便复利，中寒盛也。身有微热而复见厥，曰难治者，此为寒盛格热于外，非呕而发热者比，故以四逆汤胜阴回阳也。

[集解]高世栻曰：呕者水去，寒犹在上，小便当少。今复利者，寒亦在下也。脉弱者，气衰于内。身微热者，格阳于外。呕证如是，则上下寒而内外虚。若见手足逆冷而厥者，则表里阴阳之气，不相顺接，故为难治。四逆汤主之，生附子壮火回阳以治厥，干姜温脾暖胃以治呕，甘草安中调上下以治内外也。

（4）陈修园《金匮要略浅注·呕吐哕下利病脉证治第十七》：此为虚寒而呕者出其方治也。阴邪逆则为呕，阳虚而不能摄阴，则小便利，真阴伤而真阳越，则身有微热，而虚阳又不能布护周身，而见厥脉弱者，此表里阴阳气血俱虚之危候也。此证虚实并见，治之当求其本矣。

（5）曹颖甫《金匮发微·呕吐哕下利病脉证治第十七》：呕而脉弱，水胜而血负也，惟其水胜则下焦必寒，故小便复利（按：此证小便必色白不黄）。浮阳外出而中无实热，故身微热；手足见厥者，中阳虚而不达四肢也。此证纯阴无阳，自半夏泻心汤以下诸方，俱不合用，故曰难治。难治非不治也，盖舍四逆汤大温中下之剂，病必不愈，观方后所列强人可大附子一枚、干姜三两，可以识难治之旨矣。

（6）连建伟《连建伟金匮要略方论讲稿·呕吐哕下利病脉证治第十七》：患者呕吐，但是脉象很弱，这个"脉弱"是虚寒证的表现。"小便复利"，就是小便很通畅，说明这个呕不是水饮造成的。刚才讲了很多呕都是水饮所致，本条病呕却与水饮无关。小便很正常，很通畅，但是"身有微热，见厥者，难治"。这个病为什么难治呢？因为它有厥。脉弱再加上四肢的厥冷，往往是阴盛阳虚。阴寒太盛，阳气太虚。这个呕吐是由于阴盛阳虚，火不生土，造成脾胃阳气也虚，所以要呕吐，实际上是属于少阴病。"身有微热"，说明阴寒太盛，阳气太虚，虚阳有浮越之势，所以仲景认为这个病"难治"。当然"难治"并不等于不可治，所以下面说"四逆汤主之"。如果碰到这种病，难治是难治，但是还有救，用四逆汤来治疗。

四逆汤就是附子、干姜、甘草三味药，主要是温肾阳，还能温脾阳。干姜入脾，附子入肾，实际上就是脾肾双补。四逆汤方后还有一句，"强人可大附子一枚，干姜三两"，就是说身体强壮的人，附子可以改成大附子。附子一枚和大附子一枚，剂量上可能就相差比较大了，大附子可能有普通附子两枚那么大了。干姜本来一两半，剂量加倍为三两，实际上这个方如果为大附子一枚、干姜三两，就是通脉四逆汤。通脉四逆汤就是治疗阴盛格阳于外。在仲景《伤寒论》里云："身反不恶寒，其人面色赤。""身反不恶寒"，实际上就是本条的"身有微热"，意思差不多。一般来说，阴盛阳虚应该怕冷，现在患者反而怕热，说明他有发热。为什么发热？因为虚阳外越，这个病就比较严重，叫阴盛格阳。阴寒太盛，格阳于外，故"身有微热"。如果"其人面色赤"，则称为"戴阳"。一般来说，阳虚脸不会红。阳虚脸还红红的，就是阴寒盛于下，而阳气浮越于上，称为"戴阳"。这种病反而难治，而且到了这种程度，脉象不光是弱的问题。这里的"脉弱"，相当于"少阴之为病，脉微细，但欲寐"的"脉微细"。真正到了"身有微热""面色赤"，会出现"脉微欲绝"，脉很微弱，甚至按不到，那么就用通脉四逆汤，也就是大附子一枚、干姜三两这个处方。这是张仲景根据病邪轻重的不同来进行治疗。

【经典配方】附子一枚，生用，干姜一两半，甘草二两，炙，上三味，以水三升，煮取一升二合，去滓，分温再服。强人可大附子一枚，干姜三两。

【经典方证】呕而脉弱，小便利，身有微热，四肢厥者。下利腹胀满，身体疼痛者。下利清谷不止，身疼痛者。发热头痛，脉反沉，若不差，身体疼痛者。少阴病，脉沉者。少阴病，膈上有寒饮，干呕者。大汗出，热不去，内拘急，四肢疼，又下利厥逆而恶寒者。大汗，若大下利而厥冷者。吐利，汗出，发热，恶寒，四肢拘急，手足厥冷者。既吐且利，小便复利而大汗出，下利清谷，内寒外热，脉微欲绝者。

【推荐处方】 生附子9g（先煎），干姜4.5g，炙甘草6g，水煎服。体质较强者可用生附子15g，干姜9g，炙甘草6g，水煎服。

【方机概述】 阳气衰微，阴寒内盛。脾肾阳气虚衰，致胃气上逆，故见呕吐而脉弱；阳虚无力固摄，故小便复利；阴寒内盛，格阳于外，故见身有微热；阳气虚衰，推动无力，不能运达四肢，故见四肢厥冷。四逆汤施用的核心病机为阳虚阴盛。

【方证提要】 脉弱或脉微欲绝，但欲寐，精神萎靡，四肢厥逆，恶寒，无发热或身有微热，呕吐，下利清谷，小便清长，腹胀满，身疼痛者。

【适用人群】 适用于男女老幼见形体偏胖，面色苍白或晦暗，精神萎靡，面带倦容，目睛无神，眼泡易浮肿，唇色暗淡干枯，肌肉松软，按之无力，皮肤多干燥无光泽，晨起面多浮肿者；平素畏寒喜热，四肢厥冷，尤以下半身冷为著，容易疲劳，喜静恶动，大便多稀溏不成形，小便清长，口不渴，或渴不多饮，或喜热饮等；舌质淡胖，多有齿痕，舌苔白厚，或白滑，或黑润，脉弱，或沉细，或脉微欲绝。

【适用病症】

以下病症符合上述人群特征者，可以考虑使用本方。

（1）各类休克，如心源性休克、失血性休克等。

（2）心功能不全或衰竭者，如心绞痛、心肌梗死、低血压、心律失常、心动过缓、病态窦房结综合征、肺心病。

（3）肾功能不全者，如慢性肾炎、尿毒症等。

（4）肝功能不全者，如慢性肝炎、肝硬化腹水等。

（5）腹泻不止导致脉沉者，如急性胃肠炎、霍乱、慢性腹泻等。

【合方与加减】

1. 合方

（1）吐血、便血、皮下出血者，或心下痞者，合泻心汤。

（2）阳气不足，水泛为痰，上壅于肺，肾阳不足，摄纳无力之咳喘不得卧，或素有肾不纳气之喘，外寒引动伏饮咳嗽之更剧者，合小青龙汤。

（3）脾胃阳虚，膀胱气化不利，脾不健运之水湿泛滥者，合五苓散。

（4）冲任虚寒，月经量少，腰腹疼痛，肢冷乏力，久不受孕者，合胶艾四物汤。

（5）兼见脾胃郁热证，胃痛灼热，不思饮食，烧心者，合泻心汤、栀子厚朴汤。

（6）兼见脾胃虚寒证，胃中冷痛，不思饮食，喜热怕冷，倦怠乏力者，合理中丸。

（7）兼见脾胃气阴两虚，胃脘隐痛，饥不思食，五心烦热，盗汗者，合麦门冬汤。

（8）兼见心热证，心烦或心痛，失眠者，合栀子豉汤。

（9）兼见心阳虚证，心悸或心痛，倦怠乏力者，合桂枝加附子汤。

（10）兼见心血虚证，心悸、失眠、多梦、健忘，头晕目眩，脉弱者，合酸枣仁汤。

（11）兼见心阴虚证，心烦，潮热，盗汗，舌红，脉细数者。合百合地黄汤、芍药甘草汤。

（12）兼见肝热证，胁痛，头痛，急躁，失眠，舌质红者，合栀子柏皮汤。

（13）兼见肝寒证，胁痛，头痛，烦躁，失眠，手足不温，倦怠乏力，脉弱者，合吴茱萸汤。

（14）兼见肝阴虚证，胁痛，头痛，潮热，盗汗，舌红，脉细数者，合百合鸡子汤、芍药甘草汤。

（15）兼见痰浊闭阻之胸痹心痛者，合瓜蒌薤白半夏汤、瓜蒌薤白白酒汤、枳实薤白桂枝汤等。

（16）兼复发性口腔溃疡者，合潜阳封髓丹。

2. 加减

（1）呕吐、腹泻、食欲不振、脱水者，加人参9g，即四逆加人参汤。

（2）黄疸晦暗者，加茵陈蒿30g。

（3）心功能不全、心悸、舌暗者，加肉桂10g。

（4）左心功能差、血脂偏高者，加人参9g，薤白9g，蒲黄9g，三七粉3g（冲）。

（5）脾胃虚寒及肾，寒气上逆之呃逆日久不愈，加党参9g，炒白术9g，高良姜9g，砂仁6g，姜半夏9g，陈皮6g，苏梗9g。

（6）房事不节，肾虚精关不固，遗精、滑精者，加菟丝子15g，五味子9g，金樱子9g，淫羊藿15g，煅龙骨30g，煅牡蛎30g。

（7）胃寒久痛不愈者，加高良姜9g，荜茇9g，苍术9g，厚朴9g，陈皮6g，乌药9g，砂仁6g，郁金9g，香附9g。

（8）顽固性风湿性关节炎，加桂枝9g，白术15g，薏苡仁30g，老鹳草15g，络石藤15g。

（9）脾肾虚寒之水肿及白带者，加党参9g，茯苓15g，泽泻15g。

【注意事项】

（1）若患者属实热证，见面色红润、口臭、小便短赤、大便秘结，舌红瘦，苔焦黄或黄腻，脉滑数有力者，不宜使用本方。

（2）身体瘦弱者、老人、小儿，附子用量不宜过大。

（3）原文中附子为生用，且不先煎，但附子有毒，目前临床多用炮附子，且一般需先煎，根据附子用量多少来确定先煎的时间，一般用量越大，先煎的时间越久（超过15g时需要煎煮30分钟以上，用至30g时必须煎煮1小时以上）。

（4）煎煮时，附子当与干姜、甘草共同煎煮，可进一步减轻附子毒性。

【医案分析】

1. 清代名医喻嘉言用四逆汤案

徐国祯伤寒六七日，身热目赤，索水到前，复置不饮，异常大躁，将门牖洞启，身卧地上，辗转不快，更求入井。一医汹汹，急以承气与服。余诊其脉，洪大无伦，重按无力。谓曰：此用人参、附子、干姜之证，奈何认为下证耶？医曰：身热目赤，有余之邪，躁急若此，再以人参、附子、干姜服之，逾垣上屋矣！余曰：阳欲暴脱，外显假热，内有真寒，以姜、附投之，尚恐不胜回阳之任，况敢纯阴之药，重劫其阳乎？观其得水不欲咽，情已大露，岂水尚不欲咽，而反可咽大黄、芒硝乎？天气燠热蒸，必有大雨。此证顷刻一身大汗，不可救矣。且既认大热为阳证，则下之必成结胸，更可虑也。惟用姜、附，可谓补中有发，并可以散邪退热，一举两得，至稳至当之法，何可致疑！吾在此久坐，如有差误，吾任其咎。于是以附子、干姜各五钱，人参三钱，甘草二钱，煎成冷服。服后寒战，戛齿有声，以重绵和头覆之，缩手不肯与诊，阳微之状始著。再与前药一剂，微汗热退而安。

按语：此案提出真寒假热证与真热证的辨别要点是"得水不欲咽"，若是真热证，必大渴饮冷。其他如脉象"洪大无伦，重按无力"，也是假热之佐证，若真热证，脉必洪大有力，脉率均匀。从而推断徐某身热目赤、急躁等见症，并非真热之证据。本案所以用四逆汤而取效，正是抓住了这个辨证关键所在。另外，本案在服药方面，喻氏采用热药冷服之"热因寒用"法，以避免阴寒内盛造成药物格拒的现象，亦颇值得注意。

2. 近代名医吴佩衡用四逆汤案

1923年腊月，朱某之次子，诞生10余日，忽目赤而肿，乳后即吐，大便色绿，夜啼不休。舌白，指纹含青。因儿母素体虚寒，小儿先天禀赋不足，脾阳虚弱，健运失司，无以制水，里寒夹肝气横逆侮脾，元阳不潜，附肝而上，冲及于目，此虚阳浮越所致。法宜回阳收纳为要。附片 10 g，甘草 3 g，生姜 2 小片。服 1 剂，啼声止，2 剂则目肿渐消，大便转黄，如此 4 剂痊愈。

按语：小儿古称"哑科"，不能言其不适，惟见舌白、指纹含青，此为阴证之表现，再由其母素体虚寒，推及患儿先天禀赋不足，脾阳虚弱；目赤而肿，吴老辨为虚阳浮越之象，故用小剂量四逆汤治之，应手而愈。吴老因擅用大剂量姜、附、桂等而驰名医界，有"吴火神"之誉，此案患者虽系婴儿，但吴老运用小剂量姜、附，亦是信手拈来，可见吴老之胆识过人也！

3. 现代名医刘渡舟用四逆汤案

唐某，男，75 岁。冬月感寒，头痛发热，鼻流清涕，自服家存羚翘解毒丸，感觉精神甚疲，并且手足发凉。其子恳求刘老诊治。就诊时，见患者精神萎靡不振，懒于言语，切脉未久，即侧头欲睡，握其两手，凉而不温。视其舌则淡嫩而白，切其脉不浮而反沉。脉症所现，此为少阴伤寒之证候。肾阳已虚，老怕伤寒，如再进凉药，必拔肾根，恐生叵测。法当急温少阴，与四逆汤。

附子 12 g，干姜 10 g，炙甘草 10 g。服 1 剂，精神转佳。再剂，手足转温而愈。

按语：本案患者年事已高，阳气素虚，冬日感受伤寒，误用凉药更伤阳气，致精神不振而见"但欲寐"，此为少阴阳气不振，阴寒用事之象。《素问·生气通天论》说："阳气者，精则养神"，今阳虚神失所养，是以嗜睡而精神不振，手足发凉，脉不浮而反沉。刘老辨为少阴伤寒，故用四逆汤以急温少阴阳气，亦"脉沉者，急温之，宜四逆汤"之义。

参考文献

［1］喻昌.寓意草（中医经典文库）［M］.北京：中国中医药出版社，2008：17.

［2］蒋健，朱抗美.金匮要略汤证新解［M］.上海：上海科学技术出版社，2017：338.

［3］陈明，刘燕华，李方.刘渡舟临证验案精选［M］.北京：学苑出版社，2006：2.

（温昊天　撰）

小柴胡汤

【仲景方论】

《金匮要略·呕吐哕下利病脉证治第十七》："呕而发热者，小柴胡汤主之。"

《金匮要略·黄疸病脉证并治第十五》："诸黄，腹痛而呕者，宜柴胡汤。"

《金匮要略·妇人产后病脉证治第二十一》："产妇郁冒，其脉微弱，不能食，大便反坚，但头汗出。所以然者，血虚而厥，厥而必冒，冒家欲解，必大汗出。以血虚下厥，孤阳上出，故头汗出。所以产妇喜汗出者，亡阴血虚，阳气独盛，故当汗出，阴阳乃复。大便坚，呕不能食，小柴胡汤主之。"

《金匮要略·妇人杂病脉证并治第二十二》："妇人中风，七八日续来寒热，发作有时，经水适断，此为热入血室，其血必结，故使如疟状，发作有时，小柴胡汤主之。"

【注家方论】

（1）尤在泾《金匮要略心典·呕吐哕下利病脉证治第十七》：呕而发热，邪在少阳之经，欲止其呕，必解其邪，小柴胡则和解少阳之正法也。

（2）王子接《绛雪园古方选注·和剂》：柴胡汤，不从表里立方者。仲景曰：少阳病，汗之则谵语，吐下则悸而惊。故不治表里，而以升降法和之，盖遵《经》言。少阳行身之侧，左升主乎肝，右降主乎肺。柴胡升足少阳清气，黄芩降手太阴热邪，招其所胜之气也。柴、芩解足少阳之邪，即用参、甘实足太阴之气，截其所不胜之处也。仍用姜、枣和营卫者，助半夏和胃而通阴阳，俾阴阳无争，则寒热自解。《经》曰：交阴阳者，必和其中也。去渣再煎，恐刚柔不相济，有碍于和也。七味主治在中，不及下焦，故称之曰小。

（3）吴谦《医宗金鉴·订正仲景全书金匮要略注·呕吐哕下利病脉证并治第十七》：[注] 呕而腹满是有里也，主之大柴胡汤，攻里以止呕也；今呕而发热，是有表也，主之小柴胡汤，和表以止呕也。

[集注] 程林曰：《经》曰：呕而发热者，柴胡汤证具。夫呕家未有发热者，以发热属半表半里，故与小柴胡汤以和之。

李彣曰：伤寒发热者为表证，然邪欲侵里，里气拒而不纳，则逆而作呕，此半表半里证也。小柴胡为治半表半里、和解之剂。

（4）陈修园《金匮要略浅注·呕吐哕下利病脉证治第十七》：四逆汤，为少阴之专剂，所以救阴枢之折也。然少阴为阴枢，少阳为阳枢，病主呕，今呕而不厥，发热不微者，是少阳相火之病也，以小柴胡汤主之。

此与上节，为一阴一阳之对子，少阴厥而微热，宜回其始绝之阳，少阳不厥而发热，宜清其游行之火。

（5）曹颖甫《金匮发微·呕吐哕下利病脉证治第十七》：凡疟病多呕，其脉必弦，所以多呕者，胆胃之气上逆也。故疟病用小柴胡汤往往取效。然则呕而发热者，仲师虽不言脉，窃意脉亦见弦，故亦宜小柴胡汤。柴胡以发汗，黄芩以清胆，参、草、枣以和胃，汗出而外解，则表热不吸引胆火，中气不至上逆，而无呕吐之弊，此呕而发热，所以与疟同法也。

（6）张家礼《张家礼金匮要略讲稿·呕吐哕下利病脉证治第十七》：本条论述的是热郁少阳、胆胃气逆致呕的证治。也见于《伤寒论》厥阴篇第378条。这里"呕而发热"的病机，是热邪入于少阳，胆气上逆犯胃则发为"呕吐"。枢机不利，表里不和则"发热"。这是胆胃气逆致呕的证候，还应当有寒热往来、口苦、心烦咽干、胸胁胀满疼痛不适等症状。《伤寒论》云："有柴胡证，但见一证便是，不必悉具。"尤在泾说："呕而发热，邪在少阳之经，欲止其呕，必解其邪，小柴胡则和解少阳之正法也。"此为少阳胆热犯胃的证候，所以用和解少阳的方法，或者说是清热和胃、降逆止呕，促使少阳枢机利，邪热解，胆气降，胃气和，则呕平热除。

（7）连建伟《连建伟金匮要略方论讲稿·呕吐哕下利病脉证治第十七》：本条主要是病在少阳，病在胆，胆热犯胃，所以"呕而发热"。治疗用小柴胡汤。正因为仲景讲了，是治疗"呕而发热"，所以我们仔细看一下小柴胡汤方中，柴胡和半夏的量比较大，柴胡半斤，半夏半斤。呕吐用半夏止呕，发热以柴胡退热，所以"呕而发热者，小柴胡汤主之"。柴胡、半夏剂量特别大，主要用来和解、退热、止呕，所以说方剂的剂量是很有讲究的。我们通过一次次的学习，比如说《方剂学》讲到小柴胡汤，《伤寒论》《金匮》也讲到小柴胡汤，可以一次比一次加深对处方的理解。有些人攻击中医，认为那么多课程好像是重复的，我认为必要的重复还是应该的。必要的多次重复后，就容易记住，而且加深理解，每一条条文之间有其连贯性。"呕而发热"，是小柴胡汤的主症，实际上还有其他的症状，比如口苦、咽干、胸胁苦满、脉弦等都有可能出现。这里就是把两个最主要的症状"呕而发热"给点了出来。

本方中柴胡配黄芩体现了解表清热来治疗发热，半夏配生姜和胃降逆止呕，因为胆热犯胃而致呕吐，所以用半夏、生姜和胃降逆止呕。再用人参、甘草、大枣，为什么要用这三味补药？发热呕吐，用了补药之后有什么用处呢？主要是通过扶正，使得机体更好地祛邪。因为病在少阳，往往是体质比较差的人才会得这种病。一开始得病，往往是太阳病，太阳主表。如果是体质好、阳热盛的人，就会传到阳明，就是从表证到里证。而体质相对差的、气虚血弱的人，不容易化热，不容易一下子传到阳明，就到了半表半里，到了少阳。

张仲景在《伤寒论》里讲到"血弱气尽，腠理开"，所以治疗少阳证，往往要用一些扶正气的药物。少阳是枢机，好像门一样，可以开进开出，往外可以出表，即转出太阳经而解。如服用小柴胡汤后，体质增强了，胆热清了，就可以汗出而解。反过来，可以深入到里，传到阳明经，也可以传到太阴经，这就叫"实则阳明，虚则太阴"。体质健壮的人，偏手阳热重，可以化热到阳明；体质差的人，则寒化入太阴。所以要用人参、甘草、大枣，防止病邪入里，入于太阴，而且通过扶正，可以使病邪往外而出。

本条跟上面第十四条，都有呕、身有热，所不同者，小柴胡汤治"发热"，四逆汤治"身有微热"。小柴胡汤证主要是枢机不和，病在少阳；四逆汤证是阴盛格阳于外，阴盛阳虚。本条的"发热"是真热，上一条的"微热"是假热。张仲景怕后人将这两条混淆，所以把这两条放在一起加以鉴别。古书上的条文排列是有一定道理的，上一条是"呕有微热"，本条是"呕而发热"，放在一起加以鉴别。本条没有"厥"，上一条是有"厥"的。虽然都有呕、身有热，然一则无厥，一则有厥，以此加以鉴别，作为辨证的依据。

陈修园《金匮要略浅注》云："此与上节，为一阴一阳之对子，少阴厥而热微，宜回其始绝之阳；少阳不厥而发热，宜清其游行之火。""游行之火"，即少阳相火。为什么叫"游行之火"？因少用为枢机，故相火可以向外，也可以向里，方向不定。所以少阳证要及时治好，否则就恐深入于里。

【经典配方】柴胡半斤，黄芩三两，人参三两，甘草三两，半夏半斤，生姜三两，大枣十二枚，上七味，以水一斗二升，煮取六升，去滓，再减，取三升，温服一升，日三服。

【经典方证】呕而发热者；诸黄，腹痛而呕者；产妇郁冒，其脉微弱，大便坚，呕不能食者；妇人中风，七八日续来寒热，发作有时，经水适断，如疟状者。

【推荐处方】柴胡24 g，黄芩9 g，人参9 g，甘草9 g，半夏9 g，生姜9 g，大枣15 g，水煎服。

中成药小柴胡颗粒，可按说明或遵医嘱服用。

【方机概述】少阳郁热。少阳枢机不利，胆经郁热，犯及胃腑，胃气上逆，故见呕而发热。小柴胡汤施用的核心病机为少阳郁热。

【方证提要】呕吐伴发热，或往来寒热，胸胁苦满，心烦喜呕，食欲不振，口苦，咽干，目眩，脉弦者；或肝胃不和，胸闷胁痛，食少呕恶，口苦吞酸，脉弦数者；或热入血室、疟疾、黄疸伴有寒热往来、口苦、咽干、目眩等症者；脉多见弦或弦细，或沉紧。

【适用人群】体型中等或偏瘦，营养状况一般或较差，面色微暗黄，或青黄色，或青白色，缺乏光泽，肌肉较坚紧者。表情淡漠，情绪低落或波动较大，沉默寡言，抑郁貌；欲望低下，食欲不振，性欲低下，四肢多冷，乏力，敏感多疑，睡眠障碍；胸胁部症状较多，或胸闷痛，上腹部或两胁下按之有抵抗感或压痛，易于恶心呕吐；女性月经周期不准，经前多见胸满、乳房胀痛、结块等；对气温等外界环境的变化敏感，易患发热性疾病、过敏性疾病、结缔组织病疾病、结核性疾病、内分泌疾病、肝胆系统疾病，以及精神神经系统疾病；所患疾病多为急性病的迁延期或慢性病疾病。

【适用病症】

以下病症符合上述人群特征者，可以考虑使用本方。

（1）以发热为主要表现的疾病，如感冒、流感、病毒性肠炎、肺炎、急慢性扁桃体炎、疟疾、伤寒、妇女经期发热及各种无名发热等。

（2）以食欲不振、恶心呕吐为主要表现的疾病，如慢性胃炎、胃溃疡、溃疡性结肠炎、克罗恩病、慢性肝炎、慢性胆囊炎等。

（3）以咳嗽为主要表现的疾病，如肺炎、支气管炎、支气管哮喘、咳嗽变异性哮喘、胸膜炎、结核病等。

（4）以淋巴结肿大为特征的疾病，如淋巴结肿大、淋巴结炎、淋巴结核、肿瘤淋巴结转移、慢性淋巴细胞白血病、恶性淋巴瘤、艾滋病、肿瘤等。

（5）反复发作的过敏性疾病，如过敏性鼻炎、花粉症、日光性皮炎、湿疹等。

（6）反复发作的五官科炎症，如腮腺炎、鼓膜炎、耳鸣耳聋、化脓性中耳炎、鼻窦炎、口角炎、口腔扁平苔藓、角膜炎、虹膜炎等。

（7）自身免疫性疾病，如系统性红斑狼疮、桥本甲状腺炎、类风湿关节炎、强直性脊柱炎、干燥综合征、自身免疫性肝病等。

（8）以抑郁为主要表现的疾病，如抑郁症、神经性厌食症、心因性阳痿等。

【合方与加减】

1. 合方

（1）烦热而关节疼痛者，合栀子柏皮汤。

（2）咽喉或食管异物感、痰多或多涎者，合半夏厚朴汤。

（3）口干眼干、渴不多饮、小便不利、腹泻者，合五苓散。

（4）面色萎黄、腹痛、月经量少者，合当归芍药散。

（5）咳嗽痰黏伴胸胁苦满、心下胃脘按之疼痛、苔黄、脉滑者，合小陷胸汤。

（6）兼脾虚湿郁、胸胁满伴脘腹胀且泄泻、苔白厚腻者，合平胃散。

（7）经期感冒、热入血室者，合桃红四物汤。

（8）发热迁延不愈、肩背关节疼痛、自汗者，合桂枝汤。

（9）渗出性胸膜炎者，合十枣汤、控涎丹。

（10）胆囊炎、胆结石，症见"呕而发热"者，合二陈汤或温胆汤。

（11）慢性消化性溃疡、肝胆郁滞克制脾胃者，合四君子汤。

（12）带状疱疹者，合瓜蒌红花甘草汤。

（13）咳嗽明显、咳痰不畅者，合止嗽散。

（14）肝气不舒、心血不足所致失眠者，合酸枣仁汤。

（15）兼阳明湿热内蕴、致肝失疏泄、胆汁不循常道、身目黄染者，合茵陈蒿汤。

（16）兼胃虚痰阻、噫气不除者，合旋覆代赭汤。

（17）兼肝气郁滞、腹痛、泄利后重、四肢厥逆、小便不利者，合四逆散。

（18）兼厥阴上热下寒、蛔厥腹痛、厥逆者，合乌梅丸。

（19）兼唇干、烦渴，欲饮水数升者，合白虎汤。

（20）舌苔白厚如积粉者，合达原饮。

（21）体虚易感者，合玉屏风散。

（22）更年期综合征属阴阳失调、阴虚火旺者，合二仙汤。

（23）气、血、痰、火、湿、食所致之郁结者，合越鞠丸。

（24）抑郁、失眠等辨证属郁证者，合温胆汤、生脉饮。

2. 加减

（1）咳喘病迁延不愈、咳少量白黏痰者，加干姜9g，五味子9g。

（2）咽喉疼痛者，加桔梗9g。

（3）皮肤过敏，身目发痒，头痛者，加荆芥9g，防风9g。

（4）淋巴结肿大及淋巴细胞增多者，加连翘30g。

（5）结缔组织病、免疫性疾病致关节疼痛不能屈伸或有出血倾向者，加生地黄15g，白芍15g。

（6）烦热而心下痞，下利者，加黄连6g。

（7）肝炎，指标正常但出现倦怠、恶心、纳差、腹胀或伴寒热等症者，加茵陈蒿20g。

（8）高热口干者，去生姜、半夏，加连翘9g，金银花9g，桔梗9g。

（9）妇女经期发热，热盛者加生石膏 15 g，生地黄 15 g；伤津者加天花粉 12 g，玄参 15 g；头痛者加白蒺藜 15 g，白芍 12 g。

（10）产后发热者，加当归 9 g，丹参 15 g，川芎 9 g，益母草 15 g。

（11）小儿风湿热，热甚者加青黛 9 g，青蒿 15 g；关节痛剧者，加桂枝 9 g，牛膝 15 g，秦艽 9 g；心悸者，加麦冬 12 g，五味子 9 g。

（12）慢性肝炎者，加郁金 9 g，丹参 15 g，当归 9 g。

（13）疟疾见寒热往来、属少阳本经范围者，加常山 9 g，槟榔 9 g，乌梅 9 g。

（14）腰膝肢节疼痛明显者，加羌活 9 g，独活 9 g。

（15）暑天感寒而见半表半里证者，加藿香 12 g，苏叶 9 g。

（16）胃胀、食少者，加焦山楂 15 g，神曲 15 g。

（17）发热、痰黄、尿黄等热象较明显者，加金银花 30 g，连翘 30 g。

（18）尿路感染、尿路结石者，加金银花 30 g，金钱草 30 g，海金沙 30 g，鸡内金 12 g。

（19）迁延性肝炎、慢性肝炎，肝脾不调见胸胁痛，心烦食少，大便不畅者，加当归 15 g，白芍 30 g。

（20）癌症发热者，加青蒿 15 g，白花蛇舌草 15 g，半枝莲 15 g，薄荷 9 g。

（21）半身麻木，半身疼痛，半身出汗、半身无汗者，加川芎 9 g，当归 9 g，桂枝 9 g。

（22）斜视、复视者，加菊花 12 g。

（23）呕逆者，加陈皮 9 g，竹茹 12 g。

（24）真心痛者，加附子 9 g，当归 9 g，川芎 12 g。

（25）脑积水者，去黄芩，加茯苓 15 g。

（26）高血压、眩晕者，加茯苓 15 g。

（27）急性中耳炎者，加栀子 9 g。

（28）痰火核者，去人参、大枣，加桂枝 9 g，玄参 15 g，浙贝母 12 g，牡蛎 30 g。

（29）偏头痛者，加川芎 9 g。

（30）耳鸣如蝉者，加石菖蒲 9 g。

【注意事项】

（1）日本曾报道服用小柴胡汤可致肝损伤及间质性肺炎，肝肾功能不全者当慎用本方。

（2）本方不宜常服久服，建议服用本方期间定期监测肝肾功能。

（3）本方中柴胡其性偏燥，易伤津液，古人有"柴胡劫肝阴"之说，故阴津亏虚之人当慎用本方，如需使用本方，应加入养阴生津之品。

【医案分析】

1. 宋代名医许叔微用小柴胡汤案

酒家朱三者，得伤寒六七日，自颈以下无汗，手足厥冷，心下满，大便秘结。或者见其逆冷，又汗出满闷，以为阴证。余诊其脉沉而紧，曰：此证诚可疑，然大便结者为虚结也，安得为阴？脉虽沉紧，为少阴证，然少阴证多矣，是自利未有秘结。予谓此半在表，半在里也。投以小柴胡汤，大便得通而愈。

按语：伤寒恶寒，手足冷，心下满，口不欲食，大便硬，脉沉紧诸见症，乃阳微结之证，必有表复有里也，实为半在表半在里也。脉虽沉紧，但因见但头汗出，齐颈而还，余处无汗一症，不可便认为是少阴纯阴结病，以阴不得有汗故也。果阴证见汗，则属九死一生之候。对于此等证候，当与小柴胡汤和解少阳枢机，待枢转气活，表里气通，津液得达，气机得畅，则诸症自愈。

2. 清代名医齐秉慧用小柴胡汤案

曾治张太来之妻，寒热间作，口苦咽干，头痛两侧，默不欲食，眼中时见红影动，其家以为雷号，来寓备述。余曰：非也，此少阳腑邪溢于肝经，目为肝窍，热乘肝胆而目昏花也。余用小柴胡和解少阳，加当归、香附宣通血分，羚羊角泻肝热而廓清目中，不数剂而愈。

按语：本案患者症见寒热间作，口苦咽干，两侧头痛，默默不欲饮食，均为邪入少阳之证，故以小柴胡汤和解少阳。肝开窍于目，眼中时见红影，为肝胆郁热循经上犯于目，故加当归、香附、羚羊角以理肝郁、清肝热。

3.现代名医刘渡舟用小柴胡汤案

李某，女，38岁。长期呕吐，兼见低烧，服药已百余剂不效，舌苔白滑，时有进修医生陈君在侧，问曰：此何证也？余曰：呕而发热者，小柴胡汤主之。果服三剂而呕止烧退。

按语：刘老乃公认的伤寒大家，临床尤擅抓主证用经方，本案即属此类，必须对《伤寒论》《金匮要略》等经典原文烂熟于心，临证方能做到信手而来。本案患者长期呕吐，兼有低热，与原文"呕而发热"正相合，不必强辨其呕吐、发热为何种原因，径投小柴胡汤治之，取效亦在意料之中矣。又如刘老治某工厂工人吸入亚硝酸盐类气体中毒，根据"呕而发热"及"正在心下，按之则痛"而用小柴胡汤与小陷胸汤合方治疗而愈，亦属此类。

参考文献

［1］陈明，张印生.伤寒名医验案精选［M］.北京：学苑出版社，1998：351.

［2］齐秉慧.齐氏医案［M］.北京：中国中医药出版社，1997：59.

［3］刘渡舟.对《伤寒论》一书几个问题的探讨［J］.新医学杂志，1978（1）：18.

（温昊天　撰）

大半夏汤

【仲景方论】

《金匮要略·呕吐哕下利病脉证治第十七》："胃反呕吐者，大半夏汤主之。"

《金匮要略·呕吐哕下利病脉证治第十七》："《千金》云：治胃反不受食，食入即吐。"

《金匮要略·呕吐哕下利病脉证治第十七》："《外台》云：治呕，心下痞硬者。"

【注家方论】

（1）尤在泾《金匮要略心典·呕吐哕下利病脉证治第十七》：胃反呕吐者，胃虚不能消谷，朝食而暮吐也。又胃脉本下行，虚则反逆也，故以半夏降逆，人参、白蜜益虚安中。东垣云："辛药生姜之类治呕吐，但治上焦气壅表实之病，若胃虚谷气不行，胸中闭塞而呕者，惟宜益胃扬谷气而已。"此大半夏汤之旨也。

（2）王子接《绛雪园古方选注·内科》：大半夏汤，通补胃腑之药，以人参、白蜜之甘，厚于半夏之辛，则能兼补脾脏，故名其方曰大。以之治胃反者，胃中虚冷，脾因湿动而不磨谷，胃乃反其常道，而为朝暮吐。朝暮者，厥阴肝气尽于戌，旺于丑也，宿谷藉肝气上升而乃吐出，主之以半夏辛温利窍除寒，人参扶胃正气，佐以白蜜扬之二百四十遍，升之缓之，俾半夏、人参之性下行不速，自可斡旋胃气，何患其宿谷不消，肝气僭升也乎？

（3）吴谦《医宗金鉴·订正仲景全书金匮要略注·呕吐哕下利病脉证并治第十七》：［注］此承上条，以明其治也。胃反呕吐者，谓朝食暮吐、暮食朝吐之呕吐也。主之大半夏汤者，补脾胃、止呕吐也。

《千金方》云：大半夏汤治胃反不受食，食入即吐。《外台方》云：大半夏汤治呕、心下痞硬者。

［集解］高世栻曰：朝食暮吐，宿谷不化，名曰胃反。胃反但吐不呕，然吐不离乎呕，故曰：胃反呕吐者。用半夏助燥气以消谷，人参补元气以安胃，白蜜入水扬之，使甘味散于水中，水得蜜而和缓，蜜得水而淡渗，庶胃反平而呕吐愈。

李升玺曰：呕家不宜甘味，此用白蜜何也？不知此胃反自属脾虚，经所谓甘味入脾，归其所喜是也。况君以半夏，味辛而止呕，佐以人参温气而补中，胃反自立止矣。

（4）陈修园《金匮要略浅注·呕吐哕下利病脉证治第十七》：此为胃反证出其正方也。《千金》治胃反不受食，食入而吐。《外台》治呕，心下痞硬者，可知此方泛应曲当之妙也。俗医但言半夏治痰，则失之远矣。

（5）曹颖甫《金匮发微·呕吐哕下利病脉证治第十七》：反胃之证，大便如羊矢，艰涩而不下，不类阳明燥矢可用大承气汤以下之，况水气太甚，渗入于胃，胃底胆汁不受，因而呕吐；呕吐伤及胃阴，时时上泛，胃因不和，水气所以不降者，又因大肠干涸之故（胃中谷食久不下十二指肠，肠中粪秽一似阴干者然）。故大半夏汤方治，生半夏以去水，人参以益胃汁，白蜜以润肠，使渣滓下通，水乃得降，而胃反之病愈矣（按：世俗相传朝食暮吐、暮食朝吐方治，为熟地二两，山萸肉三两，牡桂一钱。又有脾胃虚弱食不消化方，为秫米粉作汤圆子，每服煮食七粒，加醋吞服。一重用山黄肉，一用醋，皆能令干涸之粪发酵易化，附存之。癸酉闰五月十四日，裴德炎妻病此，予用姜半夏四钱，潞党参一两，白蜜四两，三剂即便通能食呕止）。

（6）张家礼《张家礼金匮要略讲稿·呕吐哕下利病脉证治第十七》：本条论述气虚津亏的胃反证治。呕吐虽然是病名，但是此处可理解为症状。"胃反呕吐"四字，概括了前面第3、第4、第5条的病机，以脾胃两虚为主。凡呕吐久不愈或治不得法，胃气虚弱能纳而不能运化，胃气当降不降，虚气上逆，水谷精微不能转输于肠道，大肠失去津液濡润，则临床症见朝食暮吐或暮食朝吐，且呕吐不消化饮食，大便燥结，心下痞闷不适，神倦乏力，脉象虚缓。用大半夏汤益气补虚（生津），降逆润燥。本方重用半夏（比小半夏汤中用半夏多一倍）化饮降逆、开痞止呕，人参益气安胃而生津，白蜜滋润肠腑而通腑气，并兼制半夏温燥而解毒，令腑气行则胃气降，水谷得以转输，胃气足则胃反呕吐可愈。白蜜入水扬之二百四十遍，使甘味散于水中，高士宗曰："水得蜜而和绥，蜜得水而淡渗。"魏念庭曰："俾黏腻之性流连于胃底，不速下行，而半夏人参之力，可以徐徐斡旋于中。"所以能增强疗效。

本方可用于虚寒性的幽门梗阻、顽固的神经性呕吐，也可用于贲门痉挛、胃扭转。

呕家不宜甘味，此处为何用蜜？所谓"呕家不宜甘味"，是针对水湿痰饮内阻致呕的情况，而此处的胃反属脾虚，甘味入脾，正如脏腑经络先后病篇第16条曰"五脏病各有所得者愈"。

此处为何不用生姜？李东垣认为，生姜重在宣通上焦阳气，气壅表实者宜之，若胃虚谷气不行，则宜益胃推扬谷气，所以不用生姜。

（7）连建伟《连建伟金匮要略方论讲稿·呕吐哕下利病脉证治第十七》：本条条文边上有小字：《千金》云：治胃反不受食，食入即吐。《外台》云：治呕，心下痞硬者。应该与条文结合起来看。大半夏汤是治疗胃反不能饮食，吃进就呕吐，而且心下（胃脘）痞硬。这主要是胃气虚寒。本篇前面第三、四、五条讲到了虚寒的胃反，但都是讲脉象，没有讲方剂，都是用脉象来讲病机，这第十六条是真正地补治法方剂。胃反的主要症状是朝食暮吐，暮食朝吐，宿谷不化，病机是中焦虚寒，不能腐熟水谷，所以食谷不下而呕吐。病情严重的，心下痞硬，大便燥结如羊屎，相当于现代医学的胃癌、食管癌，都属于胃反的范畴。大半夏汤是治疗胃反呕吐的主方，重用半夏来降逆、止呕、开结，而且根据现代医学分析，半夏对肿瘤细胞有杀伤作用，就是半夏的散结作用。而且重用半夏，用生半夏，洗洗就用。小半夏汤用半夏一升，大半夏汤用半夏二升，说明剂量大。小柴胡汤证也有呕吐，也就用了半斤，而本方用了二升，剂量大，说明要让胃反者不呕吐，关键在于降逆，要重用半夏。但是光降逆止呕不行，主要是胃气虚，所以加用人参。人参是补胃气的，调节机体的免疫功能。再加白蜜和胃、补虚，而且白蜜还能通大便。因为胃反呕吐的患者，大便往往是燥结的，像羊屎，所以用白蜜可以通大便。

怎么煎服呢？就是用水一斗二升，和蜜一升，加起来就是一斗三升，水和蜜加起来，"和蜜扬之二百四十遍"，就是要充分地搅匀，再一起煎药，就是在蜜水中煎半夏、人参，而且要久煎，时间要久。为什么这么说呢？因为水是一斗二升，再加白蜜一升，一共是一斗三升。一斗三升煎煮后，仅剩二升半，也就是说要煎掉十三分之十的蜜水，所以煎煮时间要长。我考虑现在用大半夏汤为什么疗效不好，可能就是没有按照古代的那种用法。现在一般用半夏3钱，剂量很少，不敢多用，更不敢用生半夏，而且白蜜也是煎好后加一点，这些用法都是不对的。所以古代煎服法肯定有它的道理，现在有些方剂疗效差，可能煎服法没有遵循古代用法的缘故。一定要将水和蜜充分地搅匀，与药同煎，而要久煎。煎煮时间要长，而且要重用半夏。只有这样，才能起到降逆、和胃、补气、润燥的作用，才能治疗胃反呕吐。

下面学一则医案。这则医案来自明代李中梓的《医宗必读》。李中梓，又叫李士材，是上海松江人。古代松江很大，是府，而上海是县，府是管县的。古代上海是个很小的地方，后来到了清末才慢慢地扩大起来。李士材当过官，而且中医的学问做得很好。

"邑宰张孟端夫人，忧怒之余，得食辄噎，胸中隐隐作痛，余诊之曰：脉紧且滑，痰在上脘，用二陈加姜汁、竹沥。长公伯元曰：半夏燥乎？余曰：湿痰满中，非此不治。遂用四剂，病尚不减，改用大半夏汤，服四帖，胸痛乃止，又四帖，而噎亦减，服二十剂而安。若泥半夏为燥，而以他药代之，其能愈乎！惟痰不盛形不肥者，不宜予也。"

【经典配方】半夏二升，洗完用，人参三两，白蜜一升，上三味，以水一斗二升，和蜜扬之二百四十遍，煮取二升半，温服一升，余分再服。

【经典方证】胃反呕吐者。胃反不受食，食入即吐。呕，心下痞硬者。

【推荐处方】半夏18g，人参9g，白蜜15g，将蜜与水混匀，煎煮半夏、人参服用。

【方机概述】脾胃虚衰。

【方证提要】胃反不受食，呕吐，食入即吐，或朝食暮吐，暮食朝吐，心下痞硬。

【适用人群】本方用于虚而致呕的患者人群，如因脾胃虚弱不能消化水谷，气机上逆而致的呕吐患者，或脾虚挟饮、久治不愈之呕吐患者，或胃阴受伤而致的食入即吐人群。

【适用病症】

以下病症符合上述人群特征者，可以考虑使用本方。

脾胃虚寒，胃气上逆所致呕吐，如晚期食管贲门癌梗阻、顽固性神经性呕吐、急性胃炎、胃癌、贲门痉挛、幽门不全性梗阻、胃扭转、胃十二指肠溃疡、化疗呕吐、胆道术后胃食管反流症、妊娠恶阻等。

【合方与加减】

1. 合方

呕吐涎水较多者，合小半夏汤。

2. 加减

（1）痰多胸闷者，加瓜蒌9g，薤白9g，枳壳9g。

（2）兼瘀血者，加当归9g，川芎9g，三七粉3g（冲）。

（3）虚燥者，加葛根15g，丹参15g，沙参12g，麦冬9g。

（4）久病血亏而大便如羊屎者，加当归9g，火麻仁15g，郁李仁15g。

（5）幽门痉挛，经久不愈，转为溃疡便血，属于郁久化热伤阴，热伤阴络而便血，兼见口干者，加黄芩9g，麦冬9g，白及9g。

（6）上腹部隐痛，饿痛，大便色黑而无热者，为气虚便血之证，加生黄芪15g，白及9g。

（7）胸腹胀满、便秘者，加枳实12g，厚朴9g，槟榔9g。

（8）因情志不畅，时发呕吐、嗳气者，加乌药9g，青皮9g，陈皮9g。

（9）面色㿠白，畏寒肢冷明显者，加川椒9g，生姜9g。

（10）阴液亏损、大便干结者，加麦冬12g。

（11）便稀者，加白术12g。

（12）呕吐甚者，加橘皮9g，生姜9g。

（13）胃气虚弱者，加白术9g，山药15g，炙甘草6g。

（14）食滞者，加炒麦芽15g，焦神曲15g，焦山楂9g。

（15）胃脘胀满者，加木香9g，枳壳9g。

【注意事项】 本方应用需严格遵循原方要求，其中半夏用量宜大，方能发挥奇效。遵原方煎服法，方后注中特别注明该方的煎服法为"上三味，以水一斗二升，和蜜扬之二百四十遍，煮药取升半，温服一升，余分再服"，当以水和蜜扬百遍，煎药服，方能降低毒性保证用药安全。

【医案分析】

1. 吴鞠通用大半夏汤合吴茱萸汤治疗反胃案

周，七十五岁，老年阳微浊聚，以致胸痹反胃。三焦之阳齐闭，难望有成。议先通胸上清阳。

桂枝尖五钱，半夏五钱，瓜蒌二钱，薤白三钱，小枳实八分，白茯苓二钱，白蜜半酒杯，厚朴一钱，姜汁三小匙。水八杯，煮取三杯，分三次服。

三十日，老年阳微浊聚，反胃胸痹，用开清阳法，业已见效。但呕痰仍多，议食入则吐为无火例，用茱萸汤合大半夏汤。

吴茱萸八钱，泡淡，半夏一两二钱，生白蜜一酒杯，洋参三钱，姜汁炒，生姜二两。水八杯，煮取三杯，分三次服，渣再煮半碗服。

初三日即于前方内加：茯苓块五钱。

初十日即于前方去吴茱萸，加：薤白三钱。

按语：此案老年阳微浊聚，以致胸痹反胃，吴氏谓之"三焦之阳齐闭，难望有成"。首诊宣通胸阳，枳实薤白桂枝汤合大半夏汤用之，加茯苓、姜汁增宣通之功，虽效力乏，二诊"议食入则吐为无火例"，温阳健脾，用吴茱萸汤合大半夏汤，以西洋参代人参，取益气滋阴之功效，防方药燥烈也。后又加茯苓，助健运行脾之功。后又去吴茱萸，加薤白调理善后。全方虽屡有变化，然其要总在通阳者。

2. 刘献琳用大半夏汤治疗食管癌案

女，62岁，1993年12月25日初诊。患者吞咽不爽3个月经济南市中心医院诊为"食管癌"。近来自觉吞咽梗阻加重进食稍硬食物则咽下困难。伴呕吐泛酸，大便稍干，小便尚调。舌质略红，苔薄腻，脉弦。此为噎膈乃痰瘀交阻、胃失和降所致。治宜祛瘀化痰，润降止呕。方用大半夏汤加味。处方：清半夏30g，党参30g，旋覆花15g（包），赭石30g，西月石6g，急性子30g，白花蛇舌草60g，黄连9g，吴茱萸1.5g，北沙参30g，蜂蜜60g。6剂。嘱将蜜与水和之，扬之240遍后煎药取汁，分两次服。二诊：服药后吞咽梗阻减轻呕吐亦轻泛酸止。大小便调，舌质暗红，苔薄腻，脉弦。上方改隔日1剂，共服药年余，病情稳定。

按语：《金匮要略·呕吐哕下利病脉证治第十七》云："胃反呕吐者大半夏汤主之"，胃反是指以朝食暮吐、暮食朝吐、宿谷不化为主症的疾病。临床可见于胃、十二指肠憩室，胃黏膜脱垂症，十二指肠壅积症，胃部肿瘤，胃及十二指肠溃疡等病并发胃幽门部水肿或幽门痉挛、狭窄等从而引起的胃排空障碍。其基本病机为中焦阳虚脾胃受纳、腐熟、消磨、运化水谷的功能失司痰气交阻胃气上逆肠道失于濡润。其辨证要点除朝食暮吐、暮食朝吐、宿谷不化外还可见心下痞硬满闷大、便干如羊屎状等。刘献琳教授根据多年的临床经验提出运用大半夏汤须把握以下几点：①重用制半夏30 g化痰开结以治标；半夏用量虽远远大于目前的常用剂量但与原方用量相比（据成都中医药大学中药中心标本室实际称测的结果半夏2升约240 g），当属相对安全的范围。经刘老多年使用未见不良反应。②等量白蜜配半夏使辛温苦燥与甘润并举，峻补峻泻，以求化痰开结无燥烈伤津之弊，补虚润燥无壅遏气机之虞。③谨遵原方用法，用蜜和水扬240遍后煎药，令甘味散入水中，使水蜜交融，寓补于泻，甘淡调中，滋而不腻。④辨病论治，随证加减。刘老对于因胃癌、食管癌等所致的胃反酌选西月石、白花蛇舌草、山慈菇、急性子、沉香等具有抗肿瘤作用的药物。

3.陶汉华用大半夏汤医案

陶某，男，82岁。2013年12月7日初诊。患者因胃癌出现恶心、呕吐2月余。症见恶心、泛酸，患者今日呕吐加重，水米不进，呕吐物呈黑红色，腹胀，正于当地医院输液治疗。其子电话来询，陶汉华以大半夏汤化裁。

处方：姜半夏30 g，生姜30 g，党参30 g，僵蚕30 g，1剂。水煎服。服药后呕吐停止。

2013年12月9日二诊：前日服陶汉华处方后吐止，腹胀便后减轻。脉弦缓、律不齐，苔黄，患者素有慢性心房纤颤病史。

处方：黄芩15 g，柴胡15 g，姜半夏10 g，生竹茹10 g，白芷10 g，茯苓20 g，乌贼骨20 g，蒲公英15 g，炒莱菔子20 g，枳实10 g，厚朴10 g，僵蚕10 g，党参15 g。12剂。水煎服。另嘱以韭菜汁100 mL，配牛奶245 mL，每日服用，可依据口味适当减少韭菜汁量。

2013年12月11日三诊：其子电话述昨日服药后，腹泻、呕吐，嘱其停服上药，再取7日方1剂。

2013年12月13日四诊：其子电话告知，现患者腹泻、呕吐停止，能进少量饮食。嘱其暂时停用韭菜汁、牛奶方。

按语：患者年高体弱，罹患胃癌，而见呕吐、泛酸等症，病属胃反，症见呕吐，吐物黑红，伤及胃络。辨其病机脾胃俱虚，遂急以大半夏汤。半夏降逆止呕，且本身就有消瘀止血作用；党参代人参，去蜜加僵蚕，陶汉华以"虫善行能解痉"，用之解除胃痉挛；又因"甘易作酸"，去甘甜寒凉之蜜；遵"呕逆不止、难以下食者，取生姜汁冲服，易于入喉"，以醒胃气使受纳可期。患者服药后，胃反之症顿除，经方之速效可窥一斑。二诊平脉辨证，察舌观病，虑患者病情，辨证组方，予以疏肝培土、和胃止呕方剂，并配合丹溪治胃反法，《丹溪心法·翻胃》载："韭菜汁二两、牛乳一盏，上用生姜汁半两，和匀温服，效。"陶汉华标本兼理，然病情至此缓图无功又见呕吐反复，遂停药再以大半夏汤投之，服后即解之。

参考文献

［1］张甦颖.刘献琳运用大半夏汤经验［J］.山东中医杂志，2006，25（2）：129-130.

［2］姚鹏宇，宋荣强，吕翠霞.陶汉华运用大半夏汤治胃反［N］.中国中医药报，2021-02-01（4）.

（温昊天 姚鹏宇 撰）

大黄甘草汤

【仲景方论】《金匮要略·呕吐哕下利病脉证治第十七》："食已即吐者，大黄甘草汤主之。《外台》方又治吐水。"

【注家方论】

（1）尤在泾《金匮要略心典·呕吐哕下利病脉证治第十七》：《经》云：清阳出上窍，浊阴出下窍，本乎天者亲上，本乎地者亲下也。若下既不通，必反上逆，所谓阴阳反作，气逆不从，食虽入胃，而气反出之矣。故以大黄通其大便，使浊气下行浊道，而呕吐自止。不然，止之降之无益也。东垣通幽汤治幽门不通，上冲吸门者，亦是此意，但有缓急之分耳。

再按，《经》云：阳气者闭塞，地气者冒明，云雾不精，则上应白露不下。夫阳气，天气也，天气闭，则地气干矣。云雾出于地，而雨露降于天，地不承，则天不降矣。可见天地阴阳，同此气机，和则俱和，乖则并乖。人与天地相参，故肺气象天，病则多及二阴脾胃；大小肠象地，病则多及上窍。丹溪治小便不通，用吐法以开提肺气，使上窍通而下窍亦通，与大黄甘草汤之呕吐，法虽异而理可通也。

（2）吴谦《医宗金鉴·订正仲景全书金匮要略注·呕吐哕下利病脉证并治第十七》：［注］吐者，有物无声之谓也。朝食暮吐者寒也，食已即吐者火也，以寒性迟，火性急也。故以大黄甘草汤，缓中泻火，火平自不吐也。

［集注］王肯堂曰：患者欲吐者，不可下之，又用大黄甘草治食已即吐，何也？曰：欲吐者，其病在上，因而越之可也，而逆之使下，则必抑塞愤乱而益甚，故禁之。若既已吐矣，吐而不已，有升无降，则当逆而折之，引令下行，无速于大黄，故取之也。

程林曰：《经》云：诸逆冲上，皆属于火。食已即吐，是胃热上逆而不能容食，与反胃寒呕水饮不同，故用是汤以平胃热。

高世栻曰：食已即吐者，非宿谷不化之胃反，乃火热攻冲之吐逆。

（3）陈修园《金匮要略浅注·呕吐哕下利病脉证治第十七》：此为食入即吐者出其方治也。东垣谓幽门不通，上冲吸门者，本诸此也。《外台》治水，可知大黄亦能开脾气之闭，而使散精于肺，通调水道，下输膀胱矣。

（4）曹颖甫《金匮发微·呕吐哕下利病脉证治第十七》：食已即吐，所吐者为谷食，非饮水即吐之比，胃底胆汁不能合胰液而消谷，反逆行而重激于上，故食已即吐，但吐之太暴，虽由胆火上逆，要亦因大肠之壅塞。故方用甘草以和胃、大黄以通肠，肠胃通而胆火降，谷食乃得以顺受焉，此大黄甘草汤之旨也。

（5）张家礼《张家礼金匮要略讲稿·呕吐哕下利病脉证治第十七》：本条论述胃中积热上逆的呕吐证治。"食已即吐"，是指食物入于胃中就立即吐出，因为胃肠阳明之腑，以通降为顺，今胃素有热，阳明积热不降，胃能纳食但不能留，食入之物助长阳明邪热之气上冲，"诸逆冲上，皆属于火"，火性急迫炎上，所以"食已即吐"。实热内壅，腑气不通，大肠传导失职，所以还可以见到"大便秘结"的症状。这是积热在胃的呕吐，所以用清泄实热、降逆和胃的方法治疗。方用大黄甘草汤，方中重用大黄泄热通腑、荡涤肠胃、推陈出新、通利水谷，使郁积的胃热从大便而去，甘草缓中而调和胃气，使大黄"攻下降火而不伤胃"。属上病下取的治法。

大黄甘草汤证的特点是：平时不吐，食已即吐，吐出原食物不变，兼胃脘热痛或热胀，口燥思冷饮，大便秘结或不爽，苔黄而燥，舌红，脉滑数有力，虽吐而精神不衰。凡属胃肠实热、火邪上冲所导致的目痛、鼻衄、口疮、牙痛、呃逆等，本方加味的治疗效果都不错。妊娠期胃热上冲的"食已即吐"，本方亦效。

关于大黄甘草汤治胃反的问题：《外台》云"疗胃反吐水及吐食"；《肘后》云"治人胃反不受食，食毕辄吐出"；龚氏《回春》称"食入即吐，名回食"即胃反证。所以2版教材说本条是"指胃热上冲的胃反"。但《丹溪心法》云："翻胃即噎膈，噎膈乃翻胃之渐"；《类聚方广义》曰"大黄甘草汤治胃反膈噎，心胸痛，大便难者"。现代内科学认为：噎膈是以吞咽饮食之时，梗阻难下，甚至饮食下咽即吐、阻塞不通、饮食不下为特征，主要原因是食管狭窄，可见于食管癌、贲门痉挛、胃神经官能症、胃癌、急性五官科疾病、急性胃溃疡出血等。噎膈的病位较高，主要是中上焦不和，不能食，其病较重；而胃反的病位低，主要是中下焦不和，能食，其病较轻。严格讲，大黄甘草汤可治胃热上冲之噎膈吐逆证。个人认为，高世宗所云"食已即吐者，非宿谷不化之胃反，乃火热攻冲之吐逆"比较恰当，所以第四版教材没有再提大黄甘草汤治胃反，而仅仅说它是治疗"胃肠实热呕吐"。

本条与大半夏汤证都有呕吐而食谷不下之症，但病机不同，治法迥异。本条是胃肠实热壅滞，虽能食，但"食入即吐"；大半夏汤是脾胃虚寒，不能消谷，所以见朝食暮吐、暮食朝吐、宿谷不化。前者治以通腑泄热，后者治以补虚降逆。

（6）连建伟《连建伟金匮要略方论讲稿·呕吐哕下利病脉证治第十七》：本条讲述因胃肠实热而致的呕吐。"食已即吐"，就是饭吃下去后，马上全部都吐出来了。吃完饭后，饮食到了胃里，马上就全部吐出来了，主要是由于胃肠有热，腑气不通。六腑以通为用，现在大肠传导受阻，大便不通，阳明实热反往上冲，所以"食已即吐"。大黄甘草汤很简单，就一味大黄，一味甘草。大黄能清肠胃实热，通大便，甘草和胃气，使泻下而不伤正。肠道通了，实热清了，那么"食已即吐"就能得以缓解。

【经典配方】大黄四两，甘草一两，上二味，以水三升，煮取一升，分温再服。

【经典方证】食已即吐者。又治吐水。

【推荐处方】大黄12g，甘草3g，水煎服。

【方机概述】胃肠实热，腑气不通。

【方证提要】食入即吐，吐水。

【适用人群】常用于成人及小儿平素胃肠实热或胃火亢盛，食入即吐，呕吐酸腐之物，口干口臭，大便干结，或伴见鼻衄、牙龈肿痛、口腔溃烂等，舌红，苔黄，脉实或滑数有力。

【适用病症】

以下病症符合上述人群特征者，可以考虑使用本方。

（1）以呕吐为主要表现的疾病，如急慢性胃炎、急性食管炎、急性胆囊炎、胆道蛔虫症、急性胰腺炎、急性肝炎、贲门痉挛、幽门水肿、先天性贲门扩张症、肠梗阻、食管癌、神经性呕吐、妊娠恶阻等。

（2）以腹胀、大便不通为主要表现的身体上部疾病，如目赤肿痛、牙痛、口疮、呃逆、牙龈炎、头痛、眩晕等。

（3）新生儿疾病，新生儿不乳、便秘、胎黄、鹅口疮、肺炎等。

【合方与加减】

1. 合方

吐出物酸苦者，合左金丸。

2. 加减

（1）呕甚者，加竹茹 9 g，瓦楞子 15 g，芦根 15 g。

（2）热甚者，加山栀 9 g，黄连 6 g，黄芩 9 g。

（3）大便秘结，有燥屎者，加芒硝 9 g。

【注意事项】大黄甘草汤的食已即吐，是进食后不久，很快吐出，这与朝食暮吐的胃反有明显区别，这种呕吐是胃肠实热上冲所致，二者临证需鉴别。

【医案分析】

1. 民国名医萧琢如用大黄甘草汤案

洋货店曾某，患伤寒，1 个月未愈，后变呕吐，食入顷刻吐无余，诸医技穷而却走。延诊时，见其满面红光，舌色红而有刺，脉洪数，大便硬，与大黄甘草汤而痊。（《遯园医案》）

按语："食已即吐者，大黄甘草汤主之"，此案"食入顷刻吐无余"，实合仲景立法。观患者体态症状，满面红光，舌色红而有刺，脉洪数，大便硬，实胃肠实热呕吐证也。与大黄甘草汤，方证相应，故能应手见效。

2. 叶柏教授用大黄甘草汤治疗呕吐案

患者陈某，男，29 岁。2014 年 2 月 7 日初诊：患者反复呕吐、反酸 1 周，加重 3 天。就诊时患者进食及进水后持续呕吐，呕吐物为胃内容物及绿色胆汁样液体，嗳气，反酸，腹部胀痛，头晕，乏力，无腹泻，偶有胸闷，昨日解大便一次，偏稀，不能进食，夜寐一般，舌淡，苔薄，脉弦。患者 1 周前因受凉后出现呕吐、反酸，吐出胃内容物，无腹痛腹泻，无发热恶寒，于当地医院予 PPI 抑酸护胃、头孢唑肟抗感染、甲氧氯普胺止吐治疗后症状未见明显改善，转至鼓楼医院继续就诊，查肝功能未见明显异常，上腹部 CT 平扫示：胆汁淤积，左肾小结石，左肾囊肿，肝左叶低密度影，考虑韧带附着；予硫酸镁、消旋山莨菪碱解痉止痛，奥美拉唑抑酸护胃治疗后症状仍未见明显好转。胃镜示慢性胃炎伴胆汁反流。西医诊断：慢性胃炎伴胆汁反流；中医诊断：呕吐（湿热内蕴），治当健脾化湿，行气止呕，拟方藿朴夏苓汤加减。处方：藿香 10 g，厚朴 10 g，法半夏 6 g，茯苓 15 g，苏梗 10 g，陈皮 6 g，制香附 10 g，黄连 1.5 g，鸡内金 15 g，海金沙 15 g（布包煎）。3 剂，每日 1 剂，口服。佐以兰索拉唑抑酸护胃，枸橼酸莫沙必利分散片促进胃动力。2014 年 2 月 10 日二诊：患者连服 3 天中药，呕吐次数较前明显减少，但食后仍吐，伴有嗳气反酸，腹部胀痛稍有好转，乏力，大便 2 日未解，纳差，舌红，苔薄黄，脉弦，辨证属"胃肠蕴热，胃气上逆证"，治当清热通腑，和胃降逆，拟方大黄甘草汤加减。处方：制大黄 10 g，生甘草 5 g，炒白术 10 g，枳实 10 g，莱菔子 10 g，桃仁 10 g，法半夏 6 g，陈皮 6 g。3 剂，每日 1 剂，口服。2014 年 2 月 12 日三诊：患者诉恶心呕吐未再作，偶有嗳气，胃纳好转，大便日行一次，量少，成形，夜寐尚安，舌暗，苔薄微黄，脉弦。继服上方巩固疗效。

按语：大黄甘草汤由大黄、甘草二味组成，可理解为调胃承气汤去芒硝而来，此方借大黄"通利水谷，调中化食，安和五脏，平胃下气"（《神农本草经》）之功，再重用甘草，缓中益胃、缓和大黄的泻下作用，上病下取，因势利导，恢复胃的通降功能，其呕自止。叶教授指出大黄甘草汤的辨证要点应为食已即吐，不必拘于阳明胃热腑实，无论寒热虚实、内伤外感、宿食痰饮，有是证即用是方。二诊辨证属"胃肠蕴热，胃气上逆证"，治当清热通腑，和胃降逆，拟方大黄甘草汤加减。此案二诊辨证属"胃肠蕴热，胃气上逆证"，治法清热通腑，和胃降逆，拟方大黄甘草汤加减，增炒白术、枳实诸药，由小方而变复法，服后患者诉恶心呕吐未再做，病情向愈。三诊守方继进，未加变化。

3. 吕志杰教授大黄甘草汤治疗妊娠呕吐案

许某，女，32 岁，2003 年 7 月 3 日就诊我院妇科，10 年前顺产一女婴。现怀孕 2 个月，乍热乍寒，全身乏力，体瘦，纳差，食入即吐，时有吐酸水、苦水，舌淡红、苔薄白微腻，脉细弱。

处方：橘皮 10 g，竹茹 12 g，制半夏 6 g，麦冬 10 g，白芍 12 g，太子参 30 g，苏叶 10 g，乌梅

10 g，炙杷叶 10 g，黄芪 12 g，炒白术 10 g，黄芩 10 g，砂仁（后下）6 g。

2003 年 7 月 6 日转来诊治，述服用上方前 2 剂后呕吐稍有减轻，第 3 剂服后无效。进一步了解孕妇情况，其平素饮食尚可，但便秘，现已经有半个月未解大便，舌偏红、苔薄黄，脉沉细略滑少力。

处方：大黄 12 g，甘草 3 g，日 1 剂，分 4～5 次温服，大便通畅后停用，改用下方：黄连 5 g，苏叶 5 g，麦冬 15 g，甘草 3 g，日，1 剂，分 4～5 次温服，进食米饮。

2003 年 7 月 9 日二诊：7 月 6 日下午服大黄甘草汤 2 次，7 月 7 日上午服第 3 次药后（大约 10 点），解大便 1 次，偏干。下午 5 点解第 2 次大便，较稀，每次服药后大约 5 分钟时脐腹出现隐痛，几分钟后消失。便后呕吐消失，饮食好转。8 日改服连苏饮方，中午尚能吃饭，但自觉腹中憋胀，下午又出现呕吐，舌红、苔薄黄，脉沉滑。

处方：大黄 9 g，甘草 3 g，白芍 6 g，苏叶 3 g。日 1 剂，仍分 4～5 次温服。

2003 年 7 月 11 日三诊：服上方 2 剂，大便保持通畅，呕吐止，仍恶心，能进食，舌略红、苔微黄，脉细略滑，停药，饮食调养。

按语：吕志杰教授此案甚为称奇，因以大黄甘草汤治妊娠呕吐，为自古所罕见。今人所顾忌大黄攻逐，而忧心损胎之弊。本案借用大黄甘草汤治胎火，便秘呕吐，方证相对，疗效甚佳。吕教授指出《金匮要略·妇人妊娠病脉证并治第二十》治疗（妊娠呕吐不止）虽不用下法，而于妇人产后病脉证治却有用（大承气汤）之法，这明示医者临证要以辨证论治为总的原则。大黄甘草汤虽有大黄但有甘草佐制下而不峻，实为通腑和胃之法。案中服大黄甘草汤后腹中隐痛，此乃大黄促进肠蠕动所致，复诊处方加白芍，即取其缓急止痛且养阴血。

参考文献

［1］刘乐，叶柏.叶柏教授用大黄甘草汤治疗呕吐经验［J］.四川中医，2014，32（11）：7-8.

［2］吕志杰.妊娠呕吐用下法验案 1 则［J］.北京中医药大学学报（中医临床版），2004，11（4）：52.

（温昊天 姚鹏宇 撰）

茯苓泽泻汤

【仲景方论】

《金匮要略·呕吐哕下利病脉证治第十七》："胃反，吐而渴欲饮水者，茯苓泽泻汤主之。"

《金匮要略·呕吐哕下利病脉证治第十七》："《外台》云：治消渴脉绝，胃反吐食方。有小麦一升。"

【注家方论】

（1）尤在泾《金匮要略心典·呕吐哕下利病脉证治第十七》：猪苓散治吐后饮水者，所以崇土气、胜水气也。茯苓泽泻汤治吐未已，而渴欲饮水者，以吐未已，知邪未去，则宜桂枝、甘、姜散邪气，苓、术、泽泻消水气也。

（2）吴谦《医宗金鉴·订正仲景全书金匮要略注·呕吐哕下利病脉证并治第十七》：［注］胃反吐而不渴者，寒也；渴欲饮水者，饮也，故以茯苓泽泻汤，补阳利水也。

［集解］李彣曰：吐而渴者，津液亡而胃虚燥也。饮水则水停心下，茯苓、泽泻，降气行饮，白术

补脾生津，此五苓散原方之义也。然胃反因脾气虚逆，故加生姜散逆，甘草和脾。又五苓散治外有微热，故用桂枝。此胃反无表热，而亦用之者，桂枝非一于攻表药也，乃彻上彻下，达表里，为通行津液、和阳散水之剂也。

尤在泾曰：茯苓泽泻汤，治吐未已，而渴欲饮水者，以吐未已，知邪未去，则宜桂枝、甘、姜散邪气，茯苓、泽泻消水气也。

（3）陈修园《金匮要略浅注·呕吐哕下利病脉证治第十七》：此为胃反之因于水饮者而出其方治也。此方治水饮，人尽知之，而治胃反，则人未必知也，治渴，更未必知也。然参之本论猪苓散，《伤寒论》五苓散、猪苓汤，可以恍然悟矣。且《外台》用此汤治消渴脉绝胃反者，有小麦一升，更得其秘。

李氏云：五苓散治外有微热，故用桂枝。此证无表热而亦用之者，桂枝非一于攻表之药也。乃彻上彻下，可内可外，为通行津液、和阳治水之剂也。

（4）曹颖甫《金匮发微·呕吐哕下利病脉证治第十七》：此证与病在膈上节略同，方治以利水为主，亦与思水之猪苓散相似。茯苓泽泻汤方治，于五苓散中去猪苓以泄水，可知渴欲饮水为水气阻于心下，津液不能上达喉舌，而初非真渴，所以加生姜、甘草者，亦以水邪出于胃之上口，辛甘发散以调之也，所以后纳泽泻者，亦以其气味俱薄，不任多煎也。

（5）张家礼《张家礼金匮要略讲稿·呕吐哕下利病脉证治第十七》：本条论述脾失运化、水饮上逆的胃反证治。本条"胃反"，是反复呕吐的意思，水饮留滞中焦，脾失健运，胃失和降，水饮与食物随胃气上逆则"吐"。食入的水谷不能全部化生津液以升腾上达，胃中虚燥而渴，所以"欲饮水"润燥。因渴而饮，更助饮邪，如此则愈吐愈饮，愈饮愈渴，胃中的停饮不除则呕吐不止，故用茯苓泽泻汤健脾和胃、利水化饮。本方即五苓散去猪苓加生姜、甘草（但是剂量大不相同，茯苓泽泻汤总量23两，每次服八合，五苓散仅4两，每次服方寸匕）。方中茯苓、泽泻利水行饮，白术补脾生津，这是五苓散原来的方义，本证虽然没有表热却用了桂枝，是为了彻上彻下，可外可内，通行津液，和阳行水。之所以去掉猪苓，是因为不想过于利水（猪苓利水消肿胜过茯苓、木通，又易伤阴）。胃反是由于脾气虚逆，所以加长于降逆止吐的生姜，以及长于和脾胃的甘草。中州健运，水饮散则呕吐自止。

茯苓泽泻汤的适应证：此处"胃反"乃"反复呕吐"，吐无定时，每天1~2次，吐出物水多食少，不酸、不苦、不臭，并非一定出现第3条胃反"朝食暮吐，暮食朝吐，宿谷不化"症状。另外，当有头眩，心下悸，便溏，初起舌质淡，久则暗红，苔薄白而润，脉缓滑。本方证有数年不愈的，患者面色萎黄，甚至四肢或全身浮肿者，也不一定如教材所说"多是一时性停饮"。

（6）连建伟《连建伟金匮要略方论讲稿·呕吐哕下利病脉证治第十七》：本条所谓的"胃反"，并不是宿食不化、朝食暮吐、暮食朝吐的胃反，而是由于水饮造成的反复的呕吐。"吐而渴欲饮水"，呕吐并且口渴想喝水，主要是胃中有水饮，造成胃气上逆，所以呕吐；饮停不化，津液不能正常输布，所以口渴欲饮水。如此，愈吐愈渴，愈饮愈吐。因此须从脾论治，恢复其运化水湿、输布津液之功能，所以就用茯苓泽泻汤。

这个方剂里包含了苓桂术甘汤和泽泻汤，茯苓、桂枝、白术、甘草，再加了泽泻、生姜。苓桂术甘汤是仲景治疗中焦水饮的方剂，"病痰饮者，当以温药和之""心下有痰饮，胸胁支满，目眩，苓桂术甘汤主之"。泽泻配白术升清降浊，白术升脾气，泽泻降水气，通过升降结合来消除水饮，相当于我们在前面学过的治疗"心下有支饮，其人苦冒眩"的泽泻汤。还有大量的生姜，散饮降逆止吐。以方测证，说明这个呕吐是由于中焦水饮造成的，中焦脾阳不足不能转输津液，所以"渴欲饮水"，饮得多吐得也多，反复地吐，故曰"胃反"。本条的"胃反"与脾胃阳虚造成的宿食不化、朝食暮吐、暮食朝吐的胃反是有本质区别的。

本条病证与五苓散主治的"渴欲饮水，水入则吐"的水逆证有所相似，两者的区别在于，五苓散证关键在于膀胱气化不利，以小便不利为主症；而茯苓泽泻汤关键在于胃中有停饮，中阳不运，以呕吐、口渴为主症。所以在方剂的配伍上，五苓散偏于通利小便，而茯苓泽泻汤偏于温胃化饮止呕。

【经典配方】 茯苓半斤，泽泻四两，甘草二两，桂枝二两，白术三两，生姜四两，上六味，以水一斗，煮取三升，内泽泻，再煮取二升半，温服八合，日三服。

【经典方证】 胃反，吐而渴欲饮水。消渴脉绝，胃反吐食。

【推荐处方】 茯苓 24 g，泽泻 12 g，甘草 6 g，桂枝 6 g，白术 9 g，生姜 12 g，水煎服。

【方机概述】 水饮内停，胃气上逆。

【方证提要】 胃反，吐而渴欲饮水。

【适用人群】 本方适用于水饮内停、胃气上逆的患者，其临床表现不局限于原文吐、渴二症，亦包括眩晕等。

【适用病症】

以下病症符合上述人群特征者，可以考虑使用本方。

（1）辨证属水饮内停、胃气上逆，症见呕吐、眩晕者，如妊娠恶阻、糖尿病性胃轻瘫、椎－基底动脉缺血性眩晕、大面积小脑梗死、高脂蛋白血症、循环缺血性眩晕、糖尿病。

（2）其他病症，如淤积性皮炎、高脂血症、慢性原发性低血压。

【合方与加减】

1. 合方

（1）眩晕，合四逆散、半夏白术天麻汤。

（2）胃下垂，合补中益气汤。

2. 加减

（1）舌质红者，去桂枝，加麦冬 9 g，代赭石 15 g。

（2）吐后仍渴者，去桂枝，加麦冬 9 g，天花粉 9 g。

（3）呕吐甚者，加砂仁 6 g，半夏 9 g。

（4）呕吐清水不止者，加吴茱萸 9 g。

（5）脘腹胀满，苔厚者，去白术，加苍术 9 g，厚朴 9 g。

（6）胸闷不食者，加白蔻仁 6 g，砂仁 6 g。

（7）高脂血症、脂肪肝者，加生山楂 15 g。

（8）喘咳水饮，肺胃同病，加麻黄 5 g，杏仁 12 g，葶苈子 10 g，半夏 12 g，细辛 4 g。

【注意事项】

（1）茯苓泽泻汤由苓桂术甘汤、泽泻汤两个基础方组成，此二方均为张仲景治疗眩晕的主方，因而除原文所述外，亦适用于水饮上冲的眩晕病证。

（2）茯苓泽泻汤"呕而渴欲饮水"，与五苓散之消渴水逆在病机证治上颇为相似。但五苓散重在疗膀胱气化不行，故以小便不利为主症。茯苓泽泻汤则用于水饮内停，胃气上逆，故以呕吐、口渴为主症。

【医案分析】

1. 王廷富教授用茯苓泽泻汤治疗胃反案

张某，男，48 岁。自诉：既往身健无病。15 天前感冒治愈后，出现呕吐，每天吐 1~3 次，呕吐物为水食混杂，经治未愈求诊。现症：伴头晕，精神差，胃纳、大便尚正常，舌质淡胖、苔薄白、津润，脉象缓滑。此为脾虚水滞之胃反证。拟用健脾利水之法主治，方用茯苓泽泻汤加味。茯苓 15 g，泽泻 20 g，白术 12 g，桂枝 10 g，生姜 10 g，甘草 3 g，天麻 12 g。上方服 5 剂后，呕吐停止，仅头晕未解，舌脉同上。此脾气虽复、胃气和降，但水饮未尽，风邪未除。乃将上方加防风 12 g，再进 2 剂后，出微汗，头晕消失，精神欠佳。改用香砂六君子丸一瓶分服，以善其后。

按语：茯苓泽泻汤仲景为水饮内停，胃气上逆之胃反所设。此案方证相对，故师法仲景，加减变化。于原方加天麻一味，取其定眩之功。服药呕停，唯余眩晕，加防风，以风药息风止眩。后改用香砂六君子丸，健脾以善其后。

2. 马大正用茯苓泽泻汤合黄芩加半夏生姜汤治疗妊娠恶阻案

林某，24岁，2005年8月11日就诊。妊娠近3个月，恶心呕吐1月余，呕吐涎水、食物或胆汁，偶有冷汗出，口苦口干，饮入不舒，纳减，手足不温，腰酸，大便2～3天一解。尿检：尿酮体（++）。舌淡红，苔腻滑润，脉细软。治法：温胃清肝，化饮降逆。处方：茯苓泽泻汤合黄芩加半夏生姜汤。药物：茯苓10g，泽泻6g，甘草5g，桂枝5g，炒白术10g，生姜10片，炒黄芩6g，炒白芍10g，半夏15g，2剂。2005年9月3日2诊：服药期间恶阻好转，纳呆，口淡，口水多，偶尔呕吐涎沫或胆汁，咳嗽、有痰，尿检：尿酮体（+）。舌稍红，苔薄白，脉细。中药守上方改生姜为4片，加杏仁10g，陈皮10g，3剂。2005年9月6日3诊：每餐进食一小碗，恶阻继续好转，口淡，咳嗽减轻，尿检：尿酮体（－）。舌稍红，苔薄白，脉细滑。处方：茯苓泽泻汤合半夏散及汤。药物：茯苓10g，泽泻6g，炙甘草5g，桂枝6g，炒白术10g，生姜8片，半夏12g，3剂。2005年9月24日4诊：恶阻消失，纳可，外感3天，体温37.3℃，舌脉如上。治法：调气解表。处方：香苏散加减。药物：藿香6g，苏梗10g，炙甘草6g，陈皮10g，佩兰6g，荆芥6g，蝉蜕5g，3剂。

按语：茯苓泽泻汤为仲景治疗"胃反，吐而渴，欲饮水者"的方剂。反胃系饮邪内停所致，饮停于胃，气逆不降而呕吐，水饮内停，气不化津，故渴欲饮水。用茯苓泽泻汤温阳以化饮，饮去则呕可止。此案由于饮停日久化热，故合黄芩加半夏生姜汤平调寒热以降冲逆。最后饮邪渐减，热象已消，去黄芩加半夏生姜汤，投以茯苓泽泻汤合半夏散及汤，恶阻治愈。

3. 茯苓泽泻汤治疗大面积小脑梗死案

钱某某，男性，59岁。患者因"头晕头痛3天"于2013年12月4日收住入院。主诉：头晕痛3天伴呕吐。现病史：患者于3天前夜间无明显诱因下，出现头晕，体位改变时明显，伴有视物旋转，恶心呕吐，吐出大量胃内容物。次日至我院门诊，急查头颅CT示两侧小脑半球大面积缺血灶，建议头MRI复查。门诊医师予活血化瘀、抑酸护胃等治疗，症状无明显改善，并出现枕部疼痛，肢软乏力，步态不稳。既往无高血压史，无糖尿病史。有饮酒史30余年，每日饮高度白酒1斤。刻下：头晕头痛，视物旋转，不敢睁眼，频频恶心欲吐，不敢翻身，肢软乏力，步态不稳。神志清楚，对答切题，双眼球向左可见水平样眼震，伸舌居中，鼻唇沟对等，颈软无抵抗，四肢肌张力降低。四肢肌力正常，腱反射（+），双侧巴宾斯基征（－），左手指鼻差，左跟膝胫试验（+）。入院诊断：小脑梗死。复查头MRI。予甘露醇脱水、阿司匹林抗血小板、银杏达莫活血化瘀、依达拉奉抗自由基治疗3天，但症状缓解不明显，仍头晕明显，枕部疼痛，频频恶心呕吐，不敢进食，不敢睁眼，不敢翻身，口干欲饮，口苦，两便正常。舌质淡润、苔白，脉滑紧、重按无力。此时头颅MRI示左小脑半球亚急性脑梗死。中医诊断：眩晕（水饮上冲证）。治宜：健脾利水，平眩止呕。选方：茯苓泽泻汤加味。处方：茯苓80g，桂枝30g，肉桂20g，生白术30g，炙甘草15g，干姜24g，泽泻75g，川芎45g，4剂，代煎，每日2次，每次1包。1剂服完，患者自觉恶心感消除，头晕好转。4剂服完，患者敢睁眼翻身，头枕痛消失，可自行缓慢起床上厕所。舌质淡、苔白，脉滑。效不更方，原方再予4剂，4剂服完，患者头晕已经不明显，口干口苦消失，能自由下床散步。舌脉同前，效不更方，原方再予4剂，4剂服完，患者症状消失，痊愈出院。

按语：此案辨证明确，为眩晕（水饮上冲证）。立法健脾利水，平眩止呕。选方：茯苓泽泻汤加味。原方生姜改干姜，加肉桂、川芎，增其平冲降逆，温脾化饮之功效，1剂服完，患者自觉恶心感消除，头晕好转。守方继进共进12剂，症状消失，痊愈出院。此案之妙其一茯苓泽泻汤治眩，原文未言，此揣病机而得者，其二用量之大，与一般用量有异。

参考文献

［1］王廷富.茯苓泽泻汤治愈胃反二例［J］.四川中医，1986（8）：47-48.

［2］马大正.经方治疗妊娠恶阻验案6则［J］.河南中医，2007，27（12）：11-12.

［3］孙纪峰，吴永伟.茯苓泽泻汤治疗大面积小脑梗塞1例［J］.中国医药导刊，2014，16（9）：1263.

（温昊天　姚鹏宇　撰）

文蛤汤

【仲景方论】《金匮要略·呕吐哕下利病脉证治第十七》："吐后，渴欲得水而贪饮者，文蛤汤主之。兼主微风，脉紧，头痛。"

【注家方论】

（1）尤在泾《金匮要略心典·呕吐哕下利病脉证治第十七》：吐后水去热存，渴欲得水，与前猪苓散证同，虽复贪饮，亦止热甚而然耳，但与除热导水之剂足矣。乃复用麻黄、杏仁等发表之药者，必兼有客邪郁热于肺，不解故也。观方下云"汗出即愈"可以知矣。曰兼主微风、脉紧、头痛者，以麻杏甘石，本擅驱风发表之长耳。

（2）吴谦《医宗金鉴·订正仲景全书金匮要略注·呕吐哕下利病脉证并治第十七》：［注］吐后而渴，当少少与饮之，胃和吐自止也，若恣意贪饮，则新饮复停，而吐必不已也，当从饮吐治之。若兼感微风，脉必紧，头必痛。主之文蛤汤者，是治渴兼治风水也，故以越婢汤方中加文蛤。越婢散风水也，文蛤治渴不已也。［集解］李彣曰：文蛤汤，即大青龙汤去桂枝，乃发汗之剂，使水饮从毛窍中泄去，以散水饮于外。《经》云：开鬼门，洁净府。此一方两得之。以内有麻黄、生姜等解表药，故兼主微风，脉紧头痛。

（3）曹颖甫《金匮发微·呕吐哕下利病脉证治第十七》：吐后渴欲得水而贪饮，似与前证吐而渴欲饮水者无别，何以前证用茯苓泽泻汤，此证独宜文蛤汤，此不可以不辨也。盖吐而渴欲饮水，为随吐随渴，随饮随吐，水气溜胃之上口而里无热之证；吐后渴欲得水而贪饮，为吐后之渴，水气出上膈而里有热之证。惟其无里热，故但疏阳气通小便，使水热自下焦泄之；惟其有里热，故上发汗而下泄热，使水气从上下二焦分泄之，夫各有所当也。

（4）张家礼《张家礼金匮要略讲稿·呕吐哕下利病脉证治第十七》：本条论述呕吐后，口渴贪饮兼表邪的证治。患者呕吐后，出现口渴引饮，是由于患者胃中饮热互结，呕吐后，水去热存，余热未清，津液亏损，失于滋润，所以口渴欲饮水。或有脉紧，头痛恶风寒，这是感受外邪未解所致，故用文蛤汤以清热生津，解表散邪。李今庸认为"兼主微风，脉紧，头痛"非原文，因其意与原文精神不符。

（5）连建伟《连建伟金匮要略方论讲稿·呕吐哕下利病脉证治第十七》：历代注家对本条认识不一，争议很大。我按照自己的理解给大家讲解：呕吐后伤津、有里热，所以"渴欲得水而贪饮"，但未导致水饮内停。又兼轻微的风寒表证，故曰"微风"，症见"脉紧，头痛"。本条既有津伤里热之"渴欲得水而贪饮"，又有外感风寒之"脉紧，头痛"，病有兼症，故兼而治之。方以文蛤为君，文蛤即海蛤有花纹者。文蛤咸寒，清热生津止渴，本书消渴篇第6条亦记载文蛤治疗"渴欲饮水不止"。配合石膏清热生津。两药剂量相当，重用至五两，因为本条的主症是"渴欲得水而贪饮"。再配合麻黄、杏仁、甘草祛风散寒，相当于三拗汤，足以抵御"微风"。又用生姜、大枣调和营卫，以助祛除风寒邪气。本条条文说明病有兼症可以兼而治之。关键在于分清主次，重用主药来治疗主症。

【经典配方】 文蛤五两，麻黄三两，甘草三两，生姜三两，石膏五两，杏仁五十枚，大枣十二枚，上七味，以水六升，煮取二升，温服一升，汗出即愈。

【经典方证】 吐后，渴欲得水而贪饮者，兼主微风，脉紧，头痛。

【推荐处方】 文蛤 15 g，麻黄 9 g，甘草 9 g，生姜 9 g，石膏 15 g，杏仁 10 g，大枣 15 g，水煎服。

【方机概述】 饮热互结，兼有外邪。

【方证提要】 恶风，脉紧，头痛，心烦，口渴贪饮。

【适用人群】 适用于内有饮邪的口渴人群，主要针对内有饮邪，又罹外感风寒等邪者。亦可用于消渴患者群。

【适用病症】

以下病症符合上述人群特征者，可以考虑使用本方。

（1）以口渴为主要表现的疾病，如消渴、糖尿病、甲状腺功能亢进、口腔干燥症等。

（2）以外感为主要表现的疾病，如咳喘、胃肠型感冒、急慢性胃肠炎、过敏性皮肤疾病等。

【合方与加减】

1. 合方

（1）暑湿郁热，合益元散。

（2）消渴病，肺胃热盛合白虎加人参汤，肺肾阴虚合六味地黄丸。

2. 加减

（1）外感暑热，内有湿浊，加藿香 10 g，佩兰 10 g。

（2）消渴病，肺胃热盛，去麻黄，加鲜石斛 10 g，麦冬 10 g；肺肾阴虚，去麻黄，加生地黄 20 g，天冬 10 g，山药 20 g。

（3）湿浊蒙窍头痛，加黄芪 15 g，川芎 10 g，菊花 10 g。

【注意事项】

（1）文蛤汤中文蛤，医家各有争议，如《医宗金鉴·订正仲景全书金匮要略注·消渴小便利淋病脉证并治第十四》载："渴欲饮水而不吐水，非水邪盛也；不口干舌燥，非热邪盛也。惟引饮不止，故以文蛤一味，不寒不温，不清不利，专意于生津止渴也。或云：文蛤即今吴人所食花蛤，性寒味咸，利水胜热，然屡试而不效。尝考五倍子亦名文蛤，按法制之名百药煎，大能生津止渴，故尝用之，屡试屡验也。"医家有以五倍子为用者，亦有疗消渴之效。故此说见仁见智，需医家自行把握。

（2）文蛤散与文蛤汤均载于《金匮要略》，原文记载"渴欲饮水不止者，文蛤散主之""吐后渴欲得水而贪饮者，文蛤汤主之"。文蛤散见于消渴小便不利篇，文蛤汤在呕吐哕下利篇。李克绍指出文蛤散的"不止"是渴的时间持续，并不表示渴的程度严重。而文蛤汤"贪饮"才是渴饮无度，饮不解渴。从二方的药物推断出来。文蛤散只文蛤一味，主要是化痰湿，其清热的作用是微乎其微的。因此，其所以饮水不止，主要是痰湿不化、阻碍津液输布所致成的，不是里热太盛，就不用麻黄、石膏。而文蛤汤证的"贪饮"，是里已化热，其热远较文蛤散证为重，所以其方也是越婢汤加文蛤，取麻黄、石膏合用以清透里热。

【医案分析】

1. 谢胜臣用文蛤散治疗瘾疹案

袁某，男，37 岁，教师。遍身皮肤瘙痒发风疹块，以头面四肢为甚，反复发作 1 月余不愈，曾用西药抗过敏、镇静、注射葡萄糖酸钙以及中药疏风凉血等均不见效。其疹形突起皮肤，时隐时发，成块大小不等，瘙痒不堪，入夜为甚，尤以遇风和入冷水之后发作突出，被暖痒可减退，皮肤稍觉热感。终日为之所苦，夜不得眠，纳食不香，烦躁不已，舌质偏红，苔白，脉浮。诊为瘾疹，乃风寒之邪外客肌表，久郁而化热。拟文蛤汤治之。

方用：麻黄、杏仁各 10 g，炙甘草、生姜、红枣各 6 g，生石膏、五倍子各 20 g，共煎水，冷服之。

1 剂后当晚即停止发新疹，3 剂皮疹即完全隐退。原方加减继服 2 剂巩固疗效而痊。随访 2 年未发。（《金匮方百家医案评议》）

按语：文蛤汤"兼主微风，脉紧，头痛"。谢胜臣老谓可知文蛤汤乃祛风发散之剂，使风邪从皮毛疏达而解。观原方后有"汗出即愈"一句，可以知矣。本案患者由于风寒之邪外客肌表，郁久化热，发为瘾疹。故以仲景文蛤汤原方散在表之风寒，清郁遏之邪热，获效颇捷，一剂即止，三剂疹退。谢老指出方中文蛤，乃《本经》上品，即花蛤，生于东海。今改用五倍子，《开宝本草》品名"文蛤"，取其清热解毒。

2. 邢锡波文蛤散加减治伤暑案

薛某，男，61 岁，工人。病史：身体素健，嗜茶好饮，于 8 月间，因乘凉感受暑邪，身发高热，头痛如劈，身痛有汗，不思饮食，脉象浮数，舌苔白腻。予香薷饮，加芳香清暑祛热之剂，服后热退身凉，头身痛减。但口渴心烦，小便不畅，胸中膨闷，遂以文蛤散加芳香清暑之品予之。证属：水热郁闭。治宜：清热利湿。

处方：文蛤 24 g，鲜藿香 10 g，益元散 10 g，鲜佩兰 6 g，煎汤与服。

连服 4 剂，诸症消失，而愈。（《邢锡波医案集》）

按语：乘凉受暑，阳郁在表，症见身发高热，头痛如劈，身痛有汗，不思饮食，脉象浮数，病在表，当用汗法解表，芳香清暑祛热，予香薷饮。服后热退身凉，头身痛减。但仍口渴心烦，小便不畅，胸中膨闷，概水热郁闭，津液不得正化，热郁未能尽解，治用文蛤散合芳香化浊之品，既可清在表的阳郁之热，又能行皮下之水结。邢锡波先生自述于溽暑季节，对于伤暑之患者，常常文蛤散配以清暑祛热之品，大量用之，常见卓效。

3. 金学仁文蛤汤治疗糖尿病案

朱某，男，50 岁，工人。1979 年 2 月 6 日初诊。患者患糖尿病半年余，口渴多饮，咽干舌燥，心烦不安，饥而欲食，但食而不多，全身乏力，两眼视物模糊，舌尖红，苔薄黄而干，脉偏数。血糖测定：空腹血糖 210 mg/dL，尿糖定性（+++），眼底检查：早期白内障。此肺胃热盛、耗伤津液所致，治以清热解渴，宣肺布津。方用文蛤汤加减：文蛤 20 g，麻黄 3 g，生姜一片，生石膏 60 g，杏仁 6 g，大枣二枚，鲜石斛 3 g，麦冬 10 g。

上方共服二十剂，上述诸症基本消失。化验检查，空腹血糖 80 mg/dL，尿糖（−）。以上方加用补肾之品，以巩固疗效。处方：文蛤 20 g，麻黄 3 g，生姜一片，生石膏 60 g，杏仁 6 g，大枣二枚，鲜石斛 30 g，麦冬 10 g，熟地黄 30 g，女贞子 10 g，山萸肉 15 g，山药 20 g。

又服三十剂，体力和精神完全恢复正常，长驱步行十多里不觉疲累。1980 年 5 月复查：血糖 100 mg/dL，尿糖（−）。1981 年 4 月随访，患者一切均好。

按语：患者多饮、多尿、多食，以多饮偏重，属消渴病，辨证为肺胃热盛，立法清热解渴，宣肺布津，选方文蛤汤加减。加甘草、鲜石斛、麦冬，益气滋阴，润肺生津。慢病缓图，共服二十剂，诸症基本消失。久病及肾，遵金水相生意，以文蛤散加用补肾之品，增熟地黄、女贞子、山萸肉、山药滋阴补肾。

参考文献

［1］金学仁. 文蛤汤加减治疗糖尿病［J］. 河南中医，1982（2）：34.

（温昊天 姚鹏宇 撰）

半夏干姜散

【仲景方论】

《金匮要略·呕吐哕下利病脉证治第十七》："干呕，吐逆，吐涎沫，半夏干姜散主之。"

【注家方论】

（1）周扬俊《金匮玉函经二注·呕吐哕下利病脉证治第十七》：干呕吐涎沫者，由客邪逆放肺，肺主收引，津液不布，遂聚为涎沫也。用半夏、干姜之辛热，温中燥湿；浆水之寒，收而行之，以下其逆，则其病自愈矣。

（2）尤在泾《金匮要略心典·呕吐哕下利病脉证治第十七》：干呕吐逆，胃中气逆也；吐涎沫者，上焦有寒，其口多涎也。此是阳明寒气逆气不下而已。故以半夏止逆消涎；干姜温中和胃；浆水甘酸，调中引气止呕哕也。

（3）魏荔彤《金匮要略方论本义·呕吐哕下利病脉证治第十七》：干呕吐逆吐涎沫者，亦胃中虚寒，津液变为涎沫，随逆气上冲而呕也。干呕无物，只有涎沫，虚邪非实邪可知矣。主以半夏干姜散方，犹之小半夏汤，唯易生姜为干姜，以生姜性潜上而发越，不如干姜之辛温为度，专攻理中也，用意亦甚微也。

（4）程林《金匮要略直解·呕吐哕下利病脉证治第十七》：脾寒则涎不摄，胃寒则气上逆，故干呕吐涎沫也。半夏之辛以散逆，干姜之热以温脾，煎以浆水者，借其酸温以通关利膈也。此证与吴茱萸汤迥别，以不头痛也。

【经典配方】干半夏、干姜各等分，上二味，杵为散，取方寸匕，浆水一升半，煎取七合，顿服之。

【经典方证】干呕吐逆，吐涎沫。

【推荐处方】半夏、干姜各15g，每服6～9g，水煎顿服。

【方机概述】中阳不足或寒饮内盛。胃寒，干呕、吐逆、吐涎沫可以交互出现，即有时干呕，有时呕吐，有时吐涎沫，但也可以合并出现。胃中有寒，津液凝为痰涎，随胃气上逆，因而干呕、吐涎沫。半夏干姜散的核心病机为中阳不足或寒饮内盛。

【方证提要】干呕吐逆，吐涎沫，或咳嗽，手足不温，以及急慢性胃炎、胃扩张、慢性肝炎、慢性胆囊炎等。

【适用人群】适用于中阳不足或寒饮内盛所致干呕吐逆、吐涎沫的一般人群，或见咳嗽，手足不温，舌质淡，苔薄白，脉迟或沉。

【适用病症】

以下病症符合上述人群特征者，可以考虑使用本方。

（1）以消化道功能障碍为表现的疾病，如急慢性胃炎、胃扩张、慢性肝炎、慢性胆囊炎等。

（2）以呼吸道功能障碍为表现的疾病，如咳嗽等。

【合方与加减】

1. 合方

（1）呕吐、妊娠恶阻，合连苏饮、枳术汤、茯苓泽泻汤、甘草附子汤、橘皮汤。

（2）顽固性咳嗽，合苓桂术甘汤。

2. 加减

（1）寒饮咳嗽痰稀量多，加细辛。

（2）寒热互结之心下痞满，加黄芩、黄连。

（3）木舌，加炒白芥子 10 g，干姜 10 g，吴茱萸 3 g，冬瓜子 20 g，石菖蒲 15 g，防风 10 g，生黄芪 20 g，白鲜皮 20 g，桃仁 15 g，木香 10 g，苏叶 10 g，苏梗 10 g，苍术 15 g。

（4）口吐涎沫，加佩兰叶 12 g。

【注意事项】

本方药性温燥，寒痰、湿痰可用，热痰、燥痰忌用。

【医案分析】

1. 清代名医叶天士应用半夏干姜散案

脉细虽属少阴空虚，而中焦有伏饮，是以嗳逆呕恶，先宜理之。半夏、茯苓、干姜。秫米煎汤法丸。

按语：本案嗳逆呕恶，脉细。此中焦虚寒，伏饮上逆。方用半夏干姜散温中化饮，加茯苓通胃阳、利水饮；另仿半夏秫米汤法加秫米养胃。

2. 刘殿池教授应用半夏干姜散案

胡某，男，71 岁，因"发热、咳嗽、咳痰 6 天"而于 2007 年 11 月 23 日前来首都医科大学附属北京中医医院求治，急诊科以"双下肺肺炎"收入内科病房。患者平素有慢支病史，每遇冬季即出现咳嗽、咳痰，经住院或输注抗感染药物病情即可好转。6 天前因气候突变，不慎受凉，发热、咳嗽、咳痰，根据症状、体征，结合血常规及胸部 X 线摄片诊断为慢性支气管炎，双下肺肺炎。予以 0.9% 氯化钠注射液加左氧氟沙星注射液 0.4 g，静脉滴注，日 1 次；0.9% 氯化钠注射液加头孢呋辛 1.5 g，静脉滴注，日 2 次。治疗第 2 天患者突然出现舌体肿大，伸出口外，不能回缩，言语不清，不能饮食，口中大量流涎被迫不时吐涎，夜不能寐，极为痛苦。立即行颅脑核磁、脊髓 CT 检查，均无异常发现，根据本院专家会诊意见停用抗生素，给予糖皮质激素、七叶皂苷等治疗 1 周，疗效不佳，查过敏原测定无异常发现。又邀请协和医院相关专家会诊后考虑为"血管神经性水肿，舌体肿大待查"，加用氯雷他定口服，同时给予中药，以清热解表、化痰止咳为原则，治疗达 46 天，舌体肿大未见好转，而于 2008 年 1 月 8 日求治于刘老。症见：舌体肿大，伸出口外，不能回缩，言语不清，不能进食，口中流出大量清涎，精神不振，面色晦暗，口干不欲饮，背部两肩胛骨间发凉，舌质暗淡，边有齿痕，苔白腻垢滑，脉沉滑无力。查体：体温 36.5 ℃，心率 84 次/分钟，呼吸 18 次/分钟，血压 140/80 mmHg，神清，精神不振，自动体位，查体合作。两肺呼吸音清，未闻及干湿性啰音，心界大小正常，心率 84 次/分钟，律齐，无杂音，腹部平坦，触诊柔软，无压痛及反跳痛，肝脾未触及，肠鸣音正常，脊柱四肢发育正常，双下肢无浮肿。神经系统：双侧肢体肌力、肌张力正常；两侧肱二头肌反射、桡骨膜反射、膝腱反射正常，病理反射均未引出。中医诊断：木舌。辨证：寒饮内停，风痰阻络，气滞血瘀。治法：温胃散寒，健脾化饮，佐以理气化瘀。方药用半夏干姜散加减：法半夏 10 g，炒白芥子 10 g，干姜 10 g，吴茱萸 3 g，冬瓜子 20 g，石菖蒲 15 g，防风 10 g，生黄芪 20 g，白鲜皮 20 g，桃仁 15 g，木香 10 g，苏叶 10 g，苏梗 10 g，苍术 15 g。3 剂，日 1 剂，水煎服。患者服完上方后，口中黏液显著减少，可以平卧，舌体较前有所缩小，舌质暗淡，边有齿痕，苔垢滑腻而白，脉沉滑无力。遵效不更方，继服上方 4 剂，日 1 剂，水煎服。药后患者舌体胀大较前缩小，仍不能回缩，口中清涎消失，夜能安卧，精神较前好转，面色略晦，口干不欲饮水，舌质暗淡，边有齿痕，苔垢腻而白，脉沉滑无力。辨证：脾肾阳虚，风痰阻络。治法：温补脾肾，祛风化痰，化瘀通络。方药用附子理中汤加减；乌附片 15 g（先煎），干姜 10 g，土白术 20 g，人参 10 g，吴茱萸 3 g，冬瓜子 20 g，防风 10 g，白鲜皮 20 g，炒白芥子 10 g，葛根 20 g，生蒲黄

10 g（包），桃仁 15 g，穿山甲 6 g，桑寄生 20 g，枳实 15 g，炙甘草 10 g，橘红 15 g。7 剂，日 1 剂，水煎服。患者服用上方 7 剂，舌体肿大显著缩小，可以轻微伸缩，言语较前流畅，能进食流汁食物。精神基本恢复，口干欲饮，舌质淡，苔薄白略腻，脉沉滑。上方加威灵仙 20 g，全蝎 5 g，7 剂，日 1 剂，水煎服，病情好转，舌体较前灵活。之后在上方基础上根据病情变化，适当加减。复诊两次，服用中药 14 剂，舌体大小正常，活动自如，语言清晰流畅，饮食如常。舌淡红，苔薄白，脉弦细而告愈。

按语：患者突然出现舌体肿大，不能回缩，语言不清，重复颅脑 MRI、脊髓 CT、过敏原测定等相关检查均无异常发现。现代医学诊断，病因不明，经激素、抗组织胺药物治疗，疗效不佳。根据患者临床症状当属于中医学"木舌"之范畴。木舌是指舌体肿胀粗大，渐渐硬塞满口，不能伸缩，严重影响患者语言及饮食的疾病，该病临床少见。其病因历代医家多认为系心脾积热，常以清热泻火、化痰散结为原则。

3. 唐医易教授应用半夏干姜散案

患者，男，1966 年 7 月生。2012 年 3 月 20 日初诊。主诉：间断咳嗽 4~5 年，每年数次发作，咳痰不爽，气短，咳前咽喉痒，近日睡前咳嗽加重。经中西医治疗无效。肠胃正常，二便基本正常。舌淡暗，有齿痕，苔白腻，右脉浮大弦紧，左脉浮弦紧，至数平。方用苓桂术甘汤合半夏干姜散。组成：桂枝 10 g，茯苓 12 g，白术 10 g，炙甘草 9 g，姜半夏 12 g（打碎），干姜 12 g，远志 9 g，6 剂。2012 年 3 月 26 日复诊：前药服用后症状减轻，咳嗽不得卧明显缓解，咳嗽有痰。舌略淡，有齿痕，苔薄白，六脉浮弦紧，至数平。处方组成：桂枝 10 g，茯苓 12 g，白术 12 g，炙甘草 9 g，姜半夏 15 g（打碎），干姜 15 g，远志 9 g，桂皮 3 g，泽泻 10 g，6 剂。随访药后痊愈。

按语：《金匮要略·痰饮咳嗽病脉证并治第十二》："脉双弦者，寒也，皆大下后善虚，脉偏弦者，饮也。""夫短气有微饮，当从小便去之，苓桂术甘汤主之。"此案患者除咽痒咳嗽外，唯有气短一症，乃寒饮所致咳嗽，故唐师以温阳化饮之苓桂术甘汤为基本方，咳嗽加重不得卧，故加用半夏干姜散以温胃散寒、降逆化饮。针对咳痰不爽的症状，唐师常在辨证基础上加用远志治疗。方证合拍，二诊时虽症状减轻，但仍伴咳嗽有痰，故而加用肉桂、泽泻行痰饮，加强祛痰之力，故而再剂而愈。

参考文献

［1］张文选. 叶天士用经方［M］. 北京：人民卫生出版社，2011：476-477.

［2］晋中恒. 刘殿池木舌治验［J］. 四川中医，2009，27（9）：3-4.

［3］黎崇裕，廖堪善. 唐医易运用半夏类方验案赏析［J］. 中国民间疗法，2019，27（15）：94-96.

（安学冬 撰）

生姜半夏汤

【仲景方论】

《金匮要略·呕吐哕下利病脉证治第十七》："病患胸中似喘不喘，似呕不呕，似哕不哕，彻心中愦愦然无奈者，生姜半夏汤主之。"

【注家方论】

（1）尤在泾《金匮要略心典·呕吐哕下利病脉证治第十七》：寒邪搏饮，结于胸中而不得出，则气之呼吸往来，出入升降者阻矣。似喘不喘，似呕不呕，似哕不哕，皆寒饮与气，相搏互击之证也。且饮，水邪也；心，阳脏也，以水邪而逼处心脏，欲却不能，欲受不可，则彻心中愦愦然无奈也。生姜半夏汤，即小半夏汤，而生姜用汁，则降逆之力少而散结之力多，乃正治饮气相搏，欲出不出者之良法也。

（2）李彣《金匮要略广注·呕吐哕下利病脉证治》：生姜、半夏，辛温之气，足以散水饮而舒阳气，然待小冷服者，恐寒饮固结于中，拒热药而不纳，反致呕逆。今热药冷饮下嗌之后，冷体既消，热性便发，情且不违，而致大益，此《内经》之旨也。此方与前半夏干姜散略同，但前温中气，故用干姜，此散停饮，故用生姜；前因呕吐上逆，顿服之则药力峻猛，足以止逆降气，呕吐立除；此心中无奈，寒饮内结，难以猝消，故分四服，使胸中邪气徐徐散也。

（3）段治钧《胡希恕医学全集·呕吐哕下利病脉证治》：水饮逆迫胸中，因致其人似喘不喘、似呕不呕、似哕不哕而心中闷乱无奈何者，宜生姜半夏汤主之。

【经典配方】半夏半升，生姜汁一升，上二味，以水三升，煮半夏取二升，纳生姜汁，煮取一升半，小冷分四服，日三夜一服。止，停后服。

【经典方证】病患胸中似喘不喘，似呕不呕，似哕不哕，彻心中愦愦然无奈。

【推荐处方】半夏9 g，生姜汁15 mL，上二味，以水600 mL，煮半夏取400 mL，纳生姜汁，煮取300 mL，小冷分四服，日三，夜一。呕止，停后服。

【方机概述】胸中似喘不喘，似呕不呕，似哕不哕，彻心中愦愦然无奈。寒饮搏聚胸中，气机一时闭阻，心神被困，欲却不能，欲受不可，故见神志昏愦，时清时蒙；正邪相争，则有似喘非喘、似哕非哕等难以名状之证。

【方证提要】胸中似喘不喘，似呕不呕，似哕不哕，彻心中愦愦然无奈。以及呕吐、眉棱角痛等。

【适用人群】适用于寒饮搏结于胸胃而致的胸中似喘不喘，似呕不呕，似哕不哕，难以名状，烦闷不堪，痛苦难忍之症的一般人群。寒饮阻隔所致吐奶的儿童。

【适用病症】

以下病症符合上述人群特征者，可以考虑使用本方。

（1）以消化道功能障碍的疾病，如急慢性胃炎、胃或贲门痉挛、胆汁反流性胃炎、食管炎等属本方证者。

（2）其他如头痛、梅尼埃病、吐奶、眉棱骨痛等属本方证者。

【合方与加减】胃中停饮、肝胃气逆者，加黄连3 g，吴茱萸9 g，枳实15 g，香附20 g，广木香12 g，陈皮18 g。

【注意事项】无。

【医案分析】

1. 张笑平教授应用生姜半夏汤案

陈某，男，1.5个月。1995年11月17日初诊：近3日来不欲吮奶，时吐奶，偶尔吐涎沫，昨晚哭闹甚，欲索一方，苔白，指纹淡红，遂予生姜半夏汤：半夏3 g，入煎取汁，加生姜汁5 mL，酌加红糖适量，分5~6次灌服，连服2日病愈。

按语：本例患儿吐奶当为寒饮阻隔所致，应属生姜半夏汤证，考虑到婴儿难以受药，故径处该方以治之，想不到旋获著效，足见经方之妙。

2. 邓朝纲教授应用半夏生姜汤案

刘某，男，38岁，患眉棱角痛8年，予以生姜半夏汤治之。药用生半夏30 g，生姜20 g，用沸水泡，代茶频服。服 1 剂痛减，2 剂痛止。嘱再服 2 剂以巩固疗效。至今未发。

3.陈锐教授应用生姜半夏汤案

患者，女，35 岁。性格内向，忧郁寡欢，肝气抑郁挟胃气上逆，恶心欲吐，胁肋撑胀，嗳气烦闷，胃脘胀满无食欲，心中忙乱，舌质淡暗，苔白，脉弦滑。证属胃中停饮，肝胃气逆，治宜生姜半夏汤配黄连 3 g，吴茱萸 9 g，加枳实 15 g，香附 20 g，广木香 12 g，陈皮 18 g，6 剂而愈。

参考文献

［1］张笑平.金匮要略临床新解［M］.合肥：安徽科技出版社，2001：253.

［2］邓朝纲.生姜半夏汤新用［J］.四川中医，1985（11）：28.

［3］陈锐.生姜半夏汤临床新用［J］.中国社区医师，2011，27（40）：13.

（安学冬　撰）

橘皮汤

【仲景方论】

《金匮要略·呕吐哕下利病脉证治第十七》："干呕，哕，若手足厥者，橘皮汤主之。"

【注家方论】

（1）程林《金匮要略直解·呕吐哕下利病脉证治第十七》：干呕、哕，则气逆于胸膈间，而不行于四末，故手足为之厥。橘皮能降逆气，生姜为呕家圣药，小剂以和之也。然干呕非反胃，绝非无阳，故下咽气行则愈。

（2）尤在泾《金匮要略心典·呕吐哕下利病脉证治第十七》：干呕哕非反胃。手足厥非无阳。胃不和则气不至于四肢也。橘皮和胃气，生姜散逆气，气行胃和。呕哕与厥自止，未可便认阳虚而遽投温补也。

（3）徐忠可《金匮要略论注·呕吐哕下利病脉证治第十七卷》：呕兼哕言，则以哕为重矣。彼有因元气败而哕者，此肾虚欲绝也。若从干呕来，虽手足厥，明是胃家寒气结，不行于四肢，故以橘皮温胃为主，而合生姜以宣散其逆气也。

【经典配方】橘皮四两，生姜半斤，上二味，以水七升，煮取三升，温服一升，下咽即愈。

【经典方证】干呕，哕，手足厥。

【推荐处方】橘皮 6 g，生姜 12 g，上药二味，以水 700 mL，煮取 300 mL，温服 100 mL。下咽即愈。

【方机概述】胃中寒冷、气机上逆。橘皮汤针对之手足厥逆乃是寒客于胃、胃气不降、阳气不能布达四肢所致，而非阳气虚衰。橘皮汤施用的核心病机为胃中寒冷。

【方证提要】干呕，哕，手足厥，以及顽固性呃逆、妊娠恶阻、化疗后呕吐、化疗后异嗜等。

【适用人群】常用于胃中寒冷、呕吐恶心、呃逆嗳气等症的一般人群。

【适用病症】

以下病症符合上述人群特征者，可以考虑使用本方。

以呃逆、呕吐等为主要症状的胃肠道疾病，如顽固性呃逆、妊娠恶阻、化疗后呕吐、化疗后异嗜等。

【合方与加减】

1. 合方

呃逆，合旋覆代赭汤。

2. 加减

呃逆，加代赭石30 g，枳壳12 g。

【注意事项】无。

【医案分析】

1. 徐成贺教授应用橘皮汤案

患者赵某，男，37岁，渔民。烧伤、外伤3日，于2012年8月27日转院入住南方医院烧伤科。在烧伤、外伤处理治疗中，患者因呃逆8日邀中医科会诊。患者自述：8日前出海打鱼，晚上遇海上大风，雷雨交作，电闪雷鸣，海浪滔天，小船随时有被海浪颠覆吞没的危险。他们站在甲板上，海水打湿了衣服，甚是寒冷；又因站立不稳，多处受伤；后因电路短路，小船起火，身上多处二三度烧伤。幸得国家海事船相救才捡回性命。8日来除外伤、烧伤外，呃声不断，虽多次用解痉药和针灸治疗，罔效。

刻下：患者全身多处裹着纱布，时时呃逆，神情困倦，脘腹胀满，饮食甚少，大便两天一次但不干，头晕，手微抖，舌淡暗，苔薄白滑，脉弦紧。思及患者当时惊恐万状，寒湿袭身，当从惊恐伤肾考虑，认为是肾阳虚，寒饮不化，气动于下，挟肾经寒气而冲逆于上所致，故用桂枝加桂汤合真武汤加减治之。处方：桂枝15 g，白芍10 g，炮附子10 g，干姜10 g，白术10 g，茯苓30 g，半夏10 g，陈皮10 g，甘草10 g。嘱水煎服，2日内连进3剂。

二诊：除畏寒、头晕、手抖有所好转外，呃逆及舌脉基本如前。考虑呃逆为膈肌痉挛，多为肝气上逆所致，故易方小柴胡加龙骨牡蛎汤减味复加丁香、柿蒂治之。处方：柴胡15 g，黄芩12 g，法半夏12 g，龙骨30 g，牡蛎30 g，公丁香3 g，柿蒂15 g，甘草10 g。嘱2日连进2剂。

三诊：除头晕、手抖进一步好转外，呃逆依然，舌脉基本如前。进一步询问，患者言："是因被海风呛着引起。"遂又改变思路，认为应为胃寒，胃气逆乱并肝气上逆所致，方用橘皮汤加代赭石治之。处方：橘皮15 g，生姜30 g，代赭石30 g，枳壳12 g。3剂，嘱日1剂，水煎2次分服。结果仅服药1次，十余天的呃逆即止。为防复作，又服所剩煎好之药，病告痊愈，甚显神效。

按语：一诊时因考虑一叶之舟，在惊涛骇浪之中，人必惊恐万状。《内经》有"惊恐伤肾"之论，"惊则气乱，恐则气下"。惊恐则肾气虚，肾阳不化，下焦寒饮停滞，寒饮易挟肾经寒邪循肾经上冲。肾主卫外，寒水打湿衣服，寒冷至极，此亦伤肾阳，致下焦寒饮生。舌脉也无热象，是寒湿不化之征。故用桂枝加桂汤合真武汤加减治之，因桂枝加桂汤是治肾阳虚气动于下者，真武汤是治肾阳虚水气动于下者，正与此合。这是一诊的辨证用方思路，主要着眼于肾。二诊时，因呃逆未止，不得不审证再辨。窃以为呃逆为膈肌痉挛，多为肝气上逆所致，加之有"惊则气乱"之言，且有头晕手抖之症，又《伤寒论》小柴胡加龙骨牡蛎汤是专主"胸满烦惊者"之主方，而丁香、柿蒂为人们治呃的常用之药，故用小柴胡加龙骨牡蛎汤减味复加丁香、柿蒂治之。这是二诊的辨证用方思路，主要着眼于肝。三诊时，呃仍未止，不得不再审证变方。因患者言是"喝海风，被海风呛着引起"，主因还是风寒导致胃中寒气上逆，而治胃中寒气呃逆的主方是橘皮汤，故选用之。仲景另一张与此方差不多的方子是橘枳姜汤，与此方仅多一味枳实，而枳壳可和胃气、理肝气、泄胸满，故可将枳实换成枳壳。又考虑《伤寒论》第161条有"噫气不除者，旋覆代赭石汤主之"之载，故用橘皮汤加代赭石治之。这是三诊的辨证用方思路，主要着眼于胃。

2. 杨晶教授应用橘皮汤案

王某，男，78岁，退休公务员。患者于30天前因中风住院治疗，1周后出现呃逆，症见喉间呃声不断，声短而频，不能自控，脘腹不舒，食少乏力，严重影响睡眠。方选旋覆代赭汤合橘皮汤加减。药用：旋覆花（包）10 g，代赭石 30 g，党参 10 g，法半夏 10 g，沉香 10 g，陈皮 10 g，生姜 15 g，茯苓 10 g，炙甘草 3 g，水煎服，每日 1 剂，早晚分两次温服。2 天后呃逆发生次数明显减少，5 天后未再发作，连服 7 天，随访 30 天未再发作。

参考文献

［1］徐成贺．橘皮汤治呃逆及其思考［J］.国医论坛，2013，28（6）：9.

［2］杨晶．旋覆代赭汤合橘皮汤治疗呃逆临床体会［J］.内蒙古中医药，2015，34（10）：15.

（安学冬　撰）

橘皮竹茹汤

【仲景方论】

《金匮要略·呕吐哕下利病脉证治第十七》："虚哕逆者，橘皮竹茹汤主之。"

【注家方论】

（1）魏荔彤《金匮要略方论本义·呕吐哕下利病脉证治第十七》：哕逆者，胃气虚寒固矣，亦有少挟虚热作哕者，将何以为治？仲景主橘皮竹茹汤，行气清胃，而毫不犯攻伐寒凉之忌，佐以补中益气温胃之品，而胃气足，胃阳生浮热不必留意也。又诸方子呕吐哕家，浅深缓急之治，可谓至详尽矣。

（2）李彣《金匮要略广注·呕吐哕下利病脉证治第十七》：哕有属胃寒者，有属胃热也，此哕逆为胃中虚热、气逆所致，故用人参、甘草、大枣补虚，橘皮、生姜散逆，竹茹甘寒，疏逆气而清胃热，因以为君。

（3）尤在泾《金匮要略心典·呕吐哕下利病脉证治第十七》：胃虚而热乘之，则作哕逆。橘皮、生姜，和胃散逆。竹茹除热止呕哕。人参、甘草、大枣，益虚安中也。

（4）沈明宗《沈注金匮要略》：此胃虚受邪致哕也：胃虚受邪，挟痰冲肺则哕。然胃气虽虚，是非虚败哕逆，但是胃中邪气不散，故以人参、甘草养胃和中，姜、枣补胃，而宣通中上二焦营卫，俾中气和而肺气自能散布，竹茹善清风邪胃热，能消热痰，橘皮以散胃逆之气。

（5）吴昆《医方考·呃逆门》：呃逆者，由下达上，气逆作声之名也。大病后，则中气皆虚，余邪乘虚入里，邪正相搏，气必上腾，故令呃逆。脉来虚大，虚者正气弱，大者邪热在也。是方也，橘皮平其气，竹茹清其热，甘草和其逆，人参补其虚，生姜正其胃，大枣益其脾。

【经典配方】橘皮二斤，竹茹二升，大枣三十枚，生姜半斤，甘草五两，人参一两，上六味，以水一斗，煮取三升，温服一升，日三服。

【经典方证】虚哕逆。

【推荐处方】橘皮 12 g，竹茹 12 g，大枣 5 枚，生姜 9 g，甘草 6 g，人参 3 g，上药六味，以水一升，煮取 300 mL，温服 100 mL，日三次服。

【方机概述】胃虚有热。胃主受纳，为人体气机升降之枢纽，可腐熟、受纳水谷，胃虚生热，导致胃失和降，膈间气机不利，胃气上逆动膈。橘皮竹茹汤施用的核心病机为胃虚有热。

【方证提要】虚哕逆，呃逆或干呕，虚烦少气，以及呕吐、呃逆、妊娠恶阻等。

【适用人群】适用于胃虚有热所致呕逆的一般人群。症见呃逆或呕吐，舌红嫩，脉虚数。

【适用病症】

以下病症符合上述人群特征者，可以考虑使用本方。

（1）胃肠道障碍为表现的疾病，如慢性胃炎、胃下垂呕吐较甚者、膈肌痉挛、胃癌、妊娠恶阻、幽门不完全性梗阻呕吐、腹部手术后呃逆不止等。

（2）呼吸道障碍为表现的疾病，如重复感冒后余邪再起等。

（3）心律不齐为表现的疾病，如心律失常等。

（4）肾功能异常为表现的疾病，如肾衰竭等。

【合方与加减】

1. 合方

（1）反流性食管炎，合左金丸等。

（2）顽固性呃逆，合小承气汤、调胃承气汤、益胃汤等。

（3）妊娠恶阻，合小半夏汤等。

（4）胆汁反流性胃炎，合左金丸等。

（5）眩晕，合旋覆代赭汤等。

2. 加减

（1）胃热呕逆兼气阴两伤者，可加麦冬、茯苓、半夏、枇杷叶以养阴和胃。

（2）兼胃阴不足者，可加麦冬、石斛等养胃阴。

（3）胃热呃逆、气不虚者，可去人参、甘草、大枣，加柿蒂降逆止呃。

（4）痰多者，加茯苓、半夏。

（5）呕哕不止者，加枇杷叶。

【注意事项】

凡由实热或虚寒所致呃逆、干呕者，不宜使用本方。

【医案分析】

1. 清代名医叶天士用橘皮竹茹汤案

李用直三十三岁，凡女科，有胎气以立基为要。恶阻呕吐酸味，是热化，安胃调气。人参、竹茹、茯苓、半夏、金斛、生姜。

女科胎前以立基为要。恶阻呕吐味酸，是热化，宜安胃调气。人参、半夏、竹茹、茯苓、生姜。

按语：以上两案是同一则医案，因收载不同而有一味药之别。此案妊娠恶阻，症见恶阻呕吐味酸。此胆热胃虚，胆气犯胃。方用竹茹、人参、生姜，为减味橘皮竹茹汤，清胆补胃止呕；另用半夏代替橘皮，合生姜为小半夏汤以加强止呕；用茯苓代替甘壅的甘草、大枣，合人参以通补胃气。《叶天士先生方案真本》所载案有石斛，石斛可下气（《本经》），平胃气（《别录》），滋胃阴，清胃热，叶氏用此药和胃止呕，兼清胆胃郁热。

2. 王付教授用橘皮竹茹汤案

胡某，男，66岁。自诉呃逆2月余，有时一日数次发作，有时两三天发作1次，屡经中西医治疗，均因疗效不佳而更医。刻下：每次呃逆20余声，呃声无力，面部发红，困倦乏力，气短，气喘，腰酸，口干欲饮水，舌质偏红，苔薄略黄，脉浮弱。诊为胃虚热呃逆证，其治当清热补虚，以橘皮竹茹汤加味：橘皮48 g，竹茹48 g，大枣30枚，红参9 g，生姜24 g，炙甘草15 g，蛤蚧1对，石膏24 g。6剂，每日1剂，水煮2次，早晚分服。二诊：药用2剂，呃逆即止，6日来未再出现呃逆发作，为巩固疗效，又以前方6剂。三诊：呃逆未再发作，要求继续服用前方，复以前方3剂。随访1个月未再复发。

按语：根据呃逆病症表现既有正气虚弱如困倦乏力，又有邪热内扰如面部潮红，采用橘皮竹茹汤以清热益气，加蛤蚧以纳气内守，石膏以清热泻火。方药相互为用，以建其功。

3. 石志乔教授用橘皮竹茹汤案

陈某，男，67岁。2012年5月3日初诊。病史：呃逆反复发作30天。病因情志不遂而生，逐渐加重，近几个月每月约发作20天。曾用过多种中西药物，大多当时有效，移时复作。本次发作于2周前，呃逆并伴有畏寒、眩晕、饮凉水即呕、牙痛、尿黄等症。前医叠进丁香柿蒂散、旋覆代赭汤、藿香正气汤等方加减，均未见好转。

主症：呃逆不止，呃声低怯，偶尔矢气则舒，伴恶寒、尿黄、眩晕、饮凉水即呕。检查：舌质偏暗，舌苔花剥，脉细偏数，腹部软，未触及硬块。辨证：中虚气逆，寒热互结于膈胃。治法：行气降逆和胃，补中益气，调膈胃之寒热，辅以疏风散寒。方药：橘皮竹茹汤加味。橘皮20g，竹茹30g，红参6g，甘草6g，姜半夏6g，干姜3g，北柴胡10g，黄芩10g，茯苓10g，枇杷叶10g，麦冬10g，防风10g，荆芥10g。5剂。5月8日，患者来诉，服1剂有好转，服3剂则明显好转，5剂服完，呃逆止，诸症悉平，至今未见复发。

按语：本例之呃逆，其呃声低怯，舌苔花剥，首先参其病史、脉象，辨证诊断为中气虚证。其尿黄，脉数和饮凉水即呕，乃寒热互结之明证，故宗仲景之法，以橘皮竹茹汤加味补虚理气，降逆和胃，调其寒热，佐以解表为治。方中，重用橘皮行滞气，并理横逆之气；重用竹茹清膈胃之热；干姜降逆和胃，散寒理气；红参、甘草益气补虚，安定中焦；虑其病日久，寒热结深，故加入姜半夏、干姜、枇杷叶，以增降逆和胃、温中祛寒之力；加入北柴胡、黄芩以增除热止呕之功；加入麦冬以养阴清热，兼防干姜、姜半夏之辛燥伤阴；荆芥、防风祛风散寒解表。法依病理，方随证出，方药合拍，丝丝入扣，故药到病除。

参考文献

［1］张文选. 叶天士用经方［M］. 北京：人民卫生出版社，2011：476-477.

［2］石宁，晁利芹. 王付应用经方辨治疑难杂病举隅［J］. 河南中医，2013，33（2）：181.

［3］石志乔. 经方治顽疾验案4则［J］. 河南中医，2014，34（1）：27-28.

（安学冬　撰）

桂枝汤（桂枝加桂汤、桂枝加黄芪汤）

【仲景方论】

《金匮要略·呕吐哕下利病脉证治第十七》："下利腹胀满，身体疼痛者，先温其里，乃攻其表。温里宜四逆汤，攻表宜桂枝汤。"

《金匮要略·妇人妊娠病脉证并治第二十》："师曰：妇人得平脉，阴脉小弱，其人渴，不能食，无寒热，名妊娠，桂枝汤主之。"

《金匮要略·妇人产后病脉证治第二十一》："产后风，续之数十日不解，头微痛，恶寒，时时有热，心下闷，干呕，汗出，虽久，阳旦证续在耳，可与阳旦汤。"

《金匮要略·奔豚气病脉证治第八》："发汗后，烧针令其汗，针处被寒，核起而赤者，必发奔豚，气从少腹上至心，灸其核上各一壮，与桂枝加桂汤主之。"

《金匮要略·水气病脉证并治第十四》："黄汗之病，两胫自冷；假令发热，此属历节。食已汗出，又身常暮卧盗汗出者，此劳气也。若汗出已，反发热者，久久其身必甲错；发热不止者，必生恶疮。若身重，汗出已辄轻者，久久必身，即胸中痛，又从腰以上必汗出，下无汗，腰髋弛痛，如有物在皮中状，剧者不能食，身疼重，烦躁，小便不利，此为黄汗，桂枝加黄芪汤主之。"

【注家方论】

（1）吴昆《医方考·五疸门》：客者除之，故用桂枝之辛甘，以解肌表之邪；泄者收之，故用芍药之酸寒，以敛营中之液；虚以受邪，故用黄芪之甘温，以实在表之气；辛甘发散为阳，故生姜、甘草可为桂枝之佐；乃大枣者，和脾益胃之物也。

（2）喻昌《医门法律·水肿门》：用桂枝全方，啜热粥助其得汗，加黄芪固卫。以其发热，且兼自汗、盗汗，发热故用桂枝，多汗故加黄芪也。其发汗已仍发热，邪去不尽，势必从表解之。汗出辄轻，身不重也；久久身瞤胸中痛，又以过汗而伤其卫外之阳，并胸中之阳也；腰以上有汗，腰以下无汗，阳通而阴不通也，上下痞隔，更宜黄芪固阳，桂枝通阴矣。

（3）周扬俊《金匮玉函经二注·奔豚气病脉证治第八》：用桂加入桂枝汤中，一以外解风邪，一以内泄阴气也。各灸核上者，因寒而肿，惟灸消之也。

（4）尤在泾《金匮要略心典·奔豚气病脉证治》：此肾气乘外寒而动发为奔豚者。发汗后烧针复汗，阳气重伤，于是外寒从针孔而入通于肾。肾气乘外寒而上冲于心，故须灸其核上，以杜再入之邪，而以桂枝汤外解寒邪，加桂内泄肾气也。

（5）尤在泾《金匮要略心典·妇人产后病脉证治》：产后中风，至数十日之久，而头疼寒热等证不解，是未可卜度其虚，而不与解之散之也。阳旦汤治伤寒太阳中风挟热者，此风久而热续在者，亦宜以此治之。夫审证用药，不拘日数，表里既分，汗下斯判。

（6）吴谦《医宗金鉴·订正仲景全书金匮要略注·奔豚气病脉证治第八》：烧针，即温针也，烧针取汗亦汗法也。针处宜当避寒，若不知谨，外被寒袭，火郁脉中，血不流行，所以有结核肿赤之患也。夫温针取汗，其法亦为迅烈矣，既针而营不奉行作解，必其人素寒阴盛也。故虽有温针之火，但发核赤，又被寒侵，故不但不解，反召阴邪，而加针之时，心既虚惊，所以肾水阴邪，得上凌心阳而发奔豚也，奔豚者，肾水阴邪之气，从少腹上冲于心，若豚之奔也。先灸核上各一壮者，外祛其寒邪，继与桂枝加桂汤者，内伐其肾邪也。

（7）魏荔彤《金匮要略方论本义·奔豚气病脉证治第八》：灸后以桂枝加桂汤主之，意取升阳散邪，固卫补中，所以为汗后感寒，阳衰阴乘之奔豚立法也。与前条心动气弛，气结热聚之奔豚，源流大别也。

（8）周扬俊《金匮玉函经二注·呕吐哕下利病脉证治第十七》：盖内有虚寒，故下利腹胀满。表邪未解，故身体疼痛。以下利为重先治其里，后治其表者，若《伤寒论》，太阳证，以医下之，续得下利清谷，身疼痛者，当先以四逆治其里，清便自调，然后以桂枝救其表，即此意。

（9）周扬俊《金匮玉函经二注·水气病脉证并治第十四》：黄汗病由阴阳水火不既济，阴阳者，荣卫之主，荣卫者，阴阳之用，阴阳不既济，而荣卫亦不循行上下，阳火独壅于上为黄汗，阴水独积于下致两胫冷。

（10）张璐《张氏医通·水肿》：黄汗皆由荣气不和，水气乘虚袭入，所以有发热汗出、身体重痛、皮肤甲错、肌肉瞤动等证。至于胫冷髋弛，腰以下无汗，《内经》所谓身半以下，湿中之也。脉沉迟者，水湿之气渗于经脉，而显迟滞不行之状，证虽多歧，观其所治，咸以桂芍和荣散邪，即兼黄芪司开合之权，杜邪复入之路也。按仲景于瘀热壅滞之候，每云甲错，即肌若鱼鳞之状，故发热不止，则瘀热溃腐而为恶疮。每言身瞤乃经脉动惕之兆，故发汗不已，则荣气内乏，而胸中痛也。

【经典配方】

桂枝汤：桂枝（去皮）三两，芍药三两，甘草（炙）三两，生姜三两，大枣十二枚，上五味，咀，以水七升，微火煮取三升，去滓，适寒温，服一升。服已须臾，啜热稀粥一升，以助药力，温复令一时许，遍身微似有汗者益佳，不可令如水淋漓。若一服汗出，病瘥，停后服。

桂枝加桂汤：桂枝（去皮）五两，芍药三两，生姜（切）三两，甘草（炙）二两，大枣（擘）十二枚。以水七升，煮取三升，去滓，温服一升。炙其核上各一壮。

桂枝加黄芪汤：桂枝、芍药各二两，甘草二两，生姜三两，大枣十二枚，黄芪二两，上六味，以水八升，煮取三升，温服一升，须臾，饮热稀粥一升余，以助药力，温复取微汗，若不汗更服。

【经典方证】 下利腹胀满，身体疼痛者，先温其里，乃攻其表。妇人得平脉，阴脉小弱，其人渴，不能食，无寒热。产后风，续之数十日不解，头微痛，恶寒，时时有热，心下闷，干呕，汗出。发汗后，烧针令其汗，针处被寒，核起而赤者，必发奔豚，气从少腹上至心。黄汗之病，两胫自冷；假令发热，此属历节。食已汗出，又身常暮卧盗汗出者，此劳气也。若汗出已，反发热者，久久其身必甲错；发热不止者，必生恶疮。若身重，汗出已辄轻者，久久必身，即胸中痛，又从腰以上必汗出，下无汗，腰髋弛痛，如有物在皮中状，剧者不能食，身疼重，烦躁，小便不利，此为黄汗。

【推荐处方】

桂枝汤：桂枝（去皮）、芍药、生姜、大枣（切）各9g，甘草（炙）6g。水煎服，温服取微汗。

桂枝加桂汤：桂枝（去皮）15g，芍药9g，生姜（切）9g，甘草（炙）6g，大枣（擘）十二枚。以水1400mL，煮取600mL，去滓，温服200mL。

桂枝加黄芪汤：桂枝、芍药各9g，甘草6g，生姜9g，大枣十二枚，黄芪6g，以水800mL，煮取300mL，温服100mL。须臾饮热稀粥一升余，以助药力，温覆取微汗；若不汗更服。

【方机概述】

桂枝汤：外感风寒表虚。风寒伤人肌表，腠理不固，卫气外泄，营阴不得内守，肺胃失和。桂枝汤施用的核心病机为外感风寒表虚。

桂枝加桂汤：奔豚病证。阵发性气从少腹上冲心，发作欲死，伴心悸，四肢欠温，舌质淡，苔白润，脉浮缓或沉迟。为阳气虚弱、阴寒上冲之奔豚病证。桂枝加桂汤施用的核心病机为气从少腹上冲心之奔豚。

桂枝加黄芪汤：黄汗之病，两胫自冷。若身重，汗出已辄轻者，久久必身瞤，瞤即胸中痛，又从腰以上必汗出，下无汗，腰髋弛痛，如有物在皮中状，剧者不能食，身疼重，烦躁，小便不利。桂枝加黄芪汤施用的核心病机为黄汗之病，两胫自冷。

【方证提要】

桂枝汤：头痛发热，汗出恶风，鼻鸣干呕，以及感冒、流行性感冒、原因不明的低热、产后或病后低热、妊娠呕吐、多形红斑、冻疮、荨麻疹等。

桂枝加桂汤：奔豚病。某些心脏病、神经官能症，以及外感、头痛、膈肌痉挛等病证。及体虚感冒、黄汗、多汗、盗汗症、黄疸、自主神经功能紊乱，末梢神经炎，肌肉风湿病，胆石症并感染，小儿感冒等。

桂枝加黄芪汤：黄汗之病，两胫自冷。若身重，汗出已辄轻者，久久必身瞤，瞤即胸中痛，又从腰以上必汗出，下无汗，腰髋弛痛，如有物在皮中状，剧者不能食，身疼重，烦躁，小便不利。

【适用人群】

桂枝汤：常用于外感风寒表虚证的一般人群，症见头痛项强、发热汗出、恶风、鼻鸣、干呕、苔白不渴、脉浮缓等症。

桂枝加桂汤：常用于患奔豚病的一般人群，症见有气从少腹上冲胸脘、咽喉。

桂枝加黄芪汤：常用于患黄汗之病、两胫自冷的一般人群。若身重，汗出已辄轻者，久久必身瞤，瞤即胸中痛，又从腰以上必汗出，下无汗，腰髋弛痛，如有物在皮中状，剧者不能食，身疼重，烦躁，小便不利。

【适用病症】

以下病症符合上述人群特征者，可以考虑使用本方。

桂枝汤：①外感风寒表虚证：以发热、头痛、汗出、恶风为辨证要点。主要症状为发热头痛、自汗恶风、身痛、鼻塞流清涕，或鼻鸣干呕，或寒热往来，或下利、盗汗；舌苔薄白，脉浮缓，或浮弱，或浮虚，或浮数。②常用于感冒、低热、伤寒、结核、胃肠病、足跟痛、胸腹痛、偏头痛、神经衰弱、神经痛、脑后生疮、目盲、过敏性鼻炎、通身寒冷、自汗、盗汗、虚疟、虚痢、妊娠恶阻、产后病、阳痿、遗精、风湿病、皮肤瘙痒、多形红斑、冻疮、荨麻疹、小儿腮肿、小儿角弓反张及手足抽搐等属于营卫不和者。

桂枝加桂汤：①寒气上冲之奔豚证：以气从少腹上冲胸咽为辨证要点。主要症状：气从少腹上冲心胸，刺痛欲死，起卧不安，有发作性；心下悸，短气急迫不能忍耐，汗出恶风，头痛或者头晕，鼻鸣，鼻塞流清涕，小便清，舌质淡，舌苔薄白滑，脉沉迟。②常用于神经官能症、神经衰弱、歇斯底里性冲逆、感冒、妇人更年期之"逆上感"、呃逆、食后嗜睡、癔症、膈肌痉挛、结肠过敏症及心脏病等属于桂枝汤证而气上冲剧甚者。

桂枝加黄芪汤：①黄汗之病，两胫自冷。若身重，汗出已辄轻者，久久必身瞤，瞤即胸中痛，又从腰以上必汗出，下无汗，腰髋弛痛，如有物在皮中状，剧者不能食，身疼重，烦躁，小便不利。②常用于鼻炎、风湿性肩周炎、糖尿病多汗症、成人支气管哮喘、冠心病心律失常、感冒、黄汗病等疾病。

【合方与加减】

1. 合方

（1）失眠，合酸枣仁汤。

（2）乳腺癌等，合二至汤。

（3）慢性荨麻疹、支气管哮喘、过敏性鼻炎、反复呼吸道感染等疾病，合玉屏风散、当归饮子、苍耳子散、桂枝加龙骨牡蛎汤。

（4）颈椎病，合羌活胜湿汤。

（5）发热、咳嗽，合六味小柴胡汤。

（6）焦虑、更年期综合征、奔豚病，合小柴胡汤、真武汤。

（7）皮炎，合柴胡加龙骨牡蛎汤。

（8）面瘫，合牵正散。

（9）类风湿关节炎，合当归补血汤。

（10）血管性神经头痛，合小陷胸汤。

2. 加减

（1）恶风寒较甚者，加防风、荆芥、淡豆豉。

（2）体质素虚者，加玄参、黄芪、白术、防风。

（3）兼见咳喘者，加杏仁、苏子、桔梗。

（4）偏肾阳虚者，加附子。

（5）心悸不安者，加龙骨、牡蛎。

（6）中焦虚寒者，加吴茱萸、小茴香。

（7）脾胃蕴热者，加生大黄、生石膏。

（8）胃肠气滞者，加槟榔、香附。

（9）伴咳嗽气喘者，加桑白皮、苦杏仁、麻黄。

（10）伴腰膝发冷者，加淫羊藿、仙茅。

（11）黄汗、黄疸，加山栀、茵陈、黄柏。

（12）盗汗，倍芍药，加当归。

（13）多汗，加浮小麦。

【注意事项】

（1）凡外感风寒表实无汗者禁用。服药期间禁食生冷、黏腻、酒肉、臭恶等物，以防恋邪伤正。

（2）本方还必须重视给药方法及药后护理。药后啜粥：服药须臾，啜热稀粥一碗，一则借谷气以充汗源，一则借热气鼓舞卫气，使汗出表和，祛邪而不伤正；温覆微汗：服药啜粥之后，盖被保温，取遍身微似有汗为佳，切忌大汗淋漓；见效停药：如一服汗出病愈，即应停服后药，此乃中病及止，以免过剂伤正。

【医案分析】

1. 清代名医叶天士用桂枝汤案

顾氏，进护阳方法，诸疟已减，寒热未止。乃久病阳虚，脉络未充，尚宜通补为法。人参、生鹿茸、当归、紫石英、茯苓、炙草、煨姜、大枣。又，经邪不尽，寒热未止。缘疟久营卫气伤，脉络中空乏。屡进补法，仅能填塞络中空隙，不能祛除蕴伏之邪。拟进养营法，取其养正邪自却之意。人参、当归、杞子、生白芍、茯神、桂心、炙甘草、远志、煨姜、南枣。

方证解释：本案曾进护阳法，诸疟已减，而寒热未止。此久病伤阳，络虚奇经受损。拟通补奇经法，以人参、生鹿茸、当归、紫石英、茯苓、炙甘草、煨姜、大枣，通补奇经，调和营卫。再诊仍寒热未止，叶氏从疟久营卫气伤，脉络中空乏立论，方用桂心、生白芍、炙甘草、煨姜、南枣，为桂枝汤法，调和营卫，外解寒热；用人参、当归、枸杞子、茯神、远志，为通补奇经阳明法，扶正祛邪。

2. 清代名医叶天士用桂枝加桂汤案

朱，入暮腹痛鸣响，睾丸久已偏坠，春正下血经月，颜色鲜明，此痛决非伤瘀积聚，乃营损寒乘，木来侮土，致十四载之缠绵。调营培土，以甘泄木，散郁宜辛。节口戒欲，百天可效。人参、炒当归、炒白芍、肉桂、炮姜、茯苓、炙甘草、南枣。又，细推病情，不但营气不振，而清阳亦伤。洞泄不已，而辛润宜减，甘温宜加。从桂枝加桂汤立法。人参、桂枝、茯苓、生白芍、炙甘草、肉桂、煨姜、南枣。又，仍议理营。人参、于术、茯苓、炮姜、桂心、白芍，真武丸二钱。

按语：本案症见腹痛鸣响，睾丸偏坠痛日久，便血经月，血色鲜明等。便血提示营损血弱；睾丸偏坠痛提示肝郁寒滞；腹痛鸣响提示土虚木侮。叶氏辨为营损寒乘，木来侮土。拟调营培土，以甘泄木，以辛散郁法，方用桂枝汤加当归、茯苓、人参，以肉桂易桂枝治疗。二诊出现洞泄不已，不仅营气不振，而且清阳亦伤，故调整上方，减当归之润，从桂枝加桂汤法，增加辛甘温药，以桂枝、肉桂并用以温阳散寒。三诊改用理中汤合桂枝汤法，更加真武丸，既温阳，又理营，以治便血、洞泻。

3. 王庆国教授用桂枝加黄芪汤案

患者，女，67岁。2017年10月18日初诊。主诉：汗出色黄染衣10年余。患者10余年前无明显诱因出现汗出色黄染衣症状，当时并未重视，此后常反复发作，此十余年间并未予特殊处理。3天前患者再次出现衣物色黄，为求中医药治疗前来门诊求治。刻下：汗出色黄，手掌、前额、鼻唇沟、腋下等汗腺、皮脂腺分布丰富的部位黄汗明显，用纸巾擦拭可见黄色汗液。巩膜及皮肤黏膜未见黄染，无皮肤瘙痒等不适。汗出症状以白天为重，活动后明显，汗出后周身无不适症状。汗液可将所穿浅色衣物染黄，以腋下尤甚。伴见口苦、咽干、脚后跟凉，平素畏冷、容易感冒。纳可，寐安。小便尚可，大便日一次。舌质淡，苔薄，脉弦细。辨为表卫失固、肾阴不足之证，方选桂枝加黄芪汤合牡蛎散加味。

处方：桂枝10 g，白芍15 g，炙甘草10 g，大枣15 g，浮小麦50 g，煅牡蛎15 g，黄芪20 g，山茱萸30 g，熟地黄30 g，黄柏10 g，茵陈30 g，制附片9 g。14剂，水煎服。

2017年11月8日二诊：患者诉仍有活动后汗出，但较前明显减少，且染衣色黄症状有所减轻，纸质擦拭手掌、前额、鼻唇沟等部位的汗液可见黄色较前变浅。口苦亦减，仍伴有脚冷之症。纳可，寐安，二便调。舌质淡，苔薄，脉细。予前方加夏枯草20 g，制附片加至15 g，煅牡蛎加至20 g。14剂，水煎服。

2017年11月29日三诊：患者自诉上述症状基本好转，活动后可有少量汗出，见于前额、鼻唇沟、腋下、胸背部等部位，纸巾擦拭未见黄色汗液。偶有口苦，无脚冷，感冒次数较前明显减少。未诉其他不适，纳可，眠安，二便调。予前方继进，共14剂。2个月后随访，患者诉未再出现染衣色黄症状，诸症悉除。

参考文献

［1］张文选.叶天士用经方［M］.北京：人民卫生出版社，2011：476-477.

［2］雷超芳，翟昌明，任北大，等.王庆国教授运用桂枝加黄芪汤治疗黄汗病一则［J］.中医临床研究，2019，11（10）：89-91.

（安学冬 撰）

小承气汤

【仲景方论】

《金匮要略·呕吐哕下利病脉证治第十七》："下利谵语者，有燥屎也，小承气汤主之。"

【注家方论】

（1）吴谦《医宗金鉴·订正仲景全书金匮要略注·呕吐哕下利病脉证治第十七》：下利，里虚证也。谵语，里实证也，何以决其有燥屎也？若脉滑数，知有宿食也。其利秽黏，知有积热也。然必脉证如此，始可知其有燥屎也。以下之以小承气汤，于此推之，而燥屎又不在大便硬不硬也。

（2）尤在泾《金匮要略心典·呕吐哕下利病脉证治第十七》：谵语者，胃实之征，为有燥屎也，与心下坚，脉滑者大同。然前用大承气汤者，以因实而致利，去之惟恐不速也。此用小承气汤者，以病成而适实攻之，恐伤其正也。

（3）吴昆《医方考·伤寒门》：邪在上焦则作满，邪在中焦则作胀，胃中实则作潮热，阳乘于心则狂，热干胃口则喘。枳、朴去上焦之痞满，大黄荡胃中之实热。此其里证虽成，病未危急，痞、满、燥、实、坚犹未全俱，以是方主之，则气亦顺矣，故曰小承气。

（4）柯琴《伤寒附翼·阳明方总论》：夫诸病皆因于气，秽物之不去，由于气之不顺，故攻积之剂，必用行气之药以主之。亢则害，承乃制，此承气之所由。又病去而元气不伤，此承气之义也。大黄倍厚朴，是气药为臣，名小承气。味少，性缓，制小，其服欲微和胃气也，故名曰小。三物同煎，不分次第，而服只四合，此求地道之通，故不用芒硝之峻，且远于大黄之锐矣，故称为微和之剂。

（5）汪昂《医方集解·攻里之剂》：此少阳、阳明药也。邪在上焦则满，在中焦则胀，胃实则潮热，犹潮水之潮，其来有时，阳明燥金旺主于申酉，故曰晡潮热。伤寒潮热为胃实，无虚证，阳邪乘心则狂，故谵语，胃热于肺则喘。故以枳实、厚朴去上焦之痞满，以大黄去胃中之实热，此痞满燥实坚未全者，故除芒硝，欲其无伤下焦真阴也。

（6）俞根初《重订通俗伤寒论·伤寒本证》：何秀山按：小肠火腑，非苦不通，故君以生军之苦寒，以涤小肠；臣以枳实之苦降，直达幽门；但苦辛不通，故佐以厚朴之苦辛，助将军一战成功也。此为阳明实热，蕴结小肠之良方。

（7）王子接《绛雪园古方选注·下剂》：承气者，以下承上也，取法乎地，盖地以受制为资生之道，故胃以酸苦为涌泄之机，若阳明腑实，燥屎不行，地道失矣，乃用制法以去其实。大黄制厚朴，苦胜辛也，厚朴制枳实，辛胜酸也，酸以胜胃气之实，苦以化小肠之糟粕，辛以开大肠之秘结，燥屎去，地道通，阴气承，故曰承气。独治胃实，故曰小。

（8）费伯雄《医方论·攻里之剂》：此治邪在中、上两焦之正法也。注中但有谵语潮热、喘满等症，而无腹胀坚满之象，故减去芒硝，不使伐无病之地以劫阴。略一加减，必有精义，规矩方圆之至也。

【经典配方】大黄四两，厚朴三两（炙），枳实大者三枚（炙），上三味，以水四升，煮取一升二合，去滓，分温二服，得利则止。

【经典方证】下利谵语者，有燥屎也。

【推荐处方】大黄12g，厚朴6g，枳实9g，上药三味，以水800mL，煮取400mL，去滓，分二次温服。

【方机概述】阳明腑实。外邪入胃里化热，与大肠糟粕结实于肠间，燥热相合成实，以致津液被耗，阻滞于中，即可产生，潮热谵语，便秘，腹满而痛。小承气汤施用的核心病机为阳明腑实。

【方证提要】阳明腑实证。谵语潮热，大便秘结，胸腹痞满。痢疾初起，腹中疠痛，或脘腹胀满，里急后重，以及便秘、腹胀、胃痛等。

【适用人群】常用于胃肠腑实的一般人群，症见谵语潮热、大便秘结、胸腹痞满，或痢疾初起、腹中疠痛，或脘腹胀满、里急后重。

【适用病症】

以下病症符合上述人群特征者，可以考虑使用本方。

（1）以胃肠功能障碍为主要表现的疾病，如急性胃肠炎、便秘、腹胀、脱肛、功能性消化不良、术后粘连性肠梗阻、消化性溃疡、顽固性呃逆等。

（2）以呼吸道功能障碍为表现的疾病：如新型冠状病毒感染、呼吸衰竭、肺部感染等。

【合方与加减】

1. 合方

（1）伴胃肠功能障碍，合四君子汤、香砂理中汤、大黄附子汤、柴胡疏肝散等。

（2）伴炎症反应，合苓桂术甘汤。

（3）顽固性呃逆，合橘皮竹茹汤。

（4）伴脓毒症，合五味消毒饮。

（5）肺部感染，合清金化痰汤。

（6）酒精性脂肪肝，合龙胆泻肝汤。

2. 加减

（1）恶心、呕吐，加陈皮、姜半夏等。

（2）胃肠湿热，加黄连、黄芩等。

（3）嘈杂泛酸，加煅瓦楞子等。

（4）腹胀较重，加莱菔子、木香、砂仁等。

（5）黄疸，加山栀、茵陈等。

（6）血瘀，加桃仁、赤芍等。

（7）食滞，加山楂、六曲等。

（8）虫积，加槟榔、使君子、苦楝皮等。

【注意事项】孕妇、年老体弱及血虚津亏者，不宜使用本方。

【医案分析】

1. 南宋许叔微用小承气汤案

治一人。病伤寒，大便不利，日晡潮热，两手撮空，直视喘急，更数医矣。许曰：此诚恶候，见之者九死一生，仲景虽有证而无治法。况已经吐下，难于用药，勉强救之，若得大便通而脉弦则可生。乃与小承气汤一剂，大便利，诸疾渐退，脉且微弦，半月愈。或问曰：下之而脉弦者生，此何谓也？许曰：仲景云，"寻衣妄撮，怵惕不安，微喘直视，脉弦者生，涩者死。微者但发热谵语者，大承气汤主之。"予观钱氏直诀说："手循衣领及捻物者，肝热也。"此证在仲景列于阳明部。盖阳明者胃也。肝有热邪，淫于胃经，故以承气汤泻之，且得弦脉，则肝平而胃不受克，所以有生之理一也。

2. 刘渡舟教授用小承气汤案

张某，男，21岁。患者头晕体疲，不欲饮食，勉强进食则腹中胀痛不已。自以为体虚而前来求开补药方。询问先前所服药物，皆人参健脾、十全大补等丸药，不但不见疗效，而反更显体弱无力。视其舌苔黄腻，切其脉滑而有力，不属虚证，因而再问其二便情况，果然大便干硬而小便黄赤。此乃大实而有虚候，胃肠内有结滞，胃气不降，燥热上熏，干扰清阳则头晕；腑气壅滞不通故腹胀疼痛；气蕴于里而不达于外则体疲乏力。土气太过，则成敦阜，必以泻药平之。

大黄9g，枳实9g，厚朴9g，服药一剂后，大便泻下3次，头晕顿时减轻，周身轻爽如释重负，腹胀愈其七八。后用平胃散调和胃气而愈。

按语：小承气汤是为治疗大便已经成硬，但尚未至燥屎的程度。所谓大便已经成硬，指的是大便干硬，但犹能形成条状。临床所见，腹部胀满，大便干硬，辨为小承气汤证比较容易。但腑气不通，邪实于内，反见虚羸之象者，却不容易辨认。曹颖甫用大承气汤治头痛，认为是"阳明燥气上冲及脑"；本案用小承气汤治头晕，辨为"燥热上熏，干扰清阳之位"。二者方证虽然不同，但其辨证思路及治法的选择则基本一致。这类情况临床不属少见，应该引起注意。

此外，凡服承气类方剂，临床要注意2个问题：一是辨证明确时，当下则下，若明知腑实当下，而又恐攻下伤正，则延误病情；二是服药后，得大便利则止后服，不可过服求快反而伤正。

3. 罗侃教授应用小承气汤案

2012年9月13日，何某，男，72岁。血压150/90 mmHg，口服降压0号1周，效果不明显。既往史：高血压20年。症见患者头晕、头胀1周，口苦，耳鸣，心烦起急，腰膝酸软，便秘，舌红苔黄，舌底有瘀络，脉弦数。患者证属肝阳上亢伴有血瘀。处方：天麻20g，甘草10g，大黄10g，枳实10g，厚朴10g，三七粉3g（冲服），红花10g，桃仁10g，丹参20g，白花蛇1条，牛膝10g，杜仲10g。每日一剂，服14剂。

9月27日二诊：头晕头胀减轻，口微苦，耳鸣减轻，大便已通，但仍干燥，前方加芦荟1g，每日一剂，服14剂。

10月25日三诊：头晕头胀已无，口微苦，大便干，前方加肉苁蓉10g，每日一剂，服14剂。

11月8日四诊：药后效好，大便正常，继服前方14剂。

五诊：诸症已基本消除，嘱患者改服清肝降压胶囊5粒，1日3次，2个月后随访患者血压平稳。

按语：首诊小承气汤通腑泄热，加天麻平肝息风，杜仲、牛膝补益肝肾，红花、桃仁、丹参、白花蛇、三七粉活血化瘀，甘草调和诸药。复诊时见大便仍干燥，故加芦荟、肉苁蓉增强润肠通便功效，效果满意。本方对肝火上炎、肝阳上亢所致高血压，临床多次应用，效果满意。

参考文献

［1］许叔微.普济本事方［M］.北京：中国中医药出版社，2007.

[2]刘渡舟，王庆国，刘燕华.经方临证指南[M].北京：人民卫生出版社，2013：127.

[3]曹成军，罗侃.罗侃教授应用小承气汤经验小结[J].中西医结合心血管病电子杂志，2014，2（7）：9-11.

（安学冬　撰）

桃花汤

【仲景方论】

《金匮要略·呕吐哕下利病脉证治第十七》："下利，便脓血者，桃花汤主之。"

【注家方论】

（1）尤在泾《金匮要略心典·呕吐哕下利病脉证治第十七》：此治湿寒内淫，脏气不固，脓血不止者之法。赤石脂理血固脱，干姜温胃祛寒，粳米安中益气，崔氏去粳米加黄连、当归，用治热利，乃桃花汤之变法也。

（2）吴仪洛《成方切用·涩固门》：盖下利至于不止，热势已大衰，而虚寒滋起矣。故非固脱如石脂不可。且石性最沉，味涩易滞，故稍用干姜之辛散佐之。用粳米独多者，取其和平而养胃也。

（3）吴昆《医方考·伤寒门》：此方用赤石脂，以其性寒而涩，寒可以济热，涩可以固脱；用干姜者，假其热以从治，犹之白通汤加人尿、猪胆，干姜黄连黄芩人参汤用芩、连，彼假其寒，此假其热，均之假以从治耳；用粳米者，恐石脂性寒损胃，故用粳米以和之。向使少阴有寒，则干姜一两，岂足以温？而石脂一斤之多，适足以济寒而杀人矣！岂仲景之方乎？

（4）王子接《绛雪园古方选注·温剂》：桃花汤，非名其色也，肾脏阳虚用之，一若寒谷有阳和之致，故名。石脂入手阳明经，干姜、粳米入足阳明经，不及于少阴者，少阴下利便血，是感君火热化太过，闭藏失职，关闸尽撤，缓则亡阴矣。故取石脂一半，同干姜、粳米留恋中宫，载住阳明经气，不使其陷下；再纳石脂末方寸匕，留药以沾大肠，截其道路，庶几利血无源而自止，其肾脏亦安矣。

【经典配方】赤石脂一斤（一半全用，一半筛末），干姜一两，粳米一升，上三味，以水七升，煮米令熟，去滓，温七合，纳赤石脂末方寸匙，日三服，若一服愈，余勿服。

【经典方证】下利，便脓血。

【推荐处方】赤石脂30g（一半全用，一半筛末），干姜9g，粳米30g，以水700mL，煮米令熟，去滓，温服150mL，纳赤石脂末5g，日三服。若一服愈，余勿服。

【方机概述】虚寒血痢。其病机核心为脾肾虚寒，寒湿阻滞，损伤肠络，失于固摄。桃花汤施用的核心病机为虚寒血痢。

【方证提要】下痢日久不愈，便脓血，色暗不鲜，腹痛喜温喜按，以及痢疾后期、伤寒肠出血、慢性肠炎、溃疡病、带下等属于脾肾阳虚者。

【适用人群】常用于虚寒血痢的一般人群，症见下痢日久不愈、便脓血、色暗不鲜、腹痛喜温喜按、小便不利、舌淡苔白、脉迟弱或微细。

【适用病症】

以下病症符合上述人群特征者，可以考虑使用本方。

（1）胃肠功能障碍为主要表现的疾病，如腹泻、溃疡性结肠炎、放射性肠炎、痢疾、上消化道出血、慢性阿米巴痢疾、肝脓肿、慢性胃炎、消化性溃疡、结肠癌等。

（2）妇科疾病，如带下、崩漏、产后腹泻等。

【合方与加减】

1. 合方

（1）溃疡性结肠炎，合参苓白术散、槐花散、半夏泻心汤、生化汤等。

（2）克罗恩病，合补中益气汤等。

（3）中气下陷者，合补中益气汤等。

（4）久泻不止者，合四神丸等。

2. 加减

（1）阳虚阴寒较盛者，加附子、肉桂、人参、附子、炙甘草温肾暖脾以散阴寒。

（2）腹痛甚者，加当归、白芍养血柔肝以止痛。

（3）久泻滑脱不禁者，加党参、煨肉豆蔻以益气涩肠固脱。

（4）脾虚甚者，加人参、白术、山药以补益中焦。

（5）久泻不止者，加罂粟壳、诃子、煨肉豆蔻以涩肠止泻。

（6）伴湿热下利者，加黄连、秦皮、生地榆等以清热利湿。

（7）吐血、便血者，加白及、三七粉、乌贼骨等以止血。

【注意事项】

热痢便脓血、里急后重、肛门灼热者，禁用本方。

【医案分析】

1. 清代名医叶天士用桃花汤案

袁，脉濡，面赤、呃、呕吐、自利，此太阴脾阳受伤，浊阴逆侮，高年不可纯消，拟用理中法。人参、炒黄干姜、厚朴（姜汁炒）、炒半夏。又，中下阳微，呕呃下利，温中不应，恐延衰脱。夫阳宜通，阴宜守，此关闸不致溃散。春回寒谷，生气有以把握。候王先生主议。人参、附子、炮姜、炒粳米、赤石脂、生白芍。

按语：本案症见面赤，呃、呕吐，自利，脉濡。此太阴脾阳受伤，浊阴逆侮。方用理中汤去白术、甘草，加厚朴、半夏。未效。二诊仍呕呃下利，叶氏认为此中下阳微，故温中不应，遂改用桃花汤合附子理中汤化裁。方中赤石脂、炮姜、炒粳米，为桃花汤以温中涩肠止泻；人参、炮姜、附子，为变通附子理中汤，以温补中下真阳；另仿真武汤法，于姜、附中加生白芍以和阴缓急。

2. 刘渡舟教授用桃花汤案

程某，男，56岁。患肠伤寒住院治疗40余日，基本已愈。惟大便泻下脓血，血多而脓少，日行三四次，腹中时痛，屡治不效。其人面色素不泽，手足发凉，体疲食减，六脉弦缓，舌淡而胖大。此证为脾肾阳虚，寒伤血络，下焦失约，属少阴下利便脓血无疑，且因久利之后，不但大肠滑脱，而且气血虚衰亦在所难免。治当温涩固脱保元。赤石脂30 g（一半煎汤，一半研末冲服），炮姜9 g，粳米9 g，人参9 g，黄芪9 g。服3剂而血止，又服3剂大便不泻而体力转佳。转方用归脾汤加减，巩固疗效而收工。

3. 林上卿教授用桃花汤案

曾某，女，42岁。1978年4月5日来诊。自诉1977年10月起，即作腹胀，少腹拘急，尿少而尿意频频，日排尿仅100～200 mL，住某医院内科治疗，因尿常规及各项生化、物理检查均未见异常而不能确诊，仅拟诊"少尿原因待查和内分泌功能紊乱"，而据尿少、尿意频频给予维生素类、氢氯噻嗪、呋塞米等剂治疗。初时药后尿增至1500～2000 mL，腹胀随减，但纳食渐差，且停药诸症又发，再以前药治而难有起色，转中医治疗，以八正散、五苓散等利水剂出入，亦仅服药时症情好转，停药复如旧，病趋重笃，转省某医院治疗，全面检查亦未见异常。建议继续中医治疗，改济生肾气丸、滋肾通关丸等剂加减也仅取一时之效。数日后复旧状。经人介绍前来求诊：其人面色苍白，形体肥胖，口和纳呆，恶心欲呕，心烦易怒，少腹拘急，腹胀，尿少，尿意频频，尿色白浊，大便干，三四日一行，舌暗淡肥大，脉沉紧。此属脾肾阳气衰惫，枢机不运，气化无权。治宜温运脾肾阳气，枢转气机，方拟桃花汤：赤石脂60 g，干姜、粳米各30 g，清水煎至米熟烂为度，弃渣分昼三夜一温服。2日后大便通，小便利，色白浊，精神好转，寐安，纳食稍增，余症减轻。嘱再2剂，煎服法同前。

4日后，尿量增，腹胀、少腹拘急和心烦欲呕等症已除，面色转红润，纳增，舌体肥胖，苔净，脉沉紧，此中阳已运，肾气来复，原方再进。10日后舌脉复如常人，小便正常，大便通畅，遂以调理脾肾之剂善后。

按语：仲景桃花汤，由赤石脂、干姜、粳米三味组成，原载《伤寒论》，用治"少阴病二三日至四五日，腹痛，小便不利，下利不止，便脓血。"后世注家对本方汤证病机看法不一。如魏荔彤、柯琴、吴谦等认为此证属阳热内攻。又如成无己、钱璜、汪琥以为下焦虚寒。另有舒驰远者，对"邪充斥下奔而便脓血，宜用阿胶、芩、连等药；其下焦虚寒而为滑脱者，又当用参、术、桂、附等剂。而桃花汤于二者之中，均无所用之"抱有怀疑态度。

参考文献

[1] 张文选.叶天士用经方 [M].北京：人民卫生出版社，2011：476-477.

[2] 刘渡舟.新编伤寒论类方 [M].太原：山西人民出版社，1984：180.

[3] 林上卿，李声国，陈开煌.运用仲景桃花汤的体会 [J].中医杂志，1984（7）：18-19.

（安学冬　撰）

白头翁汤

【仲景方论】

《金匮要略·呕吐哕下利病脉证治第十七》："热利下重者，白头翁汤主之。"

【注家方论】

（1）汪昂《医方集解·泻火之剂》：此足阳明、少阴、厥阴药也。白头翁苦寒能入阳明血分，而凉血止痢；秦皮苦寒性涩，能凉肝益肾而固下焦；黄连凉心清肝，黄柏泻火补水，并能燥湿止痢而厚肠，取寒能胜热，苦能坚肾，涩能断下也。

（2）孙思邈《千金方衍义·卷十五》：《伤寒》厥阴例中白头翁汤治热痢下重，《金匮》加甘草、阿胶治下痢虚极，更合驻车丸治泻痢无度，并取附子、龙骨、石脂佐干姜以固内崩。因白头翁、秦皮、黄柏苦寒萃聚，故黄连为之量减，详白头翁汤本治热痢后重，此方条下虽不言后重，然不用白术而用厚朴，其意可知。茯苓、芍药、大枣、粳米稼穑之类，则与白术功用不殊。

（3）陈修园《时方妙用·厥阴方》：如果下奔鲜血，口渴便短，里急后重，脉盛者为火证，宜白头翁汤，一日两服，虚人及产后加阿胶、甘草。亦有下鲜血而非火证者，若血带暗而成块者，属热者少，属寒者多，俱宜从脉证细辨之。

（4）吴谦《医宗金鉴·订正仲景全书金匮要略注·呕吐哕下利病脉证治第十七》：初病下利便脓血

者，大承气汤或芍药汤下之。热盛者，白头翁汤清之。若日久滑脱，则当以桃花汤养肠固脱可也。

（5）尤在泾《金匮要略心典·呕吐哕下利病脉证治第十七》：此治湿热下注及伤寒热邪入里作利者之法。白头翁汤苦以除湿，寒以胜热也。

（6）陈念祖《金匮要略浅注·呕吐哕下利病脉证治》：热利下重者，热邪下入于大肠，火性急速，邪热甚则气滞壅闭，其恶浊之物，念欲出而未得遽出故也，以白头翁汤主之。此为热利之后重出其方治也，辨证全在后重，而里急亦在其中。

【经典配方】 白头翁二两，黄连、黄柏、秦皮各三两，上四味，以水七升，煮取二升，去滓，温服一升，不愈更服。

【经典方证】 热利下重者。

【推荐处方】 白头翁 15 g，黄连 6 g，黄柏 12 g，秦皮 12 g。水煎服。

【方机概述】 湿热疫毒，下注大肠。湿热之邪侵犯肠道，阻碍气机，气滞不通，则腹痛腹胀；湿热侵袭肠道。气机紊乱，清浊不别，水液下趋，则暴注下泊；湿热内蕴，损伤肠络，瘀热互结，则下痢脓血；火性急迫而湿性黏滞，湿热疫毒侵犯，肠道气机阻滞，则腹痛阵作而欲泻，却排便不爽，肛门滞重，呈里急后重之象；肠道湿热不散，秽浊蕴结不泄，则腹泻不爽而粪质黄稠，秽臭，排便时肛门有灼热感；湿热蒸达于外，则身热；热邪伤津，泻下耗液，则口渴，尿短黄；舌质红，苔黄腻，脉滑数，为湿热内蕴之象。白头翁汤施用的核心病机为湿热疫毒，下注大肠。

【方证提要】 腹痛，里急后重，肛门灼热，下痢脓血，赤多白少，渴欲饮水。痢疾，泄泻，月经不调，乳痈，脓疱疮。

【适用人群】 一般人群均适宜，对于因热毒深陷血分、下迫大肠的病症均适宜。

【适用病症】

以下病症符合上述人群特征者，可以考虑使用本方。

（1）消化系统疾病：如痢疾、直肠炎、结肠炎、慢性胆囊炎、慢性浅表性胃炎、伤寒等。

（2）呼吸道疾病：如慢性支气管炎等。

（3）泌尿系统疾病：如急性肾盂肾炎、急性肾炎、癃闭等。

（4）妇科疾病：如阴道炎、盆腔炎、崩漏等。

（5）皮肤病：如带状疱疹、银屑病等。

（6）其他：如急性结膜炎、睾丸炎、急性化脓性扁桃体炎、肌衄等。

【合方与加减】

1. 合方

（1）温病发热下利，合黄芩汤。

（2）兼肝火郁滞、胁痛或少腹胀痛者，合金铃子散。

2. 加减

（1）外有表邪、恶寒发热者，加葛根、连翘、金银花。

（2）里急后重较甚者，加木香、槟榔、枳壳。

（3）脓血多者，加赤芍、牡丹皮、地榆。

（4）夹有食滞者，加焦山楂、枳实。

（5）用于阿米巴痢疾，配合吞服鸦胆子（桂圆肉包裹）。

（6）脾虚湿盛者，见倦怠、舌苔白腻等，加苍术、白术、山药、茯苓健脾祛湿。

（7）若肠中湿浊壅滞，大便黏腻不爽，加冬瓜皮、冬瓜子。

（8）溃疡便血者，加地榆炭、侧柏炭、藕节炭，以收敛止血。

（9）血瘀者，见大便脓血时隐时现，赤白相间，经久不愈，伴见面色晦，肌肤失荣者，加三七粉、乳香、没药等。

（10）久泻不止、大肠滑脱、无脓血者，加诃子肉、五倍子、石榴皮。

（11）久泻气虚、乏力气短、动则汗出者，加党参或太子参，以补益中气。

（12）久泻伤阴、津液不足、唇干口燥、两目干涩者，加北沙参、枸杞子等。

（13）久泻伤阳，兼中寒者，见胃脘怕凉、喜热饮等，加炮姜以温中散寒；兼肾阳不足者，见腰膝足冷等，加肉桂、补骨脂等。

（14）若中气下陷，见少腹胀满重坠、便意频频、脱肛等，加升麻、黄芪、柴胡、葛根等。

【注意事项】

（1）素体脾胃虚弱者、女子带下清冷者当慎用。

（2）用药期间，患者需要戒酒，忌辛辣厚腻食物，虚寒泻痢忌服。

【医案分析】

1. 清代名医叶天士用白头翁汤案

包，川连、人参、黄芩、白芍、草决明、炒山楂、炒金银花。又，噤口痢，乃热气自下上冲，而犯胃口。肠中传导皆逆阻似闭，腹痛在下尤甚。香、连、梅、芍，仅宜中焦，未能泄下热燔燎。若不急清，阴液同归于尽。姑明其理，以俟高明备采，白头翁汤。又，脉左细数、右弦，干呕不能纳谷，腹痛里急后重，痢积不爽，此暑湿深入著腑，势属噤口痢疾，证非轻渺。议用苦寒清热解毒，必痛缓胃开，方勉昏厥之变。川连、干姜、黄芩、金银花、炒山楂、白芍、木香汁。又，下午病剧，乃阴气消亡之征。若但阴柔，恐生生不至。疏补胃药，正宜进商。生地黄、阿胶、人参、生白芍、炒山楂、炒金银花。

按语：本案为暑湿深入脏腑所致的噤口痢，病情比较危重。初诊用黄芩汤加减，清热解毒，燥湿止痢，兼补胃气。二诊热邪上逆，冲犯胃口而欲呕不食，湿热阻滞肠中，传导逆阻而腹痛尤甚。方用白头翁汤。三诊症见干呕不能纳谷，腹痛里急后重。脉左细数、右弦。病情未见好转。方用黄芩汤合变通半夏泻心汤，用川连、黄芩、金银花清热解毒；用干姜温补中阳，白芍滋阴液、止腹痛；以山楂活血，木香汁行气。四诊症见下午病剧，改用加减复脉汤，以生地黄、阿胶、生白芍滋补真阴，以人参益气，兼用炒山楂、炒金银花活血解毒治痢。

2. 刘渡舟教授用白头翁汤案

某妇，自诉下利腹痛，脐腹部有冷气感。初辨为下焦有寒，气血不和，用桂枝加芍药汤治之，服药后腹痛反剧，以致疼痛不可忍耐。里急后重，小便短少黄赤，舌红苔腻，脉弦数。乃知此为厥阴湿热下利。湿热内蕴，热被湿裹，气郁不伸，所以脐腹部位有冷气感。先令服六一散10 g，再服白头翁汤，一剂即愈。

按语：白头翁汤为治疗厥阴病热利口渴下重而设。厥阴热利，病位在肝。由于厥阴邪气从阳化热，加以肝失疏泄，而致气滞湿聚，热与湿合，则成湿热互蕴之变。湿热下迫肠中，津被热伤，血被热腐，则下利脓血而口渴欲饮；气机被壅而不畅，则里急后重而反难通。所以，白头翁汤证的辨证要点是下利后重，便脓血，口渴欲饮。本方既能清热燥湿，又能凉血疏肝，临床上用以治疗菌痢、毒痢或阿米巴痢疾，只要辨证属于厥阴湿热下利，无论病程长短，都能取得效果。

3. 国医大师张志远用白头翁案

1968年张老在禹城诊一少女，月经数月不至，来则30天不停，淋漓不断，血色鲜红，西医诊断为功能性子宫出血，病史迁延2年；患者体型较胖，面容萎黄，平素喜食辛辣油腻，头晕，易汗出，心烦少寐，身重困倦，大便黏腻，小便黄，舌红、苔黄腻，脉滑数。因屡用活血化瘀类中药治疗无效，患者父亲要求切勿再予四物汤加减药，以免拖延病情。处以白头翁汤原方，组成：白头翁45 g，黄连15 g，秦皮10 g，黄柏10 g，水煎，分3次服，日1剂。3剂后，出血便止。继予当归15 g，生地黄10 g，地榆10 g，牡丹皮10 g，龟甲10 g，艾叶8 g，紫石英8 g，服药7剂，月经周期恢复，经量正常。

按语：青春期肾气初盛，精气未充，肾阴不足，易出现阴虚火旺，扰动血室导致崩漏。青春期崩漏，阴虚血热者多见，往往兼夹血瘀，使热瘀交争，经血不净。此案为湿热蕴结之崩漏，张老投以白头翁汤调理，疗效立竿见影，为清热凉血和收敛的作用。此案患者平素过食辛辣油腻，损伤脾胃，酿生湿热；湿热蕴结胞宫，湿性黏腻与血互结，导致经血淋漓不断。热扰心胸，乃烦躁少寐；热邪内积，破邪外出，乃易汗出；舌红、苔黄腻，脉洪数此皆湿热之象。张老在治疗时辨证施治，清湿热、凉血止血。重点以白头翁、黄连为君，黄柏、秦皮次之；白头翁配伍黄连清热解毒、凉血止血；秦皮苦寒涩，具有收涩之性，涩以固脱，与祛瘀生新之白头翁相辅相成。患者病情迁延两年，气血俱虚，张老综合调理，补血活血、清热滋阴且固护阳气。以当归补血活血；牡丹皮、生地黄、地榆相须为用，清热凉血、活血祛瘀，清热之中有散血之功，兼具养阴之力；龟甲育阴潜阳，固摄冲任；加入温热之艾叶、紫石英，温经止血，矫正寒凉过伤之弊以固护阳气。患者热入胞宫，湿热之邪困阻冲任胞宫而漏下不止，张老投以苦寒之白头翁汤，澄源治本、凉血止血，血热清则崩漏止。

参考文献

［1］张文选.叶天士用经方［M］.北京：人民卫生出版社，2011：476-477.

［2］刘渡舟，王庆国，刘燕华.经方临证指南［M］.北京：人民卫生出版社，2013：127.

［3］王玉凤，张冰玉，刘桂荣.国医大师张志远运用白头翁汤治疗血热型崩漏医案［J］.山东中医杂志，2021，40（9）：1002-1004，1016.

（安学冬　撰）

栀子豉汤

【仲景方论】

《金匮要略·呕吐哕下利病脉证治第十七》："下利后更烦，按之心下濡者，为虚烦也，栀子豉汤主之。"

【注家方论】

（1）大塚敬节《金匮要略研究·呕吐哕下利病脉证治第十七》：上二味，以水四升，先煮栀子，得二升半，纳豉，煮取一升半，去滓，分为二服，温进一服，得吐者，止后服。此处"进"一词，可能是指不得已的事情。另外，可能因药中含有香豉，所以后人添加"得吐则止"一句。有人据此而认为该方为吐剂，但栀子豉汤并非吐剂。

（2）张璐《伤寒缵论·正方》：栀子涌膈上虚热，香豉散寒热恶毒，能吐能汗，为汗下后虚烦不解之圣药。若呕，则加生姜以涤饮。

（3）黄庭镜《目经大成·攻阵》：表证未退，医早下之，阳邪乘虚入里，固结不能散，烦热懊忱，更以陷胸汤继投，愈虚其虚，病不起尔。

（4）王付《经方合方技巧·衍生方及合方辨治思路与方法》：张仲景论栀子豉汤是辨治郁热证的重要基础方，运用基础方欲取得最佳治疗效果，必须重视因病变证机及病证表现而加减变化。栀子豉汤是辨治热郁证的重要基础方，由栀子（擘）十四个（14 g）、香豉（绵裹）四合（10 g）组成，以清透郁热为主。

（5）左季云《伤寒论类方法案汇参·栀子汤类》：栀子苦能泄热，寒能胜湿，主治心中上下一切证。豆制而为豉，轻浮上升，化浊为清……剂分两最小，凡治上焦之药皆然。

（6）吴谦《医宗金鉴·订正仲景全书金匮要略注·呕吐哕下利病脉证治第十七》：盖栀子气味轻越，合以香豉能化浊为清，但使涌去客邪，则气升液化，而郁闷得舒矣。

（7）尤在泾《金匮要略心典·呕吐哕下利病脉证治第十七》：下利后更烦者，热邪不从下减，而复上动也，按之心下濡，则中无阻滞可知，故曰虚烦。香豉、栀子，能撤热而除烦，得吐则热从上出而愈，因其高而越之之意也。

【经典配方】 干地黄八两，薯蓣四两，山茱萸四两，泽泻三两，茯苓二两，牡丹皮三两，桂枝、炮附子各一两，上八味，末之，炼蜜和丸梧子大，酒下十五丸，加至二十五丸，日再服。

【经典方证】 下利后更烦，按之心下濡者。

【推荐处方】 栀子9g，香豉6g，先煮栀子，后纳豆豉，去滓，分为二服，温进一服，得吐者，止后服。

【方机概述】 热郁胸膈。疾病初起为上焦无形热盛，郁滞胸膈，扰心犯胃，若胸膈郁热不解，势必化火，燔灼内外，充斥上下。邪热燔灼，熏蒸胸膈，则身热不已，面红目赤，胸膈灼热如焚；膈热扰心，则烦躁不安；膈热化火上炎，灼伤津液，则唇焦、咽燥、口渴、口舌生疮、齿龈肿痛；膈热炽盛下及肠道，腑失通降，故大便秘结；舌红、苔黄、脉滑数均为里热燔灼之象。栀子豉汤施用的核心病机为热郁胸膈。

【方证提要】 身热心烦，虚烦不得眠，或心中懊㤋，反复颠倒，或心中窒，或心中结痛，以及胸痹、郁症、胃痛等。

【适用人群】 一般人群均适宜，对于以身烦不安、懊㤋不寐、胸中窒塞而烦闷为特点的郁扰胸膈的病症均适宜。

【适用病症】

以下病症符合上述人群特征者，可以考虑使用本方。

（1）以情绪障碍为表现的疾病，如失眠、抑郁症等。

（2）以消化道功能异常为表现的疾病，如反流性食管炎、小儿夜啼（心脾积热证）、食管狭窄、急性胆囊炎等。

（3）以胸痛为表现的疾病，如冠心病等。

（4）以出血为表现的疾病，如下血、鼻衄、吐血、倒经等。

【合方与加减】

1. 合方

（1）胃痛者，合金铃子散。

（2）眩晕、腹痛呕吐，合二陈汤。

（3）湿热黄疸，合麻黄连翘赤小豆汤。

（4）多噫、呕涎、脘中疼痛，合温胆汤。

（5）哽噎，合半夏泻心汤。

（6）风温、温热邪郁气分，合凉膈散。

2. 加减

（1）兼少气者，加炙甘草以益气。

（2）兼呕者，加生姜以散饮止呕。

（3）心烦腹满、卧起不安者，去豆豉，加厚朴、枳实以泄痞除满。

（4）表邪未尽者，加薄荷、牛蒡以疏散风热。

（5）里热盛而口苦苔黄者，加黄连、连翘以增清热之力。

【注意事项】 方中栀子生用，服后易作吐，炒用无此弊。脾胃虚寒，大便溏者，不宜服用本方。

【医案分析】

1. 清代名医叶天士用栀子豉汤案

章，痛乃宿病，当治病发之由。今痞塞胀闷，食入不安，得频吐之余，疹形朗发，是陈腐积气胶结。因吐，经气宣通。仿仲景胸中懊憹例，用栀子豉汤主之。又，胸中稍舒，腰腹如束，气遂有欲通之象，而血络仍然锢结。就形体畏寒怯冷，乃营卫之气失司，非阳微恶寒之比。议用宣络之法。归须、降香、青葱管、郁金、新绛、柏子仁。（《临证指南医案·诸痛》）

按语：本案二诊处方用《金匮》旋覆花汤变通而成的辛润通络法，该法主要用于胸胁疼痛，由此分析，一诊中"痛乃宿病"的"痛"应该是指胸痛；从"食入不安"分析，其"痞塞胀闷"的部位是指胃脘。因此，本案症见胸痛，胃脘痞塞胀闷，食入不安，频吐之后，皮肤疹形朗发。综合分析，病机是上焦郁热，与陈腐积气胶结，阻滞胸脘。方用栀子豉汤宣通胸脘郁结。一诊治气分取效后，二诊改"用宣络之法"治疗血分以善后。

2. 刘渡舟教授用栀子豉汤案

王某，男，28岁。病证始于外感，数日后，心中烦郁之极，整日坐卧不安，懊憹难眠，辗转反侧。家人走近与其交谈则挥手斥去，喜独居而寡言，全家人为之惶惶不安。询知大便不秘，但小便色黄，脉数而舌苔薄黄。这种情况张仲景称为"虚烦"，治当清宣郁火。

生山栀9g，淡豆豉9g，服药后不久，心胸烦乱反而更加严重，继而气机涌逆而作呕吐，伴随全身汗出。家人惟恐服药有误，派人前来询问。被告知服药后得吐向汗出，乃是气机调畅，郁热得以宣透的好现象，其病将愈，不用惊慌。果如所言。

按语：栀子豉汤以善治虚烦证而著称，"虚烦"是一种证候名称，其病理特点为火热邪气蕴郁，而使胸膈气机阻塞不利，"虚"是指无形火热邪气，"烦"是指心烦主证。"虚烦"并非一般的心烦，仲景称之为"心中懊憹"，形容其心中烦乱，难以名状，而又不能制止，无可奈何，往往使人坐卧不安。由于是火郁气结，所以有时可兼见"胸中窒"，"心中结痛"或"心烦腹满"等气血郁滞不利的特点，可统称为"火郁证"。

火当清之，郁当发之，所以用栀子豉汤清宣郁火。栀子苦寒清热，但因其体轻而上行，清中有宣，与芩、连苦降直折不同。凡火热郁而烦者，非栀子不能清，所以丹栀逍遥散及越鞠丸的火郁都用栀子而不用其他。豆豉气轻味薄，既能宣热透表，又可和降胃气，宣中有降。善开火郁，同栀子合用治疗火郁虚烦甚为合拍。

服用栀子豉汤后有"得吐"的反应，这并不是药物本身能催吐，而是火郁作解的一种表现形式。因为火热郁于胸膈，气机被困，服药后火郁得以宣发，气机得以伸展，正气拒邪外出所以会发生呕吐的情况。临床所见，凡是郁烦证情越严重，服药后得吐的机会也就越多。如果郁烦并不严重，那么服药后也有不吐而愈，不可绝对而论。

3. 孙西庆教授用栀子豉汤案

郭某，男，55岁。2017年2月8日首诊。眠差2年，加重1个月。

患者2年前无明显诱因出现眠差，眠浅易醒，1个月前因压力大诸症加重，曾服用百乐眠胶囊辅助睡眠，现已停药。现症见：眠差，入睡难，需1小时方可入睡，眠浅易醒，偶有醒后不易复睡，夜眠4~5小时，白天精神疲倦，思虑多，易急躁。纳可，大便1~2日一行，不成形，小便可，舌淡，脉沉弦。中医诊断：不寐，方药：栀子10g，淡豆豉20g，白术15g，党参15g，茯神30g，炙甘草5g，砂仁10g，生龙牡30g，巴戟天20g，川芎20g，益智仁30g。7剂，日1剂，水煎服，早晚温服。2017年2月15日复诊，睡眠较前减轻，因患者平素畏寒，食凉后小腹疼痛，加茴香10g，炮姜5g。又服7剂，睡眠明显改善，夜眠6~7小时。

按语：不寐是以经常不能获得正常睡眠为特征的一类病证，主要表现为睡眠时间、深度的不足，轻者入睡困难，或寐而不酣，时寐时醒，或醒后不能再寐，重则彻夜不寐，影响正常工作、生活、学习和健康。目前为止尚无一种药物能够同时具有吸收快、起效快、改善异常睡眠，但不影响正常睡眠的作用。其中，宿醉及后遗效应也是目前药物治疗面对的主要问题。因此，正确的辨证分型，选取恰当的方药，效如桴鼓。此患者辨证为心肾不交。压力大易生内火，其中心火亢盛，热扰心神，不能下行以温养肾水，且年老久病，脾肾阳虚，中气不利，而不能鼓动肾水以上济心阳，致心肾不交，阴阳失调。遂取栀子豉汤交通水火，调畅气机，使阴阳调和。方中白术、茯神健脾安神，砂仁、巴戟天、益智仁温补肾阳，佐以龙骨、牡蛎镇静安神，故而病除症愈。

参考文献

［1］张文选.叶天士用经方［M］.北京：人民卫生出版社，2011：476-477.

［2］刘渡舟，王庆国，刘燕华.经方临证指南［M］.北京：人民卫生出版社，2013：127.

［3］滕超，倪立群，庞松海，等.孙西庆教授运用栀子豉汤临床经验［J］.世界最新医学信息文摘，2018，18（45）：224，226.

（安学冬　撰）

通脉四逆汤

【仲景方论】《金匮要略·呕吐哕下利病脉证治第十七》："下利清谷，里寒外热，汗出而厥者，通脉四逆汤主之。"

【注家方论】

（1）尤在泾《金匮要略心典·呕吐哕下利病脉证治第十七》：挟热下利者，久则必伤脾阴，中寒清谷者，甚则并伤胃阳。里寒外热，汗出而厥，有阴内盛而阳外亡之象，通脉四逆汤即四逆汤加干姜一倍，所谓进而求阳，以收散亡之气也。

（2）陈修园《金匮要略浅注·呕吐哕下利方》：此为下利阴内盛而阳外亡者出其方治也。里不通于外，而阴寒内拒，外不通于里，而孤阳外越，非急用大温之剂，必不能通阴阳之气于顷刻。上言里热下利而为下重，此言里寒下利而为清谷，隔一节，以寒热作对子。

《伤寒论浅注》：四肢为诸阳之本，四逆俱属阳气虚寒，然亦有阳气内郁者。少阴病，枢机不利，不能转阳气以达于手足，以致四肢厥逆，医者宜认定四逆谓主证，而枢机无主，随见或然之证，亦以互参。其入于四逆见证中，或病涉于肺而咳，或涉于心而悸，或涉于腑而小便不利，或标寒病于内而腹中痛，或本无郁于下而泄利下重者，统以四逆散主之。此言少阴四逆亦有里热而致也。或咳，或利，或小便不利，同小青龙证；厥而心悸，同茯苓甘草证；或咳，或利，或小便不利，又同真武证，种种是水气为患。肾为水脏，水性无定，变证处实不离其本相。愚按：少阳为阳枢，小柴胡汤为转阳枢之专方；少阴为阴枢，此散为转阴枢之专方。学者于二方细细体会，并于两方加减处细细寻绎，知其异并知其同，知其同中之异，并知其异中之同，则于本经治法思过半矣。

（3）王子接《绛雪园古方选注》：通脉四逆，少阴格阳，面赤阳越欲亡。急用干姜、生附夺门而入，驱散阴霾；甘草兼制姜、附烈性，留顿中宫，扶持太和元气；借葱白入营通脉，庶可迎阳内返。推仲景之心，只取其脉通阳返，了无余义矣。至于腹痛加芍药，呕加生姜，咽痛加桔梗，利不止加人参，或涉太阴，或干阳明，或阴火僭上，或谷气不得，非格阳证中所必有者也，故仲景不列药品于主方之内，学者所当详审。

（4）吴谦《医宗金鉴·订正仲景全书金匮要略注》：下利清谷，里寒也。外热汗出而厥，阳亡也。主之以通脉四逆汤，回阳胜寒，而利自止也。

《医宗金鉴·删补名医方论》：论中扶阳抑阴之剂，中寒阳微不能外达，主以四逆。中外俱寒，阳气虚甚，主以附子。阴盛于下，格阳于上，主以白通。阴盛于内，格阳于外，主以通脉。是则可知四逆营运阳气者也，附子温补阳气者也，白通宣通上下之阳气者也，通脉通达内外之阳气者也。今脉微欲绝，里寒外热，是肾中阴盛，格阳于外，故主之也。倍干姜加甘草佐附子，易名通脉四逆汤者，以其能大壮元阳，主持中外，共招外热反之于内。盖此时生气已离，亡在俄顷，若以柔缓之甘草为君，岂能疾呼外阳耶？故易以干姜。然必加甘草与干姜等分者，恐涣漫之余，姜、附之猛不能安养元气，所谓有制之师也。若面赤者，加葱以通格上之阳。腹痛者，加芍药以和在里之阴。呕逆者，加生姜以止呕。咽痛者，加桔梗以利咽。利止脉不出气少者，俱倍人参，以生元气而复脉也。

（5）张锡纯《医学衷中参西录》：太阳篇四逆汤中干姜两半，以治汗多亡阳之证。至通脉四逆汤药味同前，惟将干姜加倍，盖因寒盛脉闭，欲借辛热之力开凝寒以通脉也。面赤者加葱九茎（权用粗葱白切上九寸即可），盖面赤乃阴寒在下，逼阳上浮，即所谓戴阳证也。加葱以通其上下之气，且多用同于老阳之数，则阳可下归其宅矣。而愚遇此等证，又恒加芍药数钱，盖芍药与附子并用，最善收敛浮越之元阳下降也。

（6）刘献琳《金匮要略语释·呕吐哕下利病脉证治第十七》：脾肾阳衰，故下利清谷，完谷不化。阴寒内盛，阳气外越，故里寒外热，汗出而四肢厥冷。所以用通脉四逆汤以温经回阳。由于脾肾阳衰，故下利清谷，完谷不化。阴寒内盛，阳气外越，故里寒外热，汗出而四肢厥冷。所以用通脉四逆汤以温经回阳。厥甚者，脉必绝，附子辛热，以复脉回阳；下利清谷，脾必寒，干姜辛温，以温脾止利；甘草甘平安中，用以佐姜、附之热而回厥逆。

【经典配方】甘草二两（炙），附子大者一枚（生用，去皮，破八片），干姜三两（强人可四两），上三味，以水三升，煮取一升二合，去滓，分温再服，其脉即出者愈。

【经典方证】厥阴下利清谷，里寒外热，汗出而厥者；少阴下利清谷，里寒外热，手足厥逆，脉微欲绝，身反不恶寒，其人面赤色，或腹痛，或干呕，或咽痛，或利止脉不出者。

【推荐处方】甘草 6 g（炙），附子 15 g，干姜 9～12 g，水煎服，日 1 剂。

【方机概述】主治少阴病，阳衰阴盛格阳证。破阴回阳，通达内外，使阳气恢复，阴气消散，阴阳相接，脉气通行。

【方证提要】

（1）阳亡阴竭证：以身热恶寒、手足冷、体痛、吐利逆冷、腹部拘急为辨证要点。主要症状为下利清谷，里寒外热，厥逆不恶寒，面赤，或干呕，咽痛，腹痛，脉微欲绝。

（2）常用于戴阳证、二便不通、失音、吐泻、元气虚脱等属于阴寒内盛，阳微欲脱，气血不通，脉不出者。

【适用人群】面色多晦暗、苍白或暗黄，精神萎靡，面带倦容，目睛无神，眼泡易浮肿，唇色暗淡干枯；肌肉松软，按之无力，皮肤多干燥，缺乏光泽；舌质淡胖而暗，多有齿痕，舌苔白厚，或黑润，或白滑；平时畏寒喜暖，四肢常冷，尤其下半身冷为著，易疲倦，好静恶动；大便常稀溏不成形，小便清长，口不干渴，或渴不多饮，或喜热饮等；脉沉细微的人群。

【适用病症】

以下病症符合上述人群特征者，可以考虑使用本方。

适用于心肾阳衰寒厥证，患者出现四肢发冷，恶寒蜷缩，神志不清，失眠，面色苍白，腹痛，泄泻，呕吐，但口干舌燥，舌苔白滑，脉象细。主要适用于心肌梗死、心力衰竭、急性胃肠炎吐泻过多，或休克者因某些急症大量出汗而吐泻。

（1）各种休克，如失血性休克，心源性休克等。

（2）心功能不全或衰竭者，如心肌梗死、心力衰竭。

（3）肾功能不全者，如慢性肾炎、尿毒症。

（4）肝功能不全者，如慢性肝炎、肝硬化腹水。

（5）腹泻不止导致脉沉者，如急性胃肠炎、霍乱、慢性腹泻等。

【合方与加减】

1. 合方

（1）寒疝痛者，合大乌头煎与导气汤。

（2）腹胀者，合理中汤通阳逐湿兼通补胃气。

（3）阳微呃逆者，合丁香柿蒂汤。

（4）寒湿腹痛，合芍药甘草汤。

（5）胃痛者，合建中汤与大乌头煎。

（6）治疗旦食不能暮食而周身掣痛者，合附子汤。

2. 加减

（1）面色赤者，为阴盛虚阳上浮之戴阳，宜加葱一棵以宣通上下之阳气，破除阴阳格拒。

（2）腹中痛者，加芍药 18 g 以通利血脉，缓急止痛。

（3）呕吐者，加生姜 9 g 以和胃降逆。

（4）咽痛者，去芍药，加桔梗 15 g 以利咽开结。

【注意事项】

（1）附子有一定毒性，为减毒增效，一是久煎，超过 15 g 时需要煎煮 30 分钟以上，30 g 时必须 1 小时以上；二是与干姜、甘草同煎。

（2）面色红润、口臭声粗、大便燥结、小便短赤、脉数滑有力、舌质红瘦、苔焦黄或黄腻者，慎用本方。

（3）身体瘦弱者、老人、儿童，附子用量不宜盲目加大。

【医案分析】

1. 刘渡舟用通脉四逆汤治腹痛阴抽案

罗某，男，50 岁。夏暑天热而汗出颇多，自觉燥热干渴。入夜又行房事，事后口渴更甚，乃持杯大口饮喝凉水。不多时便觉小腹急痛，阴茎内抽，手足发凉。次日来诊，其脉沉而弱，舌质嫩苔白。此少阴阳虚而复受阴寒之重证，急当回阳散寒以救逆。附子 12 g，干姜 10 g，炙甘草 10 g，小茴香 6 g，荜澄茄 6 g，服药仅一剂，则痛止厥回而安。

按语：足少阴肾为一身阳气之总司，若少阴阳气一衰，则周身阳气也随之而衰。所以，当少阴真阳衰竭，证候显露时，就应速投四逆汤急温，绝不可因循观望。从本案治疗来看，患者在夏日汗多耗气之时行房、先伤其阳，又暴饮凉水而致寒气内客厥阴经脉。厥阴经脉绕阴器而抵少腹，所以腹痛而阴抽。但从脉沉弱、四肢厥冷来看，是少阴肾阳已衰，所以急用四逆汤温回少阴真阳以救逆，加小茴香、荜澄茄入厥阴以散肝经寒邪。药证相合，故能一剂而愈。

2. 国医大师颜德馨用通脉四逆汤治病态窦房结综合征案

付某，女，52 岁。心动过缓数年，多次发生昏厥，经当地医院中西药治疗，心率仍在 40 次/分钟左右。入院后经检查确诊为病态窦房结综合征。患者面色萎黄少华，胸心作痛，神疲乏力，四肢发冷，口干少寐，舌胖、苔薄白而干，脉沉迟，偶见结代。心阳不振，心阴亦衰，气虚运迟，心脉失畅，拟助阳配阴，益气通脉。药用淡附片（先煎）、桂枝、麦冬各 9 g，黄芪、党参、熟地各 15 g，干姜、五味子、石菖蒲各 6 g，葱青 1.5 g，炙甘草 3 g。服药半个月，胸闷作痛得减，脉沉迟已起，结代脉消失，心率维持在 54～60 次 / 分钟，出院随访 3 年，情况良好。本例以通脉四逆汤升发阳气，化凝复脉，又因其口干舌燥，故加生脉散以制姜附辛温，葱青与石菖蒲振奋心脉，取以为使。据此方义治心率缓慢者多有效果。

按语：通脉四逆汤为治疗少阴虚寒重证的方剂，故方中干姜较四逆汤增一倍，附子亦选大者，温阳散阴力宏，配以甘草甘缓益气，药简力专，诚为回阳、救逆、通脉之良方。并指出药后若"其脉即出者愈"，表明本方对脉微欲绝或脉不出者有显著疗效，故张仲景以通脉名之。少阴病为伤寒六经病变发展过程中最危重阶段，其虽有寒化和热化之分，但以寒化证为少阴病本证，故少阴病脉证总纲为"脉微细，但欲寐"。由于脉为心之府，心脏一旦病变，其病理变化必然反映在脉象上，因此，通脉四逆汤亦可用于心血管疾病，其临床应用指征为：①脉沉迟，甚则脉微欲绝；②手足厥逆，神疲畏寒；③舌淡而胖；④无脉症、低血压、肢端青紫症等；具有以上指征者可用本方加减治疗。此病为病态窦房结综合征，属中医的心悸、怔忡、胸痹、昏厥等证范畴，其脉均表现为沉、迟、涩等，临床以阳虚、气虚为多见，因此选用通脉四逆汤加减治疗。

3. 河南名中医戴鉴周用通脉四逆汤治二便不通案

王某，女，56 岁，1965 年 9 月 4 日初诊。二便阻塞不通，腹痛绵绵，胀闷不堪，经用泻药罔效，而痛愈重，喜热饮而恶寒，四肢厥冷，六脉沉细。方以通脉四逆汤：附子 30 g，干姜 18 g，炙甘草 12 g。4 剂，日 2 剂，煎分 4 次服。复诊：溺长便利，身温脉和，腹痛除，闷胀减，饮食增。继服 2 剂而愈。

按语：此案二便阻塞不通为主证，此为少阴肾病。少阴肾者，胃之关也，前阴利水，后阴利谷，其疏泄有度赖肾脏司开阖之权。患者用泻药而痛剧可知此便闭非热秘实证，又喜热饮、恶寒、四肢厥冷，乃为肾受寒邪侵袭、开阖失职，表现为二便不通，方用附子、干姜、炙甘草温养肾气，助其复司开合之职，使其开合有度，阳气达于四末，诸症皆消。

4. 聂小平用通脉四逆汤治痛痹案

聂氏用通脉四逆汤加味治疗痛痹数例，取得满意疗效。其中一案：余某，男，62 岁。双下肢自膝关节以下冷、麻、痛已两年余，尤以膝、踝关节及趾端明显，夜间或遇冷加重。曾多方求医，终无效。伴神疲、畏寒，舌淡苔白，脉沉迟。证属阳衰阴盛、血脉凝滞。拟温经散寒通络，予通脉四逆汤加味治之。处方：制川乌 15 g（先煎），制附片 30 g（先煎），干姜 24 g，桃仁 12 g，红花 12 g，淮牛膝 24 g，炙甘草 12 g。每日一剂，连服 5 剂后下肢冷、麻、痛明显好转，唯趾端痛未减。继用原方 5 剂，并嘱将干姜适量煨熟捣烂后，布包熨其膝关节以下部位。药尽病愈，随访一年未见复发。

按语：此案为痛痹，李中梓云："治痛痹者散寒为主，大抵参以补火之剂，非大辛大温不能释去凝寒之害也"，治疗用通脉四逆汤以"疏瘤阴，破泹寒"并佐活血化瘀通络之品，以宣散阴寒、破阴回阳、活血通络止痛，标本兼治，其效卓然。

参考文献

［1］刘志龙，黎崇裕. 经方方证要点［M］. 北京：中国中医药出版社，2015：267-268.

［2］聂小平. 通脉四逆汤加味治疗痛痹［J］. 四川中医，1984（6）：55.

（王瑾 撰）

紫参汤

【仲景方论】《金匮要略·呕吐哕下利病脉证治第十七》："下利肺痛，紫参汤主之。"

【注家方论】

（1）程林《金匮要略直解·呕吐哕下利病脉证治第十七》：肺痛未详，或云肺痛当是腹痛，以紫参能治心腹积聚故也。

（2）黄元御《金匮悬解》：肺与大肠相表里，肠陷而利作，则肺逆而痛生。而肺肠之失位，缘中土之不治，脾土不升，而后肠陷；胃土不降，而后肺逆。《长沙药解》：《金匮》紫参汤，紫参半斤，甘草三两。治下利肺痛。以肺与大肠，相为表里，肠陷而利作，则肺逆而痛生。而肺肠之失位，原于中气之不运，盖己土不升则庚金陷，戊土不降则辛金逆，甘草补中而培土，紫参清金而破凝，使肺肠之气，各复其升降之旧也。

（3）陈修园《金匮要略浅注·呕吐哕下利方》：肺为华盖，诸脏之气皆上熏之，惟肠胃之气下降而不上干于肺，故肺为清肃之脏，而不受浊气者也。夫肺与肠相表里，肠胃相连，下利肺痛者，肠胃之浊气上干于肺也，故主以紫参汤。《本经》云：紫参主治心腹寒热积聚邪气；甘草解百毒，奠中土，使中土有权而肺金受益，肠胃通畅而肺气自安，肺气安则清肃之令行矣，何有肺痛下利之病哉？

（4）陆渊雷《金匮要略今释》：按此方《千金》《外台》诸书俱无考，故林亿等疑非仲景方。紫参为通经药，能破血止血，诸书并载之，然沪上药商不识其物，市医多书丹参为紫丹参，遂有臆断紫参为丹参者；其实紫参属蓼科植物，丹参属唇形科植物，本草中二物分载，不可混也。

（5）周扬俊《金匮玉函经二注·呕吐哕下利病脉证治第十七》：下利，肠胃病也，乃云肺病何哉？此大肠于肺合故也，大抵肠中积聚，则肺气不行，肺有所积，大肠亦不固，二害互为病。大肠病而气寒于肺者痛，肺有积者亦痛，痛必通用。紫参《本草》谓主心腹积聚，疗肠胃中热积，九窍可通，大小肠可利，逐其陈，开其道，佐以甘草，和其中外，气通则愈，积去则利止。注云非仲景方，以紫参非仲景常用也。

（6）刘渡舟《金匮要略诠解·呕吐哕下利病脉证治第十七》：本条是论下利肺痛的证治。由于湿热浊气郁滞于胃肠，气机不畅，升降失常，湿浊迫于下，则下利；湿热之气上逆，壅塞胸膈，以致呼吸则肺中作痛，肺与大肠相表里，故邪气上下为病有如斯者。治宜紫参汤清热除湿，行气止痛。方中紫参味苦辛寒，除心腹积聚，胃中热积而通利肠道；甘草和中调气。两药相须，使郁滞消除，气机宣畅，下利肺痛可愈。

（7）张家礼《张家礼金匮要略讲稿》：《本经》说"紫参味苦辛寒，主心腹积聚，寒热邪气，通九窍，利大小便"；生甘草也有清热解毒、和中安胃的功效。方中味苦的紫参用半斤之多，是主药，配甘草三两清热和中安胃，是辅药。由此可知，本证应当是胃肠积热的下利腹痛。下利则清浊不分，应当有小便不利，而紫参既主积聚寒热邪气，又能利大小便，所以用紫参汤主治。对于肺痛，历代医家的认识不同。徐忠可、赵以德认为肺与大肠相表里，因大肠病而引起肺气不利，所以发生肺痛。曹颖甫认为肺居胸中，肺痛即胸痛。陈修园认为这里文义不明，不敢勉强解释，应当存疑。程云来怀疑肺痛是腹痛。就疾病的一般情况而言，下利而腹痛是常见的，所以肺痛可能是腹痛的错笔，程云来的说法比较合理。

《中药大辞典》"拳参"条说："《唐本草》所载紫参及《本草图经》的'晋州紫参'为蓼属拳参组植物。所以，本品亦即《本草》紫参中的一种。"拳参的性味苦凉，有清热镇惊、理湿消肿的功效，可治热病惊搐、破伤风、赤痢、痈肿、瘰疬。用紫参的名字入药的品种较多，但综合年代及药用功能、药材性状等分析，本条紫参汤中的紫参应该是《中药大辞典》记载的拳参。

（8）连建伟《连建伟金匮要略方论讲稿·呕吐哕下利病脉证治第十七》：本条条文很简单，就四个字："下利肺痛。"什么叫肺痛？何老说这条肺痛我考虑应该是腹痛，正因为腹痛，才可以用紫参汤治疗。因为《本经》有记载：紫参"味苦辛寒，主心腹积聚，寒热邪气，通九窍，利大小便。"《本草纲目》十二卷中记载：紫参又叫王孙，又叫牡蒙，根干紫黑色，肉带红白色，状如小紫草。这是何老先生的见解，日本白水栋写了一本《金匮要略衬注》，他说："此条难解，'肺'疑'肠'字之误。"因为都是月字旁，可能是刻印导致的错误。他查了古代的本草书，认为紫参能治血痢，又消肠胃之热。所以我认为本条作"下利腹痛"比较妥当，紫参清肠胃热，能止血活血，甘草调和诸药，缓急止痛，所以应该可以用来治疗下利腹痛。

（9）陈纪藩《金匮要略·呕吐哕下利病脉证治》：《神农本草经》载，紫参"味苦辛寒，主心腹积聚，寒热邪气，通九窍，利大小便，一名牡蒙"，《中药大辞典》载，紫参系《本草图经》的晋洲紫参，为蓼属拳参组植物。故拳参即《本草》紫参中的一种。但《本草推陈》却云紫参与拳参为近缘植物，功效大致相近，但清热解毒之功以紫参为著。关于紫参与拳参的功用，紫参《现代实用中药》曰"内服治赤痢"、《广西中药志》曰"治肠胃湿热，赤痢；外用治口糜、痈肿、火伤"。《中华人民共和国药典》谓拳参有清热解毒、收敛之功，主治肠炎、痢疾、肝炎；外治口腔糜烂，咽喉溃疡。皆未云及尚能疗肺。或曰本书肺痿肺痈咳嗽上气病脉证治第9条泽漆汤中何用紫参与半夏等物共疗咳而"脉沉"以治肺疾者乎？君不见该处紫参注家纷纷多作紫菀解哉！肺痛不是下利时所必有，腹痛却是下利过程中的常见伴随症状，故认为这里肺痛宜作腹痛解较好。

（10）《中药大辞典》：紫参，别名石见穿、石打穿、月下红。

【经典配方】紫参半斤，甘草二两，上二味，以水五升，先煮紫参，取二升，内甘草，煮取一升半，分温三服。

【经典方证】症见下利、胸痛或腹痛，或咳嗽咯血等。

【推荐处方】紫参15 g，甘草9 g，以水500 mL，先煮紫参，取200 mL，再下甘草，煮取150 mL，分3次温服。

【方机概述】本方证是以热郁血瘀为主要病机的病证。热毒下利证基础方，亦治肺热气逆证。

【方证提要】

（1）胸腹痛，下利便脓血，舌质红，苔黄，脉数，证属毒热壅滞大肠者。毒热侵袭大肠而下迫下注，则下利；毒热灼伤脉络，血败肉腐则便脓血；毒热壅滞，气机阻塞不通，则腹痛剧烈，或拒按；毒热攻于外，则身热；毒热上灼，则胸痛；舌红、苔黄、脉数均为毒热之征。

（2）肺热气逆证，咳喘，胸背痛，咳吐黄黏痰。

【适用人群】腹痛下利，便脓血，身热或胸痛，舌红，苔黄，脉数，常用于急性肠炎、过敏性肠炎、细菌性痢疾、阿米巴痢疾等属热毒壅盛者。

【适用病症】

（1）急、慢性肝炎，属热毒壅盛者。

（2）常用于急性肠炎、过敏性肠炎、细菌性痢疾、阿米巴痢疾等属热毒壅盛者。

（3）心肌损害初期，邪毒犯心者。

【合方与加减】

（1）治吐血不止：合当归补血汤，或加人参、阿胶等分，为末，冲服。

（2）治疗细菌性痢疾及肠炎：用拳参制成片剂，每片含药 0.3 g，每次 4 片，日服 3 次，治疗菌痢，平均服药 6.6 天；也有用拳参 1 两，水煎服，每天 1～2 次；亦可合用白头翁汤等。

（3）治疗急慢性肝炎：取紫参 15 g，或加糯米稻草 30 g，水煎 2 次，煎液合并加红糖 30 g，两次分服（儿童减半）。

（4）治疗肺结核：取拳参洗净晒干粉碎，加淀粉调匀压成 0.3 g 的片剂可治肺结核。成人每次 4～6 片，每日 3 次，小儿酌减。

（5）治赤白带下症：取紫参 15 g，水煎服，每日 1 剂，连服 5～7 天。

【注意事项】 寒湿下利证慎用。

【医案分析】 因本方争议较大，不载病案。

（王瑾　撰）

诃黎勒散

【仲景方论】《金匮要略·呕吐哕下利病脉证治第十七》："气利，诃黎勒散主之。"

【注家方论】

（1）尤在泾《金匮要略心典·呕吐哕下利病脉证治第十七》：气利，气与屎俱失也。诃黎勒涩肠而利气，粥饮安中益肠胃，顿服者，补下治下制以急也。

（2）吴谦《医宗金鉴·订正仲景全书金匮要略注》：气利，所下之气秽臭，所利之物稠黏，则为气滞不宣，或下之，或利之皆可也。若所利之气不臭，所下之物不黏，则谓气陷肠滑，故用诃黎勒散以固肠，或用补中益气汤举陷亦可。

（3）程林《金匮要略直解·呕吐哕下利病脉证治第十七》：寇宗奭曰：诃黎勒能涩便而又宽肠，涩能治利，宽肠能治气，故气利宜之；调以粥饮者，借谷气以助肠胃也。论曰：仲景治气利用诃黎勒，详其主治，不知其义，及后读《杜壬方》，言"气利里急后重"，始知诃黎勒用以调气。盖有形之伤，则便垢而后重，无形之伤，则气坠而后重。便肠垢者得诸实，气下坠者得诸虚，故用诃黎勒温涩之剂也。唐贞观中，太宗苦气利，众医不效，金吾长张宝藏以牛乳煎荜茇进，服之立差。荜茇，温脾药也。刘禹锡《传信方》治气利，用矾石。矾石亦涩气药也，大都气利得之，虚寒下陷者多，其用温涩之药可见矣。

（4）周扬俊《金匮玉函经二注·呕吐哕下利病脉证治》：诃黎勒有通有涩，通以下涎液，消宿食，破结气，涩以固肠脱；佐以粥饮引肠胃，更补虚也。

（5）刘渡舟《金匮要略诠解·呕吐哕下利病脉证治第十七》：本条论虚寒气利的证治。由于中气下陷，肠虚不固，每见矢气时大便可随之而出，故病名为"气利"。治宜诃黎勒散，温涩固肠，以止气利。方中诃黎勒消化饮食，健脾宽中，涩肠固脱；粥饮和服，则有补益胃肠之功。本篇三十一条"下利气者"属于湿热郁滞，肠道气机失于宣畅所致。本证是因气虚不固所引起，一虚一实，病情大异。

（6）刘献琳《金匮要略语释·呕吐哕下利病脉证治第十七》：下利而矢气，有因大肠湿热者；有气虚不固者。前者矢气必臭秽，下利必稠黏，这是湿热蕴肠，气滞不宣，当以清湿热、利小便、行滞气为主；后者矢气当不臭秽，下利当不稠黏，是气虚不固、久泻肠滑所致，当以温涩固脱，或佐益气升提之品。诃黎勒即诃子肉，苦温酸涩，能敛肺泄气，涩肠止泻，治久泻久痢、久咳脱肛等证，本方以诃子煨用为散，主要目的在于涩肠固脱止泻；以粥饮和服，在于厚补肠胃。滑泄止，则矢气亦除。

（7）连建伟《连建伟金匮要略方论讲稿·呕吐哕下利病脉证治》：本条气利是由于气虚而利，正因为是气虚而利，所以要用收涩的方法，用诃黎勒散来治疗。诃黎勒就是诃子，能够收涩止泻，这一味药是从印度过来的，不是中国固有的，所以用的是梵语。中国很早就在吸收其他文明古国的一些医学知识，因为那时候古印度还是比较文明的，古印度当时有很多药物，所以中国就吸收了很多古印度的药物，诃黎勒就是其中之一。现在我们开处方一般开诃子，诃子要煨，煨过的诃子止泻作用才会好。这种气利是气虚所致的，大便随着矢气而排出，所矢之气是不臭的，所下的大便也不是很黏的。正因为是一种虚寒性的气虚下利，所以用诃黎勒来涩肠止利固脱，而且用粥汤来调和。诃黎勒做成散剂，然后用"粥饮和"，因为粥汤能和肠胃。前面一条气利是由于湿邪太盛，气滞于肠，所以要利其小便；本条是气虚滑脱。所以要温涩固脱，属于固涩剂。下利如果是虚寒性的，就可用固涩剂，桃花汤是固涩剂，诃黎勒散也属于固涩剂。但固涩剂往往治疗的是久泻久利，都属虚证，如属实证就不宜用，实证用固涩剂容易敛邪。

（8）陶葆荪《金匮要略易解》：此方独用一味诃黎勒并收温敛虚滑、消除垢浊的功效，更调以粥饮来益胃补虚以助谷气、化精微，复上升之常，平下泄之变，真可谓善于利用药的专长及其兼长了。

【经典配方】诃黎勒十枚（煨），上一味，为散，粥饮和，顿服。

【经典方证】气利。本方证是以虚寒肠滑为主要病机的病证。症见下利不止或肛门重坠，或脱肛，或久咳，短气乏力，舌淡苔白润，脉沉弱。

【推荐处方】诃黎勒（诃子），3~6g，水煎服。

【方机概述】中气下陷、气虚不固。

【方证提要】气虚滑脱，利下无度，泄泻滑脱不禁，大便随矢气而出。

【适用人群】常用于中气下陷、气虚不固所致，以利下无度、滑脱不禁为特点的下利，久泻、久痢、久咳、滑精、崩漏、带下、脱肛者。

【适用病症】

（1）气利，久病泄泻或痢疾，滑脱不禁，大便随矢气而出，多为中气下陷、气虚不固所致。

（2）咳嗽，气嗽日久气虚者。

（3）老年人小便频多，气虚不能收摄，缓自遗下，或涕泪频来，或口涎不收。

【合方与加减】

（1）腹泻日久，泻下清稀，合桃花汤、理中汤，可加赤石脂12g，炮姜6g，炒粳米30g，党参15g，炒白术12g，炙甘草9g等。

（2）带下量多，清稀，合水陆二仙丹加味，可加金樱子12g，芡实15g，薏苡仁30g，白果9g等。

（3）漏下，合赤石脂禹余粮汤，可加赤石脂12g，禹余粮12g，贯众炭12g，地榆炭18g等。

【注意事项】湿热蕴肠，气滞不宣之下利证禁用。

【医案分析】

1. 浙江中医杨继轩先生用诃黎勒散治疗痢疾案

何某，男，38岁。于1957年秋，患痢疾已3天，小腹疼痛，里急后重，频频登厕，排出少量纯白色冻样物，甚则虚坐努责，昼夜不停，肛门如有物塞。曾由某医诊治，处以芍药汤加减，服一剂后，反而加剧，邀家父诊治。苔白滑，脉沉带紧。问及发病前后，未曾畏冷发热，此属气痢。处《金匮》诃黎勒散：诃子十枚，煨去核，研末用米粥汤一次送服。药后肛门窘迫难忍，大便从肛门急射而出。顷刻，肛门如拔去物塞，顿觉舒适。后以调理脾胃而康复。

按语：现代科学研究，诃子对痢疾杆菌有较强的抑制作用，因富含鞣质，对菌痢形成的黏膜溃疡有收敛作用，诃子素有缓解平滑肌痉挛的作用，因而对痢疾起到治疗作用。诃黎勒一味药为酸涩之品，涩肠止泻。然而，痢疾治疗忌用收涩止泻之品，王肯堂《证治准绳》说："痢不外湿热二字，所受不外阳明位，阳明为多气多血之府；湿阴邪也，湿胜于热，则邪伤阳明气分，而为白痢……"此患者为白痢，以虚证为主，无畏冷发热表证，治以诃黎勒散涩肠利气。《长沙药解》曰："金匮诃黎勒散治气利，以肝脾郁陷，二气凝塞，木郁风动，疏泄失常，而为下痢，痢则气阻而痛涩，是为气痢。"诃黎勒散应用要掌握气痢的症状和严格的适应证，表证严重或里实明显者，绝不能妄投。杨继轩先生经验：诃黎勒最好单用，药单则力专，药量宜较大，常用量为 10 枚，相当于 50 g，1 次服。

2. 用诃黎勒散治疗肠易激综合征案

艾某，女，35 岁。2005 年 7 月 10 日初诊。11 年前失恋后反复腹泻，间隔时间短时 1~2 日，最长也不过 10 日，初起每日 3~5 次，近 3 年来增至 10 余次，大便为稀水样或黏液状，伴脐周疼痛，多以左下腹为著。每当情绪不遂时腹泻即发，泻后腹痛有所缓解，时感头晕头痛，精神抑郁或烦躁不安，经常失眠，只要忆起往事便觉腹部不适，继而少腹部隐痛，日泻下不止。近 2 年来常矢气频作，粪水夹气而下。经期前后不定，色暗红有凝块、量多，伴少腹、两胁、双乳胀痛。大便常规仅性状有异常改变，未培养出致病菌，X 线钡餐检查小肠通过迅速，结肠可见多量积气，且有激惹现象，但肠黏膜无损伤。西医诊断为肠易激综合征，用硝苯地平、奥曲肽及香砂养胃丸等多种中、西药物治疗未效，且近 1 年来有加重趋势。诊见神疲倦怠，面色萎黄、左下腹钝痛，可触及乙状结肠曲。舌红少苔、两侧有隐隐瘀斑，脉弦滑，属肝气乘脾，治宜抑肝扶脾、调理气机，用四逆散加柴胡 15 g，芍药 15 g，枳实 15 g，炙甘草 10 g，当归 15 g，川芎 10 g，香附 12 g。水煎，早晚服 1 次。另用诃黎勒 50 g 煎药汁保留灌肠治疗 20 天后诸症悉除，又巩固治疗 10 天后停药，随访 2 年未复发。

按语：患者矢气频作，粪水夹气而下，病程长，与精神情志密切相关，当情绪不遂时腹泻即发，精神抑郁或烦躁不安，有明显的诱因，伴有神疲倦怠、面色萎黄，证属肝气乘脾，此时中气已虚，用四逆散疏肝解郁，通达气机，用诃黎勒煎汤灌肠涩肠利气，标本兼治，诸症皆消。

3. 天津著名中医专家马元起用诃黎勒散治疗阴吹案

胡某某，女，58 岁。2019 年 9 月 14 日初诊。诉阴吹 10 天。患者近 10 天无明显诱因出现阴吹，时时发作，备感不适。刻下：舌质淡红，苔薄白，脉弦。诊断：阴吹（脾胃气虚证）。方药：诃子 50 g，厚朴 50 g，陈皮 50 g，每日 1 服，水煎服，每日服 2 次。患者服药后当日即未出现上述症状，再增诃子剂量为 70 g，每日 1 服，水煎服，共服 3 剂，未再出现阴吹。2019 年 9 月 24 日二诊：患者自上次服药后一直未出现阴吹症状，今日食海鲜喝啤酒又有小发作，继服上方 3 服，嘱注意避免生冷饮食，至今未再发生。

按语：阴吹指妇人阴中时时有气排出，且气出有声，如谷道转矢气状。若阴吹兼便秘，舌红苔黄燥，为阳明燥结，胃燥津亏；若阴吹声低，时断时续，头晕乏力，四肢倦怠，小腹坠胀，舌淡脉虚，为中气下陷。此患者除阴吹症状外，别无所苦，根据其舌质淡、苔薄白，考虑为脾胃气虚，采用诃黎勒散治疗。诃黎勒散具有调气固肠之功效，主治肠虚不固而致的气利，诃子具有敛肺、涩肠、下气之功，煨用则专以涩肠固脱，益肠胃而建中气之意。马老根据此患者临症，用诃黎勒散治疗，效如桴鼓，可见辨证准确，用药精专，方显经方魅力。阴吹为临床罕见病，故以推荐。

参考文献

［1］杨文辉，徐长春.《金匮》诃黎勒散临床一得［J］.浙江中医药大学学报，1980（4）：29.

［2］杨德全.四逆散内服配合诃黎勒散保留灌肠治疗久泻举隅［J］.实用中医药杂志，2008，24（4）：256-257.

［3］刘玉清.巧用经方诃黎勒散治阴吹［N］.中国中医药报，2021-04-21.

（王瑾　撰）

薏苡附子败酱散

【仲景方论】

《金匮要略·疮痈肠痈浸淫病脉证并治第十八》："肠痈之为病，其身甲错，腹皮急，按之濡，如肿状，腹无积聚身无热，脉数，此为肠内有痈脓，薏苡附子败酱散主之。"

《金匮要略·疮痈肠痈浸淫病脉并治第十八》："肠痈者，少腹肿痞，按之即痛，如淋，小便自调，时时发热，自汗出，复恶寒。"

【注家方论】

（1）尤在泾《金匮要略心典·疮痈肠痈浸淫病脉证并治第十八》：甲错，肌皮干起，如鳞甲之交错，由营滞于中，故血燥于外也。腹皮急，按之濡，气虽外鼓而病不在皮间也。积聚为肿胀之根，脉数为身热之候，今腹如肿胀，而中无积聚，身不发热而脉反见数，非肠有痈，营郁成热而何。薏苡破毒肿、利肠胃为君，败酱一名苦菜，治暴热火疮，排脓破血为臣，附子则假其辛热，以行郁滞之气耳。

（2）魏荔彤《金匮要略方论本义·疮痈肠痈浸淫病脉证并治第十八》：苡仁下气则能泄脓，附子微用，意在直走肠中，屈曲之处可达，加以败酱之咸寒以清积热。服后以小便下为度者，小便者气化也，气通则痈脓结者可开，滞者可行，而大便必泄污秽脓血，肠痈可已矣。顿服者，取其快捷之力也。

（3）丹波元坚《金匮玉函要略述义·疮痈肠痈浸淫病脉证并治第十八》：按此条，其痈未至脓溃，故少腹肿痞，此条既经脓溃，故按之濡如肿状，腹无积聚。次条血犹郁结，营郁而卫阻，故时时发热复恶寒，病犹属实，故其脉迟紧。此条，营分既无所郁，故身无热，脓成则血燥，故脉数。要之此二条，其别在脓已成与未成之分，而不拘其部位，如前注家，以大小肠为辨者，殆失之迂矣。

（4）徐忠可《金匮要略论注》：肠痈之病毒在肠，肠属阳明，阳明主肌肉，故其身甲错。腹为肠之腑，故腹皮急，热毒之气上鼓也，气非看形，故按之濡，然皮之急虽如肿状，而实无积聚也。病不在表，故身无热，热虽无而脉数。痈为血病，脉主血也，故曰此为肠痈。薏苡寒能除热，兼下气胜湿，利肠胃，破毒肿，故以为君；败酱善排脓破血，利结热毒气，故以为臣；附子导热行结，故为反佐。

（5）王子接《绛雪园古方选注》：小肠痈，仲景详言腹无积聚，昭然是气结而成，奈诸家以方中附子为据，纷纷注释是小肠寒冷凝结成痈，抑何荒谬若此，余因悬内照之鉴以明之。盖心气抑郁不舒，则气结于小肠之头，阻传导之去路，而为痈肿，即《内经》所谓脏不容邪，则还之于腑也。故仲景重用薏苡开通心气，荣养心镜，佐以败酱化脓为水，使以附子一开手太阳小肠之结，一化足太阳膀胱之气，务令所化之毒，仍从水道而出。精微之奥，岂庸浅者所能推测耶？

（6）刘渡舟《金匮要略诠解·疮痈肠痈浸淫病脉证并治第十八》：由于毒火聚于肠内，而发为肠痈，其身虽无热，而其脉则反数；血气凝滞于里，不得外荣肌肤，故身如鳞甲交错。痈成于内，血涩不流，则气亦滞，遂使腹皮如肿，按之仍软。虽其患在肠管间，究非腹内有积聚，所以本证与腹内有癥瘕积聚者不同。治以薏苡附子败酱散，排脓消痈，通阳行阴。方中薏苡仁泄热除湿，排脓利尿；败酱草清热解毒，破瘀排脓；附子辛温，扶阳而行气血津液，故能散结消肿。方后注云"顿服，小便当下"，是指服药之后，小便下者，气化则通，气化通则痈肿郁结可开，热毒瘀滞可行，大便泻出污秽之脓血，肠痈渐愈。顿服者，取其药力快捷，速下湿热火毒之意。

（7）刘献琳《金匮要略语释·疮痈肠痈浸淫病脉证并治第十八》：慢性肠痈证治。肠痈之病，由于营血滞涩，不能外荣肌肤，故身体皮肤干燥粗糙而甲错。因肠内生痈，已经成脓，故腹皮紧急，隆起如肿，但按之柔软。原是肠内生痈已化脓，并无他病，故云："腹无积聚。"脓液郁积于内，邪热不复散于外，故脉数，身无热，是肠痈已成脓之候。所以用薏苡附子败酱散以排脓。薏苡仁排脓利湿；附子振奋阳气，辛热散结；败酱一名苦菜，治暴热火疮，排脓解毒。

【经典配方】薏苡仁十分，附子二分，败酱草五分，上三味，杵为末，取方寸匕，以水二升，煎减半，顿服。小便当下。

【经典方证】肠痈内已成脓，身无热，肌肤甲错，腹皮急，如肿状，按之濡软，脉数；肠痈之为病，其身甲错，腹皮急，按之濡，如肿状，腹无积聚，身无热，脉数，肠内有痈脓。

【推荐处方】薏苡仁30g，附子6g，败酱草15g，水煎服，顿服。

【方机概述】方证是以肠痈瘀热互结而已化脓为主要病机的病证。功效排脓消痈，温阳散结，主治肠痈内已成脓，身无热，肌肤甲错，腹皮急，如肿状、按之软，脉数。

【方证提要】右少腹压痛，触按有濡软之肿物，低热或无热等，腹痛，脓肿，自汗恶寒，肌肤甲错者。

【适用人群】腹部之皮肤呈现鱼鳞状，腹肌挛急，腹壁软而无力，病变部位可有压痛；体力低下、疲惫，面色无光泽；皮肤营养不良而干燥，皮损结痂、苔藓化或兼有基底水疱者。患化脓性疾病，病情呈慢性迁延化、热性症状不明显者。

【适用病症】
临床主要用于治疗以下疾病。

（1）慢性前列腺炎、慢性盆腔炎、慢性肛窦炎、溃疡性结肠炎等病症。

（2）各种脓肿，如慢性阑尾脓肿、多发性胸腹腔脓肿、肝脓肿、肺脓肿、盆腔脓肿、肛周脓肿、牙周脓肿等。

（3）以肌肤甲错和溃疡为表现的皮肤病，如手癣（鹅掌风）、神经性皮炎、结节性痒疹、慢性湿疹、掌跖脓疱症、掌跖角化症等。

【合方与加减】

1. 合方

（1）腹痛拒按，瘀热未净，合大黄牡丹皮汤。

（2）月经量少者，合当归芍药散。

2. 加减

（1）气滞重者，加木香9g，川楝子9g。

（2）若腹中肿块明显，加桃仁12g，牡丹皮12g。

（3）脾虚气弱，加党参15g，茯苓24g，白术15g。

（4）局部时有灼痛，重用败酱草30g，并加黄芩12g。

（5）脓液清稀者，重用附子9g。

（6）脓液稠黏者，重用败酱草30g。

【注意事项】方中附子辛热有毒性，汤剂一定要先煎至口尝不麻为度，注意用量及煎服方法。

【医案分析】

1. 陶汉华教授用薏苡附子败酱散治疗克罗恩病案

男，21岁，2003年11月10日初诊。主诉：右下腹胀痛，伴腹泻3日。6年前确诊为"克罗恩病"，并行结肠手术。术后恢复良好，可正常工作。3日前因工作劳累而出现睡眠不佳，食欲减退，并突感右下腹疼痛胀满，每于就餐前后加重。大便稀溏，色深如酱，夹有黏液，日行2~3次，排便时伴下坠感。

其间亦有类似反复，医生嘱服泼尼松以缓解症状。此次自服泼尼松后，症状改善不明显，遂来就诊。刻下：右下腹局部有术痕，无红肿高起，按之濡软，重按痛甚，面色萎黄，形体消瘦，易疲劳、汗出、唇口干燥，舌质暗、边尖红，苔薄黄，脉沉细无力。

辨证：寒湿蕴结，气血壅滞。治则：散寒除湿，理气和血。方药：薏苡附子败酱散合八珍汤加减。薏苡仁30 g，熟附子（先煎）10 g，败酱草15 g，党参10 g，炒白术10 g，茯苓15 g，赤芍15 g，白芍15 g，炙甘草10 g，牡丹皮10 g，当归10 g，川芎10 g，黄芪10 g，7剂，日1剂，水煎服。

二诊：1周后复诊，述右下腹胀痛减轻，仅晚餐后痛约10分钟，大便质软成形，日行1次。饮食、睡眠较前改善。上方去黄芪，加肉桂10 g，桃仁10 g。7剂量，制成水丸，口服5 g，日3次。并嘱其将激素逐渐减量。

三诊：连续服水丸1月余，家属来述诸症基本消失。

随访，本方加减常服，随访1年，未复发。

按语：克罗恩病是一种原因不明的胃肠道慢性特发性肉芽肿性炎症。病变多见于小肠末段及邻近结肠，可累及全消化道。根据克罗恩病的临床表现特点可归属于中医学的"泄泻""腹痛""积聚""便血"等病范畴。陶汉华教授认为，此病虽进行手术，但慢性炎症并未消除，病久迁延日久，正气亏虚，寒湿蕴结，病机与慢性肠痈相似，故选方薏苡附子败酱散合八珍汤。方中薏苡仁甘淡，健脾渗湿，排脓通腑，熟附子辛温散结，振奋阳气，败酱草破瘀排脓。八珍汤去地黄滞碍肠胃，益气补血，扶正祛邪。牡丹皮、赤芍消痈散瘀止痛，佐以黄芪益气扶正。二诊，据病而设，以肉桂温中散寒，与附子相协，桃仁活血化瘀润肠。虽沉疴久病亦能除之。

2.薏苡附子败酱散治疗急性肠痈（急性化脓性阑尾炎）案

徐某，女，23岁，教师。2003年8月18日初诊。患阑尾炎20天，现右下腹有一肿块。20天前患者去华山旅游，途中突感腹痛，黄山当地医院诊断为急性阑尾炎，因其对青霉素过敏，曾用阿米卡星、替硝唑静脉滴注，病未愈。检查：精神一般，腹平软，右下腹平脐上可触及一肿块，质较硬。舌淡苔薄白，脉沉细弱。当时去咸阳市某医院检查：B超提示右侧腹，右肾下极前下方混合型包块（大小约72 mm×56 mm×41 mm），中医诊断为肠痈。处方：①中药：败酱草30 g，薏苡仁30 g，红藤30 g，生甘草8 g，制附片5 g，川楝子10 g，桃仁10 g，牡丹皮12 g，连翘15 g，金银花30 g。6剂，水煎服。②头孢噻肟钠3.0 g，替硝唑200 mL，静脉滴注，连续用药7天。2003年8月25日复诊：症状明显改善。精神好，包块变小。B超复查显示右下腹混合型炎性包块，大小约40 mm×39 mm×35 mm。处方：停用静脉滴注药物，继用以上中药12剂，病愈。后再行CT检查，提示肿块已消失，病愈。

胡某，女，60岁。患慢性阑尾炎五六年，右少腹疼痛，每遇饮食不当，或受寒、劳累即加重，反复发作，缠绵不愈。经运用青、链霉素等抗感染治疗，效果不佳。建议手术治疗，因患者考虑年老体衰，而要求服中药治疗。初诊时呈慢性病容，精神欠佳，形体瘦弱，恶寒喜热，手足厥冷，右少腹阑尾点压痛明显，舌淡苔白，脉沉弱。患者平素阳虚寒甚，患阑尾炎后，数年来久服寒凉之药，使阳愈衰而寒愈甚，致成沉疴痼疾，困于阴寒，治宜温化为主。处方：熟附子15 g，薏苡仁30 g，鲜败酱全草15根。水煎服，共服6剂，腹痛消失，随访2年，概未复发。

按语：以上两案均将薏苡附子败酱散改为汤剂，变通剂量，可酌加活血化瘀及清热解毒之品，对急、慢性阑尾炎都有确切疗效，尤其是慢性阑尾炎，对阑尾脓肿坚持服药，可使包块消失。

3.薏苡附子败酱散治疗腹痛（附件炎）案

巴某，38岁。患附件炎3~4年，经常两侧少腹疼痛，受寒或劳累即加重，反复发作，经久不愈。经青霉素、鱼腥草等消炎治疗，效果不佳。初诊慢性病容，精神欠佳，虚胖，四肢不温，恶寒，附件处压痛明显。舌质淡、苔白，脉细数而无力。妇科检查及B超诊断为附件炎。证属阳虚寒甚，湿滞血瘀，沉疴乃困于阴寒所致。治以辛热散结，活血消肿，予薏苡附子败酱散。方用薏苡仁30 g，熟附子15 g，败酱草 20 g，水煎温服。3 剂后，腹痛消失；复投 4 剂，顽疾得愈。随访 2 年，未见复发。

按语：附件炎系妇科常见炎性病症，常见症状就是腹痛，其病因复杂，或虚或实，或虚实夹杂。此患者体形偏胖、四肢不温、恶寒及舌脉，均为阳虚寒凝，湿滞血瘀、经络不通之象，故选用薏苡附子败酱散。薏苡仁善于开壅结、导湿浊；附子能振奋阳气，疏通经络；败酱草泄热散结，破血消肿，若有血瘀之象或病程日久，久病致瘀，阻滞脉络，致亦可酌加活血化瘀通络之品，往往收效甚佳。

参考文献

［1］莫婷婷.扶阳名家医案评析［M］.北京：学苑出版社，2009：370-372.

［2］张建荣.金匮证治精要［M］.北京：人民卫生出版社，2010：385.

［3］赵明锐.经方发挥［M］.北京：人民卫生出版社，2009：140.

［4］王树平.薏苡附子败酱散治疗附件炎［J］.浙江中医杂志，1996（1）：8.

（王瑾 撰）

大黄牡丹汤

【仲景方论】《金匮要略·疮痈肠痈浸淫病脉证并治第十八》："肠痈者，少腹肿痞，按之即痛，如淋，小便自调，时时发热，自汗出，复恶寒。其脉迟紧者，脓未成，可下之，当有血。脉洪数者，脓已成，不可下也。大黄牡丹汤主之。"

【注家方论】

（1）尤在泾《金匮要略心典·疮痈肠痈浸淫病脉证并治第十八》：前之痈在小肠，而此之痈在大肠也。大肠居小肠之下，逼处膀胱，致小腹肿病，按之即痛如淋，而实非膀胱为害，故仍小便自调也。小肠为心之合，而气通于血脉，大肠为肺之合，而气通于皮毛，故彼脉数，身无热，而此时时发热自汗出，复恶寒也。脉迟紧者，邪暴遏而营未变，云可下者，谓可下之令其消散也。脉洪数者，毒已聚而营气腐，云不可下者，谓虽下之而亦不能消之也，大黄牡丹汤，肠痈已成未成皆得主之，故曰有脓当下，无脓当下血。

（2）张璐《千金方衍义》：大黄下瘀血血闭；牡丹治瘀血留舍；芒硝治五脏积热，涤去蓄结，推成致新之功，较大黄尤锐；桃仁治疝瘕邪气，下瘀血血闭之功，亦与大黄不异；甜瓜瓣，《别录》治腹内结聚成溃脓血，专于开痰利气，为内痈脉迟紧未成脓之专药。

《张氏医通·肠痈》：肠痈，其始发热恶寒，欲验其证，必小腹满痛，小便淋涩，反侧不便，即为肠痈之确候，无论已成未成，俱用大黄牡丹皮汤加犀角急服之。

（3）张秉成《成方便读·外科之剂·大黄牡丹汤》：夫肠痈之病，皆由湿热瘀聚郁结而成。故用大黄之苦寒行血，芒硝之咸寒软坚，荡涤一切湿热瘀结之毒，推之而下。桃仁入肝破血，瓜子润肺行痰，牡丹皮清散血分之郁热，以除不尽之余气耳。

（4）曹颖甫《金匮发微·疮痈肠痈浸淫病脉证并治第十八》：肠痈一证，由于血凝气滞，阴络内阻，营气干涩，不能外润肤表，则肌肤为之甲错。甲错者，血枯之象也。在里之气血不通，乃成内痈。此证始以水寒而血凝，继以血凝而腐烂，若冻瘃然，日久化热，即成溃疡矣。血阻于内，气膨于外，故腹皮之急如鼓，但有气而无水，故按之濡；时发热自汗出复恶寒者，肺与大肠为表里，皮毛为肺所主，肠内病痛，邪热外薄皮毛，故时发热；热胜而皮毛开，故自汗；汗后毛孔不闭，风乘其虚，故复恶寒；脉迟而紧，则里热未盛，毒血尚凝聚未散，不难一下而尽，所谓曲突徙薪也，以其大肠壅阻也。用大黄、芒硝以通之，以其身甲错，知其内有干血也；用桃仁、牡丹皮以攻之，以发热自汗复恶寒，知大肠移热于肺，肺主之皮毛，张于标热而不收也；用泻肺除热之冬瓜仁以清，此大黄牡丹汤之义也。若夫里热既盛，脓成血溃，至于两脉洪数，则非一下所能尽。仲师不曰脓已成赤豆当归散主之乎（见"百合狐惑篇"）。究其所以不可下者，譬之流寇，溃散则难为攻，不如方聚之易为歼也。

（5）王子接《绛雪园古方选注·外科》：《金匮》上章用附子，后人硬派小肠痈是寒结。此汤用大黄、芒硝，又妄派大肠痈是热结，斯诚未足议也。然以医司生命，又不得不重言以明之。夫肺与大肠为表里，大肠痈者，肺气下结于大肠之头，其道远于上，其位近于下。治在下者，因而夺之也，故重用大黄、芒硝开大肠之结，桃仁、牡丹皮下将败之血。至于清肺润肠，不过瓜子一味而已。服之当下血，下未化脓之血也。若脓已成，形肉已坏，又当先用排脓散及汤，故原文云：脓已成，不可下也。

（6）程林《金匮要略直解·疮痈肠痈浸淫病脉证并治第十八》：肿则形于外，病则著于内，少腹既已癥肿，则肠痈已成，故按之即痛也。如淋者，以少腹为厥阴经脉所过，厥阴经脉循阴器，故按少腹而痛引阴茎，有如淋状，而小便则自调也。灵枢经曰：有所结气归之，内既有痈则营卫稽留于内，而不卫外，故令有发热汗出恶寒也。脉迟紧者，则热未聚，而肉未腐，故宜大黄牡丹下之，以消其肿疡。若脉洪数则脓已成，将成溃疡不可下也。大黄牡丹汤，在"当有血"句下，以古人为文法所拘，故缀于条末，《伤寒论》中多有之。按上证痈在小肠，以小肠在上，痛近于腹，则位深，但腹皮急而按之有如肿形，故用前汤，导其毒从小便而出，此证痈在大肠，以大肠在下，痛隐少腹，其位浅，则有肿癥之形，其迹易见，其按即痛，故用大黄牡丹皮汤，排其脓血从大便而下也。

（7）陈实功《外科正宗·肠痈论第二十八》：初起外症发热恶寒，脉芤而数，皮毛错纵，腹急渐肿，按之急痛，大便坠重，小便涩滞若淋。甚者，脐突腹胀，转侧水声，此等并见则内痈已成也。初起未成时，小腹殷殷作痛，俨似奔豚，小便淋涩者，当大黄汤下之，瘀血去尽自安。体虚脉细不敢下者，活血散瘀汤和利之。已成，腹中疼痛，胀满不食，便淋刺痛者，薏苡仁汤主之。脉濡而痛，小腹急胀，时时下脓者，毒未解也，用牡丹皮汤治之。

【经典配方】 大黄四两，牡丹一两，桃仁五十个，瓜子半升，芒硝三合，右五味，以水六升，煮取一升，去滓，内芒硝，再煎沸，顿服之，有脓当下；如无脓，当下血。

【经典方证】 少腹肿痞，按之即痛，如淋，小便自调，时时发热，自汗出，复恶寒。其脉迟紧者，脓未成，可下之，当有血。脉洪数者，脓已成，不可下也。

【推荐处方】 大黄12 g，牡丹皮3 g，桃仁9 g，瓜子12 g，芒硝9 g，上五味，用水600 mL，煮取200 mL，去滓；纳芒硝，再煎沸，顿服之，有脓当下，如无脓当下血。

【方机概述】

破瘀逐血，泄热消肿。热毒蓄结肠中，血瘀成痈，未成脓或脓初成，属里热实证。

肠痈是邪热瘀血凝结于肠中，故右侧少腹肿痞。邪热与气血瘀阻，经脉不通，不通则痛，所以右少腹局部拘急拒按，按之则剧烈疼痛如小便淋痛之状。但病变部位在肠，而膀胱无病，故小便自调。由于邪热内结，营卫失和，正邪交争，故时时发热，自汗出，复恶寒。脉迟紧为邪暴遏而营未变，故知脓尚未成，用大黄牡丹汤以清热活血泻下，使其消散。若脉洪数，是毒已聚而营气腐，故知脓已成。谓不可下者，是说虽用此方攻下，肠痈亦不能消散。大黄牡丹汤，肠痈已成脓或未成脓皆可用，故方后云：有脓当下，无脓当下血。

【方证提要】

急性肠痈脓未成。少腹肿痞，按之即痛，如淋，小便自调，时时发热，自汗出，复恶寒，其脉迟紧。

湿热瘀滞之肠痈初起。右少腹疼痛拒按，甚则局部肿痛，或右足屈而不伸，或时时发热，恶寒，自汗出，舌苔薄腻而黄，脉滑数。

【适用人群】本方可用于急性阑尾炎，包括急性单纯性阑尾炎、早期化脓性阑尾炎、急性阑尾炎合并局限性腹膜炎、阑尾周围脓肿患者。还可用于治疗急性胆囊炎、急性肝脓肿、盆腔残余脓肿、急慢性盆腔炎、血栓性外痔患者。

【适用病症】

以下病症符合上述人群特征者，可以考虑使用本方。

（1）肠痈：急腹症、急性阑尾炎、包裹性阑尾脓肿、粘连性肠梗阻、肠道蛔虫堵塞、胆道蛔虫症、急性胆囊炎、结石性胆道感染并中毒性休克、急性坏死性胰腺炎。

（2）癥肿疝气：腹股沟斜疝、子宫肌瘤、结肠癌。

（3）痔疾：血栓性外痔。

（4）腹腔炎症疾病：慢性盆腔炎、急性胰腺炎、溃疡性结肠炎、急性腹膜炎。

（5）其他：急性下肢丹毒、痤疮。

【合方与加减】

（1）热毒较重者，加蒲公英18g，金银花18g，紫花地丁15g，败酱草24g以加强清热解毒之力。

（2）血瘀较重者，腹痛明显者，加赤芍12g，乳香6g，没药6g以活血化瘀，和营止痛。

（3）腹胀明显者，加厚朴12g，木香12g，枳实12g，槟榔12g以宽肠行气，破积去滞。

（4）腹壁紧张疼痛者，加青皮15g，延胡索15g，川楝子9g以行气止痛。

（5）伴大便下血者，加地榆炭18g，蜜槐角9g，荆芥炭12g以凉血止血。

（6）脓已成未溃者，加白花蛇舌草24g，败酱草24g，薏苡仁30g，天花粉12g以清热解毒，消肿排脓。

（7）肿块久结不散者，加炮山甲15g，皂角刺18g，白芷9g，牡蛎24g以散结消肿。

【注意事项】

（1）凡肠痈溃后及老人、孕妇、产后或体质虚弱者均应慎用或忌用。

（2）凡重型急性化脓或坏疽性阑尾炎、阑尾炎并发腹膜炎（或有中毒性休克，或腹腔脓液多者）、婴儿急性阑尾炎、妊娠阑尾炎合并弥漫性腹膜炎等患者，均不宜用本方。

【医案分析】

1. 曹颖甫用大黄牡丹汤治肠痈案

辛未四月，强鸿培嗣子福全病此，既就宝隆医院矣，西医指为盲肠炎，并言三日后大开刀，福全不解，私问看护，以破腹告，福全惧，弃其衣物而遁，翌日，抵予小西门寓所，以腹中剧痛求诊，按其脉，紧而数，发热有汗，但不恶寒，予即疏方与之，明日复诊，盖下经三次而腹痛止矣。又壬申年，治大自鸣钟慎大衣庄裘姓少年亦如之。癸酉年治陆姓少女腹右旁痛，痛经四个月，身体瘦弱，西医不敢开刀，由同乡高长佑推荐，予以此方减轻授之，当夕下泥黑粪，痛未止，稍稍加重，遂大下黑粪如河泥，其痛乃定，调理一个月，方能出险，盖亦危矣。乙亥八月，四明史惠甫病此，已由姜佐景用前方下过，未能拔除病根，予用生大黄五钱，冬瓜仁一两，桃仁八十粒，牡丹皮一两，芒硝三钱，外加当归、赤豆；二诊加赤芍五钱，败酱草五钱，所下黑粪，并如污泥状，病乃出险，并附记之。

2. 吕志杰教授用大黄牡丹皮汤治急性阑尾炎案

张某，男，25岁。昨天始上腹部至脐周阵发性疼痛，位置不固定，恶心欲吐，乏力。数小时后腹痛转移并固定在右下腹部，且振寒，发热。乡村医生按"急性阑尾炎"予以抗生素治疗。今日病情加重，来门诊要求配合中药治疗。查其右下腹压痛；腰大肌试验阳性。脉滑数，舌红苔薄黄。体温39.2℃。大黄牡丹汤加减：大黄、牡丹皮、桃仁、赤芍各12g，红藤30g，芒硝6g（后下煎数沸）。水煎分日4次温服。服药1剂，腹泻3次，腹痛等诸症减轻。原方去芒硝，加甘草6g，连服4剂，症状消失。适当加减，再服 3 剂，巩固治疗，以防复发。

按语：上述 2 例所治均是较典型的急性肠痈患者。大黄牡丹汤是自古以来治疗急性肠痈的主方，症见热毒内蕴，或气营两燔，尤其舌苔黄燥、大便干难、腹痛拒按等阳明腑实证者，每以此方加减，多获速效。目前大量临床报道表明，本方适当加行气通腑、活血化瘀、清热解毒之品，治疗急性阑尾炎有确切可靠的良好效果。亦可配合局部外敷或针刺，若病情重者可配合应用抗生素，则疗效更快更好。疗效不好者，应掌握手术指征，及时手术。

3. 全国名中医何嘉琳用大黄牡丹皮汤治盆腔炎案

李某，25 岁。2003 年 6 月 5 日初诊。患者孕 2 产 1，此次人工流产后恶露时多时少，1 周余方净，净后即行房事。此后出现小腹隐痛，带下色黄。昨起腹痛腰酸加剧，带下量多，色黄绿且腥秽，纳差便燥，头痛身热。舌红、苔黄腻、脉弦数。妇检：阴道见脓性分泌物，宫颈轻糜，宫体略大有压痛，两附件有轻压痛。证属瘀缩胞宫，湿热壅滞。治拟逐瘀排毒、清化湿热。大黄牡丹皮汤加味：熟大黄 9 g，桃仁、黄芩、炒延胡索各 10 g，冬瓜子、牡丹皮、生山栀、皂角刺、白毛藤、半枝莲、椿根皮、败酱草各 15 g，龙胆草、生甘草各 6 g，黄柏 12 g。药进 14 剂后，带下量少，诸症均减，仍宜清化。上方加减，进 10 余剂而愈。

按语：急性盆腔炎以湿热毒邪蓄积下焦、损伤冲任、胞宫、胞脉、胞络，并与气血搏结。临床表现为高热恶寒、下腹胀痛拒按带下黄稠臭秽口干而不欲饮。舌质暗红、苔黄而腻脉弦滑数。根据急则治其标、缓则治其本的原则，祛邪是当务之急。故何师常用《金匮要略》中大黄牡丹皮汤，以清热排毒、活血行水、逐瘀排脓，并随症加减：如下腹痛甚加炒延胡索、乳香、没药、川楝子、红藤、白毛藤、败酱草；腹胀加柴胡、枳实、大腹皮；带下量多黄稠加黄柏、黄芩、椿根皮。

参考文献

［1］吕志杰. 张仲景方剂学［M］. 北京：中国医药科技出版社，2005：190-191.

［2］胡翠芳. 何嘉琳用经方治疗盆腔炎的经验［J］. 浙江中医杂志，2008，43（11）：628-629.

（王瑾　撰）

王不留行散

【仲景方论】《金匮要略·疮痈肠痈浸淫病脉证并治第十八》："病金疮，王不留行散主之。"

【注家方论】

（1）尤在泾《金匮要略心典·疮痈肠痈浸淫病脉证并治第十八》：金疮，金刃所伤，而成疮者，经脉暂绝，荣卫沮弛，治之者必使经脉复行，营卫贯通而后已。王不留行散，则行气血和阴阳之良剂也。

（2）李今庸《李今庸金匮要略讲稿·疮痈肠痈浸淫病脉证并治第十八》：①病金疮：患金疮之病，由于肌肉受外力器械损伤，经脉断绝，营卫气血不能循经而行，伤口一时难以愈合；②王不留行散主之，治以王不留行散行气血、和阴阳，消肿止痛，王不留行活血通经止痛，为治疗金疮的要药，蒴藋细叶清毒热，续筋骨，桑东南根白皮主伤中脉绝，治流血不止，芍药、黄芩消热凉血以防腐，川椒、干姜通行血络，加强血行，厚朴行气破瘀，甘草和诸药，解百毒。本方是治疗外伤的有效方剂，临床上常用其加减变换而广泛使用。且本方调血气，和阴阳，故可用于产后气血不调，阴阳不和证，但对于产后虚损的证候不宜使用。

（3）连建伟《连建伟金匮要略方论讲稿·疮痈肠痈浸淫病脉证并治》：金疮的病，可以用王不留行散来治疗。金疮，就是被金刃所伤，伤口肿痛流血，甚至皮肉筋脉皆断，气血循环受阻。王不留行散，主要能祛瘀活血，止血止痛。是外敷内服一剂并用，双管齐下。所以方后写道："小疮即粉之，大疮但服之。"如果金疮部位小，就把药粉敷在上面；如果是大疮，还要口服这散剂。所以这是通治金疮的一个处方。产后恶露不除也可以服用。方中用王不留行作为君药，所以叫王不留行散。因为王不留行能活血祛瘀，主金疮止血，逐痛，所以作为君药。用了蒴藋细叶，蒴藋是忍冬科的植物，味酸微凉，入足厥阴肝经，因肝主藏血，能活血通经消瘀。这药还有一个名字，叫接骨木，治疗跌打损伤，能接骨，故名接骨木。《浙江民间中草药》称这味药作落得打，就是被打伤以后用的专药。这药主要能活血通经消瘀，而且性凉，能清火毒，因为金疮也有热毒。再用桑白皮，书上写是"桑东南根白皮"，桑白皮又叫桑根白皮，就是用桑树的根部，把外面的粗皮去掉，用里面的白皮入药。为什么叫"东南根"？因为东南是向阳的，太阳能晒到，所以根长得比西北的要好，药性更强。桑白皮也能治伤，有愈合伤口的作用。这三味药都要阴干，然后"烧灰存性"，等于炒炭一样，但中间不要炒枯，炒枯了药性也就没有了，所以叫"烧灰存性"。就是要炒一下，外面刚好有点黑了，但里头药性还存在，若把药全烧枯了，药性就不存在了，不要让它烧得太过。再配合黄芩清热，芍药养血，也有收敛作用，川椒祛风，恐破伤之疮口受风，干姜行瘀，厚朴行气，关键还能燥湿，因为刀砍的伤口可能会有水渗出。陈修园《金匮方歌括》说："川椒祛疮口之风；厚朴燥刀痕之湿。"然后重用甘草，在本方中，甘草用量最多，能生肌且能解毒，当然也有调和诸药作用。全方共奏消瘀、止血、止痛、解毒、生肌之效。所以小的创口可以外敷，大的创口可以内服，确是治疗金疮的专方。产后恶露不除也可服用。

（4）刘献琳《金匮要略语释·疮痈肠痈浸淫病脉证并治》：金疮是刀斧、枪弹等金属器械所伤，故名金疮。由于经脉肌肤断伤，营卫气血不能循经脉而运行，所以治疗必须恢复经脉肌肤的断伤，使营卫通行无阻，金疮自然痊愈。王不留行散具有行气血，和阴阳，促进脾胃功能旺盛的作用，可达到生长肌肉的目的，或外敷或内服都可。王不留行能治金疮，疾行气血，止血，镇痛；蒴藋，本草不载治金疮，但接骨木一名木蒴藋，唐本草说其治折伤，续筋骨；桑根白皮《本经》云治绝脉，《别录》云"可缝金疮"。以上三味，烧灰存性，足取其黑能止血之意，阴干百日，以保存其本性，这是本方的主药。黄芩、芍药和阴助清血热；川椒、干姜和阳助行血瘀；倍用甘草，益胃解毒，少佐厚朴，行滞利气，以和脾胃。合之为治金疮之要方。因能行瘀血，故产后亦可服。

（5）张家礼《张家礼金匮要略讲稿·疮痈肠痈浸淫病脉证并治》：其适应证是金疮（各种机械性创伤）瘀血兼出血等证。病因病机为创伤出血，血滞留于体内而成瘀。所以其治则是活血止血，这一方法属于仲景论瘀十法之一。方用王不留行散，方中王不留行、蒴藋细叶、桑白皮3味烧炭活血止血；厚朴行气，合川椒、干姜温通血脉；黄芩、芍药入血分止血，甘草补中生肌，后6味有调气血和阴阳之功。本方对后世有着非常重要的影响。明代缪仲淳、清代唐容川将活血止血法奉为治血证主要大法，并称"宜行血不宜止血"，而七厘散，活络效灵丹，十灰散等皆于止血中加活血之品。

（6）段富津《金匮要略方义》：本方功能化瘀消肿，止血逐痛。本方为金疮肿痛瘀血者而设。方中王不留行，《本经》"主金疮，止血逐痛"故为本方君药；蒴藋细叶活血化瘀，消肿定痛；桑根白皮续脉绝行水消肿，三药烧灰存性，尤能入血分而止血。倍用甘草，既可益气解毒，且能缓急止痛。川椒祛风邪，芍药通血痹，黄芩清血热，干姜通血脉，厚朴行气滞。诸药合用，可以化瘀血，续绝伤，止血消肿。凡属金疮出血、肿痛者，皆宜用之，内服、外敷均可。产后亦可服者，盖取其祛瘀止血之功。

（7）魏荔彤《金匮要略方论本义·疮痈肠痈浸淫病脉证并治第十八》：王不留行为君，专走血分，止血收痛，而且除风散痹，是收而兼行之药，于血分最宜也。佐以蒴藋叶与王不留行性共甘平，入血分清火毒、祛恶气；倍用甘草以益胃解毒；芍药、黄芩助清血热，川椒、干姜助行血瘀，厚朴行中带破，惟恐血乃凝滞之物，故不惮周详也。桑根白皮性寒，同王不留行、蒴藋细叶，烧灰存性者，灰能入血分止血也，为金疮血流不止设也，小疮则合诸药为粉以敷之，大疮则服之，治内以安外也。产后亦可服者，行瘀血也。风寒之日桑根勿取者，恐过于寒也。前三药皆阴干百日，存其阴性，不可日曝及火炙也。此金疮之圣方，奏效如神者也。

（8）陈纪藩《金匮要略·疮痈肠痈浸淫病脉证并治》本条指出金疮的治方。金刃所伤，伤口肿痛流血，皮肉筋经脉皆断，气血环流受阻。此时一是流血出血；二必有瘀血滞留，三是伤口，甚至感染化脓。故治疗必须活血祛瘀，止血止痛，使气血营卫得以通行，肌肤得以营养则伤口会逐渐恢复，故主以王不留行散，祛瘀活血，止血逐痛，外敷内服，双管齐下。

（9）刘渡舟《金匮要略诠解·疮痈肠痈浸淫病脉证并治第十八》：金疮是刀斧等金属器械所伤的伤科疾患，由于刀斧创伤，经脉皮肉筋骨断裂，营卫气血不能接续，伤口疼痛，甚至气血溃烂而成疮疡。治以王不留行散，续绝脉，愈伤口，活血行气，化瘀止痛。方中王不留行活血祛瘀，止血定痛为君药，佐以蒴藋细叶行血通经，消瘀化滞；桑根白皮续绝脉而愈伤口。以上三味烧灰存性，取灰能止血之意。姜、椒、厚朴行气破滞，温通血脉；黄芩、芍药清血热，敛血阴；重用甘草补中生肌，调和诸药，配黄芩清热解毒。本方寒热相合，气血兼顾，既可外敷，亦可内服。内外并用，畅行气血，调和阴阳，生肌长肉。"小疮即粉之"，说明肌肤损伤较轻者，外敷即可，无须内服。"大疮但服之"，由于损伤较重，应治内而安外，故需内服，或内外并用。"产后亦可服"，乃取其散瘀止血，行气活络之功。外感风寒者，去桑根白皮，防其引邪内入也。"前三物皆阴干百日"，是指王不留行、蒴藋细叶、桑根白皮三药不宜暴晒火炙，是存其寒凉之药性之意。

【经典配方】

王不留行十分（八月八日采），蒴藋细叶十分（七月七日采），桑东南根白皮十分（三月三日采），甘草十八分，川椒三分（除目及闭口，去汗），黄芩二分，干姜二分，芍药二分，厚朴二分。

上九味，桑根皮以上三味，烧灰存性，勿令灰过，各别杵筛，合治之为散，服方寸匕，小疮即粉之，大疮但服之，产后亦可服，如风寒，桑东根勿取之；前三物，皆阴干百日。

【经典方证】 刀斧、枪弹等金属器械所伤。风寒、产后亦可服。

【推荐处方】

（1）内服：王不留行、厚朴、桑白皮各 10 g，干姜、川椒、黄芩各 6 g，白芍、甘草各 12 g，蒴藋嫩叶 10 g（若缺药，以金银花 15 g 代之），每日 1 剂，水煎服。

（2）外用：王不留行、蒴藋细叶、桑白皮各 10 g，将以上各药在通风之处阴干 100 日。甘草 10 g，川椒 3 g，黄芩、干姜、芍药、厚朴各 2 g。将前三味药烧黑，共研细末，按上述比例混合，贮于封闭的器皿之中。

【方机概述】 刀斧创伤，经脉皮肉筋骨断裂，营卫气血不能接续，伤后疼痛，甚至伤口溃烂。

【方证提要】 被金刃所伤，伤口痛肿不溃，甚至皮肉筋脉皆断，流血出血；瘀血滞留，伤后复感毒邪溃烂成疮。

【适用人群】 常用于外伤或手术后经脉离断，营卫不通，流血渗液伤口不愈者；或产后流产妇女，恶露不尽，阴道出血属气血瘀滞者。

【适用病症】

（1）外伤久不愈合为表现的疾病，如手术后伤口经久不愈、剖宫产切口瘢痕憩室。

（2）阴道流血为表现的疾病：妇女产后或流产后阴道流血过多、恶露不止。

【合方与加减】

1. 合方

（1）流产后阴道流血过多者，合生化汤。

（2）瘀血明显者，合七厘散或十灰散。

2. 加减

（1）创伤后失血过多，见面白、唇淡、脉虚者，加黄芪 18 g，当归 10 g。

（2）创口不合、局部青紫、舌暗、脉涩者，加丹参 15 g，木香 6 g。

（3）创口不合、疼痛剧烈、脓血外渗者，加煅龙骨 24 g、地榆炭各 12 g。

（4）创口不合、局部喜温恶寒者，加桂枝 6 g，当归 12 g。

【注意事项】

（1）蒴藋嫩叶可用金银花代之。

（2）王不留行散外用时可直接外敷，亦可煎汤熬煮冲洗伤口。

（3）兼有风寒感冒者应去桑根白皮。

（4）脾胃虚弱者，本虚标实，慎用本方，应灵活化裁辨证。

【医案分析】

1. 王付教授应用王不留行散案

钟某，女，53 岁，1997 年 3 月 17 日初诊。半年前因颈椎增生而行手术，术后颈部有一小创口至今未愈合，多次局部用药及服药，效果不佳。诊见伤口处有渗出物，颜色暗红，时流黄水，局部疼痛，夜间加重，舌苔正常，脉细。诊为术后伤口久不愈合。证属金疮瘀毒，腐灼血脉，治宜化瘀敛疮，排脓托毒。方以王不留行散加味。处方：王不留行、蒴藋细叶、桑白皮各 30 g，花椒 9 g，黄芩、甘草、干姜、厚朴、白芍各 6 g，当归、牡丹皮各 12 g，黄芪 18 g，皂角刺 10 g。5 剂，每天 1 剂，水煎 2 次兑匀，分 3 次服。服 10 剂，伤口转变为嫩红色，渗出物消失，局部轻痒。守方续服 16 剂，伤口愈合。

按语：患者临床表现及伤口久不愈合日久，其发病机理不外有二，一为虚，二为瘀。正气应失其固摄而不能敛疮，阳气虚而失其温煦，故见伤口颜色暗红；气虚不能托毒外出而加重瘀血阻滞，血液瘀滞不通，不通则痛，而见局部疼痛、夜间加重，久病必虚、久病必瘀。用王不留行散活血化瘀，理气通阳，酌加当归补血活血养血，使瘀血去，新血得生；牡丹皮凉血散瘀，黄芪益气补气，使气能固摄以敛疮；皂角刺通经祛瘀，透达肌肤毛窍。诸药合用，使气血调和，病症得愈。

2. 戴冬生用王不留行散治疗引产后恶露淋漓不净案

戴某，24 岁，农民。1993 年 3 月 19 日初诊。患者因孕 4 个月引产后出血 1 个月不止，又行刮宫术，术后恶露淋漓 15 天不净，量少，色暗，小腹隐痛，面色苍白，倦怠乏力，舌苔薄白，舌质边有瘀斑，脉沉涩。证属：胞络瘀阻（引产后恶露淋漓不净）。治法：活血祛瘀，通络理伤。方用王不留行散加减。方药：王不留行 10 g，续断 15 g，桑白皮 10 g，黄芩 10 g，赤芍 10 g，炮姜 10 g，甘草 5 g，川厚朴 5 g，土鳖虫 5 g，忍冬藤 15 g，太子参 12 g。水煎服，日 1 剂。连服 9 剂后，出血止，后调理冲任收功。

按语：此病例系引产后出血不止，又行刮宫术，再次创伤，元气大伤，正气亏虚则宫缩乏力，瘀血积滞胞络，瘀血不去，出血不止，新血难复，用王不留行散加减活血化瘀，加忍冬藤清热通络以防感染，土鳖虫化瘀通络以防瘀阻胞络，配太子参益气生肌促进子宫复旧，去瘀生新，攻补兼施，气血双补，调理痊愈。

参考文献

［1］王成宝．王不留行散临床应用举隅［J］．新中医，2007，39（5）：72.

［2］戴冬生．王不留行散临床新用［J］．河南中医，1997，17（1）：13-14.

（王瑾 撰）

排脓散

【**仲景方论**】《金匮要略·疮痈肠痈浸淫病脉证并治第十八》："排脓散方：枳实（十六枚），芍药（六分），桔梗（二分），上三味，杵为散，取鸡子黄一枚，以药散与鸡黄相等，揉和令相得，饮和服之，日一服。"

【**注家方论**】

（1）尤在泾《金匮要略心典·疮痈肠痈浸淫病脉证并治第十八》：枳实苦寒，除热破滞为君，得芍药则通血、得桔梗则利气，而尤赖鸡子黄之甘润，以为排脓化毒之本也。

（2）陈修园《金匮要略浅注·疮痈肠痈浸淫病方》：枳实得阳明金气以制风，禀少阴水气以清热，又合芍药以通血，合桔梗以利气，而尤赖鸡子黄之养心和脾，取有情之物，助火土之脏阴，以为排脓化毒之本也。

（3）艾华《金匮要略辞典·疮痈肠痈浸淫病脉证并治第十八》：化瘀行滞，排脓去腐。主治肠痈、胃痈。症见大便带脓血，腹痛拒按。方中枳实破滞行气，芍药和营除血痹，二药合用，可化瘀行滞排脓祛腐；枳实配桔梗，排脓之力增之，鸡子黄为有情之品，以补气血之虚，且能补土止泻。全方合用，共奏化瘀行滞、排脓祛腐之功。

（4）刘献琳《金匮要略语释·疮痈肠痈浸淫病脉证并治第十八》：……以上二方，附于王不留行散之后，俱未载主治，而且均以排脓为名，两方皆有桔梗，可见桔梗为排脓之要药。排脓散即枳实芍药散加桔梗、鸡子黄。枳实芍药散本治产后瘀血腹痛，则知排脓散为痈疮将成之剂。排脓汤即桔梗汤加生姜、大枣。桔梗汤本治肺痈脓溃之方，可见以上二方，凡内痈、金疮皆可服用。

（5）邓铁涛《金匮临证举要》：本方枳实苦泄破滞；芍药行血；桔梗利气排脓；鸡子黄养阴补中解毒。用于脓肿已形成的比较合适。

（6）刘渡舟《金匮要略诠解·疮痈肠痈浸淫病脉证并治第十八》：以上二方是论疮痈脓已成、正气伤的治法。由于火毒发炎，聚郁一处，致气血不畅，热郁血瘀，蒸腐血肉化脓，而伤正气。若阴分伤的，治以排脓散，滋阴活血，行气排脓。方中鸡子黄、芍药滋阴养血，凉血解毒，活血散瘀；枳实、桔梗一升一降，开气行滞，俾大气一转，郁结乃散。诸药相合，可养阴护正，使痈脓外出，热毒可解。若正气伤的，治以排脓汤。方中甘草调中排脓，清热解毒；桔梗开提肺气，大气自转，郁结可散；生姜、大枣辛甘为阳，调和荣卫，扶正达邪，诸药相配，以奏排脓解毒、调中祛邪之功。如此可知，排脓散治痈脓伤血分；排脓汤治痈脓伤气分。但两方均能调其升降之机，消其久瘀之痈，可以概治痈肿日久而毒不能散的病证。

（7）张家礼《张家礼金匮要略讲稿·疮痈肠痈浸淫病脉证并治第十八》：本方未列出主治证，但方名"排脓"，当有排脓之功。其证候根据《张氏医通·十六卷》"治内痈脓从便出"，以药测证，本方主治胃痈或肠痈，脓已成将溃或初溃，而瘀热较盛者，可用本方排脓去毒。方中重用枳实（十六枚，小者折今48 g）理气导滞泻满而除郁热，赤芍活血凉血以除瘀热疼痛，一方面用枳实、桔梗排脓以去气分之实；另一方面用鸡子黄补其血分之虚，促使气行血和，血行脓去，以达排脓去毒目的。

（8）连建伟《连建伟金匮要略方论讲稿》：排脓散和下面的排脓汤这两个处方都没有写主治，但应当有排脓的作用。我们不妨看看排脓散，枳实、芍药、桔梗，杵为散，然后再加鸡子黄，把药散和鸡子黄混在一起。按照我个人的理解，本方虽然没有写主治，但应当是脓在腹内。正因为脓在腹内，阻碍气血运行，气血运行不畅，所以用了桔梗排脓，然后配合枳实、芍药。枳实是行气药，芍药是活血药，即排脓再加上理气活血。再加鸡子黄补虚，因为等到内痈有脓，时日较久，体质也很虚弱了。本方适用于内痈而化脓者，但药味比较薄弱，所以临床可以再加大量的排脓药，如加一两薏苡仁，薏苡仁有排脓的作用。

（9）范永升《金匮要略·疮痈肠痈浸淫病脉证并治第十八》：排脓散方，枳实破滞行气，芍药和营除血痹，二药合用，可化瘀行滞，排脓去腐，治肠道积滞，大便带脓血，肠内痈脓。妇人产后病篇枳实芍药散有"兼主痈脓"之论可作佐证。桔梗为排脓要药，肺痿肺痈咳嗽上气病篇有桔梗汤，以治肺痈久久吐脓如米粥者。枳芍合桔梗，可加强排脓的作用。鸡子黄为有情之品，以补气血之虚，且能补土止泻，以防枳实破滞。散全方合之，有破滞行气、和营去瘀、排脓补虚之功。

【经典配方】枳实（十六枚），芍药（六分），桔梗（二分），上三味，杵为散，取鸡子黄一枚，以药散与鸡黄相等，揉和令相得，饮和服之，日一服。

【经典方证】用治疮痈瘀热较盛者。

【推荐处方】枳实15g，芍药15g，桔梗15g，以上述比例研末混匀，一次量3g，加鸡子黄一个（除去鸡子清）搅拌混合，用白水送服。一日1次，有时2次，或为了方便，以上述量为1日剂量，水煎服。

【方机概述】热毒壅阻不通，由弥漫而集聚于局部，营血凝滞，即见痛点固定，或红肿热痛；若热毒日久遏郁不通，血肉脉络则腐化成脓。

【方证提要】内痈，如肺痈、肠痈、胃痈等，吐脓，小腹胀痛，下血，里急后重；直肠癌早期预防癌肿破溃，生理性腹泻，细菌性痢疾，溃疡性坏死性肠炎，脓血便，急性痢疾等。

【适用人群】大便有黏液的慢性结肠炎者；妇科黄带、白带黏者；化脓性鼻窦炎者；咳嗽痰黏、腹胀欲吐者。

【适用症状】

（1）脏腑生痈为表现的病症，如肺脓肿、肝脓肿、阑尾炎等，表现为隐痛微肿，形寒身热，日渐酿脓，脉洪数者为脓已成，脉迟紧者为脓未成或有瘀血。

（2）以癌肿破溃感染症状为表现的病症，如大便表面带血及黏液，甚至脓血便，或蜂窝组织炎、扁桃体溃疡、齿槽脓肿癌肿等。

（3）痰黏稠难咳或咳吐脓痰者，如支气管炎、支气管哮喘、肺气肿、肺脓肿等。

（4）皮肤疖、痈、疔及淋巴结炎者，如眼睑睑腺炎等浸润、排脓困难、全身症状不明显者。

【合方与加减】

（1）肺痈，咳唾脓血较多的，合《千金》苇茎汤清热解毒，消痈排脓。

（2）中气虚者，合补中益气汤或黄芪建中汤以健运中焦之气。

（3）内痈或其他化脓症初期，热象明显，可酌加金银花30g，连翘18g，蒲公英18g，黄芩12g，败酱草18g，芦根30g等，以增强清热解毒排脓之力。

（4）痰涎壅盛，烦渴者，酌加鲜竹沥30mL，竹茹18g，胆南星6g，鱼腥草12g，天竺黄18g清热化痰。

（5）热灼津液，口渴、心烦者，酌加天花粉18g，沙参18g，五味子12g，麦冬24g，石斛15g，以清热养阴生津。

（6）出血比较明显的，加用牡丹皮12g，栀子12g，藕节15g，白茅根30g，云南白药以凉血止血。

【注意事项】

（1）贫血、食欲不振、腹泻者慎用。

（2）忌海藻、菘菜、热面、鱼、蒜等。

【医案分析】

1. 广东省名中医刘志龙用排脓散治疗舌下肿块案

麦某，女，33 岁。2017 年 6 月 29 日初诊。主诉：发现舌下肿块 1 周。

患者产后近 11 个月，休息不足导致舌下肿块，其肿块无疼痛、无出血、无脓头，恶寒，饮食偏凉则易腹泻。舌质淡红，苔黄，脉沉细。患者曾于数家医院就诊，均言需手术治疗，然而患者惧怕手术，后经别人介绍求诊于余。既往无其他重要病史可载。无药物及食物过敏史。中医诊断：重舌；证候诊断：气滞血瘀。治法：通调气血，行气活血。处方：排脓散及汤。白芍 10 g，桔梗 10 g，枳实 6 g，甘草 6 g，红枣 15 g，生姜（自备）1 片，7 剂。每日 1 剂，水煎服，分 2 次温服。医嘱：注意休息，多饮水；饮食宜清淡，忌肥腻、辛辣、醇酒之品；节房事，畅情志。2017 年 11 月 3 日患者因头部恶风来诊，诉前药后重舌已除，并翘起舌头让我检查。喜悦之情溢以言表。（《经方方证要点》）

按语：此患者舌下肿块，从整体看，无红肿热痛之热象，患者因休息不足而致病，恶寒、易腹泻，呈现一派虚寒之象。矢数道明先生曾云排脓散用于体表化脓性肿物且有疼痛，气血凝滞，炎性浸润严重，坚硬之疾患，因此，方用排脓散利气破滞消积，姜、枣、草补中益气。排脓散临床常用于疖、痈、疗、淋巴结炎、蜂窝组织炎、扁桃体溃疡、齿槽脓肿、眼睑麦粒肿等浸润、排脓困难、全身症状不显著者。

2. 江苏王东旭教授用排脓散加减治疗肺结节经验

郭某，男，34 岁。2020 年 6 月 2 日初诊。发现肺部结节 1 年余。2018 年 12 月 28 日体检时胸部 CT 发现右肺中叶磨玻璃结节，形态欠规则，直径 7 mm；左上肺磨玻璃结节，直径 3 mm；双肺多发实性微小结节。后两次复查胸部 CT，病灶稳定。刻下：面色暗沉，焦虑，影响日常生活，工作质量下降，食纳一般，夜寐欠安，舌红、苔白，脉滑数。无咳嗽、痰血、胸痛、消瘦、胸闷、乏力等症状。平素食少，倦怠，便稀，易感冒。中医诊断：肺积（肺脾气虚证）；西医诊断：无症状肺结节。方拟排脓散加味，药用：枳实、白芍各 10 g，桔梗 6 g，生龙骨（先煎）、生牡蛎（先煎）各 30 g。14 剂，每日 1 剂，水煎分两次服用。6 月 16 日二诊：面色转润，精神可，情绪有所改善，工作效率逐渐提高，纳可，夜寐欠安，大便稀软，舌淡红、苔白，脉细滑。方拟消结汤，药用：太子参、薏苡仁、生龙骨（先煎）、生牡蛎（先煎）各 30 g，石打穿、煅瓦楞子（先煎）、丹参、藤梨根各 15 g，炒白术、茯苓、白扁豆、莲子、山药、浙贝母各 10 g，蚕沙（包煎）、莪术、桔梗、陈皮、炙甘草、炒蜂房各 6 g，砂仁（后下）2 g。每日 1 剂，水煎服。14 剂为 1 个疗程，连用 3 个疗程。8 月 1 日三诊：面色红润，精神转佳，情绪明显改善，纳可，夜寐安，大便调，舌淡红、苔薄，脉平。复查胸部 CT 示右肺中叶结节直径 6 mm，余病灶稳定。目前该患者进入年度随访。

按语：无症状肺结节一般以定期复查随访胸部 CT 为主，无特效西药治疗。但部分检出者会出现悲伤、忧虑、焦躁等心理变化，甚者四处就医，造成过度医疗，严重影响正常工作及生活。王教授用排脓散加生龙骨、生牡蛎二药治疗此病，方中枳实、桔梗、白芍共起抗感染之效；生龙骨、生牡蛎是常用药对，有敛精气而不敛邪气之功，能够软坚散结。该方仅 5 味药，虽精短，但组方严谨，抓住炎性环境的特点，抗击肺脏炎症，精准医疗，与西医的靶向治疗相类似；并且，在稳定肺结节、调节免疫等方面可发挥独特优势，临床在应用西医检查手段的同时，增加中医中药治疗，在论治无症状肺结节方面提供可行方法，拓展思路。

参考文献

[1]唐鸿，翟慧媛，方小谦，等.经方排脓散联合培土生金法论治无症状肺结节探讨[J].山西中医，2021，37（5）：3-6.

（王瑾　撰）

排脓汤

【仲景方论】《金匮要略·疮痈肠痈浸淫病脉证并治第十八》："甘草二两，桔梗三两，生姜一两，大枣十枚，上四味，以水三升，煮取一升，温服五合，日再服。"

【注家方论】

（1）王子接《绛雪园古方选注》："排，斥也；脓，血肉所化也"。前方（排脓散）枳实、赤芍佐以桔梗，直从大肠泄气破血，斥逐其脓。后方甘、桔、姜、枣，仍从上焦并提肺气，调和营卫，俾气行而脓自下，审证用方，学者出自心裁。

（2）曹颖甫《金匮发微·疮痈肠痈浸淫病脉证并治第十八》：此为肺痈方治，故与桔梗汤同。

（3）刘渡舟《金匮要略诠解·疮痈肠痈浸淫病脉证并治第十八》：以上二方（排脓汤、排脓散）是论疮痈脓已成、正气伤的治法。由于火毒发炎，聚郁一处，气血不畅，热郁血瘀，蒸腐血肉化脓，而伤正气。若阴分伤的，治以排脓散，滋阴活血，行气排脓。方中鸡子黄、芍药滋阴养血，凉血解毒，活血散瘀；枳实、桔梗一升一降，开气行滞，俾大气一转，郁结乃散。诸药相合，可养阴护正，使痈脓外出，热毒可解。若正气伤的，治以排脓汤。方中甘草调中排脓，清热解毒；桔梗开提肺气，大气自转，郁结可散；生姜、大枣辛甘为阳，调和荣卫，扶正达邪，诸药相配，以奏排脓解毒、调中祛邪之功。如此可知，排脓散，治痈脓伤血分；排脓汤治痈脓伤气分。但两方均能调其升降之机，消其久瘀之痈，可以概治痈肿日久而毒不能散的病证。

（4）刘献琳《金匮要略语释·疮痈肠痈浸淫病脉证并治第十八》：甘草清热解毒；桔梗宣肺排脓；生姜、大枣调和营卫，以促使疮疡的愈合。以上二方，附于王不留行散之后，俱未载主治，而且均以排脓为名，两方皆有桔梗，可见桔梗为排脓之要药。排脓散即枳实芍药散加桔梗、鸡子黄。枳实芍药散本治产后瘀血腹痛，则知排脓散为痈疮将成之剂。排脓汤即桔梗汤加生姜，大枣。桔梗汤本治肺痈脓溃之方，可见以上二方，凡内痈、金疮皆可服用。

（5）李今庸《李今庸金匮要略讲稿·疮痈肠痈浸淫病脉证并治第十八》：甘草甘缓解毒，桔梗开泄排脓，生姜、大枣安中健胃。本方是用于病变偏于上，疮痈已成证。排脓散和排脓汤分别是妇人产后病脉证治第二十一、肺痿肺痈咳嗽上气病脉证治第七中的枳实芍药散加桔梗、鸡子黄；桔梗汤加生姜、大枣而成的。两方仅只桔梗一味药同，其他则异，但都以"排脓"名方，可见桔梗为排脓的要药。由于两方的配伍不同，所以它们的治疗有异：一为治痈脓将成未成，一为治疗欲成痈脓。

（6）连建伟《连建伟金匮要略方论讲稿·疮痈肠痈浸淫病脉证并治第十八》：排脓汤也是用桔梗，还有甘草、生姜、大枣。所以排脓散也好，排脓汤也好，均用桔梗，桔梗是排脓的。特别排脓汤就是桔梗汤加姜、枣，桔梗汤是主治肺痈的。肺痈脓已成，咳吐米粥，可以用桔梗汤来排脓。方中甘草解毒，桔梗排脓。解毒要用生甘草，不要用炙甘草，炙甘草是补中益气的。再加生姜、大枣调和营卫。通过姜、枣调营卫，补气血，能够促使伤口的愈合，有生肌作用。内痈，乃体内化脓性疾病，不管脓是从呕而出、从咳嗽而出，或者从大便而出，都可以用排脓散、排脓汤等方剂来治疗。

（7）范永升《金匮要略·疮痈肠痈浸淫病脉证并治第十八》：排脓汤方，以甘草解毒，桔梗排脓，更加生姜、大枣调和营卫，以促疮痈之愈合。以上2方，一散一汤，均名"排脓"，但药物组成并不相同，相同者只桔梗一味，可见桔梗为排脓要药。由于枳实、芍药偏治胃肠气分血分病变，故排脓散以治肠痈或胃痈为主；排脓汤为桔梗汤更加姜枣组成，故以治肺痈为主。

（8）张家礼《张家礼金匮要略讲稿·疮痈肠痈浸淫病脉证并治第十八》：根据《张氏医通·十六卷》"治内痈，脓从呕出"，以药测证，本方所治为胃痈或肺痈，脓已成将溃或初溃，而舌脉证均无热象者，可用本方排脓去毒。还需指出的是本方即肺痈篇第12条桔梗汤加生姜、大枣组成。魏念庭认为"疮痈未成者，服之可开解，已成者服之则吐脓血而愈矣"，但不分初起或初溃，对于热结很轻者，较为适宜。若稍有热象，方中生姜不宜，用大枣固护胃气则可。

（9）陈纪藩《金匮要略·疮痈肠痈浸淫病脉证并治》：本方为桔梗汤（见肺痈篇）加生姜、大枣而成，甘草清热解毒，桔梗宣肺气排脓，二者合用有解毒排脓之功。《伤寒论》又治少阴咽痛。本方桔梗用量大于甘草，意在消痰排脓，甄权谓桔梗"消聚度涎"；生姜、大枣调营卫，兼发散之意。四药合用，对人体上部有痈脓，不管已溃未溃均可用之。但本方排脓力似不够，临床需根据病情加入金银花、连翘、薏苡仁、瓜瓣、山甲等更加强排脓功效。

【经典配方】甘草二两，桔梗三两，生姜一两，大枣十枚，上四味，以水三升，煮取一升，温服五合，日再服。

【经典方证】排脓汤治内痈，脓从呕出，欲成痈脓。

【推荐处方】甘草6g，桔梗9g，生姜4g，大枣10枚，水煎服，日1剂。

【方机概述】热毒壅阻不通，由弥漫而集聚于局部，营血凝滞，即见痛点固定，或红肿热痛；若热毒日久遏郁不通，血肉脉络则腐化成脓，或欲成痈脓者。

【方证提要】肺痈、喉痈、喉痹，脓肿初溃，咳吐脓血腥臭，或咯血，恶寒身热，烦渴喜饮，舌质微红，苔白薄或黄薄，脉数或滑；疖、痈、疔、淋巴结炎、排脓困难者。

【适用人群】常用于肺胃实热的儿童，小儿稚阴稚阳，脾胃虚弱，易食积化热，炼水成痰化脓，肺热熏蒸，比如儿童急性化脓性鼻窦炎；素体肺有郁热，外感寒邪郁闭，郁而化热，肺气宣降失调，原本的肺络受阻，热郁而化脓形成肺痈；或先天肺内痰热素盛，或原有其他肺系疾病在此基础上，外邪易侵犯肺系，肺内痰液受邪热熏蒸瘀阻肺络，痰热相合阻滞血脉而化生瘀血，瘀血合痰热成脓化痈，最终形成肺痈；还有肝阳上亢之人易热郁上位，瘀血合痰液形成溃疡。

【适用病症】

（1）以溃疡为表现的病症，如扁桃体脓肿、蓄脓症、直肠子宫窝脓肿、直肠溃疡、痔瘘、齿槽脓漏皮下脓肿等。

（2）以内痈为表现的病症，如肺痈喉痈、喉痹、肺坏疽等。

（3）以皮肤病为表现的病症，如瘰疬、梅毒、肌炎、眼睑睑腺炎、外耳道炎、面疱等。

（4）以吐脓为表现的病症，如细菌性肝脓肿、阿米巴性肝脓肿、急性化脓性中耳炎等。

【合方与加减】

（1）溃破期脓血多，合薏苡附子败酱散加减排脓解毒。桔梗、薏苡仁排脓；败酱草清热解毒，化瘀排脓；少量附片振奋元阳，防苦寒伤阳；甘草清热解毒，调和诸药。酌加冬瓜仁30g增强排脓之力，牡丹皮12g，赤芍12g凉血活血祛瘀，蒲公英18g，白花蛇舌草18g清除余毒。

（2）肺痈，本方合用《千金》苇茎汤，以增强清热解毒、消肿排脓之效。

（3）内痈或其他化脓症，溃脓之初，酌加金银花30g，连翘24g，黄芩12g，鱼腥草15g，败酱草

24 g，芦根 30 g 等，以增强清热解毒排脓之力。

（4）热象明显者，方中之生姜不适宜，应去之，酌加黄芩 12 g，连翘 24 g 等。

（5）大便秘结者，加大黄 3 g，芒硝 3 g 冲服。

（6）咯血者，加牡丹皮 12 g，山栀 12 g，藕节 15 g，白茅根 30 g，另服云南白药，以凉血止血。

（7）痰热内盛，烦渴、痰黄稠者，酌加胆南星 6 g，天竺黄 5 g，鲜竹沥 30 mL，以清热化痰。

（8）津伤明显口干，舌质红，酌加沙参 15 g，五味子 12 g，麦冬 15 g，石斛 15 g，以养阴生津。

（9）气虚甚者，气短，自汗，脓出不爽，加生黄芪 15 g，党参 15 g，人参 3 g，以益气托毒排脓。

（10）痛脓溃泄不畅，脓液量少难出者，加没药 6 g，皂角刺 15 g，以消痛排脓。

【注意事项】

（1）注意皮肤清洁，注意饮食，不吃辛辣刺激、油腻等食物，保持正常的生活作息。

（2）应以催熟疔痛，使脓皮破溃，脓液流出为主的同时防止感染。

【医案分析】

1. 国医大师张志远临证经验

（1）1953 年诊一男子臂痛，发病不到四周，膨大如皮球，热、痛减退，已经化脓，动员去医院切开引流，患者拒绝，等待熟透自破，要求中医协助，授予相应药物解决。当时即写了本方，照原量服之，每日一剂，水煎，连吃三天，疮头破裂，流出半碗红白脓液。敷上乳香、没药制成的海浮散，半个月收口而愈。虽未加入鸡子黄，也获得良好的功效。汤内重点是桔梗，次则枳壳。枳壳 15 g，白芍 10 g，桔梗 15 g，甘草 10 g，生姜 6 片，大枣 10 枚（擘开）。凡疮、疖、疔毒未内消转化成脓，按之柔软，无明显灼热、痛感，就可应用，促使破溃，代替手术，能祛腐生肌。

（2）1957 年诊一急性乳痛患者，红肿灼热，体温升高，疼痛十分严重，医院力主注射大量抗生素，结果反而乳腺化脓，溃破引流，外出甚少。要求改开口药，即以此汤与之，添入黄芪 30 g，日饮一帖。五天脓尽，逐渐生肌而愈。黄芪属内托良品，外科圣手，用量常达到 100 g，最易收口。

按语：《金匮要略》排脓散、排脓汤，合为一方，不用鸡子黄，医外科疮疡已经化脓，溃后促使迅速溢出，往往被人忽视，却有一定作用。计枳壳 15 g，白芍 10 g，桔梗 20 g，甘草 10 g，生姜 6 片，大枣 15 枚（擘开），加皂角刺 10 g。若外流不畅，与气虚有关，加黄芪 15～30 g，连服 5～9 剂，能缩短疗程。桔梗乃主将，功专祛脓，30 g 为限，不宜太多，防止所含皂苷中毒呕恶。在红肿阶段，切勿给予黄芪，增重疼痛，延长炎症时间。无脓，清热解毒，令之内消；化脓，引领外流，可投补药。

2. 治阴部皮肤痛肿案

续建殊录云：加州人氏某者，患淋病 7 年，百治不效，其华人有学医者，诊之，与汤药，兼以七宝丸、梅肉散，溃脓不治，于是请治于先生。先生诊之，小腹挛急，阴头含脓，疼痛不能步行，仍作排脓汤与之，服之数日，旧疴痊愈。

按语：此案为阴部皮肤痛脓，又患者素有淋病多年，溃脓不愈，疼痛明显，此为湿热下注，留滞不去，迁延日久，而成虚实夹杂之势。用本方排脓消痛、清热解毒，调和营为气血，气血通则痛脓自除。

参考文献

［1］张志远. 张志远临证七十年精华录［M］. 北京：人民卫生出版社，2017：156，382-383.

［2］段富津，李飞，康广盛. 金匮要略方义［M］. 哈尔滨：黑龙江科学技术出版社，1984：325.

（王瑾　撰）

鸡屎白散

【**仲景方论**】《金匮要略·趺蹶手指臂肿转筋阴狐疝蛔虫病脉证治第十九》："转筋之为病，其人臂脚直，脉上下行，微弦。转筋入腹者，鸡屎白散主之。"

【**注家方论**】

（1）尤在泾《金匮要略心典·趺蹶手指臂肿转筋阴狐疝蛔虫病脉证治第十九》：肝主筋，上应风气，肝病生风，则为转筋，其人臂脚直，脉上下行，微弦。经云：诸暴强直，皆属于风也。转筋入腹者，脾土虚而肝木乘之也。鸡为木畜，其屎反利脾气，故取治是病，且以类相求，则尤易入也。

（2）陈修园《金匮要略浅注·趺蹶手指臂肿转筋阴狐疝蛔虫病脉证治第十九》：转筋之为病，其人臂脚直，不能屈伸，是转筋之证也。脉长直而上下行，微中不和而弦，是转筋之脉也。转筋痛不能忍，甚而入腹者，牵连少腹，拘急而剧痛，为肝邪直攻脾脏，以鸡屎白散主之。是方也，取其捷于去风下气，消积安脾，先清其内，徐以治其余也。

（3）沈明宗《沈注金匮要略》：此木土不和，风邪而转筋也。风邪乘于脾胃，风湿相搏，以致表里皆病，若风湿胜于经表，则臂脚直，脉上下行而微弦。经谓诸暴强直，皆属于风，以风淫夹痰之义也。或中气虚而木邪内逆，直攻于脏，则转筋入腹，当以鸡矢白，下气消积、祛风安脾之法，非治臂脚直之方也。

（4）徐忠可《金匮要略论注》：转筋之病，大概是土不能安水，至于臂脚直，则风淫于脾矣。脉上下行微弦，是有痉之意，仲景云：夫痉家脉伏坚，直上下。又曰：脉伏而弦。此更转入筋腹，则是肝邪直攻脾脏，此时如贼犯五城，无暇缓治，故以鸡矢白之下气消积，捷于去风安脾者，先清其内乱，而后徐图安辑耳。

（5）刘献琳《金匮要略语释附翼·趺蹶手指臂肿转筋阴狐疝蛔虫病脉证治第十九》：转筋是一种四肢拘挛作痛的病证，所以脉象也见弦急强直，与痉病的脉"直上下行"相同。转筋的部位，一般多见于下肢，即腓肠肌肌肉痉挛，严重时其痉挛会从两腿牵引小腹部作痛，则称为转筋入腹。此为湿浊化热伤阴所致，故用鸡屎白散性寒下利，通利二便，湿热去则转筋自愈。

（6）吕志杰《张仲景方剂学·其他内服剂》：本方功能清利湿热，导浊下行。鸡屎白性寒下气，可通利二便。本方证是以湿浊化热伤阴为主要病机的病证。症见上肢或小腿拘挛，难以屈伸，甚者可转筋入腹，伴小便黄赤，舌苔黄腻，脉弦有力等。

（7）曹颖甫《金匮发微·趺蹶手指臂肿转筋阴狐疝蛔虫病脉证治第十九》：转筋入腹之病，予未之见，原其病情，则与痉证之宜大承气汤者略同。痉证云：痉脉按之紧如弦，直上下行，与此证脉上下行微弦何异？痉证云：脚挛急与此证臂脚直又何异？痉证燥热，阴液垂绝，故急下以救之，所以除里热也；此证用下气破积通利大小便之鸡矢白散，亦所以除里热也。所以然者，里热不除，则筋脉受灼而不得柔和，故必通其大肠，使阳明燥气内息，而筋脉乃和。考葛仙方中风头足往后扯动，弯曲不伸，其形如弓，用鸡矢白三钱，酒五杯，用竹箸搅千遍，日服二次。予按：此即痉病之卧不着席证，痉病自中风传来，易于化燥，内脏燥而筋脉受灼，以致全身强急，故借《内经》治臌胀之鸡矢醴以下之，盖亦《金匮》

用大承气汤之义也，然则转筋用鸡矢白散，亦何独不然乎？

（8）范永升《金匮要略·趺蹶手指臂肿转筋阴狐疝蛔虫病脉证治第十九》：转筋是一种四肢筋脉拘挛作痛的病证。其病在筋，所以转筋病发患者臂（上肢）脚（下肢）强直，脉强直而弦。转筋的部位一般多见于下肢，由于足厥阴肝经，循股阴，抵少腹，故转筋之甚者，病邪可循经入腹，出现筋脉挛急经大腿内侧牵引小腹作痛，治用鸡屎白散。《神农本草经》谓鸡屎白："主转筋，利小便。"《素问·腹中论》鸡矢醴方，用治臌胀，取其下气破积利湿也。可见鸡屎白散主要适用于水湿阻滞、湿浊化热伤阴所致的转筋病。

（9）何任《金匮要略通俗讲话》："转筋"是一种经脉挛急、手足拘牵的病，这是以征象作为病名的。转筋病的主要症状是患者臂脚强直，脉搏劲而有力，微弦。按照《巢氏病源》说："冷入于足之三阴三阳，则脚筋转，入于手之三阴三阳，则手筋转，随冷所入之筋，筋则转；转者，皆由邪冷之气击动其筋而转移也。"可见转筋是手足拘挛作痛，一般多见于下肢，特别是小腿肚筋拘挛为常见。转筋严重时，痉挛拘痛往往会从两足牵连引入小腹部疼痛，这称为"转筋入腹"。转筋的形成不外是外受风冷之邪，进而变热，耗其营血。《内经》说："诸暴强直，皆属于风。"可见治疗转筋病宜散泄风热。鸡屎白散（鸡屎白）可治"转筋入腹"。《名医别录》载鸡屎白能治转筋，利小便。李时珍谓："鸡屎能下气消积，通利大小便。"用治本病，可使风热得以从浊道而出。但转筋一证，不仅限于风热所致，霍乱吐泻剧烈，亦能形成腿部转筋，那就不能用鸡屎白散治疗了。

（10）刘献琳《金匮要略语释·趺蹶手指臂肿转筋阴狐疝蛔虫病脉证治第十九》：转筋是一种四肢拘挛作痛的病证，所以脉象也见弦急强直，与痉病的脉"直上下行"相同。转筋的部位，一般多见于下肢，即腓肠肌肌肉痉挛，严重时其痉挛会从两腿牵引小腹部作痛，则称为转筋入腹。此为湿浊化热伤阴所致，故用鸡矢白散性寒下利，通利二便，湿热去则转筋自愈。鸡矢白，《别录》谓其"治转筋，利小便"。《素问》用鸡矢醴治臌胀，通利大小便。诸本草虽云微寒无毒，然泻下之力颇峻，若气血虚寒的转筋，则非本方所宜。

转筋由霍乱吐泻所致者，较为多见，杂病中亦间有之。张路玉说："呕吐泄泻者，湿上之变也；转筋者，风木之变也；湿土为风木所范，则为霍乱转筋，有一毫口渴，即是伏热，种种燥热之药，误服必死。"王孟英说："凡霍乱转筋，脉必兼弦，正以木旺而侮其所胜也。湿盛者，平胃散加木瓜可矣，火盛者木瓜汤（木瓜一两，水煎服，余汤浸青布裹其腓，本方加桑叶七片尤良）送左金丸为宜。"王孟英又因鸡矢白散之意，而立蚕矢汤一方（蚕沙三钱、木瓜三钱、生薏苡仁四钱、大豆黄卷四钱、川连二钱、醋炒半夏一钱、酒炒黄芩一钱、通草一钱、吴茱萸六分、炒山栀一钱）。以阴阳水煎，稍凉，徐徐服之。屡收奇效。转筋也有为阳虚寒盛而致的，《巢源·霍乱转筋候》说："夫霍乱大吐下之后，阴阳俱虚，其血气虚极，则手足逆冷，而荣卫不理，冷搏于筋，则筋为之转。"若因阳微液少，不能濡养筋脉，以致挛急而痛的，当用四逆汤或通脉四逆汤加吴茱萸、木瓜以温经回阳养筋，转筋亦可随之而解。

（11）连建伟《连建伟金匮要略方论讲稿·趺蹶手指臂肿转筋阴狐疝蛔虫病脉证治第十九》：其人"臂脚直"，在古代，"臂"字和"背"字是通的，所谓"臂脚直"，就是足背强直，不能屈伸。这是转筋之证。亦就是小腿肚抽筋之后足背强直，不能屈伸，这个病叫"转筋"。有时候如果我们晚上受了寒，也可能会转筋。到河里去游泳，着了冷也会转筋。"脉上下行，微弦"，说明脉象强直有力，没有柔和之象，因为转筋影响及脉。"转筋入腹者"，严重的时候，脚的痉挛转筋，可以从下肢牵引少腹作痛。"鸡屎白散主之"，可以用鸡屎白散治疗。鸡屎白散就是鸡的大便，颜色往往有点白，所以叫鸡屎白。实际上用鸡的大便来做药，在《金匮》以前已有。《黄帝内经》里一共有十三个处方，在《内经·素问》，有一篇叫腹中论，里头专门有一个方剂叫"鸡矢醴"，能够治疗臌胀，就是现在的腹水。即用鸡的大便稍微炒一下，然后加酒一起煮，给患者喝这个酒。酒，古代叫"醴"，所以叫"鸡矢醴"。吃了以后会拉，臌胀水湿会从大小便拉出去。所以鸡屎能通利大小便，能祛湿热病邪。本条转筋也是湿热在体内所致，所以现在我们一般会用木瓜、薏苡仁、蚕沙，蚕沙是蚕的大便，能够祛湿热、治转筋，薏苡仁和木瓜也有这个作用。本方用鸡屎白作散剂，用水煎服，主要是通利大小便，祛除湿热，故能治疗湿热造成的转筋。这个处方实际上是从《内经》十三方里变化过来的，《内经》是用酒煎，这里没有用酒。古代叫"单方一味，气死名医"，你不要看它仅一味药，有时候看来看去看不好，就一个单方，一个小的处方，就会解决问题，所以叫"单方一味，气死名医"。

（12）张家礼《张家礼金匮要略讲稿·跌蹶手指臂肿转筋阴狐疝蛔虫病脉证治第十九》：本条论述转筋的证治。转筋，俗称抽筋，是一种四肢筋脉拘挛、牵引作痛的病证。症见臂（上肢）脚（下肢）强直，不能屈伸。转筋的部位，一般多发于下肢，由于足厥阴肝经循股阴，抵少腹，故转筋之甚者，病邪可循经入腹，出现筋脉拘急，严重时可从两腿内侧牵引小腹作痛，称为"转筋入腹"。其"脉上下行，微弦"，即劲急强直、全无柔和的脉象，与痉病的主脉"直上下行"相同。治用鸡屎白散，鸡屎白（《素问》作鸡矢）性寒下气，《本经》谓："主转筋，利小便。"可知本条所论转筋，是湿浊化热伤阴、筋脉失养所致。治宜泻利湿浊，清热镇痉，舒缓筋脉。

临床需注意的是：腿抽筋未必是缺钙。腿抽筋又叫腓肠肌痉挛，是发生于一侧下肢的肌肉抽动，有不自主和不规则的特点。多发于夜间或寒冷时，老年人常见。治疗时应先确诊是什么原因引起的。如果是骨质疏松、缺钙引起的，可进行补钙治疗；而有心血管病、脑卒中、高血压、高脂血症、糖尿病病史的患者，一旦出现下肢酸痛、抽筋、行走不利的症状，则应该首先排除是否为下肢动脉闭塞症。

《本草纲目》记载，鸡屎白，气味微寒，无毒，治疗破伤风、小儿惊啼、腰脊反张、牙紧口噤、四肢强直、产后中风等。鸡屎白即鸡屎中之灰白色部分，将其选出焙干，研为细末备用。服时用黄酒冲服（黄酒2两为引，日服2次）。对牙关紧闭不能下咽者，可做保留灌肠，亦可收到同样效果。小儿可酌情减量；成人此量不能控制病情时，可加倍应用。此药无副作用，亦无特殊恶臭气味，为一般人所易于接受。药源易找，疗程短，疗效高。

鸡屎白散亦可与解痉、镇痉药合服，用治破伤风。如鸡屎白合剂：蜈蚣1条，全蝎、南星、天麻、白芷各3g，羌活6g，防风3g，鸡屎白6g（焙干研细另包，黄酒冲服），疗效颇佳。此外，亦有用本方治强直性脊柱炎、肌肉僵硬症、腓肠肌痉挛，肠胃痉挛、血吸虫腹水、肝硬化腹水或其他湿热内蕴之单纯腹胀者。本方具有解痉和抗炎作用。

【经典配方】 鸡屎白，上一味，为散，取方寸匕，以水六合，和，温服。

【经典方证】 转筋之为病，其人臂脚直，脉上下行，微弦。

【推荐处方】 鸡屎白散即鸡屎中之灰白色部分，将其选出焙干，研为细末备用。服时用黄酒冲服（黄酒2两为引，日服2次，每次3g）。

【方机概述】 湿浊化热伤阴，筋脉失于煦濡或里热不除，则筋脉受灼而不得柔和。

【方证提要】 转筋入腹，臂脚直，脉微弦；霍乱吐泻大小便不利，全身强急，腹胀，行走不利。

【适用人群】 肝气容易郁结的人，必生风燥，如风燥之邪夹寒、夹热侵袭于筋脉，则筋脉为病而挛急牵引，致两臂两脚强直而不柔，脉象也出现劲急弦直而无柔和之象，甚则牵引腹部拘急作痛；酒家喜食油腻者素体湿热蕴热，湿浊化热动风，热伤阴血，筋脉失养，拘急强直；饮食卫生不洁者，好发霍乱吐泻不止伤阴，筋脉失去濡养而挛急。

【适用病症】

（1）以挛急为表现的病症，如抽筋，行走不利，下肢酸痛，强直性脊柱炎、肌肉僵硬症、腓肠肌痉挛，肠胃痉挛等。

（2）以腹胀为表现的病症，如血吸虫腹水、肝硬化腹水、心腹臌胀、黄疸、霍乱吐泻等。

（3）以小便不利为表现的病症，如消渴、石淋、小肠余沥、遗尿等。

【合方与加减】

（1）阴虚筋急者，加白芍 12 g，木瓜 18 g，以缓急和络舒筋。

（2）湿热者，加黄柏 12 g，通草 18 g，以清热燥湿利脉等。

（3）兼有瘀血者，加蜈蚣 1 条，全蝎 6 g，僵蚕 12 g 等虫类药活血息风止痉。

（4）转筋挛急严重，合芍药甘草汤缓急止痛。

（5）阳微液少、不能濡养筋脉，以致挛急而痛的，可用四逆汤或通脉四逆汤加吴茱萸 6 g，木瓜 18 g 以温经回阳养筋。

【注意事项】阴血虚证，阳气亡失之转筋，慎用本方。

【医案分析】

1. 山西省名中医王修善用鸡屎白散治臌胀案

曾治一人，30 余岁，肚腹如抱瓮，一身悉肿，小便不利，脉沉而濡弱，治疗数月不愈。最后不得已，以鸡矢醴酒（用羯鸡矢 500 g，晒干炒香，再用无灰酒 3 碗，煎至 1.5 碗，滤汁，五更空腹温服。服后停五六小时，行黑水秽物，隔日再服 1 次，如前法）连服 2 剂，便秽物很多，肿消小便利，能饮食矣。

按语：臌胀有虚实不同，本方治臌胀初发，实证为主，为治标之法，待症状缓解后，仍应从本而治。

2. 鸡屎白散治疗破伤风医案

山西任化天先生 30 年来应用鸡屎白治愈破伤风数十例，如患者任某，男，20 岁。因伐木而被树枝刺破左手指，二三日后伤口愈合，但突然发热，口噤，牙关紧闭，阵发性全身痉挛，角弓反张，面呈苦笑状。急予鸡屎白三钱为末，烧酒冲服，汗出后，诸症悉减，数日而愈。后来，中医师张柱之老先生将解痉、镇挛药物与鸡屎白合并服用，名鸡屎白合剂，处方：蜈蚣一条，全蝎一钱，南星一钱，天麻一钱，白芷一钱，羌活二钱，防风一钱，鸡屎白二钱（焙干研细另包）。先煎诸药去渣，放入鸡屎白末，加黄酒 1 杯，分 3 次内服，为 1 日量。必要时成人也可加倍服用。曾应用此合剂治疗破伤风 5 例，除 1 例因病情急剧，来院较晚，不能用药，数小时内死亡者外，其余均获痊愈。如患者杨某，男，11 岁。8 日前，碰伤头部。3 日后先由颜面肌肉发生痉挛，然后背部抽痛，颈部僵直，四肢抽搐，张口困难。入院前 3 日，牙关紧闭，不能进食。诊断为破伤风。入院后检查：头部伤口已痊愈，面呈苦笑状，牙关紧闭，进食困难，项部僵直，腹肌板状硬。每隔 20 分钟左右全身阵挛一次，脉象沉弦数。当时即用鸡屎白合剂 1 剂内服，翌日症状显著减轻，阵挛次数减少，睡眠较好。惟数日未曾大便，故加服桃仁承气汤 1 剂，服后便许多黑粪，口略张大，且能咀嚼食物，唯颜面之苦笑状仍存在，阵挛尚未解除，继续用鸡屎白合剂 8 剂，于 3 月 9 日痊愈出院。

按语：破伤风与第二篇所述的"痉病"颇类似，应前后互参，鸡屎白散正可补其治法。据统计，破伤风的平均病死率为 20% ~ 30%，重症患者高达 70%（《实用内科学》第 8 版第 174 页），应用此方疗效显著。《本草纲目》记载鸡屎白（《素问》作鸡矢），气味微寒，无毒，治疗破伤风、小儿惊啼、腰脊反张、牙紧口噤、四肢强直、产后中风等。《千金方》亦有同样记载。鸡屎白无不良反应，亦无特殊恶臭气味，一般人易于接受；而且药源易找，不需购买，疗程亦短，疗效甚高，值得选用。服时可用黄酒二两为引，取其通络活血的作用，日服 2 次。对牙关紧闭不能下咽的患者，可做保留灌肠，亦可收到同样效果。小儿可酌情减量；成人此量不能控制病情时，可加倍应用。

3. 刘世恩用鸡屎白散验案——肾病综合征顽固性四肢挛急症

余某，女，38 岁。2000 年 6 月 4 日初诊，患慢性肾炎 5 年余，先后在市级医院诊断为肾病综合征。近半年来，余某常出现四肢局部肌肉拘挛抽搐，伴发小腹及腰背部疼痛，日趋加剧，昼夜难眠。诊见：除上述症状外，尚有头晕、失眠、心悸、气短、恶心、纳差、小便量少等症，且耳部及下肢水肿，面色苍黄，舌淡胖、边有齿印、苔白厚有津，脉沉弦细，予以鸡屎白散治疗。嘱咐患者取鸡笼内陈年鸡粪

（色白者为佳）适量，置瓦上焙黄，研末，每次服用 1 g，每天早、晚各 1 次；生姜、红糖煲水冲服。嘱咐服用西药补钙剂。二诊：患者治病心切，用量加倍，服药 1 天后，晚上微微出汗，抽筋次数减少，小腹痛病减轻。嘱咐减去西药钙制剂，继续服用鸡屎白散。三诊：服药 6 天，肢体拘挛抽筋现象消失，其他症状缓解。半年后随访，其慢性肾炎虽未治愈，但肢体抽筋未发。

按语：患者肢体筋脉挛急属肾阳虚衰，水寒土湿，肝木不舒。用鸡屎白，意在利水道而泄寒湿，木达而筋舒。鸡屎白属五谷杂物，经脾胃所化生，用陈年粉化者，意在取其得土味雄厚之理。令置瓦上焙干，再用生姜、红糖煲水或单用红糖水冲服，均取健脾疏肝、达木展筋之利，而去其性寒伤阳之弊。且鸡与风水之气相通，治疗筋脉拘挛，主要是取其"治本从类"之义。用之则降浊气、燥脾湿、软坚去积，气血生生不息，肝木津津常润，土疏而木达，故能获药到病除之效。

参考文献

［1］王修善.王修善临证笔记［M］.北京：人民军医出版社，2011：84.

［2］曲垣瑞.鸡屎白散治疗破伤风的观察［J］.中医杂志，1962（10）：23.

［3］毛绍芳，刘世恩.鸡屎白散治验 2 则［J］.新中医，2003，35（1）：64.

（王瑾　撰）

蜘蛛散

【仲景方论】《金匮要略·趺蹶手指臂肿转筋阴狐疝蛔虫病脉证治第十九》："阴狐疝气者，偏有小大，时时上下，蜘蛛散主之。"

【注家方论】

（1）雷敩《炮炙论·蜘蛛》：凡使蜘蛛，勿用五色者，兼大身上有刺毛生者，薄小者，并皆不堪用。须用屋西南有网，身上尻大，腹内有苍黄脓者真也。凡用去头足，研如膏，投药中用之。今之用法，若仲景炒焦用，全无功矣。

（2）张子和《儒门事亲·疝本肝经宜通勿塞状十九》：狐疝者，其状如瓦，卧则入少腹，行立则出少腹，入囊中，狐昼则出穴而溺，夜则入穴而不溺，此疝出入上下往来，正与狐相类也。

（3）尤在泾《金匮要略心典·趺蹶手指臂肿转筋阴狐疝蛔虫病脉证治第十九》：阴狐疝气者，寒湿袭阴，而睾丸受病，或左或右，大小不同，或上或下，出没无时，故名狐疝。蜘蛛有毒，服之能令人利，合桂枝辛温，入阴而逐其寒湿之气也。

（4）程林《金匮要略直解·趺蹶手指臂肿转筋阴狐疝蛔虫病脉证治第十九》：别录云：蜘蛛治大小之溃。溃，溃疝也。其性有毒，服之能令人利，得桂枝引入肝经而治狐疝。

【经典配方】蜘蛛十四枚（熬焦），桂枝半两。上二味为散，取八分一匕饮和服，日再服，蜜丸亦可。

【经典方证】阴狐疝气者，偏有小大，时时上下。

【推荐处方】蜘蛛 14 枚，置磁瓦上焙黄，干燥为末，桂枝 9 g。上 2 味共为散，每天用水酒 1 小杯，1 次冲服 3 g。

【方机概述】寒气凝结厥阴肝经（筋脉）。

【方证提要】寒湿等邪气凝于足厥阴肝经或气机逆乱、下窜于阴囊所致的病证。

【适用人群】阴狐疝患者等。

【适用病症】腹股沟斜疝及中风口眼歪斜、吐血不止、疟疾、便毒初起、脱肛、鼠瘘肿核痛、瘰疬、恶疮、不收乳、吸奶疼痛、小儿慢脾风、小儿噤口不开、聤耳出脓、一切喉症、走马牙疳、蛇咬伤、蜈蚣咬伤、蜂蝎螫伤等。

【合方与加减】

1. 合方

（1）体不虚而偏寒者合用天台乌药散。

（2）发作时合用乌梅丸。

2. 加减

（1）寒湿重时加用香附 9 g，小茴香 15 g，吴茱萸 3 g。

（2）素体虚时，加用黄芪 15 g，人参 9 g。

（3）肾气虚时，加用生地黄 15 g，枸杞子 15 g，菟丝子 15 g。

【注意事项】

（1）凡使蜘蛛，勿用五色者，兼大身上有刺毛生者，薄小者，并皆不堪用。

（2）一定要因人、因时而异，分清证属阴阳的偏重，调整药物配伍剂量（如阴寒偏甚者重加桂枝或者改用肉桂，阳热偏甚者重用蜘蛛）。

（3）蜘蛛"熬焦"可将蜘蛛除去头足，置磁瓦上焙黄干燥，炮制后蜘蛛变寒为温，其微寒之性及剽悍峻猛之性去，而祛风消肿、解毒之用存。

（4）蜘蛛畏蔓青、雄黄。

【医案分析】

1. 曹颖甫用蜘蛛散案

乙亥重九日，有倪姓来诊，其证时发时止，今以遇寒而发，偏坠微痛，夜有寒热，睡醒汗出，两脉迟滑。方用大蜘蛛一枚（炙过），川桂枝四钱，一剂即愈。

2. 彭履祥用蜘蛛散案

彭某，男，8 岁。住遂宁县安居区同盟公社一大队，1955 年上半年就诊。主诉：患阴狐疝已有 6 年。阴囊肿大如小鸡蛋，其色不红，肿物时而偏左，时而偏右，患儿夜卧时肿物入于少腹，至白昼活动时肿物坠入阴囊，而且肿物时有疼痛感觉。几年来曾服一般疏肝解郁、利气止痛等治疝气之药，但肿物依然出没无定，未见效果。患儿平素健康，饮食二便如常，余无所苦，舌苔不黄，舌质不红，脉象弦缓。诊断：寒气凝结肝经之阴狐疝。治则：辛温通利、破结止痛。方药：《金匮要略》蜘蛛散原方。大黑蜘蛛（宜先用屋檐上牵大蜘蛛网之大黑蜘蛛，每枚约为大拇指头大小，去其头足，若误用花蜘蛛则恐中毒）6 枚，置磁瓦上焙黄，干燥为末，桂枝 9 g。上 2 味共为散，每天用水酒 1 小杯，1 次冲服 3 g，连服 7 天。效果：服药 3 天后疼痛缓解，7 天后阴囊肿大及疼痛消失，阴狐疝痊愈，观察 1 年未见复发。

3. 洪哲明用蜘蛛散案

一七岁姓张男孩，生后数月，发现患儿哭啼时有物降入阴囊，哭闹更甚，卧时可还纳入腹，曾经多方治疗无效，家长惧怕手术而就诊，处以蜘蛛散，服药一周，病愈，10 年未复发。

4. 袁宇华用蜘蛛散案

朱某，男，5 岁。1964 年 7 月 10 日初诊。患儿右侧少腹及阴囊部肿痛 3 年多，时肿时消，行立或咳嗽啼哭时肿胀更为明显，平卧后自行消失。曾在株洲、湘潭、长沙等地医院诊治，检查确诊为腹股沟科病，建议手术修补，患者父母只有这个带养的独子，顾虑重重，拒绝手术治疗而来我院门诊。余拟投蜘蛛散，嘱每日早晚各服 1 次，每次 4 g，白开水冲服，进药 9 天后取效，13 天后全部消失，用力咳嗽时亦不再出现，迄今 19 年亦未再发。

参考文献

［1］曹颖甫.金匮发微［M］.上海：上海卫生出版社，1956：189.

［2］彭履祥.蜘蛛散治阴狐疝验案1例［J］.成都中医学院学报，1981（2）：18.

［3］洪哲明.蜘蛛治疗阴狐疝气［J］.河南中医，1984（1）：41.

［4］袁宇华.蜘蛛散治疗小儿腹股沟斜疝：附55例临床小结［J］.湖南中医杂志，1986（2）：22-23.

（张瑞荣　撰）

藜芦甘草汤

【**仲景方论**】《金匮要略·跗蹶手指臂肿转筋阴狐疝蛔虫病脉证治第十九》："患者常以手指臂肿动，此人身体𥆧𥆧者，藜芦甘草汤主之。"

【**注家方论**】

（1）尤在泾《金匮要略心典·跗蹶手指臂肿转筋阴狐疝蛔虫病脉证治第十九》：湿痰凝滞关节则肿，风邪袭伤经络则动，手指臂肿动，身体𥆧𥆧者，风痰在膈，攻走肢体，陈无择所谓痰涎留在胸膈上下，变生诸病，手足项背，牵引灼痛，走易不定者是也。藜芦吐上膈风痰，甘草亦能取吐，方虽未见，然大略是涌剂耳。

（2）黄元御《金匮悬解·内伤杂病》：手指臂三者，乃手阳三阴经之所循，手之三阴自胸走手，手之三阳，自手走头，经气通畅则不肿，经络壅阻不能流行，则血气蓄结而为肿，气壅而莫泄，故鼓郁而为动也。动则𥆧𥆧振摇而不宁，此其胸中浊瘀阻滞经脉，气道不通故致于此。藜芦吐其瘀浊，甘草和其中气也。

（3）魏荔彤《金匮要略方论本义·跗蹶手指臂肿转筋阴狐疝蛔虫病脉证治第十九》：湿痰凝滞关节则肿，风热袭伤经络则动，治风治热必并治痰，主之以藜芦甘草汤，注云方未见，然二味为汤即可疗此痰也。藜芦性微寒能吐风痰，故主之，佐以甘草养胃也。

【**经典配方**】方未见。

【**经典方证**】患者常以手指臂肿动，此人身体𥆧𥆧者。

【**推荐处方**】藜芦5g，甘草10g，推荐藜芦与甘草的用量比例是1：2，提示药效涤痰与益气之间的用量调配关系，以治风痰。藜芦有大毒，用量应严格控制。

【**方机概述**】风痰阻滞经络所引起的病证。痰涎为湿气所生，留滞胸膈之间，久则变生无定。云患者常以手指、臂肿动，身体𥆧𥆧者，是气被痰阻，湿无去路，或加邪风，风行气亦行，引动积痰毒气，此所以群动并发，扰乱心君不宁也。手足项背牵引钩痛，走易不定者，心君之令不行，肺无以传其治节也。

【**方证提要**】主治风痰在膈，手指臂部关节肿胀，且伴有震颤，全身肌肉牵动。

【**适用人群**】常用于四肢运动障碍的人群，症见手臂肿胀、震颤；或肢体肌肉微微跳动，伴局部麻木不仁；肌肉酸疼等。

【**适用病症**】可用于急性风湿性关节炎、癫痫、帕金森病、高血压、高血脂病、儿童抽动症、硬皮病、肌肉风湿等。

【合方与加减】

1. 合方

（1）痰涎壅盛者合导痰汤。

（2）痰浊留滞肢体所导致的痹痛合用指迷茯苓丸。

2. 加减

（1）肝血虚患者，可加用当归9g，生白芍15g，鸡血藤18g。

（2）湿痰滞留关节者，可加用炒薏苡仁30g，法半夏9g。

【注意事项】

（1）藜芦所含之总碱具有明显而持续的降压作用，同时伴有心率减慢，呼吸抑制或暂停等，用之宜慎。

（2）忌鱼腥，孕妇及溃疡病患者忌服。

【医案分析】

1. 治风痫

张子和云：一妇病痫。自六七岁因惊风得之。后每二三年间一二作，至五七年五七作。逮三十岁至四十岁，则日作，甚至一日十余作。遂昏痴健忘，求死而已。值岁大饥，采百草而食。于水滨见草若葱状，采归煮熟食之，至五更忽觉心中不安，吐痰如胶，连日不止约一二斗，汗出如洗，甚昏困。三日后遂轻健。病去食进百脉皆和，以所食葱访之，乃憨葱苗也。即本草藜芦是也。

2. 治中风昏迷

我朝荆和王妃刘氏，年七十，病中风不省人事，牙关紧闭，群医束手。先考太医史目月池翁诊视，药不能人，自午至子，不获已，打去一齿，浓煎藜芦汤灌之，少顷噫气一声，遂吐痰而苏，调理而安。

3. 治疗疟疾

取天日藜芦3根（1寸长），插入1个鸡蛋内烧熟，去药吃蛋。于发作前1~2小时服。忌鱼腥；孕妇及溃疡病患者忌服。

参考文献

［1］江苏新医学院.中药大辞典［M］.上海：上海人民出版社，1997.

（张瑞荣　撰）

甘草粉蜜汤

【仲景方论】《金匮要略·趺蹶手指臂肿转筋阴狐疝蛔虫病脉证治第十九》："蛔虫之为病，令人吐涎，心痛发作有时，毒药不止，甘草粉蜜汤主之。"

【注家方论】

（1）张秉成《成方便读·杀虫之剂》：吐涎心痛，皆由虫食上膈，故俱作止有时，所谓蛔饱而静则不痛，蛔饥求食，扰乱胃中则痛而吐涎。毒药不止者，用毒药攻杀之品，而虫不去也。大抵虫之所食，亦有喜恶，故用正治之法而不去者，必用其所喜之味以诱之。甘草、白蜜之甘，而搅以白粉善杀虫者，诱之使食，待甘味既尽，毒性便发，虫患乃除，此医药之变诈也。

（2）程林《金匮要略直解·跌蹶手指臂肿转筋阴狐疝蛔虫病脉证治第十九》：巢元方曰：蛔虫是长五寸至一尺，发则心腹作痛，口喜唾涎及清水，贯伤心则死。《灵枢经》曰：虫动则胃缓，胃缓则廉泉开，故涎下，是以令人吐涎也。心痛者，非蛔虫贯心，乃蛔虫上入胃脘即痛，下入胃中即止，是以发作有时也。若毒药不止，用甘草粉蜜汤从其性以治之。

（3）尤在泾《金匮要略心典·跌蹶手指臂肿转筋阴狐疝蛔虫病脉证治第十九》：吐涎，吐清水也。心痛，痛如咬啮，时时上下也。发作有时者，蛔饱而静，则痛立止，蛔饥求食，则痛复发也。毒药即锡粉雷丸等杀虫之药，毒药者，折之以其恶也。甘草粉蜜汤诱之，以其所喜也。

（4）丹波元简《金匮玉函要略辑义·跌蹶手指臂肿转筋阴狐疝蛔虫病脉证治第十九》：按粉，诸注以为铅粉。尤云：诱使虫食，甘味既尽，毒性旋发，而虫患乃除，此医药之变诈也。此解甚巧，然古单称粉者，米粉也。释名云：粉，分也，研米使分散也。说文：粉，傅面者也。徐目：古傅面，亦用米粉，伤寒猪肤汤所谓白粉，亦米粉耳。故万氏保命歌括载本方云：治虫啮心痛，毒药不止者。粉，乃用粳米粉。而《千金》诸书，借以治药毒，并不用铅粉。盖此方非杀虫之剂，乃不过用甘草安胃之品，而使蛔安，应验之于患者，使知其妙而已。甘味，蛔所喜，东方朔神异经云：南方有甘蔗之林，其高百丈，围三尺八寸，促节多汁，甜如蜜，咋啮其汁，令人润泽，可以节蛔虫。人腹中蛔虫，其状如蚓，此消谷虫也。多则伤人，少则谷不消。是甘蔗，能减多益少，凡蔗亦然，此所以得甘味而平也。

（5）陆渊雷《金匮要略今释·跌蹶手指臂肿转筋阴狐疝蛔虫病脉证治第十九》：若用粉锡，则不当单称粉。且经文云"毒药不止"，示本方为平剂也。用粉锡杀虫，则仍是毒药矣！若用甘草粉，依桃花汤用赤石脂之例，当云甘草3两，2两锉，1两筛末。今直云甘草2两，粉1两，明非甘草粉也。若谓粉即粉草，将谓水即水银、豆即豆蔻乎？强辞甚矣！惟本方改用粉锡，亦可下蛔，改用草粉，亦可缓急迫，故尾台、雉间各以其试效云尔。

【经典配方】 甘草二两，粉一两，蜜四两。右三味，以水三升，先煮甘草，取二升，去滓，内粉、蜜，搅令和，煎如薄粥，温服一升，差即止。

【经典方证】 蛔虫之为病，令人吐涎，心痛发作有时，毒药不止。

【推荐处方】 甘草60 g，粉30 g，蜜120 g，上三味，以水3 L先煮甘草取2 L，去滓，内粉蜜，搅令和，煮如薄粥，温服1 L，差即止。

【方机概述】 胃气大虚之蛔动腹痛。

【方证提要】 蛔虫病吐涎心痛，发作有时，毒药不止者。

【适用人群】

驱虫而腹痛仍不止者。

针对确属有蛔虫，屡用驱虫药无效，常有阵发性腹痛（剑突下或右胁胆区剧烈绞痛，钻顶样痛），而吐清水，不痛时服甘草粉蜜汤，能驱出蛔虫（色红者嫩，色黄者老）从大便而下；或在胆道蛔虫病初期，即或疼痛时亦可服用，一般在药后1~2小时疼痛即止。服后痛瘥，宜调养脾胃善后。

【适用病症】 出现上腹部剑突下方、脐周阵发性绞痛及呕吐症状的胆道蛔虫症和蛔虫性肠梗阻。

【合方与加减】

1. 合方

食欲不振，恶心呕吐，胸膈痞闷，合二陈汤、香砂养胃丸。

2. 加减

胃疼、胃胀者，可酌加陈皮、砂仁、延胡索、佛手等。

【注意事项】

（1）对于方中的粉临床上有铅粉和米粉之争，目前认为铅粉比较普遍，应用时应注意其毒副作用。

（2）使用铅粉一定要注意每次每剂量不能过一钱，即 3 g。此外，还需谨记，要严守原方比例，即甘草：粉：蜜 =2：1：4，否则易中毒。

【医案分析】

1. 曹照华用甘草粉蜜汤案

15 岁，学生，腹痛已 3 天且服用驱虫药，服药后腹痛依然不止，逐渐转到右上腹呈"钻顶"样阵发性剧痛，辗转不安，呻吟叫喊，捧腹切齿，经皮下注射硫酸阿托品 0.5 mg 后，呕吐出 1 条蛔虫，腹痛仍不止。入院诊为胆道蛔虫症。输注抗生素进行观察，同时服用甘草粉蜜汤 1 剂，1 小时后，症状全部消失，当晚出院，次日排出蛔虫十余条而痊愈。

2. 谢鼎苏用甘草粉蜜汤案

患儿，8 岁，因右上腹部阵发性绞痛 3 天，经用中西药物驱虫、止痛无效。1981 年 12 月 10 日由其父送我处门诊，见其肢冷，腹痛，呕吐清水，痛时上腹部可摸到不规则包块，痛止时消散，诊为蛔厥证，遂投以乌梅丸方去人参，加雷丸、鹤虱，2 剂，嘱其带回煎服。次日，其父又接余出诊，谓服上方后，已下蛔虫，而腹痛不止。诊之，肢冷已除，呕吐好转，惟腹痛不止，但腹部已无不规则包块。说明蛔虫得驱而腹痛不止，当时我很不理解，后思《金匮》有"蛔虫之为病，令人吐涎心痛，发作有时，毒药不止，甘草粉蜜汤主之。"遂令其家属买甘草一两，煎水，加米汤、白蜜调匀，徐徐饮服。饮服 2 小时后，腹痛开始缓解，半天后腹痛停止。后用此法治愈多例，有的甚至只需饮服米汤调白糖即愈。

参考文献

［1］曹照华.甘草粉蜜汤治疗胆道蛔虫症和蛔虫性肠梗阻15例［J］.中国乡村医生杂志，1998（5）：24-25.

［2］谢鼎苏.浅谈甘草粉蜜汤的药物与适应证［J］.湖北中医药杂志，1986（3）：47-48.

（张瑞荣　撰）

乌梅丸

【仲景方论】《金匮要略·趺蹶手指臂肿转筋阴狐疝蛔虫病脉证治第十九》："蛔厥者，当吐蛔，今病者静而复时烦，此为藏寒，蛔上入膈，故烦，须臾复止，得食而呕，又烦者，蛔闻食臭出，其人当自吐蛔。蛔厥者，乌梅丸主之。"

【注家方论】

（1）《圣济总录·九虫门》：蛔虫盖较之他虫，害人为多。观其发作冷气，脐腹撮痛，变为呕逆，以至心中痛甚如锥刺。

（2）张杲《医说·诸虫》：腹中有块起，急以手按之，便不见，五更心嘈，牙关挤硬，恶心而清水出及梦中啮齿者，此谓之虫病。

（3）朱丹溪《丹溪心法·心脾痛》：有虫病者，面上白斑、唇红，能食，属虫。

（4）张三锡《医学六要·积聚门》：大凡偏食一物，中必有虫，即以所好投之，随下虫药，无不应手获效。

（5）王肯堂《医镜·虫症》：至于小儿多好食生米、壁泥，皆虫所使也，皆当以杀虫之药，如铅灰、雷丸、槟榔、使君子之类为丸。

（6）吴昆《医方考·虫门》：古方杀虫，如雷丸、贯众、干漆、腊尘、百部、铅灰皆其所常用也。有加附子、干姜者，壮正气也。加苦参、黄连者，虫得苦而安也。加乌梅、诃子者，虫得酸而伏也。加藜芦、瓜蒂者，欲其带虫而吐也。加芫花、黑丑者，欲其带虫而下也。

（7）程国彭《医学心悟·论消法》：患者嗜食甘甜或异物，饥时则痛，唇之上下有白斑点者，虫也。

（8）吴谦《医宗金鉴·订正仲景全书金匮要略注·趺蹶手指臂肿转筋阴狐疝蛔虫病脉证治第十九》：乌梅味酸，黄连、黄柏味苦，桂枝、蜀椒、干姜、细辛味辛，以蛔得酸则止，得苦则安，得甘则动于上，得辛则伏于下也。然胃气虚寒，人参、附子以温补之；吐亡津液，当归以辛润之，则蛔厥可愈矣。

（9）丹波元简《金匮玉函要略辑义·趺蹶手指臂肿转筋阴狐疝蛔虫病脉证治第十九》：按此方，主胃虚而寒热错杂，以致蛔厥者，故药亦用寒热错杂之品治之。而有胃虚以偏于寒而动蛔者，陶华因主安蛔理中汤主之（即理中汤加乌梅、花椒，出《全生集》）。而有胃不虚以偏于热而动蛔者，汪琥因制清中安蛔汤（黄连、黄柏、枳实、乌梅、川椒，出《伤寒论注》）主之。此各半本方之半，而治其所偏也，对证施之，皆有奇效。

【经典配方】乌梅三百枚，细辛六两，干姜十两，黄连一斤，当归四两，附子（炮）六两，川椒（去汗）四两，桂枝六两，人参六两，黄柏六两。

右十味，异捣筛，合治之，以苦酒渍乌梅一宿，去核，蒸之五升米下，饭熟捣成泥，和药令相得，内臼中，与蜜杵二千下，丸如梧子大，先食饮服十丸，三服，稍加至二十丸。禁生冷滑臭等食。

【经典方证】蛔厥者，当吐蛔，今病者静而复时烦，此为藏寒，蛔上入膈，故烦，须臾复止，得食而呕，又烦者，蛔闻食臭出，其人当自吐蛔。

【推荐处方】

乌梅900 g，细辛180 g，干姜300 g，黄连480 g，当归120 g，附子（炮）180 g，川椒（去汗）120 g，桂枝180 g，人参180 g，黄柏180 g。

上十味，异捣筛，合治之，以苦酒渍乌梅一宿，去核，蒸之五升米下，饭熟捣成泥，和药令相得，内臼中，与蜜杵二千下，丸如梧子大，先食饮服十丸（6 g），三服，稍加至二十丸（12 g）。禁生冷滑臭等食。

乌梅30 g，细辛6 g，干姜10 g，黄连16 g，当归4 g，附子（炮）6 g，川椒（去汗）4 g，桂枝6 g，人参6 g，黄柏6 g。

中成药乌梅丸，可按说明或遵医嘱服用。然市面所销售乌梅丸不乏名不符实者，当仔细检查主要原料组成，组成当为：乌梅肉、青椒（去目）、细辛、黄连、黄柏、干姜、附子（炙）、桂枝、人参、当归。

【方机概述】足厥阴肝为风木之脏，以肾水为根，主疏泄，以上升为顺，以抑郁为逆。其受病多为疏泄失常导致胆经相火不降，阴液损伤则口渴，郁热内生，上扰心神则心烦不宁。下焦肾阳衰微，木失其根郁而生风，风又生热，热又伤津，津伤则风更动。肝木横克中土，脾胃升降失调，己土下陷而泻戊土上逆而吐。

【方证提要】胃热肠寒证。以得食而烦、腹痛时作、久利为辨证要点。主要症状为腹痛时作，痛极而厥，烦闷呕吐，有时吐蛔，手足厥冷，久利，脉微或沉浮。

【适用人群】乌梅丸广泛运用于患内、妇、儿科杂病者，如胆道蛔虫、蛔虫性肠梗阻、胆汁反流性胃炎、反流性食管炎、慢性结肠炎、胆囊鞭毛虫病、十二指肠壅积症、胆汁性肝硬化继发肝肾综合征、宫颈癌术后呕吐、妇女崩漏、经期头痛、胃脘痛患者。

【适用病症】

以下病症符合上述人群特征者，可以考虑使用本方。

（1）因蛔虫扰动，而腹痛剧烈，以致手足厥冷的蛔厥证。

（2）以慢性泄泻为表现的疾病，如慢性功能性腹泻、肠易激综合征、溃疡性结肠炎、慢性结肠炎、胃肠神经官能症等。

（3）见口干多饮、口苦、面赤等热证表现；同时可见怕冷等寒证表现，符合里虚寒热错杂的特点消渴类病、更年期综合征、妇科类病。

（4）以丑时（凌晨1—3点）后出现病情变化或者加重为表现的疾病，如睡眠障碍、糖尿病、颈椎病等。

（5）以右胁胀痛、痛引肩背、反复发作为表现的慢性胆囊炎、胆石症等。

（6）以眼干、眼痛、眼睛模糊为表现的慢性结膜炎、慢性青光眼等。

（7）以胃胀、舌苔黄腻为表现的慢性胃炎、糜烂性胃炎、萎缩性胃炎等。

（8）以小便不适，大便下血，或便溏，或少腹疼痛为表现的慢性前列腺炎等。

（9）以皮肤瘙痒、昼轻夜重为表现的皮肤瘙痒症、荨麻疹、银屑病等。

（10）以情志障碍为表现的抑郁症、焦虑症等。

【合方与加减】

1. 合方

（1）小便不利，皮肤水肿者，合五苓散、五皮饮、八正散。

（2）皮肤瘙痒者，合麻杏苡甘汤、四物汤、过敏煎。

（3）更年期综合征，合甘麦大枣汤、当归六黄汤、栀子豆豉汤。

（4）崩漏者，合固冲汤、清热固经汤。

（5）真菌性阴道炎、宫颈癌，合当归贝母苦参丸、桂枝芍药知母汤。

（6）口腔溃疡，合半夏泻心汤、潜阳封髓丹、甘露饮。

2. 加减

（1）以安蛔为主，若要增强其杀虫作用，可酌加使君子9 g，槟榔9 g。

（2）若热重者，可去附子、干姜；寒重者，可减黄连，去黄柏。

（3）呕吐者可加半夏9 g，生姜9 g。

（4）腹痛甚者，可加白芍18 g，甘草9 g。

（5）腹胀甚者，可加厚朴12 g，木香9 g。

（6）便秘者，可加大黄6 g。

（7）崩漏者，可加杜仲炭15 g，棕榈炭15 g，黄柏炭15 g。

（8）肾虚者，加巴戟天15 g，淫羊藿15 g。

（9）失眠者，加生龙骨30 g，生牡蛎30 g。

（10）急躁易怒者，加柴胡9 g，郁金9 g，醋香附9 g。

【注意事项】

（1）方中细辛辛温，有小毒，《中华人民共和国药典》中规定，其应用剂量1~3 g。

（2）方中附子辛热、有毒性，汤剂一定要先煎至口尝不麻为度，丸剂附子当采用炮制之品。附子为妊娠禁忌药，孕妇忌服。

（3）外有表邪或者内有实热积滞者不宜服用。

（4）禁食生冷、辛辣、刺激性的食物。

【医案分析】

1. 清代名医叶天士用乌梅丸案

郭，脉弦，心中热，欲呕，不思食，大便不爽。乃厥阴肝阳顺乘胃口，阳明脉络不宣，身体掣痛。

当两和其阳，酸苦泄热，少佐微辛。川连、桂枝木、生牡蛎、乌梅、生白芍、川楝子。

按语：此案中舍弃乌梅丸中沉寒的黄柏，加生白芍、川楝子加强柔肝泄热之功，众多辛温药中仅保留桂枝，合成酸苦微辛法，重在苦降酸泄和阳，佐微辛以通胃，透邪外达。由于中虚不甚明显，故人参、当归也不可用。这在肝气犯胃的病机中有一定代表性。

2. 谷凌云用乌梅丸案

患者，王某，女，32岁。2010年10月15日初诊。婚后4年未避孕、未怀孕，18岁月经初潮，痛经始于初潮，呈渐进性加重，3年前左侧卵巢曾行腹腔镜巧克力囊肿剥离术。术后服用孕三酮3个月人为闭经，因肝功异常而停药。停药后月经随之来潮，即出现痛经加重，各种温补、理气化瘀诸药备尝效不佳，乞余诊之。主诉：月经后期，量少不畅，血块多，腹痛加重。刻下：值月经第2天，少腹疼痛，放射至肛门，甚则全身冷汗，四肢不温，少腹部喜温热、喜按压，恶心欲吐，急躁易怒，头痛以巅痛为主，口苦、口干伴口渴，乳房胀痛，腰膝酸软，大便稀薄，每日3～4次，舌质红、苔白腻，脉弦滑而数。中医诊断：痛经（寒热错杂型），予乌梅丸主之，清上温下、祛瘀止痛。处方：乌梅15g，附子6g，肉桂6g，桂枝10g，炮姜10g，川椒6g，小茴香10g，黄连3g，黄柏炭10g，黄芪15g，当归10g，蒲黄炭10g，五灵脂10g，益母草20g，桃仁10g，红花10g，川牛膝10g，白芍20g，甘草10g，肉豆蔻15g。水煎服，每剂取汁150mL，早、晚分服，服药7剂，痛经显著好转，伴随症状亦改善。方药随证略有增减，连服1月余，以后平日服八珍益母丸、艾附暖宫丸，月经前1周来服中药汤剂至月经结束，以善其后，连服3月余，半年后妊娠，产一女。随访2年未复发。

按语：痛经多属虚寒、血瘀之证，但故单用理气化瘀之品或温补之剂均不能奏效。该患者中年女性病史长，又行腹腔镜手术，本为正气不足，又遇后天损伤，加之欲妊娠迫切，最终导致肝、脾、肾多脏失调，气机失于调畅，冲任胞脉受阻，不通则痛，不荣则痛，郁久又可生热，致寒热虚实错杂之证，选用乌梅丸补肾、调肝、健脾，寒热并用，调理阴阳，融汇诸法于一方治之，方中乌梅、白芍酸以补肝体、疏肝气为主；肉桂、炮姜、炮附子、桂枝、小茴香、川椒暖宫散寒、温中扶脾；黄连、黄柏炭清郁热为主；蒲黄炭、五灵脂、益母草、桃仁、红花活血化瘀止痛；黄芪、当归、肉豆蔻益气健脾、养血补虚为主，共奏奇效达到治愈痛经的目的。

3. 张瑞荣用乌梅丸案

王某，男，56岁，教师。2020年7月9日初诊。患者患泄泻20余年，经结肠镜诊断为慢性结肠炎，虽经多方治疗，疗效不著。患者五更泄泻，大便稀溏，每日3～4次，稍进油腻则加剧。曾服四神丸、参苓白术散、附子理中丸、痛泻要方、半夏泻心汤等，见效甚微，或服药时见效，停药辄复。详问病情，除泄泻外，伴见倦怠乏力，精神疲惫，饮食甚少，过食则胃胀不适，腹中冷痛，夜寐不宁，平素常患口疮，厌食生冷油腻之物。舌红、苔薄黄，脉沉细略数。证属脾虚失运，寒热错杂。治宜健脾补中，平调寒热。方用乌梅丸加减，处方：乌梅30g，人参10g，桂枝6g，干姜6g，细辛3g，当归9g，黄芩9g，黄连3g，黄柏9g，炙甘草9g，熟附子9g，炒山药15g，炒白术15g。水煎服7剂后，纳谷略增，精神好转，腹胀消失，腹痛亦减，仍感倦怠乏力，大便每日2次，第1次已成形，第2次仍溏，舌淡红、苔薄白，脉沉细。效不更方，原方继进14剂。精神较好，饮食增进，口疮未再发作，夜寐安稳，舌脉正常。要求调方，巩固疗效，继以保和丸以调理善后而愈。

按语：历代医家对腹泻病论述甚详，名称亦颇多，《内经》称其为"濡泻""飧泄""溏糜"等，主要病变部位在脾胃与大小肠，与肝肾关系密切。此案泄泻属脾虚失运，寒热错杂，多因感受风、寒、湿、热之邪引起，或因情绪因素、饮食起居不当、劳倦过度而诱发。方选乌梅丸能辛开苦降，寒温并施。方中重用乌梅，取其酸敛生津，入肝经以敛肝木；以辛温之细辛、干姜、熟附子、桂枝暖脾和中；佐以黄连、黄柏之苦寒，清肝火；以人参、当归补养后天，以生气血，炒山药、炒白术健脾补中。全方酸、辛、苦、甘药并用，寒热并治，邪正兼顾。

431

参考文献

［1］谷凌云，杜丽，查青山.乌梅丸治疗妇科病临证心得［J］.四川中医，2015，33（3）：145-147.

（张瑞荣　撰）

桂枝茯苓丸

【仲景方论】《金匮要略·妇人妊娠病脉证并治第二十》："妇人宿有癥病，经断未及三月，而得漏下不止，胎动在脐上者，为癥痼害。妊娠六月动者，前三月经水利时，胎下血者，后断三月下血也。所以血不止者，其癥不去故也。当下其癥，桂枝茯苓丸主之。"

【注家方论】

（1）陈自明《妇人良方·妊娠门》：夺命丸，即本方，专治妇人小产，下血至多，子死腹中，其人憎寒，手指唇口爪甲青白，面色黄黑，或胎上抢心，则闷绝欲死，冷汗自出，喘满不食，或食毒物，或误服草药，伤动胎气，下血不止，胎尚未损，服之可安。已死，服之可下。

（2）武之望《济阴纲目·临产门》：催生汤，即本方水煎热服，候产母腹痛腰痛，见胞浆下，方服。

（3）吴谦《医宗金鉴·订正仲景全书金匮要略注·妇人妊娠病脉证并治第二十》：此示人妊娠有病，当攻病之义也。此条文义不纯，其中似有阙文，姑存其理可也。方氏曰：胎动胎漏皆下血，而胎动有腹痛，胎漏无腹痛，故胎动宜行气，胎漏宜清热。

（4）程林《金匮要略直解·妇人妊娠病脉证并治第二十卷》：牡丹桃仁以攻癥痼，桂枝以和卫，芍药以和营，茯苓以和中，五物相需，为治妊娠有癥痼之小剂。

（5）徐忠可《金匮要略论注·妇人妊娠病脉证并治第二十卷》：此方去癥之力不独桃仁，癥者阴气也，遇阳则消，故以桂枝扶阳，而桃仁愈有力矣，其余皆养血之药也。

（6）陆渊雷《金匮今释·妇人妊娠病脉证并治第二十》：此条大旨，论子宫肌肿之妊娠，即可于妊娠中，治其子宫肌肿也。子宫肌肿，以出血疼痛压迫症状为主症，多发于子宫体部，硬因作球形，颇似妊娠，惟妊娠则子宫之膨大与月俱增，按之均匀柔软而不痛，肌肿之胀大，不与月数俱尽，细按之，硬因而突兀不平，且有压痛，是所谓宿有癥病也。又曰：原文妊娠六月动者四句，当是后人旁注，传写误入正文。

【经典配方】桂枝、茯苓、牡丹（去心）、桃仁（去皮尖，熬）、芍药各等分。

右五味末之，炼蜜和丸，如兔屎大，每日食前服一丸。不知，加至三丸。

【经典方证】妇人宿有癥病，经断未及三月，而得漏下不止，胎动在脐上者，为癥痼害。妊娠六月动者，前三月经水利时，胎下血者，后断三月下血也。所以血不止者，其癥不去故也。

【推荐处方】

桂枝150g，茯苓150g，牡丹（去心）150g，桃仁（去皮尖，熬）150g，芍药150g，上为细末，炼蜜和丸，如兔屎大，每日食前服一丸（3g）。不知，加至三丸（9g）。

桂枝15g，茯苓15g，牡丹（去心）15g，桃仁（去皮尖，熬）15g，芍药15g，水煎服。

中成药桂枝茯苓丸，可按说明或遵医嘱服用。然市面所销售桂枝茯苓丸不乏名不符实者，当仔细检查主要原料组成，组成当为：桂枝、茯苓、牡丹皮、赤芍、桃仁。

【方机概述】妊娠宿有癥块。癥病瘀积既久，必然阻遏气机，妨碍津液代谢，常可继发水湿停聚。

【方证提要】妊娠宿有癥块，妊娠漏下不止，或胎动不安，血色紫黑晦暗，腹痛拒按，或经闭腹痛，或产后恶露不尽而腹痛拒按者。

【适用人群】凡病机与瘀血阻滞、寒湿（痰）凝滞有关的患者，都可用本方化裁治疗。如子宫肌瘤，慢性盆腔炎或伴积液，慢性附件炎，附件炎性包块，子宫内膜异位症，输卵管阻塞及其引起的不孕，人流后恶露不尽，痛经、前列腺肥大及其引起的尿潴留，盆腔瘀血综合征、闭经，直肠子宫陷凹积液，黄褐斑，宫外孕者。

【适用病症】

以下病症符合上述人群特征者，可以考虑使用本方。

（1）妇科方面的疾病，如子宫肌瘤、慢性盆腔炎或伴积液、慢性附件炎、附件炎性包块、子宫内膜异位症、输卵管阻塞及其引起的不孕、人流后恶露不尽、痛经、乳腺小叶增生、妇科良性、恶性肿瘤等。

（2）男科方面的疾病，如前列腺增生症、前列腺炎、附睾炎、不育症、精子缺乏症、睾丸结节等。

（3）内科方面的疾病，如糖尿病肾病、缺血性中风、高血压病、心律失常、肺心病、肺栓塞、支气管哮喘、冠心病、心肌炎、肝硬化、痛风、紫癜性肾炎等。

（4）外科方面的疾病，如术后腹痛、静脉血栓、静脉炎、静脉曲张、肝囊肿、肾囊肿、术后肿胀、术后肠粘连等。

（5）皮肤科方面的疾病，如黄褐斑、结节性红斑、痒疹等。

（6）其他科方面的疾病，如肩周炎、慢性鼻窦炎、神经根型颈椎病等。

【合方与加减】

1. 合方

（1）子宫肌瘤、卵巢囊肿者，合大黄䗪虫丸、血府逐瘀汤、消瘰丸。

（2）以尿潴留为主要表现的前列腺肥大者，合五苓散、猪苓汤、代抵当丸。

（3）以瘀血内结为主要表现的肿瘤者，合鳖甲煎丸、大黄䗪虫丸。

（4）慢性盆腔炎或伴积液、慢性附件炎者，合薏苡附子败酱散、大黄牡丹汤。

2. 加减

（1）气虚者，加党参20 g，黄芪20 g，升麻5 g。

（2）血虚者，加首乌20 g，鸡血藤20 g，全当归10 g。

（3）血瘀甚者，加三棱10 g，莪术10 g。

（4）虚寒者，加当归10 g，川芎10 g，艾叶6 g。

（5）肝肾不足腰痛者，加女贞子10 g，杜仲10 g，牛膝10 g，阳起石15 g（先煎）。

（6）月经量多者，加阿胶（烊化）15 g，地榆10 g，棕榈炭10 g，生熟地（各）15 g。

（7）肝郁胸闷不舒者，加柴胡10 g，郁金10 g。

（8）形体肥胖者，加半夏15 g，苍术5 g。

（9）腹痛者，加乳香3 g，没药3 g。

【注意事项】

（1）治疗癥瘕瘤疾宜用丸剂缓消。原方炼蜜为丸，意在缓消癥积。因癥积为有形痼疾，非短期能除。若用汤剂，既恐药力偏急，久服伤正，又虑服之不便而难以坚持，故多选择丸剂。

（2）该方服药量小，值得注意。原文方后注指出的服药量，提示本方用于癥病漏下不止时，药量宜轻，以免量大力猛，导致崩漏。

（3）孕妇忌用，忌酒、生冷油腻及辛辣刺激之物，年老体弱者应慎用。

【医案分析】

1. 刘渡舟用桂枝茯苓丸案

患者，女，27岁。月经前后不定期，每逢月经来潮，腹痛如锥刺，腰痛如折。舌质紫暗。此气血失和，宜通而忌补。桂枝10g，茯苓24g，桃仁12g，赤芍10g，牡丹皮10g，3剂而痛止。

按语：桂枝茯苓丸是仲景治疗妇女妊娠而有瘀积的方剂，具有活血化瘀、散结消癥的作用，所以治妊娠癥积，要用蜜制为丸，每服一丸。如改为汤剂，用来治疗妇女经血失调，内有瘀血阻络，而以少腹刺痛为主证者，临床每获良效。若将本方与当归芍药散交替服用，治疗妇女子宫肌瘤，坚持服用，也能获得比较满意的效果。

2. 谢鸣用桂枝茯苓丸案

患者，女，29岁。2012年10月23日初诊。主诉：宫腔内膜粘连分离术后1天，出现脐下腹痛，因症状加重前来求治。刻下：小腹刺痛，阴道出血，色暗夹瘀块，大便不畅，倦怠乏力，饮食减少，舌质淡，苔微腻，脉左弦右涩。辨为瘀血内阻夹虚夹湿证，治以活血化瘀行湿，兼益气活血，予桂枝茯苓丸加味，方药组成：桂枝9g，牡丹皮9g，白芍9g，桃仁9g，茯苓10g，败酱草12g，炒山楂9g，炙黄芪15g，乌药9g。7剂，水煎服，每天1剂，分上、下午服。复诊：出血已止，饮食好转，仍有倦怠乏力，于上方加党参、白术健脾益气，以巩固疗效。1个月后宫腔镜复查显示宫内壁生长良好，未见复发。

按语：谢教授认为，宫腔镜下分离术导致胞络受损而出血，术后胞宫多有瘀血滞留，若不及时祛除，则新血难生，影响子宫内膜的修复，或修复后易出现复粘，素体虚弱者最易兼现血气不足。本例患者以术后小腹刺痛、流出瘀血为主症，伴食少乏力，舌淡苔微腻，脉左弦右涩等，诊断为瘀血内停夹湿，兼气血不足证，治以活血祛瘀，佐行湿滞、益气血。选用桂枝茯苓丸加味，在桂枝茯苓丸方祛瘀行湿、和营止痛的基础上，加台乌药、炮姜暖宫调气止痛；山楂、败酱草祛湿散瘀；炙黄芪、仙鹤草益气扶弱，兼能止血。全方祛瘀止痛而兼能温养调冲。故复诊即见瘀除血止，继以党参、白术健脾益气以善后。谢教授对于此类病证，强调术后及时用药以消散胞中瘀血，组方用药一般宜温热而忌寒凉，宜消散而忌大补。临证反复效验显示，以该方为主方，随证加减，确有促进胞宫修复以及防止复粘的作用。

3. 张瑞荣用桂枝茯苓丸案

李某，女，28岁，已婚。2021年10月12日初诊。患者发现子宫肌瘤6月余。近1年来月经量少，色暗有血块，经期短，月经前三天痛经伴有胸胀，经期伴有腰酸、乏力，时有胸闷、气短，末次月经为2021年9月5日。舌质紫暗、苔白腻，脉弦涩，B超示子宫肌瘤（约2.2cm×1.8cm）。诊断：癥瘕（气滞血瘀型）。予桂枝茯苓丸加味。处方：桂枝12g，茯苓18g，桃仁15g，牡丹皮9g，三棱9g，莪术9g，赤芍9g，鸡血藤18g，盐续断15g，醋延胡索15g，石见穿15g，益母草15g，海浮石9g，炙甘草6g。水煎服，日一剂，分早晚两次饭后半小时温服。嘱其定期复查B超。服药3个月后，复查B超见子宫肌瘤明显缩小（大小约1.2cm×1.1cm），月经量、色正常，经期无腹痛。坚持服药半年后，来院复查B超未见子宫肌瘤。

按语：子宫肌瘤属中医学"癥瘕"范畴，其病机为寒凝气滞血瘀。妇女在行经前后或新产后感受风寒或过食生冷，素体阳虚，寒从中生，致寒客胞脉，瘀结胞中，形成癥瘕，如《灵枢·水胀》曰："石瘕生于胞中寒气客于子门，子门闭塞，气不得通，恶血当泻不泻，衃以留止，日以益大，状如怀子。月事不以时下……"治疗当祛寒通络，化瘀消癥。《妇人良方》曰："妇人本病由饮食失节，寒温不调，气血劳伤，脏腑虚弱，风冷入腹与血相结而生。"方中桂枝温经行气通阳；桃仁、石见穿、益母草活血利水；茯苓健脾益气；三棱、莪术、海浮石破血行气、软坚散结；炙甘草调和诸药。因药证合拍，故收效满意。

参考文献

［1］盖德美 . 桂枝茯苓丸化裁妇科临证心悟［J］. 山东中医杂志，2010，29（9）：640-641.

（张瑞荣　撰）

芎归胶艾汤

【仲景方论】《金匮要略·妇人妊娠病脉证并治第二十》："妇人有漏下者，有半产后因续下血都不绝者，有妊娠下血者，假令妊娠腹中痛，为胞阻，胶艾汤主之。"

【注家方论】

（1）陈自明《妇人良方·妊娠门》：妊娠下血，因冷热不调，七情失宜，气血不和所致。若伤于胎，则痛而下血，甚则胎堕矣。安胎散，治卒然腰痛下血。（四物汤加胶、艾、黄芪、甘草、地榆）。阿胶散：治胎动腹痛（芩、术、芎、归、阿胶、陈皮）。

（2）《太平惠民和剂局方·治妇人诸疾》：胶艾汤，即本方，治劳伤气血，冲任虚损，月经过多，淋漓溺下，连日不断，脐腹疼痛；及妊娠将摄失宜，胎动不安，腹痛下坠；或劳伤胞络，胞阻漏血，腰痛闷乱；或因损动，胎上抢心，奔冲短气；及因产乳，冲任气虚，不能约制，经血淋漓不断，延引日月，渐成羸瘦。

（3）张景岳《景岳全书·妇人规》：妊娠卒然下血，其证有四：或因火热，迫血则妄行；或因郁怒，气逆则动血；或因损触胎气，胞宫受伤而下血，或因脾肾气陷，命门不固而脱血；凡此皆动血之最者也，不速为调理，则必致堕胎矣。

（4）吴谦《医宗金鉴·订正仲景全书金匮要略注·妇人妊娠病脉证并治第二十》：妇人受孕之后，似复行经者，名曰激经，为血有余。若孕妇无故下血，或下黄汁豆汁而腹不痛者，谓之胎漏。若其胎亦伤而下血者，其腹必痛。又曰：激经无他证相兼者，不须用药，其胎壮子大，能食其血，而经自行。若胎漏下血，多属血热，宜阿胶汤清之，其方即四物汤加阿胶、黑栀、侧柏叶、黄芩也。或漏下黄汁，或如豆汁甚多者，其胎干枯，必倚而堕，宜用黄芪汤，即黄芪二两，糯米一合煎服。又曰：孕妇腹痛，名为胞阻，须审其痛或上在心腹之间者，多属食滞作痛。或下在腰腹之间者，多属胎气不安作痛。若在少腹之间者，则必因胞血受寒或停水尿难作痛也。孕妇心胃作痛者，多因伤食停滞，宜平胃散加草果枳壳神曲以消。若更大便秘结日久，则加硝黄以攻之，然必倍甘草以缓其峻性，庶不伤胎。若腰腹作痛，胎动下血，则当用四物汤加玄胡以定痛而保胎也。又曰：胞系于腰，凡腹腰痛者，须防胎堕，宜用胶艾四物汤加杜仲大豆淋酒葱白以定痛而保胎。若因外感风寒之邪，则加羌活独活以散之。若内热大小便闭者，则用蜂蜜芒硝煎汤以攻之，经曰：有故无殒是也。又曰：少腹作痛者，乃胞中之血受寒也，宜加味芎归饮温之，其方即人参、吴茱萸、阿胶、艾叶、炙甘草、当归、川芎也。

（5）吴谦《医宗金鉴·订正仲景全书金匮要略注·妇人妊娠病脉证并治第二十》：五六月堕胎者，谓之半产。妇人有漏下下血之疾，至五六月堕胎，而下血不绝者，此癥痼之害也。若无癥痼，下血惟腹中痛者，为胞阻，胞阻者，胞中气血不和，而阻其化育也。故用芎归胶艾汤，温和其血，血和而胎育矣。

（6）程林《金匮要略直解·妇人妊娠病脉证并治第二十》：漏下者，妊娠经来。《脉经》以阳不足，谓之激经也。半产者，以四五月堕胎，堕胎必伤其血海，血因续下不绝也，若妊娠下血腹中痛，为胞阻，则用胶艾汤以治。胶艾主乎安胎，四物主乎养血，和以甘草，行以酒势，血能循经养胎，则无漏下之患。

（7）唐容川《金匮要略浅注补正·妇人杂病脉证并治第二十二》：此节须分宾主，妇人有无胎即经水漏下不多者，有半产后因下血不绝者，此两证是宾，有妊娠下血者，此一句是主。假令二字，承上文而言，假令妊娠而下血腹中痛者，此为胞阻也。胞阻是阻胞中之血。恶阻是阻胃中之水，此义当辨。

（8）魏荔彤《金匮要略方论本义·妇人杂病脉证并治第二十二》：用川芎行血中之凝，阿胶、生地、当归、地黄、芍药五味，全补胞中之虚，艾叶温子脏之血，寒证见加干姜。热证见，干姜烧灰存性，温经散寒，开凝通阻，而血反止矣。干姜之加，乃注中所增，实不易之药，余治妇人经血，屡试屡效者也，故竟僭而添入方中，高明鉴焉。

【经典配方】芎䓖二两，阿胶二两，甘草二两，艾叶三两，当归三两，芍药四两，干地黄四两。右七味，以水五升，清酒三升，合煮取三升，去滓，内胶，令消尽，温服一升，日三服。不瘥，更作。

【经典方证】妇人有漏下者，有半产后因续下血都不绝者，有妊娠下血者。

【推荐处方】

川芎60 g，阿胶60 g，甘草60 g，艾叶90 g，当归90 g，芍药120 g，干地黄120 g。

上七味，以水五升，清酒三升，合煮取三升，去滓，放入阿胶，温服一升，日三服。不愈，更作。

川芎6 g，阿胶6 g，甘草6 g，艾叶9 g，当归9 g，芍药12 g，干地黄12 g，水煎服。

【方机概述】冲任脉虚。先天肾气不足或后天失养所致冲任脉虚，阴血不能内守。

【方证提要】月经过多，崩中漏下而血虚腹痛、胎动不安、胎漏、滑胎等。

【适用人群】本方常用于女性出血性疾病患者，面色、腹证有特异性。贫血貌、脐腹部松软无力、出血或出血倾向。包括崩漏、产后恶露不绝、胎漏、胎动不安、滑胎等，涉及功能性子宫出血、宫外孕、先兆流产、习惯性流产等疾病。

【适用病症】

以下病症符合上述人群特征者，可以考虑使用本方。

（1）先兆流产。先兆流产、不全流产见出血淋漓、腹痛、无热象者。

（2）阴道不规则出血。功能性子宫出血、宫颈破裂出血、产后恶露不绝、人工流产后出血等患者。

（3）肠道出血。下消化道出血，如痢疾、直肠出血、痔疮、肛裂等患者。

（4）妊娠尿血、小儿尿血、成人血尿等，以及血小板减少性紫癜、恶性贫血、缺铁性贫血、上消化道出血、乳汁缺乏症等。

【合方与加减】

1. 合方

（1）腹水、黄疸者，合牡蛎泽泻散。

（2）腹痛明显者，合当归芍药散。

（3）血虚明显者，合当归补血汤。

（4）妊娠下血者，合寿胎丸。

（5）血瘀者，合桂枝茯苓丸。

2. 加减

（1）胎漏腰痛，可去川芎，加入杜仲15 g，桑寄生18 g，苎麻根18 g。

（2）气虚者，可加黄芪18 g，党参9 g。

（3）脾虚湿盛明显者，加泽泻15 g，车前草12 g。

（4）气血阻滞明显者，加炒枳壳9 g，醋香附9 g。

（5）精亏明显者，加熟地黄 15 g，女贞子 9 g。

【注意事项】

（1）其病下血是因血热引起者，则本方不可滥用。

（2）实热证忌用本方。

【医案分析】

1. 胡希恕用芎归胶艾汤案

林某，男，38 岁，空军飞行员。1966 年 2 月 19 日初诊。于 1962 年开始每 5～6 个月发 1 次尿血，因别无所苦，未予重视。但自今年 1 月 16 日尿血加重，服止血药不见效，方到医院检查，但经多个医院行膀胱镜、肾盂造影等检查均未见异常。查尿为血尿，色鲜红，红细胞满视野，尿蛋白（+），怀疑肾癌，但又通过其他检查，未能确诊。舌苔白，脉细弦。胡先生给予芎归胶艾汤合桂枝茯苓丸：生地黄 30 g，当归 9 g，桃仁 9 g，牡丹皮 9 g，桂枝 9 g，白芍 9 g，茯苓 9 g，泽泻 9 g，阿胶 9 g，艾叶 3 g，生薏苡仁 24 g。

结果：上药服 3 剂，尿色变淡，而出现小血块。服 7 剂后，尿中血块消失，查尿蛋白（-），红细胞（-），因有效连续服 30 剂。

按语：阿胶补血滋阴，安胎止血，艾叶止血止痛，共为君药；当归、白芍、生地黄、川芎即后世之四物汤，养血和血，调补冲任，均为臣佐药；甘草健脾和中，配白芍缓急止痛，合阿胶善于止血。诸药配合，以养血止血为主。《金匮要略心典》谓："妇人经水淋漓及胎产前后下血不止者，皆冲任脉虚，而阴气不能守也。是唯胶艾汤为能补而固之。中有芎、归，能于血中行气；艾叶利阴气，止痛安胎，故亦治妊娠胞阻。胞阻者，胞脉阻滞，血少而气不行也。"《医方集解》说："此足太阴、厥阴药，四物以养其血，阿胶以益其阴。艾叶以补其阳，和以甘草，行以酒势，使血能循经养胎，则无漏下之患矣。"方引为治无痛尿血，当首先怀疑癌症，但各项检查未能确诊，西医诊断确实不明。而中医辨证因无症状，也无从下手，曾问胡先生何从辨证，胡先生指示两点，一是尿血色鲜红多为热；二是尿血已久多为瘀，故拟芎归胶艾汤合桂枝茯苓丸加生薏苡仁补虚凉血、祛瘀活血一试。有者求之，无者求之。真乃医者，意也。

2. 王吉甫用芎归胶艾汤案

郑某，女，27 岁，农民，昌邑县人。1979 年 2 月 1 日初诊。腹痛 8 天，恶心呕吐（呕吐物中有暗红血块），鼻衄，月经淋漓不断，四肢出现紫红色斑块，经某医院化验：血色素 68 g/L，红细胞 3×10^{12} /L，白细胞 3.19×10^9 /L。中性粒细胞百分比 94%，骨髓象：骨髓细胞明显活跃，髓母细胞分裂多见，百分比增高。诊为"白血病"。住院 6 天，病情稍见稳定，遂要求出院来我校门诊求治。

患者面色㿠白，语声低怯，气促自汗，时而呕吐腹痛，四肢皮下有点状及片状出血，月经淋漓不止，舌质淡暗少苔，两脉虚数无力。此属气血两虚，血不循经，治宜补气养血。方以芎归胶艾汤化裁：黄芪 50 g，当归 18 g，白芍 30 g，阿胶 12 g，生熟地各 30 g，炙甘草 9 g，侧柏叶 9 g，仙鹤草 9 g，5 剂，水煎服。

药后诸症悉减，唯股内侧见一大血斑，前方加浮小麦 15 g，大枣 10 个，鹿茸 25 g（冲服）。共服药 15 剂，即告痊愈。后血常规及骨髓象检查，均属正常。半年内追访 2 次，未见复发。

按语：本案例气血亏虚尤重。处方以补气摄血、引血归经为基本治则，方选芎归胶艾汤加减。处方加入了大量的黄芪以大补元气。加鹿茸者，旨在填补精血，同时临床报道本品治疗白血病有效；浮小麦以养心止汗，大枣有治皮下出血之功。

3. 张瑞荣用芎归胶艾汤案

李某，女，27 岁。停经 3 月余，近 3 天出现全身乏力伴少腹阵痛且有下坠感，阴道出血量多，既往有流产病史。现症见：患者面色苍白，自觉头晕眼花，四肢倦怠乏力，胎动不安，少腹坠痛明显如临盆状。妇科检查阴道内有较多褐色血液，宫颈着色，宫底在耻骨上3 cm，轻压痛。纳差，眠差，多梦易醒，二便尚可，苔薄白，脉细弱。为求中医诊疗，至余处就诊。诊断：先兆流产（胎漏下血气虚型），方选芎归胶艾汤加减治之。处方：仙鹤草60 g，当归15 g，炒白芍18 g，黄芪15 g，川芎3 g，生地黄15 g，阿胶9 g，艾叶炭15 g，人参9 g，升麻9 g，桑寄生30 g，菟丝子15 g，棕榈炭15 g，苎麻根30 g，炙甘草9 g，5剂，水煎服，日一剂，分早晚两次饭后半小时温服。前后调整处方3次，仍以补气养血止血为主，随访，未再出现异常。

按语：先兆流产，病机为冲任脉虚，阴气不能内守。故用芎归胶艾汤治疗，以调补冲任，固经养血。方中生地黄、炒白芍、当归、川芎养血和血，阿胶养阴止血，艾叶炭、棕榈炭暖宫温经止血，人参、黄芪、升麻、仙鹤草益气举陷，桑寄生、菟丝子、苎麻根安胎，甘草调和诸药；诸药配伍既可和血止血，亦可暖宫调经、安胎止痛。

参考文献

［1］郑延辰.芎归胶艾汤加减治验［J］.国医论坛，1986（3）：21.

（张瑞荣　撰）

当归芍药散

【仲景方论】

《金匮要略·妇人妊娠病脉证并治第二十》："妇人怀娠，腹中㽲痛，当归芍药散主之。"

《金匮要略·妇人杂病脉证并治》："妇人腹中诸疾痛，当归芍药散主之。"

【注家方论】

（1）尤在泾《金匮要略心典·妇人妊娠病脉证治第二十》：按说文，㽲音绞，腹中急也。乃血不足，而水反侵之也。血不足而水侵，则胎失其所养，而反得其所害矣，腹中能无痛乎？芎归芍药，益血之虚，苓术泽泻，除水之气。赵氏曰：此因脾土为木邪所客，谷气不举，湿气不流，搏于阴血而痛，故用芍药多他药数倍，以泻肝木亦通。

（2）陈修园《金匮方歌括·妇人妊娠病方》：妊娠腹痛，多属血虚，而血生于中气，中者，土也，土过燥不生物，故以川芎芍药滋之，土过湿亦不生物，故以苓术泽泻渗之。燥湿得宜，则中气治，而血自止，其痛自止。

（3）徐忠可《金匮要略论注·妇人杂病脉证并治第二十二卷》：此言妇人之病，大概由血，故言诸疾痛，皆以术苓泽泻芍芎主之。谓即有因寒者，亦不过稍为加减，非其以此方概腹中诸病也。

（4）尤在泾《金匮要略心典·妇人杂病脉证并治第二十二》：妇人以血为主，而血以中气为主，中气者，土气也，土燥不能生物，土湿亦不生物，芍芎滋其血，苓术泽泻治其湿，燥湿得宜，以土能生物，疼痛并蠲矣。

（5）唐容川《金匮要略浅注补正·妇人杂病脉证并治第二十二》：此为妇人腹中诸疾痛而出其方治也。寒热湿实气食等邪，皆令腹痛，谓可以就此方为加减，非真以此方而统治之也。

【经典配方】当归三两，芍药一斤，茯苓四两，白术四两，泽泻半斤，芎䓖半斤（一作三两）。右六味，杵为散，取方寸匕，酒和，日三服。

【经典方证】妇人怀娠，腹中㽲痛。妇人腹中诸疾痛。

【推荐处方】

当归90 g，芍药90 g，茯苓120 g，白术120 g，泽泻45 g，川芎45 g，上六味，杵为散，取方寸匕，酒和，一日三次。

当归18 g，芍药18 g，茯苓24 g，白术24 g，泽泻9 g，川芎9 g，水煎服。

中成药当归芍药颗粒/片，可按说明或遵医嘱服用。然市面所销售当归芍药颗粒/片销售并不多，仔细检查主要原料组成，组成当为：白芍、当归、川芎、白术、茯苓、泽泻。

【方机概述】血虚血瘀及水湿停滞。

【方证提要】妇人腹中痛，或浮肿，或冒眩，或头痛，或自下利，或月经不调者。

【适用人群】脸黄肤干贫血貌：中年女性为多，面色萎黄或苍白，贫血貌，或有浮肿，或有黄褐斑，皮肤干燥，缺乏光泽，手掌干燥发黄。腹软胃内停水：腹壁松软下垂，按压没有弹性，下腹部或有压痛，以右下腹多见。胃内有停水，按之有水声。头晕心悸：头痛头晕、心悸脐跳、肌肉痉挛跳动等。大多伴有失眠、记忆力减退、视力下降等。月经不调、量少色淡。月经周期紊乱或闭经，或痛经。月经量少，色暗淡而质稀如水（纸巾上血迹暗而边多水痕）。白带量多、色白而质稀如水。容易患胎产疾病，或不孕，或易流产，或胎位不正，或产后腹痛。

【适用病症】

以下病症符合上述人群特征者，可以考虑使用本方。

（1）以腹痛、出血为表现的妇科疾病，如痛经、闭经、不孕症、功能性子宫出血等。

（2）以浮肿、腹泻为伴随症状的围产期女性胎位不正、胎儿发育不良、先兆流产、习惯性流产、妊娠高血压综合征等。

（3）以面色黄、浮肿为表现的自身免疫性肝病、慢性肝炎、肝硬化、桥本甲状腺炎、缺铁性贫血。

（4）以伴有月经量少、腹泻为表现的痤疮、黄褐斑、脱肛、痔疮等。

【合方与加减】

1. 合方

（1）月经量少、面色黄、怕风的女性，合小柴胡汤（柴归汤）。

（2）多囊卵巢、闭经、痤疮等见面黄暗者，合葛根汤。

（3）头痛、脑梗死、多囊卵巢综合征、月经不调见舌紫暗、少腹部充实者，合桂枝茯苓丸。

（4）急、慢性盆腔炎，输卵管炎等湿热明显者，合四妙散。

（5）子宫肌瘤、输卵管不通等瘀滞明显者，合血府逐瘀汤。

2. 加减

（1）气郁胁胀者，加柴胡12 g，枳实12 g以疏肝理气。

（2）气郁不食者，加香附9 g，麦芽12 g以行气消食。

（3）气郁有热者，加栀子3 g以清热。

（4）血虚者，加阿胶9 g，熟地黄15 g等以养血补血。

【注意事项】

（1）服用本方如见腹泻，白芍的用量可酌减。

（2）本方用于安胎，川芎剂量一定要小，因为血中之气药，性走窜。

【医案分析】

1. 岳美中用当归芍药散案

邵某、眭某两位女同志，均患少腹作痛。少腹痛，白带多，头晕，诊断为慢性盆腔炎，予以当归芍药散作汤。方用：当归9 g，白芍18 g，川芎6 g，白术9 g，茯苓9 g，泽泻12 g。数剂后，腹痛与头晕基本消失，白带见少。眭长期腹痛，小腹重坠，白带多，头目眩晕，投当归芍药散作汤用，三诊，腹痛白带均减，改用少腹逐瘀汤治其白带症。

按语：两例均有腹痛、带下、头目眩晕，为肝郁脾虚、气滞湿盛之候，正为当归芍药散所主。改散作汤，力更胜也。

2. 薛伯涛用当归芍药散案

张某，女，40岁。2004年4月6日初诊。3年前流产，行清宫术2次并上环。后两侧小腹常痛隐隐腰酸，月经先后不定期，经期及劳累后腹痛加重，带下量多，色黄有味。诊为慢性盆腔炎，中西医多方治疗均无改善。1周前因凉濯腹痛加重来诊。刻下：患者腹痛隐隐，微坠胀，腹凉，小腹两侧轻度压痛，带下量多，黄白相间，纳差，时便溏，神疲，面色萎黄，舌质淡暗，苔薄白，脉沉弦。辨证为肝脾不和，气滞血瘀，湿热下注。方用当归芍药散合薏苡附子败酱散加味治之，处方：当归10 g，白芍、白术、茯苓、败酱草、蒲公英、金银花、土茯苓各15 g，川芎8 g，泽泻18 g，薏苡仁30 g，熟附子6 g。7剂后腹痛缓解，仍有腰痛便溏，加桑寄生、川断各20 g，补骨脂15 g，又进十余剂，腰痛缓解，带下及大便均正常。后用逍遥丸合桂枝茯苓丸交替服用2个月，停药观察1年未见反复。

按语：慢性盆腔炎多由急性期失治、误治转化而来，其病因以湿瘀为主，湿邪阻滞、血瘀脉络是其病机关键。因在急性期大量使用抗生素及清热解毒类中药，苦寒太过，即同攻下致害，易损伤脾阳，使脾失健运，水湿内停，日久不愈每致肝郁，病久入络而致血凝。故薛老认为慢性盆腔炎的病机应以寒湿凝滞为主。治宜温化寒湿、和血通络。方中当归、白芍、川芎疏肝养血，茯苓、白术、泽泻健脾利湿。薏苡附子败酱散能排脓治痈，熟附子能振奋阳气，阳气振、脾气健则湿邪无停留之所。薛老应用当归芍药散治疗妇科炎性腹痛及带下病时，本着辨证选方的原则，偏于热瘀者合大黄牡丹皮汤；偏寒瘀者合桂枝茯苓丸、薏苡附子败酱散；偏气郁者合四逆散。随症加减：带下色黄、有异味者，加蒲公英、金银花、土茯苓；腹痛较剧者，加川楝子、延胡索；腹泻者加小茴香、乌药、艾叶；腰痛甚者加川断、杜仲、桑寄生；月经有血块者加益母草、桃仁、红花；兼有气虚者加黄芪、党参。

3. 刘渡舟教授用当归芍药散案

高某，女，42岁。身肿面浮，带下多，左侧少腹疼痛，经期更甚。自觉阴道内灼热，体倦乏力。脉沉滑而大，舌苔白腻。此乃脾湿太盛而肝不疏泄气血凝滞之证。当归10 g，白芍18 g，川芎10 g，茯苓12 g，泽泻12 g，白术12 g，川楝子6 g，延胡索6 g。服2剂肿消腹痛减，带下减少。上方加香附、郁金各6 g，再服2剂，大便排出红色黏冻物不少，腹中顿觉宽松，又加桃仁6 g，服3剂，适逢月经来潮而诸症不见发作，从此告愈。

按语：当归芍药散是仲景治疗妇人病的一张名方。方中白芍、当归、川芎养血和血以调肝；茯苓、泽泻、白术利水渗湿以健脾。具有调和肝脾、和血利湿之功。妇女以气血为本，所以病变往往以气血失调为主。脾为气血生化之源，肝为藏血调气之脏，肝脾一旦失调，则气血为病，由此而生。或肝气不柔，横犯脾土而致脾湿不运；或脾湿内盛，壅遏木气而使肝失条达。肝脾失和，气血逆乱，则使妇人患经带之证。所以，大凡妇人病变，或带下，或月经不调，或痛经，或不孕等，都可用此方为主进行治疗。血瘀加桃仁；气郁加郁金、香附；带下多则重用白术；腰腹疼痛严重则多用芍药；加柴胡疏肝已具逍遥散之规模，但不能加熟地黄，因其呆滞而破坏全方之妙用。

参考文献

［1］罗艳，蒲永文.薛伯寿运用当归芍药散治疗妇科病经验［J］.中国中医基础医学杂志，2005，11（12）：943-944.

（张瑞荣　撰）

干姜人参半夏丸

【仲景方论】《金匮要略·妇人妊娠病脉证并治第二十》："妊娠呕吐不止，干姜人参半夏丸主之。"

【注家方论】

（1）陈自明《妇人良方·妊娠恶阻方论第二》：妊娠恶阻者，由胃气怯弱，中脘停痰，脉息和顺，但肢体沉重，头眩择食，惟嗜酸咸，甚者寒热呕吐，胸膈烦满，半夏茯苓丸主之。

（2）武之望《济阴纲目·胎前门》：恶阻谓呕吐恶心，头眩恶食择食是也。

（3）张景岳《景岳全书·妇人规》：妊娠之妇，每多恶心呕吐，胀满不食，《诸病源候论》谓之恶阻，此证惟胃气弱而并滞者多有之，或嗜酸择食，或肢体困倦，或烦闷胀满，皆其候也，然亦有虚实不同，当辨而治之。

（4）程林《金匮要略直解·妇人妊娠病脉证并治第二十》：寒在胃脘，则令呕吐不止，故用干姜散寒，半夏生姜止呕，人参和胃。半夏干姜能下胎，楼全善曰：余治妊阻病，累用半夏，未尝动胎，亦有故无殒之义，临床之工，何必拘泥。

（5）尤在泾《金匮要略心典·妇人妊娠病脉证并治第二十》：此益虚温胃之法，为妊娠中虚，而有寒饮者设也。夫阳明之脉，顺而下行者也，有寒则逆，有热亦逆，逆则饮必从之，而妊娠之体，精凝血聚，每而蕴多成热者矣，按《外台》方青竹茹、橘皮、半夏各五两，生姜、茯苓各四两，麦冬、人参各三两，为治胃热气逆呕吐之法，可补仲景之未备也。

（6）吴谦《医宗金鉴·妇科心法》：妇人受孕月余之后，时时呕吐者，名曰恶阻。若无他病，择食者，须随其意而与之，轻者过期自然勿药而愈。重者须以药治之，当以胃弱为主，更审其或因胎气阻逆，或痰饮阻滞，与夫兼热兼寒而分治之。又曰："恶阻有因胎气阻逆者……宜用保生汤。"（砂仁、白术、香附、乌药、陈皮、甘草、生姜）若气弱者，量加人参。气实者，量加枳壳。恶阻由于痰饮者，其吐必多痰水，且心烦头目眩晕，宜用加味六君汤（六君子汤加枇杷叶、藿香、旋覆花、砂仁、枳壳）。胃热便秘，加黄芩、大黄以利之。胃寒喜热加肉桂、干姜以温之。恶阻因于胃热者，必呕吐、心中热烦，愦闷喜饮凉浆也，宜用加味温胆汤（即温胆汤加黄芩、黄连、芦根、麦冬、生姜）。

【经典配方】

干姜一两，人参一两，半夏二两。

右三味，末之，以生姜汁糊为丸，如梧子大，饮服十九，日三服。

【经典方证】 妊娠呕吐不止。

【推荐处方】

干姜 30 g，人参 30 g，半夏 60 g。

上三味，末之，以生姜汁糊为丸，如梧子大，饮服十九，日三服。

现代用法：研细末，姜汁糊丸，每服 3～6 g，日服 3 次，温开水送下。

干姜 6 g，人参 6 g，半夏 12 g，水煎服。

【方机概述】 胃虚寒饮之妊娠呕吐证。脾胃虚弱、津液停蓄而为痰饮，至妊娠二个月之后，浊阴上冲，痰、食遂涌。

【方证提要】 妊娠呕吐，以脾胃虚寒，呕不止，而心下痞硬者为主兼见脉细，肢冷者。呕吐颇为顽固，所吐大多为涎沫稀水，口不渴，或喜热饮，头眩心悸、起则呕吐益甚，脉弦苔滑。

【适用人群】 常用于妊娠呕吐的人群，症见胃纳不佳、饮食无味、倦怠嗜卧、晨起头晕恶心、干呕吐逆、口涎增多、时或吐出痰涎宿食、喜热畏寒、四肢发凉、舌淡苔白而滑、脉细。

【适用病症】

以下病症符合上述人群特征者，可以考虑使用本方。

（1）以呕吐清水或痰涎为表现的顽固性呕吐、妊娠恶阻、妊娠中毒症。

（2）以胃纳不佳、腹痛绵绵、得热则舒为表现的慢性胃炎、慢性肝炎、慢性胰腺炎。

（3）以咳痰清稀量多、胸闷、乏力为表现的慢性支气管炎、肺气肿。

（4）以头眩心悸、起则呕吐益甚为表现的病毒性心肌炎、肺源性心脏病、梅尼埃病。

【合方与加减】

1. 合方

（1）妊娠恶阻者，合桂枝汤、二陈汤。

（2）胃痛、呕吐明显者，合三合汤、香砂养胃丸。

（3）梅尼埃病、肺源性心脏病、病毒性心肌炎，合苓桂术甘汤、五苓散、真武汤。

（4）慢性支气管炎、肺气肿，合麻黄汤、甘草干姜汤、厚朴麻黄汤。

（5）慢性胃炎、慢性肝炎、慢性胰腺炎，合柴胡疏肝散、生姜半夏汤。

2. 加减

（1）呕吐明显者，加陈皮9g，竹茹15g以降逆止呕。

（2）气虚明显者，加白术18g，白扁豆18g以益气健脾。

（3）眩晕明显者，加天麻9g，泽泻18g以益气升阳。

（4）胃痛明显者，加延胡索9g，檀香3g，砂仁3g以和胃止痛。

（5）胸闷明显者，加桔梗9g，炒枳壳9g，薤白9g以宽胸理气。

【注意事项】

（1）脾胃湿热者慎用本方。

（2）因方中干姜、半夏是妊娠禁忌之药，加人参以益气安胎。

【医案分析】

1. 钱伯煊用干姜人参半夏丸案

一妊妇呕吐半月，近4天加重，不能进饮食，呕吐黄水头晕，大便干燥，投以半夏秫米汤2剂后仍吐，心下烦热，口干且苦，但喜热饮，胃脘作痛，少腹坠胀，舌苔淡黄腻，投以干姜人参半夏丸改作汤剂服，一剂诸症皆平。

按语：本方用于治疗妊娠恶阻，属于胃虚寒饮者。《类聚方广义》认为治"妊娠恶阻殊甚，不能服汤药者，用此方徐徐收效为宜"。古有妊娠忌用半夏之说。考其根源，盖始于金元时期之张元素，他说："半夏动胎，妊娠忌之，用生姜则无害。"可事实上历代许多医家对"半夏动胎"之说多持否定态度。如《金匮要略直解》引"……娄全善曰：余治妊阻病，屡用半夏未尝动胎，亦有故无殒之义，临床之工，何必拘泥。"在辨证明确的情况下，用于治疗妊娠期的疾病，药适其用，则"有故无殒也"。临证用汤剂，亦可建功。

2. 周步君用干姜人参半夏丸案

陈某，女，24岁，2001年3月22日就诊。患者自述停经2月余，开始胃纳不佳，饮食无味，倦怠嗜卧，晨起头晕恶心，干呕吐逆，口涎增多，时或吐出痰涎宿食。自以为属妊娠反应，未加治疗。近1

周来，食入即吐，所吐皆痰涎清水，头晕，心烦胸满不思食，膈间有水，心悸气短，面色苍白，喜热畏寒，四肢发凉，舌淡苔白而滑，脉迟。此乃脾胃阳虚、胃有寒饮所致。治宜：温中健脾，和胃降逆。药用：干姜10g，半夏9g，人参12g，茯苓12g，炒白术12g，陈皮10g，砂仁10g，甘草6g，生姜3片。水煎分2次频服。服3剂后，呕吐已止，唯饮食欠佳，继以异功散5剂调理善后，诸证消失。后随访顺产一女婴。

按语：患者素体虚弱，脾胃阳虚，寒饮内停，而致痰湿内生，加之受孕之后，经血不泻，冲脉之气上逆而犯胃，胃虚则失于和降，反随冲气上逆而作呕恶。运用本方必须掌握其呕吐为胃虚有寒饮所致，以呕吐物稀薄澄清或口内清涎上泛，唾液津津，苔白滑、舌质淡白为应用主证。

3. 林善星用干姜人参半夏丸案

林某，女，26岁。停经2个月，开始胃纳不佳，饮食无味，倦怠嗜卧，晨起头晕恶心，干呕吐逆，口涎增多，时或吐出痰涎宿食。根据经验自知是妊娠恶阻，认为恶阻乃妊娠常事，未加适当处理。适时将近1个月，渐至水饮不入，食入则吐，所吐皆痰涎清水，稀薄澄澈，动则头晕眩掉，时时呕吐增剧。始延本人诊治。诊其脉虽细，但滑象明显，面色苍白，形容憔悴，羸瘦衰弱，无力以动，闭眼畏光，面里蜷卧，唇舌色淡，苔白而滑，口中和，四末冷，胸脘痞塞不舒，二便如常而量少。脉症合参，一派虚寒之象毕露。

干姜4.5g，党参9g，半夏4.5g。水煎，每日1剂。连服3剂，呕吐大减，略能进食稀粥和汤饮。再服3剂，呕吐俱停，但饮食尚少，继以五味异功散调理而安。7个月后顺产一男婴。

按语：本案脉症所参，果为一派虚寒之象，用干姜人参半夏丸正为适宜。

参考文献

[1] 周步君. 干姜人参半夏汤加味的临床应用［N］. 北京中医，2002，21（6）：358-359.

[2] 林善星. 应用干姜人参半夏汤的一些经验［J］. 中医杂志，1964（9）：31.

（张瑞荣　撰）

当归贝母苦参丸

【仲景方论】《金匮要略·妇人妊娠病脉证并治第二十》："妊娠小便难，饮食如故，当归贝母苦参丸主之。"

【注家方论】

（1）陈自明《妇人良方·妊娠大小便不通方论第三》：夫妊娠大小便不通，为脏腑之热所致。若大肠热结则大便不通，小肠热则小便不通，大小肠俱热，更推其因而药之。当归散：治妊娠因怒，肚腹胀痛，四肢浮肿，气急作喘，大便难，小便涩，产户肿（归、芎、芍、苓、枳、生姜、木香，便秘加蜜）。

（2）尤在泾《金匮要略心典·妇人妊娠病脉证治第二十》：小便难而饮食如故，则病不由中焦出，而又无腹满身重等症，则更非水气不行，知其血虚热郁，而津液涩少也。本草当归补女子诸不足，苦参入阴利窍，除伏热，贝母能疗郁结，并清水液之源也。

（3）张璐《张氏医通·妇人门》：此小便难者，膀胱热郁，气结成燥，病在下焦，所以饮食如故，用当归以活血润燥，贝母以清肺开郁，苦参以利窍逐水，并入膀胱，以除热结也。

（4）秦伯未《金匮要略杂病浅说·妇科疾病（上）》：近得金华沈介业中医师来信，指正这条小便难，当作大便难，经他祖父五十年的经验和他自己试用，效验非凡……用当归贝母苦参丸治大便，非但符合理论，且下文饮食如故也有着落。

【经典配方】

当归、贝母、苦参各四两（男子加滑石半两）。

右三味，末之，炼蜜丸如小豆大，饮服三丸，加至十丸。

【经典方证】 妊娠小便难，饮食如故。

【推荐处方】

当归 120 g，浙贝母 120 g，苦参 120 g（男子加滑石 15 g）。

上三味，末之，炼蜜丸如小豆大，饮服三丸，加至十丸。

当归 12 g，浙贝母 12 g，苦参 12 g（男子加滑石 9 g），水煎服。

【方机概述】 妊娠下焦阴虚水不利的小便难。受孕后，血虚有热，气郁成燥，膀胱津液不足，肺气失于通调，故致小便难而不爽。

【方证提要】 小便淋漓不尽，溲时涩痛，尿色黄赤，大便干燥。

【适用人群】 妊娠期下焦阴虚水不利的小便难的人群。症见小便淋沥难解、有频急热痛的感觉。或用于习惯性便秘、燥咳少痰、前列腺炎引起的小便不利、泌尿系感染、带下、湿热痢疾、黄疸、阴痒、疥疮、眼丹等人群。

【适用病症】

以下病症符合上述人群特征者，可以考虑使用本方。

（1）以小便不利或淋沥涩痛为表现的泌尿系感染、泌尿系结石、良性前列腺增生症等。

（2）以涕、痰分泌增多或异常的疾病，如鼻窦炎、急慢性支气管炎等。

（3）以胃酸分泌增多或异常的疾病，如消化性溃疡、反流性食管炎等。

（4）以带下、精液、前列腺液分泌增多或异常的疾病，如盆腔炎、阴道炎、精液不液化症、急慢性前列腺炎等。

（5）皮肤渗液、局部汗液分泌增多或异常的疾病，如急慢性湿疹、皮炎、脚癣等。

【合方与加减】

1. 合方

（1）有头昏闷、精神不振、食欲减少等脾虚症状者，合完带汤、参苓白术散。

（2）有眩晕、腰酸、腘软等肾虚症状者，合独活寄生汤、肾气丸。

（3）以湿热证候严重，甚则黄白带下，中夹血丝，外阴红肿、充血、糜烂者，合白头翁汤、四妙散。

（4）急慢性支气管炎、肺气肿等，合茯苓甘草汤、甘草干姜汤。

（5）慢性肾盂肾炎、急慢性前列腺炎等，合葵子茯苓散、萆薢分清饮。

（6）急慢性湿疹、皮炎等，合三仁汤、皮炎解毒汤。

2. 加减

（1）偏阴虚者，加生地黄 15 g，枸杞子 9 g，车前子 18 g。

（2）偏实热者，可加黄柏 9 g，淡竹叶 9 g，瓜蒌 18 g。

（3）偏气虚者，可加黄芪 25 g，党参 9 g，川断 15 g。

（4）下焦湿热明显者，可加盐黄柏 9 g，车前草 9 g，泽泻 18 g。

（5）尿频、尿急、尿痛明显者，可加益智仁 18 g，小蓟 9 g，萹蓄 9 g。

（6）皮肤瘙痒明显者，可加地肤子 15 g，白鲜皮 18 g，知母 9 g。

【注意事项】

苦参苦寒碍胃，忌用于脾胃虚寒而饮食减少者。

【医案分析】

1. 段亚亭教授用当归贝母苦参丸案

杜某，男，50岁。初诊：尿频尿痛2年余，加重半个月。患者为出租车司机，常年久坐，2年前因大量饮酒后，出现小便次数频繁、尿急、尿痛、小便时有灼热感、小腹坠胀疼痛等症，于外院诊断为慢性前列腺炎，未规律治疗。病情时轻时重，若饮食辛辣刺激或饮酒后症状会加重，调整饮食及生活规律症状有所缓解。半月前再次因暴饮暴食后，小腹坠胀疼痛感加重，小便灼热、刺痛，自服消炎药症状缓解不明显特来就诊。

刻下：小便频数，便时尿道灼热、刺痛，小腹坠胀感明显，会阴及睾丸潮湿，精神疲倦，白日易困，夜寐欠安，多梦易醒，纳可，大便欠成形，舌红，苔黄腻、根黄厚腻，舌下静脉青紫怒张，脉沉。诊断：慢性前列腺炎下焦湿热瘀阻证。治以清热利湿、活血化瘀，方用当归贝母苦参丸合萆薢分清饮加减。处方：当归10g，浙贝母10g，苦参10g，蒲公英15g，绵萆薢15g，黄柏10g，石菖蒲10g，土茯苓15g，车前子15g，炒白术10g，丹参15g，泽泻10g，藿香15g。5剂。二诊：诉小便灼热、刺痛感减轻70%，小便时尿道稍有瘙痒，于前方中加入败酱草15g，千里15g。5剂。三诊：小便灼热感与瘙痒感已无，轻微刺痛及坠胀，原方再进7剂。半年后随访小便基本正常，近半年曾因饮食辛辣后偶有发作2次，自行购买三诊方药服用3剂症状均基本消退。

按语：本例患者职业所累，长时间久坐致使下焦气血不畅，瘀血内生，加之剧烈饮酒后使湿热留阻不去，长时间未得治疗，湿热瘀结，阻碍下焦气化功能而出现小便频数、刺痛、小腹坠胀等症，治以当归贝母苦参丸合程氏萆薢分清饮，以清热利湿化瘀，使下焦湿热得去，瘀血得化，症状自然减轻。

2. 王三虎教授用当归贝母苦参丸案

韦某，女，72岁。2004年7月28日初诊。外阴癌术后10年，外阴胀、烧灼感痒痛2年。症见外阴溃烂红肿硬痛，涉及整个会阴乃至大腿根部，小便急，舌质红、苔黄腻有裂纹，脉弦细。辨证为肝肾阴虚日久、湿热成毒下注。治以当归贝母苦参丸加味。处方：当归10g，土贝母10g，浙贝母10g，苦参15g，土茯苓30g，生地黄30g，黄芩12g，乌梅10g，玄参12g，地肤子30g，黄柏12g，薏苡仁40g，拳参20g，水杨梅30g，青黛4g（冲服），生姜6g，3剂，每日1剂，水煎服。服药3个月后，患者会阴部渗出减少，瘙痒烧灼感减轻，创面有收敛迹象，舌苔转薄，脉沉。继续以当归贝母苦参丸加味治疗2个月，病情进一步好转。

按语：当归贝母苦参丸加味治疗妇科和泌尿系统肿瘤，就是抓住了妇科和泌尿系统肿瘤"燥湿相混"这一主要病机。此案例属病程日久，血虚津液大伤，同时湿热成毒流于下焦，为典型的"燥湿相混"。故均以当归贝母苦参丸加味，利湿润燥药同用，趋利避弊，终获较好效果。

3. 胡国俊用当归贝母苦参丸案

袁某，男，48岁。1971年7月10日诊。溲闭一日，于9日急诊入院，症为小腹膨隆，胀急难忍，解之不下，当即导尿救急，翌日依然如故。为求治本之道，要求中医诊治。患者三日来，务农于烈日之下，暑热逼蒸，汗出如雨，口渴引饮，烦闷气喘，溲少且黄，忽于日前溲闭不通，欲解不能。舌暗红、苔薄黄、少津，脉濡滑数。此暑热之邪熏灼上焦，燥伤肺气，壅遏州都，气化乏权，而致水道不利。试投当归贝母苦参丸加味：苦参30g，滑石20g，川贝母10g，当归10g，桔梗6g，知母10g，桑白皮10g。二剂四煎，嘱其一日服完。是夜九时，自觉小便点滴外泄，此佳兆也。11日凌晨3时，果尿如涌泉而下，此上焦通调开泄，州都气化复司矣。

按语：仲景虽云当归贝母苦参丸为治疗"妊娠小便难"之主方，如若症状相同，病机无异之男子癃闭证，投以本方也无不可。本案之病机确系下焦郁热、上焦燥结。取川贝母配桔梗、桑皮以清宣肺金燥热，苦参伍滑石、知母以清泄膀胱之湿热，当归辛润活血通窍。药虽七味，共起清下开上、通窍启闭之效。

参考文献

［1］石彧，范先基．王三虎用当归贝母苦参丸治疗妇科肿瘤的经验［J］.中医杂志，2006，9（47）：5.

［2］胡国俊．当归贝母苦参丸的临床运用［J］.安徽中医学院报，1986（4）：40-41.

（张瑞荣　撰）

葵子茯苓散

【仲景方论】《金匮要略·妇人妊娠病脉证并治第二十》："妊娠有水气，身重，小便不利，洒淅恶寒，起即头眩，葵子茯苓散主之。"

【注家方论】

（1）尤在泾《金匮要略心典·妇人妊娠病脉证并治》：葵子、茯苓滑窍行水，水气既行，不淫肌肤，身体不重矣；不侵卫阳，不恶寒矣；不犯清道，不头眩矣。

（2）张璐《张氏医通·胎前》：膀胱者，内为胞室，主藏津液，气化出溺，外利经脉，上行至头，为诸阳之表。今膀胱气不化水，溺不得出，外不利经脉，所以身重洒淅恶寒，起即头眩。但利小便，则水去而经气行，表病自愈。用葵子直入膀胱，以利癃闭，佐茯苓以渗水道也。

（3）黄元御《金匮悬解·妊娠》：妊娠，内有水气，身体沉重。土湿木郁，疏泄不行，故小便不利。木郁阳陷，阴气外束，故洒淅恶寒。水邪阻格，阳气升浮，故起即头眩。葵子茯苓散，葵子、茯苓，滑窍而泻水也。

（4）汪近垣《金匮要略阐义》：妊娠有水气，水为阴湿之物，一身之阳悉为所恶，如肌肉之阳不运而身重，膀胱之阳不化而小便不利，卫阳不固而洒淅恶寒，胃阳不升而头眩。葵子茯苓散主之，葵子滑利通阳，茯苓淡渗通阳，阴湿之水邪下泄，诸阳皆得其通。

【经典配方】葵子一斤，茯苓三两，上二味，杵为散，饮服方寸匕，日三服。

【经典方证】妊娠有水气，身重，小便不利，洒淅恶寒，起即头眩。

【推荐处方】冬葵子48 g，茯苓9 g，上两味，粉碎后每次2 g，日3次。或水煎剂，冬葵子12 g，茯苓6 g，水煎服，每日1剂，分2次服用。

【方机概述】气化受阻、水湿停聚。妊娠随胞胎逐日增大，影响膀胱气化，使水湿不能排泄，停留肌肤，故身体沉重；卫阳不能行于肌表，故洒淅恶寒；水湿内停，清阳不能上濡头目，故起即头眩；膀胱气化障碍，故小便不利。治宜急则治标，方用葵子茯苓散通窍利水。待小便通利，水湿排泄，则膀胱气化功能转入常态，周身阳气通畅，诸症即可随之而消。此即叶天士所谓的"通阳不在温，而在利小便"之先例。

【方证提要】妊娠身体浮肿、乏力身重、小便不利、头晕目眩、恶寒怕冷等症。

【适用人群】妊娠期女性，临床出现小便不利、水肿明显的症状。或者男性前列腺增生患者，出现小便不利的情况。

【适用病症】

以妊娠水肿为表现的病症，辨证属气化受阻、水湿停聚所致，同时表现有头晕、乏力、小便不利的症状。

以小便不利为表现的病症，如泌尿系感染，前列腺增生等。

【合方与加减】 葵子茯苓散治妊娠小便不利，临证若水肿甚，可与五苓散合方化裁；头眩甚者，加钩藤、菊花、吴茱萸等。临床用本方治疗妊娠水肿、妊娠中毒症等。葵子茯苓散与当归贝母苦参丸合用治疗急性肾炎，与滑石白鱼散合用治疗尿路结石。

【注意事项】 冬葵子性滑利，恐有滑胎之嫌，被后世列为妊娠慎用药，故不宜大量服用，也不宜长期服用。

【医案分析】

1. 庞泮池用葵子茯苓散治疗妊娠浮肿医案

肖某，女，23岁。1975年5月6日初诊。妊娠5个月，下肢浮肿，时有头晕眼花，大便溏薄，脉右弦细数，左濡滑，血压150/100 mmHg。此乃脾运失健，水湿阻滞，肝阳偏亢，予以健脾利湿平肝，佐以利水之品。处方：冬葵子9 g，茯苓9 g，生白术9 g，薏苡仁12 g，白蒺藜12 g，钩藤12 g，天仙藤30 g，牛膝32 g，瞿麦12 g，赤芍9 g。2剂，水煎服，每日1剂。

二诊：下肢浮肿已退，头晕眼花减，但多见阳光，眼球作痛，有时心悸阵作，脉小滑数，苔薄白，血压120/80 mmHg，仍以平肝健脾，佐以养心。原方加酸枣仁9 g，磁石30 g。服至1975年5月13日安然产育。

按语：女子妊娠期间，肢体面目发生肿胀，称为"妊娠肿胀"，亦称"子肿"。其病机不外虚实两个方面，虚者脾肾阳虚，水湿内停，实者气滞湿阻，泛溢肌肤，以致肿胀。故治则总以利水化湿为主，虚则兼顾补益脾肾，实则勿忘理气化滞。该患者脾虚湿泛为本，虚阳上亢为标。故投以生白术、茯苓、薏苡仁健脾祛湿而治其本，冬葵子、瞿麦利水消肿而治其标，加用白蒺藜、钩藤、天仙藤平肝潜阳、平冲定悸，牛膝、赤芍活血利水，取"血行则水行"之意，且牛膝兼能补肝肾、潜虚阳，酸枣仁、磁石重在养心血、潜虚阳，药证相合，效如桴鼓。

2. 洪长春用葵子茯苓散治疗肾结石医案

洪某，男性，51岁，腰部肾区绞痛，经常性反复发作已2年。今腰部左肾区阵发性绞痛，痛时面色苍白，冷汗，四肢冰凉，脉沉弱，舌质淡白，舌体肥胖，经B超提示左肾下极1.8 cm×0.8 cm结石。诊为气血两虚型肾结石。采用葵子茯苓散加味：茯苓20 g，冬葵子30 g，金钱草20 g，海金沙30 g，炒鸡内金20 g，鱼脑石10 g，王不留行20 g，赤芍20 g，党参30 g，甘草10 g，硝石10 g，琥珀10 g（研末另冲）。水煎服，每日1剂，连服10剂。症状全部消失，经B超检查结石消失，随访2年未见复发。

按语：泌尿系结石，是指发生在肾、输尿管、膀胱、尿道等部位的结石，典型表现为上腹部或者腰部剧烈疼痛，伴尿急、尿频、尿痛、血尿、排尿中断等症状，属于祖国医学"淋证"范畴。其病机总以肾气亏虚为主、膀胱湿热为标。该例患者肾气亏虚，膀胱气化不利，湿热瘀血蕴结成石，闭阻下焦。处方以《金匮要略》葵子茯苓散行气利水、通窍利尿，加金钱草、海金沙、炒鸡内金、鱼脑石、王不留行、硝石清热化湿、利尿通淋，赤芍、琥珀活血利水，兼能通络止痛，更用党参、甘草培土建中、益气扶正。全方祛邪而不伤正，扶正而不留邪，攻补兼施，切中病机要害，疗效自然显著。

3. 周德清用葵子茯苓散治疗胎盘羁留医案

蒋某，32岁。1996年3月18日上午9：20，产房特邀会诊。患者系经产妇，今产后2时许，胞衣未能娩出，阴道出血量很少，有时甚至不见出血，腹部显觉增大，按压腹部或子宫部位，有大量血块或血液涌出，血色淡红，小腹微胀，面色㿠白，头晕心悸，神疲气短，汗出肢冷。舌质淡、苔薄白，脉虚弱而涩。处方：炒冬葵子（碎）、茯苓各30 g，红参片、明附子（先煎）各10 g，炙黄芪60 g，炙甘草

6 g。1 剂，煎两服，上午 11：40 服头煎，药后自觉头晕心悸、神疲气短、汗出肢冷好转，下午 4：30 服二煎，下午 6：10 胞衣自下，出血量约 50 mL。为善后起见，又继服 2 剂而康复。

按语：胎盘羁留，一般指孕妇正常分娩后，胎盘娩出不全，出现部分胎盘小叶或副胎盘残留于宫腔的现象。胎盘一般在胎儿娩出 30 分钟内排出体外，如果胎盘没有完全排出，可影响子宫正常收缩，造成大出血、宫腔感染等疾病。《胎产心法》曰 "因气血虚弱，产母力乏，气不转运，不能传送而停搁不下"，明确指出气血不足、胞衣不下为其主要病因病机。故方予葵子茯苓散行气利水、滑利窍道以治其标，加用参、附、芪、草回阳救逆、益气养血而培其本，标本兼治，无失偏颇。

参考文献

［1］上海市中医文献馆.仲景方在急难重病中的运用［M］.上海：上海中医学院出版社，1989：146.

［2］洪长春.葵子茯苓散加味治疗泌尿系结石［C］//中华中医药学会学术年会——创新优秀论文集.北京：中华中医药学会.2002：240-241.

［3］周德清，王乃汉.葵子茯苓散在产后病中的活用实例［J］.浙江中医杂志，1997（7）：309.

（宋荣强　撰）

当归散

【仲景方论】《金匮要略·妇人妊娠病脉证并治第二十》："妇人妊娠，宜常服当归散主之。"

【注家方论】

（1）王昂《医方集解·当归散》：此足太阴，厥阴，冲任药也。冲任血盛，则能养胎而胎安。芎、归、芍药能养血而益冲任；又怀妊宜清热凉血，血不妄行则胎安；黄芩养阴退阳，能除胃热，白术补脾燥湿，亦除胃热；脾胃健则能运化精微，取汁为血以养胎，自无恶阻呕逆之患矣。

（2）尤在泾《金匮要略心典·妇人妊娠病脉证并治》：妊娠之后，最虑湿热伤动胎气，故于芎、归、芍药养血之中，用白术除湿，黄芩除热。丹溪称黄芩、白术为安胎之圣药。夫芩、术非能安胎者，去其湿热而胎自安耳。

（3）段富津《金匮要略方义·当归散》：本方用药，具安胎之常法。方中以当归、白芍养血益阴；配以川芎，又可调肝和血，使肝血充盈、肝气条达；复以黄芩清热，白术去湿，使湿去热清、血气调和，则胎元自安，母体无恙；且胎系于脾，白术更有健脾益胃之功，既实脾气以固胎，又助后天以培本，俾胎得其养。孕妇体壮，非但胎前安然，即产后亦少生诸疾。

（4）黄元御《金匮悬解·妊娠》：胎之结也，赖木气以生之，借土气以养之，妊娠所以多病者，土湿而木燥也。燥则郁热而克土，故妊娠所以宜常服者，培养土木之剂也。当归散，白术燥土，归、芍润木，川芎、黄芩，清热行瘀，土旺木荣，妊娠无余事矣。

（5）静光《胎产新书》：孕后可常服《金匮》当归丸，此方养血清热，补脾燥湿，补血安胎，顺气止痛，且去胎毒。服之临产易生，胎儿易育。

【经典配方】当归、黄芩、芍药、川芎各一斤，白术半斤，上五味，杵为散，酒饮服方寸匕，日再服。

【经典方证】妇人妊娠宜常服。

【推荐处方】当归、黄芩、芍药、川芎各 30 g，白术 15 g，上五味，杵为散，每次 5 g，每日 2 次。或水煎剂，当归 9 g，黄芩 9 g，芍药 9 g，川芎 9 g，白术 6 g，水煎服，每日 1 剂，分 2 次服用。

【方机概述】血虚湿热、胎动不安。妇人妊娠，肝脾二脏保持协调至关重要，肝主藏血，血以养胎，脾主运化水谷精微，可不断补充肝血，肝血充足，可疏泄脾土，使化源正常，则气血源源不断，胎得其养，湿热不生。若肝血虚则生内热，脾失健运则生内湿，湿热相合内阻影响胞胎，则可见胎动不安，或胎位不正，并伴纳差，胃脘不适，或胁腹胀满，舌淡胖、苔腻稍黄。治用当归散养血健脾，清化湿热，祛病安胎。本方对妊娠及产后，只要属血虚湿热之证，皆可用之。所谓"妊娠常服即易产，胎无疾苦"，也反映了妊娠期，多患肝脾失调、血虚湿热之证，若无此证，胎动良好、胎位正常，即不需常服。

【方证提要】妇人妊娠期间因肝脾不调出现血虚湿热、胎动不安。导致妊娠腹痛、阴道异常出血等。

【适用人群】妊娠期女性。

【适用病症】妊娠腹痛、胎动不安、阴道出血、先兆流产等症状。

【合方与加减】临床上常用本方治妊娠腹痛和胎漏（先兆流产）。本方加补肾之品，如生熟地、桑寄生、续断、菟丝子、阿胶、杜仲等，可预防习惯性流产。本方加茵陈、大黄、丹参等，还可预防母婴血型不合之新生儿溶血病。

【注意事项】孕妇无不适及胎儿无异常者，不必服用本方。

【医案分析】

1. 朱丹溪用当归散治疗滑胎医案

一妇年三十余，或经住，或成形未具，其胎必堕。察其性急多怒，色黑气实。此相火太盛，不能生气化胎，反食气伤精故也。因令住经第二月，用黄芩、白术、当归、甘草，服至三个月尽，止药，后生一子。（《古今医案按》）

按语：肝藏血，肾藏精，孕期胎儿依赖母体精血滋养。而肾主闭藏，肝主疏泄，肝肾二脏藏泄协调、精血充沛，则母安胎长，反之，母子皆危。该例患者性急多怒、色黑气实，乃肝气过盛之象，殊不知"壮火食气"，肝气升发、疏泄太过，反耗下焦肾精，以致胎元不固而频堕。投以当归缓急柔肝、养血和血，黄芩泄热凉血，二者祛邪热、柔肝木，是为治标；白术、甘草性温而不燥，旨在健脾养血而培元固胎。母体肝木疏泄有度，则精血濡润和畅，胎元日壮而安。

2. 韩奕用当归散治疗"先兆流产"医案

朱某，25 岁，护士。1975 年 4 月 26 日初诊。患者孕 7 个月，因夜班劳累，于 3 天前出现阴道少量流血，妇科以"先兆流产"收住院，经西药治疗罔效，特请中医会诊。刻下：阴道出血量较前稍增多，血色鲜红，面赤唇红，口渴咽燥，心烦不安，舌红，苔薄黄燥，脉滑稍数。辨证：热扰冲任，胎漏不止。立法：清热养血安胎。处方：全当归 10 g，白芍 20 g，川芎 10 g，黄芩 15 g，炒白术 10 g。水煎服。服 1 剂药后，出血即止，服完 2 剂诸症全消。出院休息 10 天后，正常上班，至妊娠足月顺产一女婴。

按语：妇人妊娠，阴血下聚冲任而养胎，血安则胎安。孕期夜间过劳，极易耗气伤阴，耗气不固则血失统摄，伤阴易致阳热偏亢而热扰血室，是以冲任失固、胞络受损而漏下。故本例患者，总以血虚不固为本，热扰漏下为标。处以当归散方，全当归、白芍、川芎补血而不燥，旨在养血而和血，白术意在健脾补中、益气生血，更取黄芩苦寒之性，坚阴清热以制阳亢。诸药合参，则气行流利，寒温无过，阴阳协调，血脉平和，虽意不在止血，而漏下自止，胎元自固。

3. 徐鸣鸣用当归散治疗黄褐斑医案

黄某某，女，28 岁。1987 年 6 月 13 日初诊。两颧部起褐斑 5 年。患者 5 年前妊娠时脸部逐渐出现褐斑，入夏色泽变深，冬季转淡，伴有月经延期，量少色淡，劳累后自觉脘腹胀满，口苦。肝功能检查正常。察舌质红、苔薄黄，面色萎黄，脉弦细。证属脾虚血不荣肤，兼有湿热内蕴。治拟健脾养血，佐以清化湿热。方选当归散加减：当归、生白术、茯苓各15g，生熟地（各）20g，白芍、黄芩、白芷各10g，川芎6g。每日1剂，水煎两汁分服。外擦3%过氧化氢溶液，每日3次。前后共调治35剂，褐斑消失，月经正常。

按语："心主血，其华在面"，面部色泽润燥均得益于血液的濡养调控。若血虚不濡，燥热内结，肌肤失养，则易致瘀斑面生，亦称"黄褐斑""熏黑斑"。具体而言，"黄"为脾虚血亏失濡，"褐"乃燥热闭结。患者素体脾虚血亏，脾虚常生湿，血亏易产热。妊娠时期，阴血下聚而养胎，血亏甚而热亦甚，是以血虚、燥热上荣面肤，生斑而黄褐。患者产后未得善治，脾虚则经血生成无源，再添脘腹胀满、经期错后、经量减少之症。故给予当归、川芎、白芍、地黄养血和血，生白术、茯苓健脾生血，黄芩凉血兼清中上焦热，以治口苦、面褐，白芷善行头面，既可引诸药上行，又能佐术苓燥湿，诸药同用，配伍得当，直切病机。

参考文献

［1］韩奕.《金匮》妇科方治验举隅［J］.北京中医杂志，1991（5）：50-51.

［2］徐鸣鸣，俞友根.当归散治皮肤病举隅［J］.四川中医，1995，13（9）：48-49.

（宋荣强 撰）

白术散

【仲景方论】《金匮要略·妇人妊娠病脉证并治第二十》："妊娠养胎，白术散主之。"

【注家方论】

（1）尤在泾《金匮要略心典·妇人妊娠病脉证治第二十》：妊娠伤胎有因湿热者，亦有因湿寒者。随人脏气之阴阳而各异也。当归散，正治湿热之剂。白术散，白术、牡蛎燥湿，川芎温血，蜀椒去寒，则正治湿寒之剂也，仲景并列于此，其所以诏示后人者深矣。

（2）黄元御《金匮悬解·妊娠》：胎之所以失养者，土湿水寒而木气郁结也。妊娠养胎，燥土暖水，疏木散结而已矣。白术散，术、椒，燥土而暖水，川芎疏木而达郁，牡蛎消瘀而散结，敛神而保精，养胎之善方也。

（3）程林《金匮要略直解·妇人妊娠病脉证并治第二十》：白术主安胎为君，川芎主养胎为臣，蜀椒主温胎为佐，牡蛎主固胎为使，按瘦而多火者，宜用当归散；肥而有寒者，宜用白术散，不可混施也。芍药能缓中，故若痛者加之。川芎能温中，故毒痛者倍之。痰饮在胸膈，故令心烦吐痛，不能食饮，加细辛破痰下水，半夏消痰去水，更服浆水以调中。若呕者，复用浆水服药以止呕，呕不止，再易小麦汁以和胃。呕止而胃无津液作渴者，食大麦粥以生津液。病愈服之勿置者，以大麦粥能调中补脾，故可常服，非指上药可常服也。

（4）曹颖甫《金匮发微·妇人妊娠病脉证并治第二十》：白术散方，白术以燥湿，牡蛎以泄水，川芎以升陷，蜀椒以散寒，但令寒水下泄，血温上升，其治即安，况水盛血虚之人，养胎尤为不易。故仲师于当归散，后别无增益之药，独于本方之后，辨证加药并出善后方治，何其郑重分明乎，此无他，水微而血盛不过热变生燥，不似水胜血寒者，必有堕胎之变也。血瘀则腹痛，故加芍药以通络，水停心下，心藏血郁，故加升陷之川芎，水泛凌心，寒溃入胃，以至心烦吐痛，不能食饮，故加细辛、半夏以去水而蠲饮，服以醋浆者所以平胆胃而止呕也，不解，以小麦汁服之者，以小麦养心除烦，兼能利水故也。若夫病已而渴常服大麦粥者，以病原起于血虚，胃为生血之源，和胃降逆，俾能食饮，正所以补虚也。

【经典配方】 白术、川芎、蜀椒三分去汗，牡蛎二分，上四味，杵为散；酒服一钱匕，日三服，夜一服。

【经典方证】 妊娠养胎。

【推荐处方】

白术18g，川芎18g，蜀椒18g（去汗），牡蛎12g，上四味，杵为散，每次1.5g，每日3次口服。

白术9g，川芎6g，蜀椒1.5g，牡蛎18g，水煎服，每日1剂，分2次服用。

【方机概述】 脾气虚弱，寒湿中阻。妇人怀孕后，因体质差异，其病理转化有热化、寒化之不同，当归散治血虚湿热证，其主要原因为阴血本不足，而产生湿热；但此证则属阳气虚弱，寒湿内生，脾气运化无力，阴血生成不足，胎失所养，出现胎动不安，或胎儿发育不良。本证可伴脘腹疼痛、呕吐清涎、不思饮食等症。治用白术散健脾除湿，温中散寒。

【方证提要】 妊娠期胎动不安、胎儿发育不全、妊娠期腹痛等。

【适用人群】 妊娠期女性。

【适用病症】 习惯性流产、妊娠中毒症、慢性盆腔炎、慢性附件炎等，辨证要点为腹痛，出血或带下，手足不温，舌质淡，苔白腻。

【合方与加减】 但苦痛，加芍药；心下毒痛，倍加川芎；心烦吐痛，不能饮食，加细辛一两，半夏大者二十枚。服之后，更以醋浆水服之。若呕，以醋浆水服之；复不解者，小麦汁服之。已后渴者，大麦粥服之。

如妊娠有先兆流产表现可合寿胎丸（《医学衷中参西录》）加味。

【注意事项】 阴虚有热者忌服。

【医案分析】

1. 朱丹溪用白术汤治疗自然流产医案

予见贾氏妇，但有胎至三个月左右必堕，诊其脉，左手大无力，重取则涩，知其血少也。以其妙年，只补中气，使血自荣。时正初夏，浓煎白术汤，调黄芩末一钱，服三四十帖，遂得保全而生。

按语：本病例中医诊断为滑胎，即复发性流产，本病发生与禀赋不足、房事不节、久病体虚、饮食不节有关。主要发病机制为冲任损伤，胎元不固，或胎元不健，不能成形。病位在冲任两脉及下焦肾脏。医案中所载贾氏反复堕胎，脉左手大而无力，重取则涩，为血虚且有瘀滞之象，常规治疗应以养血活血、调补冲任为主，而丹溪未予补血，而是补中气，使中气足则血自荣，同时加入少许清虚热之黄芩使子宫清净则胚胎可安。

2. 何淑英用白术散治疗妊娠恶阻

汤某，女，30岁。1985年9月28日诊。患者妊娠3月余，胸闷恶阻，恶心欲吐，胃脘胀满而痛，不能进食，嗳气吞腐，以致3个月来每天只能进稀粥2两。双下肢冰冷，大便溏薄。苔薄舌质淡，脉沉细而滑。曾多次服疏肝益胃、降逆止呕之中药无效。余诊，辨为胃有寒湿，元阳亏虚。治宜温阳散寒，理气和胃。方宗白术散（《金匮》）加味：当归10g，白术10g，川芎10g，花椒5g，细辛3g，半夏10g，牡蛎12g，山楂10g，二曲10g。服至2剂，即能进食。连服3剂，胃脘疼痛已平，饮食如常。随访足月顺产一男婴。

按语：妊娠恶阻是女性妊娠期间常见的一种疾病。临床以妊娠早期出现严重的恶心呕吐、头晕倦怠，甚至食入即吐为特征。多与脾胃虚弱、情志不调、饮食劳倦等因素有关。本病经及时治疗，大多可治愈。多数患者在妊娠3个月后症状能自行缓解，而此患者妊娠3月余仍胸闷、恶阻，伴双下肢冰冷、大便溏薄等症状。结合患者舌苔、脉象辨证为胃有寒湿、元阳亏虚。故应用白术散温阳散寒、理气和胃，同时佐以半夏降逆和胃，山楂、二曲等开胃进食。故患者服药后起效迅捷。

3. 马大正治疗妊娠腹痛案

陈某，29岁。1996年3月8日诊。妊娠近2个月，下腹一直隐隐作痛，甚时胃亦痛，恶心口苦口干，身冷腰痛，大便溏软，时疏时频。舌稍淡、苔薄白，脉细。治法：温中化湿，佐清湿热。方宗白术散合左金丸（《丹溪心法》）、香连丸（《和剂局方》）加味：川芎、砂仁（冲）、吴茱萸各3g，川椒1.5g，白术、牡蛎各10g，黄连2g，乌梅2枚，半夏、杜仲各12g，木香5g，3剂。4月4日复诊：服药期间腹痛消失，停药20来天后，每晚下腹疼痛又作，大便不畅，便后痛减，舌脉如上。原方加减：川芎、槟榔、吴茱萸各3g，川椒1.5g，白术、牡蛎各10g，白芍15g，木香6g，黄连2g，陈皮9g，3剂。服药后腹痛消失，并随访1个月，未再发作。

按语：妊娠腹痛是指妊娠期间发生小腹疼痛为主的病证，发病与素体血虚、情志内伤、外感寒邪等有关。如果尚未损及胎元，病势较轻，经及时治疗，多能痊愈，预后良好。如果腹痛不止，损动胎元，可变生胎漏、胎动不安，甚至堕胎、小产。白术散是"养胎"的方剂，可见此方有助于胎儿的发育，通过加减，此方还可以治疗妊娠期间腹痛等疾病。方中白术健脾，川芎和血，川椒散除寒湿，牡蛎燥湿，因此用于治疗脾虚寒湿阻滞、气血不和的妊娠腹痛，能够获得理想的效果。妊娠期间大部分医生忌用川芎，然而川芎经过现代工艺成分提取，可得到一种川芎素的生物碱，具有活血化瘀、改善微循环等作用，已经制成注射剂用来治疗胎儿宫内发育迟缓；牡蛎所含的钙可以补充妊娠期间孕妇钙的不足。这些药理作用正好印证该方具备的"养胎"功效。

参考文献

［1］田思胜. 朱丹溪医学全书［M］. 北京：中国中医药出版社，2006：16.

［2］何淑英. 白术散治妊娠恶阻［J］. 四川中医，1987（6）：37.

［3］马大正. 经方治疗胎动不安举隅［J］. 浙江中医杂志，2005，40（12）：538-539.

（宋荣强　撰）

枳实芍药散

【仲景方论】《金匮要略·妇人产后病脉证治第二十一》："产后腹痛，烦满不得卧，枳实芍药散主之。"

【注家方论】

（1）魏荔彤《金匮要略方本义·妇人产后病脉证治第二十一》：又有产妇血流不快，积于腹中作痛，心烦胁满不得卧，此又为实邪，非虚寒在血而绞痛矣。盖不得卧一证，逆气上冲之甚，既无上冒下厥，但头汗出，则非正虚而为邪实可验矣。法应开散而行其瘀滞，则诸病可已。枳实烧黑者，入血中行积也；加以芍药走血分而血藏可开散矣；以麦粥下之者，即大麦粥，取其华润益血，且有益胃气也。并主痈脓，亦血之酝酿而成者耳。俗谓产后忌用芍药，以其酸寒能止血也，不知血积而寒者固忌用，所以有当归生姜羊肉汤之法；若夫血积而热者，芍药凉而兼行，于血分最宜，岂漫言忌用乎！故以排脓消痈，而恣用不疑也。

（2）吴谦《医宗金鉴》：产后腹痛，不烦不满，里虚也；今腹痛，烦满不得卧，里实也。气结血凝而痛，故用枳实破气结，芍药调腹痛，枳实炒令黑者，盖因产妇气不实也，并主痈脓，亦因血为气凝，久而腐化者也，佐以麦粥，恐伤产妇之胃也。

（3）黄元御《金匮悬解·产后》：产后腹痛，烦躁胀满，不得眠卧，是木燥而克土，土郁而气滞也，枳实芍药散，泻土郁而清木燥也。

（4）陶汉华《金匮与现代应用·妇人产后病脉证治第二十一》：产后腹痛亦有虚实之分，如腹痛不烦不满的，病属里虚；今腹痛烦满不得卧，是属里实，但与阳明里实不同，而是产后气血郁滞成实、气机痹阻不通所致。故治用枳实芍药散破气散结，和血止痛。

方中枳实破气散结，炒黑并能行血中之气；芍药和血止痛；大麦粥和胃安中，合而用之，使气血宣通，则腹痛烦闷诸证自除。

【经典配方】枳实等分（烧令黑，勿大过），芍药等分。上二味，杵为散，服方寸匕，日三服。并主痈脓，以麦粥下之。

【经典方证】产后腹痛，烦满不得卧；并主痈肿。

【推荐处方】

炒枳实、赤芍各 50 g，粉碎研末，每次 3 g，日 3 次。

炒枳实 10 g，赤芍 10 g，水煎服，每日 1 剂，分 2 次服用。

【方机概述】产后气郁血滞的腹痛。

【方证提要】本方主治气血瘀滞的产后腹痛，症见腹痛拒按，恶露色暗不畅，心烦腹满不得安卧，或见胁肋胀痛、烦躁易怒等。现代可用治产后腹痛、失眠、肠易激综合征、带状疱疹等，证属气滞血瘀者均可应用。

【适用人群】产妇或者其他人腹痛辨证属于气郁血滞者。

【适用病症】

（1）妇人腹痛：产后恶露排泄不畅导致的腹痛，或产后盆腔炎症导致的剧烈腹痛。

（2）以腹痛、胀满为主要症状的疾病都可加减应用。

【合方与加减】

气滞甚者，加木香、枳壳；疼痛甚者，重用白芍，加延胡索、五灵脂；血瘀甚者，重用赤芍，加桃仁、牡丹皮、丹参；气血虚者，可与当归生姜羊肉汤合方化裁；寒凝血瘀者，可与后世生化汤（全当归、川芎、桃仁、炮姜、炙甘草）合方化裁。

【注意事项】如产后腹痛，不烦不满，或者喜按喜温者多数属虚寒证，不宜应用。

【医案分析】

1. 国医大师班秀文用枳实芍药散治疗产后腹痛医案

李某，女，28 岁。产后 15 天，小腹胀痛剧烈，痛过于胀，按则痛剧，恶露量少，色暗夹小块，纳差，大便已 3 日不解，小便正常，脉象沉紧，舌苔薄白，舌质一般。证属离经之血停滞、经脉不利之病变。宜活血化瘀、导滞通行之法为治。枳实 10 g，赤芍 10 g，当归 10 g，川芎 10 g，桃仁 5 g，熟大黄 5 g（后下）。每日水煎服 1 剂。连服 3 日，胀痛消失。

按语：产后腹痛，新产妇多见，是指产后子宫收缩时引起的收缩痛，又称"产后痛""宫缩痛"。轻者无须治疗，腹痛可逐渐消失。中医将产后腹痛归入"产后腹中疼痛""儿枕痛"范畴。病因为产后气血运行不畅，瘀滞不通则痛。亦可为血虚体质，或产时失血过多，冲任空虚，胞脉失养所致。该患者胀痛剧烈，按则痛剧，应为实证，辨证当为气滞血瘀，治疗上应以枳实芍药散行气散瘀。临床上可加重活血药物如当归、川芎等。

2. 沈舒文治肠易激综合征（腹痛）案

杨某，女，40岁，教师。2009年9月4日初诊。以"反复发作腹胀痛1年"为主诉求诊。现主症：腹部胀痛，食后加重，大便偏干，排便不畅，矢气频，纳差，舌暗红，苔白，脉弦细。诊断：肠易激综合征。中医辨证：气血凝滞肠道。治以调理气血，通腑止痛。处方：白芍30g，枳实30g，三棱10g，莪术10g，乌药10g，麻子仁10g，川楝子10g，丹参15g，槟榔10g，三七4g（冲），炙甘草4g。14剂，水煎服，日1剂，分2次温服。

2009年9月18日二诊：腹痛症状明显减轻，仍大便偏干，排便不畅，纳差，口干欲饮，舌淡红，苔薄少，脉沉细。中医证属气阴不足，气机郁滞于肠。治法：滋阴益气，行气活血。处方：太子参20g，麦冬10g，生地黄15g，枳实30g，白芍30g，三棱10g，莪术10g，麻子仁10g，桃仁10g，芒硝（兑化）9g，槟榔10g。10剂，水煎服，日1剂，分2次温服。

2009年9月29日三诊：患者腹痛消失，纳食、排便正常。

按语：肠易激综合征是一组持续或间歇发作，以腹痛、腹胀、排便习惯和（或）大便性状改变为临床表现，而缺乏胃肠道结构和生化异常的肠道功能紊乱性疾病。中医认为其病机在于肝脾气机不畅、运化失常，大肠传导失司，日久及肾，形成肝、脾、肾、肠胃诸脏功能失调，同时与情志失调、思虑劳倦密切相关。该患者以腹部胀痛、食后加重为主要表现，辨证为气血瘀滞，结合患者有便干等症状，方选枳实芍药散加减。

3. 杨雪峰治急性腹痛医案

某女，47岁，2008年3月19日初诊。患者近来因邻里纠纷，心境不佳，2天前食油腻物后，突发右上腹疼痛，痛牵及肩背部并阵发性加剧。刻下：脘腹疼痛拒按，恶心泛吐，口苦咽干，寒热往来，舌质红，苔黄，脉弦数。查体：体温38.5℃，血压16/10kPa，心肺无异常，右上腹压痛明显，墨菲征(+)，B超肝胆脾胰示胆囊增大，囊壁增厚。白细胞13.5×10⁹/L。诊为急性胆囊炎，系肝气郁结，湿热中阻，蕴蒸胆腑，气机郁滞，胆失通降之故。治法：调畅气机，清热利胆。即刻予枳实芍药散10g，用50mL开水冲服，20分钟后患者即感上腹痛减可忍受。并投药用：炒枳实15g，炒白芍30g，柴胡10g，姜半夏12g，黄芩15g，炙甘草6g，全瓜蒌20g，虎杖20g，蒲公英30g，金钱草30g，川楝子10g，2剂。每剂药浓煎取汁200mL，分2次口服，每6小时服1次。次日二诊，喜诉脘腹疼痛已明显减轻，恶心呕吐已止，寒热往来已渐平复，以原方继进6剂，日服1剂。2008年3月26日复诊，诉腹痛3日前已止。查体温36.8℃，白细胞4.8×10⁹/L，B超示胆囊已恢复正常大小、囊壁稍显毛糙，该病例随访3年未见复发。

按语：急性脘腹疼痛是临床极为常见的病症，其所涉及的病种范围较广，内外科多种疾病皆可出现。中医临床诊治该类病症，应遵循中医宏观辨证与西医微观辨病相结合的原则，采用现代的检测方法来明确诊断，以中医辨证论治为基石，充分相信中医药在急症治疗中的疗效，治疗以中医药为主，处方用药尽可能结合现代中药药理研究，从而能根据不同西医疾病、不同机体反应状态，选择最切合中医宏观辨证与西医微观辨病相结合的药物。诊治过程中应密切观察病情，对疑有梗阻、穿孔、坏死等需作外科紧急治疗者，应当机立断，迅速处置。李东垣云："汤者荡也，去大病用之。散者散也，去急病用之。"因此，选择合适的药物剂型是保证和提高临床疗效的关键。本医案中令患者先急予枳实芍药散剂冲服，以顿挫急痛之病势，尔后因势利导，辨证地处以散寒，或清热，或行气，或导滞，或化瘀的中药汤剂口服，使气血畅达，气机调畅，故疼痛自然蠲除。

参考文献

[1]班秀文.古方能治今病[J].中医函授通讯，1991（1）：22-23.

[2]王捷虹，惠建萍.沈舒文运用经方治疗消化系统疾病验案[J].河南中医，2012，32（6）：

675-677.

[3] 杨雪峰. 枳实芍药散在急性脘腹痛中的应用 [J]. 中医药临床杂志, 2012, 24 (9): 891-892.

（宋荣强　撰）

下瘀血汤

【仲景方论】《金匮要略·妇人产后病脉证治第二十一》："产妇腹痛，法当以枳实芍药散，假令不愈者，此为腹中有干血着脐下，宜下瘀血汤主之；亦主经水不利。"

【注家方论】

（1）周扬俊《金匮玉函经二注·妇人产后病脉证治第二十一》：血之干燥凝着者，非润燥荡涤不能去也。芍药、枳实不能治，须用大黄荡逐之。桃仁润燥，缓中破结；䗪虫下血；用蜜补不足，止血，和药，缓大黄之急，尤为润也。

（2）尤在泾《金匮要略心典·妇人产后病脉证治第二十一》：大黄、桃仁、䗪虫下血之力颇猛，用蜜丸者，缓其性不使骤发，恐伤上二焦也。酒煎顿服者，补下治下制以急，且去疾惟恐不尽也。

（3）段富津《金匮要略方义·下瘀血汤》：本方所治之产后腹痛，较之枳实芍药散证为重。产妇由于恶露未尽，瘀阻气滞，常见腹痛，治宜行气活血以止痛，故曰"产妇腹痛，法当以枳实芍药散"。如用枳实芍药散而其病不愈，说明病情较重，由于瘀血阻滞于脐下，不通则痛。此时进一步诊查，当有少腹疼痛、有块拒按、按之则疼痛更剧，身热烦闷，呼吸气促，两目黯黑，脉沉结或沉涩等，治当破血逐瘀，宜用本方治疗。方中大黄破癥瘕积聚，推陈致新；加入桃仁活血润燥，通润大便；䗪虫破血逐瘀。用蜜为丸，调和诸药。以酒煎药，引入血分。诸药相伍，其攻逐瘀血之力较强，故方后有"血下如豚肝"之说。本方虽不及抵当汤、抵当丸之猛峻，但亦为逐瘀之峻剂，非体壮证实者，慎勿妄投。

（4）曹颖甫《金匮发微·妇人产后病脉证治第二十一》：前证为血少不能流通兼胃浊失降之故，故其腹痛，虽与虚寒有别要犹未为实证也，惟用前方不效者，乃可决为产后瘀血，而利用急攻胞中之血，由冲任吸引而上者，经脐下为冲要，故血瘀必着脐下，按下瘀血汤方治，大黄桃仁与抵当同，惟用䗪虫而不用虻虫、水蛭则与抵当异，此二方所以不同者，要不可以不辨也，产后血去既多，不同经闭之证，故不用吮血之虫类，恐兼伤及新血也，䗪虫生于尘秽之中，善于攻窜，而又不伤新血，故于产后为宜，虽亦主经水不利、气体虚羸者，或宜之，要末可去坚瘀之干血也。

【经典配方】大黄二两，桃仁二十枚，䗪虫二十枚（熬，去足）。

【经典方证】产妇腹痛，亦主经水不利。

【推荐处方】上药三味为末，炼蜜和为4丸。以酒200 mL，煎1丸，取160 mL，顿服之。

【方机概述】瘀热内结胞宫之腹痛。

【方证提要】产后腹痛，痛有定处，小腹胀满，或者其他类型的腹痛辨证属于瘀热内结型的。

【适用人群】妇人产后腹痛、疼痛剧烈者，并痛有定处、小腹胀满等症状。

【适用病症】

（1）产后恶露不尽，辨证属于瘀热内结者。

（2）其他病症如肝硬化、子宫腺肌病、卵巢囊肿、冠心病、心绞痛、下肢深静脉血栓形成等辨证属于瘀热内结者均可应用。

【合方与加减】临床应用以血瘀内结而造成的经水不利、腹痛为其辨证要点。临床如见夹热，加山栀、牡丹皮；气虚，加党参、黄芪；血虚，加当归、阿胶；气滞，加枳实、青皮、香附；腰酸加川断、桑寄生；腹痛且有包块，加乳香、没药。

【注意事项】

（1）虚寒性腹痛不宜应用。

（2）临床应用应中病即止，勿攻伐太过。

（3）孕妇忌用。

【医案分析】

1. 张谷才用下瘀血汤治疗胞衣不下医案

石姓，女，37岁。产后两日，胞衣不下，腹中冷痛，形寒怕冷，脉象弦迟，舌淡苔白。一医认为瘀血内阻，用抵当汤破血下衣，胞衣不下；一医认为气血亏虚，用八珍汤扶正下衣，少腹胀痛更重。殊不知病因乃客寒外侵、血凝瘀阻，单用破瘀或纯用扶正，都不能下其胞衣。因为寒凝瘀阻，非温阳其寒不解，非下瘀其胞不下。所以用四逆汤温阳祛寒，下瘀血汤活血化瘀，处方：大黄10 g，桃仁10 g，䗪虫8 g，附子6 g，干姜3 g，甘草4 g，艾叶5 g。每日服2剂，胞衣即下，诸症消失。后用生化汤调治。

按语：胞衣不下即产妇娩出胎儿后，经过半小时，胞衣（胎盘）仍不能自动排出的病症。多为分娩后元气大虚而无力排出胞衣，或产时感受外寒而气血凝滞所致，大多伴有出血症状。该患者产后两日仍胞衣不下，且伴有腹中冷痛、形寒怕冷，并脉象弦迟、舌淡苔白等阳虚症状。故单纯化瘀或者温阳都不能切合病机。本案温阳祛寒与活血化瘀并用。方选四逆汤合下瘀血汤加减。

2. 彭述宪治头痛医案

某男，30岁，农民。前额疼痛年余，曾服川芎茶调散、芎芷石膏汤等方，仍不时举发，20日前额部出现刺痛，牵引右侧头角（头角发际处），印堂、右阳白、头维穴压痛明显，口渴，大便燥结2~3日1次。舌质红，边紫暗，苔黄燥，脉沉数有力。证属阳明积热，上攻于头，痛久不止，瘀热窒络。治宜攻泻胃火，逐瘀通络。用下瘀血汤加味，处方：大黄、桃仁、白菊花各9 g，䗪虫6 g，丹参12 g。

二诊：服4剂后，大便稀泻2次，额头痛止，有时觉额部热胀，口微渴，舌红边略暗，苔黄，脉滑数。为胃火势减、瘀未全消，治宜清宣胃火，活血通络。处方：生石膏15 g，谷精草、丹参各12 g，白菊花9 g，红花4.5 g，丝瓜络6 g，甘草2 g，服5剂后病愈。

按语：头痛一证，医家治法多用解表活血止痛，用药多选择川芎、白芷等。而此患者疼痛部位主要在前额，疼痛性质为刺痛，且伴有口渴、大便燥结。辨证为阳明胃经炽热，随经上攻于头，则额部作痛，病邪久羁，热瘀络阻。用下瘀血汤，既可下胃腑实热，又司破血逐瘀，加丹参活血疏络，白菊花清利头目。进4剂，而积热除、瘀血散。尚有余邪羁留，以清宣胃经风火、活血通络而收功。

3. 林上卿用下瘀血汤治疗产后出血医案

某女，25岁。产后5日，全身广泛出血，住某医院治疗，经用抗生素、止血剂、输血等措施，兼服中药而罔效。询其病史，家属告知因临产时恐其体虚，曾进服西洋参15 g，翌日又进食鸡酒半碗，继而身热，延医治疗诊为"外感发热"，投以退热剂（药名不详），遂作自汗出，继则吐、衄血。诊见：面色苍白，吐血、鼻衄，全身皮肤见块状紫癜，眼眶、指甲均呈紫色，精神萎靡，气短声低，唇口干燥而不喜饮，心烦不安，纳呆，小腹胀满，按之刺痛，大便数日不行，小便短少，恶露稀少。舌红，少苔，脉微涩。血常规：血红蛋白20 g/L，红细胞2.16×10^9/L，白细胞3.8×10^9/L，中性粒细胞占56%，淋巴细胞占38%，嗜酸性粒细胞占6%，血小板40×10^9/L。证属瘀血内阻，误用补塞，瘀阻化热，前医用退热之品，汗出伤阴，热炽化火，迫血妄行而成吐、衄，其证危笃！当投下瘀血汤以釜底抽薪。处方：䗪虫

6 g，桃仁 10 g，大黄 15 g。3 味共研末，加白蜜 25 g，煎分 4 次服。

二诊：药后大便 2 次，吐、衄减轻，恶露未通，此时孰进孰退颇难抉择。悟"失之毫厘，差之千里"，知方对证，惟大黄用量过大，故守方行药量增减，处方：䗪虫、大黄各 10 g，桃仁 15 g，白蜜 30 g，煎分 4 次服。药后恶露渐通，排出紫色血块甚多，吐衄、身热等症若失。继以调养心脾月余而康，复查血常规正常。

按语：产后全身出血，病因很多，本例中医辨证为瘀阻化热，复误进补品而致。辨证可抓住此三项：①下腹胀满，按之刺痛，乃干血着脐下；②产后误补，恶露留滞，瘀阻化热，迫血妄行；③眼眶、指甲色紫，脉涩。虽然外观呈现虚象，然必急攻邪血乃得正安，不可从虚论治。诚如经云"扬汤止沸，不如釜底抽薪"，故前医以抗菌、输血及补虚扶正、凉血止血之法而无效，就因为未能抓住其主要矛盾之所在。本例投下瘀血汤而获效的奥妙，在于其加减法。下瘀血汤方中，䗪虫善破干血，桃仁去旧生新；大黄攻结散坚，泻下燥热，搜瘀荡浊之力甚疾；蜂蜜润下和药，酒能行药通血。由于本例出血严重而删去酒之辛温，重用蜜汁以润下，投以汤剂而不用丸，取其汤者荡涤效疾之意。前两剂服后，大便下，恶血不止，是各药用量欠妥的缘故，故二诊减大黄为 10 g，增䗪虫和桃仁的用量，而获全效。

参考文献

［1］张谷才．从《金匮》方来谈瘀血的证治［J］．辽宁中医杂志，1980（8）：13-15.

［2］彭述宪．下瘀血汤的临床运用［J］．湖南中医杂志，1991（2）：20.

［3］林上卿．下瘀血汤临床运用举隅［J］．新中医，1986（6）：47.

（宋荣强　撰）

竹叶汤

【仲景方论】《金匮要略·妇人产后病脉证治第二十一》："产后中风，发热，面正赤，喘而头痛，竹叶汤主之。"

【注家方论】

（1）高学山《高注金匮要略·妇人产后病脉证治第二十一》：此条之中风，与前条不同，前条为风邪单在太阳经表。其阳明胃腑，虽自虚寒，而风邪未经传入之候，故主阳旦本汤。以解太阳之风，而愚谓加姜半以温降之。而闷呕并愈者是也，此条之中风，因其人之阳气，本自虚寒。故风从太阳中入，即乘虚而传阳明之经腑，且聚有水气在胃，而太阳尚未罢之候也，太阳未罢，故头痛不止，胃腑受阳邪而化虚热，面为阳明之应，故正赤。水气聚于胃而上熏，肺性恶湿而其窍不利，故喘。两阳之邪，以阳虚而不推之出表，故发热也，诸症会心了了。则汤意之一丝不紊者自见矣！本汤中之葛根、桂枝、甘草、姜枣，即阳明经之葛根汤，葛根汤意，原所以借胃中之水气，行为解肌之汗，而不伤胃液者，故以之为主，胃中属虚热，非苦寒所宜。故但君清凉之竹叶，以轻散之，阳气虚寒，不能送邪出表，故两用参、附以温补之。风邪水气，两相怫郁，故加桔梗、以开提之。产后既虚，又温覆以取汗，恐去风而复为风所袭，故加防风、以固密之。颈项强者，为阳气之柔者不能养筋，故易大附子而助其兼力也。其曰用者，盖以大附换本方之小者，而非另加之谓。扬去沫者，附性上行，而沫尤甚，扬之去沫，欲乱其上行之性。而并防其助面赤而致呕也，半夏降逆，故于呕者加之。

（2）周扬俊《金匮玉函经二注·妇人产后病脉证治第二十一》：此证太阳上行至头表，阳脉过膈上循于面，二经合病，故如是，竹叶汤亦桂枝汤变化者，仲景凡治二经合病，多加葛根，为阳明解肌药也。防风佐桂主二经之风，竹叶主气上喘，桔梗佐竹叶利之，人参亦治喘，甘草和中，生姜、大枣行谷气，发荣卫，谷气行．荣卫和，则上下交济而汗出解矣。附子恐是后所加，治头项强耳，颈项强，邪在太阳有禁，固其筋脉不得屈伸。故用附子温经散寒湿，以佐葛根，若邪在胸中而呕，加半夏治之。

（3）曹颖甫《金匮发微·妇人产后病脉证治第二十一》：产后中风发热起于血去过多而营气虚寒，风本阳邪易于发热，不似寒邪外薄皮毛之内，水气生寒，必待营热内抗然后发热也，但发热而面色赤，则阳变于上，与恶寒时时有热者异，喘而头痛则与头微疼者亦异，夫面正赤为胃热上熏，痰饮篇可证也。然产后体虚，岂宜胃家未实，加大黄以利之，此一难也，中风表证未罢，固不应急攻其里，但在表之浮阳，吸阳明浮热上升，于清热一层，岂宜置之不论而本体又甚虚寒，此二难也。惟喘而头痛，究为风热相搏，竹叶汤方治，竹叶、葛根以清胃热，防风、桔梗以散风而定喘，余则仍从阳旦汤意，去芍药而加入人参，所以去芍药加人参者，则以阴虚不任苦泄而急于营养之故，伤寒少阴下利，真武汤去芍药吐下后液亏，桂枝白虎二汤加人参，此其例也，予早年闻北京产妇三日后即服吉林参汤，一月后，产妇气体如未产时，此其明证，又按本方清太阳阳明风热，温脾脏之虚寒与桂枝加葛根汤，瓜蒌桂枝汤用意略同，不使阳邪内陷经输，发为柔痉，倘亦上工治未病之旨乎。

（4）陶汉华《金匮与现代应用·妇人产后病脉证治第二十一》：本条论述产后阳虚中风的证治。本证中风是风从外受，病邪在表，故有发热头痛；但面正赤、气喘，则为虚阳上越之象。为产后阳气大虚、外感风邪的正虚邪实证。故用竹叶汤扶正祛邪，标本兼顾。

方中以竹叶、葛根、桂枝、防风、桔梗解外邪；用人参、附子以扶正固脱；甘草、生姜、大枣调和营卫。本方邪正兼顾，为后世扶正祛邪法之祖。

【经典配方】竹叶一把，葛根三两，防风、桔梗、桂枝、人参、甘草各一两，炮附子，一枚，大枣十五枚，生姜五两。上十味，以水一斗，煮取二升半，分温三服，温覆使汗出。

【经典方证】产后中风，发热，面正赤，喘而头痛。

【推荐处方】

竹叶 20 g，葛根 9 g，防风、桔梗、桂枝、人参、甘草各 3 g，附子 6 g，大枣 5 枚，生姜 15 g，上十味，以水 1 L，煮取 300 mL，分 2 次温服，温覆使汗出。

【方机概述】产后发热等阳虚外感病症。

【方证提要】产后外感发热伴有恶寒、乏力或产后气血两虚乳汁缺少，或体虚之人外感后。

【适用人群】妇人产后，或素体阳虚感受外邪的患者。

【适用病症】

（1）发热伴有恶寒、乏力辨证属阳虚外感者。

（2）产后气血两虚导致的乳汁缺少。

（3）阳虚外感后关节疼痛，如部分风湿性关节炎患者。

【合方与加减】呕者加半夏；血虚者，加入当归、阿胶以补血生血；颈项强硬者，加大附子以温阳通经，散寒解凝，通达筋脉；气虚者，加黄芪、白术，以健脾益气和中等。

【注意事项】外感伴里实热证者忌用。

【医案分析】

1. 金真用竹叶汤治疗产后发热医案

高某，女，27 岁。1988 年 9 月 10 日来诊。分娩 5 天，发热、恶寒、头痛 2 天，体温 38.5 ℃，伴咳嗽咽痛，面赤汗出，体倦懒言，大便正常，小便黄赤，纳谷欠馨，恶露量少，色红，小腹胀痛。舌淡红，苔薄白微黄，脉浮虚而数。化验：血常规正常。证属阳气不固，风邪外淫。治宜温阳益气以固里之脱，祛风散邪以解外之风热，活血祛瘀以通经脉：竹叶 10 g，粉葛根 5 g，桂枝 6 g，防风 6 g，桔梗 6 g，太子参 15 g，淡附子 6 g，生甘草 6 g，生姜 6 g，大枣 5 枚，荷叶 10 g，益母草 10 g。3 剂后，热退，头痛恶寒减，咳嗽咽痛，面赤汗出俱减，纳增，精神好转，腹胀痛亦消失，原方去益母草，再进 3 剂告愈。

按语：产后发热又称产褥感染，是由于产后致病菌侵入生殖器官而引起的疾病，医学上叫产褥感染，是产妇在产褥期易患的比较严重的疾病。中医认为引起产褥热的病因病机为感染邪毒、外感、血瘀、血虚。该患者产后高热，伴咽痛、咳嗽，应为风热外袭，加之患者为产后，伴有体倦懒言等气血两虚症状，治疗时应标本兼治，故选用竹叶汤温阳益气固脱，祛风散寒解热。

2. 金真用竹叶汤治疗急性盆腔炎（带下）医案

支某，女，25 岁，"人流"术后 4 日行房事。嗣后带下量多，色黄绿黏稠，秽臭，小腹胀痛，腰酸肢软，发热怕冷，体温 38.5 ℃，咽干口燥，纳谷不馨，尿黄便秘，小腹压痛，拒按，腹肌紧张，有反跳痛。妇检：外阴（－）、阴道畅，有较多的脓性分泌物，宫颈肥大，充血，两附件压痛。化验：血红蛋白 100 g/L，白细胞 15×10^9/L，中性粒细胞 0.80，单核细胞 0.01，淋巴细胞 0.19，血压 147/10.4 kPa（110/78 mmHg），脉搏 110 次/分。西医诊为急性盆腔炎，用过头孢菌素、青霉素、链霉素，症状改善不明显，患者治病心急，邀中医会诊：舌红，苔黄腻，脉滑数。证属热毒蕴结，湿邪阻遏。治宜清热解毒、化湿排脓：竹叶 15 g，粉葛根 15 g，桂枝 6 g，防风 6 g，桔梗 10 g，生甘草 10 g，太子参 15 g，红藤 15 g，败酱草 15 g，生姜 6 g，红枣 5 枚，附子 6 g。药进 3 剂，热退，腹痛减轻，脓性带下显减，效不更方，守原方再进 6 剂而瘳。

按语：急性盆腔炎多见于有月经、性活跃的妇女，主要包括急性子宫内膜炎、急性输卵管炎等，可引起弥漫性腹膜炎、败血症、感染性休克，严重者可危及生命。若在急性期未能彻底治愈，则转为慢性盆腔炎，往往经久不愈，并可反复发作，导致不孕、输卵管妊娠、慢性盆腔痛等。病因首推产后或流产后感染。该患者"人流"术后出现发热、腹痛、带下量多等症状，中医辨证为湿热蕴结，患者人流术后身体虚弱，一味地清热解毒利湿又恐损伤正气，故在清热利湿基础上加入扶正之品，方选竹叶汤加减。

3. 许保华用竹叶汤治疗风湿性关节炎（痹证）医案

王某，男，27 岁。1981 年 12 月 23 日诊治。身体素弱，3 年前因偶受风寒，医用发表之品而致汗出不止，此后经常感冒，1 个月前因气候骤变感寒，遂感身痛项强，肢体关节疼痛尤甚，双手屈伸不利，得热痛减，遇寒如重，在本地卫生院诊为风湿性关节炎，服消炎止痛及激素类药物无效，用解表散寒之中药效亦不显，求治于唐师。症见：形体消瘦，身体羸弱，面色萎黄，表情痛苦，常自汗出，身痛项强，肢体关节疼痛尤甚，得热痛减，遇寒加重，体温 37.3 ℃，舌质淡、苔薄白，脉沉细数。此为风寒内侵，血脉凝滞。治宜祛风解表，温经散寒。方用：炮附子、防风、桂枝、潞参各 15 g，细辛、竹叶各 6 g，葛根 45 g，甘草 12 g，生姜、麻黄各 10 g，大枣 7 枚，黄芪 30 g。服药 1 剂，疼痛大减，身体内有蚁行感，此为风寒欲去，血脉流畅之象，继用同上，共服 10 剂，疼痛消失，余症均减。

按语：本病中医科诊断为痹证，病因多由于正气不足，风、寒、湿、热邪气乘虚而入，滞留筋脉、关节等部位，导致经脉痹阻、不通而痛的一种病证。临床主要表现为肢体关节、肌肉疼痛，酸楚麻木，或关节屈伸不利（关节伸展弯曲的功能异常）、僵硬、肿大、变形及活动障碍。现代医学上常见的如类风湿关节炎、风湿热、强直性脊柱炎、痛风、骨性关节炎等疾病出现关节肿胀疼痛、畸形等表现时，均可以将其归属于"痹证"的范畴进行治疗。患者素体本虚，复感风寒，出现肢体关节疼痛。故治疗上以温经散寒与祛风解表共施。

参考文献

［1］金真．竹叶汤妇科临床应用举隅［J］．浙江中医药大学学报，1991，15（4）：19-20.

[2] 许保华, 唐丽. 唐祖宣老师运用竹叶汤的经验 [J]. 中原医刊, 1989 (3): 36.

（宋荣强　撰）

竹皮大丸

【仲景方论】《金匮要略·妇人产后病脉证治第二十一》: "妇人乳中虚, 烦乱咳逆, 安中益气, 竹皮大丸主之。"

【注家方论】

（1）徐忠可《金匮要略论注·妇人产后病脉证治第二十一卷》: 病本全由中虚然, 而药只用竹茹、桂、甘、石膏、白薇者, 盖中虚而至为呕为烦, 则胆腑受邪, 烦呕为主病, 故以竹茹之除烦止呕者为君; 胸中阳气不用, 故以桂、甘扶阳而化其逆气者为臣; 以石膏凉上焦气分之虚热为佐; 以白薇去表间之浮热为使。要知烦乱呕逆而无腹痛、下利等证, 虽虚无寒可疑也, 妙在加桂于凉剂中, 尤妙在生甘草独多, 意谓散蕴蓄之邪, 复清阳之气, 中即自安, 气即自益, 故无一补剂, 而反注其立汤之本意曰安中益气, 竹皮大丸神哉。

（2）尤在泾《金匮要略心典·妇人产后病脉证治第二十一》: 妇人乳中虚, 烦乱呕逆者, 乳子之时, 气虚火旺, 内乱而上逆也。竹茹、石膏甘寒清里, 桂枝、甘草辛甘化气, 白薇性寒入阳明, 治狂惑邪气, 故曰安中益气。

（3）陈修园《金匮方歌括·妇人产后病》: 血者, 中之所生也; 乳者, 血之所变也, 血虽生于中焦, 尤借厥、少之气传变而为乳。乳中虚者, 谓乳子去汁过多而致虚也。中虚无血奉心则烦, 心神不安则乱, 阳气上升则呕, 逆者, 呕之甚也。以竹茹降逆止呕, 白薇除热退烦, 石膏通乳定乱, 重用甘草、大枣定安中焦以生津液, 血无阳气不运, 妙以桂枝一味, 运气血奉心通乳。

（4）陶汉华《金匮与现代应用·妇人产后病脉证治第二十一》: 妇人产后, 本阴血不足, 加之育儿哺乳, 乳汁去多, 气血更虚。因虚而生内热, 热扰于中则胃气失和; 上干神明, 则心神失主, 故症见烦乱呕逆。治以竹皮大丸, 安中益气, 清热降逆。

方中竹茹、石膏清热、降逆、止呕; 白薇清虚热; 桂枝、甘草辛甘化气; 重用甘草, 意在安中益气; 枣肉补益中气, 为丸缓调。如虚热重者, 倍加白薇清虚热; 如烦喘者, 加柏实以宁心润肺。

【经典配方】生竹茹二分, 白薇一分, 桂枝一分, 石膏二分, 甘草七分, 上五味, 末之, 枣肉和丸弹子大, 以饮服一丸, 日三夜一服。

【经典方证】妇人乳中虚, 烦乱咳逆。

【推荐处方】生竹茹15 g, 石膏15 g, 桂枝7.5 g, 甘草18 g, 白薇7.5 g。上研末制丸, 用枣肉和丸, 每丸约9 g, 每服1丸, 日3次, 夜2次, 亦可作汤剂水煎服, 分2次温服, 每日1剂。

【方机概述】虚热内扰、胃气上逆。

【方证提要】产后女性心神不安, 或出现恶心、呕吐等胃肠道不适以及发热等症状。更年期女性失眠, 情绪异常, 或普通人因为胃脘不适导致的失眠等证。

【适用人群】产后阴血亏虚而至内热的女性, 更年期气阴两虚的妇女。

【适用病症】

（1）以情志异常为主要表现的疾病: 烦躁易怒、失眠等。

（2）以胃脘部不适为主要表现的症状，如恶心、呕吐、胃脘嘈杂不适等。

【合方与加减】本方用于产后阴虚内热之烦呕，临证心烦甚者，加酸枣仁、知母、栀子；阴虚甚者，可与百合地黄汤合方化裁；中气虚者，加党参、山药、白术；呕逆甚者，重用竹茹，加橘皮、半夏等。临床用于治疗癔症、精神分裂症、更年期综合征等疾病。

【注意事项】产后气虚症状较重者禁用。

【医案分析】

1. 徐大椿用竹皮大丸治疗产后发热医案

西濠陆炳若夫人，产后感风热，瘀血未尽。医者执产后属虚寒之说，用干姜、熟地黄治之，且云必无生理。汗出而身热如炭，唇燥舌紫，仍用前药。余是日偶步田间看菜花，近炳若之居，趋迎求诊。余曰：生产血枯火炽，又兼风热，复加以刚燥滋腻之品，益火塞窍，以此死者，我见甚多。非石膏则阳明之盛火不解。遵仲景法，用竹皮、石膏等药。余归而他医至，笑且非之，谓自古无产后用石膏之理。盖生平未见仲景方也。其母素信余，立主服之，一剂而苏。明日炳若复求诊，余曰：更服一剂，病已去矣，毋庸易方。如言而愈。医者群以为怪，不知此乃古人定法，惟服姜、桂则必死。

按语：妇人产后恶露不尽，又外感风热，当出现体温升高，医者以产后虚寒治疗，应用干姜、熟地黄等温热、滋腻之药治疗，而无异于抱薪救火，患者体温较前更加升高，而产后女性伤血易出现内热，故应用清热之品，况该患者出现高热"身热如炭"症状，更应用石膏辛寒之品清阳明之盛火，故应用仲景竹皮大丸方。其中竹皮、石膏、白薇清热，同时考虑产后气阴两虚，故应用大枣、甘草等缓中补虚。此方也是仲景"有故无殒"思想的很好体现。产后不必非用温补之品，应视病情而定。

2. 国医大师何任治产后发热医案

华某，女，31岁。产后3个月，哺乳。身热38.5℃，已七八日，偶有寒栗，头昏乏力，心烦恚躁，呕逆不已，但吐不出，脉虚数，舌质红、苔薄，治以益气安胃。处方：淡竹叶9g，生石膏9g，川桂枝5g，白薇6g，生甘草12g，制半夏9g，红枣5枚。2剂药后热除，寒栗解，烦乱平，呕逆止，惟略头昏，复予调治而愈。

按语：本案例女性产后哺乳期，阴血亏虚，易生内热，复感外寒，高热不退。热势持续七八日，患者出现心烦、呃逆等情绪异常及胃肠道不适，乃内热蓄积、郁而不发、热扰心神及胆胃所致。此病例虽主诉为外感高热，然病机实则与竹皮大丸之虚热内扰、胃气上逆的病机暗合，故治疗上应清解虚热、安中益气。方中以淡竹叶代替竹茹除烦止呕；以生石膏、白薇清上焦气分之虚热；制半夏降逆气以和胃，川桂枝于方中，既能解表通阳又能辅助制半夏逆气。生甘草量大散蕴蓄之邪，复清阳之气，红枣益气养血安中，故2剂而病除。

3. 陈明用竹皮大丸治疗更年期综合征医案

王某，女，50岁。1994年8月29日初诊。近半年来感觉周身不适，心中烦乱，遇事情绪易激动，常常多愁善感，悲怆欲哭。胸闷心悸气短，呕恶不食，头面烘热而燥，口干喜饮，失眠多梦，颜面潮红，但头汗出。月经周期不定，时有时无。某医院诊断为"更年期综合征"，服"更年康""维生素"等药物，未见效果。舌苔薄白，脉来滑大，按之则软。刘老辨为妇女50岁乳中虚，阳明之气阴不足、虚热内扰之证，治宜养阴益气，清热除烦，为疏《金匮要略》竹皮大丸加减。白薇10g，生石膏30g，玉竹20g，牡丹皮10g，竹茹10g，炙甘草10g，桂枝6g，大枣5枚。服药5剂，自觉周身轻松，烦乱呕逆之症减轻，又续服7剂。其病已去大半，情绪安宁，睡眠转佳，病有向愈之势。守方化裁，共服20余剂而病愈。

按语：本病例发于经断前后，经欲断未断，每易伤阴耗气，气阴不足，则因虚而生内热，热扰于中焦，胃气不得下降，故见呕恶不食；上扰于胸位，使心神无主，又加中焦亏乏，不能"受气取汁，变化而赤为血"，则心血不充，神明失养，故可见心中烦乱、失眠多梦以及情绪异常等症。治疗当师仲景"安中益气"为大法。清热降逆，养阴和胃，用竹皮大丸。竹茹、生石膏清热、降逆、止呕；桂枝、炙甘草辛甘化气、温中益气；白薇清在上之虚热；大枣、玉竹滋中州之阴液，牡丹皮助白薇养阴以凉气血清虚热。本方寒温并用，化气通阴，服之能使气阴两立，虚热内除，于是诸症自愈。

参考文献

［1］徐大椿.洄溪医案［M］.北京：人民军医出版社，2011：45.

［2］何任.金匮方临床医案［J］.北京中医学院学报，1983（3）：19.

［3］陈明，刘燕华，李方.刘渡舟验案精选［M］.北京：学苑出版社，2007：157-158.

（宋荣强　撰）

白头翁加甘草阿胶汤

【仲景方论】《金匮要略·妇人产后病脉证治第二十一》："产后下利虚极，白头翁加甘草阿胶汤主之。"

【注家方论】

（1）徐忠可《金匮要略论注·妇人产后病脉证治第二十一卷》：虚极不可无补，但非他味参、术所宜，恶其壅而燥也。亦非芩、泽淡渗可治，恐伤液也。唯甘草之甘凉，清中即所以补中；阿胶之滞润，去风即所以和血。以此治病即以此为大补，方知凡痢者湿热非苦寒不除，故类聚四味之苦寒不为过。若和血安中，只一味甘草及阿胶而有余。治痢好用参、术者，政由未悉此理耳。

（2）周扬俊《金匮玉函经二注·妇人产后病脉证治第二十一》：伤寒厥阴证下利重者，白头翁汤，四味尽苦寒以治热，苦以坚肠胃。此产后气血两虚，因加阿胶补气血而止利，甘草缓中通血脉。然下利，血沸也，夫人之血行则利自止，甘草尤为要药。此方岂独治产后哉。

（3）高学山《高注金匮要略·妇人产后病脉证治第二十一》：此肝血失藏，肝阳妄泄之症也，产后血虚，大盒饭坚因便坚而结热于大肠。以致热极而旁流，是犹其标也。夫人身之血，藏于肝，肝泌胆汁，下灌二肠，所以大便通调。不坚亦不利也，今产后血虚，肝无藏血，而肝阳急躁之气，仍从胆管走注二肠，成为腹痛，里急，后重，欲下不能，不下不得之下利。本属血虚之产妇，乘以下利努撑，更伤其气。虚极者，血虚而气极也。仲景一眼觑定本症之由于血虚肝旺，直任白头翁加甘草阿胶汤。

（4）徐大椿《女科指要》：白头翁加甘草阿胶汤治血痢，脉洪涩数者。白头翁三钱，川黄连钱半，川黄柏钱半，小秦皮钱半，真阿胶三钱，粉甘草钱半。水煎去渣，纳胶消尽温服。产后湿热伤血，络失滋荣，而血不归经，偏渗肠间，故血痢迸迫下重不止焉。白头翁泻血分湿热以除下重，川黄连清心脾湿火以止血痢；黄柏清肾膀之火能快小便，秦皮清肝胆之火兼涩大肠；真阿胶补阴益肺奠安血室，炙甘草益胃缓中专和肠胃也。水煎纳胶，使瘀热顿化，则血室清宁而无妄渗之虞，何血痢下重之不痊哉。

【经典配方】白头翁二两，秦皮三两，黄连三两，黄柏三两，甘草二两，阿胶二两，上六味，以水七升煮，取二升半，内胶令消尽，分温三服。

【经典方证】产后下利虚极。

【推荐处方】白头翁、甘草、阿胶各6g，秦皮、黄连、黄柏各9g。上六味，以水1.4 L，煮取500 mL，纳胶令消尽，分三次温服。

【方机概述】湿热滞下、伤及血分。

【方证提要】放射性直肠炎及溃疡性结肠炎出现脓血便、里急后重伴面色苍白、乏力者。

【适用人群】产后女性，盆腔肿瘤经放疗后患者，溃疡性结肠炎患者。

【适用病症】大便次数增多、脓血便、里急后重并血虚明显者。

【合方与加减】血虚重，加白芍 10 g；气虚，加黄芪 30 g；便血多，加白及 10 g；腹痛，加川楝子 10 g。

【注意事项】

（1）下利而大便纯脓无血，兼见虚寒征象者禁用。

（2）虽属湿热痢，但大便脓多血少，湿重于热者慎用。

【医案分析】

1. 郑敬贤用白头翁加甘草阿胶汤治疗痢疾医案

患者女，华侨，30 岁，海岛农场工作。1974 年患利下赤白，每天 20 多次，诸治痢西药遍用无效，疑为恶性病，先后去广州、北京治疗 7 个多月，仍然每天脓血便 10 多次，所喜胃纳始终未败。1974 年底由亲戚介绍，其住沪之阿婆持病史前来商治，要求处方试投。余据其下利便脓血，但已历 7 个多月，故予白头翁加甘草阿胶汤。方用：白头翁 12 g，川连 5 g，川柏 9 g，秦皮 12 g，炙甘草 6 g，阿胶 12 g，7 剂。另以苦参子肉五粒，用龙眼肉裹吞，连服 3 天。药后大便次数渐稀，尽 7 剂后，每天大便仅三四次，脓血已极少，续服原方 7 剂，虽每天仍然大便二三次，但已无脓血。之后以归芍六君加味，调理月余恢复正常。

按语：据患者临床症状，本病应属于现代医学中的溃疡性结肠炎。中医可参照痢疾辨证论治，患者反复脓血便乃湿热蕴结肠道，血败肉腐，日下痢十余次，日久气阴两虚。治疗时一方面要清热燥湿止痢，一方面要止血补血，故应用白头翁加甘草阿胶汤。医案中苦参子乃鸦胆子的别称，张锡纯在《医学衷中参西录》中用此法治疗赤白痢疾。服用时用龙眼肉裹吞。临床疗效显著，因鸦胆子有一定的毒性，临床报道过敏率发生较高，故应谨慎服用。

2. 蔡永用白头翁加甘草阿胶汤治疗放射性直肠炎医案

罗某，女，57 岁。1999 年 8 月诊。1997 年 12 月被确诊为宫颈鳞癌 Ⅱ b 期，即行全盆腔放疗 4000 cGy/20 次，后装腔内放疗 A 点剂量 2400 cGy/6 次。放疗结束后无不适症状，1 年后出现腹痛，便脓血，日 10 余次，口服呋喃唑酮、黄连素片、环丙沙星等治疗 2 个月，症状呈进行性加重。且里急后重，肛门灼热，伴神疲，面白无华，口干咽燥。舌质光红、苔少，脉细数无力。诊断为放射性直肠炎，热毒下痢、阴血亏虚型。用基本方白头翁、败酱草、薏苡仁各 20 g，黄柏 15 g，秦皮 12 g，黄连、阿胶（烊）、槐花、生地榆各 10 g，知母 9 g，炙甘草 6 g。加白芍 10 g，罂粟壳 3 g，保留灌肠，每日 1 次，5 天后腹痛消失，大便日 2~3 次，纳食增加，精神好转，又隔日 1 次用药，治疗 5 次后诸症消失，继用滋阴补气养血之药口服调理，随访 1 年无复发。

按语：患者宫颈恶性肿瘤行放射治疗后，出现大便次数多，日 10 余次，伴腹痛、里急后重，肿瘤患者体质本虚，加之脓血便，故出现面色无华、身疲、口干咽燥等气阴两虚症状，结合患者舌质光红，故以阴血亏虚为主，治疗应清热止痢，养阴补血。本病例因病在结肠，采用中药保留灌肠方法治疗可使药效直达病所。故患者症状改善较快。待患者症状消失后再给予补气养血药物口服以调理体质从而标本兼治。

3. 吕志杰治疗产后痢疾案

杨某，女，24 岁。产后 20 余日，时值暑夏，不慎寒凉，饮食不节，发生痢疾。始为腹痛便溏，既而痛而欲便，下利脓血，里急后重，脉细数，舌红苔黄，口干苦，腹痛，体温 39.2℃，师仲景治产后下利之法，以白头翁加甘草阿胶汤加味。处方：白头翁 12 g，黄连、黄柏、秦皮、白芍、滑石各 9 g，阿胶

（烊化）、甘草各6g。水煎分4次温服。次日复诊，服药1剂后，下利减轻，体温下降。守方连服4剂，病趋痊愈。

按语：患者脓血便伴发热，中医诊断为痢疾。产后20天，身体虚弱，加之暑夏季节，易致气阴两虚，患者进食不洁食物后出现发热、腹痛便溏、下利脓血、里急后重等湿热滞下的表现。如果单纯应用白头翁汤清热燥湿止痢，恐对患者体质不利，故应选用白头翁加甘草阿胶汤清热燥湿止痢兼补血养阴，因患者体温较高，湿热较重，方中加入滑石增强清热利湿功效。

参考文献

［1］郑敬贤.白头翁加甘草阿胶汤的验证［J］.北京中医杂志，1985（4）：18.

［2］蔡永，古红莉，陈姣红.白头翁加甘草阿胶汤灌肠治疗放射性直肠炎59例［J］.浙江中医杂志，2001，36（11）：490.

［3］吕志杰.金匮杂病论治全书［M］.北京：中医古籍出版社，1995：466.

（宋荣强 撰）

半夏厚朴汤

【仲景方论】《金匮要略·妇人杂病脉证并治第二十二》："妇人咽中如有炙脔，半夏厚朴汤主之。"

【注家方论】

（1）吴谦《医宗金鉴·订正仲景全书金匮要略注·妇人杂病脉证并治第二十二》：咽中如有炙脔，谓咽中有痰涎，如同炙肉，咳之不出，咽之不下者，即今之梅核气病也。此病得于七情郁气，凝涎而生。故用半夏、厚朴、生姜，辛以散结，苦以降逆；茯苓佐半夏，以利饮行涎；紫苏芳香，以宣通郁气，俾气舒涎去，病自愈矣。此证男子亦有，不独妇人也。

（2）徐忠可《金匮要略论注·妇人杂病脉证并治第二十二卷》：气为积寒所伤，不与血和，血中之气溢浮于咽中，得水湿之气而凝结难移。妇人血分受寒，多积冷结气，最易得此病，而男子亦间有之。药用半夏厚朴汤，乃二陈汤去陈皮、甘草，加厚朴、紫苏、生姜也。半夏降逆气，厚朴兼散结，故主之；姜、苓宣至高之滞而下其湿；苏叶味辛气香，色紫性温，能入阴和血而兼归气于血，故诸失血以赤小豆和丸服，能使血不妄行，夏天暑伤心阴，能下暑郁，而炙脔者用之，则气与血和，不复上浮也。

（3）吴昆《医方考·腹痛门第五十六》：三因者，内因、外因、不内外因也。七气者，寒气、热气、怒气、悲气、喜气、忧气、愁气也。以三因而郁，七气升降有妨，则攻冲而痛。是方也，紫苏之辛芳，可使散七气；厚朴之苦温，可使下七气；半夏之辛温，茯苓之淡渗，可使平水谷相干之七气（注：本方在《三因极一病证方论》中又名大七气汤）。

（4）尤在泾《金匮要略心典·妇人杂病脉证并治第二十二》：此凝痰结气，阻塞咽嗌之间。半夏、厚朴、生姜，辛以散结，苦以降逆。茯苓佐半夏以利痰气。紫苏芳香，入肺以宣其气也。

（5）高学山《高注金匮要略·妇人杂病脉证并治第二十二》：妇人心境逼窄，凡忧思愤闷，则气郁于胸分而不散。故咽中如有炙脔，咳之不得出，咽之不得下者，留气之上塞横据而不降不散之候也。故以降逆之半夏为君，佐以开郁之厚朴、宣郁之生姜。加渗湿之茯苓，以去郁气之依辅；散邪之苏叶，以去郁气之勾结。则下降旁散，而留气无所容矣。

（6）程门雪《书种室歌诀二种·产后门》：自觉喉中有物梗塞，吐之不得，吞之不下，视之却无形踪，后人名之为梅核气也。仲景治此有奇方，即半夏厚朴汤是也。其方苦辛开泄，疏通气分，降气散结，最佳也。后人四七汤，即此方也。一切气郁之症，极有功用，不可不知。若是阴虚火旺之人，气火结成梅核气，则半夏厚朴汤温辛太过，非其所宜。当以乌梅、黄连、黛蛤散、瓜蒌皮、贝母、海浮石、杏仁、桑白皮、绿萼梅、枇杷叶等味，酸苦泄热，肃肺涤痰。

【经典配方】

半夏一升，厚朴三两，茯苓四两，生姜五两，干苏叶二两，右五味，以水七升，煮取四升，分温四服，日三夜一服。

本方服用方法中的"日三夜一服"值得关注。由于此病病位在咽喉，通过频服，使药物在病所停留时间长，而不致药过病所。

【经典方证】 妇人咽中如有炙脔。

【推荐处方】 清半夏12 g，厚朴9 g，茯苓12 g，生姜15 g，苏叶6 g，水煎服。

【方机概述】 痰气交阻于咽喉。此证常为忧思郁结所致，虽多见于女子，男子亦可有之。情志不遂，气机郁结，失于宣降，津液不布，聚而为痰，痰气相搏，结于咽喉，故见咽中如有物阻、咳吐不出、吞咽不下。

【方证提要】 咽中如有物阻，吐之不出，咽之不下。

【适用人群】 中年女性居多，男性亦可见，除咽部异物感外，亦可表现其他部位的自我感觉异常，如口腔、鼻子、耳道的异物感，或腹胀、恶心、胸闷、失眠等，其人平素常易精神紧张。舌象可正常，或舌体胖大，舌苔偏滑腻，脉滑或弦。

【适用病症】

以下病症符合上述人群特征者，可以考虑使用本方。

（1）以咽部异物感为主要表现的疾病，凡辨证属于痰气郁结者皆为本方所宜，如咽炎、扁桃体炎、喉源性咳嗽、声带水肿、食管炎、食管痉挛等。

（2）以胃肠功能紊乱为主要表现的疾病，符合此病机者。如胃神经官能症、神经性呕吐、肠易激综合征、急慢性胃炎、胃下垂、功能性消化不良、神经性呕吐等。

（3）神经系统疾病或精神疾病符合此病机者。如失眠、心脏神经官能症、神经性尿频、神经性皮炎、神经衰弱、更年期综合征、抑郁症、焦虑症、癔症、心因性勃起功能障碍等。

（4）呼吸系统疾病伴咽部异物感，符合此病机者，如肺炎、急慢性支气管炎、支气管哮喘、慢性阻塞性肺疾病等。

（5）其他颈部不适疾病：如甲状腺结节、甲状腺腺瘤等。

【合方与加减】

1. 合方

（1）胸闷、腹胀、肢冷、便秘者，合四逆散。

（2）虚劳虚烦不得眠，合酸枣仁汤。

（3）情志不畅，肝郁明显者，合小柴胡汤。

（4）伴胸痹病，合瓜蒌薤白半夏汤。

（5）兼有中虚气逆，合旋覆代赭汤。

（6）失眠、眩悸者，合温胆汤。

（7）咽喉疼痛、咽喉不红，或是红而不鲜艳者，合半夏散及汤、桔梗甘草汤。

2. 加减

（1）痰多呕逆，或惊恐、焦虑、失眠严重者，可重用茯苓、生姜。

（2）腹胀、胸闷者，可重用厚朴。

（3）气郁较甚者，可加香附6g，郁金9g。

（4）胁肋疼痛者，可加川楝子6g，延胡索9g。

（5）咽痛者，可加玄参6g，桔梗6g。

（6）咽部肿痛者，可加牛蒡子6g，山豆根6g。

（7）甲状腺结节、甲状腺肿者，可加黄药子、夏枯草、昆布等。

【注意事项】

（1）梅核气虽为半夏厚朴汤最具代表性的主治病证，但并非所有的梅核气都为痰气交阻所致，故不应一见此证即用半夏厚朴汤，仍应详细辨证，据证施治。

（2）半夏厚朴汤药性辛温为主，若是阴虚火旺、煎灼津液、炼液成痰所致之梅核气，则应以酸苦泄热为主。

（3）从临床报道所见，半夏厚朴汤的使用不一定拘泥于咽部不适症状，凡病机属气滞痰凝者，即便没有咽部症状，亦可应用此方。

【医案分析】

1. 明代名医孙一奎用半夏厚朴汤医案

张溪亭乃眷，喉中梗梗有肉如炙脔，吞之不下，吐之不出，鼻塞头晕，耳常啾啾不安，汗出如雨，心惊胆怯，不敢出门，稍见风即遍身疼，小腹时疼，小水淋涩而疼。脉两寸皆短，两关滑大，右关尤搏指，此梅核气症也。以半夏四钱，浓朴一钱，苏叶一钱五分，茯苓一钱三分，姜三片，水煎，食后服。每用此汤调理多效。（《孙文垣医案·卷二》）

按语："喉中梗梗有肉如炙脔，吞之不下，吐之不出"，为梅核气典型表现。然而梅核气成因众多，临床仍需思辨。本案患者所呈现出的耳鸣、头晕、多汗、恶风、心惊胆怯等一系列症状，似为虚证表现。然视其脉象两寸皆短，两关滑大，右关尤搏指，可知有痰实作祟。痰气搏结于咽喉，可见咽喉不利。气机郁滞，不能宣畅，正气不得上养于头目清窍，故见鼻塞头晕，耳常啾啾不安；不能温养周身，卫外为固，则见汗出如雨，稍见风即遍身疼；气不行则水不行，水道不利，则见小腹时疼，小便淋涩而疼。虽症状繁多，但总以痰气郁结为病机之根本。故以半夏厚朴汤理气化痰散结，则一身症状均可得除。

2. 半夏厚朴汤治疗慢性咽炎验案

患者，女，49岁。2010年8月22日初诊。主诉：咽干痒、异物感伴咳嗽、咳痰反复发作2年。患者曾于2009年行喉镜显示慢性咽喉炎。患者间断服用抗生素，症状可缓解。患者平时情绪易急躁，每周情绪不畅时即病情加重。就诊时症见：咽干痒、异物感，吐之不出，吞之不下，但无碍饮食，伴咳嗽，每因咽痒发作，咳痰，痰时黄时白，舌质红，苔白腻，脉弦。体格检查：咽部黏膜暗红充血，附有黏性分泌物。治以行气化痰，解郁散结。方选半夏厚朴汤加味：半夏9g，厚朴9g，茯苓15g，苏叶9g，柴胡6g，合欢花12g，生麦芽20g，桔梗12g，炒牛蒡子12g，生姜3片，甘草6g。水煎300mL，每日1剂，分2次服。服7剂后，患者咽干痒、异物感明显减轻，但仍时觉夜间不舒，上方加麦冬15g，玄参20g以养阴利咽，继服15剂后，症状完全消失，检查咽部黏膜已无充血及黏性分泌物。

按语：患者咽部干痒、异物感，为梅核气的典型表现。梅核气之证与情志因素密切相关。高学山云："妇人心境逼窄，凡忧思愤闷，则气郁于胸分而不散。故咽中如有炙脔，咳之不得出，咽之不得下者，留气之上塞横据而不降不散之候也。"临床可见此证常以情志不畅为发作或加重的诱因。本案患者情志不遂，气郁伤肝，则肝气不疏，气结痰凝，久则化热上逆于咽喉，发为此病。咽部异物感伴咽痒咳嗽、咳痰，均为痰气凝结于咽喉所致。半夏、厚朴、生姜辛以散结，苦以降逆；茯苓甘淡渗湿健脾，以助化痰；苏叶、柴胡、合欢花、生麦芽宽胸理气解郁；桔梗、炒牛蒡子清热化痰，利咽散结；麦冬、玄参养阴利咽；甘草调药缓急。上药合而用之使气顺痰消，则咽干痒、咽中异物感可除。

3. 半夏厚朴汤治咳嗽验案

富某，女，42岁。2019年3月6日初诊。现病史：外感后出现咽痒咳嗽，反复难愈，痰多质黏，夜间尤甚，咽中痰阻，舌淡红、苔薄白，脉沉缓。诊断：咳嗽。治拟宣肺化痰、降逆止咳之法，方用半夏厚朴汤加减：姜半夏9g，厚朴10g，茯苓15g，苏梗10g，苏子10g，生姜5g，旋覆花9g（包煎），杏仁10g。14剂。2019年3月21日二诊时患者自诉药后咳嗽好转，咳痰减少，晨起仍有少量咳嗽、口苦，上方加浙贝母10g，金荞麦30g，陈皮10g，14剂。后又随证加减，服用半月后咳嗽除。

按语：本案患者系外感后遗留咳嗽。肺失宣降，气机升降失常，肺气上逆，故见咳嗽；气不布津，聚液成痰，故见痰多质黏，咽中痰阻；痰湿之邪其性缠绵，故反复难愈。此证虽不以"咽中如有炙脔"为主要表现，但究其病机，仍为痰气交结于咽喉所致，符合半夏厚朴汤病机，故以此方行气化痰，降逆止咳。紫苏一药，苏叶偏于散表，苏梗偏于理气，苏子偏于降气化痰，此案患者表证不明显，故未用苏叶，改为苏梗和苏子合用。另以旋覆花、杏仁降气、化痰。二诊时患者症状缓解，药中病机，仍有口苦，加入浙贝母、金荞麦、陈皮，理气清气化痰，使气机得畅，痰饮得化。

参考文献

［1］黄煌.经方使用手册［M］.北京：中国中医药出版社，2010：2.

［2］于丹杰，王伟明.王伟明教授应用半夏厚朴汤治验三则［J］.广西中医药，2011，34（3）：39-40.

［3］黄慧琳，夏永良.夏永良运用半夏厚朴汤验案五则［J］.浙江中医药大学学报，2020，44（2）：182-184.

（刘媛　撰）

甘麦大枣汤

【仲景方论】《金匮要略·妇人杂病脉证并治第二十二》："妇人脏躁，喜悲伤欲哭，象如神灵所作，数欠伸，甘麦大枣汤主之。"

【注家方论】

（1）吴谦《医宗金鉴·订正仲景全书金匮要略注·妇人杂病脉证并治第二十二》：脏，心脏也。心静则神藏，若为七情所伤，则心不得静，而神躁扰不宁也。故喜悲伤欲哭，是神不能主情也，象如神灵所凭，是心不能神明也，即今之失志癫狂病也。数欠伸，喝欠也，喝欠顿闷，肝之病也。母能令子实，故证及也。

（2）程林《金匮要略直解·妇人杂病脉证并治二十二》：《内经》曰：悲则心系急。甘草大枣者，甘以缓诸急也。小麦者，谷之苦者也。《灵枢经》曰：心病者，宜食麦，是谷先入心矣。

（3）丹波元简《金匮玉函要略辑义·妇人杂病脉证并治第二十二》：按《素问》，以小麦为心之谷。《千金》云：小麦养心气。本方所主，正在于此。

（4）徐忠可《金匮要略论注·妇人杂病脉证并治第二十二卷》：小麦能和肝阴之客热而养心液，具有消烦利溲止汗之功，故以为君；甘草泻心火而和胃，故以为臣；大枣调胃，而利其上壅之燥，故以为佐。盖病本于血，心为血主，肝之子也，心火泻而土气和，则胃气下达；肺脏润，肝气调，燥止而病自除也；补脾气者，火为土之母，心得所养，则火能生土也。

（5）尤在泾《金匮要略心典·妇人杂病脉证并治第二十二》：五志生火，动必关心，脏阴既伤，穷必及肾也。小麦为肝之谷，而善养心气；甘草、大枣甘润生阴，所以滋脏器而止其躁也。

（6）唐容川《血证论·卷八》：三药平和，养胃生津化血；津水血液，下达子宫，则脏不躁，而悲伤太息诸证自去。此与麦门冬汤滋胃阴以达胞宫之法相似，亦与妇人乳少催乳之法相似。乳多即是化血之本，知催乳法，则知此汤生津液润燥之法。

【经典配方】甘草三两，小麦一升，大枣十枚，上三味，以水六升，煮取三升，温分三服。

【经典方证】妇人脏躁，喜悲伤欲哭，象如神灵所作，数欠伸。

【推荐处方】炙甘草9g，小麦30g，大枣10枚，水煎服。

【方机概述】脏躁。多由于情志抑郁，肝气郁结，或思虑过度，耗伤心脾，化火伤阴，内脏阴液不足而发病。

【方证提要】悲伤欲哭，不能自主，精神恍惚，睡眠不安，甚则言行失常，哈欠频作。

【适用人群】常见于女性，尤其好发于围绝经期的女性。以情志症状为主要表现，如悲伤欲哭、焦虑、抑郁、烦躁不安、精神恍惚、兴趣减退等，亦可见乏力、困倦、失眠等症状。此外可缓解痉挛性症状，如痉挛性疼痛等。

【适用病症】

以下病症符合上述人群特征者，可以考虑使用本方。

（1）顽固性失眠、神经衰弱、梦游症、癔症、谵妄、抑郁症、焦虑症、神经官能症、精神分裂症，以精神抑郁、躁扰不宁、神情恍惚不定为主要表现者。

（2）癫痫、舞蹈病、胃痉挛、痛经、痉挛性咳嗽、蛔虫之腹痛呕吐等。

（3）围绝经期综合征、乳腺增生、乳腺结节、甲状腺结节、咽炎、盗汗、月经紊乱、男性前列腺增生等。

（4）小儿抽动症、小儿盗汗、小儿夜啼等。

（5）低血压、心律失常、频发性室性期前收缩、阵发性心动过速、房颤等兼见乏力、神疲，属气阴不足者。

【合方与加减】

1. 合方

（1）虚劳、虚烦不得眠者，合酸枣仁汤。

（2）心烦不眠、舌红少苔、阴虚明显者，合百合地黄汤。

（3）胸胁胀满、口苦心烦者，合丹栀逍遥散。

（4）汗出明显者，合玉屏风散。

2. 加减

（1）头目眩晕，脉弦细，加炒酸枣仁15g，当归9g。

（2）失眠较重，加炒酸枣仁30g，茯神15g，柏子仁9g。

（3）心悸易惊，加珍珠母15g。

（4）汗多，加煅牡蛎15g。

（5）口干欲饮，加麦冬9g，生地黄15g，玄参9g。

（6）气虚乏力，加党参15g，生黄芪30g。

（7）阴虚火旺，加生地黄15g，知母9g，黄柏6g。

（8）胸闷、喜太息，加香附9g，枳壳6g，厚朴6g，桔梗6g。

（9）小儿惊恐夜啼，加钩藤3g。

【注意事项】

临床报道中本方药物之用量波动范围较大。在仅用原方的情况下，有医家报道小麦9g、大枣6枚即取效者，亦有报道小麦、大枣均用至500g而取效者。此外，亦有医家推荐药物煎好后去甘草啖食余药。供参考。

【医案分析】

1. 孙文垣用甘麦大枣汤治脏躁验案

表嫂孀居二十年矣，右瘫不能举动，不出门者三年，今则神情恍惚，口乳语，常悲泣。诘其故，答曰：自亦不知为何故也。诊之两寸脉短涩，以石菖蒲、远志、当归、茯苓、人参、黄芪、白术、大附子、蚕沙、陈皮、粉草，服四剂精神较好于前，但悲泣如旧，夜更泣。予思仲景大枣小麦汤正与此对，即与服之，两帖而瘳。方用大枣十二枚，小麦一合，大甘草炙过三寸，水煎饮之。此忧伤肺脏，脏寒故多泣也。（《孙文垣医案·卷四》）

按语：脏躁之病名为仲景首提。五脏属阴，《素问·生气通天论》云："阴气者，静则神藏，躁则消亡。"五志过极化而为火，五脏躁动不安则发为本病。又按《素问》云"（肺）在志为悲""心气虚则悲，实则笑不休""悲则心系急，肺布叶举"，故后世医家多以此证为心肺阴虚、神明失养而发病。悲则心系急，以甘草之甘能缓诸急；《灵枢》曰"心病者，宜食麦，是谷先入心矣"，故以小麦补养心脏而安神；大枣，《神农本草经》云"主心腹邪气，安中养脾，助十二经，平胃气，通九窍，补少气，少津液，身中不足，大惊，四肢重，和百药"，故以大枣可润养五脏。诸药合用，平躁缓急。

2. 岳美中治男子脏躁医案

1936年于山东荷泽县医院诊一男子，年30余，中等身材，黄白面色，因患精神病，曾2次去济南精神病院治疗无效而来求诊。查其具有典型的悲伤欲哭，嬉笑无常，不时欠伸，状似"巫婆拟神灵"的脏躁证，遂投以甘麦大枣汤。甘草9g，淮小麦9g，大枣6枚。药尽7剂而愈，追踪3年末发。按可见脏躁不惟妇人独有，男子亦间患之，其治相同。

按语：本案为男子患脏躁之证。脏躁之病在医籍记载中多见于女子，而此方治疗男子的报道则较为少见。结合岳美中先生原按，此证不同于癫狂："本病悲伤欲哭，时出妄言，与癫狂相近，然癫狂的妄言特点为前后相失，出口即忘；本病则近似情理，移时犹记。表现不同，机制有异，方药亦殊。"

3. 刘持年教授甘麦大枣汤加味治盗汗案

患者，男，63岁。2016年7月4日来诊。夜间头汗多，双侧下肢发凉，口干，心烦，乏力，饮食、睡眠尚可，小便正常，大便黏腻不爽，每日四五次。舌质暗淡，舌体略胖，边有齿痕，苔白腻，脉沉滑。处方：浮小麦30g，大枣5枚，生甘草6g，生黄芪30g，炒白术10g，防风10g，赤芍、白芍各10g。6剂，水煎服，每日1剂。2016年7月25日二诊：述服上方16剂，诸症减轻，感咽部不适，时咳痰，晨起为重，但不易咳出。饮食睡眠可，二便正常。舌质红，苔白腻，舌体略胖，边有齿痕，脉沉略弦。处方：上方加瓜蒌皮15g，3剂，隔日1剂，以资巩固。

按语：甘麦大枣汤一方，不独治脏躁，凡阴津亏虚、五脏失养诸症均可用之。刘持年教授指出，莫枚士在《经方例释》中曾明确提出甘麦大枣汤"为诸清心方之祖，不独脏躁宜之，凡盗汗、自汗皆可用"。本案患者长期盗汗，伤及津液，心气失养，故见心烦、乏力、口干；津伤则气耗，卫气失于温煦，故见下肢发凉。治以甘麦大枣汤合玉屏风散。将原方中的小麦易为浮小麦，加强收敛止汗之功；甘草用生甘草，在甘缓和中的基础上，考虑清解心热之意；合玉屏风散，既可加强益气固表作用，又能促进气血化源。《本草求真》云赤芍、白芍："白则有敛阴益营之力，赤则止有散邪行血之意；白则能于土中泻木，赤则能于血中活滞。"加赤芍、白芍，养阴柔肝，活血通滞。共奏益气养阴止汗之效。

参考文献

［1］陈明.金匮名医验案精选［M］.北京：学苑出版社，2000：582.

［2］崔社通，王欣.刘持年应用甘麦大枣汤临床经验［J］.山东中医杂志，2018，37（2）：138-141.

（刘媛　撰）

温经汤

【**仲景方论**】《金匮要略·妇人杂病脉证并治第二十二》："问曰：妇人年五十所，病下利数十日不止，暮即发热，少腹里急，腹满，手掌烦热，唇口干燥，何也？师曰：此病属带下。何以故？曾经半产，瘀血在少腹不去。何以知之？其证唇口干燥，故知之。当以温经汤主之。""亦主妇人少腹寒，久不受胎；兼取崩中去血，或月水来过多，及至期不来。"

【**注家方论**】

（1）尤在泾《金匮要略心典·妇人杂病脉证并治第二十二》：妇人年五十所，天癸已断而病下利，似非因经所致矣。不知少腹旧有积血，欲行而未得遽行，欲止而不能竟止，于是下利窘急，至数十日不止，暮即发热者，血结在阳，阳气至暮不得入于阴，而反浮于外也。少腹里急腹满者，血积不行，亦阴寒在下也。手掌烦热病在阴，掌亦阴也，唇口干燥，血内瘀者，不外荣也。此为瘀血作利，不必治利，但去其瘀而利自止。吴茱萸、桂枝、牡丹皮，入血散寒而行其瘀；芎、归、芍药、麦冬、阿胶，以生新血；人参、甘草、姜、夏，以正脾气。盖瘀久者荣必衰，下多者脾必伤也。

（2）李彣《金匮要略广注·妇人杂病脉证并治第二十二》：《内经》谓血气虚者，喜温而恶寒，寒则凝涩不流，温则消而去之。此汤名温经，以瘀血得温即行也。方内皆补养气血之药，未尝以逐瘀为事，而瘀血自去者，此养正邪自消之法也。故妇人崩淋不孕，月事不调者，并主之。

（3）陈修园《女科要旨·调经》：《金匮》温经汤一方，无论阴阳、虚实、闭塞、崩漏、老少，善用之无不应手取效。

（4）陈修园《金匮要略方歌括·妇人杂病方》：过期不来者能通之，月来过多者能止之，少腹寒而不受胎者并能治之，统治带下三十六病，其神妙不可言矣。

（5）吴谦《医宗金鉴·订正仲景全书金匮要略注·妇人杂病脉证并治第二十二》：所病下利之利字，当是血字，文义相属，必是传写之讹。妇人年已五十，冲任皆虚，天癸当竭，地道不通矣。今下血数十日不止，宿瘀下也。五心烦热，阴血虚也；唇口干燥，任冲血伤，不上荣也；少腹急满，胞中有寒，瘀不行也。此皆曾经半产崩中，新血难生，瘀血未尽，风寒客于胞中，为带下，为崩中，为经水愆期，为胞寒不孕。均用温经汤主之者，以此方生新去瘀，暖子宫补冲任也。

（6）程林《金匮要略直解·妇人杂病脉证并治第二十二》：妇人有瘀血，当用前证下瘀血汤。今妇人年五十，当天癸竭之时，又非下药所宜，故以温药治之，以血得温即行也。经寒者温以茱萸姜桂，血虚者益以芍药归芎，气虚者补以人参甘草，血枯者润以阿胶麦冬，半夏用以止带下，牡丹用以逐坚。十二味为养血温经之剂，则瘀血自行，而新血自生矣。故亦主不孕崩中，而调月水。《千金》治崩中下血，出血一斛，服之即断。或月经来过多，及过期不来，服之亦佳方。《和剂局方》温经汤治冲任虚损，月候不调，或来多不断，或过期不来，或崩中去血，过多不止。又治曾经损娠，瘀血停留，少腹急痛，发热下利，手掌烦热，唇干口燥。及治少腹有寒，久不受胎。

【经典配方】吴茱萸三两，当归、川芎、芍药各二两，人参、桂枝、阿胶、牡丹皮（去心）、生姜、甘草各二两，半夏半升，麦门冬（去心）一升，上十二味，以水一斗，煮取三升，分温三服。

【经典方证】下利数十日不止，暮即发热，少腹里急，腹满，手掌烦热，唇口干燥。妇人少腹寒，久不受胎。妇人崩中去血，或月水来过多，及至期不来。

【推荐处方】

吴茱萸9g，麦冬9g，当归6g，白芍6g，川芎6g，人参6g，桂枝6g，阿胶6g，牡丹皮6g，生姜6g，炙甘草6g，清半夏6g，水煎服。

注：人参亦可改为党参9g。

【方机概述】冲任虚寒，瘀血阻滞。本证多为小产后瘀血残留于胞宫所致。冲任起于胞宫，与女性经、带、胎、产关系密切。冲任虚寒，血流滞涩，故见少腹里急，腹满；瘀血阻滞，血不循经，则见漏下，或月经先后不定期；冲任气血不足，可见月经至期不来，或久不受孕。久之阴血耗损，不荣周身，虚热内生，故见手掌烦热，唇口干燥。

【方证提要】女性漏下淋漓不止，血色暗而有块；或月经周期紊乱，或前或后，或逾期不止，或一月再行，或经停不至；或女性不孕。兼见小腹拘急不适或冷痛，腹满，傍晚发热，手心烦热，唇口干燥，舌暗，脉细而涩。

【适用人群】常见于围绝经期女性，其他年龄女性亦可见。以月经不调为最常见症状，可表现为经期、经量的异常，如月经先期或后期、经量过多或过少，或闭经，或漏下淋漓不止。伴见小腹不适或冷痛，傍晚发热，手心烦热。平素营养状况一般，皮肤干燥，唇口干燥，发质枯黄。多有流产、过度生育或产后大出血等病史。

【适用病症】

以下病症符合上述人群特征者，可以考虑使用本方。

（1）生殖系统疾病，属冲任虚寒、瘀血阻滞者。如崩漏（功能性子宫出血、子宫内膜增生）、痛经、子宫内膜异位症、闭经、不孕、围绝经期疾患、慢性盆腔炎、不孕、子宫发育不良、子宫萎缩、习惯性流产、阴道炎、卵巢囊肿、妇科术后诸病等病。男性疝气睾丸冷痛、阳痿、早泄、前列腺炎、不育等。

（2）全身性疾病，如慢性腹泻、溃疡性结肠炎、心悸、脱发、失眠、慢性咳嗽、乳腺增生、甲亢、类风湿关节炎、颈椎病、血管神经性头痛、雷诺病等。

（3）以干燥、不荣为主要表现的皮肤病证。如痤疮、黄褐斑、皮炎、痤疮、唇炎、慢性荨麻疹、银屑病、带状疱疹后遗神经痛等。

【合方与加减】

1. 合方

（1）瘀血重者，可合桃红四物汤、茯苓四逆汤。

（2）或经期发热者，或往来寒热者，可合小柴胡汤。

（3）肝郁气滞者，可合四逆散。

（4）肾阳虚者，可合右归饮。

（5）肾阴虚者，可合左归丸、左归饮。

2. 加减

（1）腹中冷痛甚，可减麦冬用量，改桂枝为肉桂，重用吴茱萸。

（2）咽干口燥、手足烦热甚者，可减人参、吴茱萸、桂枝用量，重用麦冬；气滞者加香附6g，乌药6g。

（3）肝郁气滞者加香附6g，柴胡6g，郁金6g，乌药6g。

（4）阴虚者，重用阿胶、麦冬，加沙参9g，生地黄15g。

（5）气虚甚者，可重用人参，加生黄芪15g，山药15g，炒白术6g。

（6）漏下色淡不止者，可加肉桂6g，炮姜6g，艾叶6g，熟地黄15g。

（7）经血色暗夹杂血块者，重用川芎、牡丹皮，或可加三七6g，桃仁6g，瘀血重可酌加三棱、莪术各9g。

（8）若兼肾阳虚，可加鹿角胶9g，菟丝子9g，淫羊藿9g。

【注意事项】

（1）本方虽原条文记载主治女性经、产等疾病，后世亦视为妇科调经之祖方，但临床亦可用此方治疗男性疾病，乃至其余内科杂病，故用方时不必拘泥。

（2）痰湿内盛者不宜服之。

（3）血热致月经量多者不宜服之。

（4）本方怀孕后应停服，或调整方药。

【医案分析】

1. 岳美中用温经汤治漏下案

周某，女，51岁，河北省滦县人。1960年5月7日初诊。患者已停经3年，于半年前偶见漏下，未予治疗，1个月后，病情加重，经水淋沥不断，经色浅，夹有血块，时见少腹疼痛。唐山市某医院诊断为功能性子宫出血，注射止血针，服用止血药，虽止血数日，但少腹胀满时痛，且停药后复漏下不止。又服中药数十剂，亦罔效，身体日渐消瘦，遂来京诊治。诊见面色㿠白，五心烦热，苔薄白，脉细涩。证属冲任虚损，瘀血内停。治以温补冲任、养血祛瘀，投以温经汤：吴茱萸9g，当归9g，川芎6g，白芍12g，党参9g，桂枝6g，阿胶9g（烊化），牡丹皮6g，半夏6g，生姜6g，炙甘草6g，麦冬9g。

服药7剂，漏下及午后潮热减轻，继服上方，随证稍有加减。服药20剂后，漏下忽见加重，夹有黑紫血块，血色深浅不一，腹满时轻时重，病家甚感忧虑。诊其脉象转为沉缓，五心烦热、口干咽燥等症大为减轻，即告病家，脉症均有好转，下血忽见增多，乃为佳兆，系服药之后，体质增强，正气渐充而瘀血乃行之故。此瘀血不去，则新血不生，病亦难愈。嘱继服原方6剂，隔日1剂。药后连续下血5日，之后下血渐少，血块已无，腹胀痛基本消失。又服原方5剂，隔日服。药后下血停止，惟尚有便秘，但亦较前好转，以麻仁润肠丸调理2周而愈。追访10年，未见复发。

按语：本案患者年五十余，天癸已竭，本应停经，而复得漏下不止，且兼见少腹胀满时痛，身体日渐消瘦，五心烦热，与温经汤原文所描述甚为相符。辨为冲任虚损，瘀血内停，投以温经汤温补冲任、养血祛瘀，方中吴茱萸、桂枝、生姜温经暖宫，阿胶、当归、川芎、白芍、牡丹皮祛瘀生新，麦冬养阴润燥，党参、炙甘草、半夏补中益气和胃，使气血生化有源。值得注意的是，患者服用之后出现漏下加重，夹有黑紫血块，岳老仔细诊查，其脉象转沉缓，五心烦热、口干咽燥等症大减，故知此为新血渐生、瘀血将去之兆，继服温经汤，为通因通用之法，故收全功。

2. 王彩清用温经汤治不孕症医案

张某，女性，29岁，已婚。1997年5月11日初诊。患者述婚后2个月初次妊娠，第45天自然流产，产后未施清宫术。术后1个月月经即按时来潮，此后周期正常且有规律，经量少，色暗红，有小血块，历时3天，至今已5年未再受孕。妇科检查：子宫体偏小且后位，输卵管造影通畅。刻下：素感手心烦热，腰腹冷痛喜热，口干，纳差，平日不避凉水，舌质暗红，苔薄白，脉细涩。证属冲任虚损，瘀血内阻，血虚不濡，寒凝血脉。以温经汤加味。处方：桂枝6g，吴茱萸6g，川芎10g，当归15g，白芍10g，牡丹皮10g，生姜6g，半夏10g，麦冬10g，党参10g，阿胶6g，炙甘草6g，阳起石20g，蒲黄 10 g，艾叶 6 g。服药 3 剂，前述诸症明显减轻，效不更方，继服 10 剂，诸症若失，体重增加 2 kg，血块消失，经量较前增多，嘱其勿用凉水洗刷，2 个月后怀孕，顺产一男。

按语：原文云，温经汤一证为"曾经半产，瘀血在少腹不去"所致。本例患者即曾流产，且平素不避凉水，可知产后或失于调理，血得寒则凝，瘀血留滞胞宫。瘀血不去，新血不生，冲任失养，胞脉瘀阻，从而导致不孕。故用温经汤温养血脉，使虚寒得补，瘀血得去，加蒲黄活血利水，艾叶温经散寒，阳起石补肾助阳。服后经量较前增多，为瘀血已去，新血充盛之佳兆，故能正常孕育而有子息。

3. 高忠英用温经汤治疗身热医案

孟某，女，40 岁。1997 年 10 月 21 日初诊。患者自觉身热已有 7～8 年，触之灼手，但体温正常，入暮尤甚，且每于劳累后加重，伴有畏寒，乏力，咽部干痒，唇干，食欲不振，睡眠梦多，大便溏软，手足冷，月经如期，经量适中，经色紫暗，有血块，经前腰酸，小腹冷，双腿肿胀，舌暗淡，有齿痕，苔白，脉右沉细，左细滑。中医辨证属冲任虚寒，气虚血瘀。拟温经散寒、益气活血之法治之。温经汤加减：吴茱萸 10 g，肉桂 6 g，牡丹皮 10 g，姜半夏 10 g，当归 12 g，桃仁 20 g，赤芍 15 g，白芍 15 g，太子参 20 g，益母草 20 g，柴胡 20 g，桂枝 6 g，甘草 20 g。

患者服 7 剂后，身热即消，述精神体力转佳，月经有大血块排出，经前下肢肿胀减轻，小腹仍有凉感。经前再用本方加减服，经后以"安坤赞育丸"调之，迄今 3 个月，即使劳累亦再未作身热，纳眠、二便正常。

按语：按原文，温经汤之证有"暮即发热……手掌烦热，唇口干燥"等，此为冲任失养、血海不足、阴虚发热所致。本案患者暮即发热，劳累后加重，并见咽部干痒、唇干，为阴血不荣之表现，与阴虚之潮热盗汗、湿热之身热不扬、困重等有明显区别。故经前用温经汤加减以温经散寒，养血祛瘀，调和营卫以散寒瘀，经后用安坤赞育丸养血调经以补虚寒。

参考文献

［1］王明武．岳美中验案选录［J］．北京中医杂志，1985（1）：7．

［2］王彩清．温经汤在妇科病中的临床应用体会［J］．四川中医，2008，26（6）：82-83．

［3］李翔，邹志东．高忠英运用温经汤治疗内科杂病举隅［J］．北京中医，1999（2）：9-11．

（刘媛　撰）

土瓜根散

【仲景方论】《金匮要略·妇人杂病脉证并治第二十二》："带下经水不利，少腹满痛，经一月再见者，土瓜根散主之。""阴癀肿亦主之。"

【注家方论】

（1）尤在泾《金匮要略心典·妇人杂病脉证并治第二十二》：妇人经脉流畅，应期而至，血满则下，血尽复生，如月盈则亏，月晦复朏也，惟其不利，则蓄泄失常，似通非通，欲止不止，经一月而再见矣。少腹满痛，不利之验也。土瓜根，主内痹瘀血月闭。䗪虫，蠕动逐血。桂枝、芍药，行荣气而正经脉也。

（2）程林《金匮要略直解·妇人杂病脉证并治第二十二》：土瓜根，破瘀血而兼治带下，故以为君。

蟅虫下血闭以为臣。芍药通顺血脉以为佐，桂枝通行瘀血以为使。癥疝以凝血所成，故此方亦治癥肿。

（3）周扬俊《金匮玉函经二注·妇人杂病脉证并治第二十二》：此亦因瘀血而病者。经水，即不利，一月再见之不同，皆冲任瘀血之病。土瓜根者，能通月水，消瘀血，生津液，津生则化血也，芍药主邪气腹痛，除血痹，开阴寒，桂枝通血脉，引阳气蟅虫破血积以消行之。

（4）陈修园《金匮要略浅注·妇人杂病脉证并治第二十二》：此为带下而经候不匀，一月再见者，出其方治也。土瓜，即王瓜也，主驱热行瘀。佐以蟅虫之蠕动逐血，桂芍之调和阴阳，为有制之师。

（5）黄竹斋《金匮要略方论集注·妇人杂病脉证治》：汤本求真曰：颓𬊤同。刘熙释名曰：阴肿曰𬊤，气下𬊤也。然则𬊤亦通颓，可知也。《本草纲目》鲮鲤条引《摘玄方》曰：妇人阴癀，硬如卵状。准是以观，阴癀即鼠蹊阴囊阴唇部之假性肿瘤，男女俱有之。

（6）曹颖甫《金匮发微·妇人杂病脉证并治第二十二》：带下、经水不利、少腹满痛，其为胞中蓄血可知，血瘀则生热，血分有热，故经一月而再见，且行经之期，既以有所阻碍，不得畅遂，余血停顿，逆与后月正期经水合并充筭，不及期而先无事排泄，满者必溢，理固然也。土瓜即王瓜，味苦性寒，能驱热行瘀，黄瘅变黑，医所不能治，用根捣汁，平旦温服，午刻黄从小便出，即愈，此可证通瘀泄热之作用；芍药能通凝闭之血络，故疡科方书常用京赤芍；蟅虫即地鳖虫，生灶下乱柴尘土中，善攻积秽，不穴坚土，故大黄蟅虫九下瘀血汤用之，伤科亦用之，取其不伤新血也；用桂枝者，所以调达肝脾，变凝结为疏泄也，此土瓜根散之旨也。

【经典配方】土瓜根、芍药、桂枝、蟅虫各三两，上四味，杵为散，酒服方寸匕，日三服。

【经典方证】带下经水不利，少腹满痛，经一月再见。或治外阴肿块。

【推荐处方】

土瓜根9g，赤芍9g，桂枝9g，蟅虫9g，捣为散，黄酒调服，一次5g，每天3次。

或土瓜根9g，赤芍9g，桂枝9g，蟅虫9g，水煎服，日三服。

注：土瓜根，即葫芦科植物王瓜之根，《神农本草经》云："王瓜，味苦寒，主消渴内痹，瘀血，月闭，寒热酸疼，益气愈聋，一名土瓜。"此药物药店有时不备，故亦有医家推荐用三棱、莪术等苦寒破血逐瘀之药代替，或用桃仁、丹参等活血化瘀药代替，或用桂枝茯苓丸加蟅虫。供参考。

【方机概述】瘀阻胞宫，经水不利。胞宫有瘀血阻滞，从而致使月经不畅；瘀阻胞宫，新血不能正常排出，不循经而流溢妄行，则月经一月两至。

【方证提要】月经不利，少腹满痛，月经一月两至。或治外阴肿块。

【适用人群】常用于月经不调的女性人群。可表现经色、经量的异常，如月经量少、色紫或黑；或月经周期的异常，如一月两至，或先后不定期，而常伴见经量、经色的异常；或痛经，少腹满痛，或腹中有硬块，舌紫暗，脉涩。或外阴肿块，证属瘀积为患者。

【适用病症】

以下病症符合上述人群特征者，可以考虑使用本方。

（1）以少腹满痛为主要表现的疾病，如原发性痛经、子宫腺肌病、输卵管不全梗阻、附件炎、慢性盆腔炎、卵巢囊肿等。

（2）以月经异常为主要表现的疾病，如闭经、月经不调等。

（3）其他外阴疾患，如睾丸炎、阴囊水肿、股癣等。

【合方与加减】

1. 合方

（1）血瘀刺痛明显者，可合失笑散。

（2）手足厥寒，脉细欲绝者，可合当归四逆汤。

2. 加减

（1）腹中包块坚硬，可加醋三棱9g，醋莪术9g，或乳香6g，没药6g。

（2）腹中刺痛明显，可加蒲黄10g，五灵脂9g。

（3）阳虚寒凝者，经色紫暗者，可细辛6g，炮附子6g。

（4）腹中冷痛者，可加小茴香6g，吴茱萸6g。

（5）气滞明显者，可加香附6g，青皮6g。

【注意事项】

（1）经一月再见，临床以血热为多见，若因实热，治宜清热凉血；若因虚热，应补血清热。若为瘀血证候，方可用此方，不可贸然逐瘀。

（2）经水不利还可因血虚引起，此时少腹痛在月经来潮之后，表现为隐痛，治当补血调经，不可用此方逐瘀。

【医案分析】

1. 土瓜根散治月经不调验案

魏某，女，26岁。1999年4月23日诊。主诉：自月经来潮至今，月经量少而疼痛，几经治疗，从未得到改善。今经朋友介绍，前来诊治。刻下：月经点滴量少而疼痛，瘀血得下则疼痛缓解，月经持续时间2～3天，手足不温，心烦，头汗出，舌略红，苔薄略黄，脉沉。辨证：血瘀阳郁，经气不和，脉络不畅。治疗当活血化瘀，通阳通经。处方以土瓜根散加味：土瓜根9g，白芍12g，桂枝12g，䗪虫10g，水蛭10g，虻虫10g，细辛6g，牡丹皮10g，通草9g，桃仁9g，当归12g，6剂，每日1剂，水煎2次合并分三服。并嘱其在下次月经来潮前1周诊治，基本按前方加减治疗，连续5个月，每月6剂。5个月后，月经量较原来增多，小腹不再疼痛，其他病证也随之解除。随访一年，月经量正常，余无不适。

按语：《金匮要略》云："带下经水不利，少腹满痛，经一月再见者，土瓜根散主之。"本案患者月经点滴而下，属经水不利；经期疼痛，属少腹满痛。同时兼见手足不温、脉沉，《伤寒论》云："手足厥寒，脉细欲绝者，当归四逆汤主之。"辨为瘀血阻滞所致月经不利，同时有阳虚厥逆之证。故处方以土瓜根散合当归四逆汤，以土瓜根破瘀，䗪虫、水蛭、虻虫蠕动逐血，当归、牡丹皮、桃仁活血化瘀，细辛、白芍、桂枝、通草温经通阳。

2. 土瓜根散治漏下验案

某女，54岁。症见每日几乎都有少量的经血，妇科诊为更年期月经过多症，腹满便秘。脉见左关浮，两尺沉取有力，苔白，舌下静脉瘀滞。两腹直肌拘挛，左脐及少腹左右见有动悸和压痛。后颈、两肩、右背、左腰、小腿后等处肌肉发硬。拇指及小指肚有红斑，手掌干燥。血、尿等检查无异常。治疗方法是每日早晚各服土瓜根蜜丸20粒，连续服用14天后，便秘缓解、大便一日一行，腹胀未作，经血停止。

按语：本案为日本医家以土瓜根散治疗漏下验案。本案患者年五十余，属围绝经期，而见漏下不止。此证多种病机均可导致，例如温经汤证，冲任虚寒而兼瘀血，亦可表现为此证。日本汉方医学重视腹诊，本案医者仔细诊查后见两腹直肌拘挛，左脐及少腹左右动悸压痛，多处肌肉发硬，为瘀血外象，且患者兼有腹满便秘，两尺沉取有力，辨为瘀血实证。治疗仍以逐邪为主。以土瓜根蜜丸予之而愈。

3. 土瓜根散治疗小便不利验案

男性患者，63岁。症见轻度排尿困难，会阴部不适，诊为前列腺肥大，连续服用八味地黄丸1年，症状未改善。左关及两尺脉浮。舌下静脉饱满，两侧腹直肌拘挛，左脐旁、脐下、少腹左右有动悸和压痛，后颈、两肩、背、左腰、小腿后等处肌肉发硬。拇指和小指肚见红斑，手掌干燥临床生化等检查未见明显异常。每日早晚各用蜂蜜酒送服土瓜根丸20粒，连续服用4周后，排尿困难、会阴部不适及重压感、夜间尿频等症明显缓解。

按语：此案亦为日本医家验案。土瓜根散不独治妇人，亦可治男子。本案患者排尿困难、会阴不适，诊查舌下静脉饱满，两侧腹直肌拘挛，腹部动悸压痛，全身多处肌肉发硬，辨为瘀血为患。予土瓜根丸而效。本案为男子小便不利兼外阴不适，虽与妇人经水不利、少腹满、阴肿等症不同，但瘀血阻滞下焦病机则一，故可异病同治，对临床有很强的启发。

参考文献

［1］王付.仲景方临床应用指导［M］.北京：人民卫生出版社，2001：727.

［2］陈纪藩.金匮要略［M］.北京：人民卫生出版社，2000：710.

（刘媛　撰）

大黄甘遂汤

【仲景方论】《金匮要略·妇人杂病脉证并治第二十二》："妇人少腹满如敦状，小便微难而不渴，生后者，此为水与血俱结在血室也，大黄甘遂汤主之。"

【注家方论】

（1）尤在泾《金匮要略心典·妇人杂病脉证并治第二十二》：敦音对。按周礼注：盘以盛血，敦以盛食，盖古器也。少腹满，如敦状者，言少腹有形高起，如敦之状，与《内经》胁下大如覆杯之文略同。小便难，病不独在血矣。不渴，知非上焦气热不化。生后，即产后。产后得此，乃是水血并结，而病属下焦也。故以大黄下血，甘遂逐水，加阿胶者，所以去瘀浊，而兼安养也。

（2）魏荔彤《金匮要略方论本义·妇人杂病脉证并治第二十二》：水邪与瘀血俱结在血室，同为有形之物，斯可以为实邪而驱逐攻下也。主以大黄甘遂汤，大黄下血，甘遂逐水，邪同治矣。入阿胶者，就阴分下水血二邪，而不至于伤阴也。顿服之，血当下，血下即水自必随下矣。

（3）吴谦《医宗金鉴·订正仲景全书金匮要略注·妇人杂病脉证并治二十二》：敦，大也。少腹，胞之室也。胞为血海，有满大之状，是血蓄也。若小便微难而不渴者，水亦蓄也。此病若在生育之后，则为水与血俱结在血室也。主之大黄甘遂汤，是水血并攻之法也。

（4）陆渊雷《金匮要略今释·妇人杂病脉证并治第二十二》：本证水血俱结，少腹满如敦状，或为卵巢囊肿，或为子宫血肿，得之生后，则因生产时产道有创伤，其后结缔组织粘连，遂成锁阴，而发子宫血肿也，又有因梅毒而小腹满痛，小便不利者，男女皆宜本方。

（5）徐忠可《金匮要略论注·妇人杂病脉证并治第二十二卷》：少腹满，前之小腹满也。如敦状，如人敦而不起，则气从后注，今溺满在前，而血瘀在后，故曰：如敦状，小便微难，是溺亦微有病而不甚也。不渴，知非上焦之气热不化，更在生病后，则知余邪未清，故使血室不净，血室在膀胱之后，病在彼，故气如后注而敦者然，明是溺与血俱病，故曰：此为水与血俱结在血室，大黄以逐其瘀血，甘遂以去其停水，古人治有形之病，以急去为主，故用药不嫌峻耳。若阿胶，则养正而不滞，故加之，且以驱血中伏风也。

（6）高学山《高注金匮要略·妇人杂病脉证并治第二十二》：敦者，上小下大之象。妇人少腹如敦状，先就外症而言，然实包藏诸症在内，以胎气，水积，血结俱能作此状故也。曰小便难，则积有水气可知。曰微难，则小便尚见，而积水不多又可知。若使渴而微难，则出少不胜入多，犹得断为纯是水气。而又不渴，则其如敦状者，非全水者更可知，又少腹满大，小便微难而不渴，颇似胎气。今且是生产之后，则既非全是水，又不必疑为胎，而与水共结为如敦状者，非生后之瘀血而何哉？则破结血之大黄，与逐水饮之甘遂，可直任而无疑矣。但生后血虚，攻其积水结血，恐致伤阴之弊，故以养血之阿胶佐之者，盖血短则留连外饮，是补血亦所以替去其水，生新则推出死血，是补血又所以逐其去瘀之义也。

（7）曹颖甫《金匮发微·妇人杂病脉证并治第二十二》：盖养胎之血及水，混合不别，临产则送小儿及胞衣出产门，一时不能畅泄，余者遂留积胞中，治此者便当水血同治……此与桃核承气汤、抵当汤、下瘀血汤之用大黄同义，盖取后阴容积较宽，瘀血之排泄易尽也。

【经典配方】大黄四两，甘遂二两，阿胶二两，上三味，以水三升，煮取一升，顿服之，其血当下。

【经典方证】妇人少腹满如敦状，小便微难而不渴，生后者。

【推荐处方】

生大黄12g，生甘遂6g，阿胶6g，水煎服，顿服。

亦有医家将此方改汤为丸：生大黄40g，生甘遂20g，阿胶20g，温开水调丸如梧子大，每日2g。

【方机概述】水血互结于血室。此证多因生产时损伤，致使水与血俱结于血室。有形实邪聚集下焦，故见少腹满大；一般而言，水蓄下焦，水道不通利，常见口渴而小便难，但此证并非全然水蓄，下焦气化功能轻度失常，故小便微难，不渴。

【方证提要】少腹隆起满大，多伴胀满疼痛，小便点滴而通，常见于分娩或流产后。

【适用人群】常用于正常分娩或流产后的女性，见小腹胀满，小便不利，或男性癃闭，小腹满痛。

【适用病症】

以下病症符合上述人群特征者，可以考虑使用本方。

（1）产后恶露不尽、经水不调。

（2）卵巢囊肿、子宫血肿。

（3）癃闭、臌胀、肝硬化腹水等。

（4）神志病变，如癫痫、抑郁、焦虑、躁狂等。

【合方与加减】

1. 合方

（1）小便不利明显，兼口渴者，合五苓散。

（2）瘀血明显者，合抵当汤，或桃核承气汤。

2. 加减

（1）瘀血明显，可加蟅虫6g，桃仁9g。

（2）小便不利，口渴，可加茯苓6g，桂枝9g，猪苓9g。

（3）气虚者，可加生黄芪15g，党参9g。

【注意事项】

（1）少腹满，有蓄水、蓄血及水与血互结血室之差别。蓄水证口渴而小便不利，蓄血不渴而小便自利。本条出现小便微难而口不渴，为水与血互结血室。临床应仔细分辨，单纯蓄水或蓄血应选择其他方药。

（2）本方药力较为峻猛，虚证忌用。

（3）本方为逐邪而设，注意中病即止，不可多服。

（4）注意本方使用之后的调护。本方峻下之后，若正气虚损，神疲乏力，可用平和补益之剂调理善后。

【医案分析】

1. 大黄甘遂汤治产后腹大验案

郭某,农妇,年三十许,曾生产四胎,断乳 1 年,月经不行,食减体瘦,腹大日增,其面黑斑满布,舌色紫,少腹肿满,状如孕子,少腹沉胀,时有隐痛,大便尚可,小便微难、口燥不渴。脉沉而涩。此为水血互结无疑,则立逐水破瘀之法,选用大黄甘遂汤加桃仁、蟅虫,服药须臾,下水血如注,并见神疲气怯,形瘦目闭,腹满稍平,汗出肢冷,舌淡,脉微细。暂予独参汤扶正去邪,益气顾虚,待证情好转,水血稍停,又服前药、两帖尽,少腹基本平陷,水血亦渐停止。后随证用金匮肾气丸、六君子汤加黄芪,当归调治,痊愈。

按语:《金匮》云:"妇人少腹满如敦状,小便微难而不渴,生后者,此为水与血俱结在血室也。"本案患者为多次产后,腹大如孕子,小便微难、口燥不渴,与原文描述甚为相符。少腹肿满沉胀,时有隐痛,为水与血结于胞宫,下焦气血不利所致;月经不行,为瘀结子宫,经水不下;食减体瘦,为邪气日盛,消耗正气,正气日衰;大便尚可,小便微难、口燥不渴,为下焦蓄水气化不利;面部黑斑满布,脉沉而涩,为瘀血证候。故用大黄甘遂汤逐水破瘀,患者瘀血见证较为明显,故加桃仁、蟅虫增强活血祛瘀之力。本方攻逐之力较为峻烈,服药后下水血如注,为邪去之证;并见神疲气怯,汗出肢冷,为邪去正虚,故予独参汤扶助正气;待正气恢复后继服前药,待水血渐停,为邪气除尽之兆。之后再以补气养血之法调治。本案治疗中一方面辨证准确,大胆使用攻逐之法;另一方面小心固护正气,使祛邪而不伤正,故收全功。

2. 大黄甘遂汤治疗产后情志病变验案

霍某,女,农民。主因产后半个月,情志变异,哭笑无常,就诊于 1990 年 1 月。患者产后小腹一直发胀,有下坠感,小便微难,无疼痛、出血,偶发情志变异,哭笑无常,舌质胖、紫暗,脉弦。素无痼疾,曾服药无效。查《金匮》妇人杂病篇第 13 条:"妇人小腹满如敦状,小便微难而不渴,生后者,此为水与血俱结在血室也,大黄甘遂汤主之。"恍然悟之,此证属水血互结血室,遂用:甘遂 1.5 g,大黄 12 g,阿胶 6 g,嘱其分 4 次服完,每日 2 次。患者疑药少力微,分 4 次不足以生效,自作主张顿服之,后半夜小便数次,泻出水样大便,腹胀消失,诸症骤减。随访半年,再无他变。

按语:《伤寒论》云:"太阳病不解,热结膀胱,其人如狂,血自下,下者愈。……但少腹急结者,乃可攻之,宜桃核承气汤。""太阳病六七日,表证犹存,脉微而沉,反不结胸,其人发狂者,以热在下焦,少腹当硬满,小便自利者,下血乃愈……抵当汤主之。""太阳病,身黄,脉沉结,少腹硬……其人如狂,血证谛也,抵当汤主之。"下焦蓄血、扰乱神明而见神志病变,《伤寒论》中桃核承气汤、抵当汤条文中已有描述。大黄甘遂汤条文中虽未提及,然其血瘀下焦病机则一。本案患者病发产后,除情志变异、哭笑无常、舌紫暗等瘀血见证外,还有小便微难,此为水与血俱结下焦,用大黄甘遂汤顿服而愈。

3. 大黄甘遂汤治肝硬化腹水验案

陈某,男,60 岁。患者腹胀腹水已半年余,右胁疼胀如刺,纳呆体倦,小便短少,大便燥结,舌苔腻厚黄,舌质紫暗,脉沉弦而缓。虑其虚实夹杂,故改汤为散投之。处方:大黄 40 g,甘遂 20 g,阿胶珠 20 g,共为细末,每服 1~1.5 g,空腹以温黄酒冲下。药后泻下稀便黏冻恶物,连服三月,病情明显好转,尿量增多,腹水渐消(腹围由 108 cm 减至 30 cm),继以调理肝脾善后,半年后随访未见复发。

按语:大黄甘遂汤不独治疗妇人疾病,其他疾病属水血互结下焦者亦可应用。此证患者肝硬化腹水,右胁疼胀如刺、舌质紫暗、脉沉弦为瘀血;小便短少,大便燥结,为水停下焦。故用大黄甘遂汤。考虑患者纳呆体倦,邪实正虚,大黄甘遂汤改顿服汤剂为丸剂,汤者荡也,丸者缓也,此为缓下邪实之法。连服三月,邪气渐消,继用调理肝脾以治其本。

参考文献

[1] 熊魁梧.水血互结验案 [J].湖北中医杂志,1984,6(1):32.

[2] 王若华,任保成,王若中,等.《金匮》方治愈罕见病3例 [J].中医药研究,1996,12(3):46.

[3] 陆光武.已故隧芳珊老中医运用大黄甘遂汤治验二则 [J].河南中医,1985,5(1):16.

（刘媛　撰）

抵当汤

【仲景方论】

《金匮要略·妇人杂病脉证并治第二十二》:"妇人经水不利下,抵当汤主之。"

《伤寒论·辨太阳病脉证并治中》:"太阳病六七日,表证仍在,脉微而沉,反不结胸,其人发狂者,以热在下焦,少腹当硬满,小便自利者,下血乃愈,所以然者,以太阳随经,瘀热在里故也。抵当汤主之。"

《伤寒论·辨太阳病脉证并治中》:"太阳病,身黄,脉沉结,少腹硬,小便不利者,为无血也;小便自利,其人如狂者,血证谛也,抵当汤主之。"

【注家方论】

（1）尤在泾《金匮要略心典·妇人杂病脉证并治第二十二》:经水不利下者,经脉闭塞而不下,比前条下之而不利者,有别矣,故彼兼和利,而此当攻逐也。然必审有脉证并实,而后用之。不然妇人经闭,多有血枯脉绝者矣,虽养冲任,犹恐不至,而可强责之哉。

（2）徐忠可《金匮要略论注·妇人杂病脉证并治第二十二卷》:不利下者,明其有血欲行而不肯利下。既非若久闭不至,亦非若行而不畅,如一月再见者,是有形之物碍之,故以大枣桃仁水蛭虻虫峻攻之。

（3）吴谦《医宗金鉴·订正仲景全书金匮要略注·妇人杂病脉证并治二十二》:妇人经水不利下,言经行不通利快畅下也,乃妇人恒有之疾,不过活瘀导气,调和冲任,足以愈之,今曰抵当汤主之,夫抵当重剂,文内并无少腹结痛、大便黑、小便利、发狂善忘、寒热等症,恐药重病轻,必有残缺错简,读者审之。

（4）王子接《绛雪园古方选注·上卷》:蓄血者,死阴之属,真气运行而不入者也。故草木不能独治其邪,必以灵活嗜血之虫为向导,飞者走阳络,潜者走阴络,引领桃仁攻血,大黄下热,破无情之血结,诚为至当不易之方,毋惧乎药之险也。

【经典配方】水蛭（熬）三十个,虻虫（熬,去翅足）三十枚,桃仁（去皮尖）二十个,大黄（酒浸）三两,上四味,为末,以水五升,煮取三升,去滓,温服一升。

【经典方证】妇人经水不利下。或身黄,少腹硬,其人发狂,小便自利,脉微而沉或脉沉结。

【推荐处方】

水蛭9g,虻虫3.5g,酒大黄9g,桃仁9g。水煎服。

注:按今人实际称量所得,水蛭三十个为55～78g,虻虫三十个为3.6g,桃仁二十个为6～9g。然

阅古今医家用量，水蛭多为 6～10 g，故此处按 9 g。

【方机概述】 瘀结成实。瘀血结滞胞宫较重，冲任受阻，经血不行，属瘀血重症。或下焦蓄血，阻滞气血而少腹硬满疼痛，上扰神明而致发狂。

【方证提要】

月经不利或闭经。以方测证，或可兼见少腹硬满，结痛拒按，大便色黑易解，小便自利，舌青暗或边有瘀点，脉沉涩等。

或下焦蓄血所致的发狂或如狂，少腹硬满，小便自利，喜忘，大便色黑易解，脉沉结。

【适用人群】 常用于月经不调的患者，常伴少腹拒按疼痛，舌青暗或边有瘀点，脉沉涩。或见少腹硬满的男性，失眠，健忘，或精神不安定、烦躁，腹直肌拘挛，脐周或少腹压痛，或见大便色黑，舌暗或边有瘀点，脉涩。

【适用病症】

以下病症符合上述人群特征者，可以考虑使用本方。

（1）女性生殖系统疾病，如月经不调，闭经，痛经，带下，子宫内膜炎，附件炎，更年期综合征，不孕症等。

（2）以神志症状为主要表现的疾病，如癫痫、癔症、精神分裂症、躁狂、抑郁、焦虑、双相情感障碍、脑震荡后遗症等。

（3）其他疾病，属瘀血为患者，如脑血栓、腔隙性脑梗死、脑栓塞等缺血性脑血管病、心血管病，甲状腺结节、乳腺增生症、子宫肌瘤、前列腺增生等结节或增生病，肝硬化、肝恶性肿瘤，高脂血症，糖尿病，癃闭，肾病综合征，肾衰竭，风湿免疫疾病，静脉血栓，静脉炎等。

【合方与加减】

1. 合方

（1）兼见痰热郁结者，合温胆汤。

（2）兼见肝郁气滞者，合逍遥散或柴胡疏肝散。

（3）瘀血较重者，合大黄䗪虫丸，血府逐瘀汤或桃红四物汤。

（4）风湿病，湿热蕴结者，合四妙散。

（5）血虚或气血不足者，合四物汤或八珍汤。

2. 加减

（1）结节性疾病，酌情加昆布 15 g，海藻 15 g，夏枯草 15 g，生牡蛎 30 g。

（2）肝恶性肿瘤者，可辨证酌情加生薏苡仁 30 g，土茯苓 30 g，醋莪术 10 g，白花蛇舌草 30 g。

【注意事项】

（1）女性闭经之原因多端。此方祛邪逐瘀，对冲任血虚、血枯经闭而导致闭经者不宜。正如尤在泾所说："妇人经闭，多有血枯脉绝者矣，虽养冲任，犹恐不至，而可强责之哉。"

（2）抵当汤适用于瘀血之重症，应仔细思辨，瘀血之轻症可用他方代替。若病轻药重，恐生他变。

【医案分析】

1. 曹颖甫用抵当汤治闭经医案

余尝诊一周姓少女，住小南门，年十八九，经事三个月未行，面色萎黄，少腹微胀，证似干血劳初起。因嘱其吞服大黄䗪虫丸，每服三钱，日三次，尽月可愈。自是之后，遂不复来，意其差矣。越三个月，忽一中年妇人扶一女子来请医。顾视此女，面颊以下几瘦不成人，背驼腹胀，两手自按，呻吟不绝。余怪而问之，病已至此，何不早治？妇泣而告曰：此吾女也，三个月之前，曾就诊于先生，先生令服丸药，今腹胀加，四肢日削，背骨突出，经仍不行，故再求诊！余闻而骇然，深悔前药之误。然病已奄奄，尤不能不一尽心力。第察其情状，皮骨仅存，少腹胀硬，重按痛益甚。此瘀积内结，不攻其瘀，病焉能除？又虑其元气已伤，恐不胜攻，思先补之。然补能恋邪，尤为不可。于是决以抵当汤予之。虻虫一钱，水蛭一钱，大黄五钱，桃仁五十粒。明日母女复偕来，知女下黑瘀甚多，胀减痛平。惟脉虚甚，不宜再下，乃以生地黄、黄芪、当归、潞党、川芎、白芍、陈皮、茺蔚子活血行气，导其瘀积。一剂之后，遂不复来。后六年，值于途，已生子，年四五岁矣。（《经方实验录·中卷》）

按语：此证少女经事三个月未行，少腹微胀，辨为瘀血阻滞下焦，冲任不行，治以破血逐瘀。始用大黄䗪虫丸，缓下瘀血而不效，或为病重药轻所致，正如曹颖甫原按，丸药之效否，与其原料之是否道地，修合之是否如法，储藏之是否妥善，故服大黄䗪虫丸而未效者，不能即谓此丸竟无用也。后用抵当汤，峻下逐瘀，下黑瘀甚多，知为邪去之象。此时脉象已虚，不宜再行攻逐，遂以活血益气，行气导瘀之法治之。

2. 抵当汤治精神分裂症验案

宋某，女，18岁。1970年8月患癫狂。目光异常，时而若有所思，时而若有所见，时而模仿戏剧人物，独自动作吟唱。入夜尤剧，妄言躁狂欲走，中西医多方治疗未效，病至半个月，势渐重笃，卧床不起，饮食不进有数日。衣老诊视，脉之，六部数疾，尺滑有力；按之，少腹上及脐旁坚硬急结。询其经事，家人回答初得病时正值经期。大便周余未解，小溲尚通，舌暗红干燥。乃曰："王氏《脉经》说，尺脉滑，血气实，妇人经血不利……宜……下去经血，脉症合参，属瘀热发狂，急宜泄热破瘀。"疏抵当汤：桃仁25g，大黄10g，水蛭10g，虻虫10g。适缺虻虫，嘱先服下看。翌日诊视，药后大便得通，证无进退，曰"证属瘀热发狂无疑，抵当何以不效？殆缺虻虫之故"，仍用前方，急令觅得虻虫。时值夏月，家人乃自捕虻虫十余合药。服后三时许，果从前阴下瘀血紫黑，夹有血丝血块，大便亦解胶黑之屎，令以冰糖水饮之，沉沉睡去，嘱勿扰唤。翌晨，审清索食，惟觉困乏。疏方生地黄、白薇、丹参、莲心、荷叶、琥珀调之，竟愈。愈后询之，自言先因郁怒，经期复受惊恐，遂血阻不行，继乃发病。现已婚生子，未再复发。

按语：下焦蓄血可致神志症状，《伤寒论》中多次提及，如"桃核承气汤"条文云："太阳病不解，热结膀胱，其人如狂，血自下，下者愈。""抵当汤"条文云："其人发狂者，以热在下焦，少腹当硬满""小便自利，其人如狂者，血证谛也"。盖因心合血脉而主神明，血瘀脉中则神明受扰所致。该案患者先因郁怒，后因经期受恐，血瘀下焦，闭阻不行，而见其人如狂。少腹上及脐旁坚硬急结、舌暗红干燥为瘀血之象。病属邪实，且患者正值少年而得病未久，气血尚未消耗，故见六部数疾，尺滑有力。方用抵当汤。初服未加虻虫，瘀血未下。此时衣老果断确定此确属抵当汤证，之所以未能收效，为缺虻虫之故，可见其对辨证准确的把握。后加虻虫，果下瘀血紫黑，大便亦解胶黑之屎，病亦随之而解。该案侧面反映虻虫在方中不可或缺。陈修园曰："虻虫、水蛭，一飞一潜，吮血之物也，在上之热随经而入。"柯韵伯曰："蛭，昆虫之饮血者也，而利于水。虻，飞虫之吮血者也，而利于陆。以水陆之善取血者，用以攻膀胱蓄血，使出乎前阴。"本案医者衣宸寰先生亦自注云："水蛭善破下焦污积之血，虻虫则能逐上犯清道扰及神明之血，虽同属破血药，其实各有所长，故抵当汤并用两药，相须相济也。仲景所制诸峻剂，皆有精义，非此方不能治此证，非此药不可名此方，前贤早有定论，所以我临床用此等方，一般不以私智轻为加减。果能别有妙悟，亦可变通。"对临床很有启发。

3. 抵当汤治抑郁症验案

楼某，男，85岁，大学外语教授。既往患有高血压12年，2型糖尿病18年，脑梗死后左半身轻瘫15年，精神抑郁症52年。语言不清，善忘，日常家庭生活中总是怕妻子做饭或倒水给自己喝时下毒药。几十年来，生活琐事皆亲力亲为，自己也感到是病态心理，生活上造成很多麻烦和痛苦。余望其步态蹒跚、行动缓慢，坐定后神态呆若木鸡，一言不发，只好由家人代述病证。余查其舌苔黄腻、舌质暗红、舌底络脉瘀阻明显，脉沉弦有力。中医辨证为痰热郁结，血瘀清窍，治以清热化痰，活血化瘀，开窍醒神，投抵当汤合桃红四物汤，加胆南星、石菖蒲、法半夏、茯苓等。随证加减，治疗一个月左右，患者步态正常。三个月后，患者语言流利，神情爽朗，就诊时谈笑如常人，悔恨自己多年来对妻子的怀疑之举，追悔莫及。其52年之久的抑郁症完全消失，余认为，这其中抵当汤有头功。本病例有善忘症状，故按痰热挟瘀治疗，瘀去则记忆恢复。

按语：本案患者服用抵当汤加减方后精神、性格及抑郁情绪均有明显好转，尤其是其抑郁症病史长达50余年，服药后亦可治愈，对当代临床有很强的启发作用，提示许多神志、精神类疾患，不问病久病新，其根源均可能与瘀血有关。抵当汤原方条文中虽有"少腹硬满""发黄"等症状描述，但临床中可能不一定出现这些症状，尤其是随着现代医学的发展，许多症状均可采取对症治疗的方法而得到缓解，使得瘀血表现并不典型，但是瘀血的根源或未去除，因此长期遗留一些情绪症状。随着当代生活方式的改变，精神类疾病的发病率也日渐上升，许多疾病迁延不愈，此时以抵当汤为代表的活血化瘀之方或可在其中发挥一定作用。

参考文献

［1］黄英杰.《伤寒论》用药剂量及其相关问题的研究［D］.北京：北京中医药大学，2007.

［2］黄晓晔，王淑卿，衣正安.久泻、急痧及瘀血发狂等症治验［J］.上海中医药杂志，1980（3）：17-19.

［3］裴永清.唤醒抵当汤的临床应用［N］.中国中医药报，2019-02-18（4）.

（刘媛 撰）

矾石丸

【仲景方论】《金匮要略·妇人杂病脉证并治第二十二》："妇人经水闭不利，脏坚癖不止，中有干血，下白物，矾石丸主之。"

【注家方论】

（1）吴谦《医宗金鉴·订正仲景全书金匮要略注·妇人杂病脉证并治第二十二》：藏，阴内也。不止，不去也。经水闭而不通。瘀，宿血也。阴中坚块不去，血干凝也。下白物，化血成带也。用矾石丸坐药治之。此方治下白物，若从湿化者可也，恐未能攻坚癖干血也。

（2）沈明宗《沈注金匮要略》：脏即子宫也，坚癖不止。"止"当作"散"字，坚癖不散，子宫有干血也，白物者，世谓之白带也。

（3）魏荔彤《金匮要略方论本义·妇人杂病脉证并治第二十二》：脏坚之脏，指子宫也，脏中之脏，指阴中也。

（4）陆渊雷《金匮要略今释·妇人杂病脉证并治第二十二》：此是子宫内膜及阴道之炎症，若阴道无炎症，则白物不至甚多，若子宫无炎症，则不致影响经水，且不致有干血块而为脏坚癖也。矾石丸外治之方，能止白物，不能去干血，且必涂布至病灶，方能见效。方后云内脏中，若患者为经产妇，而手法柔和者，亦可内至子宫。魏指脏中为阴中，未尽然。

（5）尤在泾《金匮要略心典·妇人杂病脉证并治第二十二》：脏坚癖不止者，子脏干血，坚凝成癖，而不去也。干血不去，则新血不荣，而经闭不利矣。由是蓄泄不时，胞宫生湿，湿复生热，所积之血，转为湿热所腐，而成白物，时时自下。是宜先去其脏之湿热，矾石却水除热，合杏仁破结润干血也。

（6）程林《金匮要略直解·妇人杂病脉证并治二十二》：矾石酸涩，烧则质枯，枯涩之品，故神农经以能止白沃，亦涩以固脱之意也。杏仁者，非以止带，以矾石质枯，佐杏仁一分以润之，使其同蜜，易以为丸，滑润易以内阴中也。此方专治下白物而设，未能攻坚癥下干血也。

（7）陈修园《金匮要略浅注·妇人杂病脉证并治第二十二》：此为经水闭，由于子脏有干血，得湿热而变成白物者，出其方治也。

（8）曹颖甫《金匮发微·妇人杂病脉证并治第二十二》：妇人经闭，累月不至，犹未知其何证也。若子脏坚癥，少腹硬满不消，干血久停，因湿热而腐烂，时下白物（俗名白带），其病固显然矣。盖始则因热结而成干血，其继因浊痰下注而留湿，湿热蒸化，干血乃成白带。尝见妇人有痰病者，痰多则无淋，淋多即无痰，可为明证。故外治之法，要以去湿为主，而三倍矾石佐杏仁以破下陷之湿痰，而湿浊可去矣。

【经典配方】矾石（烧）三分，杏仁一分，上二味，末之，炼蜜和丸枣核大，纳脏中，剧者再纳之。

【经典方证】妇人经水闭不利，脏坚癥不止，中有干血，下白物。

【推荐处方】

枯矾12g，杏仁6g，杏仁去皮捣细，与枯矾混合均匀，蜂蜜调匀，做成如枣核大的小丸。

若阴道分泌物多，可直接置入阴道中，若分泌物不多，可用绢裹，棉线束住，纳入阴道中10～12cm，棉线另一头在阴道外，保留一夜后取出。

此外，此方亦可更改剂型，变坐药为洗药或粉剂，借助窥阴器等现代工具，冲洗阴道黏膜或局部外敷。

【方机概述】干血内郁，湿热带下。瘀阻胞宫，久而不去，凝为干血；干血日久，郁为湿热，久而腐化，以致时下白带。

【方证提要】女性闭经，或月经不畅，并见少腹硬块，带下多。

【适用人群】常用于阴道分泌物增多女性，带下黄色或黄白相间，或伴见阴道瘙痒，或伴见月经不调，或有子宫肌瘤、卵巢囊肿。

【适用病症】

以下病症符合上述人群特征者，可以考虑使用本方。

（1）以阴部瘙痒、白带增多为主要表现的疾病，属于瘀积兼湿热内蕴者：宫颈糜烂、宫颈炎、霉菌性阴道炎、滴虫性阴道炎等。

（2）以黏膜糜烂为主要表现的疾病：阴中生疮、鼻中生疮等。

【合方与加减】

1.合方

带下寒湿，绵绵不绝，腰冷痛，合蛇床子散。

2.加减

（1）宫颈糜烂者，加儿茶6g，五倍子6g，白及6g。

（2）糜烂面较深者，加蛤粉9g，煅石膏9g。

（3）宫颈充血明显，伴阴道灼热，加青黛6g。

（4）带下黄色腥臭，加黄柏6g，黄连6g，苦参6g。

【注意事项】

（1）本方专为白带而设，不能去干血，因此在治疗时须配合消瘀通经的内服药物以治其本。正如赵以德云："设干血在冲任之海者，必服药以下之，内之不能去也。"

（2）古代医家认为阴中蚀疮烂者不可用之。若有蚀疮者，应参考《金匮要略·妇人杂病脉证并治第二十二》中所说："阴中蚀疮烂者，狼牙汤洗之。"究其原因，可能因为若有溃疡面存在，一方面坐药与创面摩擦产生疼痛；另一方面古代卫生条件差，药物消毒亦不彻底，直接接触创面或可增加感染风险。但是结合当代临床报道，确有宫颈糜烂或溃疡而使用矾石丸治愈者，不过使用时大多已经过剂型改良，改为外洗或粉剂。此外也有报道在阴道局部存在少量破溃时，使用该方初期可能出现阴道刺激症状，但伴随治疗可以改善。因此局部破溃或许并非该方的绝对禁忌，只是临床使用时应斟酌操作，另外在存在较大破溃时仍要注意。

（3）用药期间应注意外阴卫生，并避免同房。

【医案分析】

1. 矾石丸原方治疗宫颈糜烂验案

张某，女，30岁。1991年2月24日初诊。阴道分泌物增多3年，呈白色，有时兼有黄色，每日需换内裤2～3次，曾诊为宫颈糜烂，多次服用中西药物均未好转。半年前曾于市五医院诊为子宫后壁突性肿块（肌瘤钙化），宫颈糜烂。近1个多月阴道分泌物较明显增多，色白，有时黄白相间，质稠而臭，小腹部疼痛胀满，胃脘部隐隐作痛，烧心，纳少，身重乏力。舌质正常，苔白微黄，脉沉弦，右关脉濡数。妇科检查：宫颈有红色糜烂区，局部充血肥大，有接触性出血。B超：子宫后壁左侧有一2.3 cm×1.9 cm实性肿块。诊为宫颈Ⅱ度糜烂，中医诊为带下病，属肝热脾虚型，给以矾石放入阴道内（枯矾12 g，杏仁6 g，杏仁去皮捣细，与枯矾混合均匀，蜂蜜调匀，做成如枣核大的小丸），连放3日。第2次来诊述，放药后的第2天带下即明显减少，3次后带下已如正常人，小腹疼痛亦明显减轻，嘱继放7天，带下未见增多。嘱停放3天后，继放7天，妇科检查糜烂区消失，又用药7天以巩固疗效，追访半年病未复发。

按语：本案为采用矾石丸原剂型治疗宫颈糜烂而愈者。该案患者有子宫肌瘤病史，见小腹部疼痛胀满，或有瘀血在内；带下黄白分泌物，质稠而臭，为湿热带下，治以矾石丸。其中矾石酸涩性凉，煅为枯矾后收涩之力更强，可清热燥湿止带；杏仁质润多脂，防治燥涩太多引起局部干涩不适，以蜜调和，有助于濡润，且可缓慢融化发挥作用。

2. 矾石丸合蛇床子散外洗治宫颈糜烂验案

李某，女，22岁。1998年3月22日诊。主诉：因多次行人工流产后并发宫颈糜烂，多次治疗，效果不佳。妇科检查：宫颈炎Ⅲ度糜烂。刻下：带下量多，色黄而黏稠，有明显异味，内外阴均痒，时有疼痛，小腹有轻微下坠，阴部潮湿，舌质无变化，苔腻，脉沉。辨证：胞中瘀湿阻结证。治疗当活血化瘀燥湿，通畅气机。处方以矾石丸加味：矾石10 g，杏仁10 g，蛇床子15 g，地肤子15 g，苦参6 g。6剂水煎外洗，每日洗2次，用冲洗器冲洗，连续用30天。之后，病证悉除，经妇科检查：宫颈光滑，糜烂愈合，表面轻微充血，为治愈。

按语：本案患者带下量多，伴小腹不适，阴部潮湿，予矾石丸燥湿收敛。阴部瘙痒，加地肤子祛风止痒；带下黄色黏稠，加苦参燥湿清热。本方剂型改坐药为外洗，更易操作，且利用冲洗器，可深入病所，不失为一种便捷之法。

3. 矾石丸合猪胆汁烘干成粉局部外敷治疗宫颈糜烂验案

苏某某，38岁。主诉白带增多，下腹坠痛，腰酸1年多。妇科检查：子宫颈肥大，糜烂占宫颈面积3/4，粗糙、充血、纳氏滤泡4粒，白带淡黄色，量多。诊断为宫颈炎Ⅲ度。用明矾100 g，鲜猪胆汁100 mL，共制成粉剂（制法：明矾烧煅去其结晶水，研碎，用猪胆汁调成糊状，置60℃烘干，研碎过筛即可）。用法：以窥阴器暴露宫颈，用1/1000新洁尔灭溶液洗宫颈分泌物，用喷粉器将药粉撒于病变部位。初3天上药一次，后改为5天上药一次，共上药3次，症状消失。宫颈光滑，上皮已愈复，表面轻微充血，治愈。

按语：猪胆汁有清热消肿之功，与明矾配合，共奏清热除湿之效。该案以明矾、猪胆汁调和烘干成粉，变栓剂为粉剂，利用窥阴器暴露病变部位，将药粉喷撒于局部，有利于扩大病灶与药粉的接触面积，不失为一种良好的思路。有医家报道使用此方治疗时通常无副反应，但在阴道充血明显、炎症较重或有小溃疡的情况下，最初使用时可能出现灼热、刺痛及分泌物增多等现象，为正常反应，随着治疗的持续，症状可逐渐消失。

参考文献

［1］毕明义，赵迎春，陈洪荣．矾石丸治疗带下病208例［J］．山东中医杂志，1994，13（2）：68-69.

［2］胡卿发．猪胆汁提取物治疗滴虫性阴道炎152例［J］．北京中医，1988，7（3）：26-27.

［3］刘渡舟．经方临证指南［M］．天津：天津科学技术出版社，1993：150.

［4］王付．仲景方临床应用指导［M］．北京：人民卫生出版社，2001：733.

［5］广东省汕头地区人民医院．胆矾散治疗宫颈炎［J］．新中医，1975，7（6）：41，46.

（刘媛　撰）

红蓝花酒

【仲景方论】《金匮要略·妇人杂病脉证并治第二十二》："妇人六十二种风，及腹中血气刺痛，红蓝花酒主之。"

【注家方论】

（1）尤在泾《金匮要略心典·妇人杂病脉证并治第二十二》：妇人经尽产后，风邪最易袭入腹中，与血气相搏，而作刺痛。刺痛，痛如刺也。六十二种未详，红蓝花，苦辛温，活血止痛，得酒尤良。不更用风药者，血行而风自去耳。

（2）魏荔彤《金匮要略方论本义·妇人杂病脉证并治第二十二》：风邪入腹，扰气乱血，腹中必刺痛，主之以红蓝花酒。酒以温和其血，红蓝花以行散其瘀，而痛可止。此六十二种之风名，不过言其风之致证多端，为百病之长耳，不必据其文而凿求之。

（3）周扬俊《金匮玉函经二注·妇人杂病脉证并治第二十二》：妇人以血为主，一月一泻，然后和平。若风邪与血凝搏，或不输血海，以阻其月事，或不流转经络，以闭其荣卫，或内触脏腑以违其和，因随取止，遂有不一之病。所以治之惟有破血通经，用红花酒则血开气行，而风亦散矣。

（4）李彣《金匮要略广注·妇人杂病脉证并治第二十二》：《内经》云，"风者，百病之长也。"又云，"风者，善行而数变。"故妇人有六十二种风证，盖风有因外感者，亦有从内生者，如肝藏血，肝虚则血燥，内自生风，所谓风气通于肝也。红蓝花色红，通行血脉。又味辛以润之，能活血润燥，乃"治风先养血，血生风自灭"之义。酒煎，以行血也。又脾裹血，其经入腹，腹中刺痛，乃血气不利使然，所谓"通则不痛，痛则不通"也。此酒顺气行血，刺痛止矣。

（5）徐忠可《金匮要略论注·妇人杂病脉证并治第二十二卷》：六十二种风，此言凡妇人病挟风者，无不治之，其六十二之名，详考方书，皆不能悉。血气刺痛，是言因血虚，或腹中受风寒之邪，如经前后、胎前后、产前后皆是，以别于寒疝者而言，故以血气二字殊言之。痛而言刺，盖血气之痛，其状如刺，亦不同于寒疝也。红蓝花一味之力能概之者，色红与血同类，性味辛温而候苦，能入心肝冲任，而行血和血，血和则风自灭也。得酒则力更大，故凡风证血证皆宜之。

（6）陈修园《金匮要略浅注·妇人杂病脉证并治第二十二》：此为妇人凡有挟风，腹中血气刺痛者，出其方治也。言血气者，所以别乎寒疝也……张隐庵云：红花色赤多汁，生血行血之品也。陶隐居主治胎产血晕，恶血不尽，绞痛，胎死腹中。《金匮》红蓝花酒，治妇人六十二种风，又能主治痰疟。临川先生曰：治风先治血，血行风自灭。盖风乃阳邪，血为阴液，此对待之治也。红花枝茎叶，且多毛刺，具坚金之象，故能制胜风木。夫男女血气相同，仲祖单治妇人六十二种风者，良有以也。盖妇人有余于气，不足于血，所不足者，乃冲任之血，散于皮肤肌腠之间，充肤热肉，生毫毛，男子上唇口而生髭须，女人月事以时下，故多不足也。花性上行，花开散蔓，主生皮肤间散血，能资妇人之不足，故主治妇人之风。盖血虚，则皮毛之腠理不密，而易于受风也。此血主冲任，故专治胎产恶血。《灵枢》经云：饮酒者，卫气先行皮肤。故用酒煎，以助药性，疟邪亦伏于膜原之腠理间，故能引其外出。夫血有行于经络中者，有散于皮肤外者，而所主之药，亦各不同。如当归地黄甘草之类，主养脉内之血者也。红蓝花，主生脉外之血者也。川芎、芍药、牡丹皮、红菊之类，又内外之兼剂也。学人能体认先圣用药之深心，思过半矣。

（7）陈纪藩《金匮要略》：对于原文中"六十二种风"究竟指的什么，历代注家见解不一，归纳起来，约有3种看法，一种认为无可考证：如徐忠可、尤在泾、吴谦等；一种由此进而怀疑本条非仲景之方与法：如赵以德、林亿等；一种将此看作病因：如李彣、魏念庭、黄元御等。诸说各有所据，皆言之在理。不过结合下文及方药，当今学者多遵从第三种看法。此外，对于本证的病机，注家大多认为是血瘀，但就其成因，则各有侧重。有的偏责外之风与寒，朱光被、张隐庵等；有的只责内风，如黄元御；有的兼责内外风，如徐忠可、李彣、高学山等。根据红兰花酒的功效，似以朱光被、张隐庵之见较妥。

【经典配方】 红蓝花一两，上一味，以酒一大升，煎减半，顿服一半，未止再服。

【经典方证】 妇人腹中血气刺痛。

【推荐处方】 红花15 g，黄酒250 mL，以黄酒煎红花，熬150 mL，先服一半，不效再服余药。

【方机概述】 风血相搏，血凝气滞。六十二种风，是泛指一切风邪病毒而言，妇女经期或产后，风邪最易侵袭，与腹中血气相搏，气滞血凝，故腹中刺痛。

【方证提要】 女性腹中刺痛。

【适用人群】 无论外感风邪还是寒邪，凡属于血瘀不通引起腹中刺痛者，即可使用本方。

【适用病症】

以下病症符合上述人群特征者，可以考虑使用本方。

（1）以腹中刺痛为主要临床表现的疾病：如痛经、胎死腹中、胎衣不下、产后恶露不尽、产后腹痛。

（2）其他表现为风寒瘀血夹杂导致刺痛的疾病：如荨麻疹、冠心病、心绞痛、心律不齐、血栓闭塞性脉管炎、急慢性肌肉劳损、褥疮等。

（3）此外民间亦有以米酒煮红花，防治产后恶露不尽的用法。

【合方与加减】

1. 合方

（1）腹中刺痛较重者，合失笑散。

（2）瘀血兼有血虚者，合四物汤。

（3）寒凝较重，手足不温者，合当归四逆汤。

2. 加减

（1）痛经、瘀血较重者，加益母草20 g，当归9 g。

（2）荨麻疹证属风邪袭虚者，加生黄芪30 g，当归12 g。

【注意事项】

（1）本方适用于风寒与血气相搏所致腹中刺痛，若阴虚有热者则不宜。

（2）气虚腹痛不宜使用。

【医案分析】

1. 红蓝花酒治产后腹痛验案

韩某，女，28岁。1981年6月10日就诊。患者产后27天，腹痛当脐左右，窜痛不定，甚则刺痛，口渴不喜饮，胃呆纳滞，大便秘结，面色无华。病届半个月，经服药未能奏效。诊其脉沉细弦，舌淡苔腻而润。证属产后血虚，风邪侵入，阻滞经脉。因遵仲师明训，用红花10 g，以米酒1碗，煎减余半，分2次温服。次日腹痛减半，纳增神振，大便复行，药已中病，效不更方。再予2剂，腹痛痊愈，诸症平息。唯感肢体倦怠，给当归芍药散加减2剂调理，得收全功，经8个月随访，未见复发。

按语：产后气血虚衰，风邪最易乘虚而入。本案患者表现腹痛当脐左右，窜痛不定，此为风邪善行而数变之特征；风邪流连，血气不行，则表现为刺痛，正合"腹中血气刺痛"之证。治以红蓝花酒，红花辛温，活血行瘀止痛；以酒煎煮，增强该方温性通脉之势，使药力周行，取治风先治血、血行风自灭之意。

2. 红蓝花酒治荨麻疹验案

胡某，男，38岁，干部。1985年3月7日诊。自1979年春开始起风团，皮肤瘙痒，昼轻晚重，甚或影响睡眠。夏秋两季则少有发作。症状发作时常口服氯苯那敏、苯海拉明，静注葡萄糖酸钙，外搽"肤轻松"膏或内服中草药，虽能获效，但停药即发。刻下：颈、躯干及四肢见大小不等之淡红色丘疹，有抓痕和血痂，皮肤划痕试验（+），诊断为荨麻疹。用红蓝花酒汤加味：红花30 g，紫草30 g，黄芪30 g，当归10 g，白酒250 g，加水适量煎服。每日1剂，连进5剂。复诊时痒止疹消，睡眠复常。为了巩固疗效，继用四物汤加味以和血疏风：生地黄15 g，当归10 g，川芎6 g，白芍15 g，黄芪30 g，红花10 g，防风10 g，蝉蜕10 g，甘草4 g，连服4剂，病获痊愈，随访2年未见复发。

按语：红蓝花酒在原文中虽记载主治"腹中血气刺痛"，然凡病机属于风邪外袭，与血气相搏，从而导致血气滞涩不通者，均可应用。荨麻疹俗名"风团""风疙瘩"，其发病与风邪有密切关系。该案以红蓝花酒主治荨麻疹，盖亦符合此病机之故。风为春季之主气，风邪为病以春季多见，故该案患者每春季发作；全身散见淡红色丘疹伴瘙痒，为风邪侵袭，营卫不和，血流滞涩，郁于腠理之间所致；医案中虽未提及，但此病多表现为刺痛、刺痒感，与"血气刺痛"有相类似之处，同属风气与血搏结的症状特点。方用红蓝花酒，红花活血润燥，白酒助行药力，加黄芪益气，当归活血养血，紫草清热凉血。方中并无祛风之药而能收效，正合"血开气行而风自散"之意。

3. 红蓝花酒治产后恶露不尽验案

汤某某，女，26岁。1982年1月10日诊。初产恶露未尽之时过食生冷而发生腹痛已三月。某医处以加味四物汤后恶露止，腹痛亦减。尔后腹痛时作，缠绵不休。昨晚突然腹中刺痛，时而增剧而昏厥，随后经至排出少量瘀血块，腹痛减轻，手足欠温。刻下：腹痛连及腰胯部，月经时来忽止，患者形体肥胖，面部色青，舌质紫暗，脉弦涩有力。此为恶血瘀阻。治以活血通经。处方：红花50 g，入酒60 g煎，分3次服。1剂后，排出大量暗黑色血块之月经，腹痛减轻。改用红花15 g，益母草30 g，入酒60 g煎。连服3剂而愈。随访1年，未见异常。

按语：血得温则行，得寒则凝，本案患者产后恶露未尽而过食生冷，寒凝血瘀，留滞于胞宫，不通则痛。用加味四物汤而病未除尽者，盖祛瘀之力不足，瘀血未能排尽所致。治以红蓝花酒，取其辛温活血通瘀之功，血得温破则散，故见排出大量暗黑色血块后腹痛减轻，效不更方，二诊加益母草增活血调经之功。

参考文献

［1］陈振智.红蓝花酒治产后腹痛［J］.浙江中医杂志,1986,21（7）：302.

［2］章亮厚,刘益新.红蓝花酒加味治疗荨麻疹［J］.湖南中医学院学报,1987,7（4）：20.

［3］王明宇.红蓝花酒治疗产后恶露不尽［J］.四川中医,1986,5（11）：35.

（刘媛 撰）

蛇床子散

【仲景方论】《金匮要略·妇人杂病脉证并治第二十二》："蛇床子散方,温阴中坐药。"（一版本作："妇人阴寒,温阴中坐药,蛇床子散主之。"）

【注家方论】

（1）李彣《金匮要略广注·妇人杂病脉证并治第二十二》：阴寒,子宫不温也。必有血虚腹痛,经行不利,不成生育之患,蛇床子味辛甘。温肾助阳,起男子阳痿,暖妇人子宫,故可以温中而为坐药。

（2）沈明宗《沈注金匮要略》：此治阴掣痛,少腹恶寒之方也。胞门阳虚受寒,现证不一,非惟少腹恶寒之一证也,但寒从阴户所受,不从表出,当温其受邪之处,则病得愈,故以蛇床子一味,大热温助其阳,纳入阴中,伸子宫得暖,邪去而病自愈矣。

（3）尤在泾《金匮要略心典·妇人杂病脉证并治第二十二》：阴寒,阴中寒也。寒则生湿,蛇床子温以去寒,合白粉燥以除湿也。此病在阴中,而不关脏腑,故但内药阴中自愈。

（4）徐忠可《金匮要略论注·妇人杂病脉证并治第二十二卷》：坐,谓内入阴中,如生产谓坐草之坐也。

（5）程林《金匮要略直解·妇人杂病脉证并治二十二》：白粉,即米粉,借之以和合也。

（6）吴谦《医宗金鉴·订正仲景全书金匮要略注·妇人杂病脉证并治第二十二》：妇人阴冷,皆由风寒乘虚,客于子脏,久之血凝气滞,多变他证,且难于受孕。宜多服桂附地黄丸,外以远志、干姜、蛇床子、吴茱萸研细绵裹纳阴中,日二易。

（7）陈修园《金匮要略浅注·妇人杂病脉证并治第二十二》：但寒从阴户所受,不从表出,当温其受邪之处,则愈。蛇床子温以去寒,合白粉燥以除湿,以寒则生湿也。

（8）曹颖甫《金匮发微·妇人杂病脉证并治第二十二》：妇人寒湿,下注阴中,或为白带,或为败血,久久化热,皆足生虫、虫多而窜动,则痒不可忍,以川椒、百部洗之,往往不效,惟蛇床子散足以治之……又按：阴寒不孕,另是一证,仲师当别有方治。近世所传吴茱萸、蜀椒各八两为末,炼蜜为丸弹丸大,棉裹纳阴中,日夜一换,一月后,子宫温和即孕,用法与此方相似,或即仲师之遗方欤,否则本条所列病证,与方治固了不合也。

（9）陈纪藩《金匮要略》：方中白粉,究竟为何物,历代注家见解不一,有的认为是"米粉",如赵以德、程云来、李彣,其中黄树曾指出是"炒米粉";有的认为是"铅粉",如曹颖甫。考铅粉甘辛寒,有毒,性善杀虫,且能生肌,此处确可用之。而用米粉,是"借之以和合也",并借其"燥香以除湿秽"。可见,上述见解皆各有理,至今亦难定论,姑且并存之。只是临证时,若用铅粉,量宜小,且不可连续使用,以免中毒。孕妇忌用。方后注以"绵裹纳之",意在使药力集中,"经温其有邪之处,伸能速愈"（黄树曾）。

【经典配方】蛇床子仁，右一味，末之，以白粉少许，和令相得，如枣大，绵裹纳之，自然温。

【经典方证】妇人阴寒。

【推荐处方】

蛇床子适量研末，以米粉少许，合和成丸，约如枣大，以绵裹入阴中。目前临床此方多作洗剂，以蛇床子 15～30 g 煎汤外洗，常与其他中药配合使用。

此方中之白粉，一说为米粉，可作为坐药的赋形剂；一说为铅粉，有杀虫之功效。铅粉有毒，目前临床多不采用。

【方机概述】阴冷寒湿带下。多为风寒乘虚入阴中所致，冲任虚寒，湿郁胞宫，则寒湿带下。

【方证提要】阴中寒冷，常伴带下绵绵。

【适用人群】常用于女性，表现为自觉阴中寒冷，甚则连及后阴，或伴阴部瘙痒；带下绵绵，色白清稀，少腹寒冷，或腰酸怕凉，舌淡、脉迟等。

【适用病症】

以下病症符合上述人群特征者，可以考虑使用本方。

（1）以阴部瘙痒为主要表现的疾病：滴虫性阴道炎、霉菌性阴道炎、老年性阴道炎、宫颈糜烂、外阴瘙痒症。

（2）其他前后二阴疾病：男子阴肿胀痛，痔疮肿痛，阴疮，阴挺，包皮、龟头念珠菌病等。

（3）以瘙痒为主要表现的皮肤病：荨麻疹、痤疮、银屑病、湿疹、老年性皮肤瘙痒症、带状疱疹、皮炎、足癣等。

【合方与加减】

1. 合方

（1）宫颈糜烂，合矾石丸。

（2）证属湿热下注者，合苦参汤。

2. 加减

（1）阴道滴虫病、霉菌性阴道炎，瘙痒明显者，加苦参 30 g，百部 30 g，花椒 15 g，明矾 20 g。

（2）分泌物黄色，证属湿热下注者，加苦参 15 g，炒苍术 10 g，黄柏 10 g，龙胆草 6 g。

（3）带下清稀，绵绵不绝，伴外阴发凉，或腰部发凉，证属寒湿下注者，加炒苍术 12 g，蜀椒 6 g，地肤子 15 g。

（4）足癣，加苦参、百部、土茯苓、黄柏各 30 g，明矾、防风各 20 g，花椒 15 g。

（5）荨麻疹，证属风热者，加荆芥 6 g，防风 6 g。

【注意事项】

（1）对于阴痒患者，用药的同时，需对患者进行健康宣教，保持外阴清洁、干燥；阴痒时切勿用烫水洗或用手搔抓；内裤选择透气宽松者；避免不必要的思想顾虑和紧张心理。

（2）该方外用，有直达病所之优势，但是有时疾病的形成与内在气血阴阳失调密切相关，因此在使用该方时，必要时可配合内服药一起使用。

【医案分析】

1. 蛇床子散治疗老年性阴道炎验案

何某，女，62 岁。1998 年 1 月 26 日诊。主诉：患老年性阴道炎已有 3 年余，多次治疗，均因症状未能得到控制而更医。经妇科检查诊断为老年性阴道炎。刻下：阴部瘙痒而干燥，阴部阴冷，有白色分泌物，舌苔无变化，脉弱。辨证：阳虚寒湿证。治疗当温肾散寒，燥湿止痒。处方以蛇床子散加味：蛇床子 24 g，苍术 15 g，蜀椒 6 g，地肤子 24 g，黄柏 6 g，5 剂，每日 1 剂，水煎分两次合并分 3 次内服外用。每次服药 150 mL 左右，外用 250 mL。二诊：病证好转，又以前方 5 剂。之后，用本方 20 余剂，病证悉罢。

按语：从现代医学角度分析，老年性阴道炎为卵巢功能衰退所致阴道壁萎缩、局部黏膜抵抗力降低，致病菌入侵繁殖所引起的炎症。从中医角度而言，七七之后，天癸竭，地道不通，冲任虚衰，气血不荣，从而易导致风寒湿热等邪气留着阴道而为病。本案患者阴部阴冷，瘙痒干燥而伴白色分泌物，正合原文中"妇人阴寒"之描述，诊为寒湿带下，方用蛇床子散，以蛇床子温燥杀虫，合苍术祛风除湿、黄柏燥湿，蜀椒、地肤子温中杀虫止痒。

2. 曹颖甫用蛇床子散治阴痒验案

昔年予治一妇人历节风，愈后自言阴痒不可忍，自用明矾泡水洗之。洗时稍定，少顷痒如故。予以此方授之（白粉用铅粉），二剂而瘥。盖以蛇床之燥烈、铅粉之杀虫，湿去虫死，其痒乃止。但予实变法用之，使之煎汤坐盆中洗之，然后扑以铅粉，此可知仲师主方旨在燥湿杀虫，而不在祛寒矣。

按语：蛇床子散中的白粉为铅粉还是米粉，历来并无定论，曹颖甫先生在此案中使用铅粉，取其杀虫之效，亦取得良好疗效。本案阴痒患者曾用明矾泡水外洗，收效不明显，盖因矾石虽可清热燥湿止带，却无杀虫之功效。故曹颖甫先生认为仲景之原意本在杀虫，而非祛寒，有一定的提示。当代研究也证实蛇床子对阴道滴虫有杀灭作用。只是铅粉有毒，当代临床多不再使用，如需使用也仅限于短时间用药。

3. 蛇床子散治疗带状疱疹验案

林某，女，26 岁。1984 年 9 月 15 日初诊。2 天前自觉左季胁皮肤刺痛灼热感，随后出现成簇的小米样至绿豆大小的丘疱疹，并有水疱形成，逐渐向背侧和腹侧蔓延。舌苔黄腻，脉象滑数。证属肝经湿热蕴结。用蛇床子散（蛇床子、明矾、百部、花椒、苦参各 9～15 g）外洗三剂，内服龙胆泻肝汤三剂。三天后，带状疱疹已瘥。

按语：蛇床子散原文应用于女性外阴疾患，但临床中亦应用于湿疹、带状疱疹、荨麻疹、银屑病、带状疱疹等皮肤疾患，此异病同治之法。本案带状疱疹患者症见左季胁皮肤刺痛灼热感，此为带状疱疹好发部位，亦为少阳经循行之处；又见舌苔黄腻，脉象滑数，故诊为肝胆湿热蕴结。内服龙胆泻肝汤以清利肝胆湿热。外用蛇床子散，以蛇床子、百部、花椒除湿止痒，苦参、明矾清热燥湿。诸药合用，共奏燥湿清热止痒之功。

参考文献

［1］刘虹.蛇床子散治疗严重外阴瘙痒症 1 例［J］.解放军护理杂志，2003，20（5）：24.

［2］王付.仲景方临床应用指导［M］.北京：人民卫生出版社，2001：825.

［3］曹颖甫.金匮发微［M］.福州：福建科学技术出版社，2007：266.

［4］梁学琳.蛇床子散的临床运用［J］.四川中医，1985，4（9）：47.

（刘媛　撰）

狼牙汤

【仲景方论】《金匮要略·妇人杂病脉证并治第二十二》："少阴脉滑而数者，阴中即生疮，阴中蚀疮烂者，野狼牙汤洗之。"

【注家方论】

（1）尤在泾《金匮要略心典·妇人杂病脉证并治第二十二》：脉滑者湿也，脉数者热也。湿热相合，而系在少阴。故阴中即生疮，甚则蚀烂不已。野狼牙味酸苦，除邪热气，疗瘙恶疮，去白虫。故取治是病。

（2）陈修园《金匮要略浅注·妇人杂病脉证并治第二十二》：此为湿热下流于前阴，阴中生疮蚀烂者，出其方治也。野狼牙草味酸苦，除邪热气，疗瘙恶疮，去白虫，故取治之。若无野狼牙草，以野狼毒代之。

（3）张志聪《本草崇原·野狼牙根》：野狼性灵知，此草根如兽之齿牙，而专以野狼名者，疑取其上下灵通之义，寒水之气上行，则能散在表之邪气热气，以及皮肤之疗瘙恶疡。苦寒之气下泄，则能除在下之疮痔，以及在内之白虫。《金匮要略》曰：少阴脉滑而数者，阴中即生疮，阴中蚀疮烂者，野狼牙汤洗之。此草气味苦寒，禀性纯阴，故能治少阳之火热疮烂也。

（4）顾靖远《顾松园医镜·附〈金匮〉治妇人杂病五方》：野狼牙汤：治阴蚀疮烂（湿热炽盛，流注阴中，即生疮矣。湿热蒸化为虫，侵蚀阴中，以致疮烂。）

野狼牙（草名，苦寒有毒。能治恶疮，除热杀虫。如无，用苦参、黄柏、桃叶等代之亦可耳。煎浓汤、频洗之。更以绵裹紧如茧，浸汤沥入阴中，日四、五遍。）

（5）张家礼《张家礼金匮要略讲稿·妇人杂病脉证并治第二十二》：少阴以候肾，肾主前后二阴，"阴中"为"肾之窍"也，"脉滑而数"，滑脉主湿，数脉主热，湿热下注，蕴结不散，即可测知"阴中即生疮"。湿热蕴结，聚于前阴，热毒腐蚀"糜烂痒痛，带浊淋漓"，而成"阴中蚀疮烂者"，为阴痒之重症。然而阴蚀疮，亦可见于男子，男子肾虚，在妇人子宫有败精带浊，月水未净之时同房，感染湿热秽气，可致阴茎睾丸肿疮，小便如淋。所以其治法是外用狼牙汤洗涤阴中，清热燥湿，杀虫止痒。

关于狼牙汤的说法有以下几种：《神农本草经》云："牙子，味苦酸寒有毒，主邪气，热气，疥瘙，恶疡，疮痔，去白虫，一名狼牙，一名狼齿，一名狼子，一名大牙"，一物而擅兼清热、化湿、杀虫三功。苦以杀虫，寒能清热，辛能散邪，以毒攻毒，外洗局部收效。而据《中药大辞典》关于狼牙草的记载有："一味药"之别名，或"大叶凤尾"之别名。有清热利湿、祛风解毒之功。"一味药，治瘰疬、痔疮、食积"。《中国主要植物图说》名狼牙草，大叶凤尾；《陕西草药》名狼牙草，仙鹤草；《本草图经》则名龙牙草（非指马鞭草）；辽宁一带植物药名"狼牙草"，有抗菌、抗寄生虫的作用，用其茎叶制成200%浓缩煎液，用带线木棉栓蘸其液，放入阴道3～4小时，一日一次，治滴虫性阴道炎，1周后，瘙痒消失，白带减少。《汉药神效方》则提出"狼牙即野蜀葵或木兰"，木兰皮，即辛夷的树皮，可治阴下湿痒。还有人认为是野蜀葵（鸭儿芹，又名鸭脚板草）治皮肤瘙痒。陈修园提出狼毒（大戟科植物狼毒大戟或月腺大戟的根）代之，有毒，用时宜慎。以上说法不一，现代多用仙鹤草，因药理研究证实了仙鹤草有良好的杀菌、消炎效果，尤其擅长灭杀阴道滴虫。

【经典配方】野狼牙（三两）。上一味，以水四升，煮取半升，以绵缠筋如茧，浸汤沥阴中，日四遍。

【经典方证】少阴脉滑数，阴中生疮，疮烂者。

【推荐处方】狼牙草30 g，水煎外洗。

【方机概述】湿热蕴结，聚于前阴。

【方证提要】湿热炽盛，流注阴中，下阴瘙痒生疮，溃烂等。

【适用人群】常用于湿热炽盛的人群，其病位具有局限性特点，以下阴瘙痒、生疮、溃烂为主者。

【适用病症】以下病症符合上述人群特征者，可以考虑使用本方：以下阴瘙痒不适为表现的疾病，如滴虫性阴道炎、女阴硬化苔藓、白带异常等。

【合方与加减】下阴瘙痒生疮，加苦参30 g，蛇床子30 g，白鲜皮10 g，蒲公英30 g，可视病情灵活加用清热解毒药。

【注意事项】 狼牙草味苦性寒，清热杀虫，此药多缺，陈修园提出用狼毒代之，然毒性较大，以仙鹤草代之最佳。

【医案分析】

王付教授用《金匮》狼牙汤案

刘某，女，26岁。1998年3月5日初诊。自诉：滴虫性阴道炎，几经中西医治疗，可效果不佳，近日病证加重前来就诊。经妇科检查：宫颈糜烂，阴道壁红肿。白带化验：有滴虫。刻下：带下色黄臭秽，阴部瘙痒，潮湿，时有疼痛，舌淡，苔薄黄，脉沉。辨证为湿热下注，滴虫蚀阴，其治当清热燥湿，解毒敛疮，以狼牙汤加味：狼牙18g，苦参24g，黄柏20g，大黄9g，蒲公英30g。5剂，日1剂，水煎2次，分3次内服外用，每次服用约150 mL，另用250 mL外洗。二诊：症状减轻，又以前方5剂。之后，用前方有20余剂，症状消除，妇科检查示实验室化验指标正常。

按语：《金匮要略方论》有两处方剂使用了"狼牙"一药，即"狼牙汤"和"九痛丸"，狼牙汤方证明确，适用于湿热蕴结、聚于前阴之证。此案以滴虫性阴道炎是妇科常见病之一，治疗较难。以狼牙汤清热燥湿，解毒敛疮，加苦参、黄柏以增清热燥湿，大黄泄热涤浊，蒲公英清热解毒。方药相互为用，以愈其疾。

参考文献

［1］王付. 经方实践论［M］. 北京：中国医药科技出版社，2006：410-411.

（姚鹏宇　撰）